普通高等医学院校药学类专业第二轮教材

药理学

（第2版）

（供药学类专业用）

主　编　魏敏杰　周　红

副主编　周黎明　左代英　王桐生　钱海兵　熊玉霞　来丽娜　陈　妍

编　者（以姓氏笔画为序）

王桐生（安徽中医药大学）　　　　王福刚［山东第一医科大学（山东省医学科学院）］

左代英（沈阳药科大学）　　　　　任　健（中国医科大学）

刘　艳（海南医学院）　　　　　　齐　琦（暨南大学）

李　华（华中科技大学）　　　　　李吉学（河南大学）

李红艳（辽宁中医药大学）　　　　李利生（遵义医科大学）

李明凯（空军军医大学）　　　　　李寅超（郑州大学）

杨　烨（南京中医药大学）　　　　来丽娜（长治医学院）

吴安国（西南医科大学）　　　　　张　芳（青岛大学）

陈　妍（贵州医科大学）　　　　　陈靖京（长治医学院）

周　红（遵义医科大学）　　　　　周　园（广州中医药大学）

周维英（重庆医科大学）　　　　　周黎明（四川大学华西医学中心）

贾晓益（安徽中医药大学）　　　　钱海兵（贵州中医药大学）

黄　伟［哈尔滨医科大学（大庆）］　黄丽萍（江西中医药大学）

盛　瑞（苏州大学）　　　　　　　程路峰（新疆医科大学）

熊玉霞（西南医科大学）　　　　　魏敏杰（中国医科大学）

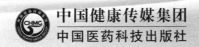

中国健康传媒集团

中国医药科技出版社

内容提要

本教材是"普通高等医学院校药学类专业第二轮教材"之一。全书包括药理学总论、外周神经系统药理学、中枢神经系统药理学、心血管系统药理学、内脏系统药理学、内分泌系统与代谢系统药理学、病原生物药理学、肿瘤与免疫系统药理学和特殊条件药理学共九篇内容。本书在编写中结合药学专业特点和要求，设置实例分析、知识链接等模块；结合案例，重点介绍药物的基础理论和基本知识、培养学生理论联系实际的能力。同时，为丰富教学资源、增强教学互动、更好地满足教学需要，本教材免费配套在线学习资源（含电子教材、PPT、图片、视频和习题等），欢迎广大师生使用。

本教材供全国普通高等医药院校药学类专业及相关专业使用。

图书在版编目（CIP）数据

药理学/魏敏杰，周红主编 . —2 版 . —北京：中国医药科技出版社，2021.7

普通高等医学院校药学类专业第二轮教材

ISBN 978 – 7 – 5214 – 2455 – 3

Ⅰ.①药… Ⅱ.①魏… ②周… Ⅲ.①药理学 – 医学院校 – 教材 Ⅳ.①R96

中国版本图书馆 CIP 数据核字（2021）第 120049 号

美术编辑　陈君杞

版式设计　易维鑫

出版　**中国健康传媒集团** | 中国医药科技出版社

地址　北京市海淀区文慧园北路甲 22 号

邮编　100082

电话　发行：010 – 62227427　邮购：010 – 62236938

网址　www.cmstp.com

规格　889 × 1194mm $^1/_{16}$

印张　36

字数　1213 千字

初版　2016 年 1 月第 1 版

版次　2021 年 7 月第 2 版

印次　2023 年 1 月第 2 次印刷

印刷　三河市万龙印装有限公司

经销　全国各地新华书店

书号　ISBN 978 – 7 – 5214 – 2455 – 3

定价　**88.00 元**

获取新书信息、投稿、为图书纠错，请扫码联系我们。

出版说明

全国普通高等医学院校药学类专业"十三五"规划教材，由中国医药科技出版社于 2016 年初出版，自出版以来受到各院校师生的欢迎和好评。为适应学科发展和药品监管等新要求，进一步提升教材质量，更好地满足教学需求，同时为了落实中共中央、国务院《"健康中国 2030"规划纲要》《中国教育现代化 2035》等文件精神，在充分的院校调研的基础上，针对全国医学院校药学类专业教育教学需求和应用型药学人才培养目标要求，在教育部、国家药品监督管理局的领导下，中国医药科技出版社于 2020 年对该套教材启动修订工作，编写出版"普通高等医学院校药学类专业第二轮教材"。

本套理论教材 35 种，实验指导 9 种，教材定位清晰、特色鲜明，主要体现在以下方面。

一、培养高素质应用型人才，引领教材建设

本套教材建设坚持体现《中国教育现代化 2035》"加强创新型、应用型、技能型人才培养规模"的高等教育教学改革精神，切实满足"药品生产、检验、经营与管理和药学服务等应用型人才"的培养需求，按照《"健康中国 2030"规划纲要》要求培养满足健康中国战略的药学人才，坚持理论与实践、药学与医学相结合，强化培养具有创新能力、实践能力的应用型人才。

二、体现立德树人，融入课程思政

教材编写将价值塑造、知识传授和能力培养三者融为一体，实现"润物无声"的目的。公共基础课程注重体现提高大学生思想道德修养、人文素质、科学精神、法治意识和认知能力，提升学生综合素质；专业基础课程根据药学专业的特色和优势，深度挖掘提炼专业知识体系中所蕴含的思想价值和精神内涵，科学合理拓展专业课程的广度、深度和温度，增加课程的知识性、人文性，提升引领性、时代性和开放性；专业核心课程注重学思结合、知行统一，增强学生勇于探索的创新精神、善于解决问题的实践能力。

三、适应行业发展，构建教材内容

教材建设根据行业发展要求调整结构、更新内容。构建教材内容紧密结合当前国家药品监督管理法规标准、法规要求、现行版《中华人民共和国药典》内容，体现全国卫生类（药学）专业技术资格考试、国家执业药师职业资格考试的有关新精神、新动向和新要求，保证药学教育教学适应医药卫生事业发展要求。

四、创新编写模式，提升学生能力

在不影响教材主体内容基础上注重优化"案例解析"内容，同时保持"学习导引""知识链接""知识拓展""练习题"或"思考题"模块的先进性。注重培养学生理论联系实际，以及分析问题和解决问题的能力，包括药品生产、检验、经营与管理、药学服务等的实际操作能力、创新思维能力和综合分析能力；其他编写模块注重增强教材的可读性和趣味性，培养学生学习的自觉性和主动性。

五、建设书网融合教材，丰富教学资源

搭建与教材配套的"医药大学堂"在线学习平台（包括数字教材、教学课件、图片、视频、动画及练习题等），丰富多样化、立体化教学资源，并提升教学手段，促进师生互动，满足教学管理需要，为提高教育教学水平和质量提供支撑。

数字化教材编委会

前言

药理学是药学与基础医学的主干学科，是联系药学与医学、基础医学与临床医学、化学与生命科学之间的桥梁学科。本教材系根据"普通高等医学院校药学类专业第二轮教材"的编写指导思想和原则要求，结合本学科教学大纲的基本要求和课程特点编写而成。

本版教材根据行业发展更新内容，填补已有的高等医药院校药理学教材的不足，在第一版教材的基础上，增加了能力要求，深化和优化了"案例分析"的内容，使学生能结合临床实际，加深理解药物的作用、不良反应和临床应用；增加"学习导引"中对能力的要求、完善"课堂互动""知识链接""知识拓展"等编写模块，深度挖掘提炼专业知识体系中所蕴含的思想价值和精神内涵，增加课程的知识性、人文性，提升引领性和开放性，既便于学生把握知识要点，又能开阔学习视野。同时注意相关内容与《中华人民共和国药典》2020年版及国家执业药师资格考试相对接。本教材纸质版与数字教材有机融合：电子教材，教学配套资源（PPT、微课、视频和图片）、题库系统、数字化教学服务（在线教学、在线作业、在线考试）。

本教材共9篇50章，参编本次《药理学》（第2版）教材编写的共有来自全国26所高等医药院校的33位编委，大部分编者是高等医学院校药学院的老师，对医学院校药学专业学生的药理学教育有比较全面的认识和丰富的教学经验；部分编者为医院一线工作人员，具有丰富的临床经验，使教材理论知识与实践经验相结合。本书的编写得到各编者院校、医院等有关单位的大力支持与帮助，在此一并表示感谢。

由于受编者能力所限，书中存在不足和疏漏之处在所难免，真诚地希望广大师生在使用本教材过程中给予批评指正。

编　者
2021 年 4 月

第二篇 传出神经系统药理学

第三篇　中枢神经系统药理学

第四篇　心血管系统药理学

第六篇　内分泌系统与代谢系统药理学

第七篇　病原生物药理学

第八篇　肿瘤与免疫系统药理学

第九篇　特殊条件药理学

第一篇
药理学总论

第一章

绪　言

第一节　药理学的任务与性质

药理学（pharmacology）是一门研究药物与机体相互作用，及其规律和机制的学科。机体是包括病原体等所有具有生命的个体。药物（drug）是指可以查明或改变机体生理功能或病理状态，用于预防、诊断和治疗疾病的物质总称。毒物（poison）是指在较小剂量下对机体产生毒害作用，损害机体健康的化学物质。药物在一定的剂量范围内使用是安全的，而药物的大剂量使用或非正确使用会造成中毒，甚至危及生命。可见，药物与毒物之间并没有本质的区别。

药物与机体的相互作用（interactions）包含两大方面的内容：一方面，药物对机体的作用，即药物效应动力学（pharmacodynamics），简称药效学，包括药物的作用（action）、作用机制（mechanism of action）、临床应用（therapeutic use）及不良反应（adverse effect）等；另一方面，机体对药物的作用，即药物在机体的作用下所发生的变化及其规律，即药物代谢动力学（pharmacokinetics），简称药动学，包括药物在体内的吸收（absorption）、分布（distribution）、代谢（metabolism）和排泄（excretion）等过程及其规律，如时间－剂量关系（time-dose relationship）、消除动力学（elimination kinetics）及其参数、稳态血药浓度（plateau concentration）等。

药理学是药学和基础医学的主干学科，是联系药学与医学、基础医学与临床医学、化学与生命科学之间的桥梁科学。药理学的学科任务是随时代发展而发展的，可归纳为三点：①最基本的任务是阐明药物与机体之间相互作用的规律、作用机制，为临床合理用药、减少不良反应提供理论依据；②研究药物作用的新机制和开发新药、新用途；③为探索机体的生理、生化及病理过程提供实验资料和研究方法，揭示新的生命现象，促进生命科学的进步。

药理学是一门理论科学，也是一门实践科学。作为理论科学，药理学以生理学、生物化学、病理学、病理生理学、微生物学、免疫学、分子生物学等为基础，是基础医学和药学的主干学科，为防治疾病、合理用药提供基本理论、基本知识和科学的思维方法。同时，药理学的一些重要理论也成为其他基础医学学科的理论基础，如受体理论等。

作为实践科学，药理学实验的技术和方法不断地发展和更新。根据实验目的的不同，药理学的实验方法又可分为：①实验药理学方法，以健康动物和正常器官、组织、细胞、受体和离子通道等为实验对象，进行药效学和药动学的研究。该方法对于分析药物的作用、作用机制及药动学过程具有重要意义。②实验药物治疗学方法，以病理模型动物或组织器官为实验对象，观察药物的治疗作用。该方法既可在整体实施，也可用培养的寄生虫、细菌及肿瘤细胞等在离体情况下进行。③临床药理学方法，以健康志愿者或患者为对象，研究药物的药效学、药动学和药物的不良反应，对药物的有效性和安全性进行评价。

第二节 药理学的发展简史

药理学发展与人类科学技术的发展紧密相关。古人们从生产和生活经验中，发现一些天然物质可治疗疾病、减轻伤痛，如饮酒止痛、柳皮退热、大黄导泻、楝实祛虫等，积累了丰富的医药学知识。早期的药理学是作为药物学的分支发展起来的。公元一世纪前后我国的《神农本草经》、埃及的《埃泊斯医药籍》、希腊医生狄奥斯库莱底斯编著的《古代药物学》和罗马医生盖林编著的《药物学》等古代著作，在药物发展的早期做出了巨大贡献。明朝李时珍所著的《本草纲目》，共收载 1892 种药物，方剂 11000 余条，在国际上有七种文字译本流传，是世界上最重要的药物学文献之一。

生理学、化学、免疫学等基础学科的迅猛发展为现代药理学奠定了基础。意大利生理学家 F. Fontana（1720—1805）在对千余种药物进行动物实验测试其毒性后，认为天然药物都有活性成分，正是其活性成分选择性作用于机体的某个部位而引起机体的反应。1804 年，德国化学家 F. W. Serturnet 首先从罂粟中分离提纯出吗啡，并用犬证明其镇痛作用；1826 年法国药师 Pelletier 和 Caventou 从金鸡纳树皮中分离得到有效成分奎宁；1833 年 Mein 从颠茄及洋金花中提取到阿托品。依米丁、士的宁、可卡因等也相继提纯成功。世界上第一位药理学教授 R·Buchheim（1820—1879），在德国建立了第一个药理学实验室，撰写出了第一本药理学教科书，他培养了大批学生，被称作"药理学之父"。其学生 O. Schmiedeberg（1838—1921）继续发展了实验药理学，开始研究药物的作用部位，开始了器官药理学的研究。1878 年，英国人 J. N. Langley（1852—1925）根据研究发现阿托品与毛果芸香碱对猫唾液分泌的拮抗作用，提出了受体的概念，为受体学说的建立奠定了基础。进入 20 世纪，人工合成新的化合物，以及对植物来源的有效成分进行结构改造，开发出许多更加有效的药物。1909 年，德国微生物学家 P. Ehrlich 从近千种有机砷化合物中筛选出新砷凡钠明治疗梅毒，开创了用化学药物治疗传染病的新纪元。1935 年，德国的 G. Domagk 发现磺胺类药物可以治疗感染。1940 年，英国的 H. W. Florey 在 A. Fleming 研究的基础上，从青霉菌培养液中分离出青霉素，从此进入以抗生素为代表的化学治疗药物时代。特别是在 20 世纪中期，临床常用的激素类药物、镇痛药、抗精神失常药、抗高血压药、抗组胺药、抗生素、抗癌药以及维生素类等许多药物都是这个时期的产物。

自 1972 年 DNA 重组技术诞生以来，基因工程技术推动了生物制药产业的快速发展，诞生了大批生物活性高、免疫原性低、毒副作用小的基因工程药物。1982 年，重组胰岛素投放市场，标志着世界第一个基因工程药物的诞生。迄今为止，已有包括重组细胞因子，如人干扰素（human interferon）、人白细胞介素（human interleukin）、集落刺激因子（colony-stimulating factors）、促红细胞生成素（erythropoietin）等在内的近百种基因工程药物上市，广泛应用于相关疾病的治疗。此外，基于分子生物学的基因重组技术，目前还有处于研究阶段的基因药物包括 DNA 药物和反义药物。它们的开发与应用是医学和药学领域

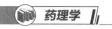

的一大突破性进展，必将对疾病治疗模式及制药业产生深远影响。

在与众多学科共同发展、相互渗透、分化融合的过程中，药理学逐渐完成了自身的发展，出现了许多各具特色的分支。如从学科交叉角度，药理学分为基础药理学（fundamental pharmacology）、临床药理学（clinical pharmacology）、分子药理学（molecular pharmacology）、遗传药理学（pharmacogenetics）、生化药理学（biochemical pharmacology）、时间药理学（chronopharmacology）等。

第三节　药理学与新药研究、开发

新药是指化学结构、药品组分或药理作用不同于现有药品的药物。药品是指加工成为某一剂型，规定有适应证、用法、用量及不良反应等的药物。药品是特殊的商品，其应用对象是人，用药的后果关系到用药者的健康甚至生命安全，因而世界各国均制订了相应的法律法规，用于管理药品的研制、审批、生产与销售等。我国《中华人民共和国药品管理法实施条例》规定："新药，是指未曾在中国境内上市销售的药品。"《药品注册管理办法》规定，已上市药品改变剂型、改变给药途径、增加新适应证等按改良型新药注册申请"。

新药的研究与开发是一项科技含量高、投入大、周期长、风险大、效益高的系统工程。新药研究开发过程一般要经历创新和开发两大阶段。在创新阶段，首先要确定人工合成或分离提纯产物的有效成分，并在病理模型上进行筛选，从而发现有开发价值的化合物，即先导化合物。该阶段的工作要点是找到先导化合物并论证其成药性。

在开发阶段，主要包括临床前研究（preclinical study）、临床研究（clinical study）和上市后药物调研（post-marketing surveillance）等内容。临床前研究主要由药学化学研究和药理学研究两部分内容组成。前者包括药物制备工艺、理化性质及质量控制标准等，后者以模型生物或实验动物为研究对象，进行药效学、药代动力学和毒理学研究。新药的临床研究一般分为五期：Ⅰ期临床试验是在 20～30 例健康成年志愿者身上进行的人体药动学和安全性试验。Ⅱ期临床试验观察病例不少于100 例，采用随机双盲对照试验，对新药的有效性及安全性作出初步评价，并推荐临床用量。Ⅲ期临床试验是扩大的多中心临床试验，观察病例数不少于 300 例，对新药的有效性和安全性进行进一步验证。Ⅳ期临床试验是售后调研，是在新药上市后在社会人群中继续进行的药品安全性和有效性评价。生物等效性是指药学等效制剂或可替换药物在相同试验条件下，服用相同剂量，其活性成分吸收程度和速度的差异无统计学意义。生物利用度试验是以药动学方法评价拟上市药品与已上市对照药品是否生物等效的比较试验。

新药开发研究是一个逐步选择与淘汰的过程。虽然各药的开发过程不同，但药理研究却都是必不可少的关键步骤。不断发现和提供安全、高效、适应疾病谱及质量可控的新药，对于保护人民健康，发展国民经济具有重要的意义。

知识拓展

2021 年 2 月由中国工程院院士陈薇团队领衔的我国重组新冠疫苗（腺病毒载体）Ⅲ期临床试验中期分析顺利完成。结果显示，单剂接种该疫苗后，预防新冠重症病例保护效力达到 100%，预防所有新冠病例的保护效果为 74.8%，使我国走在了世界研发新冠疫苗的前列。陈薇院士长期致力于高致病性病原微生物新型疫苗和治疗药物的研究。2003 年，她带领团队研制出新型干扰素，成为首个"阻击"SARS 的药物，在抗击非典疫情中发挥了重要作用。陈薇院士不但是研制疫苗的带头人，还是其研发的新冠疫苗的第一个接种者。

每一个科研成果的背后都有无数人的艰苦奋斗与无私奉献，作为当代的大学生在学习过程中应秉持"不怕苦，不怕难，追求创新，富于探索"的观念，在学好基础知识的同时，培养自己的科研精神与科研能力，为医药事业的发展提供助力。

第四节　我国现代药理学发展

我国现代药理学发展始于 20 世纪初，1924～1926 年，留美归国的陈克恢博士从中药麻黄中提取出麻黄碱，并发现它有拟肾上腺素作用，证明麻黄碱是麻黄止咳的有效成分。20 世纪 30～40 年代，我国植物化学和药理学工作者对中药的有效成分及其药理作用进行了初步的研究，如防己的降压作用、延胡索的中枢作用和毒性、使君子的驱虫作用等。20 世纪 50～60 年代，我国科学家改进了酒石酸锑钾的治疗方案，使其对血吸虫病的疗效有了很大提高；研发了抗胆碱解痉药山莨菪碱（654－2），强心苷类药羊角拗苷、黄夹苷和铃兰毒苷，抗癌药高三尖杉、喜树碱和紫杉醇。此外，验证了吗啡的镇痛作用部位是在第三脑室周围灰质和大脑导水管周围灰质，这一结论相比于国外学者发现吗啡受体早 10 余年。20 世纪 80～90 年代，我国开展了五味子及其有效成分的抗肝损伤作用的研究；在此基础上，获得了新药联苯双酯和双环醇的研制成功；并开展了白芍总苷抗类风湿关节炎的基础和临床研究及新药开发，以及中药淫羊藿、枸杞子、何首乌及其有效成分延缓衰老的机制研究等。

知识链接

抗疟疾药——青蒿素的研发

20 世纪 60 年代，我国全面组织开展了抗疟新药的研发。其中屠呦呦带领的科研团队，从整理历代医药学典籍着手，搜集抗疟疾的中药方；通过大量的实验筛选，上百次的失败后，终于在 1972 年采用乙醚从青蒿叶子中提取了抗疟疾的有效成分青蒿素，并经大量临床实验验证了其有效性；进一步通过结构改造研发了双氢青蒿素也获得成功，其抗疟疗效高于青蒿素 10 倍。20 世纪末，世界卫生组织将青蒿素类药物列入抗疟的基本药物，为预防其出现耐药性，推荐使用以青蒿素类药物为基础的复合疗法。据统计 2010 年全球青蒿素类药物用以治疗 1.8 亿人次，占当年疟疾发病患者的 84%，治愈率达 97%，在全球挽救了数以百万人的生命。

中国药理学会从筹建到成立经过 20 年的历程，于 1985 年经中国科学技术协会批准正式成立。几代药理学家为我国的药理学学科建设和发展付出了毕生精力。2015 年"诺贝尔生理学或医学奖"授予中国女药学家屠呦呦，以及另外两名科学家爱尔兰医学研究者坎贝尔（William C. Campbell）和日本的大村智（Satoshi ōmura），表彰他们在寄生虫疾病治疗研究方面取得的成就。屠呦呦发现的青蒿素在疟疾治疗中，显著降低疟疾患者的死亡率，在改善人类健康和减少患者病痛方面做出了巨大贡献。屠呦呦教授获得"诺贝尔生理学或医学奖"，是中医药对人类健康事业作出巨大贡献的体现，也是中国科技繁荣进步的体现。

尽管我国医药学的发展取得了巨大的进步，但是距离当今世界的最前沿的研究水平仍然有一定的距离，我国药理学的发展面临着机遇和挑战。一方面，要紧跟世界生物医药技术发展潮流，充分运用现代技术，重点开发单克隆抗体、细胞因子等重组药物和预防疾病的疫苗以及疾病诊断防疫用的 PCR、生物芯片等体外生物诊断检测新产品；开发心脑血管系统药物、降血糖药物、老年病药物、抗病毒感染药物、神经精神系统药物和抗肿瘤药物。另一方面，也要继承和发掘中国传统医药学的精髓，加强作用机制新、疗效高、毒副作用小的具有自主知识产权和市场竞争力的创新药物的研制，旨在进一步提高我国医药行业的自主创新能力。作为一名医药工作者，只有不断学习迎头赶上，才能推动我国的药理学不断向前发展。

药理学是一门研究药物与机体相互作用的规律和机制的科学。药物与机体的相互作用包含：①药物对机体的作用，即药物效应动力学，简称药效学；②机体对药物的作用，即药物代谢动力学，简称药动学。药理学是药学的主干学科，药理学主要讲述与疾病有关的医药学知识。

新药是"指未在中国境内上市销售的药品"，"已生产过的药品若改变剂型、改变给药途径、改变制造工艺或增加新的适应证，亦属新药范围"。新药研究开发过程一般要经历创新和开发两大阶段。开发阶段主要包括临床前研究、临床研究和上市后药物调研等内容。

题库

思 考 题

1. 何谓药理学？药学专业学生学习药理学的意义是什么？
2. 如何理解药理学是桥梁科学？
3. 什么是新药？研发过程经过哪些阶段？

（魏敏杰）

PPT

第二章

药物的体内过程和药物代谢动力学

学习导引

知识要求

1. **掌握** Henderson-Hasselbalch 公式计算生物膜两侧 pH 对药物被动转运的影响；药物吸收及消除速率的基本概念；典型的药–时曲线、房室模型、多次定时定量重复给药的动力学过程；常见的药动学参数的意义。

2. **熟悉** 药物跨膜转运的主要方式；主动转运与被动转运的异同；首过消除的意义和概念；药物与血浆蛋白结合的特点；肝药酶的特性；肝药酶诱导剂、肝药酶抑制剂的概念；pH 对药物在肾小管消除的影响；肝肠循环的药理学意义；一级动力学消除及零级动力学消除的特点及应用。

3. **了解** 发生被动转运和主动转运的正常生理学范例；药物转运体的基本概念、特点以及转运体对体内过程的影响；影响吸收、分布、代谢、排泄的因素；吸收和消除动力学对临床用药的指导意义。

能力要求

1. 熟练掌握不同酸碱度对药物解离的影响，同时可以对相关的临床用药进行合理化分析，并给出建议。

2. 熟悉一级动力学和零级动力学之间的差别，进而对药物体内的速率过程有一个清晰的认识。

3. 掌握药物体内过程的影响因素，通过这些不同的影响因素，能够建立一个相对完善的用药流程。

第一节 药物的跨膜转运

微课

　　药物在体内的转运首先需要通过组织器官的细胞所组成的膜结构，如胃肠道黏膜、毛细血管壁、肾小球滤过膜、血–脑屏障等，而进入细胞则必须通过细胞膜，在细胞内又要通过细胞器的膜，如溶酶体膜。我们将以上提及的这些膜统称为生物膜（biological membrane）。因此，药物的转运过程实际上就是药物通过各种生物膜的过程，将其称之为跨膜转运（trans-membrane transport）。

一、生物膜的结构

　　生物膜主要是由磷脂和蛋白质及一些多糖等组成，为脂质双分子层结构。生物膜中的磷脂分子以双分子层排列，构成了膜的网架，是膜的基质。磷脂分子为两性分子，分为亲水部和疏水部，双层磷脂分子亲水部皆朝向水相，疏水部端则相接埋于膜内。生物膜的另一种主要的成分是蛋白质。蛋白质分子有的嵌插在脂质双分子层中，有的吸附在脂质双分子层的表面。根据其在生物膜上位置的不同，膜蛋白可分为两类：一类是可通过强疏水或亲水作用与膜牢固结合的，称为整合蛋白（integral protein）或称为内在蛋白；第二类是附着于膜的表层，与膜结合比较松散、容易分离的，称为膜周边蛋白（pe-

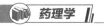

ripheral protein）或称为外在蛋白。

二、生物膜的主要特性

（一）流动性

生物膜是由磷脂双分子层、镶嵌和贯穿其中或者吸附在其表面的蛋白质构成的，磷脂双分子层疏水端在内，亲水端在外。磷脂双分子层构成了生物膜的基本支架，这个支架不是静态的，而是具有一定的流动性。蛋白质分子有的镶嵌在磷脂分子层表面，有的部分或全部嵌入磷脂双分子层中，还有的可贯穿整个磷脂双分子层。绝大多数蛋白质分子是可以自由运动的。

（二）不对称性

生物膜的主要成分由蛋白质、磷脂和糖组成，这些组成成分的种类、数量等在生物膜中并不是均匀分布的。膜的不对称性主要是指这些成分分布的不对称以及这些分子在方向上的不对称。膜脂、膜蛋白和膜糖分布的不对称性进一步导致膜功能的不对称性、膜的方向性及生命活动的高度有序性。

（三）通透性

生物膜的通透性，即指物质通过生物膜的难易程度。生物膜对进入体内的物质分子的通透性可分为以下三种情况：自由透过（水分子），可以透过（葡萄糖、氨基酸、尿素、氯离子等）及不易透过（蛋白质、钠离子、钾离子等）。生物膜通透性对于保证细胞内外水分子的移动、酸碱度和渗透压的维持及生物膜内外的物质交换发挥着重要的生理作用。尤其在某些病理情况下（如过敏、创伤、烧伤、缺氧等），生物膜的完整结构和功能遭到破坏，将使通透性增加，结果导致组织水肿等病理改变。

三、药物在体内的转运方式

药物分子在体内通过生物膜的方式主要包括被动转运（包括简单扩散和膜孔扩散）、载体转运（包括主动转运和易化扩散）和膜动转运。

（一）被动转运

被动转运（passive transport）又称为被动扩散（passive diffusion），是指药物从高浓度一侧向低浓度一侧的顺浓度梯度进行的跨膜转运。被动转运的动力来自膜两侧的浓度差。被动转运过程不消耗能量、不需要载体，也不具有饱和限速及竞争抑制的现象。

被动转运又分为简单扩散和膜孔扩散两种情况。

1. 简单扩散（simple diffusion） 又称为脂溶扩散（lipid diffusion），也就是药物依靠其自身的脂溶性，以膜两侧化学势能差为驱动力使药物从高浓度一侧向低浓度一侧进行转运的方式，也称为顺流转运或下山转运。它是药物在体内转运中最常见和最重要的转运方式。

影响药物简单扩散的主要因素如下。

（1）生物膜面积和膜两侧的浓度差 膜面积越大，扩散速度就越快；药物的膜两侧浓度差越高，扩散速度也越快，直到膜两侧浓度一致，即达到转运平衡。

（2）药物的脂溶性 通常用药物的油/水分配系数表示。一般来说，药物的油/水分配系数越大，药物越容易溶于脂质中，扩散速度就越快。但由于药物必须先溶于体液环境才能到达细胞膜，因此，如果药物的水溶性太低，也不利于药物的跨膜转运。总之，药物在具备脂溶性的同时，也需要有一定的水溶性才能通过生物膜。

（3）药物的解离度 是影响药物简单扩散的一个重要因素。绝大多数药物呈弱酸性或弱碱性。因此，药物在体液环境中都以非解离型或者解离型两种形式存在。其中，只有非解离型药物因其脂溶性相对较大，容易通过生物膜；相反，解离型药物因其脂溶性相对较小，不易通过生物膜，并被限制在生物膜一侧，形成离子障（ion trapping）。对于某一特定的药物来说，其 pK_a 及药物所在环境的 pH 都将决定药物的解离度。通常 pK_a 和 pH 之间的关系可用 Henderson-Hasselbalch 公式表示：

弱酸性药物

$$\frac{[A^-]}{[HA]} = 10^{pH-pK_a} \qquad (2-1)$$

弱碱性药物

$$\frac{[BH^+]}{[B]} = 10^{pK_a-pH} \qquad (2-2)$$

由公式 2-1 及 2-2 可见，弱酸性或弱碱性药物的 pK_a 在数值上等于药物在解离 50% 时所在体液环境的 pH。每一药物都有其固定的 pK_a。而且，当 pK_a 与 pH 的差值以数字的增减变化（如 1，2，3……）时，其解离型与非解离型比值也将按其指数值变化（如 10，100，1000……）。如前所述，由于非解离型药物易于通过生物膜，而解离型药物被限制在膜一侧，因此，造成在不同体液中的药物浓度存在差异。

2. 膜孔扩散（diffusion through pores） 也称为水溶扩散（aqueous diffusion）或滤过（filtration），指水溶性的小分子药物在流体静压或渗透压的影响下，通过生物膜上的膜孔（亲水通道）完成被动转运的过程。通常药物的分子量需要小于 100～150 才能通过，比如 Li^+、尿素、甲醇等小分子物质。

案例分析

【实例】 患者，男，52 岁，因口服苯巴比妥 600 片 1 小时急诊入院。入院诊断：苯巴比妥急性中毒。入院时，意识消失，体温 36.3℃，脉搏为 120 次/分钟，血压 110/70mmHg，面色苍白，口唇发绀，瞳孔等圆，直径约 5.5mm，两肺无呼吸音，颈软，腹平坦，肢软尚温。给予气管插管，吸氧，可控呼吸机通气。给予 1∶2000 高锰酸钾溶液洗胃；静脉滴入多巴胺升压；中枢神经兴奋药洛贝林、尼可刹米促苏醒，兴奋呼吸中枢；甘露醇脱水、利尿；5% 碳酸氢钠静脉滴注，促进药物排泄。

【问题】 请应用 Henderson-Hasselbalch 公式从体液 pH 影响药物解离度的方面，解释为何应用 5% 碳酸氢钠静脉滴注促进药物排泄？

【分析】 苯巴比妥属于弱酸性药物，应用 5% 碳酸氢钠静脉滴注促进药物排泄，主要有两方面原因：一是由于弱酸性药物应用碳酸氢钠可碱化尿液，弱酸性药物苯巴比妥在碱性尿液中，可增加其解离度，使其易于经肾排泄；二是由于苯巴比妥属于弱酸性药物，碱化血液可促进其从偏酸性的细胞内（pH 6.8～7.0）向偏碱性的细胞外（pH 7.35～7.45）转运，加速药物的排出。

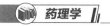

（二）载体转运

载体转运（carrier-mediated transport）指的是药物首先与生物膜上相应的载体结合，再将药物从膜的一侧转运到膜的另一侧的过程。此过程需要载体参与，因此存在饱和限速及竞争抑制的现象。载体转运方式主要包括主动转运和易化扩散两种形式。

1. 主动转运（active transport） 系指逆浓度差进行的载体转运，通常它可使药物在体内某一器官或组织中聚集，并消耗能量。主动转运包括原发性主动转运和继发性主动转运两种。原发性主动转运是由 ATP 直接提供能量的逆浓度差转运方式。其中，Na^+,K^+-ATP 酶所参与的转运方式是最常见的一种原发性主动转运。Na^+,K^+-ATP 酶是一种特殊的膜蛋白，不但可以逆浓度差转运 Na^+ 和 K^+，同时还具有 ATP 酶的活性，可分解 ATP，释放能量，以便用于 Na^+ 和 K^+ 的转运。当细胞外 K^+ 浓度增加或者细胞内 Na^+ 浓度增加时，钠泵的活性明显升高，Na^+ 和 K^+ 的转运速度加快。而继发性主动转运是由 ATP 间接提供能量的逆浓度差转运方式。它利用的势能来自钠泵活动，从而帮助其他药物逆浓度梯度完成跨膜转运，如小肠上皮细胞从肠道内吸收葡萄糖、肾小管上皮细胞从小管液中重吸收葡萄糖等都属于继发性主动转运。而儿茶酚胺通过胺泵进入囊泡、青霉素从血管向肾小管的主动分泌等都属于主动转运。例如，当青霉素和丙磺舒合用时，二者皆属于弱酸性药物，依靠同一转运体主动分泌进入肾小管，丙磺舒可与青霉素发生竞争性抑制，延缓青霉素的排泄，从而增加其作用持续时间。

2. 易化扩散（facilitated diffusion） 系指顺浓度差进行的载体转运，不消耗能量。体内葡萄糖进入红细胞和一些离子（Na^+、K^+ 和 Ca^{2+} 等）的吸收方式即属于易化扩散，其转运的速度比简单扩散要快得多。其转运过程的主要特点为：①比简单扩散转运速率要快；②由于膜上载体蛋白的结合位点数目有限而可被饱和，存在最大转运速率，在一定的浓度范围内转运速率同药物浓度成正比，如超过这一范围，即使浓度再增加，转运速率也不再会增加；③载体具有特异性。

（三）膜动转运

极少数大分子药物还可通过膜动转运方式进行跨膜转运。膜动转运（cytosis transport）是细胞与外界环境进行交换一些大分子物质的过程，其主要特点是在转运过程中细胞膜结构会发生变化。转运过程同样具有特异性，细胞膜呈现出主动选择性并且消耗一定的能量。在一些大分子颗粒物质被吞噬细胞去除的过程中起主要作用。

膜动转运又可以分为胞吞作用（endocytosis）和胞吐作用（exocytosis）。前者主要是将细胞表面的颗粒物转运至细胞内的过程；而后者是将颗粒物由细胞内转运至胞外的过程。胞吞和胞吐是两种方向相反的过程。在胞吞作用中，如果被摄入的物质为固态则称为吞噬（phagocytosis），如果为液态则称为胞饮（pinocytosis）。对于入侵机体细胞的细菌和病毒、死亡的细菌和组织碎片、偶氮类色素、铁蛋白等都可通过吞噬作用被细胞清除。所以，胞吞和胞吐作用对机体内的外源化学物或异物的清除和转运具有重要意义。

四、药物代谢动力学相关的转运体及蛋白

药物的体内过程包括吸收、分布、代谢和排泄，这些过程都涉及细胞膜对药物的转运。而对于细胞膜的通透性，以往主要从药物的理化性质如脂溶性或者分子量等方面进行研究。近年研究发现，在某些情况下，单纯增加药物脂溶性并不一定能够增加细胞膜对药物的通透性。许多组织和器官的细胞膜存在着一种特殊的转运蛋白系统来介导药物跨膜转运，被称为转运体（transporters）。近年来，许多药物已被证明是转运体的底物或转运体抑制剂。抗肿瘤药、强心苷、抗生素、钙拮抗药和免疫抑制剂等药物在体内的转运均有转运体的参与。尽管对于转运体的功能和特点并没有完全明确，但转运体在药物代谢中的作用已逐渐引起研究者的重视，成为药物体内过程研究中的一个新研究热点。

（一）常见的药物转运体

药物转运体按其转运的方向不同大致可以分为两类：一类是可以转运药物进入细胞，增加细胞内药

物浓度的，如有机阳离子转运体（organic cation transporter，OCT）和有机阴离子多肽转运体（organic aniontransporterpolypeptide，OAT）等；另一类是依赖 ATP 分解释放的能量将药物逆向转运出细胞，降低药物在细胞内浓度的，如 P－糖蛋白（P－glycoprotein，P－gp）、乳腺癌耐药蛋白（breast cancer resistance protein，BCRP）、肺耐药蛋白（lung resistance protein，LRP）和多药抗性相关蛋白（multidrug resistance protein，MRP）等。

1. P－糖蛋白　1976 年，首先在多药耐药（multiple drug resistance，MDR）癌细胞中发现了高表达的 P－gp，同时还发现 P－gp 水平的高低与细胞膜的通透性、细胞内药物浓度及其耐药性关系密切。P－gp 转运体由 *MDR* 基因编码。人类的 *MDR* 基因有两种基因亚型，包括 *MDR*$_1$ 和 *MDR*$_2$。*MDR*$_1$ 基因表达的 P－gp 主要与多药耐药性有关；而 *MDR*$_2$ 基因表达的 P－gp 可能主要参与药物的跨膜转运。除了在肿瘤细胞中分布外，在人体正常组织如肾近球小管上皮细胞、小肠上皮细胞、胎盘合体滋养层细胞、血－脑屏障和毛细血管等部位也有 P－gp 表达；而其表达水平也存在一定的个体差异。P－gp 具有逆向转运药物的功能，具体的转运方式有两种，一种是将底物直接从脂质双分子层泵出，另一种是将底物从胞质中转运至胞外。

2. 多药抗性相关蛋白　MRP 转运体是 ABC 转运体超家族中最重要的一种转运体，常见的包括 MRP$_{1~9}$。它可以与一系列不同的底物进行结合，包括葡萄糖醛酸、还原型谷胱甘肽和结合型硫酸酯等复合物，并将这些复合物分泌到胆汁当中。其中，MRP$_2$ 是目前研究较多的一种转运体。许多抗癌药物都是 MRP$_2$ 的底物，如多柔比星、长春碱、依立替康和甲氨蝶呤。

3. 乳腺癌耐药蛋白　BCRP 是 ABC 转运体超家族中的一种半转运蛋白，由 *BCRP* 基因（也称 *ABCG*$_2$ 基因）编码，其功能是将外源性化学物及时转运出细胞，从而起到保护机体的作用。BCRP 可降低癌细胞对米托蒽醌、甲氨蝶呤、多柔比星和基于喜树碱的抗癌药物的药物敏感性，影响癌症的药物治疗。

（二）药物转运体对体内过程的影响

药物转运体从本质上来说也是一种蛋白质，也同样存在可饱和性、竞争抑制等情况。药物转运体对于不同的体内过程都会产生一定的影响，在某些情况下，也会严重影响药物的临床应用。

1. 对吸收的影响　在肠道上皮细胞中已经发现存在多种转运体，包括 MDR、MRP、OATP 和 OCT 等。目前研究比较深入的是 *MDR*$_1$，它的表达水平和十二指肠上皮中的 P－gp 水平之间存在相关性。转运体的多态性会导致药物在吸收速度方面存在较大变异，这也是造成口服药物吸收非线性机制的原因。P－gp 还限制了许多药物的吸收，比如环孢素、地高辛和他林洛尔等药物。而且，P－gp 在人体消化道中的各个部分发挥的作用是不同的。从口腔开始往下，消化道各部分的 P－gp 水平逐段增高，因此药物在不同部位的吸收程度也不相同，药物沿着胃肠道往下吸收程度会逐渐降低。

2. 对分布的影响　药物吸收后进入循环系统，可迅速由血液运送到机体各个部位。影响分布的因素除了组织血流量、组织特异性、生物屏障组织和血浆蛋白结合率之外，现研究发现药物转运载体也可显著影响药物分布。

体内的一些屏障组织大都存在 P－gp 等转运体，能将药物排出到细胞外，从而改变药物在局部组织中的分布。虽然有些药物的脂溶性很高，但通过血－脑屏障的能力却很低，主要是因为大脑中的毛细血管内皮细胞膜上存在药物转运体，可以将药物从细胞内部重新转运到血液。胎盘屏障中亦存在 P－gp 的逆向转运，可以降低胎儿与药物的接触。因此，孕妇在怀孕期间要慎用含有 P－gp 抑制剂的药物。由于血－眼屏障的存在，导致药物在眼内的浓度远低于血液当中的药物浓度。因此，通过抑制血－眼屏障中的转运体对药物的逆向转运，可以提高药物在眼中的浓度。一般作用于眼部的药物多采用局部用药的方式，以便提高药物的疗效。

3. 对代谢的影响　肝药酶与 P－gp 在小肠上皮细胞中往往相邻存在。一般来说，药物经口服后通过被动转运进入小肠上皮细胞后，可被肝药酶代谢，或被 P－gp 重新转运回到肠腔中。此外，它们还常具有相同的诱导剂或抑制剂，因此，肝药酶与 P－gp 之存在着一定的相互作用。比如，地高辛与利福平的

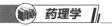

药物间相互作用的临床试验表明，在给予利福平后，如果受试者同时口服和静脉注射地高辛进行对照，口服地高辛的血药峰浓度显著降低，利福平可使口服地高辛人群的小肠中 P-gp 表达水平提高。

4. 对排泄的影响 参与肾小管分泌药物的载体至少有两种——有机酸载体和有机碱载体。当两种酸性药物或两种碱性药物合用时，可以相互竞争转运载体，引起竞争性抑制，使药物肾小管分泌明显减。在肾脏主要分布于近球小管上皮细胞；此外还有 P-gp、MRP、OATP 等转运体也参与肾脏的药物排泄。另外，药物随胆汁排入小肠，除了通过细胞膜的被动转运外，转运体也发挥着重要作用。药物通常以原型或代谢物的形式排泄，该过程有多种转运体参与。目前，已经发现有将近 20 种转运体，如普伐他汀主要是靠 OATP-C 转运体进行转运。

第二节 药物的体内过程

药物的体内过程指药物从用药部位进入机体至最终排出体外的过程，其中主要包括药物的吸收（absorption）、分布（distribution）、代谢（metabolism）和排泄（excretion），简称为 ADME。药物的体内过程主要会影响药物的起效时间、效应强度和持续时间。药物的代谢和排泄是药物在体内清除的过程，称之为消除（elimination）。根据药物是否在结构或者空间位置上发生变化，可分为转运（transportation）与转化（transformation）。吸收、分布、排泄属于药物在空间位置上的迁移，称为转运；而药物发生化学结构和性质上的变化则称为转化。药物体内过程各环节的联系和变化规律如图 2-1 所示。

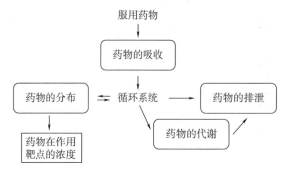

图 2-1 药物的体内过程

一、药物的吸收

药物的吸收是指药物从用药部位进入血液循环的过程。药物吸收的速度和程度主要取决于药物自身的理化性质，还有一些其他的因素也可以影响药物吸收的速度和程度，其中最为重要的就是给药途径。影响药物吸收的因素较多，主要来自药物本身和机体两个方面。

（一）药物自身的理化性质

药物自身的理化性质如脂溶性、解离度以及分子量等都可以影响药物的吸收。

1. 脂溶性 药物脂溶性对其胃肠道吸收产生很大的影响，如脂溶性高的药物能够溶于细胞膜中的脂质而扩散，因此比较容易被吸收。相反，水溶性药物单纯依靠被动转运不容易被吸收，但如果能经由主动转运机制被吸收，则容易被吸收。通常评价药物脂溶性高低的主要参数是油/水分配系数。

2. 解离度 绝大多数药物都会呈现一定的弱酸性或弱碱性，容易受到胃肠道内 pH 的影响，从而发生一定程度的解离。因此，药物在体内通常以非解离型和解离型两种形式存在，而两者的比例主要是由药物的 pK_a 和吸收部位的 pH 决定。通常脂溶性较大的药物分子以非解离型形式存在的时候容易通过细胞膜；反之，一旦发生解离后药物的脂溶性就会降低，药物分子不容易通过细胞膜。因此，在临床上，如果发生弱酸性药物（苯巴比妥、水杨酸等）中毒，应该采用弱碱性药物如碳酸氢钠来碱化血液和尿液，以减少弱酸性药物的重吸收，促进药物快速排出体外而减轻机体发生的不良反应。反之，如果发生弱碱性药物中毒的话，可以采用弱酸性药物如维生素 C 等酸化尿液，来进行解救。

3. 分子量 通常药物的分子量越大就越不容易被机体吸收；而分子量小的水溶性药物则可自由通过细胞膜上的膜孔扩散而被吸收。对于分子量较大的脂溶性药物，由于药物分子本身的体积比较大，药物的吸收也会受到影响。比如常见的多肽类药物，在没有特殊载药系统的情况下，很难通过跨膜转运的方式被吸收。一般认为，分子量小于 500 的小分子药物才能被机体吸收。

（二）给药途径

1. 胃肠道给药 口服给药是目前最普遍和常用的给药途径。人体小肠内的 pH 接近弱碱性，吸收面积较大，缓慢的蠕动会增加药物与肠黏膜的接触时间，所以小肠是药物在体内最主要的吸收部位。对于胃肠道吸收的药物来说，影响最大的因素就是药物的首过效应（first pass effect），也称为首关消除（first pass elimination），指的是药物从胃肠道吸收后，经过门静脉进入肝脏，进入肝脏后有些药物就会被肝药酶所代谢，使其进入体循环的药量相对减少，这种药物口服后在通过肠黏膜或肝脏而经受灭活代谢后，进入体循环的药量减少，从而导致药物的疗效降低。正是由于首过效应的存在，造成给药途径的不同而使药物效应产生差别，这种现象在治疗学上有重要意义。

涉及首过效应的部位主要包括肠黏膜及肝脏。肠腔内所含的消化液、消化道酶，甚至肠道菌群所产生的酶，都可以使某些药物失活。而首过效应往往受到酶浓度和血流速度的影响，因此，肝脏内酶浓度越高、血流速度越快，首过效应就会越明显。一般情况下，首过效应越强，进入血中的药物就越少。因此，药物在肠黏膜经代谢酶的灭活或者口服后经门静脉到肝脏被转化这两种情况下都属于首过效应。

对于绝大多数药物而言，口服给药虽然方便有效，但是它的缺点是吸收比较缓慢，而且吸收不完全、不规则，一般不适用于在胃肠道内容易被破坏的药物，或药物本身对胃肠道的刺激较大，或首过效应较明显的药物，也不适用于昏迷及婴儿等不能口服给药的人群。

2. 舌下给药（sublingual administration） 是将药物置于舌下，待溶解后通过口腔黏膜吸收。舌下给药的优点是舌下血流比较丰富，药物的吸收速度较快。药物吸收的途径是经由舌下静脉直接进入体循环，避免首过效应的影响，因此药物被破坏的较少，尤其适合经胃肠道吸收容易被破坏或首过效应明显的药物。例如，硝酸甘油，如果采用口服给药，由于首过效应的影响，吸收较差，而且起效较慢；改用舌下含服，不仅可提高吸收的效率，还可以迅速发挥药效。

舌下给药与传统口服给药相比，给药方式比较相近，因而患者依从性较好，给药方便，能随时停止给药。另外，舌下黏膜毛细血管丰富，舌下腺位于舌下黏膜，分泌积存的唾液较多，药物在舌下可以迅速溶解吸收，药物起效快，尤其适用于救治某些急症患者。另一方面，由于唾液中含有的黏蛋白，虽然它有利于黏膜贴附剂在口腔内的附着，但是黏蛋白也可能与药物发生特异性或者非特异性的结合，从而影响药物在体内的吸收。此外，口腔中的某些蛋白酶会使有的药物失活，而且口腔的吸收面积较小，限制了药物吸收的总量，以上这些不足都导致了舌下给药途径不能成为常规的给药途径。

3. 直肠给药（rectal administration） 并不是临床上采取的主要给药方式。但是，对于一些特殊的患者，如口服药物有困难的儿童、呕吐严重的患者以及发生昏迷的患者等，也是常见的给药方式之一。直肠给药通常采用液体或者栓剂的形式，药物经直肠下静脉和肛管静脉吸收后进入下腔静脉。经直肠吸收的药物约有 50% 直接进入血液循环而不经过肝脏，生物利用度相比于口服给药有所提高，可以部分避免首过效应。直肠给药的优点是能够防止药物对胃肠道的刺激；同时，部分药物可避开肝脏的首过效应，从而提高药物的生物利用度，增加吸收。不足之处在于，直肠给药相对口服给药更烦琐，患者依从性较差。

案例分析

【实例】 患者，男，88岁。因心前区疼痛，服药症状无缓解入院。入院后，患者主诉自行服用速效救心丸，心前区疼痛无缓解。查体心前区无隆起，未见异常搏动，心尖搏动位于第4肋间左锁骨中线内0.5cm，搏动无弥散，未及细震颤。心前区浊音界未见增大。心率74次/分钟，心律齐，各瓣膜听诊区未闻及明显杂音。周围血管征阴性。血尿便常规、肝肾功、电解质、凝血四项等未见明显异常。心脏彩超显示心内结构及血流未见明显异常。既往冠脉造影检查提示前降支近段轻度狭窄约30%。诊断为：冠心病（前降支轻度狭窄）急性发作。经追问病史，患者自述舌下含服速效救心丸时，将药片放在舌头表面，没有将药片放在舌下位置。

【问题】 为何药物放在舌头表面而非舌下可以造成服药后症状无缓解？

【分析】 由于舌头表面有舌苔和角化层，吸收药物较慢且吸收率低，因此，药片在口中或舌头表面的吸收是非常少的，达不到起效浓度。而正确的方式是取半卧位或坐位，仰卧头部，下颌抬起，张口用舌尖舔上牙床，将药物放置在舌下的舌系带两侧凹窝内。然后，舌尖放下，舔在下牙尖。为加速唾液吸收，避免吞咽，须张口深呼吸，随着深呼吸，药物在舌下含化，经舌下丰富的血管丛和淋巴管进入血液循环，1~3分钟即可发挥作用。

4. 注射给药 指将无菌药滴注入体内，达到预防和治疗疾病的目的。常见形式包括静脉注射、皮下注射、肌内注射和动脉内注射。静脉注射（intravenousinjection，iv）给药途径可以使药物迅速而准确地进入血液循环内，因此不存在吸收过程。采用肌内注射（intramuscularinjection，im）和皮下注射（subcutaneousinjection，sc）时药物也可以被吸收，其吸收速度主要取决于局部循环，通过局部热敷或按摩可加速吸收过程，注射液中加入少量缩血管药物可以延长药物的局部作用时间。动脉内注射（intra-arterialinjections，ia）是将药物输送至该动脉分布的部位，发挥局部作用，从而减少药物的全身反应，如将溶纤药直接用导管注入冠状动脉内，治疗心肌梗死。药物直接注射到身体任何部位也可发挥相应的药物作用，比如局部麻醉。但注射给药需要由护士在场来完成相应的操作，相比于口服给药过程不是十分方便，如果药物剂量计算有误而造成药物过量，将导致不良后果。

5. 呼吸道给药 鼻腔的黏膜极薄，而且黏膜内的毛细血管十分丰富，药物经鼻黏膜吸收后可以直接进入体循环，从而避免首过效应的影响；同时，还可以避免药物在胃肠道的分解和破坏，从而提高药物的生物利用度。例如，首过效应较强的黄体酮经鼻黏膜给药后，生物利用度与静脉给药基本相当。然而，由于鼻腔黏液中含有肽酶和蛋白水解酶，它们会影响多肽蛋白质类药物经鼻黏膜的吸收。

肺泡的表面积大，可达200m²，与血液只相隔一层肺泡上皮和毛细血管内皮，且血流量大。气体及挥发性药物（全身麻醉药）可以直接进入肺泡，吸收速度非常快。但需要应用给药器具辅助给药，如药物溶液需要应用喷雾器，将其分散为微粒，雾化微粒直径大小将影响药物在呼吸道内的吸收位置。气雾剂（aerosol）可以将药液雾化为直径为大约5μm的微粒，可以达到肺泡而被迅速吸收。通常2~5μm直径以下的微粒可重新被呼出；10μm直径的微粒能在小支气管内沉积，比如异丙肾上腺素治疗支气管哮喘；较大雾粒的喷雾剂（nebula）一般只能用于鼻咽部的局部治疗，比如消炎、抗菌、祛痰、通鼻塞等症状。

6. 经皮给药 皮肤是人体的一道天然屏障，除了汗腺以外，皮肤是不透水的。因此，对于药物的吸收能力较差。对于经皮给药（transdermal administration），当药物外用时，脂溶性药物可以缓慢透过皮肤的角质层而被吸收，而水溶性药物因皮脂腺的分泌物遮盖在皮肤表面，吸收较少。因此，药物需要同时具有脂溶性和水溶性才能够透皮吸收。许多杀虫药就属于脂溶性强的药物，可以经皮肤吸收而引起中毒。近年来，许多新型的透皮吸收促进剂与相应的药物组成贴剂成为新型给药系统。利用这一原理开发的药物经皮给药系统，可以达到局部或全身发挥药效作用（如硝苯地平贴皮剂、硝酸甘油缓释贴皮剂等）。

二、药物的分布及其影响因素

药物的分布是指药物从血液循环到达全身各个组织器官的过程。绝大多数药物在体内的分布并不是均匀的，受到许多因素的影响，如药物与血浆蛋白的结合、药物与组织的亲和力、器官的血流量、体液的 pH 及体内的屏障组织等。药物的分布不仅会影响药物的贮存和消除速率，同时也会影响药物的药效和不良反应。

（一）药物与血浆蛋白的结合

绝大多数药物都能够与体内的血浆蛋白、组织蛋白或者一些大分子物质发生反应而生成药物-蛋白质复合物。药物与血浆蛋白结合成复合物的过程通常称为药物-蛋白结合（drug-protein binding）。进入血液中的药物可以不同程度地与血浆蛋白发生结合。血浆中的白蛋白主要与弱酸性药物结合，血浆中的 α_1-酸性糖蛋白主要与弱碱性药物结合，还有少数药物会与球蛋白结合。一般与血浆蛋白结合的药物统称为结合型药物（bound drug）；相反，未与血浆蛋白结合的药物称游离型药物（free drug）。通常药物与血浆蛋白的结合程度用血浆蛋白结合率来表示，它指的是药物在血浆内与血浆蛋白结合的比率。由于结合型药物体积较大，难以通过被动转运的方式进行跨膜转运到达相应的部位，因此将暂时失去药理活性。而游离型药物因为能通过细胞膜而分布至体内组织，所以具有药理活性。一般来说，药物与血浆蛋白的结合力主要是借助范德华力、氢键或者离子键结合，属于可逆性结合，游离型药物与结合型药物在体内处于动态平衡中，当血中游离型药物被代谢、排泄而减少时，结合型药物会立即与血浆蛋白分离，使游离型药物被释放出来，以保持游离型药物与结合型药物的动态平衡。因此，药物与血浆蛋白的结合通常被认为是药物在体内的一种存储形式。

由于药物与血浆蛋白的结合特异性较低，且药物与血浆蛋白的结合位点数目有限，当某种药物与血浆蛋白结合达到饱和状态以后，如果再继续增加药物的剂量，那么游离型药物的浓度将迅速增加，导致该药物的药效增强或不良反应的发生。当两种蛋白结合率高的药物与体内同一血浆蛋白结合位点发生结合，就会发生竞争性抑制的现象，使游离型药物浓度增加，药理作用或不良反应也会明显增强。例如，当抗凝药双香豆素（血浆蛋白结合率大约是 99%）与解热镇痛药保泰松（血浆蛋白结合率大约是 98%）联合使用时，前者会被后者置换，当血浆蛋白结合率下降 1% 时，具有药理活性的游离型双香豆素的浓度在理论上可增加 100%，这将会导致抗凝作用过强，发生出血倾向。但通常药物在被置换的过程中，游离型药物会被迅速消除，血浆中游离型药物的浓度不会持续增高。

案例分析

【实例】患者，女，45 岁。因双膝关节痛 3 周就诊。既往有 2 型糖尿病病史 1 年，正在服用甲苯磺丁脲。初步诊断为：①风湿性关节炎；②2 型糖尿病。应用保泰松 0.1g 口服，一日 3 次。服药 1 周后，患者发生低血糖反应，空腹血糖 2.6mmol/L。

【问题】患者为何会发生低血糖反应？

【分析】保泰松血浆蛋白结合率为 98%，可置换与血浆蛋白结合的甲苯磺丁脲，使甲苯磺丁脲的血药浓度升高，两者合用增加了甲苯磺丁脲的药理作用，因此发生了低血糖反应。

在某些病理条件下，如血浆蛋白的生成减少（如肝硬化）、流失增加（如慢性肾炎或肾病综合征）或构型发生改变（如尿毒症）时，可与药物结合的血浆蛋白减少，造成药物相对过量，易发生毒性反应。某些药物对老年人呈现较强的药理效应，这主要是与老年人的血浆蛋白相对较少有关。某些内源性代谢物也可与药物竞争结合血浆蛋白，如磺胺类药物可以置换胆红素，与血浆蛋白结合，使游离的胆红素增加而引起新生儿核黄疸。

（二）药物与组织的亲和力

药物分布经过一段时间后，血药浓度会趋于稳定，达到平衡。然而，某些药物与组织细胞存在特殊亲和力，因此，药物在不同的组织中分布并不均匀，血浆药物浓度与组织内浓度也并不相同。若在某些组织中的药物浓度高于在血浆中的药物浓度，说明药物的分布具有一定的特异性，如碘经过特殊转运机制在甲状腺中的浓度比其他组织高1万倍；而氯喹在肝脏内的浓度比在血浆中的药物浓度高700倍，因此可以用氯喹治疗阿米巴性肝脓肿。

（三）器官的血流量

分布指的是吸收进入血液的药物通过血液循环迅速向全身组织转运的过程。由于人体各个组织器官的血流量差别很大，药物首先会向血流量大的器官分布，如肝、肾、脑和肺等高血流灌注的器官，然后再进一步向血流量小的组织转运，如皮肤和肌肉等低血流灌注的器官，这种现象称为再分布（redistribution）。硫喷妥钠用于麻醉时，首先分布于血流量丰富的脑内发挥麻醉作用，然后再向脂肪等周边组织转运，效应很快消失。

（四）体液的 pH

药物的 pK_a 和体液的 pH 是决定药物分布的另一因素。细胞内液 pH（7.0左右）略低于细胞外液（7.4左右）。因此，弱碱性药物在细胞内分布较多，浓度略高；而弱酸性药物在细胞外液分布较多，浓度略高。根据细胞内外存在的酸碱度的差异，弱酸性药物苯巴比妥发生中毒时，可以应用碳酸氢钠碱化血液及尿液，从而使脑内的药物迅速向血浆中转移并加速从肾脏排泄出体外。

（五）体内的屏障

在人体内存在着很多生物屏障，比如血-脑屏障、胎盘屏障及血-眼屏障等，这些屏障可对药物在体内的分布产生一定的影响。

1. 血-脑屏障 脑是血流量较大的器官，但药物在脑组织内的浓度却一般较低，这主要是因为血-脑屏障（blood-brain barrier，BBB）的存在对药物分布的影响。血-脑屏障指的是血管壁与神经胶质细胞之间形成的血浆与脑细胞外液之间的屏障和血浆与脑脊液之间的屏障，是血-脑、血-脑脊液和脑脊液-脑三种屏障的总称。脑毛细血管内皮细胞之间连接非常紧密，而且基底膜外还有一层星形胶质细胞包围，药物通常较难通过。且脑脊液中一般不含蛋白质，即使有少量未与血浆蛋白结合的药物穿透血-脑屏障进入脑脊液中，也会很快进入静脉，所以脑脊液中药物浓度总是低于血浆浓度。同时，大脑还具有自我保护机制，即脑组织可通过脑毛细血管的外排药物的转运体（如高表达P-gp等）阻止药物或者异物进入脑内。因此，血-脑屏障能阻止多数大分子、水溶性或解离型药物进入脑组织，但脂溶性极高的药物仍能以简单扩散的方式通过血-脑屏障进入脑内。

但是，在某些情况下，血-脑屏障的通透性也会发生改变。急性高血压或静脉注射高渗溶液都可以降低血-脑屏障的功能；有些炎症反应可改变其通透性，如流行性脑脊髓膜炎时，血-脑屏障的通透性增加，使青霉素可进入中枢发挥其抗炎作用，这也是青霉素首选用于治疗流行性脑脊髓膜炎的原因。在实际用药中，为了减少药物的中枢神经不良反应，如对生物碱类的药物可将其制成季铵盐，以增加水溶性，将阿托品季铵化变为甲基阿托品后，则不能通过血-脑屏障，不会发生中枢兴奋等不良反应。

2. 胎盘屏障（placenta barrier） 指的是胎盘绒毛与子宫血窦间的屏障，是胎儿与母体之间交换营养成分与代谢废物的重要部位。因此，其通透性与一般细胞膜并无显著差别，只是到达胎盘的母体血流量较少，进入胎儿体循环要慢一些，如孕妇注射磺胺嘧啶2小时后才能与胎儿分布达平衡。根据这一特点，可以在胎儿分娩前短时间内注射镇痛药，不会对新生儿造成影响。在用药的时候应该注意，由于大多数药物都能够透过胎盘屏障进入胎儿体内，因此，孕妇在妊娠期间应禁止使用影响胎儿发育的药物。

3. 血-眼屏障 在眼与血液之间存在着三种屏障，即血-房水屏障、血-视网膜屏障和血-视神经屏障。血-眼屏障（blood-eye barrier）对于维持周围的眼组织和房水之间、房水和血液之间的溶质交换以及眼内环境的稳定，对于眼部的功能起到十分重要的作用。

三、药物的代谢

药物的代谢也称为药物的生物转化（biotransformation），是指药物进入体内后，机体通过各种机制使药物在化学结构上发生改变，是药物在体内消除的重要途径。

在人体内最主要的药物代谢器官是肝脏。药物除了可以在肝脏当中发生代谢之外，还有相当一部分药物的代谢是在肝脏以外的器官进行的，药物代谢所涉及的肝外部位主要包括胃肠道、肾脏、脑、肺、血浆等组织器官。有些药物在肝内外均有代谢反应发生，如红霉素、阿糖胞苷和环磷酰胺等；还有一些药物的部分代谢过程仅在特定的组织当中进行，如维生素 D_3 的羟化反应仅在肾脏中发生。

绝大多数药物的代谢发生在吸收进入血液之后、肾脏排泄之前，当然也有少数的药物代谢发生在肠腔中。药物代谢通常包括Ⅰ相反应和Ⅱ相反应。其中，Ⅰ相反应包括氧化（oxidation）、还原（reduction）和水解反应（hydrolysis）。Ⅰ相反应能使绝大多数药物灭活，但少数药物经过代谢后反而活化，因此，生物转化不能简单地理解为解毒过程。经过Ⅰ相反应可以改变药物原有的功能基团，使非极性基团转化为极性基团，增加水溶性，有利于从体内排出。

（一）Ⅰ相反应

1. 氧化反应 包括3种类型：一是微粒体氧化酶系，它是需要细胞色素 P450 参加的氧化酶系，其作用结果是在药物分子上引入氧原子，在代谢的氧化反应中最重要；二是线粒体单胺氧化酶系，主要分布在细胞线粒体外膜，是机体内参与单胺类物质代谢的主要酶类；三是胞液中的脱氢酶系，细胞液中含有醇脱氢酶与醛脱氢酶，分别使醇或醛脱氢，氧化生成相应的醛或酸类。

2. 还原反应 有些药物可在肝脏内被还原，肝微粒体中有硝基还原酶类和偶氮还原酶类。在乏氧的条件下，由辅酶 NADH 或 NADPH 提供氢原子。它们都含黄素蛋白酶类，最终的还原产物是胺。在体内只有少数物质具有可被还原的结构，如硝基苯经过还原之后生成苯胺。

3. 水解反应 肝细胞中的水解酶可以水解酯类、酰胺类、糖苷类等多种化合物。许多药物经过水解反应后会失活，如局部麻醉药普鲁卡因可以经酯酶催化水解而失去药理活性，因此注射后会迅速失效；而普鲁卡因胺的水解则相对较慢，故可维持较长的作用时间。

（二）Ⅱ相反应——结合反应

药物经过Ⅰ相反应后往往还需要通过Ⅱ相反应——结合反应（conjugation），进一步改变化合物的结构。在Ⅱ相反应中，药物可与体内一些极性分子比如葡萄糖醛酸（glucuronic acid，GA）、硫酸、甘氨酸、谷氨酰胺等基团结合，使药物的水溶性进一步增加，有利于药物随体液排出体外。结合反应以葡萄糖醛酸结合最为常见，很多药物（如吗啡、可待因、类固醇等）都可以在体内由葡萄糖醛酸转移酶催化尿苷二磷酸葡萄糖醛酸（UDP-glucuronyl transferases，UDPGA）进行反应，使药物的水溶性增加而易于排泄。除了肝脏以外，肾和肠黏膜也能发生葡萄糖醛酸的结合反应。一般含有羟基的化合物或者芳香族胺类的氨基都可以发生硫酸盐结合反应，生成硫酸酯类。在此反应当中，硫酸盐首先与 ATP 反应生成活性硫酸供体。葡萄糖醛酸和硫酸盐的结合反应有竞争性抑制作用，由于硫酸盐的量相对较少，容易发生饱和。

不同药物在体内转化所经历的过程不尽相同，有的只经一步转化；有的不经过代谢以原型药物自肾排出；还有的需要经多步转化生成多个代谢产物。一般说来，药物经过Ⅰ相反应的氧化和还原等作用，会变为水溶性较高而活性较低的代谢物，然后再经过Ⅱ相反应的结合作用，随胆汁或尿液排出体外。但也有一些药物，在肝药酶的作用下转化为有肝毒性的代谢物，产生不良反应。药物经过代谢后一般活性将降低或消失，但也有药物经代谢后活性反而提高，如非那西汀经肝脏代谢后转换为活性代谢产物对乙酰氨基酚，解热镇痛作用增强。

体内药物的代谢有一部分可以不经代谢酶的催化而自动发生，但是绝大多数药物的代谢是通过特异性或非特异性的代谢酶进行催化完成的。这些代谢酶通常分布于内质网、线粒体、溶酶体、核膜等。

（三）代谢酶

药物在体内发生的代谢反应的催化酶可分为两大类：一类属于专一性酶，比如胆碱酯酶、单胺氧化酶等，它只能转化某一类特定的药物；另一类属于非专一性酶，主要是存在于肝细胞中内质网上的一组混合功能氧化酶系——细胞色素 P450 酶系统（CYP450），它是肝内完成药物代谢的主要催化酶系统，简称肝药酶，其主要特点是活性有限、个体差异较大、容易受药物的诱导或抑制。

CYP450 是一个基因超家族（superfamily），根据这些基因所编码蛋白质的相似程度，可划分为不同的基因家族（family）和亚家族（subfamily）。通常情况下，在同一基因家族中，氨基酸序列应该有 40% 以上是一致的；而在同一亚家族当中，氨基酸序列应该有 55% 以上是一致的。CYP 基因超家族的命名是以 CYP 开头，后面的数字表示基因家族，其后的大写英文字母表示亚家族，最后的数字表示某个 CYP 酶的基因号码，如 CYP2D6。在人类肝脏中与药物代谢密切相关的主要包括 CYP1A2、CYP2A6、CYP2C9、CYP2C19、CYP2D6、CYP2E1 和 CYP3A4，它们占肝脏 CYP 总含量的 75% 以上。由于肝药酶的专一性不强，不同的 CYP450 能催化相同的底物，而同一底物也可以被不同的 CYP450 所代谢。

由于肝药酶的专一性不高，多种药物都可以作为同一种酶的底物，这样就有可能出现药物之间对酶的结合部位的竞争。对肝药酶亲和力低的药物，不仅它自身的代谢速率比较慢，还可以影响对其他药物的作用。

某些亲脂性物质可以使体内肝药酶的活性显著增加，从而增加对其他药物的代谢能力，称为酶的诱导。到目前为止，已知有 200 多种药物和环境中的化学物质具有酶诱导的作用，称为酶诱导剂（inducer）。这其中比较常见的有苯巴比妥、苯妥英钠、保泰松、利福平、灰黄霉素等。环境中的农药、杀虫剂和烧烤的肉类等也能诱导 CYP450 活性。还有一些药物通过抑制肝药酶使其他药物的代谢时间延长，导致药物在体内的作用加强，称为酶的抑制，具有此种作用的药物称为酶抑制剂（inhibitor）。目前，已经发现双香豆素和保泰松等可抑制甲苯磺丁脲的代谢，而增强其降血糖的作用；氯霉素可以抑制双香豆素、苯妥英钠、甲苯磺丁脲的代谢。

案例分析

【实例】患者，女，48 岁。因发作性左侧面肌抽搐 20 天就诊。既往有肾病综合征病史 9 个月，口服维持量泼尼松 10mg，每日 1 次。初步诊断：①偏侧面肌抽搐；②肾病综合征。应用口服卡马西平 0.1g/次，每日 3 次，治疗面肌痉挛。后发现患者颜面部浮肿，双肾区叩痛。尿蛋白（++），24 小时尿蛋白定量 5.78g/24h，血肌酐 100μmol/L。

【问题】为何患者肾病综合征症状加重？

【分析】卡马西平可诱导肝药酶活性，加速泼尼松的代谢，两药合用，卡玛西平使泼尼松的代谢增加，从而降低泼尼松的药理作用，因此，肾病综合征无法得到很好的控制，故症状加重。

四、药物的排泄

药物的排泄是指药物经由排泄器官从体内排出体外的过程。肾脏是药物排泄的主要器官之一，除此之外还可通过胆汁、乳汁和唾液等方式排泄。

（一）肾脏排泄

肾脏是排泄许多水溶性药物及其代谢产物的重要器官，是药物从体内排出的重要途径。肾脏排泄药物的主要机制包括肾小球滤过、肾小管分泌与肾小管重吸收三个部分。肾小球滤过和肾小管分泌是将药物从血液排入肾小管腔内，肾小管重吸收是将肾小管腔内的药物重新转运至血液中。许多因素均能影响这些过程，进而影响药物的排泄速率。主要的影响因素包括血浆蛋白结合率、肾血流量、肾小球滤过率以及尿液 pH 等。

1. 肾小球滤过　肾小球表面呈筛状，筛孔的孔径比较大。肾小球的通透性较大，一般情况下，除了蛋白质大分子无法通过外，其余在血浆中呈游离状态的药物分子都可以通过。由于血浆中的大多数药物都程度不同地与血浆蛋白结合，而结合型的药物不能透过肾小球滤过膜。因此，如果药物与血浆蛋白的结合率增加，就会导致血浆中游离型药物的浓度减少，药物排泄速度减慢，容易在体内发生蓄积。

不同年龄段的人群肾小球滤过率也会发生相应的改变。新生儿肾小球的滤过功能发育尚不完善，肾小球的滤过能力较低。随着年龄增加，肾小球滤过率也迅速增加，直至正常成年人的水平。老年肾小球数目和滤过面积都明显减少，往往会发生药物的蓄积。

此外，肾脏疾病可以影响肾小球的滤过功能。如肾病综合征能增加肾小球滤过率，使结合型与游离型的药物都能从肾小球滤过进入肾小管。而肾小球滤过率降低会导致经肾排泄药物的半衰期延长。因此，在临床用药上，对于肾功能不全的患者，应根据其滤过能力来调整给药方案。

2. 肾小管分泌　主要发生在近曲小管，通过主动转运的方式将药物从血液分泌到肾小管中，该过程的主要特点是药物可以逆浓度梯度转运，而且需要有载体参与。大多数药物的肾小管分泌过程主要通过两种转运载体：转运弱酸性药物的有机酸转运载体和转运弱碱性药物的有机碱转运载体。如果存在两种转运机制相同的药物，那么它们之间在肾小管分泌的过程中就会产生竞争性抑制。最典型的例子是青霉素和丙磺舒的合用。青霉素和丙磺舒都是弱酸性的药物，通过有机酸转运载体向肾小管中分泌，因此丙磺舒与青霉素合用，二者疗效均有所增强。

3. 肾小管重吸收　药物的重吸收包括两种转运方式：一种是主动重吸收，主要发生在近曲小管，转运的是一些人体必需的营养物质（葡萄糖、氨基酸和维生素等）；另一种是被动重吸收，一般发生在远曲小管，通过被动转运的方式对药物进行重吸收。

由于肾小管上皮细胞具有亲脂的特性，因此游离型的药物更容易进行重吸收，能够延长药物的作用时间。重吸收的程度主要受尿液的 pH 影响，可以通过改变尿液的 pH，进而影响肾小管对药物的重吸收过程。一般弱酸性药物在碱性尿液中排泄较快，而碱性药物在酸性尿液中更易于排出体外，据此可用于解救某些药物的中毒。例如，苯巴比妥中毒时，抢救时的措施是给予碳酸氢钠来碱化尿液，可以加速药物的排泄。水杨酸类药物和碳酸氢钠同服时，其排泄速度会加快，因此在治疗水杨酸类中毒时可给予碳酸氢钠进行抢救。但如在治疗类风湿关节炎时，需要保持一定的血药浓度，则不应与碳酸氢钠同服。一般来说，水溶性药物比脂溶性药物排泄快。

（二）胆汁排泄

肝脏除了药物的生物转化外，另一个重要的功能是将药物从胆汁排泄。一般来说，分子量较大化合物可以采取胆汁排泄的方式，而分子量较小的分子主要是经肾脏排出。有些药物或其代谢物（如洋地黄毒苷）在肝细胞与葡萄糖醛酸结合后，随胆汁进入小肠，在小肠水解后重新变成游离药物，进而又被小肠所吸收，称为肝肠循环（hepatoenteral circulation）。当洋地黄毒苷中毒时，可以服用考来烯胺，由于其可与洋地黄毒苷在肠道内发生结合，使其随粪便排出，从而切断洋地黄毒苷的肝肠循环。肝肠循环可以延长药物在体内发挥药效的时间，同时也可能造成药物的体内蓄积。

（三）经其他途径排泄

药物除经肾脏排泄和胆汁排泄外，也可通过其他途径排泄。比如挥发性药物主要通过呼吸道排泄；口服后未被吸收的药物一般随粪便排泄；乳腺和汗腺的分泌物中也有部分药物排泄，比如吗啡可以通过乳腺排出，容易引起新生儿中毒。由于乳汁 pH 略低于血浆，弱碱性药物可以从乳汁排泄。

第三节　药代动力学基本参数

一、血药浓度 - 时间曲线

当药物以一定剂型给药后，体内药物浓度随时间的变化而变化，若以血药浓度（C）或浓度的对数

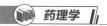
（lg$C$）为纵坐标，以时间（t）为横坐标，则可以得到一条曲线，这条曲线称为血药浓度－时间曲线，也称药－时曲线。图2－2为单次口服给药后的药－时曲线，可体现出药物的体内过程与血药浓度之间的关系。

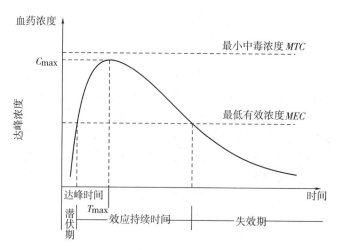

图2－2　单次口服给药的血药浓度－时间曲线

当血药浓度随着时间的推移升高至最高点，这时的血药浓度称之为峰浓度（C_{max}）；对应的时间称为达峰时间（T_{max}）。最低有效浓度（minimum effective concentration，MEC），又称阈浓度，指的是能产生药理效应所需的最低血药浓度。最小中毒浓度（minimum toxic concentration，MTC），是指能产生中毒效应所对应的最小血药浓度。当血药浓度高于 MTC 就会产生毒副作用，而低于 MEC 则不能产生治疗作用。因此，选择药物进行治疗时，应当使药物浓度尽量控制在 MEC 和 MTC 之间。

二、常用药动学参数

（一）药－时曲线下面积

血药浓度－时间曲线下面积（area under the curve，AUC）又称药－时曲线下面积，是指以血药浓度数据为纵坐标，时间为横坐标作图，坐标轴与药－时曲线围成的面积。它表示一段时间内被吸收进入血液中的药物量。

（二）生物利用度

生物利用度（bioavailability，F）指的是药物吸收进入血液循环的程度和速度，通常用 AUC 来衡量，是评价药物吸收的一个重要指标，也是临床选择给药途径的主要依据之一。生物利用度可分为绝对生物利用度（absolute bioavailability）和相对生物利用度（relative bioavailability）。

绝对生物利用度是指药物剂型吸收后的 AUC 值与静脉注射时 AUC 值之间的比值。绝对生物利用度一般用来衡量药物血管外给药后吸收的程度，若给予相同剂量的药物，计算公式如式（2－3）所示：

$$F = \frac{AUC_{血管外}}{AUC_{静脉注射}} \times 100\% \qquad (2-3)$$

而相对生物利用度指的是以某种已上市的药物作为参比制剂，然后测定该药物的其他剂型在相同条件下相比于参比制剂的吸收比率。相对生物利用度主要是用于衡量不同剂型或者同一剂型不同影响因素（原料药、辅料和不同批次等）的生物利用度。若给予相同剂量的药物，其计算公式如式（2－4）所示：

$$F = \frac{AUC_{受试制剂}}{AUC_{参比制剂}} \times 100\% \qquad (2-4)$$

如果药物口服给药时首过效应较大，那么药物的生物利用度就会明显降低。影响生物利用度的因素除了首过效应之外，还与生产工艺和制剂质量有关系，比如药物粒径大小、片剂压力和药物的辅料等。因此，对于不同厂家或者不同批号的同一药物，尤其一些安全范围较小的药物，生物利用度的不同会对药物的吸收产生很大的影响。

（三）表观分布容积

表观分布容积（apparent volume of distribution，V_d）指的是药物在体内分布达到平衡时，按血浆中药物的浓度计算所需要总的体液容积，公式如下：

$$V_d = \frac{X_0}{C_0} \qquad\qquad (2-5)$$

式中，X_0 为体内药物总量；C_0 是分布达到平衡时的血药浓度；V_d 是一个假想的容积。

而实际上体内药物不是均匀分布，并不代表药物在体内的真实分布体液容积。但是可以通过 V_d 反映药物分布的广泛程度或者与某些组织的特异性结合。比如对于体重为 60kg 的成年人，如果药物（如甘露醇）不能透过血管壁，给药后分布于血浆，表观分布容积大约为 3.6L；若药物（如氨基糖苷类抗生素）能透过血管壁，但是不能透过细胞壁，则药物主要分布于细胞外液，表观分布容积大约为 15L；如果药物（如异烟肼）能透过细胞膜，那么药物将分布于细胞外液和细胞内液中，表观分布容积大约为 40L；还有的药物，比如抗疟药氯喹在肝、肺和脾脏高浓度积聚，表观分布容积可以达到 6900L。一般来说，表观分布容积代表药物在体内分布的程度，但如果远超过机体的生理容积，则说明药物在体内某些器官组织高度聚集。

通过表观分布容积可以粗略地估计药物在体内的分布情况。对于一个体重为 60kg 的成年人来说，如药物的表观分布容积为 3~5L，那么药物主要分布于血循环中，比如双香豆素等药物；如某药物的表观分布容积为 10~20L，那么药物主要分布于细胞外液中，比如碘化物等；如果某药物的表观分布容积为 40L，那么药物可以分布于整个体液中，比如安替比林；如果某药物的表观分布容积超过 100L，远高于体液的总容积，那么此药物可能在体内存在组织特异性的分布，比如硫喷妥钠。

（四）半衰期

为了能够更好地描述药物的体内过程，引入了一个重要的药物代谢动力学参数，也就是半衰期（half-life，$t_{1/2}$），通常是指血浆消除半衰期，即当药物在体内达到平衡状态后，血浆药物浓度降低一半所需要的时间，它是衡量药物在体内消除速度的重要参数。药物半衰期与其在体内的蓄积量和排泄量有密切的关系（表 2-1），因此，半衰期对临床合理应用药物具有重要的意义。在常用临床剂量范围内，一次用药后经过 5 个半衰期可以消除体内总药量的 96% 以上。对于多次给药过程，则亦需经过 5 个半衰期达到稳态血药浓度。

表 2-1　药物的半衰期与单次用药后药物在体内的蓄积量及排泄量的关系

$t_{1/2}$ 数	药物体内排泄量	药物体内蓄积量
1	50%	$100\% \times (1/2)^1 = 50\%$
2	75%	$100\% \times (1/2)^2 = 25\%$
3	87.5%	$100\% \times (1/2)^3 = 12.5\%$
4	93.5%	$100\% \times (1/2)^4 = 6.25\%$
5	96.5%	$100\% \times (1/2)^5 = 3.125\%$
6	98.5%	$100\% \times (1/2)^6 = 1.56\%$
7	99.2%	$100\% \times (1/2)^7 = 0.78\%$

药物的半衰期反映了药物在体内消除的速度，可用来描述药物在体内存留时间与血药浓度之间的关系，半衰期是决定给药剂量、给药频率的主要依据。不同药物的半衰期不尽相同，即使同一种药物在不同个体的半衰期也不完全一样；在年轻人、儿童、老人和孕妇，药物的半衰期也同样存在差异。对于肝、肾功能不全的患者，药物消除速度会减慢，半衰期也会相应延长。根据半衰期的不同来给药，可以保证血药浓度维持在最合适的治疗浓度而又不会引起不良反应。

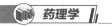

（五）清除率

清除率（clearance，Cl）指的是在单位时间内体内各消除器官能清除相当于多少容积血中所含的药物，即单位时间内消除药物的表观分布容积。总体清除率（total body clearance，TBCl）是肝、肾及其他消除途径清除率的总和。一般情况下，清除率可以指总体清除率或器官清除率，如无特殊说明，指的是总体清除率。它与半衰期都是衡量药物在体内消除快慢的指标。

清除率可通过下式计算：

$$TBCl = V_d \times k \tag{2-6}$$

式中，V_d 为表观分布容积；k 为消除速率常数。通过清除率不仅可以了解肾的功能，还可以测定肾小球滤过率、肾血流量和肾小管转运功能。药物的消除可以通过经肾和经肾外两个途径，当肾功能衰竭时，药物仍有经肾外的消除，起到一定的代偿作用。

三、药物消除的速率过程

（一）一级动力学过程

一级动力学过程（first order kinetics）通常系指机体的药物消除速率与血药浓度成正比，称为定比消除。一级动力学的药 - 时曲线在坐标图（即 $C-t$）上作图时呈曲线，如果以浓度的对数作为纵坐标作图（即 $\lg C-t$）时则为直线。因此，一级动力学过程也称线性动力学过程（linear kinetics）（图 2-3），其微分方程式为：

$$\frac{dC}{dt} = -kC^1 \tag{2-7}$$

式中，$\dfrac{dC}{dt}$ 为机体的药物消除速率，即单位时间内机体消除药物量；C 为药物浓度；t 为时间；k 为消除速率常数（elimination rate constant），反映机体消除药物的能力，单位为时间$^{-1}$。式中负号代表药物是减少的消除过程。$-kC^1$ 中的指数 "1" 代表遵循一级消除动力学进行药物的消除。

经过积分后方程式变为：

$$\ln C_t - \ln C_0 = -kt \tag{2-8}$$

整理得：

$$C_t = C_0 \cdot e^{-kt} \tag{2-9}$$

式（2-9）做对数变换为：

$$\lg C_t = \lg C_0 - \frac{k}{2.303}t \tag{2-10}$$

当 $t = t_{1/2}$ 时，则 $C_t = 1/2C_0$，则求得半衰期为：

$$t_{1/2} = \frac{0.693}{k} \tag{2-11}$$

通过上述公式可知，体内药物按血药浓度（或体内药量）以恒定的百分比消除，单位时间内消除的药物的比率保持不变。如果以浓度对数和时间作图，可得一条直线（图 2-3），其斜率为 $-\dfrac{k}{2.303}$。对于按一级消除动力学消除的药物，其半衰期与血药浓度无关，是一个恒定值。

（二）零级动力学过程

零级动力学过程是指单位时间内药物浓度以恒定的值来进行消除的过程，即血中药物消除速率为固定值，与血药浓度无关，因此又称为定量消除（图 2-4），其速率方程式为：

$$\frac{dC}{dt} = -k_0 C^0 \tag{2-12}$$

式中，$\dfrac{dC}{dt}$ 为机体的药物消除速率，即单位时间内机体消除药物量；C 为药物浓度；t 为时间；k_0 为消

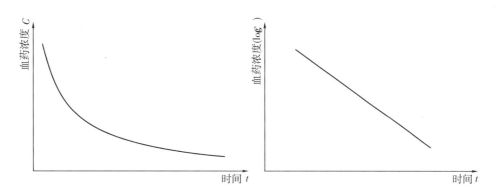

图 2-3 一级动力学时量曲线示意图

除速率常数（elimination rate constant），反映机体消除药物的能力，单位为时间$^{-1}$。$-k_0C^0$中的指数 "0" 代表遵循零级消除动力学进行药物的消除。

则式（2-12）变为：

$$\frac{\mathrm{d}C}{\mathrm{d}t} = -k_0 \tag{2-13}$$

式中，k_0为零级消除速率常数，经积分得：

$$C_t = C_0 - k_0 t \tag{2-14}$$

当$t = t_{1/2}$，$C_t = \dfrac{C_0}{2}$时，则求得半衰期为：

$$t_{1/2} = \frac{0.5C_0}{k_0} \tag{2-15}$$

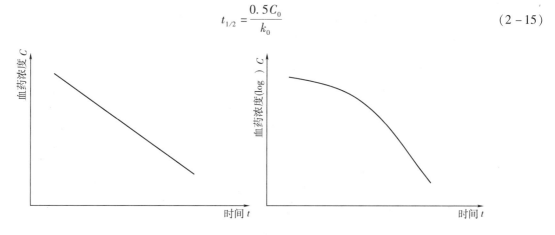

图 2-4 零级动力学时量曲线示意图

通过以上公式可知，体内药物的消除速度以恒定的量进行，零级动力学的药物转运速度与剂量或浓度无关，称为定量转运。但是每单位时间内消除药物的比率是变化的。由式（2-14）如果以浓度对时间作图，可得一条直线，其斜率为$-k$。按零级消除动力学消除的药物半衰期不恒定，随着剂量加大，半衰期也会相应延长。当给药剂量过大时，会超出药物的最大转运药物的能力，进而会出现饱和限速，成为零级动力学过程，如苯妥英钠、乙醇、双香豆素、阿司匹林和丙磺舒等药物均属于零级动力学过程。当体内药物的浓度过大，超过机体最大消除能力时，就按照零级动力学恒速消除；随着药物在体内不断被消除，当血药浓度下降到一定浓度之后，药物会按照一级动力学过程进行消除。

（三）非线性动力学过程

对于一级动力学的线性药物动力学模型来说，其假定是在不同剂量给药或多次给药时，药动学参数保持不变，比如，药物的半衰期与剂量无关。但对于某些药物来说，如果增加剂量或长期给药时，能够使药物的消除速度不再呈现出线性变化。这种非线性动力学过程在体内往往涉及酶或载体转运系统，其中血浆蛋白结合或载体转运系统最易存在被饱和现象，则药物的体内过程就会表现出非线性药动学。一般来说，药物代谢和肾小管主动分泌最容易出现饱和，此时药物在体内就表现为混合动力学的特征，也就是说，当药物的剂量在低浓度时，按照一级动力学进行消除；当达到一定高浓度时，此时已经达到机体的最大消除能力，那么单位时间内消除的药物量不再改变，则按零级动力学消除。混合消除动力学过程可以用米 – 曼（Michaelis-Menten）方程式来描述：

$$\frac{\mathrm{d}C}{\mathrm{d}t} = -\frac{V_{\max} \cdot C}{K_{\mathrm{m}} + C} \qquad (2-16)$$

上式中的$\frac{\mathrm{d}C}{\mathrm{d}t}$为机体的药物消除速率，即单位时间内机体消除药物量；$V_{\max}$为最大消除速率；K_{m}为米氏常数，是在最大消除速率一半时的药物浓度；C为药物浓度。

当$K_{\mathrm{m}} \gg C$时，也就是体内药物消除能力远大于药物量时，药物的浓度可以忽略不计，此时药物按照一级动力学消除，此时方程可简化为：

$$\frac{\mathrm{d}C}{\mathrm{d}t} = -\frac{V_{\mathrm{m}}}{K_{\mathrm{m}}}C \qquad (2-17)$$

当$C \gg K_{\mathrm{m}}$时，体内药物量超过了机体对药物的最大代谢能力，则K_{m}可以忽略不计，则此时方程可简化为：

$$\frac{\mathrm{d}C}{\mathrm{d}t} = -V_{\mathrm{m}} \qquad (2-18)$$

一般来说，米 – 曼方程可以描述具有一级消除动力学和零级消除动力学过程的混合特征，也就是可以用混合动力学过程来表示。药物代谢、肾小管分泌以及胆汁分泌过程都有酶或载体参与，因而通常具有非线性药物动力学的特征。

四、房室模型

在研究药物动力学特征时，经典的方法是房室模型。房室模型是以速度论为基础，建立一个数学模型来模拟机体，将整个机体视为一个系统，并将系统按动力学特性划分为若干个房室（compartment）。把机体看成是由若干个房室组成的一个完整的系统，即为房室模型（compartmental model），如图 2 – 5 所示。房室模型中，既有药物进入模型，又有药物由体内排出，故呈现开放特征。

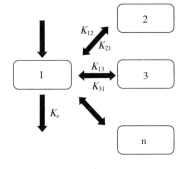

图 2 – 5　房室模型示意图

房室模型中，房室的划分主要依据药物在体内各组织或器官的转运速率而确定，只要药物在其间的转运速率相同或相似，就可将其视为一个房室。但此处的房室为数学模型中的一个抽象概念，并不具有直观的生理或解剖学意义，也就是说，这里所谓的房室并不代表解剖学或生理学中的任何一个具体的组织或器官，即房室是具有动力学"均一"性特征的体内解剖房室，凡在同一房室内各部分中的药物，均处于动态平衡状态，但这并不意味着各部分浓度相等。

根据药物在体内的动力学特征，房室模型可分为单室模型、双室模型和多室模型。

单室模型是指药物进入体内后，经血液循环迅速、均匀分布到机体各部位，在体内迅速达到动态平衡，即药物在全身各组织部位的转运速率是相同的或相似的，好似一个"均一体"体系，此时把整个机体视为一个房室，这种房室模型称为单室模型（one compartment model），如图 2 – 6 所示。

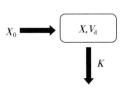

图 2 – 6　单室模型

双室模型（two compartment model）是指药物进入机体后，能很快进入机体的某些部位，再向另一些部位缓慢分布达到平衡，通常将机体分为两个房室，即"中央室"和"周边室"。中央室（central compartment）一般是指血液和那些血流较丰富、膜通透性较好、药物易于灌注的组织和器官（如心、肝、脾、肾、肺等），药物常常首先进入这类组织，血液中的药物可迅速与这些组织中的药物达到动态平衡。周边室（peripheral compartment）一般是指那些血流供应不太丰富、药物转运速度较慢的组织和器官（如骨骼、肌肉、脂肪等），血液中的药物与在这些组织中的药物需要经过一段时间才能达到平衡，如图 2 - 7 所示。

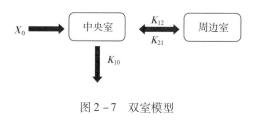

图 2 - 7　双室模型

第四节　多次给药的药 - 时曲线和稳态血药浓度

在临床药物治疗过程中，多数采用的是多次给药方案。按一级动力学消除的药物，如果固定给药间隔给予固定的药物剂量，随着给药次数增加，在体内给药量与排出量达到平衡时，血药浓度会维持在一定水平上，在一定的范围内波动，呈现动态平衡，这时的血药浓度称为稳态血药浓度（steady-state plasma concentration，C_{ss}），又称为坪值（plateau），如图 2 - 8 所示。

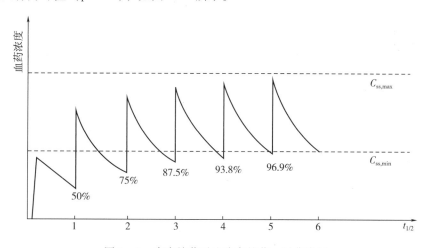

图 2 - 8　多次给药后达稳态的药 - 时曲线图

如图 2 - 8 所示，如果以半衰期作为给药间隔（τ），那么经过大约 5 个半衰期后血药浓度基本达到稳态血药浓度的水平。由于给药间隔的存在，稳态血药浓度具有波动性，稳态血药浓度达到的最大值称为稳态血药浓度峰值（$C_{ss,max}$）；稳态血药浓度达到的最小值称为稳态血药浓度谷值（$C_{ss,min}$）；由于稳态血药浓度不是固定的数值，可以选取一个特征性的代表数值来反映多次给药的血药浓度水平，称为平均稳态血药浓度（$C_{ss,av}$）。

在血浆药物浓度达到稳态时，体内平均药量（A_{ss}）为平均稳态血浆药物浓度（C_{ss}）与表观分布容积（V_d）的乘积：

$$A_{ss} = C_{ss} \cdot V_d \tag{2-19}$$

当静脉滴注给药时，设当时的滴注速度为 R，在达到稳态血药浓度时，R 与消除速度相等，可得到下列表达式：

$$R = A_{ss} \cdot k \quad （k \text{ 为消除速率常数}） \tag{2-20}$$

所以

$$R = C_{ss} \cdot V_d \cdot k \tag{2-21}$$

又因为 $k = \dfrac{0.693}{t_{1/2}}$，上述公式整理为：$R = C_{ss} \cdot V_d \cdot \dfrac{0.693}{t_{1/2}}$　　　　　　　　　　　　（2 - 22）

当采用多次静脉推注药物时，设一次给药剂量为 X_0，给药间隔为 τ，则表达式为：

$$\frac{X_0}{\tau} = C_{ss,av} \cdot V_d \cdot k = C_{ss,av} \cdot V_d \cdot \frac{0.693}{t_{1/2}}　　　　　　　　（2 - 23）$$

这些公式描述了血浆稳态血药浓度、给药速度或给药间隔与半衰期和剂量之间的关系。如果单位时间内用药总量不变，改变给药间隔不会影响达到稳态血药浓度的时间；如果缩短给药间隔，能减少血药浓度的波动范围；延长给药间隔，加大了波动程度。如果给药间隔不变，但药物剂量增加，其达到稳态血药浓度的时间不变，但是稳态血药浓度水平会提高。

通常采取多次给药方案时，需要经过 5 个半衰期才能达到稳态血药浓度，起效时间往往比较长。为了能够迅速发挥药效，可以在开始阶段给予一个较大的剂量，以便迅速达到稳态血药浓度，称负荷剂量（D_L）；维持稳态血药浓度所需剂量称为维持量（D_m）。当给药时间间隔为一个 $t_{1/2}$ 时，首次剂量加倍可以立即达到 C_{ss}。临床上，应用首剂加倍的给药方法是为了加快到达 C_{ss} 的时间，从而使体内药物迅速达到治疗浓度，提高药物治疗效果，如图 2 - 9 所示。

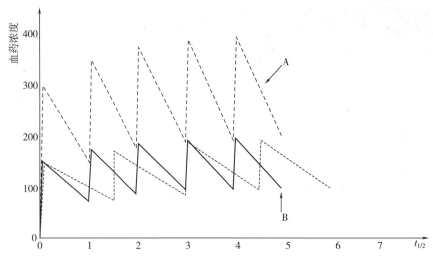

图 2 - 9　不同剂量和间隔下，到达稳态血药浓度（C_{ss}）药 - 时曲线

A. 增加药物剂量；B. 增加给药间隔

本章主要围绕药物代谢动力学展开介绍，包括药物的跨膜转运、体内过程、药代动力学参数和多次给药过程等内容。药物的跨膜转运是体内过程的基础，常见的转运方式有简单扩散、滤过、主动转运和被动转运等。影响跨膜转运的因素主要包括药物和机体两方面，而对于大多数药物来说药物的解离度往往影响最大。

药物的体内过程包括吸收、分布、代谢和排泄。一般来说，药物既可以在空间位置上发生变化（转运），也可以发生化学结构和性质上的变化（转化）。在体内过程中还伴随一些特殊的现象，如首过效应、体内屏障和肝肠循环等。

为了更加准确的体现药物的体内过程，引入了药动学参数，常见的包括半衰期、表观分布容积和清除率等。药物消除动力学可以分为一级动力学和零级动力学，各自对应不同药物的消除过程。多次给药通常用稳态血药浓度来描述这一过程，一般通过调整给药剂量和间隔来完成。为了使药物能够尽快达到稳态血药浓度，可以首次给药时剂量加倍。

题库

思 考 题

1. 请浅析主动转运和被动转运的特点及异同。
2. 请浅析主动转运和易化扩散的特点及异同。
3. 请简述一级消除动力学和零级消除动力学的异同点。
4. 常见的给药方式有哪些？对吸收过程有什么影响？

（魏敏杰）

PPT

第三章

药物效应动力学

学习导引

知识要求

1. **掌握** 药物作用、不良反应（包括副作用、毒性反应、变态反应、后遗效应、继发效应、停药反应、特异质反应等）、受体、激动药、拮抗药、效能、效价的概念；量－效关系的概念及意义。

2. **熟悉** 影响药物作用的因素及药物相互作用的种类。

3. **了解** 受体分类、信号转导类型。

能力要求

1. 熟练掌握药物不良反应的类型及其特点，熟练掌握药物的量－效关系，加强对临床用药安全的认识，促进临床安全、合理用药。

2. 学会应用药效学和药动学的基本原理分析影响药物作用的因素及药物相互作用的特点，以促进临床合理用药，提高临床治疗效果。

　　药物效应动力学（pharmacodynamics，PD）简称药效学，是研究药物对机体的作用和作用机制的一门学科。研究内容主要涉及药物引起机体生理、生化和病理性改变的规律和机制。药效学既是临床药物治疗的依据，也是药学的理论基础。

第一节　药物的作用

一、药物的基本作用

　　药物作用（drug action）是药物与机体生物大分子相互作用产生的初始反应，是动因；药理效应（pharmacological effect）是药物引起机体生理和生化功能的继发性改变，是机体反应的具体表现，是药物作用的结果。药物作用与药理效应通常通用，仅体现先后顺序。药理效应的基本变化是机体器官原有功能的改变，将原有功能增强称之为兴奋（excitation），原有功能减弱称之为抑制（inhibition）。在分析药理效应时，既要考虑药物对靶器官或靶部位的直接作用，也要考虑因机体整体效应而产生的反射性调节作用，如去甲肾上腺素的直接作用是收缩血管，引起血压升高，但却反射性地兴奋迷走神经、减慢心率。

　　在药物中有直接作用于靶器官引起变化的和通过其他作用间接引起变化的，前者称为直接作用（direct action），后者称为间接作用（indirect action）。例如，毛果芸香碱直接激动 M 受体，发挥拟胆碱样作用，而新斯的明则通过可逆性抑制胆碱酯酶，减少 ACh 的灭活而间接发挥拟胆碱样作用。根据药物作用部位分为局部作用（local action）和全身作用（systemic action）。局部作用指在用药部位发挥作用，如局部麻醉药物通过作用于给药部位的神经末梢，阻断神经冲动传导，产生局麻作用。全身作用又称吸收作用，即药物吸收入血，随血液分布到靶器官后再发挥作用，多数药物属于这种类型。

二、药物作用的选择性和两重性

微课

药物作用的选择性（selectivity）是指机体不同组织器官对药物的敏感性不同。多数药物吸收入血之后，仅对某一器官或组织发生明显的作用，而对另一些器官或组织作用不明显或不表现作用。如地高辛对心脏有高度选择性，而对其他组织器官的作用弱。

选择性高的药物临床应用针对性强，而选择性差的药物，作用广泛，往往副作用较多。需要注意的是，药物作用的选择性是相对的，往往与剂量有关。如阿司匹林在小剂量时，明显抑制血小板中的环加氧酶，减少血小板中 TXA_2 的合成，具有抗血小板聚集作用；而高剂量则有解热、镇痛、抗炎作用。药物作用的选择性是药物分类的依据，也是临床选用药物的理论基础。

药物的治疗作用与不良反应有时根据治疗目的可相互转换，称为药物作用的两重性。在临床上，应根据治疗目的权衡利弊，合理选择药物，充分发挥药物的治疗作用，尽量减少药物不良反应的发生。

1. 治疗作用（therapeutic effect） 是指药物引起的符合用药目的的作用，有利于改善患者的生理、生化功能或病理过程，使患者的机体功能恢复正常。根据用药目的可分为对因治疗和对症治疗。

（1）对因治疗（etiological treatment） 指用药后可以消除原发致病因子、彻底治愈疾病的治疗，在中医学上称为"治本"。如用抗生素杀灭病原微生物以治疗一些感染性疾病。

（2）对症治疗（symptomatic treatment） 指用于改善疾病临床症状的治疗，在中医学上称为"治标"。对症治疗虽然不能消除病因，但可以缓解症状，改善患者的生理、生化功能，防止病情恶化。目前临床上的药物治疗多数属于对症治疗。

理论上说，对因治疗比对症治疗显得更合理，但对一些严重危及患者生命的症状（如休克），有时对症治疗的重要性更为突出。再如，抗高血压药物尽管不能根治原发性高血压，但可以将患者过高的血压控制到正常水平，防止病情恶化和并发症的发生。

2. 不良反应（adverse effect） 凡是与药物治疗目的无关的，且给患者带来不适或痛苦的反应统称为不良反应。多数药物的不良反应是其固有作用的延伸。一般情况下，多数药物的不良反应可以预见，但不可避免。有的药物的不良反应甚至是严重和难以恢复的。药理学上，根据不良反应的性质和程度，分为如下类型。

（1）副作用（side effect） 指在治疗剂量下出现的与治疗目的无关的不适反应，也称为副反应（side reaction）。副作用一般都较轻微，是可逆性功能变化。如将阿托品用于解除患者胃肠痉挛时，可以引起口干和心悸等副作用。在一定条件下副作用与治疗作用可以互相转化。如在麻醉前利用阿托品抑制腺体分泌特性，防治分泌物阻塞呼吸道及其吸入性肺炎的发生，成为治疗作用；而其抑制胃肠蠕动则成为副作用。药物的副作用往往是由于药物作用选择性低和作用广泛引起的。

（2）毒性反应（toxic effect） 指在药物剂量过大或用药时间过长时引起的危害性反应，多数是严重的。由于剂量过大引起的毒性反应往往即刻发生，称之为急性毒性（acute toxicity），多数是损害循环、呼吸和神经系统功能等；因用药时间过长，药物在体内蓄积而逐渐产生的毒性反应称为慢性毒性（chronic toxicity），往往伴随肝、肾、骨髓和内分泌系统功能的损害。临床上有些药物引起的损伤有时是不可逆的，常伴随一些临床症状和体征，称之为药源性疾病（drug-induced disease），如对乙酰氨基酚引起的肝损伤、庆大霉素引起的听力损害等。一些药物也可能会发生致癌（carcinogenesis）、致畸（teratogenesis）和致突变（mutagenesis）等反应，合称为药物的"三致"作用，这类毒性反应属于特殊毒性反应的范畴。毒性反应一般是可预知的，因此在临床用药时应合理使用药物剂量和疗程，最大限度地降低药物的毒性反应。

（3）变态反应（allergic effect） 是药物（有时可能是杂质）作为抗原或半抗原刺激机体所产生的异常免疫反应，引起机体生理功能障碍或损伤，又称过敏反应（hypersensitive effect），如过敏性休克、药物性皮炎（药疹）等。这类反应常见于少数过敏性体质患者，反应性质不尽相同，也不易预知。这类反应的发生与药物剂量无关或关系很小，在治疗量或极低剂量时均可能发生。

（4）后遗效应（residual effect） 指停药后血药浓度虽已降至有效浓度以下，但仍存留的生物效应。

如服用长效的巴比妥类镇静催眠药后，次晨仍有困倦、头昏、乏力等后遗效应。

（5）继发效应（secondary effect）　指由于药物治疗作用引起的不良后果，又称治疗矛盾（therapeutic contradiction）。例如，应用林可霉素口服给药治疗敏感菌所致全身感染时，可破坏肠道菌群之间的相互制约、维持平衡的共生状态，使敏感菌群被抑制而发生难辨梭形芽孢杆菌所致的假膜性肠炎。

（6）停药反应（withdrawal effect）　指长期使用某种药物控制疾病症状后，突然停药引起原有症状的加重，又称反跳现象（rebound phenomenon）。如长期使用β受体阻断药普萘洛尔控制血压后，如突然停药则会出现血压急剧升高或心绞痛发作，甚至危及生命，所以需特别注意，不能突然停药，务必渐次逐步减少给药量。

（7）特异质反应（idiosyncratic reaction）　某些药物可引起少数患者出现特异性的不良反应，如红细胞内葡萄糖－6－磷酸脱氢酶（G－6－P）缺乏患者，体内还原型谷胱甘肽缺乏，服用磺胺等具有氧化作用的药物时可引起溶血反应。特异质反应多由于机体生化机制的异常所致，与遗传有关，属于一种遗传性生化缺陷。

案例分析

【实例】患者，女，56岁。3年前诊断为高血压，应用硝苯地平治疗，血压控制理想，但由于下肢水肿、面色潮红不能耐受，半年前改为依那普利降压，出现干咳，并逐渐加重，来诊。体格检查：体温36.8℃，心率69次/分钟，血压150/80mmHg，双肺呼吸音清，未闻及明显干湿啰音。

入院诊断及治疗：咳嗽原因待查，高血压病。医生完善肺CT、血常规、肺功能等检查均正常，除外肺结核、支气管哮喘、慢性阻塞性肺疾病等呼吸系统疾病，调整降压药为缬沙坦，3天后患者咳嗽逐渐缓解。第4天患者着凉后出现发热，伴咳嗽咳黄痰，查体结果显示，左上肺湿啰音，血常规白细胞升高，肺CT提示左肺上叶肺炎，诊断为院内获得性肺炎。行青霉素皮试过程中出现皮疹，伴有瘙痒，给予地塞米松静推后皮疹逐渐消退。

【问题】本病例用药过程中出现了哪几种类型的不良反应？

【分析】硝苯地平引起的下肢水肿、面色潮红及依那普利引起的咳嗽均是在治疗剂量下可见的不良反应，属于副作用；青霉素皮试造成的皮疹及瘙痒是在极低剂量时发生的异常免疫反应，属于变态反应。

三、药物的作用机制

（一）特异性作用

绝大多数药物的生物活性与其化学结构密切相关。它们能与机体生物大分子的功能基团结合，诱发一系列生理、生化反应，发挥特异性作用。

药物所作用的哺乳动物细胞的蛋白靶点，可大致分为受体、离子通道、酶、载体分子等。化疗药物的作用在于抑制机体所感染的病原微生物和肿瘤细胞，其靶点尚有DNA、细胞壁组分和其他蛋白，特异性作用机制如下。

1. 对受体的直接激动或拮抗作用　如胰岛素激活胰岛素受体而调节血糖水平；阿托品阻断M胆碱受体而发挥广泛的副交感神经抑制作用。

2. 影响递质或激素的释放，发挥对受体的间接作用　如间羟胺具有拟肾上腺素作用，能促进肾上腺素能神经末梢释放去甲肾上腺素；麻黄碱除直接作用于肾上腺素受体外，也能促进肾上腺素能神经末梢释放去甲肾上腺素，产生间接作用。

3. 影响酶活性　很多药物通过干扰或参与代谢过程而发挥药理效应。如血管紧张素转化酶抑制药依那普利，通过抑制血管紧张素转化酶，减少血管紧张素 II 的生成，进而抑制肾素 – 血管紧张素系统的活性，发挥抗高血压和抗心力衰竭作用；非甾体抗炎药阿司匹林通过抑制环氧化酶活性，抑制前列腺素类物质合成，从而发挥解热、镇痛和抗炎作用。有些药物本身就是酶，如溶栓药尿激酶等。

4. 影响离子通道活性　如局部麻醉药抑制 Na^+ 通道，阻断神经冲动的传导；钙通道阻滞药可通过抑制细胞膜上的电压依赖性钙通道活性，降低细胞内 Ca^{2+} 浓度，发挥抗高血压作用和抗心绞痛作用；抗心律失常药可分别影响心肌细胞膜上 Na^+、K^+ 或 Ca^{2+} 通道活性而纠正心律失常。

5. 影响自身活性物质水平　如前列腺素类药物前列地尔、米索前列醇；白三烯拮抗药普鲁司特、齐留通等。

（二）非特异性作用

有一些药物并不是通过与功能性细胞成分或受体结合而发挥作用，其作用是属于非特异性的，多数与药物理化性质有关。这些药物的作用概括起来可表现为以下几个方面。

1. 渗透压作用　如静脉注射甘露醇，利用其高渗透压作用而脱水利尿。

2. 脂溶作用　如全身麻醉药对中枢神经系统的麻醉作用，可能是他们累积于富含脂质的神经组织中，达到某种饱和水平时，使神经细胞膜的通透性发生变化，阻滞钠离子内流，从而引起神经冲动传导障碍。

3. 影响 pH　利用药物自身的酸碱性，如静脉注射碳酸氢钠、氯化铵等调节血液的酸碱平衡；口服抗酸药氢氧化铝中和胃酸，用于治疗胃溃疡。

4. 结合作用　如用二巯丙醇络合汞、砷等重金属离子而解毒。

第二节　药物的构 – 效关系与量 – 效关系

构 – 效关系是指药物的化学结构与生物活性之间的关系。构 – 效关系研究是筛选活性最优结构的必需步骤，也是去除不良反应结构的必需步骤。可以说，没有构 – 效关系研究，就不可能有新药发现。而量 – 效关系是指用药剂量（或浓度）与药物效应之间的关系。通过量 – 效关系的研究，定量地分析与阐明两者间的变化规律有助于了解药物作用的性质，也可为临床用药提供参考资料。

一、药物的构 – 效关系

药物作用的特异性取决于药物分子与受体结合的专一性，后者又取决于药物的化学结构（包括基本骨架、立体构型、活性基团及侧链长短等因素），这就是药物的构 – 效关系（structure-activity relationship）。药物的构 – 效关系一般有以下特点：①化学结构相似的药物，药理作用可能相似或相反，在一定结构范围内有规律性可循；②化学结构完全相同的光学异构体，作用可能不同或完全相反；③侧链的种类和长短常可影响药物的作用强弱、起效快慢和持续久暂等。

二、药物的量 – 效关系

在一定剂量范围内，药物剂量的大小与血药浓度高低成正比，也与药效的强弱有关，这种剂量与效应的关系称为量 – 效关系（dose-effect relationship）。用药的剂量太小往往无效；剂量太大又会出现中毒症状。

1. 最小有效量和最小中毒量　在量效关系的研究中，把能引起药理效应的最小剂量（或最小浓度）称为最小有效量（minimum effective dose）或阈剂量（threshold dose）。随着剂量的增加，效应强度也相应加大，直到出现最大效应（maximum effect，E_{max}）。此后若再增加剂量并不能使药物效应进一步增强，反而会出现毒性反应。呈现疗效的最大剂量称为极量（maximum dose）；出现中毒症状的最小剂量称为最小中毒量（minimal toxic dose）。临床常用治疗量应比最小有效量大，而比最小中毒量小得多，并规定不得超过极量,以保证药物作用的可靠性和安全性(图3-1)。

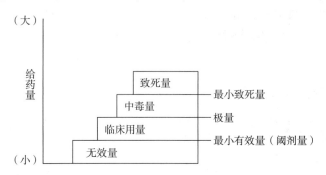

图3-1 最小有效量、极量与最小致死量

2. 量反应和质反应的量-效曲线 量-效关系可用量-效曲线来表示。由于所观察的药理效应指标性质的不同,可分为量反应和质反应的量-效关系。量反应(graded response)指药物的作用强弱可以用具体数值的大小来表示,如血压的高低、心率的快慢、反应时间的长短、血液生化学相应指标的变化等;质反应(quantal response)指药物反应的发生是"全或无"的,可用"是"与"否"、"有"与"无"或"阴"与"阳"来表示。如在临床试验中药物的"有效"或"无效"、在动物抗惊厥实验中动物出现惊厥(阳性)与不出现惊厥(阴性)等。

(1)量反应关系(quantitative response relations) 描述的是不同剂量水平的化合物作用于一个有机体(整体、器官、组织或细胞)一定时间所引起的量反应指标的变化。若以剂量为横坐标,以效应为纵坐标作图,其量-效曲线为一先陡后平的双曲线(图3-2左图)。如将给药量转换成对数剂量,将效应转换成最大效应的百分率,则量-效曲线成为一条对称的S形曲线(图3-2右图)。图3-2表示A、B两药的最大效应(E_{max})不同,$E_{A\,max} > E_{B\,max}$。E_{max}代表着药物的效能(efficacy),是药物分子所能引起的最大效应,A药的效能比B药高。

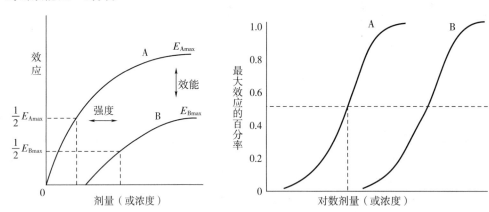

图3-2 量反应的量-效曲线

效价强度(potency)是指药物产生等效反应(常用50%的效应量)所需的剂量或浓度,其数值越小则作用强度越大。对数剂量-效应曲线下,在50%效应处斜率最大,故采用半数最大效应浓度(concentration for 50% of maximal effect,EC_{50})比较药物的效价比较精确。如利尿药环戊噻嗪1mg就能引起呋塞米100mg的排钠利尿效应。这样比较时,可以说前者的效价比后者强约100倍。但药物的有效性不依赖于它的效价,而依赖于其效能和内在活性。如临床上用环戊噻嗪无效的患者改用呋塞米后,能继续排钠利尿、消退水肿。前者的最大排钠利尿效能远不如后者,由此可见,临床上药物作用的效能比效价更重要。

(2)质反应关系(qualitative response relations) 描述的是不同剂量的药物作用于一个有机体(整体、器官、组织或细胞)一定时间所引起的质反应指标的变化。质反应的量-效曲线是以对数剂量为横坐标、累积反应率为纵坐标时，得到的是一条对称的S形曲线（图3－3）。通过该曲线可求得的特定位点为半数有效量（median effective dose，ED_{50}），即能引起50%实验动物出现阳性反应的药物剂量；如果阳性反应为死亡，则为半数致死量（median lethal dose，LD_{50}）等。

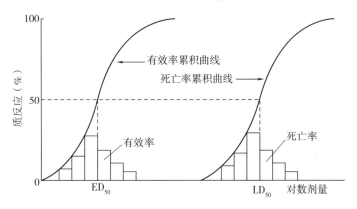

图3－3　质反应的量－效曲线

通常将药物的LD_{50}/ED_{50}的比值称为治疗指数（therapeutic index，TI），用以表示药物的安全性。治疗指数大的药物相对治疗指数小的药物更安全。这仅适用于治疗效应和致死效应的量效曲线首尾无重叠的药物。如某药的ED和LD两条曲线的首尾有部分重叠，可进一步采用1%致死量（LD_1）与99%有效量（ED_{99}）的比值或5%致死量（LD_5）与95%有效量（ED_{95}）之间的距离作为安全指数或安全范围（safety range），衡量药物的安全性（图3－4）。

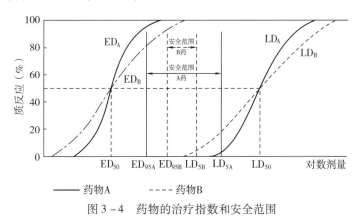

图3－4　药物的治疗指数和安全范围

第三节　受体与作用于受体的药物

一、受体的概念和特性

药理学上受体的定义为：能够与药物结合产生相互作用，发动细胞反应的大分子或大分子复合物。绝大多数受体是蛋白质或蛋白质与多糖等形成的复合物，能与特异性配体结合，并通过系列的信号放大系统产生生理反应或药理效应。受体具有两个基本特点：①具有识别特异性配体并与之结合的能力；②特异性配体与受体结合所形成的配体－受体复合物可以产生生物效应。

能与受体特异性结合的物质称为配体（ligands）。生物体内存在一些能与受体结合并产生相应效应的内源性物质，称为内源性配体（endogenous ligands），如神经递质、激素和自体活性物质均属于相应受体的内源性配体，而药物则属于外源性配体（exogenous ligands）。

多数配体不能进入细胞，其与胞膜上特异性受体结合后，激活细胞内的信号转导过程发挥其生物活性；但也有一些配体可以进入细胞，与胞质受体或核内受体结合，发挥信号转导作用。

在受体分子中存在特异性区域，能够准确识别配体并与其结合。受体往往是由多个亚基（或称亚单位）组成的。有些亚单位上存在有配体的特异性结合位点，专司与配体结合（结合亚单位）；有些亚单位则与酶或离子通道耦联；有些亚单位为调节亚单位。

目前已经分离和鉴定的受体数目达数百种。受体通常具有以下特征。

1. 特异性（specificity） 一种受体只能与其特定的配体结合，产生特定的生理效应，而不被其他生理信号干扰。受体对其配体的化学结构与立体构象具有很高的选择性，有时即使是同一化学结构的光学异构体，其与受体的亲和力也相差很大。

2. 高亲和力（high affinity） 受体对其配体有很高的亲和力，能够识别和结合其周围环境中的极微量配体；多数配体在相当于内源性配体的生理浓度时即可引起细胞的药理效应。

3. 饱和性（saturability） 在每一个细胞或每一定量的组织内，受体的数量是有限的，因此能结合的配体量也是有限的；在药物的作用上呈现最大效应，即当药物浓度达到一定浓度后，其效应不会随浓度增加而继续增加。

4. 可逆性（reversibility） 绝大部分情况下配体与受体的结合是利用分子间作用力如范德华键、离子键、氢键等发生结合，因此这种结合往往是可逆的。配体与受体的结合可被其他特异性配体置换。但也有少数配体与受体是以共价键结合，此结合不可逆。

5. 多样性（variety） 同一受体可以广泛分布于不同组织中，表现不同的生物效应，甚至在同一组织的不同区域受体分布密度也是不同的。大多数情况下，同种受体具有一个以上亚型，不同亚型的分子量、分子特性或功能各有不同。

二、受体学说

自 Ehrlich 提出"锁钥假说"作为配体–受体相互作用的模型后，经过大量的实验资料补充，理论上有了较大发展和完善。

在历史的不同阶段先后提出下列受体假说。

1. 占领学说（occupation theory） Clark（1926 年）首先提出受体占领学说，认为药理效应的大小与药物占领的受体数量成正比；药物与受体的相互作用是可逆的；药物的浓度与效应服从质量作用定律。被占领的受体数量增多时药物效应会相应增加，当全部受体被占领时药物效应达到最大值（E_{max}）。

1954 年，Arions 和 Stephenson 修正了占领学说，认为药物至少具备两种特性——亲和力（affinity）和内在活性（intrinsic activity，α），才能引起生物效应。根据质量作用定律，用 K_D 表示药物与受体的亲和力，单位为摩尔，其意义是引起最大效应的一半时（即50%受体被占领）所需的药物剂量。K_D 越大，药物与受体的亲和力越小，即二者成反比。将药物–受体复合物的解离常数 K_D 的负对数（$-lgK_D$）称为亲和力指数（pD_2），其值与亲和力成正比。

不同药物与受体的亲和力不同，亲和力大则结合多，亲和力小则结合少，但只有亲和力没有内在活性的药物，虽然可以与受体结合，却不能产生效应。药物–受体复合物引起生物效应的大小则取决于药物的内在活性，即药物与受体结合后产生效应的能力。

2. 储备受体学说 受体占领学说不能解释某些活性高的药物在发生最大效应时只需与部分受体结合，甚至有95%～99%的受体未被占领的事实。储备受体学说认为药物产生最大效应不需要占领全部受体，多余的受体称为储备受体（spare receptor）。例如，心肌对儿茶酚胺的最大正性肌力作用在90%的β肾上腺素受体被不可逆拮抗药占领的情况下仍然可以达到。因此，心肌细胞被认为含有较大比例的β肾上腺素储备受体。

3. 变构学说（allosteric theory） 又称二态学说（two state theory），认为受体本身至少有两种构象状态，即无活性的静息态（resting state，R）和有活性的活化态（active state，R^*），两者可互变。药物小分子可诱导生物大分子蛋白的构象变化，使其立体构象更适宜与药物分子结合，即诱导契合（induced fit）。如激动药 A 可与 R* 结合引起生物效应，而拮抗药 B 对 R 亲和力较大，结合后不产生生理或药理效应。部分激动药与 R* 和 R 都有一定的亲和力，饱和时部分 R* 产生效应，但内在活性低，作用微弱。

三、作用于受体药物的分类及其浓度－效应曲线

根据内在活性的有无、强弱和作用性质的不同，可将作用于受体的药物分为完全激动药、部分激动药、拮抗药、部分反向激动药和完全反向激动药。

1. 激动药（agonist） 既能与受体结合又有内在活性的药物称为激动药。他们与受体结合，并产生效应。根据内在活性的大小，激动药又进一步分为完全激动药（full agonist）和部分激动药（partial agonist）。前者与受体有高的亲和力，其内在活性等于1，能与受体结合产生最大效应；后者也与受体有较高的亲和力，但其内在活性小于1，即使浓度再高也不能产生如完全激动药的最大效应。后者在无完全激动药存在时表现激动受体作用，但在有完全激动药存在时由于其占领受体反而表现拮抗作用。例如，在多巴胺能神经末梢多巴胺作为激动药被释放。当将人工合成的多巴胺受体部分激动药阿立哌唑（alypipragol）加入到此处时，多巴胺释放增加时阿立哌唑作为拮抗药起作用，减弱多巴胺样作用；而在多巴胺释放减少时作为激动药起作用，增加多巴胺样作用，即阿立哌唑是通过其神经传递调节作用而发挥非典型性抗精神病作用。

2. 拮抗药（antagonist） 具有较强亲和力，但无内在活性（$\alpha=0$），拮抗激动药与受体的结合。根据与受体结合是否具有可逆性，将拮抗药分为竞争性拮抗药和非竞争性拮抗药。

（1）竞争性拮抗药（competitive antagonist） 与受体结合是可逆的。当竞争性拮抗药存在时，阻碍激动药与受体的结合，产生竞争性抑制作用。这种作用与激动药的相对浓度有关，随着激动药浓度的增加，竞争性拮抗药会从受体结合部位被取代，最终激动药的最大反应可达到100%，导致浓度－效应曲线平行右移，最大效应不变，这是竞争性拮抗药的特征（图3－5A）。通常采用拮抗参数（pA_2）表示竞争性拮抗药的作用强度。其含义为：加入 2 倍浓度激动药所产生的效应恰好等于未加入拮抗药时激动药所引起的效应，则所加入拮抗药的摩尔浓度的负对数值为 pA_2。pA_2 越大，拮抗作用越强。

（2）非竞争性拮抗药（noncompetitive antagonist） 当非竞争性拮抗药存在时，即使增加激动药的浓度，激动药最大反应也不能恢复，即最大效应降低（图3－5B）。一般情况下，非竞争性拮抗药不是在受体的激动药结合部位与激动药竞争结合，而是作用于受体的其他部位，导致受体构象的变化，妨碍激动药的结合，使反应降低。

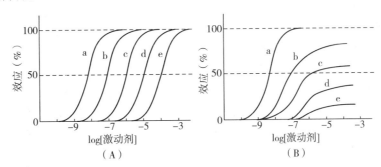

图3－5 竞争性和非竞争性拮抗药对激动药浓度－效应曲线的影响

3. 反向激动药（inverse agonist） 其概念是1985 年由 Codding 和 Muir 首次提出的，他们发现苯二氮䓬类受体的配基与受体结合后可能产生三种效应：激动药可减少焦虑（抑制），拮抗药不产生生物学效应，反向激动药则诱发惊厥（兴奋）。此后，又相继发现肾上腺素受体 α_2 和 β_2 等 G 蛋白耦联受体皆可出现相似机制。其原因可能是 G 蛋白耦联受体等受体存在非活性型受体 R 和活性型受体 R* 两种构型所致。这类受体总是处于活性型和非活性型二者之间的动态平衡状态。依据对 R* 和 R 结合的选择性不同，可将配体分为激动药、部分激动药、拮抗药、部分反向激动药和反向激动药（图3－6）。

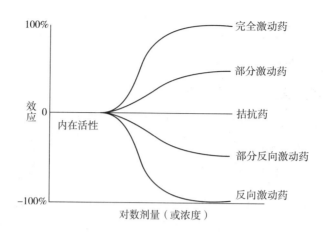

图 3 - 6 激动药、拮抗药与反向激动药

激动药对活性型受体 R* 的亲和力强于非活性受体 R，使受体处于激活状态，以产生效应；部分激动药对二者都有亲和力；反向激动药对非活性型受体 R 亲和力强，产生与内源性激动药相反的效应；拮抗药对活性型受体 R* 和非活性型受体 R 具有相同的亲和力，但无内在活性，可妨碍受体与激动药的结合。拮抗药自身的净效应是零。

四、受体的命名、分类与受体调节

1. 受体的命名 药物受体和受体亚型的命名，目前兼用药理学和分子生物学的命名方法：对已知内源性配体的受体，按特异的内源性配体命名，如乙酰胆碱受体；对在药物研究过程中发现而当时尚未发现内源性配体的受体，则以相应的药物名命名，如阿片受体；对受体及其亚型的分子结构已了解的受体，按受体结构类型命名，如 G 蛋白耦联受体。受体亚型用字母和阿拉伯数字表示，如 5 - HT_{1A} 受体。

2. 受体的分类 大多数药物在体内都是和特异性受体相互作用，改变细胞的生理、生化功能而产生效应。根据受体在细胞上的存在部位可分为以下三类。

（1）细胞膜受体 传统的被称为药物受体的几乎均是细胞膜受体，实际上在临床上广泛应用的药物（抗菌药和抗肿瘤药除外）的 90% 以上的作用靶点都是细胞膜受体。根据受体蛋白肽链的跨膜次数和结构，或根据其与 G 蛋白耦联的有无、酶的内藏和耦联的有无等，细胞膜受体可进一步分为：①G 蛋白耦联受体（G - protein - coupled receptor，GPCR），为单一肽链的 7 次跨膜受体，是最常见的药物受体，通过与 G 蛋白耦联，活化或抑制腺苷酸环化酶、调节 Ca^{2+} 通道、K^+ 通道等，传递各种信号；②离子通道内藏受体，受体内藏离子通道，通过配体的结合，调控 K^+、Na^+、Cl^-、Ca^{2+} 等的膜通透性；③肽链单次跨膜受体（酶活化相关受体），其组成为胞外配体结合域通过单一跨膜螺旋与细胞内域相连，进一步可分为酶内藏受体和酶耦联受体。前者为酪氨酸激酶内藏受体，如胰岛素受体、表皮生长因子（epidermal growth factor，EGF）受体、血小板源性生长因子（platelet-derived growth factor，PDGF）受体等；后者虽然受体分子中不含有酶，但通过受体刺激可活化近处的酶，如细胞因子受体、干扰素受体、肿瘤坏死因子受体、免疫应答受体等。

（2）胞质内（包括细胞器膜）受体 如信号转导系统酶（磷酸二酯酶、腺苷酸环化酶、鸟苷酸环化酶、蛋白激酶、蛋白磷酸酯酶等）、他克莫司结合蛋白（FK binding protein，FKBP）等结合蛋白质、在内质网上的钙通道（三磷酸肌醇受体、兰尼碱受体）等。

（3）核内受体 如性激素受体、皮质类固醇受体、维 A 酸类受体、过氧化物酶体增殖物激活受体（peroxisome proliferator-activated receptor，PPAR）等。

3. 受体调节（receptor regulation） 受体虽是遗传获得的固有蛋白，但并不是固定不变的，而是经常代谢转换，处于动态平衡状态。其数量、亲和力等经常受到各种生理及药理因素的影响。将受体与配体作用过程中受体数目和亲和力的变化称为受体调节。

根据受体调节的效果，可分为向下调节（down regulation）和向上调节（up regulation）。具有酪氨酸激酶活性的受体在激动药的作用下可被细胞内吞（internalization）而数目降低，这一现象称为受体数目的向下调节。而在连续应用受体拮抗药后受体会向上调节，使反应的敏感性增高。如长期使用β肾上腺素受体拮抗药普萘洛尔后，由于受体向上调节，突然停药会出现反跳反应，即使内源性激动药的浓度在正常水平也可能发生。

根据被调节的受体种类是否相同，又可分为同种调节（homospecific regulation）和异种调节（heterosppecific regulation）。配体作用于其特异性受体，使自身的受体发生变化称为同种调节。如β肾上腺素受体、胰岛素受体、生长激素受体、促甲状腺素释放激素受体、血管紧张素Ⅱ受体等肽类配体的受体都存在同种调节。配体作用于其特异性受体，对另一种配体的受体产生的调节作用称为异种调节。如β肾上腺素受体可被甲状腺素、糖皮质激素和性激素所调节。甲状腺激素能够同时提高大鼠心肌中的β受体数目和心脏对儿茶酚胺的敏感性，这可以解释甲状腺功能亢进患者的心动过速症状。

五、第二信使

1972年，美国药理学家Sutherland发现环磷酸腺苷（cyclic adenosine monophosphate，cAMP）及其与β肾上腺素受体之间的关系，创立了第二信使（second messenger）学说，即受体在识别相应配体并与之结合后，通过细胞内第二信使将获得的信息增强、分化和整合后发挥其特定的生理功能或药理效应。此学说为研究神经递质、激素等与受体的相互作用，阐明信号转导机制，以及解释药物与受体结合后如何产生效应提供了理论基础。随后陆续发现了Ca^{2+}、二酰基甘油（diacylglycerol，DAG）、三磷酸肌醇（inositol triphosphate，IP_3）和环磷酸鸟苷（cyclic guanosine monophosphate，cGMP）等其他第二信使。

1. 环磷酸腺苷　cAMP是ATP经腺苷酸环化酶（adenylate cyclase，AC）作用的产物。β受体、D_1受体和H_2受体等的激动药与受体结合形成复合体，然后激活细胞膜上的兴奋性G_s蛋白，被激活的G_s蛋白再激活细胞膜上的腺苷酸环化酶，催化ATP生成cAMP。相反，α受体、D_2受体、M乙酰胆碱受体和阿片受体等的激动药与受体结合后，通过抑制性G_i蛋白的作用抑制AC，使细胞内cAMP减少。cAMP经磷酸二酯酶（phosphodiesterase，PDE）水解为$5'-AMP$后灭活。cAMP能激活蛋白激酶A（protein kinase A，PKA）而使胞内多种蛋白酶磷酸化而活化，引起一系列生理生化效应，如钙离子通道磷酸化后激活，钙离子内流而使神经、心肌、平滑肌等兴奋。

2. 磷脂酰肌醇　细胞膜内侧磷脂酰肌醇（phosphatidylinositol，PI）经水解产生的DAG和IP_3是另一类重要的第二信使。α_2、H_1、$5-HT_2$、M_1、M_3等受体的激动药与其受体结合后通过G-蛋白介导激活磷脂酶C（phospholipase C，PLC），使$4,5$-二磷酸磷脂酰肌醇（PIP_2）水解为DAG及IP_3。DAG在细胞膜上激活蛋白激酶C（PKC），使许多靶蛋白磷酸化而产生效应，如腺体分泌、血小板聚集、中性粒细胞活化及细胞生长、代谢、分化等效应。IP_3能促进细胞内钙池释放Ca^{2+}，也有重要的生理意义。

3. 钙离子　细胞内Ca^{2+}浓度在$1\mu mol/L$以下，不到血浆Ca^{2+}的0.1%，对细胞功能有着重要的调节作用，如肌肉收缩、腺体分泌、白细胞及血小板活化等。细胞内Ca^{2+}可从细胞外经细胞膜上的钙离子通道流入，也可从细胞内肌浆网等钙池释放，两种途径互相促进。前者受膜电位、受体、G-蛋白、PKA等调控，后者受IP_3作用而释放。细胞内Ca^{2+}激活PKC，与DAG有协同作用，共同促进其他信号转导蛋白及效应蛋白活化。很多药物通过对细胞内Ca^{2+}的影响而发挥其药理效应，故对细胞内Ca^{2+}调控及其作用机制的研究近年来受到极大的重视。

4. 环磷酸鸟苷　cGMP是GTP经鸟苷酸环化酶（guanylate cyclase，GC）作用的产物，也受PDE灭活。但cGMP作为信使的载体，只在少数类型细胞中起特殊的第二信使作用，不像cAMP那样作用广泛、全面。

5. 其他　花生四烯酸为前列腺素类的前体。G蛋白直接通过磷脂酶A_2作用于细胞膜磷脂产生花生四烯酸，后者在环氧化酶和脂氧酶的作用下可分别生成前列腺素类和白三烯类物质发挥作用。

NO可以激活鸟苷酸环化酶，升高细胞内cGMP。NO分子量小，脂溶性高，容易快速通过细胞膜扩散，对邻近细胞发挥作用，起着细胞或突触信号传递作用。因此，NO既是第一信使，也是第二信使。

六、受体激动与细胞内信号转导

配体与受体结合后，经过一系列复杂的信号转导过程，引起细胞内效应的变化。根据受体的分子结

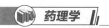

构和信号转导机制的不同，受体跨膜信号转导分为如下类型。

1. 通过 G 蛋白耦联受体的信号转导 G 蛋白耦联受体（GPCR）的结构特征是具有相互邻近的 7 个 α 螺旋 7 次跨膜结构域，其共同点是 N 末端朝向细胞外，C 末端朝向细胞内。

G 蛋白是质膜蛋白的一种，与 GPCR 相耦联。G 蛋白由 α、β、γ 三个亚基构成，为异种三聚体 GTP 结合蛋白质。因 β 和 γ 亚基生理上无解离，G 蛋白作为二聚体而活动，分别称作 G_α、$G_{\beta\gamma}$。G_α 上存在有 GTP/GDP 结合部位，GDP 结合型是三聚体结构 $G_{\alpha\beta\gamma}$，是无活性型，在这种状态下与 7 次跨膜受体聚合。这种聚合状态是激动药结合的准备状态，与受体激动药结合的亲和性高。当激动药结合于这种聚合状态的受体时，受体的构象发生变化，G 蛋白离开的同时，GDP 释放出来；而在细胞内，比 GDP 浓度高得多的 GTP 与之结合，称为 GTP - GDP 交换反应。GTP 结合型 G_α 与 $G_{\beta\gamma}$ 分离，活化腺苷酸环化酶（AC），催化 ATP 生成 cAMP，生成的 cAMP 可进一步活化 cAMP 依赖性蛋白激酶（APK），引起下游生理或药理效应的改变（图 3-7）。G_α 有 GTP 酶活性，可将 GTP 水解为 GDP。恢复到 GDP 结合型的 G_α 与 $G_{\beta\gamma}$ 再次聚合，恢复到无活性状态。

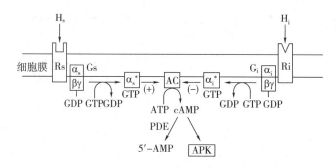

图 3-7 通过 G 蛋白由受体向效应器的信息传递

H_s：兴奋性配体；G_i：抑制性 G 蛋白；R：受体；α_s^*：活化的兴奋性 α 亚单位；
H_i：抑制性配体；AC：腺苷酸环化酶；PDE：磷酸二酯酶；5′ - AMP：5′ - 腺苷一磷酸；
APK：环磷酸腺苷依赖的蛋白激酶；α_i^*：活化的抑制性 α 亚单位

在通过 G 蛋白介导的信号转导方式中，除上述激活腺苷酸环化酶外，还有抑制腺苷酸环化酶、直接激活和间接通过第二信使调节离子通道、激活钙和磷脂酰肌醇代谢、激活鸟苷酸环化酶等信号转导方式。

2. 配体激活跨膜的酪氨酸蛋白激酶 胰岛素受体、EGF 受体、PDGF 受体等为肽链单次跨膜的酪氨酸激酶内藏受体，这些受体本身具有酶活性。当配体与细胞膜上识别受点结合，经构象改变使受体在胞质内的部分呈酪氨酸蛋白激酶活化，再促使受体本身的酪氨酸残基或其他膜蛋白的酪氨酸磷酸化，因而引起继发性变化，以此调节细胞代谢功能。这种自身修饰作用可使配体的变构激活作用加强或持续时间延长。

知识链接

G 蛋白的种类

G 蛋白由 α、β、γ 三个亚基构成，其中 G_β 有 5 种、G_γ 有 12 种、G_α 有 16 种以上。根据 G 蛋白功能和 α 亚基的不同，可分为兴奋性 G 蛋白（G_s）、抑制性 G 蛋白（G_i）、离子通道 G 蛋白（G_o）及磷脂酶 C G 蛋白（G_q）等，并且 G_s 和 G_i 也有许多不同的类型。被活化的这些 G 蛋白或活化或抑制不同的酶，从而实现 G 蛋白对多种功能的调节。例如，激动 β 肾上腺素受体可通过 G_s 活化 AC，使细胞内 cAMP 增加；激动吗啡受体可通过 G_i 抑制 AC，使细胞内 cAMP 减少（图 3-7）。

3. 配体门控离子通道 受体本身由识别部位与离子通道或其一部分构成，通道的开、关取决于与该通道相耦联的受体，所以配体门控离子通道又称为受体门控离子通道。这种受体直接操纵离子通道的开、关，改变细胞膜的离子通透性，介导快速的信号传递，而无需产生其他细胞内信使物质。其典型的例子是骨骼肌细胞终板膜上的 N 乙酰胆碱受体，它是由 α、β、γ、δ 四种亚单位组成的五聚体，围绕而成 Na^+ 通道。当 ACh 与受体识别部位结合后，引起 N - 乙酰胆碱受体蛋白构象改变，Na^+ 通道暂时开放，Na^+ 流入细胞内，从而使运动终板去极化，发生动作电位，引起骨骼肌收缩。

4. 配体跨膜调节胞质基因表达　许多脂溶性大的配体可透过细胞膜，扩散到胞质或细胞核内，作用于相应的受体，调节基因的转录和相应功能性蛋白质的合成，产生特殊的生物效应。如胰岛素增敏药罗格列酮和贝特类调血脂药即是分别与核内受体 PPARγ 和 PPARα 结合，形成同二聚体或异二聚体，通过与转录耦联因子群的相互作用进行基因转录的调控，发挥相应的药理作用。

第四节　影响药物作用的因素

临床用药物防治疾病时，药物的作用强度、机体对药物的敏感性等将受多方面因素的影响，如：患者的年龄、性别、病理状态、个体差异、遗传因素和心理因素等；药物的剂量和剂型、给药途径及反复给药时的给药间隔长短和持续次数等。临床用药时常采用两种或多种药物同时合用或先后序贯应用，有时也可引起药物作用和效应的变化，故应了解药物相互作用，以便更有效安全地用药，既保证疗效，又能减少不良反应。现归纳为机体和药物两方面的影响因素加以叙述。

一、机体方面的影响因素

（一）年龄和性别

1. 年龄

（1）婴幼儿　婴幼儿体液占体重比例大，对影响水盐代谢和酸碱平衡的药物敏感，如解热药使用不当会致出汗过多，引起脱水虚脱。新生儿及两岁以下婴儿血 - 脑屏障的功能较差，对吗啡特别敏感，可引起呼吸中枢抑制。儿童肝功能发育尚未完全，肝药酶活性低，药物在体内代谢消除减慢，如新生儿服用氯霉素易致灰婴综合征。儿童肾功能发育不全，一些经肾排泄的药物排泄缓慢，如儿童应用氨基糖苷类抗生素可因血药浓度过高而产生耳毒性，引起药源性耳聋。所以，临床儿科用药有其特点，不能按成人剂量简单地减量使用。

（2）老年人　老年人的生理功能减退，对药物的代谢和排泄功能降低，对药物耐受性较差。如经肝灭活的地西泮在老年人体内的半衰期可较青壮年的 20～40 小时延长 4 倍，而对经肾排泄的氨基糖苷类抗生素可延长 2 倍。老年人对有些药物反应特别敏感，如作用于中枢神经系统的药物易致神经错乱；心血管系统药物易致心律失常；非甾体抗炎药易致胃肠道出血；M 胆碱受体阻断药易致尿潴留、便秘及青光眼发作等。因此，老年人的用药量一般约为成年人剂量的 3/4。

2. 性别　女性的脂肪占体重的比率高于男性，而体液总量的比率则低于男性，这些因素都可影响药物分布。在生理功能方面，女性有月经、妊娠、分娩及哺乳等特点。如在月经期和妊娠期应禁用剧泻药和抗凝血药，以免引起月经过多、流产、早产或出血不止；在妊娠的最初三个月内，应禁用抗代谢药、激素等能使胎儿致畸的药物；临产前禁用吗啡等可抑制胎儿呼吸的镇痛药。哺乳期用药也应注意，因有些药物可从乳汁分泌排出影响婴儿。

（二）病理状态

病理情况下影响药物作用的因素比较多。

1. 肝功能不全　由于严重肝功能不全者肝脏的生物转化速率减慢，因而使许多药物的作用加强，持续时间延长；相反，对可的松、泼尼松等需在肝脏经生物转化后方才有效的药物，则作用减弱。

2. 肾功能不全 肾功能不全者可使庆大霉素等主要经肾排泄的药物排出减慢，$t_{1/2}$延长，易引起蓄积中毒等。

3. 营养不良 营养不良者蛋白质合成减少，可使血浆白蛋白浓度降低，游离型药物浓度增加；使肝微粒体酶活性降低，药物代谢减慢；脂肪组织减少，可影响药物的储存。其综合结果使药物的作用增强，$t_{1/2}$延长，易引起不良反应。

（三）遗传因素

在实验研究和临床工作中，人们观察到在用药者个体间、种族间和动物种属间均存在明显的药理效应、药动学和不良反应的差异。随着遗传药理学（pharmacogenetics）的快速发展，这些差异很大程度上可以由遗传因素来解释。这些遗传因素的鉴定将有助于指导临床前研究，有助于临床诊断和指导合理用药，相信在不久的将来可以帮助医生实施精准的个体化治疗（individualized treatment）。

1. 个体差异（individual variation） 临床用药过程中，通常多数患者对药物的反应基本相似，但有少数患者对药物的反应在个体间差别很大，称为个体差异。如缓慢静脉注射异戊巴比妥时，麻醉剂量为5～19mg/kg，平均为12mg/kg，个别患者只用5mg/kg就可产生麻醉作用，而个别患者对药物特别不敏感，需用19mg/kg才能产生麻醉作用。相对于上述量的差别，有时药物反应甚至有质的不同，如变态反应。对极少数过敏体质的患者，即使仅用几微克青霉素试敏也可能引起变态反应，甚至诱发过敏性休克；但在大多数患者，即使用很大剂量也不发生变态反应。个别患者用治疗量的药物后，出现极敏感或极不敏感的不同于常人的反应，其往往是由于药物代谢酶的遗传多态性所引起的。

某些个体对药物产生不同于常人的反应，与其遗传缺陷有关，此类人称为特异体质（idiosyncrasy）。如某些患者由于遗传性红细胞缺乏葡萄糖-6-磷酸脱氢酶，当服用伯氨喹、阿司匹林、对乙酰氨基酚、磺胺类、维生素K等药物时可能引起溶血性贫血；某些患者遗传性血浆胆碱酯酶活性低下，应用琥珀胆碱可致呼吸麻痹甚至呼吸停止。

2. 种族差异（race variation） 在不同种族之间存在药物代谢酶的遗传多态性，因此对药物的代谢存在着种族差异。

知识拓展

不同人种药物代谢酶的遗传多态性与不良反应

乙酰化转移酶为磺胺类药物、异烟肼、对氨基水杨酸、普鲁卡因胺等药物的体内代谢酶。在人群中乙酰化转移酶分为两种类型：快乙酰化型和慢乙酰化型，中国人和日本人多为快乙酰化型，白种人多为慢乙酰化型。在携带此两种不同类型乙酰化转移酶的人群中，对同一药物的体内半衰期可相差24倍以上，产生的不良反应也有所不同。例如，服用抗结核病药物异烟肼，在白种人易致多发性神经炎，而在黄种人易致肝损害。

异喹胍的代谢酶CYP2D6的弱代谢型比率也存在种族差异，白种人约为7%，黄种人不足1%，所以白种人服用异喹胍时不良反应发生率较黄种人高。相反，CYP2C19弱代谢型比率在黄种人约为19%，白种人约为3%，故黄种人服用奥美拉唑、氯胍、地西泮、西咪替丁、普萘洛尔等药物时的不良反应发生率高于白种人。

不同人种对药物的敏感性也有差异。白种人和黑种人服用普萘洛尔后虽然其药动学参数无明显差异，但白种人对其敏感性却显著高于黑种人；而中国人虽血药浓度较低，但其反应性高于白种人，故中国人服药后，血压、脉搏等指标变化更显著。

3. 种属差异（species variation） 不同种属动物（包括人类）对同一药物的反应和药动学过程有很大差异，称之为种属差异。人和动物之间存在各种生理、代谢等方面的差异，例如，沙利度胺（反应停）致畸悲剧发生后，人们才发现其在大鼠和人体的代谢存在根本差异。因为大鼠体内缺少一种将其代谢成有害异构体的酶，所以在大鼠实验中不会引起畸胎；而人体存在这种酶，所以对人有致畸性。因此，在临床前药理研究中，既要考虑动物种属问题，也要考虑到种属间的剂量换算问题，千万不能将动物实验资料随意推广应用到人。

（四）精神因素

精神因素也是影响药物疗效的因素之一。患者对医护人员信任、情绪乐观，对药物疗效会产生良好的正面影响；反之，医患关系紧张、患者情绪悲观，则会对药效产生负面影响。研究表明，即使给予患者不具药理活性的安慰剂（placebo），也可对头痛、失眠、心绞痛、术后疼痛、神经官能症等症状获得30%～50%的改善，这是心理作用的结果。

（五）时辰因素

时辰药理学（chronopharmacology）是研究药物体内过程和药物效应与机体生物节律相互关系的一门学科。机体内各种不同的生理活动按一定的时间顺序呈现有规律的周期性变化，这种变化的节律称为生物节律，其中最重要的是昼夜节律。如肾上腺皮质激素的分泌，清晨为分泌高峰期，午夜为分泌低值期。应用糖皮质激素类药物时，将一日量于早晨一次服用可减轻对垂体前叶抑制的副作用。此外，哮喘发作、心血管疾病等也有昼夜节律性波动现象，选择最佳用药时间，使其与人体生理节律同步化，可达到最佳疗效，避免某些药物因持续高浓度产生不良反应，使临床治疗科学化。

二、药物方面的影响因素

（一）剂量和反复用药

1. 剂量 剂量不同，机体对药物的反应程度不同。在一定范围内，随给药剂量增加药物作用逐渐增强，甚至引起严重不良反应或中毒死亡。如巴比妥类镇静催眠药随剂量由小到大递增，逐渐产生镇静、催眠、抗惊厥、麻醉等作用，超量服用会引起呼吸中枢抑制而死亡；阿司匹林小剂量抗血栓形成，中剂量解热镇痛，大剂量抗炎。

2. 给药的时间和次数 许多药物应在适当时间用药。一般来说，饭前服药吸收较好，且发挥作用较快；饭后服药吸收较差，起效也较慢。刺激性药物宜饭后服用，以减少对胃肠道的刺激；催眠药宜在临睡前服用。

用药的次数应根据病情需要及药物的消除速率而定。对 $t_{1/2}$ 短的药物，给药次数要相应增加；对毒性大或消除慢的药物，长期用药时应规定每日的用量和疗程，注意避免蓄积中毒；在肝、肾功能不全时，为防止蓄积中毒，可适当减少用量或延长给药的时间间隔。

3. 反复用药

（1）耐受性（tolerance） 在连续用药过程中，有的药物的药效会逐渐减弱，需加大剂量才能显效，称为耐受性。但在停药一段时间后，机体仍可恢复原有的敏感性。如亚硝酸酯类的扩血管作用，连续用药数天即可产生耐受性，2～3周后耐受性达高峰，停药10天后，又可恢复其对药物的敏感性。短时间多次给药引发的药物反应降低的现象称为快速耐受性（tachyphylaxis）。耐受性也见于作用机制相同或类似的药物之间，称为交叉耐受性（cross tolerance）。

耐受性是高浓度药物存在于作用部位一定时间所引起的现象，存在临床问题的并不多。耐受性的原因一般认为有以下几点：①神经末梢释放的递质耗竭，如麻黄碱的快速耐受；②与来自受体的细胞内信号转导系统脱耦联；③受体的向下调节（受体数目的减少）。

（2）抗药性（drug resistance） 化学治疗过程中，病原微生物或肿瘤细胞对药物的敏感性降低称为抗药性或耐药性。病原微生物的抗药性主要是通过基因突变产生，通常需要改用其他有效药物。在抗肿瘤药物长期给药时发生的耐药性主要原因有肿瘤细胞的基因组不稳定、P-gp的表达增加而引起抗肿瘤药物的细胞外排增加、作用靶点的改变、代谢活化酶的活性降低等。由一种药物诱发，同时对其他多种结构和作用机制完全不同的药物产生交叉耐药，称为多药耐药（multidrug resistance），是化疗失败的主要原因。

（3）超敏反应　当中止拮抗药的长期给药后，有时会对随后给予的外源性激动药的反应显著增强，称为超敏反应（supersensitivity）。其原因有受体的向上调节（受体数目的增加）、来自受体的信号转导系统的活性代偿性增强等。一般认为，机体为了在来自外部的刺激引起变化时调节其功能以维持稳态（homeostasis），所以发生脱敏和超敏的现象。

（4）药物依赖性　患者连续使用某些麻醉药品或精神药品后，可使机体对药物产生生理或/和心理的一种依赖和需求，称为药物依赖性（drug dependence）。依据药物使人体产生的依赖性特点和危害人体健康的程度，通常分为两类：躯体依赖性和精神依赖性。①躯体依赖性（physical dependence）：过去称为成瘾性（addiction），现也称生理依赖性（physiological dependence）。是由于反复用药造成身体的适应状态，可产生欣快感（euphoria），一旦中断用药，可出现强烈的戒断综合征（abstinence syndrome），表现为流涕、流泪、哈欠、腹痛、腹泻、周身疼痛等。如连续应用镇痛药吗啡、哌替啶及毒品海洛因等后均可引起躯体依赖性。②精神依赖性（psychological dependence）：也称心理依赖性。是指用药后产生愉快满足的感觉，使用药者在精神上渴望周期性或连续用药，以达到舒适感。如嗜烟（尼古丁依赖）、嗜酒（乙醇依赖）等。

（二）药物相互作用

两种或多种药物同时合用或先后序贯应用而引起药物作用和效应的变化称药物相互作用（drug interaction）。药物相互作用可使药效增强，也可使药效降低或不良反应加重。一般而言，用药种类越多不良反应发生率越高。按其作用机制可分为药动学方面和药效学方面的相互作用。

药效学方面的相互作用如下。

1. 协同作用（synergism）　两药同时或先后使用，可使原有的药效增强，称为协同作用，包括相加作用、增强作用和增敏作用。

（1）相加作用（additive action）　两药合用的效应是两药分别作用的代数和，称相加作用。抗高血压药物常采用两种不同作用环节的药物合用，可使降压作用相加，而各药剂量相应减少，可使不良反应降低。应注意的是，氨基糖苷类药物（庆大霉素、链霉素、卡那霉素或新霉素）间相互合用或先后应用对听神经和肾脏的毒性增加，应避免之。

（2）增强作用（potentiation）　若两药合用的效应大于其个别效应的代数和，称之为增强作用。如磺胺甲恶唑与甲氧苄啶合用，其抗菌作用增加 10 倍，由抑菌变成杀菌；普鲁卡因注射液中加入少量肾上腺素，使其局麻时间延长，毒性降低。

（3）增敏作用（sensitization）　是指一种药物可使组织或受体对另一种药物的敏感性增强，称增敏作用。例如，可卡因可抑制交感神经末梢对去甲肾上腺素的再摄取，增强去甲肾上腺素或肾上腺素的作用；新型正性肌力药左西孟旦可与肌钙蛋白结合而增强心肌细胞对 Ca^{2+} 的敏感性，在不增加胞内钙的条件下提高心肌收缩性。

案例分析

【实例】患者，男，80 岁。左股骨颈骨折术后卧床，卧床 1 周后患者排便后出现气短，无胸痛，行血气分析提示 I 型呼吸衰竭，肺增强 CT 提示肺栓塞。予华法林口服抗凝，治疗过程中监测凝血指标国际标准化比值（international normalized ratio, INR；抗凝治疗时目标值 2.0 ~ 3.0），首次监测 INR 为 2.8。住院期间患者出现发热，给予头孢孟多抗炎，监测 INR 增加至 3.1，减少华法林用量后复查 INR 为 2.5，INR 在目标值范围内，患者出院。出院后患者维持原华法林用量继续抗凝治疗，但因进食蔬菜水果较住院期间增多，1 周后复测 INR 为 1.8，医生嘱患者固定饮食方案并增加华法林用量，1 周后复测 INR 为 2.3。

【问题】应用头孢孟多及饮食改变对华法林的药效有怎样的影响？

【分析】维生素 K 可降低华法林的作用。头孢类抗生素与华法林联合应用过程中，因其可抑制肠道细菌，使肠道中维生素 K 合成减少，降低维生素 K 依赖性凝血因子的合成，从而使华法林的抗凝作用增强；而患者出院后进食蔬菜水果增多，摄入的维生素 K 增多，从而使华法林的抗凝作用减弱。

2. 拮抗作用（antagonism） 合并用药的效应减弱，两药合用的效应小于它们分别作用的总和，称拮抗作用。

课堂互动

在离体肠管实验中，通过向恒温浴槽中加入不同浓度的 ACh 可使肠管收缩，当以对数浓度为横坐标、肠管收缩程度为纵坐标作图时可得到一条 S 形曲线；而当先向浴槽中加入一定浓度的阿托品后，再同前述向浴槽中加入不同浓度的 ACh，虽仍可得到相同形状的 S 形曲线，但该曲线在坐标系中平行右移。为什么？ACh 和阿托品之间属于下述哪种拮抗作用？

在进行平喘药的药效学实验时，可在用 ACh 或组胺诱发动物哮喘后，雾化吸入异丙肾上腺素解除支气管痉挛。请问是什么原理？异丙肾上腺素对 ACh 或组胺诱发的支气管痉挛属于下述哪种拮抗作用？

（1）药理性拮抗（pharmacological antagonism） 当一种药物与特异性受体结合，阻止激动药与其受体结合，称药理性拮抗。

（2）生理性拮抗（physiological antagonism） 两种激动药分别作用于生理作用相反的两种特异性受体，称生理性拮抗。

（3）生化性拮抗（biochemical antagonism） 如苯巴比妥能诱导肝微粒体 P450 酶系，使苯妥英钠的代谢加速，效应降低，这种类型的拮抗称生化性拮抗。

（4）化学性拮抗（chemical antagonism） 如重金属或类金属中毒用二巯丙醇解救，因两者可形成络合物而排泄，这种类型的拮抗称化学性拮抗。

本章小结

药物效应动力学是研究药物对机体的作用和作用机制，以及药物剂量（浓度）与药物效应之间关系的一门学科。药物的基本作用有直接作用和间接作用、局部作用和全身作用、急性作用和慢性作用、治疗作用和不良反应之分。药物对机体的作用有一定的选择性，其是药物分类的依据。根据作用机制，有特异性药物和非特异性药物之分，特异性药物主要是通过直接或间接作用于受体或影响体内酶活性而发挥作用。

药物量－效关系是药效学研究的主要内容，其对指导临床合理用药具有重要意义。受体及其作用于受体的药物，如激动药是既有亲和力又有内在活性的药物；其中部分激动药有较强亲和力，但内在活性不强；拮抗药则是具有较强亲和力而无内在活性的药物。药物作用于受体后的细胞内信号转导过程非常复杂，对阐明药物的作用机制至关重要。

影响药效的因素很多，包括年龄、性别、病理状态、遗传、精神和时辰等因素，剂量、反复用药、联合用药等药物方面的因素也可影响药效。

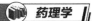

题库

思 考 题

1. 药效学研究包括哪些内容？

2. 特异性药物的作用靶点有哪些？

3. 影响药效的因素有哪些？

（左代英）

第二篇

传出神经系统药理学

PPT

第四章

传出神经系统药理学概论

> **学习导引**
>
> **知识要求**
> 1. **掌握** 传出神经系统递质和受体的分类；传出神经系统药物的基本作用及分类。
> 2. **熟悉** 乙酰胆碱和去甲肾上腺素的生物合成、贮存、释放和代谢。
> 3. **了解** 传出神经系统解剖学分类。
>
> **能力要求**
> 1. 明晰传出神经系统解剖学特点和神经递质的动力学过程，具备根据解剖学特征和递质释放不同对传出神经系统进行分类的能力。
> 2. 掌握作用于传出神经系统药物作用的特点和方式，具备根据药物作用的方式和特点对药物进行分类的能力。
> 3. 具备根据受体的类型和分布位置分析其生理效应的能力。

第一节　传出神经系统的结构与分类

传出神经是指神经冲动由中枢传向外周的神经，传出神经系统包括自主神经系统（autonomic nervous system，ANS）和运动神经系统（somatic motor nervous system，SMNS）。

一、传出神经系统的解剖学分类

（一）自主神经

自主神经从中枢发出，经神经节中的突触更换神经元后到达所支配的效应器，神经节以前的神经纤维称节前纤维，神经节以后的神经纤维称节后纤维。自主神经主要支配平滑肌、心肌、腺体的活动和能量代谢，这些生理功能不受意识控制，而是在神经系统本身自动调节下进行的，因此称为自主神经系统。自主神经又分为交感神经（sympathetic nervous）和副交感神经（parasympathetic nervous）。

1. 交感神经　交感神经节前纤维从脊髓胸腰段灰质侧角发出，末梢在交感神经链的神经节与节细胞交接，次级神经元的节后纤维传出至效应器。交感神经链位于脊椎旁，交感神经节多数离效应器官较远，因而节前纤维短，节后纤维长。

2. 副交感神经　副交感神经起源于脑干内第Ⅲ、Ⅶ、Ⅸ、Ⅹ对脑神经的神经核以及脊髓骶段。其神经节分散在效应器官附近和效应器官内。节前纤维在远离中枢而靠近效应器的神经节交换神经元，因此节前纤维长，节后纤维短。

（二）运动神经系统

运动神经自脊髓前角发出后，不更换神经元，直接到达所支配的骨骼肌，因此无节前纤维和节后纤维之分。

传出神经系统分类见图 4-1。

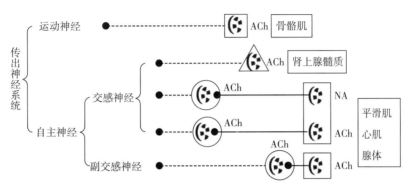

图 4-1　传出神经系统分类

二、传出神经系统的化学传递与按递质分类

微课

（一）神经冲动的化学传递

节前神经末梢与下一级神经元的接头或神经末梢与效应器的接头，均可称为突触（synapse）。在突触处，神经纤维末梢和效应器细胞（或次一级神经元）之间有一间隙，称突触间隙（synapse cleft）。神经末梢靠近间隙的细胞膜称为突触前膜（presynaptic membrane），效应器（或次一级神经元）靠近间隙的细胞膜称为突触后膜（postsynaptic membrane）。突触由突触前膜、突触间隙和突触后膜构成。运动神经与骨骼肌之间的接头（突触），又称运动终板（motor end plate）。

交感神经在末梢部位分成许多微细纤维，散在有稀疏串珠样的膨胀部分，称为膨体（varicosity）。膨体内含有许多囊泡（vesicle），冲动在突触的传递是通过神经递质介导的，当神经冲动到达神经末梢时，膜去极化，使突触前膜的 Ca^{2+} 通道开放，Ca^{2+} 内流，囊泡膜与突触前膜的负电位降低，囊泡前移，囊泡膜蛋白与突触前膜蛋白相互作用，使膜融合，形成裂孔，排出囊泡中的传递神经冲动的化学物质，这种物质称为递质（neurotransmitter）。递质作用于次一级神经元或效应器细胞上的受体，产生生物效应，将电信号转变为化学信号，实现神经冲动的化学传递。副交感神经末梢也有类似的膨体和囊泡等结构。

（二）传出神经按递质的分类

传出神经释放的递质主要有乙酰胆碱（acetylcholine，ACh）和去甲肾上腺素（noradrenalin，NA；norepinephrine，NE）。根据末梢释放的递质的不同将传出神经分为胆碱能神经（cholinergic nerve）和去甲肾上腺素能神经（noradrenergic nerve）两大类。

1. 胆碱能神经　当神经兴奋时，其末梢主要释放 ACh。它包括以下几类。

（1）副交感神经的节前和节后纤维。

（2）交感神经的节前纤维和极少数交感神经的节后纤维，如支配汗腺分泌和骨骼肌血管舒张的交感神经节后纤维。

（3）运动神经。

（4）支配肾上腺髓质的交感神经，兴奋时髓质释放肾上腺素和少量 NA。

2. 去甲肾上腺素能神经　当神经兴奋时，其末梢主要释放 NA。绝大多数交感神经节后纤维属此类神经。除上述经典的传出神经外，某些外周交感纤维如支配肾血管的交感神经节后纤维还存在多巴胺能神经（dopaminergic nervous），兴奋时释放多巴胺（dopamine，DA）。在肠神经系统，还有非肾上腺素能非胆碱能神经（nonadrenergic noncholinergic neurons，NANC），其末梢释放肽类、嘌呤类递质。

另外，神经兴奋时释放的物质很少是单一递质，常同时释放多种物质。一个神经元内存在两种以上递质（或调质）的现象称为递质共存。这种与主要递质共存的递质称为共递质（cotransmitter）。交感神经的主要递质是NA，而目前在外周交感神经发现的共递质有5-羟色胺（5-HT）、组胺、ACh、生长抑素、神经肽Y、脑啡肽、降钙素基因相关肽等。递质共存扩大了神经调节的范围，使神经调节更加多样化、更趋完善和精确，以适应复杂调节的不同需要。尽管神经递质的种类很多，但一个神经元细胞不同末梢释放的递质是相同的。

第二节　传出神经系统的递质和受体

一、传出神经系统的递质

传出神经末梢通过释放递质将冲动传给效应器或次一级神经元的设想，通过动物实验已得到证实。传出神经末梢兴奋时释放的递质主要有两种，即去甲肾上腺素和乙酰胆碱。

（一）乙酰胆碱的合成、贮存、释放和代谢

乙酰胆碱（acetylcholine，ACh）主要在胆碱能神经末梢细胞质内合成。胆碱和乙酰辅酶A（acetyl coenzymeA，AcCoA）是合成ACh的主要原料，在胆碱乙酰化酶（choline acetylase，ChAc）的催化下合成ACh。胆碱经钠依赖性膜转运体从细胞外主动转运至胞内，此过程是合成ACh的限速因素。密胆碱（hemicholinium）能抑制这一过程。乙酰辅酶A在神经末梢线粒体内合成，胆碱乙酰化酶在细胞体内合成，随轴浆转运至末梢。合成后的ACh与ATP和囊泡蛋白共同贮存于囊泡中（图4-2）。

ACh以胞裂外排（exocytosis）方式释放到突触间隙。囊泡为运动神经末梢释放ACh的单元，每一个囊泡内的ACh释放量即为一个量子。在静息状态下，少量的ACh缓慢释放，在突触后膜产生小终板电位，由于其幅度小，一般不引起动作电位，但可以维持效应器的生理反应性，如保持肌紧张。当神经冲动到达神经末梢时，神经末梢去极化，细胞膜上的电压依赖性钙通道开放，Ca^{2+}内流，胞质内Ca^{2+}浓度升高，导致囊泡向突触前膜靠近，并与突触前膜融合形成裂孔，囊泡中的递质及内容物排入突触间隙，此时可有100~300个以上的囊泡（量子）同时释放ACh。

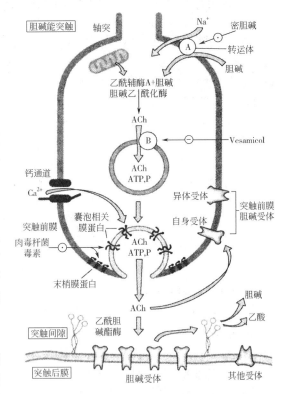

图4-2　胆碱能神经末梢递质的生物过程

释放后的ACh，穿过突触间隙，与突触后膜上的受体结合，使效应器产生效应，完成信息在突触间的传递。突触间隙有乙酰胆碱酯酶（acetylcholinesterase，AChE），可在数毫秒内将释放入突触间隙的ACh水解成胆碱和乙酸，以保证冲动传递的即时性。水解生成的胆碱可被神经末梢再摄取，以合成新的ACh。1分子的AChE能在1秒内水解5×10^4个ACh分子，效率极高。因而，抑制AChE能产生明显的拟似ACh的作用。

阻断ACh合成（如密胆碱）、贮存（如vesamicol）和释放（如肉毒毒素）的药物，并无临床应用意义，主要是因为它们的选择性差，通常使交感、副交感神经节和神经-肌肉接头均被阻断，而产生较多

的不良反应。

（二）去甲肾上腺素的合成、贮存、释放和代谢

去甲肾上腺素（noradrenaline，NA）主要在神经末梢的膨体合成。酪氨酸是合成 NA 的基本原料，酪氨酸从血液由钠依赖性载体转运进入神经元后，在酪氨酸羟化酶（tyrosine hydroxylase，TH）的催化下生成多巴（dopa），再经多巴脱羧酶（dopa decarboxylase）作用脱去羧基生成多巴胺（dopamine，DA）。DA 经囊泡膜上的单胺转运蛋白主动转运进入囊泡，经囊泡中多巴胺 - β - 羟化酶（dopamine β - hydroxylase）催化，生成 NA（图 4 - 3）。在肾上腺髓质的囊泡中有苯乙醇胺 - N - 甲基转移酶（PNMT），可催化 NA 转化成肾上腺素。在其合成过程中，酪氨酸羟化酶是合成的限速酶。NA 合成后与 ATP、嗜铬颗粒蛋白结合，贮存于囊泡中。当神经冲动到达末梢时，Ca^{2+} 进入神经末梢，NA 以胞裂外排的方式释放至突触间隙。去甲肾上腺素、肾上腺素和多巴胺等都有儿茶酚胺结构，故统称为儿茶酚胺类。

释放到突触间隙的 NA，与突触后膜的受体结合，产生生理效应；与突触前膜受体结合调节递质释放。同时，突触间隙的 NA 通过以下两种方式清除：①突触前膜的单胺转运蛋白以主动转运方式摄取 NA，这种摄取称为摄取 1（uptake 1），其摄取量为释放量的 75% ~ 95%，是终止 NA 作用的主要方式。摄取进入神经末梢的 NA 大部分经囊泡膜上单胺转运蛋白转运进入囊泡中贮存而再利用。部分未进入囊泡中的 NA 可被胞质液中线粒体膜上的单胺氧化酶（monoamineoxidase，MAO）破坏。突触前膜和囊泡膜的单胺转运蛋白的氨基酸排列顺序不同。利血平可抑制囊泡膜上的单胺转运蛋白，使进入神经末梢的 NA 不能进入囊泡，而被 MAO 破坏。地昔帕明和可卡因能抑制突触前膜的单胺转运蛋白，使突触间隙的 NA 浓度增加。②被神经细胞以外的组织细胞如心肌、血管、肠道平滑肌及神经胶质细胞等摄取，该摄取称为摄取 2（uptake 2）。摄取后的 NA 被细胞内的儿茶酚氧位甲基转移酶（catechol - o - methyltransferease，COMT）和 MAO 破坏。

因此，摄取 1 为贮存型摄取，摄取 2 为代谢型摄取。测定 24 小时内儿茶酚胺类递质的代谢物水平，可以作为机体产生儿茶酚胺递质总量的指标。与摄取 1 相比，摄取 2 的生理学意义较小。此外，还有少量去甲肾上腺素从突触间隙扩散入血液中，最后被肝、肾等处的 COMT 和 MAO 所破坏。

阻断 NA 合成（如甲基酪氨酸）、贮存（如利血平）和释放（如胍乙啶）的药物可降低交感神经的兴奋性，治疗某些疾病（如高血压）。去甲肾上腺素的生物合成、贮存、释放和代谢过程见图 4 - 3。

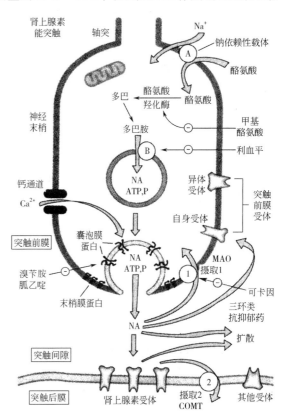

图 4 - 3　肾上腺素能神经末梢递质的生物过程

二、传出神经系统的受体

传出神经系统的受体是镶嵌于细胞膜中，特别是突触前膜和后膜中的一种特殊蛋白质，它能选择性地与相应的递质或药物结合，产生特定的生理效应。传出神经系统受体的命名常根据与其选择性结合的递质或药物而定。

（一）胆碱受体

能与 ACh 结合的受体称为胆碱受体（cholinoceptor 或 cholinergic receptor）。副交感神经节后纤维和极

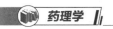

少数交感神经节后纤维所支配的效应器上的胆碱受体，对以毒蕈碱（muscarine）为代表的拟胆碱药敏感，这些胆碱受体称为毒蕈碱型胆碱受体，简称 M 胆碱受体或 M 受体。神经节、肾上腺髓质嗜铬细胞及骨骼肌细胞上的胆碱受体对烟碱（nicotine）敏感，故称为烟碱型受体，简称 N 胆碱受体或 N 受体。

通过对激动药、拮抗药的研究以及分子克隆技术的应用，发现 M 受体有多种亚型，其中 M_1 受体又称"神经外壁"受体，主要存在于神经节和中枢神经系统（大脑皮质、海马、纹状体等）；M_2 受体又称"神经心脏"受体主要分布在心肌、外周神经元以及平滑肌；M_3 受体又称"平滑肌—腺体"受体，分布于平滑肌和外分泌腺、血管内皮；M_4 受体又称"眼"受体，主要分布于眼部。不同组织可有几种 M 受体亚型同时存在。

N 受体根据其分布部位的不同，将分布在神经节和肾上腺髓质嗜铬细胞的 N 受体称为 N_1 受体或 N_N 受体；将分布在骨骼肌细胞上的 N 受体称为 N_2 受体或 N_M 受体。

（二）肾上腺素受体

能与 NA 或肾上腺素相结合的受体称为肾上腺素受体（adrenoceptor）。肾上腺素受体根据对其激动药和拮抗药亲和力的不同，分为 α 肾上腺素受体（简称 α 受体）和 β 肾上腺素受体（简称 β 受体）。

（1）α 肾上腺素受体　可被 NA 激动，被酚妥拉明阻断。α 受体进一步分为 α_1 和 α_2 两种亚型。α_1 受体可被去氧肾上腺素激动，被哌唑嗪阻断。α_2 受体可被可乐定激动，被育亨宾阻断。α_1 受体克隆出 α_{1A}、α_{1B}、α_{1D} 三种亚型，α_2 受体克隆出 α_{2A}、α_{2B}、α_{2C}、α_{2D} 四种亚型。

α_1 受体主要分布于血管、虹膜辐射肌、胃肠和膀胱括约肌、子宫和腺体等；α_{1A} 受体绝大部分分布在脑、心脏、血管、肝、输精管、肾上腺，小部分分布在肾脏、前列腺；α_{1B} 受体在脑、心脏分布较高，α_{1D} 受体在脑分布较高。α_2 受体分布在肝细胞、血小板、血管平滑肌和突触前膜。

（2）β 肾上腺素受体　可被异丙肾上腺素激动，被普萘洛尔阻断。β 受体再分为 β_1、β_2、β_3 受体。在心脏上的 β 受体主要是 β_1 受体，占心脏 β 受体总数的 80% 左右，而支气管和血管平滑肌的 β 受体则主要是 β_2 受体。β_3 受体主要分布于脂肪细胞。

（三）多巴胺受体

能与多巴胺结合的受体称多巴胺受体（dopamine receptor），简称 D 受体。D 受体至少存在 5 种亚型，根据药理作用和结构特征，将其分为 D_1 受体家族（D_1、D_5 受体）和 D_2 受体家族（D_2、D_3、D_4 受体）。D_1 受体家族存在于外周效应器，主要在肾血管平滑肌；D_2 受体家族分布于突触前膜和平滑肌。

三、受体的效应

（一）胆碱受体

M 胆碱受体激动的主要效应为内脏（支气管、胃肠道、子宫、膀胱等）平滑肌收缩、腺体分泌、瞳孔缩小、心率减慢、心肌收缩力减弱、血管扩张等。N_N 胆碱受体激动的效应是神经节兴奋，肾上腺髓质释放肾上腺素和 NA。N_M 胆碱受体激动的主要效应是骨骼肌收缩。

（二）肾上腺素受体

α_1 受体激动的主要效应是血管（皮肤黏膜、肾、脑、肝、肠等内脏血管）收缩、瞳孔扩大等。β_1 受体激动的主要效应是心率加快、心脏收缩加强、肾素分泌、脂肪分解等。β_2 受体激动时引起支气管平滑肌松弛、骨骼肌血管和冠状动脉扩张、糖原分解等。

（三）多巴胺受体

D_1 受体激动的效应主要是舒张肾动脉、肠系膜血管、冠状动脉和其他血管床。

（四）突触前膜受体

位于突触前膜上的受体通过反馈机制调节突触前末梢递质的释放。突触前膜的 α_2 受体、M_1 受体、M_2 受体、N_1 受体激动后负反馈地减少突触前膜递质的释放，突触前膜的 β_2 受体激动后正反馈地增加突触前膜递质的释放。

（五）共存受体

在很多情况下，单一神经末梢会存在多个受体，这种受体称为共存受体。如胃肠道平滑肌、血管和肝细胞等组织有 α 和 β 受体共存，许多组织也有胆碱受体与肾上腺素受体共存，几种肾上腺素受体亚型在许多器官共存。共存受体的数量和效应有主次分别，如心脏 β_1 受体占80%，β_2 受体占20%；支气管平滑肌 β_2 受体占85.3%，β_1 受体占14.7%。突触前膜的共存受体使递质释放的调节更加精细，突触后膜的共存受体使神经的调节更加复杂和完善。

自主神经系统支配效应器有以下特点。

（1）双重支配大多数器官　如心脏、内脏平滑肌、眼睛、腺体等同时接受去甲肾上腺素能神经和胆碱能神经的双重支配，共同调节复杂的内脏器官活动。

（2）优势支配　交感神经在全身的分布比副交感神经广泛，例如皮肤、肌肉的血管、汗腺及肾上腺髓质只有交感神经支配。同时接受去甲肾上腺素能神经和胆碱能神经支配的器官，其中以一个神经支配占优势。例如，去甲肾上腺素能神经对心肌的兴奋作用明显强于胆碱能神经的抑制作用，胆碱能神经对胃肠道平滑肌的兴奋作用明显强于去甲肾上腺素能神经的抑制作用。即去甲肾上腺素能神经对心肌的支配占优势，胆碱能神经对胃肠道平滑肌的支配占优势。

（3）对立统一　胆碱能神经和去甲肾上腺素能神经兴奋时产生的效应往往是对立的、相互拮抗的，但在中枢神经系统的调节下，它们的整体效应又是协调的、统一的。即从兴奋和抑制两个不同的方面共同调节而表现为整体上的协调一致。如运动时，交感神经兴奋，使心脏活动增强；而副交感神抑制，使其对心脏的抑制作用减弱。其共同的调节作用是心输出量明显增加，以满足活动的需要。传出神经系统受体效应见表4-1。

表4-1　传出神经系统受体效应

效应器		去甲肾上腺素能神经		胆碱能神经	
		受体	效应	受体	效应
心脏	窦房结	$\beta_1\beta_2$	心率加快	M_2	心率减慢
	传导	$\beta_1\beta_2$	传导加快	M_2	传导减慢
	收缩性	$\beta_1\beta_2$	收缩增强	M_2	收缩减弱
血管平滑肌	皮肤黏膜	α	收缩	M	舒张
	内脏	α	收缩		
		β_2	舒张		
	骨骼肌	β_2	舒张	M（交感）	舒张
		α	收缩		
	冠脉	β_2	舒张	M	舒张
	内皮			M_3	释放 EDRF
内脏平滑肌	支气管	β_2	舒张	M_3	收缩
	胃肠壁	$\alpha_2\beta_2$	舒张	M_3	收缩
	胃肠道 括约肌	α_1	收缩	M_3	舒张
	肠神经丛			M_1	兴奋
	胆囊胆道	β_2	舒张	M	收缩
	泌尿道 膀胱逼尿肌	β_2	舒张	M_3	收缩
	括约肌	α_1	收缩	M_3	舒张
眼睛	瞳孔开大肌	α	收缩（散瞳）		
	瞳孔括约肌			M_3	收缩（缩瞳）
	睫状肌	β_2	舒张	M_3	收缩

续表

效应器		去甲肾上腺素能神经		胆碱能神经	
		受体	效应	受体	效应
腺体	汗腺（交感神经）	α	手、脚心分泌	M	全身分泌
	唾液腺			M	分泌
	呼吸道、胃肠道			M	分泌
代谢	肝脏糖代谢	$\alpha\beta_2$	糖原分解、异生		
	骨骼肌糖代谢	β	肝糖原分解		
	脂肪代谢	β_3	脂肪分解		
	肾素	β_1	分泌		
自主神经				N_N	兴奋
肾上腺髓质（交感节前神经）				N_N	分泌
骨骼肌（运动神经）		β_2	收缩	N_M	收缩

第三节　传出神经系统药物的作用方式和分类

一、传出神经系统药物的作用方式

传出神经系统药物可以通过直接作用于受体也可以通过影响递质的合成、贮存、释放和代谢的过程间接发挥作用。

（一）直接作用于受体

绝大多数作用于传出神经系统的药物均能直接与胆碱受体或肾上腺素受体结合。结合后受体产生兴奋的称为激动药。激动药可产生与 ACh 或 NA 相似的作用。如果与受体结合后妨碍递质或激动药与受体结合，从而阻断传出神经冲动的传递或激动药的激动作用，且表现与递质相反的作用，则称为受体阻断药或拮抗药。如胆碱受体阻断药或抗胆碱药和肾上腺素受体阻断药或抗肾上腺素药。由于受体可分为多种亚型，因此，作用于不同类型受体的药物则分别称为某型受体激动药或阻断药。

（二）影响递质

1. 影响递质的合成　直接影响递质生物合成的药物很少，能抑制神经元摄取胆碱，从而影响乙酰胆碱合成的药物有密胆碱（hemicholine）。α–甲基酪氨酸对酪氨酸羟化酶产生竞争性抑制，因而能抑制去甲肾上腺素的生物合成。这两种药物没有临床应用价值，仅作为实验研究的工具药。

2. 影响递质代谢　ACh 被胆碱酯酶水解而灭活，胆碱酯酶抑制剂减少 ACh 水解，能提高其浓度产生效应。抗胆碱酯酶药就是通过抑制胆碱酯酶活性，使乙酰胆碱不易水解，从而提高突触间隙乙酰胆碱的浓度，产生拟胆碱作用，属于这一类的拟胆碱药有新斯的明、毒扁豆碱和有机磷酸酯类农药等。胆碱酯酶复活药可使受有机磷酸酯农药抑制的胆碱酯酶恢复活性，使乙酰胆碱灭活，产生抗胆碱作用，从而解除有机磷酸酯类农药中毒。

NA 作用的消除主要靠突触前膜再摄取进入神经末梢内，因此 MAO 抑制药或 COMT 抑制药并不能成为理想的外周拟肾上腺素药。

3. 影响递质的转运和贮存　有些药物能促进递质的释放而发挥递质样作用，如麻黄碱促进 NA 的释放；氨甲酰胆碱促进 ACh 的释放。但它们同时尚有直接激动受体的作用。

有些药物通过影响递质在神经末梢的贮存而发挥作用。如抗高血压药利血平抑制去甲肾上腺素能神经末梢囊泡对 NA 的摄取，使囊泡内贮存 NA 逐渐减少以至耗竭，从而表现为抗去甲肾上腺素能神经的作用。又如胍乙啶既抑制 NA 的释放，又影响 NA 在囊泡的贮存。

二、传出神经系统药物的分类

常用的传出神经系统药物，按其作用与递质拟似或拮抗，以及和受体的关系而分类（表 4 - 2）。

表 4 - 2 传出神经系统药物分类

激动药	拮抗药
一、胆碱受体激动药	一、胆碱受体阻断药
1. M、N 受体激动药（卡巴胆碱）	1. M 受体阻断药（阿托品）
2. M 受体激动药（毛果芸香碱）	M₁（哌仑西平）
3. N 受体激动药（烟碱）	M₂（戈拉碘铵）
二、抗胆碱酯酶药（新斯的明、有机磷酸酯）	2. N 受体阻断药
三、肾上腺素受体激动药	N₁ 受体阻断药（曲美芬）
1. α 受体激动药	N₂ 受体阻断药（筒箭毒碱）
α₁、α₂ 受体激动药（去甲肾上腺素）	二、胆碱酯酶复活药（氯解磷定）
α₁ 受体激动药（去氧肾上腺素）	三、肾上腺素受体阻断药
α₂ 受体激动药（可乐定）	1. α 受体阻断药
2. β₁、β₂ 受体激动药（异丙肾上腺素）	α₁、α₂ 受体阻断药（酚妥拉明）
β₁ 受体激动药（多巴酚丁胺）	α₁ 受体阻断药（哌唑嗪）
β₂ 受体激动药（沙丁胺醇）	α₂ 受体阻断药（育亨宾）
3. α、β 受体激动药（肾上腺素）	2. β 受体阻断药
	无内在活性的 β 受体阻断药（普萘洛尔）
	有内在活性的 β 受体阻断药（吲哚洛尔）
	无内在活性的 β₁ 受体阻断药（阿替洛尔）
	有内在活性的 β₁ 受体阻断药（醋丁洛尔）
	兼有 α 受体的 β 受体阻断药（拉贝洛尔）

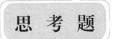

本章小结

传出神经包括自主神经和运动神经。传出神经根据其末梢释放的递质不同分为胆碱能神经和去甲肾上腺素能神经，前者释放乙酰胆碱，后者主要释放去甲肾上腺素。乙酰胆碱和去甲肾上腺素分别与其相应受体结合产生效应。乙酰胆碱受体可分为毒草碱型胆碱受体（M 受体）和烟碱型胆碱受体（N 受体），肾上腺素受体可分为为 α 肾上腺素受体和 β 肾上腺素受体。机体的多数器官都受去甲肾上腺素能神经和胆碱能神经的双重支配，对立统一、协调一致。传出神经系统药物可直接与胆碱受体或肾上腺素受体结合，产生与神经末梢释放的递质效应相似或相反的作用，也可通过影响递质的释放、转运、贮存和转化而产生效应。

题库

思 考 题

1. 简述胆碱能受体和肾上腺素受体的类型、分布和生理效应。
2. 简述传出神经系统药物的作用方式。
3. 传出神经系统药物的分类，并举例说明。
4. ACh 和 NE 合成的关键酶是什么？两者的代谢方式是什么？

（王桐生）

第五章

胆碱能系统激动药

知识要求

1. **掌握** 胆碱能系统激动药的分类；代表药物毛果芸香碱、新斯的明的药理作用、作用机制、临床应用和不良反应；有机磷酸酯类中毒后抢救原则和抢救药物。

2. **熟悉** 易逆性抗胆碱酯酶药、难逆性抗胆碱酯酶药的异同点。

3. **了解** 房水的生成与回流过程；胆碱酯酶水解乙酰胆碱的意义。

能力要求

1. 熟练掌握毛果芸香碱、新斯的明的药理作用与作用机制，具备临床合理使用的能力和具备初步的本类药物药理作用研究的设计能力。

2. 具备从事药理学研究的基本知识与思路，学会应用本章药物药理学作用与不良反应等知识解决培养基本科研能力的问题。

胆碱能系统激动药是指通过影响乙酰胆碱（ACh）与受体的相互作用和 ACh 的释放、代谢等环节，引起胆碱能系统功能亢进，产生拟胆碱作用的药物，故也称为拟胆碱药。该类药物主要包括直接激动胆碱受体的药物（胆碱受体激动药）和通过抑制胆碱酯酶间接引起胆碱能神经兴奋的药物（抗胆碱酯酶药）。此外，有些药物可通过增加神经末梢 ACh 的释放来产生拟胆碱作用，称为促 ACh 释放药。上述药物均可产生拟胆碱作用，使心率减慢、瞳孔缩小、血管扩张、胃肠蠕动及腺体分泌增加等效应，临床上常用于青光眼、肠麻痹和血管痉挛性疾病的治疗。

微课

第一节 胆碱受体激动药

胆碱受体激动药是一类与胆碱受体结合，通过直接激动毒蕈碱型胆碱受体（M 胆碱受体）和（或）烟碱型胆碱受体（N 胆碱受体），产生与乙酰胆碱类似的作用的药物。根据药物与 M 胆碱受体和 N 胆碱受体的选择性和亲和力不同，可分为 M、N 胆碱受体激动药，M 胆碱受体激动药和 N 胆碱受体激动药。按照化学结构的差异可分为胆碱酯类和生物碱类。

一、M、N 胆碱受体激动药

本类药物既作用于节后胆碱能神经支配的效应器内的 M 胆碱受体，也作用于神经节和骨骼肌的 N 胆碱受体。

乙 酰 胆 碱

乙酰胆碱（acetylcholine，ACh）属于胆碱酯类药物，为内源性胆碱能神经递质，也可人工合成，分布较广，具有非常重要的生理功能。其化学性质不稳定，遇水易分解，在体内极易被乙酰胆碱酯酶（AChE）水解。ACh 作用广泛，选择性差，除作为药理学研究的工具药外，无临床实用价值。但如了解其生理、药理作用，将便于胆碱受体激动药和胆碱受体阻断药的学习与掌握。

【药理作用】

1. 毒蕈碱样作用（M 样作用）　静脉注射小剂量 ACh 即能激动 M 胆碱受体，产生与兴奋胆碱能神经节后纤维相似的作用，引起心血管系统抑制（心率减慢、血管舒张、血压下降等），支气管和胃肠道平滑肌兴奋，瞳孔括约肌和睫状肌收缩以及腺体分泌增加等。主要作用如下。

（1）心血管系统

1）减慢心率　亦称负性频率作用。ACh 能使窦房结舒张期动作电位 4 期自动除极化速率减慢，最大复极化电位增加，从而导致动作电位由最大复极化电位到达阈电位的时间延长，去极化发生推迟，故单位时间内去极化减少，心率减慢。

2）减慢房室结和浦肯野纤维传导　即负性传导作用。ACh 可延长房室结和浦肯野纤维的不应期，使其传导减慢。当全身大剂量给予 ACh 时常会发生完全性心脏传导阻滞，这与房室结传导明显抑制密切相关。

3）减弱心肌收缩力　即负性肌力作用。由于胆碱能神经主要分布在窦房结、房室结和心房，心室的胆碱能神经支配较少，故 ACh 对心房收缩的抑制作用明显大于对心室肌的抑制。但 ACh 依然可通过直接抑制作用和间接抑制作用，一定程度上抑制心室收缩力。间接抑制作用主要是由于迷走神经与交感神经末梢紧密相邻，迷走神经末梢所释放的 ACh 可激动交感神经末梢突触前膜 M 胆碱受体，从而抑制交感神经末梢 NA 释放，使心室收缩力减弱。

4）缩短心房不应期　ACh 可缩短心房的有效不应期及动作电位时程（即为迷走神经作用），但对心房肌的传导速度影响不明显。

5）舒张血管　静脉注射小剂量 ACh 可使全身多种血管舒张（如肺血管和冠状血管等），造成血压短暂下降，并伴有反射性心率加快。其舒血管作用机制主要是由于激动血管内皮细胞 M_3 亚型受体，导致内皮依赖性舒张因子（endothelium derived relaxing factor，EDRF）即一氧化氮（NO）释放，从而引起血管平滑肌松弛。但在用过 M 胆碱受体阻断药阿托品后，大剂量 ACh 静注则导致血压升高，这是由于药物促进肾上腺髓质儿茶酚胺释放和交感神经节兴奋所致。

（2）平滑肌

1）胃肠道平滑肌　ACh 可明显兴奋胃肠道，使其收缩张力和幅度增加，胃、肠平滑肌蠕动增加，并可促进胃、肠腺体分泌，导致恶心、呕吐、嗳气、腹痛及排便等症状。

2）泌尿道平滑肌　ACh 可使泌尿道平滑肌蠕动增加，膀胱逼尿肌收缩，增加膀胱最大自主排空压力，使膀胱容积降低，同时膀胱三角区和外括约肌舒张，导致膀胱排空。

（3）眼　ACh 滴眼可致瞳孔收缩，睫状肌收缩，悬韧带放松，晶状体变凸，屈光性增强，远处物体成像在视网膜前，故视近物清楚、视远物模糊（调节痉挛）。

（4）腺体　ACh 可导致泪腺、气管和支气管腺体、唾液腺、消化道腺体（胃腺、小肠腺、胰腺等）和汗腺分泌增加。

2. 烟碱样作用（N 样作用）　剂量稍大时，ACh 还能激动自主神经节（N_N 胆碱受体）和骨骼肌的神经 – 肌肉接头的 N 胆碱受体（N_M 胆碱受体），产生与兴奋全部自主神经节（交感、副交感神经节）和运动神经相似的作用。大剂量 ACh 可使具 N_N 胆碱受体的自主神经节兴奋，引起胃肠道、膀胱等器官的平滑肌兴奋，腺体分泌增加，心肌收缩力加强，小血管收缩，血压升高。但过大剂量的 ACh 则可使神经节从兴奋转入抑制。ACh 激动运动神经运动终板上的 N_M 胆碱受体，引起骨骼肌兴奋收缩。ACh 还能兴奋肾上腺髓质的嗜铬组织（此组织在胚胎发育中与交感神经节的来源相同，受交感神经节前纤维支配），使之释放肾上腺素。由于 ACh 不易进入中枢，故尽管中枢神经系统有胆碱受体存在，但外周给药很少产生中枢作用。

卡巴胆碱

卡巴胆碱（carbachol）又名氨甲酰胆碱，属于合成的胆碱酯类化合物，选择性较差，对 M、N 胆碱受体选择性和作用均与 ACh 相似，能直接激动 M 和 N 受体，也可能促进胆碱能神经末梢释放 ACh 而发挥间接作用。化学性质稳定，不易被 AChE 水解破坏，作用维持时间较长。对膀胱和胃肠道作用明显，可用于手术后腹气胀和尿潴留，但仅采用皮下注射给药，不可采用注射给药。副作用较多，全身给药患者可出现强烈的调节痉挛、头痛、结膜充血及泪腺分泌增多等，阿托品对其解毒效果差，目前主要局部滴眼用于治疗开角型青光眼。禁用于闭角型青光眼、心肌缺血、支气管哮喘和溃疡病患者。

二、M 胆碱受体激动药

天然生物碱类 M 胆碱受体激动药主要包括毛果芸香碱（pilocarpine）、毒蕈碱（muscarine）和槟榔碱（acecoline），胆碱酯类则有氯贝胆碱（bethanechol chloride）和醋甲胆碱（methacholine）。此外，还有天然生物碱类的合成类似物震颤素（oxotremorine），曾用作药理实验的工具药。

毛果芸香碱

微课　　微课

毛果芸香碱（pilocarpine），又名匹鲁卡品。是从毛果芸香属植物中提取出的生物碱，其水溶液稳定，也能人工合成。

【药理作用】能选择性激动副交感神经节后纤维支配的效应器官的 M 胆碱受体，产生 M 样作用，从器官选择性上表现为对眼和腺体的作用最明显，对平滑肌、心血管系统、中枢神经系统也有一定作用。

1. 眼　毛果芸香碱对眼作用明显，注射或局部滴眼后均可引起缩瞳、降低眼内压和调节痉挛等作用。

（1）缩瞳　本品可激动瞳孔括约肌的 M 胆碱受体，导致瞳孔括约肌收缩，瞳孔缩小。

瞳孔是眼睛内虹膜中心的小圆孔，为光线进入眼睛的通道，调节其大小可以控制经瞳孔进入眼内的光线量。虹膜由多单位平滑肌构成，在瞳孔周围的是瞳孔括约肌（环形肌层），收缩时使瞳孔缩小，受动眼神经中的副交感神经纤维支配；虹膜的外周部分是瞳孔开大肌（辐散状肌纤维），收缩时使瞳孔散大，由颈部上行的交感神经纤维支配。毛果芸香碱可激动瞳孔括约肌上的 M 胆碱受体，表现为瞳孔缩小，局部用药后作用可持续数小时至 1 天。

（2）降低眼内压　房水由睫状体非色素上皮细胞产生，主要经扩散及分泌进入后房，再经瞳孔到达前房，然后从前房角的小梁网进入 Schlemm 管后汇入巩膜表面的睫状前静脉，回流到血液循环。另有少部分可从房角的睫状带经由葡萄膜巩膜途径引流和通过虹膜表面隐窝吸收。房水不断生成，又不断回流入静脉，维持了量和成分的稳定，即房水循环（图 5-1），保证了眼内压的正常。毛果芸香碱可通过缩瞳作用使虹膜向中心拉动，虹膜外周变薄，从而使前房角间隙扩大，房水易于回流进入血液循环，使眼内压下降。

（3）调节痉挛　眼的调节功能是指通过睫状肌的收缩，使眼内晶状体弯曲度增加，从而增强了眼的屈光力，使近距离物体在视网膜上形成清晰的图像的功能。眼的调节作用主要依赖于晶状体曲度变化。晶状体囊富有弹性而略呈球形的倾向，由于受到悬韧带的向外牵拉而使其维持在较为扁平的状态。悬韧带又受睫状肌控制，睫状肌主要以动眼神经支配的环状肌纤维为主。当动眼神经兴奋或毛果芸香碱激动睫状肌上的 M 胆碱受体后，睫状肌的环状肌纤维向瞳孔中心方向收缩，造成悬韧带放松，晶状体由于本身弹性变凸，屈光度增加，此时眼睛视近物清晰、视远物模糊，毛果芸香碱的这种作用称为调节痉挛

（图 5 - 2）。

2. 腺体　通过激动汗腺、唾液腺、泪腺等外分泌腺 M 胆碱受体引起分泌增加。对汗腺、唾液腺作用最为明显，其次为泪腺、支气管呼吸道黏膜腺体，也可增加胃腺、胰腺、小肠腺体的分泌。

3. 平滑肌　激动平滑肌细胞上 M 胆碱受体，可引起平滑肌兴奋，张力增加。消化道平滑肌兴奋，肌张力和蠕动均增加，大剂量可致痉挛；支气管平滑肌兴奋，使气管收缩，可诱发哮喘发作；还可使子宫、尿道、膀胱及胆道肌张力也增加。

4. 其他　对心血管系统及其他器官的影响较小，一般情况下并不使心率减慢，血压下降。大剂量（10 ~ 15mg 皮下注射）时亦能出现 N 样作用及兴奋中枢神经系统。

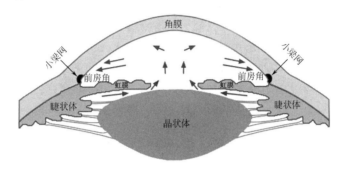

图 5 - 1　房水循环

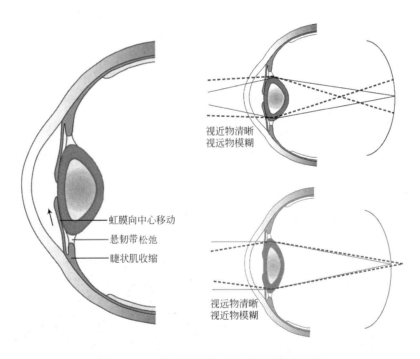

图 5 - 2　M 胆碱受体激动药对眼的调节作用

【临床应用】

1. 青光眼　是一种眼科常见疾病，以眼内压间断或持续增高为主要特征，严重者可致失明。闭角型青光眼（急性或慢性充血性青光眼）患者前房角狭窄，眼内压增高。低浓度的毛果芸香碱（1% ~ 2%）滴眼时，药物易透过角膜进入眼房，能使患者瞳孔缩小，前房角间隙扩大，房水回流通畅，眼内压迅速降低，从而缓解或消除青光眼症状。用药数分钟即可使眼内压降低，作用可持续 4 ~ 8 小时。但高浓度毛果芸香碱可加重患者症状，故不宜使用。毛果芸香碱也对开角型青光眼（慢性单纯性青光眼）的早期有一定疗效。开角型青光眼无前房角狭窄和闭塞情况，而是由于小梁网本身及巩膜静脉窦发生变性或硬化，阻碍了房水循环，引起眼内压升高。毛果芸香碱可通过扩张巩膜静脉窦周围的小血管以及收缩睫状肌后，小梁网结构发生改变，有利于房水循环通畅而使眼内压下降。

知识链接

青 光 眼

　　青光眼（glaucoma）是以眼内压升高为特征的眼科常见疾病，是导致人类失明的三大致盲眼病之一。正常人的眼压为 10~21mmHg，眼压 >24mmHg 为高眼压。视盘出现大而深的凹陷是青光眼常见的体征之一。持续的高眼压会损害眼球各部分组织和视功能，如不及时治疗，最终可致失明。可分为 4 种类型：先天性青光眼、原发性青光眼、继发性青光眼、混合型青光眼。各种类型的青光眼的临床表现及特点各不相同。青光眼引起的视功能损伤是不可逆的，后果极为严重。一般来说，青光眼是不能预防的，但如能早期发现、早期诊断和早期治疗，绝大多数患者可终身保持有用的视功能。

　　2. 虹膜睫状体炎　通过缩瞳作用，使虹膜向中心拉动，与扩瞳药反复交替使用，可防止虹膜与晶状体粘连。

　　3. 其他　口服可用于颈部放射后的口腔干燥，但在增加唾液分泌的同时，汗液分泌也明显增加。散瞳后使用毛果芸香碱滴眼液，可抵消睫状肌麻痹药或扩瞳药的作用；还可用于治疗调节性内斜视。还可用于解救抗胆碱药阿托品类药物中毒，可采用皮下注射，一次 2mg。

　　【不良反应】

　　（1）频繁滴眼或使用过量可出现 M 胆碱受体过度兴奋症状，如出汗、流涎、恶心、呕吐、小支气管痉挛和肺水肿等，可用阿托品对症治疗。滴眼液浓度不能过高，用滴眼液滴眼时应将下眼睑拉成杯状，同时用示指压迫内眦，以免药液经鼻泪管流入鼻腔而吸收中毒。

　　（2）毛果芸香碱能促进消化腺及汗腺大量分泌，故可能导致严重脱水的便秘患者脱水加剧，故用药前应灌服盐类泻药以软化粪便并补液。

　　（3）用药后瞳孔缩小及调节痉挛可使视力下降，产生暂时性近视，并可出现眼痛、眉弓部疼痛等症状。

　　（4）长期应用可引起强直性瞳孔缩小、虹膜后粘连、虹膜囊肿、白内障及近视程度加深等。

案例分析

　　【实例】患者，女，64 岁。3 天前突然感觉右侧剧烈头痛、眼球胀痛，视力极度下降。

　　查体：右眼视力 4.6，右眼睫状充血，角膜浑浊，前房浅，瞳孔直径 7mm，对光反应消失。右眼压 55mmHg，左眼正常。诊断为右眼急性闭角型青光眼。

　　治疗：2% 毛果芸香碱半小时一次频点右眼，2 小时后自觉头痛、眼胀减轻，视力有所恢复。但 4 小时后患者出现全身不适、流泪、流涎、上腹不适而急诊求治。查体：右眼视力 4.8，左眼 5.1。右眼睫状充血（++）、瞳孔约 2mm 大小，对光反应较弱。右眼眼压 36mmHg，左眼基本正常。

　　【问题】根据患者病情改变，用药 4 小时后患者出现全身不适、流泪、流涎、上腹不适的原因是什么？

【分析】该患者为右眼急性闭角型青光眼，瞳孔扩大，眼压增高，对光反射消失。诊断明确，采用毛果芸香碱滴眼治疗，利用 M 胆碱受体激动药毛果芸香碱缩瞳、降低眼内压的药理作用治疗闭角型青光眼，药物选用正确。但治疗方案采用 2% 毛果芸香碱半小时一次频点右眼，出现 2 小时后自觉症状缓解，4 小时后全身不适、流泪、流涎、上腹不适，上述表现为短时间内毛果芸香碱过量中毒所致，为过度激活 M 胆碱受体引起的 M 样作用。

毒蕈碱

毒蕈碱（muscarine）是一种天然生物碱，最初从捕蝇蕈中分离提取，但含量极低。但在丝盖伞菌属和杯伞菌属中含有高的毒蕈碱成分。

毒蕈碱为经典 M 胆碱受体激动药，其效应与节后胆碱能神经兴奋症状相似。食用含毒蕈碱的野生蕈类后，在 30～60 分钟内即可出现毒蕈碱样中毒症状，表现为体内多种腺体分泌增加和平滑肌收缩所产生的症状和体征，如多汗、流涎、流泪、鼻溢、肺部干湿啰音、呼吸困难、恶心呕吐、腹痛腹泻、肠鸣音亢进、尿频尿急、大小便失禁、瞳孔缩小、视物模糊、血管平滑肌张力降低导致血压下降和休克等。由于其作用强度远大于 Ach，且毒性较大，故不能作为药物。解救方法：①洗胃；②阿托品 1～2mg，每隔 30 分钟肌内注射一次。

氯贝胆碱

氯贝胆碱（bethanechol chloride）选择性作用于 M 胆碱受体，仅具毒蕈碱样作用，作用时间较 ACh 持久。口服有效，也可皮下注射。对胃肠道和膀胱平滑肌的选择性较高，对心血管系统几无影响。临床上主要用于手术后腹气胀、术后及产后的非阻塞性尿潴留以及其他原因所致的胃肠道或膀胱肌张力减低。

醋甲胆碱

醋甲胆碱（methacholine）对 M 胆碱受体具有相对选择性，作用较 ACh 持久。对心血管系统作用明显，对胃肠道及膀胱平滑肌作用较弱，也可收缩支气管平滑肌。主要用于口腔黏膜干燥症，也可用于房性心动过速，但非首选，应在其他治疗无效时再用。还可用于外周血管痉挛性疾病，如雷诺病及血栓闭塞性脉管炎。

三、N 胆碱受体激动药

N 胆碱受体有 N_N 和 N_M 两种亚型，N_N 受体分布于交感神经节、副交感神经节和肾上腺髓质；N_M 受体分布于骨骼肌。N 胆碱受体激动药有烟碱、洛贝林（山梗菜碱）、四甲铵和二甲基苯哌嗪等。

烟碱

烟碱（nicotine，尼古丁）是一种存在于茄科植物（茄属）中的生物碱，是 N 胆碱受体激动药的代表，对 N_N 和 N_M 受体及中枢神经系统均有作用，由于烟碱作用广泛、复杂，故无临床实用价值，仅具有毒理学意义。

烟碱脂溶性极强，可经皮吸收。其兴奋自主神经节 N_N 胆碱受体的作用呈双相性，即给药后首先对神经

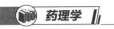

节产生短暂的兴奋作用，随后对该受体呈持续性抑制作用。烟碱对神经 – 肌肉接头 N_M 受体的作用与其对神经节 N_N 受体作用类似，其阻断作用可迅速掩盖其激动作用而产生肌麻痹。

第二节 抗胆碱酯酶药

乙酰胆碱酯酶（acetylcholinesterase，AChE），亦称真性胆碱酯酶，主要存在于胆碱能神经末梢突触间隙，可在胆碱能神经末梢、效应器接头或突触间隙等部位将 ACh 水解为胆碱和乙酸，是水解 ACh 所必需的酶。抗胆碱酯酶药（anticholinesterase agents）是指能与 AChE 牢固结合，干扰 AChE 的水解作用而抑制其活性，造成胆碱能神经末梢释放的 ACh 降解减慢而在突触间隙内堆积，刺激突触后膜上的 M、N 胆碱受体，从而产生拟胆碱作用（M 样作用和 N 样作用）的药物。根据抗胆碱酯酶药与 AChE 结合后水解速度的快慢，可将其分为两类：易逆性抗胆碱酯酶药（新斯的明、吡斯的明、毒扁豆碱等）和难逆性抗胆碱酯酶药（有机磷酸酯类，具毒理学意义）。

一、易逆性抗胆碱酯酶药

（一）易逆性抗胆碱酯酶药的一般特性

微课

【作用机制】多数易逆性抗胆碱酯酶药分子结构中都含有带正电荷的季铵基团和酯结构，能以静电引力与 AChE 的阴离子部位结合，同时药物分子中的羰基碳与 AChE 酯解部位的丝氨酸羟基形成共价键，生成药物与 AChE 的复合物。然后药物中的二甲氨基甲酰基转移到丝氨酸羟基，复合物进而裂解生成二甲氨基甲酰化 AChE。由于二甲氨基甲酰化 AChE 水解速度较乙酰化 AChE 慢，故 AChE 的水解 ACh 活性暂时性消失，导致 ACh 水解障碍和堆积。但随着时间的延长，二甲氨基甲酰化 AChE 中的二甲氨基甲酰化丝氨酸可缓慢水解，最后形成二甲氨基甲酸和复活的 AChE。上述水解过程比难逆性抗胆碱酯酶药有机磷酸酯类短，因此属于易逆性抗胆碱酯酶药。

【药理作用】该类药物由于是通过抑制了乙酰胆碱的水解，导致更多的乙酰胆碱与 M、N 胆碱受体结合，因此药理作用与乙酰胆碱相似，都可以产生 M 样和 N 样作用。

1. 眼 本类药物可使位于虹膜边缘的瞳孔括约肌收缩和睫状肌收缩，导致瞳孔缩小和睫状肌调节痉挛，使视力调节在近视状态。缩瞳的同时对光反射一般不消失，且晶状体调节障碍时间比缩瞳时间短。缩瞳作用可在几分钟内显现，30 分钟达最大效应，持续数小时至数天不等。还可促使房水回流，从而使升高的眼内压下降。结膜用药时可使结膜充血。

2. 胃肠道 对胃肠道有兴奋作用，但不同药物对胃肠平滑肌作用不同。新斯的明可促进胃的收缩及胃酸分泌，还可促进小肠、大肠（尤其是结肠）的活动，促进肠内容物排出。因此对胃肠张力下降患者有一定疗效，但胃溃疡患者慎用。新斯的明可拮抗阿托品所致的胃张力下降及增强吗啡对胃的兴奋作用，当支配胃的双侧迷走神经被切断后，新斯的明上述作用即被减弱。

3. 骨骼肌神经 – 肌肉接头 大多数强效抗胆碱酯酶药对骨骼肌的主要作用是通过其抑制神经 – 肌肉接头处的 AChE，但亦有一定的直接兴奋作用。如动脉内注射新斯的明和毒扁豆碱，使药物进入长期去神经 – 肌肉或进入有正常神经支配，但 AChE 活性被不可逆抑制的肌肉，此时新斯的明引起兴奋作用，而毒扁豆碱无此作用，提示前者具有直接兴奋骨骼肌作用，一般认为抗胆碱酯酶药可逆转由竞争性神经 – 肌肉阻滞药引起的肌肉松弛，但并不能有效拮抗由除极化型肌松药（如琥珀胆碱）引起的肌肉麻痹。

4. 其他作用 低剂量的抗胆碱酯酶药可增敏胆碱能神经冲动所致的腺体分泌作用，如泪腺、汗腺、唾液腺、支气管腺体、胃腺、小肠腺及胰腺等，上述腺体均受胆碱能节后纤维支配，较高剂量抗胆碱酯酶药则增加腺体的基础分泌率；抗胆碱酯酶药还可引起细支气管和输尿管平滑肌收缩；另外对心血管系统也有影响，可引起心率减慢，心输出量下降，大剂量尚见血压下降；本类药物对中枢各部位有一定兴奋作用，但高剂量时，常可引起抑制或麻痹，与血氧过低密切相关。

【临床应用】

1. 重症肌无力　是一种由神经－肌肉接头处传递功能障碍所引起的自身免疫性疾病，临床表现为部分或全身骨骼肌无力和易疲劳，活动后症状加重，经休息后症状减轻。易逆性抗胆碱酯酶药是治疗重症肌无力的常规药物，但仅为对症治疗的药物，不能单药长期应用，剂量必须控制在能改善临床症状为宜，作用时间较短，需反复给药。常用药物有新斯的明、吡斯的明、安贝氯铵等。

2. 腹气胀、尿潴留　常用新斯的明治疗，新斯的明能兴奋胃肠道平滑肌及膀胱逼尿肌，促进排气和排尿，常用于减轻由手术或其他原因引起的腹气胀及尿潴留。

3. 阵发性室上性心动过速　在压迫眼球或颈动脉窦等兴奋迷走神经措施无效时，可用新斯的明，通过其拟胆碱作用减慢心率。

4. 竞争性神经－肌肉阻滞药过量时的解毒　对非去极化型骨骼肌松弛药如筒箭毒碱过量中毒导致的肌肉松弛，可用新斯的明、依酚氯铵和加兰他敏进行解毒。

5. 青光眼　毒扁豆碱、地美溴铵对眼的选择性高，滴眼后能缩小瞳孔，降低眼内压，收缩睫状肌而引起调节痉挛等，可局部用于青光眼的治疗。

6. 阿尔茨海默病（alzheimer disease，AD）　是一种以记忆减退为主要表现，伴有其他认知功能损害的获得性智能减退。研究发现，AD 患者中枢皮层下区域存在胆碱能神经元功能缺陷，因此可用增加中枢神经系统内胆碱能神经递质的方法来治疗该病。常用药物为他克林和多奈哌齐，均为中枢易逆性抗胆碱酯酶药，能较长时间滞留在中枢，可逆性地抑制中枢 AChE 活性，增加中枢 ACh 的浓度而改善 AD 患者的认知功能。

知识链接

重症肌无力

重症肌无力（myasthenia gravis，MG）是一种主要累及神经－肌肉接头突触后膜上 Ach 受体的自身免疫性疾病。主要原因为机体对自身突触后运动终板的 N_M 受体产生免疫反应，在患者血清中可见抗 N_M 受体的抗体，从而导致 N_M 受体数目减少。患病初期，患者往往感到眼或肢体酸胀不适，或视物模糊，容易疲劳，天气炎热或月经来潮时疲乏加重。随着病情发展，骨骼肌明显疲乏无力，显著特点是肌无力于下午或傍晚劳累后加重，晨起或休息后减轻，此种现象称之为"晨轻暮重"。

【不良反应】主要为胆碱能神经过度兴奋导致，过量可产生恶心、呕吐、腹痛、肌肉颤动、癫痫样发作、抽搐、呼吸抑制等，静注过快可引起头痛、晕眩、乏力、视物模糊、恶心及心动过缓等。可用 M 受体阻断药阿托品对抗其 M 样症状。禁用于机械性肠梗阻、尿路梗死和支气管哮喘患者。

（二）常用药物

新 斯 的 明

【药理作用】新斯的明（neostigmine）能可逆性地抑制 AChE 活性而发挥完全拟胆碱作用，即可激动 M、N 胆碱受体，产生 M 样和 N 样作用。化学结构中具有季铵基因，故口服吸收少而不规则，一般口服剂量为皮下注射量的 10 倍以上。对骨骼肌兴奋作用最强，除可通过抑制 AChE 而发挥作用外，还能直接激动骨骼肌运动终板上的 N_M 受体和促进运动神经末梢释放 ACh，增强骨骼肌收缩力。对胃肠平滑肌兴奋作用也较强，可促进胃、小肠、大肠的活动，加快食物消化和肠内容物排出。生物利用度低；不易透过

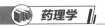

血 - 脑屏障，无明显的中枢作用；溶液滴眼时，不易透过角膜进入前房，故对眼的作用也较弱；此外，对心血管及支气管平滑肌作用也较弱。

【临床应用】临床上可用于重症肌无力、术后腹气胀和尿潴留、青光眼、阵发性室上性心动过速和解救非除极化型肌松药中毒。除严重和紧急情况外，一般采用口服给药，因需经常给药，故要掌握好剂量，以免因过量转入抑制，引起"胆碱能危象"，使肌无力症状加重。如疗效不够满意时，可并用糖皮质激素制剂或硫唑嘌呤等免疫抑制药。

【不良反应】治疗量时不良反应较少，过量可产生恶心、呕吐、腹痛、肌肉颤动等，其 M 样作可用阿托品对抗。禁用于机械性肠梗阻、尿路梗阻和支气管哮喘患者。

吡 斯 的 明

【药理作用】吡斯的明（pyridostigmine）又名美斯的浓（pyridostigmini bromidium）。为易逆性的抗胆碱酯酶药，作用类似于新斯的明，能可逆性抑制 AChE 的活性，导致突触间隙中乙酰胆碱破坏减少而大量积聚。对运动终板上的 N_M 受体有直接兴奋作用，且能促进运动神经末梢释放乙酰胆碱，从而提高胃肠道、支气管平滑肌和全身骨骼肌的肌张力。起效缓慢，作用较新斯的明弱但维持时间较久。N 样作用较为明显，M 样作用较弱，约为新斯的明的 1/100；副作用小，安全范围大，较少引起胆碱能危象。

【临床应用】主要用于治疗重症肌无力，亦可用于治疗麻痹性肠梗阻和术后尿潴留，因肌力改善作用维持较久，故适于晚上用药。

【不良反应】与新斯的明相似，但 M 样作用较轻。大剂量口服可见腹泻、恶心、呕吐、多汗等。大剂量应用本药治疗重症肌无力患者可出现精神异常。心绞痛、支气管哮喘、机械性肠梗阻及尿路梗阻患者禁用。

毒 扁 豆 碱

【药理作用】毒扁豆碱（physostigmine）又名依色林（eserine），1864 年从非洲西部产的一种豆科植物毒扁豆的种子中提取得到的一种生物碱，现已能人工合成。水溶液不稳定，滴眼剂应以 pH 4 ~ 5 的缓冲液配制，否则易氧化成红色，疗效减弱，刺激性增大，应保存在棕色瓶内。作用与新斯的明相似，但无直接激动受体作用。其结构为叔胺类化合物，口服及注射都易吸收，易通过黏膜吸收，也易于透过血 - 脑屏障进入中枢。0.5% 溶液滴眼时，作用类似于毛果芸香碱，但更强而持久，表现为瞳孔缩小，眼内压下降。吸收后外周作用与新斯的明相似，表现为 M、N 胆碱受体激动作用，进入中枢后亦可抑制中枢 AChE 活性而产生作用。

【临床应用】临床主要用于治疗青光眼。与毛果芸香碱相比，本药奏效较快，刺激性亦较强，长期给药时，患者不易耐受，可先用本药滴眼数次后，改用毛果芸香碱维持疗效。

【不良反应】本药滴眼后可致睫状肌收缩导致调节痉挛，并可出现头痛。滴眼后 5 分钟即出现缩瞳，眼内压下降作用可维持 1 ~ 2 天，调节痉挛现象消失较快。滴眼时应压迫内眦，以免药液流入鼻腔后吸收中毒。本药全身毒性反应较新斯的明严重，对中枢神经系统，小剂量兴奋，大剂量抑制，中毒时可引起呼吸麻痹。

加 兰 他 敏

加兰他敏（galanthamine）属可逆性抗胆碱酯酶药，体外抗 AChE 作用较弱，效价约为毒扁豆碱的 1/10，但选择性强，作用时间长。易透过血 - 脑屏障，故中枢作用较强。可用于治疗重症肌无力（疗效不如新斯的明），小儿麻痹症的恢复期及后遗症期，面神经或桡神经麻痹等感觉或运动障碍的治疗，也可用于术后肠麻痹、尿潴留，还可作为手术麻醉后的催醒剂及箭毒的解毒药。近年国外将其用于轻、中度症状的老年性痴呆，提高患者认知功能、改善学习和记忆障碍。加兰他敏副作用少，无心、肝、肾毒性，故可以长期服用。常见恶心、呕吐等胃肠道反应，在适应或停药后可消失。偶有过敏反应。剂量过大可出现心动过缓、头晕、腹痛、流涎等反应，严重者可用阿托品对抗。

地 美 溴 铵

地美溴铵（demecarium bromide）是一种作用时间较长的易逆性抗胆碱酯酶药，抗 AChE 作用快、持久，滴眼后 15 ~ 60 分钟使瞳孔缩小，24 小时眼内压降低达高峰，可持续 1 周或 9 天以上。主要用于青光眼治疗，特别适用于治疗无晶状体畸形的开角型青光眼及对其他药物无效的青光眼患者。

他 克 林

他克林（tacrine）脂溶性高，易透过血 – 脑屏障，能可逆性抑制中枢 AChE 活性，主要用于 AD 的治疗。为第一代可逆性抗胆碱酯酶药，通过抑制 AChE 而增加 ACh 的含量，既能抑制血浆中的 AChE，又可抑制脑组织中的 AChE，增加脑内 ACh 含量；他可林还能激动 M 胆碱受体和 N 胆碱受体，增加大脑皮质和海马的 N 胆碱受体密度，并且能促进脑组织对葡萄糖的利用，改善学习、记忆能力。因此，他克林对 AD 的治疗作用是多方面共同作用的结果。在 AD 的治疗中与磷脂酰胆碱合用，可延缓病程 6 ~ 12 个月，提高患者的认知能力和自理能力。最常见的不良反应为肝毒性及消化道反应。

多 奈 哌 齐

多奈哌齐（donepezil）是中枢第二代易逆性抗胆碱酯酶药，是唯一同时被美国 FDA 和英国 MCA 批准上市的适用于轻、中度 AD 对症治疗的长效药物。已在 40 多个国家和地区上市，可改善 AD 患者的认知功能。对 AChE 的选择亲和力比对丁酰胆碱酯酶（BChE）强 1250 倍，能明显抑制脑组织中的 AChE，且对中枢神经毒性比他克林小；作用机制机可能还与其对肽的处置、神经递质受体或 Ca^{2+} 通道的直接作用有关。对外周 AChE 抑制作用较弱，对心肌或小肠平滑肌无作用。最常见的不良反应是轻微和短暂的腹泻、恶心和失眠，无需停药，在 1 ~ 2 天内可缓解。不影响茶碱、西咪替丁、华法林或地高辛的清除；与拟胆碱药和其他抑制剂有协同作用，而与抗胆碱药有拮抗作用。

二、难逆性抗胆碱酯酶药

有机磷酸酯类

有机磷酸酯类（organophosphate）与 AChE 结合牢固，不易被水解，使酶的活性难以恢复，造成体内 ACh 持久聚集，中毒，所以不能用作药物，只是毒物。有机磷酸酯类主要是农业和环境卫生中使用的杀虫剂有机磷酸酯类农药，如敌百虫（dipterex）、乐果（rogor）、马拉硫磷（malathion）、敌敌畏（DDVP）和内吸磷（E1059）等，杀虫效力好，毒性大。口服有机磷农药引起的中毒是目前临床上最常见的中毒原因，此外，职业性中毒者多为经皮肤、呼吸道吸收引起中毒。

知识链接

有机磷酸酯类毒力分级

根据毒力强弱，有机磷酸酯类大致分为四类。

低毒类：敌百虫、乐果、马拉硫磷等。

强毒类：敌敌畏。

剧毒类：对硫磷、内吸磷。

极毒类：主要包括用作战争毒气的沙林（sarin）、梭曼（soman）和塔崩（tabun）等。本类药物临床治疗价值不大，主要为毒理学意义。

【中毒机制】有机磷酸酯类的磷原子具有亲电子性，可以与 AChE 的酯解部位丝氨酸羟基上的氧原子以共价键结合形成磷酰化 AChE（结合程度较易逆性抗胆碱酯酶药更牢固），若不及时抢救，AChE 可在几分钟或几小时内"老化"，即磷酰化 AChE 的磷酰化基团上的一个烷氧基断裂，生成更为稳定的单烷氧基磷酰化 AChE，此时即使使用 AChE 复活药，也难以恢复酶的活性，必须等待新生的 AChE 出现，才可水解 ACh，此过程可能需要 15～30 天时间。因此一旦有机磷酸酯类中毒，必须迅速抢救，而且要持续进行。

【体内过程及中毒途径】有机磷酸酯类在胃肠道、呼吸道、皮肤和黏膜都可吸收。经胃肠道吸收是最主要的中毒途径，多由误食农药引起。许多有机磷酸酯类容易挥发，在生产农药的工人或长期接触农药的人员中，容易经呼吸道吸入中毒；皮肤沾染了一定量的有机磷酸酯类时，也可引起全身性中毒。吸收后可分布全身，以肝浓度最高，大部分经肾排泄，一般不易蓄积。

【中毒表现】有机磷酸酯类中毒时，体内 AChE 活性被抑制，胆碱能神经末梢正常释放的递质 ACh 不能被有效地水解，从而导致 ACh 在体内大量堆积。中毒症状主要为 M、N 样症状，即为急性胆碱能危象（acute cholinergic crisis）。

1. 急性中毒　主要表现为对胆碱能神经突触（包括胆碱能神经节后神经末梢及自主神经节部位）、胆碱能神经 – 肌肉接头和中枢神经系统的影响。

（1）对胆碱能神经突触的影响　主要是副交感神经末梢兴奋所致的平滑肌痉挛和腺体分泌增加，即毒蕈碱样症状（M 样症状）。当有机磷酸酯类被呼吸道吸入后，全身中毒症状可在数分钟内出现。当人体吸入或经眼接触毒物蒸汽或气雾剂后，眼和呼吸道症状可首先出现，表现为瞳孔明显缩小、眼球疼痛、结膜充血、视物模糊、眼眉疼痛。随着药物的吸收，由于血压下降所致的交感神经兴奋作用，缩瞳作用可能并不明显，但可见泪腺、鼻腔腺体、唾液腺等腺体分泌作用增加。呼吸系统症状还包括胸腔紧缩感及呼吸困难。当毒物由胃肠道摄入时，胃肠道症状可首先出现，表现为厌食、恶心、呕吐、腹泻等。当毒物经皮肤吸收中毒时，则首先可见与吸收部位最临近区域出汗及肌束颤动。严重中毒时，可见自主神经节先兴奋后抑制的状态，产生复杂的自主神经综合效应，常可表现为口吐白沫、呼吸困难、流泪、大汗淋漓、心率减慢和血压下降。

（2）对胆碱能神经 – 肌肉接头的影响　主要为烟碱样症状的表现，ACh 在骨骼肌神经 – 肌肉接头处过度蓄积和刺激，表现为颜面、眼睑、舌、四肢和全身骨骼肌发生肌无力和不自主肌纤维抽搐、震颤，甚至全身肌肉强直性痉挛。患者常有全身紧束和压迫感，而后发生肌力减退和瘫痪。严重者可有呼吸肌麻痹，造成周围性呼吸衰竭。此外由于交感神经节受乙酰胆碱刺激，其节后交感神经纤维末梢释放儿茶酚胺使血管收缩，引起血压增高、心率加快和心律失常。

（3）对中枢神经系统的影响　除了脂溶性极低的毒物外，其他毒物均可进入血 – 脑屏障而产生中枢作用，表现为先兴奋、不安、头晕、头痛、疲乏、烦躁不安，继而出现惊厥，后可转为抑制，出现意识模糊、谵妄、抽搐和昏迷等症状。

2. 慢性中毒　多发生于长期接触农药的人员，主要表现为血中 AChE 活性持续明显下降。临床表现为头痛、头晕、失眠、乏力等神经衰弱症后群和腹胀、多汗，偶有肌束颤动及瞳孔缩小。

3. 其他表现　敌敌畏、敌百虫、对硫磷、内吸磷等接触皮肤后可引起过敏性皮炎，并可出现水疱和脱皮，严重者可出现皮肤化学性烧伤，影响预后。有机磷农药滴入眼部可引起结膜充血和瞳孔缩小。

【中毒诊断及防治】

1. 诊断　严重急性中毒的诊断主要依据有机磷酸酯类毒物接触史和临床体征，如口服有机磷农药、农业生产中皮肤接触或吸入有机磷农药雾滴等。中毒发病时间与毒物品种、剂量和侵入途径密切相关。可测定红细胞和血浆中的 AChE 活性来明确诊断急性中毒的程度。

2. 预防　按照预防为主的方针，建立健全的农药生成、运输、储存、销售及保管制度。同时加强安全宣传教育，加强农药生产、使用人员的劳动保护措施和安全教育，让群众了解有机磷农药的作用和危害，正确保管，合理使用，切勿与生活用品混放，以免被误服。

3. 急性中毒的治疗

（1）现场急救　尽快清除毒物是挽救患者生命的关键。发现中毒时，应立即把患者移出现场。对由皮肤吸收者，应立即去除被污染的衣服，并在现场用大量清水反复冲洗皮肤。对于意识清醒的经口中毒者，应首先抽出胃液和毒物，立即在现场反复实施催吐。眼部染毒者，可用2%碳酸氢钠溶液或0.9%盐水冲洗数分钟。绝不能不做任何处理就直接将患者送去医院，否则会增加毒物的吸收而加重病情。

（2）清除体内毒物

1）洗胃　彻底洗胃是切断毒物继续吸收的最有效方法，口服中毒者用清水、2%碳酸氢钠溶液（敌百虫忌用）或1∶5000高锰酸钾溶液（对硫磷忌用）反复洗胃，直至洗清为止。由于毒物不易排净，故应保留胃管，定时反复洗胃，直至洗出液中无农药味。敌百虫口服中毒时不用碱性溶液洗胃，因其在碱性溶液中可转化为毒性更强的敌敌畏；对硫磷中毒时，不可用高锰酸钾洗胃，以防氧化成毒性更大的对氧磷。

2）灌肠　有机磷农药重度中毒，呼吸受到抑制时，不能用硫酸镁导泻，避免镁离子大量吸收而加重呼吸抑制。

3）吸附剂　洗胃后让患者口服或胃管内注入活性炭，活性炭在胃肠道内不会被分解和吸收，可减少毒物吸收，并能降低毒物的代谢半衰期，增加其排泄率。

4）血液净化　治疗重度中毒中具有显著效果，包括血液灌流、血液透析及血浆置换等，可有效清除血液中和组织中释放入血的有机磷农药，提高治愈率。

（3）解毒药物

1）阿托品　为治疗急性有机磷酸酯类中毒的特异性、高效能解毒药物，能迅速对抗体内 ACh 的 M 样作用，即可对抗有机磷酸酯类中毒的平滑肌松弛、腺体分泌抑制、心率加快和瞳孔扩大等，减轻或消除有机磷酸酯类中毒引起的恶心、呕吐、腹痛、大小便失禁、支气管分泌增多、呼吸困难、出汗、瞳孔缩小、心率减慢和血压下降等。由于阿托品对中枢的烟碱受体无明显作用，故对有机磷酸酯类中毒引起的中枢症状，如惊厥、躁动不安等对抗作用较差。阿托品应尽量早期给药，并根据中毒情况采用较大剂量以促进药物进入血－脑屏障而发挥中枢作用。对重度或中度重度患者，必须采用阿托品与 AChE 复活药合并应用的治疗措施。

2）AChE 复活药　是一类能使被有机磷酸酯类抑制的 AChE 恢复活性的药物。这些都是肟类化合物，可以通过促进 AChE 恢复水解 ACh 的活性，减少 ACh 的堆积，因此对 M 样症状、N 样症状和中枢神经系统症状均有效，不但可以使单用阿托品不能有效控制症状的严重中毒病例得到解救，也可以显著缩短中毒的疗程。常用的药物有碘解磷定、氯解磷定和双复磷。

碘 解 磷 定

碘解磷定（pralidoxime iodide，PAM）化学名称为1－甲基－2－吡啶甲醛肟碘化物，为最早应用的 AChE 复活药。水溶性较低，水溶液不稳定，久置可释放出碘。

【药理作用】碘解磷定进体内后，可与 AChE 生成磷酰化 AChE 和解磷定的复合物，后者进一步裂解为磷酰化解磷定，同时 AChE 游离出来，恢复其水解 ACh 的活性。此外，碘解磷定也能与体内游离有机磷酸酯类直接结合，成为无毒的磷酰化碘解磷定，由尿排出，从而阻止游离的毒物继续抑制 AChE 活性。该药只对中毒时间不长、形成不久的磷酰化酶有重活化作用，如已经过一定时间，磷酰化酶已老化后则不能被重活化，AChE 的活性则难以恢复。故应用肟类重活化剂治疗有机磷类中毒时，用药越早越好。

【临床应用】碘解磷定对不同有机磷酸酯类中毒疗效存在差异，如对内吸磷、对硫磷、马拉硫磷和乙硫磷等中毒疗效较好，对敌敌畏、敌百虫和塔崩疗效较差，而对梭曼、乐果中毒则无效。对轻度有机磷酸酯类中毒，可单独应用碘解磷定或阿托品以控制症状；中度、重度有机磷酸酯类中毒时则必须合并应用阿托品，因其对体内已蓄积的 ACh 几无作用。静脉给药后，血中很快达到有效浓度，大剂量时还能通过血-脑屏障进入脑组织，由肾很快排出，无蓄积中毒现象。

碘解磷定对骨骼肌的作用最为明显，能迅速控制肌束颤动；对自主神经系统功能的恢复较差；对中枢神经系统的中毒症状也有一定的改善作用。

【不良反应】一般治疗量时，不良反应少见。剂量过大或静脉注射速度过快时，可产生轻度乏力、视物模糊、复视、眩晕、头痛、恶心、呕吐和心率加快等症状。由于本药含碘，可引起口苦、咽痛和对注射部位有刺激性。不良反应较氯解磷定多，作用也较弱，且碘解磷定只能静脉注射，故目前已较少使用。

氯 解 磷 定

氯解磷定（pralidoxime cholide，PAM-Cl）的药理作用和用途与碘解磷定相似，但水溶性好，水溶液较稳定，可肌内注射或静脉注射给药。该品在碱性溶液中易分解，忌与碱性药物混合或同时注射。

【药理作用】作用快，于肌注后 1~2 分钟即开始见效。能与磷酰化 AChE 作用，恢复 AChE 的活性，但如中毒时间超过 36 小时，AChE 已被有机磷酸酯类"老化"则复活作用效果甚差。对慢性有机磷杀虫药中毒抑制的 AChE 无复活作用。分子结构中含有季铵基团，还能与游离的有机磷酸酯类直接结合，成为无毒的化合物排出体外；对慢性有机磷酸酯类中毒抑制的 AChE 无复活作用。

【临床应用】可单独应用治疗轻度有机磷中毒，中度、重度中毒时应与阿托品合用，并要及时治疗。严重中毒时应先静注后，再静滴给药。总量不宜超过 10g（严重患者例外）。该品对有机磷酸酯类引起的烟碱样（N 样）症状作用明显，而对毒蕈碱样（M 样）症状作用较弱，对中枢神经系统症状作用不明显。

【不良反应】较碘解磷定小，肌内注射部位有轻微酸痛，偶见轻度头痛、头晕、恶心、呕吐和视物模糊等，肾功能障碍者慎用。静注速度过快也可引起轻度乏力、视物模糊、复视、心动过速等，过大剂量可致肌肉-神经传导阻滞。由于其使用方便，不良反应较碘解磷定少，故临床上较为常用。

第三节　促乙酰胆碱释放药

氨 吡 啶

氨吡啶（fampridine）是一种新型的钾离子通道拮抗药，可选择性抑制突触前膜上的 K^+ 通道，引起继发性 Ca^{2+} 内流，增加神经末梢 ACh 的释放，表现出拟胆碱作用。静脉给药可逆转非去极化型肌松药或肉毒杆菌中毒导致的神经-肌肉阻滞，还可用于治疗肌无力、脑脊髓多发性硬化、脊髓损伤和 AD 等多种神经性疾病。该药能通过阻滞无髓鞘神经轴突暴露的钾通道而恢复神经传导功能，能以浓度依赖方式增加Ⅰ型星形细胞、神经元和骨骼肌胞质中游离钙浓度。临床试验发现，氨吡啶能改善共济失调患者的行走，使动作灵巧和改善视力。此外，氨吡啶也被用作钙离子通道阻滞药维拉帕米过量的特效解毒药。

胆碱能系统激动药也称为拟胆碱药，根据作用机制的不同，主要分为 3 大类：胆碱受体激动药，抗胆碱酯酶药和促乙酰胆碱释放药。胆碱受体激动药根据药物与 M 胆碱受体和 N 胆碱受体的选择性和亲和力不同，可分为 M、N 胆碱受体激动药，M 胆碱受体激动药和 N 胆碱受体激动药；抗胆碱酯酶药根据抗胆碱酯酶药与 AChE 结合后水解速度的快慢，可将其分为两类：易逆性抗胆碱酯酶药和难逆性抗胆碱酯酶药。

本类药物可使心率减慢、瞳孔缩小、血管扩张、胃肠蠕动及分泌增加，临床上常用于青光眼、肠麻痹和血管痉挛性疾病的治疗。难逆性抗胆碱酯酶药临床治疗价值不大，主要为毒理学意义。患者中毒可表现为过度 M 样症状、N 样症状的急性胆碱能危象以及中枢神经系统症状。治疗药物常选用 M 胆碱受体（阿托品等）和 AChE 复活药（碘解磷定、氯解磷定）。

题库

1. 去除神经支配的眼滴入毛果芸香碱和毒扁豆碱后分别会出现什么结果？为什么？
2. 新斯的明的临床应用有哪些？这些应用的依据分别是什么？
3. 有机磷农药中毒的原理是什么？可用哪些药物对抗？为什么？
4. 有机磷中、重度中毒为什么必须将 M 受体阻断药与胆碱酯酶复活药反复交替应用？

（钱海兵）

PPT

胆碱受体阻断药

胆碱受体阻断药（anticholinergic drugs），又称抗胆碱药。能与胆碱受体结合却不产生或极少产生拟胆碱作用，但可阻止 ACh 或拟胆碱药与胆碱受体结合，从而产生抗胆碱作用。

按其对 M 和 N 受体选择性不同，胆碱受体阻断药可分为 M 胆碱受体阻断药和 N 胆碱受体阻断药两大类。

1. M 胆碱受体受体阻断药 能特异性地阻断节后胆碱能神经所支配的效应器细胞膜上的 M 胆碱受体，产生抗 ACh 或与 M 受体激动药相反的作用。主要用于治疗内脏绞痛，又称平滑肌解痉药。常用药物有阿托品、山莨菪碱、东莨菪碱等。

2. N 胆碱受体阻断药 能特异性阻断神经节上 N_1 胆碱受体或骨骼肌运动终板膜上的 N_2 胆碱受体，产生抗 ACh 或与 N 受体激动药相反的作用。N_1 胆碱受体阻断药又称为神经节阻滞药，代表性药物有美加明、樟磺咪芬等。N_2 胆碱受体阻断药又称为骨骼肌松弛药，代表性药物有琥珀胆碱、筒箭毒碱等。

第一节 M 胆碱受体阻断药

根据对 M 受体亚型选择性的不同，M 受体阻断药分为非特异性 M 受体阻断药，如阿托品类生物碱及人工合成解痉药；特异性 M_1 受体阻断药，如哌仑西平等。

一、阿托品类生物碱

阿托品类生物碱包括阿托品、山莨菪碱、东莨菪碱、樟柳碱等，多从茄科植物颠茄（*Atropa belladonna* L.）、曼陀罗（*Datura stramonium* L.）、洋金花（*Datura* sp.）以及莨菪（*Hyoscyamus niger* L.）等天然植物中提取的生物碱。M 胆碱受体阻断药的作用与其化学结构有关，通常左旋体较右旋体作用强。氧桥具有较强中枢镇静作用，而托品环上的羟基则可减弱中枢镇静作用。阿托品和山莨菪碱均无氧桥，故中枢镇静作用弱，且山莨菪碱在托品环上多了一个羟基，几无中枢镇静作用。东莨菪碱和樟柳碱均含有氧桥，且东莨菪碱在托品环上少一个羟基，故其中枢镇静作用强（图6-1）。

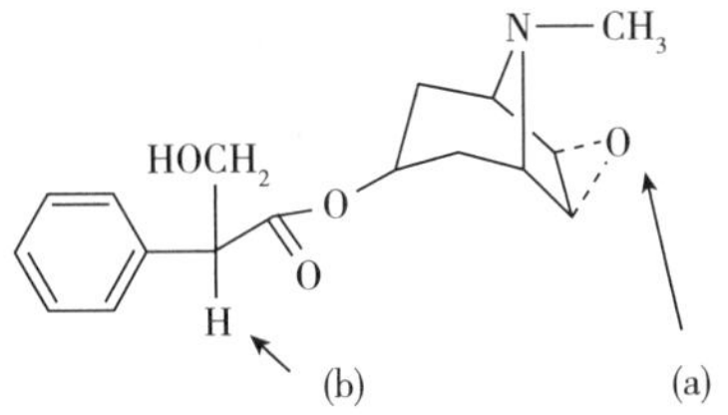

图6-1 阿托品类生物碱的基本化学结构示意图
阿托品：（a）没有氧；东莨菪碱：（a）有氧；樟柳碱：（a）有氧，（b）为羟基

阿 托 品

微课

阿托品（atropine）于1831年从颠茄植物分离提纯。天然存在于植物的生物碱是不稳定的左旋莨菪碱，药用阿托品是在提取过程中，经化学处理得到稳定的消旋莨菪碱。

【药理作用】 阿托品是非选择性的M受体阻断药，对M_{1-5}各受体亚型均有阻断作用。大剂量也可阻断神经节N_1受体，中毒剂量则兴奋中枢。不同器官对阿托品敏感性有差异，随剂量的递增，依次出现对腺体、眼、平滑肌、心脏等的作用。

1. 腺体 阿托品可抑制多种腺体的分泌，对不同腺体分泌的抑制作用强度不同。其中，唾液腺和汗腺对阿托品最敏感，小剂量（0.3~0.5mg）即能引起口干、皮肤干燥，剂量较大或环境温度升高时，可引起体温升高。阿托品也可抑制泪腺及呼吸道分泌。较大剂量阿托品还可减少胃液分泌，但对胃酸的浓度影响较小，因为阿托品不能阻断胃泌素和非胆碱能神经递质对胃酸的分泌作用。阿托品对胰液、肠液的分泌基本上无作用。

2. 眼

（1）扩瞳 阿托品阻断瞳孔括约肌上的M受体，去甲肾上腺素能神经支配的瞳孔开大肌占优势，使其向外缘收缩，瞳孔扩大。

（2）升高眼内压 由于瞳孔扩大后虹膜退向周围边缘，虹膜根部增厚，前房角间隙变窄，房水回流受阻，房水积聚而致眼内压升高。

（3）调节麻痹 阿托品阻断睫状肌上M受体，使睫状肌松弛而退向外缘，悬韧带拉紧，晶状体变扁平，屈光度降低，近距离物体不能清晰地成像于视网膜上，视近物模糊，视远物清楚，固定于远视，即调节麻痹。这些作用无论局部给药还是全身给药均可出现。

3. 平滑肌 阿托品能松弛多种内脏平滑肌，其作用与平滑肌的状态及部位相关。对过度活动或痉挛的平滑肌松弛作用更明显，而对正常活动的平滑肌影响较小。阿托品对胃肠道平滑肌的作用最明显，可迅速降低痉挛的胃肠道平滑肌的蠕动幅度和频率；也可使尿道和膀胱逼尿肌的张力和收缩幅度降低；对胆管、输尿管和支气管平滑肌的作用较弱；对子宫平滑肌影响较小。阿托品对括约肌作用常较弱或不恒定，主要取决于括约肌的机能状态，如胃幽门括约肌痉挛时，有一定的松弛作用。

4. 心血管系统

（1）心脏作用 治疗量（0.4~0.6mg）的阿托品可使部分患者心率短暂、轻度减慢，一般每分钟减少4~8次，这可能是由于阿托品阻断了副交感神经节后纤维上的M_1受体（即突触前膜M_1受体），抑制了负反馈，使ACh释放增加所致。较大剂量（1~2mg）的阿托品可阻断窦房结上M_2受体，解除了迷走神经对心脏窦房结的抑制作用，从而引起心率加快。心率加快的程度取于迷走神经张力的高低，在迷走神经张力高的健康青壮年心率加快明显，在迷走神经张力低的婴幼儿及老年人，即使大剂量的阿托品对心率的影响也不大。

（2）血管作用　因大多数血管缺乏胆碱能神经支配，故治疗量阿托品对血管和血压无明显影响。但较大剂量的阿托品可解除外周及内脏小血管痉挛，尤其对皮肤血管的扩张最显著，表现为皮肤潮红和温热。当微循环小血管痉挛时，大剂量阿托品有明显的解痉作用，能改善微循环，增加组织的血流灌注量，缓解组织缺氧状态。此扩血管作用机制不能用阿托品的 M 受体阻断作用来解释。可能与阿托品抑制细胞内钙释放和抑制细胞外钙内流，以及促进血管内皮释放内皮依赖性的超极化因子有关。

5. 中枢神经系统　治疗量（0.5～1.0mg）阿托品对中枢神经系统的作用不明显，较大剂量（1.0～2.0mg）可轻度兴奋大脑和延髓，更大剂量（2.0～5.0mg）则能明显兴奋大脑，引起烦躁不安、谵语，中毒剂量（10.0mg 以上）能引起幻觉、定向障碍、运动亢进甚至惊厥等。严重中毒则易由兴奋转入抑制，出现昏迷与呼吸、循环衰竭而致死亡。

【体内过程】阿托品口服吸收迅速，1 小时后血药浓度达峰值，作用持续 3～4 小时。吸收后很快分布于全身组织，也能通过胎盘进入胎儿血液循环。肌内注射 24 小时内有 85%～88% 以原型或代谢产物经肾排泄。因通过房水循环排出较慢，滴眼后其作用可持续数天至 2 周。

【临床应用】

1. 缓解平滑肌痉挛　阿托品适用于各种内脏绞痛，能迅速缓解胃肠绞痛，还可用于遗尿症及膀胱刺激症状如尿频、尿急，疗效较好。对胆绞痛及肾绞痛疗效较差，常需与阿片类镇痛药如哌替啶合用。阿托品不宜用于平喘，因其舒张支气管平滑肌同时抑制腺体分泌，而使呼吸道分泌物黏稠度增加不易排出，不利于平喘。

2. 抑制腺体分泌　皮下注射阿托品，可减少呼吸道腺体及唾液腺的分泌，防止分泌物阻塞呼吸道而引起的窒息或吸入性肺炎的发生，常用于全身麻醉前给药。也可用于严重的盗汗和流涎症。治疗量阿托品对胃酸分泌影响较小，但有解痉作用，故可作为消化性溃疡的辅助用药。

3. 眼科

（1）虹膜睫状体炎　0.5%～1% 阿托品滴眼，可松弛瞳孔括约肌及睫状肌，使之充分休息，有利于炎症消退。与缩瞳药交替使用，可预防虹膜与晶状体的粘连和发生瞳孔闭锁。

（2）眼底检查　阿托品滴眼，使瞳孔扩大，有利于眼底检查。但其扩瞳作用维持 1～2 周，调节麻痹时间长（2～3 天），故已少用。目前常用作用时间较短的后马托品替代。

（3）验光配镜　阿托品使睫状肌的调节功能充分麻痹，晶状体固定，以便准确检验出晶状体的屈光度。但由于视力恢复较慢，现已少用，常用作用时间较短的后马托品替代。儿童的睫状肌调节功能较强，只有充分地调节麻痹，才能正确地检验屈光度，因此儿童验光仍需应用阿托品。

4. 缓慢型心律失常　阿托品可用于迷走神经过度兴奋所致窦性心动过缓、窦房传导阻滞、房室传导阻滞等缓慢型心律失常，也可治疗窦房结功能低下而出现的室性异位节律。但剂量过大则加快心率，并可引起室颤。

5. 休克　在补充血容量的前提下，大剂量阿托品能解除小血管痉挛、改善微循环，使回心血量及有效循环血量增加，血压回升，有助于抗休克。可用于治疗暴发型流行性脑脊髓膜炎、中毒性菌痢、中毒性肺炎等所致的休克。但休克伴有心率过速或高热时，一般不用阿托品。由于阿托品副作用较多，目前多用山莨菪碱取代之。

6. 解救有机磷农药中毒及某些毒蕈碱中毒　主要对抗有机磷酸酯类中毒时的 M 样症状。详见第五章。

【不良反应】阿托品药理作用广泛，不良反应多。临床上应用其一种作用时，其他作用均可成为副作用。常见的有口干、便秘、视物模糊、心悸、皮肤潮红、体温升高、眩晕、排尿困难等，一般停药后便会逐渐消失，无需特殊处理。剂量过大或误服颠茄果、曼陀罗果、洋金花及莨菪的根茎时可出现明显中枢中毒，除副作用症状加重外，可出现烦躁不安、多言、谵妄、幻觉及惊厥等症状。严重中毒可由中枢兴奋转入抑制而出现昏迷、呼吸麻痹而致死。

阿托品中毒的解救主要为对症治疗。如口服中毒，可采用洗胃、导泻等处理措施，同时用毛果芸香碱、毒扁豆碱对抗其外周作用；中枢症状明显时，可用镇静药或抗惊厥药如地西泮、苯巴比妥对抗中枢兴奋症状；如果呼吸已转入抑制，则采用人工呼吸和吸氧。

【禁忌证】因阿托品可升高眼内压，故青光眼者禁用。阿托品可使尿道括约肌收缩而加重排尿困难，故前列腺肥大者禁用。慢性心功能不全、甲亢、溃疡性结肠炎患者应慎用阿托品。心肌梗死并发心动过缓、房室阻断时，大剂量阿托品可过度阻断迷走神经反可导致室性心动过速、心室纤颤，故应少量使用。因阿托品抑制汗腺分泌，高温状态下易致体温升高，故使用时要注意。

山莨菪碱

山莨菪碱（anisodamine）是我国学者从茄科植物山莨菪（唐古特莨菪）中分离出的一种左旋体生物碱，也称654，临床常用其人工合成品，称之654-2。因其脂溶性低，口服吸收差，临床多肌内注射。

【药理作用】与阿托品相比，山莨菪碱具有明显的外周抗胆碱作用，对平滑肌解痉选择性较高，作用强度与阿托品相似或略低。大剂量时也能解除小血管痉挛，增加组织灌注，改善微循环。抑制唾液的分泌和扩瞳作用仅为阿托品的1/20～1/10。不易透过血-脑屏障，中枢兴奋作用不明显。

【临床应用】

1. **感染中毒性休克** 如暴发性流行性脑脊髓膜炎、中毒性痢疾等引起的休克，需与抗菌药合用。
2. **平滑肌痉挛** 胃、肠道平滑肌痉挛，胆道痉挛等。
3. **血管性疾病** 如脑血栓、脑血管痉挛、血管性头痛、血栓闭塞性脉管炎等。
4. **各种神经痛** 如三叉神经痛、坐骨神经痛等。
5. **其他** 可用于治疗眩晕病、眼疾患者，如中心视网膜炎、突发性耳聋等。

案例分析

【实例】患者，女性，60岁。有左肾结石病史5个月，因突然发作的腰腹部剧烈疼痛、尿血入院。

体格检查：体温36.8℃，脉搏86次/分，呼吸21次/分，血压120/75mmHg。神志清楚，腹部压痛，左腰部有明显叩击痛。实验室检查：血常规检查正常，尿常规检查见明显红细胞，B超和腹部平片检查均提示左肾结石。

治疗：经肌内注射10mg山莨菪碱和75mg哌替啶后，症状明显缓解。

【问题】为何选用山莨菪碱联合哌替啶治疗？

【分析】该患者的症状是因肾结石引起的肾绞痛，故在治疗上宜选择平滑肌解痉药和镇痛药，如外周的胆碱受体阻断药阿托品、山莨菪碱。与阿托品相比，山莨菪碱具有明显的外周抗胆碱作用，对平滑肌选择性较高，作用强度与阿托品相似或略低，但其抑制唾液的分泌和扩瞳作用仅为阿托品的1/20～1/10，用于解痉时不良反应较阿托品少。但肾绞痛的疼痛剧烈，单独使用山莨菪碱疗效较差，应联合麻醉性镇痛药哌替啶进行止痛。

【不良反应】本品毒性小，不良反应与阿托品相似，有口干、面红、轻度扩瞳、视近物模糊等，个别患者有心率加快及排尿困难，多数在1～3小时内消失。脑出血急性期、前列腺肥大及青光眼禁用。

东莨菪碱

东莨菪碱（scopolamine）是从洋金花中提取得到的左旋体生物碱。

【药理作用】东莨菪碱外周抗胆碱作用与阿托品相似，仅在作用强度上略有差异。其中抑制腺体分泌作用较阿托品强，扩瞳和调节麻痹作用较阿托品稍弱，且起效迅速，消失快。对心血管及胃肠、支气管平滑肌的作用较弱。东莨菪碱能通过血－脑屏障，中枢抗胆碱作用强于阿托品，小剂量就有明显的镇静作用，较大剂量产生催眠作用，大剂量甚至可使意识消失，进入浅麻醉状态。东莨菪碱对呼吸中枢具有兴奋作用。

【临床应用】

1. 麻醉前给药　其中枢镇静及抑制腺体分泌作用强于阿托品，因此较阿托品更适用于麻醉前给药。

2. 防晕止吐　用于晕车晕船，与苯海拉明合用能增加效果，但已出现晕动症状再用药则疗效差。也可用于妊娠或放射病所致呕吐。

3. 帕金森病　有缓解流涎、震颤和肌肉强直的效果。

4. 其他　可用于减轻吗啡类依赖的戒断症状。

【不良反应】在治疗量即可引起中枢抑制，表现为困倦、遗忘、疲乏、快动眼睡眠时间缩短等。本药有欣快感，易造成药物依赖性。

本类药物除阿托品、山莨菪碱和东莨菪碱外，尚有樟柳碱（anisodine），其药理作用及临床应用相似（表6－1）。

表6－1　常用阿托品类生物碱作用比较

药物	作用特点	临床用途	不良反应
阿托品	松弛平滑肌，抑制腺体分泌，扩瞳、升眼压、调节麻痹，兴奋心脏，扩张小血管，兴奋中枢	内脏绞痛、眼科、麻醉前给药、抗休克、抗心律失常、解救有机磷农药中毒	口干、皮肤干燥、视物模糊、心悸、散瞳、便秘、排尿困难等。青光眼禁用
山莨菪碱	解痉作用选择性高，可改善微循环，抑制唾液分泌、扩瞳作用较阿托品弱	胃肠绞痛、感染中毒性休克等	同阿托品
东莨菪碱	镇静和抑制腺体分泌作用强于阿托品，防晕吐，中枢抗胆碱	麻醉前给药、抗晕动病、帕金森病	口干，偶见视物模糊
樟柳碱	中枢抑制作用较强，但略逊于东莨菪碱，外周抗胆碱作用与山莨菪碱相似	血管神经性头痛、脑血管疾病引起的急性瘫痪、震颤麻痹等	口干、视物模糊、头晕，偶见暂时性黄视等

二、阿托品的合成代用品

为提高选择性，减少不良反应，通过对阿托品进行化学结构改造，合成了一系列选择性较高的阿托品代用品，包括合成扩瞳药、合成解痉药、特异性 M_1 受体阻断药。

（一）合成扩瞳药

临床常用的合成扩瞳药有后马托品（homatropine）、托吡卡胺（tropicamide）、尤卡托品（eucatropine）和环喷托酯（cyclopentolate），均为短效 M 受体阻断药。与阿托品相比，具有起效快、扩瞳和调节麻痹的持续时间短的特点，适用于扩瞳、检查眼底和验光。四种合成扩瞳药的作用比较见表6－2。

表6－2　四种合成扩瞳药的作用比较

药物	扩瞳作用		调节麻痹作用	
	高峰（min）	消退（d）	高峰（min）	消退（d）
阿托品	30～40	7～10	1～3	7～12
后马托品	40～60	1～3	0.25	1～3
托吡卡胺	20～40	0.25	0.25	<0.25
环喷托酯	30	1	1.0	0.25～1.0

（二）合成解痉药

1. 季铵类解痉药　与阿托品类生物碱相比，季铵类解痉药具有以下特点：①脂溶性低，口服吸收差；②不易通过血－脑屏障，故少有中枢神经系统的作用；③对胃肠道平滑肌解痉作用较强，且可不同程度地减少胃液分泌；④具有神经节阻断作用，可引起直立性低血压、阳痿等不良反应；⑤中毒量可致神经肌肉阻断，引起呼吸麻痹。常用药有溴丙胺太林（propantheline bromide）、奥芬溴铵（oxyphenonium bromide）、戊沙溴铵（valethamate bromide）、格隆溴铵（glycopyrrolate）、地泊溴铵（diponium bromide）和喷噻溴铵（penthienate bromide）等，均可用于缓解内脏平滑肌痉挛，可作为消化性溃疡的辅助用药。

溴 丙 胺 太 林

溴丙胺太林又称普鲁本辛（probanthine），对胃肠道 M 受体有较高的选择性，治疗量对胃肠道平滑肌的解痉作用较强，较大剂量能抑制胃酸分泌和减少各种腺体分泌。主要用于胃、十二指肠溃疡、胃肠痉挛、泌尿道痉挛、胃炎、胰腺炎等，也可用于妊娠呕吐、遗尿症。主要不良反应有轻度口干、便秘、视物模糊、心悸、排尿困难等。

2. 叔胺类解痉药　有如下特点：①脂溶性高，口服易吸收；②易于透过血－脑屏障产生中枢作用；③具有阿托品样胃肠道解痉作用，还可抑制胃酸分泌。常用药有贝那替秦（benactyzine）、双环维林（dicycloverine）、羟苄利明（oxyphencyclimine）等，这些药物均有非特异性内脏平滑肌解痉作用。

贝 那 替 秦

贝那替秦又称胃复康。能缓解平滑肌痉挛，抑制胃酸分泌，此外还有安定作用以及抗心律失常作用。适用于兼有焦虑症的消化性溃疡病患者，亦可用于肠蠕动亢进及膀胱刺激征患者。不良反应有口干、头晕、嗜睡等。

（三）选择性 M_1 受体阻断药

阿托品类生物碱，大多数对 M 受体亚型缺乏选择性，因此应用时不良反应较多。选择性 M_1 受体阻断药对 M_1 受体亚型的选择性高，不良反应明显减少。常用的药物有哌仑西平（pirenzepine）、替仑西平（telenzepine）等。

哌 仑 西 平

哌仑西平（pirenzepine）可选择性阻断胃壁细胞上的 M_1 受体，抑制胃酸的分泌，降低胃蛋白酶活性，临床主要用于胃和十二指肠溃疡的治疗。口服吸收差，生物利用度约为 26%，与食物同服可减少其吸收，故应在餐前服用。与 H_2 受体阻断药合用可增强疗效。不易透过血－脑屏障，故无阿托品样中枢兴奋作用。有研究认为，哌仑西平还可用于支气管阻塞性疾病的治疗，可能与其拮抗迷走神经功能有关。副作用较少，治疗剂量时较少出现口干和视物模糊。

第二节　N 胆碱受体阻断药

一、N_1 胆碱受体阻断药

能特异性地与神经节 N_1 胆碱受体结合，阻断神经节传递功能，故又称为神经节阻断药（ganglipleyic blocking drugs or ganglionic blocking drugs）。目前常用的药物有季铵类的六甲双铵（六烃季铵，hexametho-

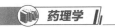

nium，C_6）以及非季铵类的美加明（mecamylamine）和咪噻吩（阿方那特，trimetaphan）等。

【药理作用】神经节阻断药对交感和副交感神经节均有阻断作用，作用广泛而复杂，其综合效应主要依两类神经对器官支配的优势而定。

1. 心血管系统　在血管以交感神经支配占优势，故用药后表现为小动脉扩张，外周阻力降低，静脉血管扩张，回心血量减少，血压明显下降，直立时尤为显著。在窦房结以副交感神经的控制占优势，用药后可使心率轻度加快。

2. 眼　睫状肌和虹膜以副交感神经的支配占优势，用药后有散瞳和调节麻痹作用。

3. 平滑肌和腺体　胃肠道、膀胱平滑肌及腺体以副交感神经的支配占优势，故用药后可出现便秘、尿潴留、口干等症状。

【临床应用】用于麻醉时控制血压，以减少手术区出血。也可用于主动脉瘤手术中的降压。偶用于其他降压药无效的急进型高血压脑病和高血压危象患者。因这类药物作用广泛，不良反应多，临床除美卡拉明和樟磺咪芬外，其他已较少用。

【不良反应】因降压作用强而快，剂量过大可因血压下降过剧引起心、脑、肾等器官供血不足，或使反射性血压调节失灵而导致体位性低血压，故冠脉功能不全、脑血管硬化、肾功能障碍患者禁用，轻、中度高血压患者一般不宜使用。

二、N_2 胆碱受体阻断药

N_2 胆碱受体阻断药能选择性地与骨骼肌运动终板膜上的 N_2 受体结合，阻断神经 - 肌肉接头信息的正常传递，导致肌张力下降，肌肉松弛，故又称为骨骼肌松弛药（muscle relaxant），简称肌松药。根据其作用方式和特点，可分为除极化型和非除极化型两大类。

（一）除极化型肌松药

除极化型肌松药又称非竞争型肌松药，能与运动终板膜上的 N_2 受体结合，使终板产生与 ACh 相似而持久的除极化，终板长期处于不应期状态，从而使 N_2 受体对 ACh 的反应减弱或消失，导致骨骼肌松弛。其机松作用有两个时相：持久除极化相和脱敏感阻滞相。

除极化型肌松药特点为：①用药后可出现短时肌束颤动，与药物对不同部位的骨骼肌除极化出现的时间先后有关；②连续用药可产生快速耐受性；③抗 AChE 药不仅不能对抗其肌松作用，反而使之加强；④治疗量无神经节阻断作用，反而有兴奋作用。代表药是琥珀胆碱（succinylcholine）。

琥 珀 胆 碱

琥珀胆碱又称司可林（scoline），由琥珀酸和两分子胆碱组成，在碱性溶液中易破坏。

【药理作用】琥珀胆碱起效快（1 分钟），持续时间短（5 分钟），剂量易控制。用药后由于不同部位的骨骼肌除极化的时间不一致，因此常先出现短暂的不协调的肌束颤动，然后迅速转为松弛，肌松作用以颈部、四肢和腹部肌肉最明显，舌、咽喉及咀嚼肌次之，呼吸肌松弛作用最不明显。

【体内过程】琥珀胆碱口服不吸收，注射进入体内后迅速被血浆和肝中的假性胆碱酯酶，即丁酰胆碱酯酶水解为琥珀单胆碱，肌松作用显著减弱，再进一步水解为琥珀酸和胆碱，肌松作用完全消失。新斯的明可抑制假性胆碱酯酶活性从而使琥珀胆碱水解减少，肌松作用延长。因此，琥珀胆碱过量中毒禁用新斯的明解救。2% 的药物以原型，其余以代谢物的形式从尿中排泄。

【临床应用】适用于气管内插管、气管镜、食管镜等短时肌松作用的操作，也可用作全麻时的辅助药，在较浅麻醉下使骨骼肌完全松弛，从而减少全麻药的用量，提高手术的安全性。此药个体差异较大，应视情况调整剂量和给药速度。

【不良反应】

1. 窒息　过量易引起致呼吸肌麻痹，临床应用时需备有人工呼吸机。

2. 肌束颤动　产生肌松作用前有短暂的肌束颤动，有25%～50%患者在手术后出现肩胛部、胸腹部的肌肉疼痛，可能为肌束颤动损伤肌梭所致，3～5天可自愈。

3. 血钾升高　骨骼肌细胞持久除极化，释放大量 K^+，引起高钾血症，因此血钾升高的患者（如广泛软组织损伤、烧伤、恶性肿瘤、脑血管意外、肾功能不全等）禁用，以免因高钾血症导致心搏骤停。

4. 心血管反应　静脉连续滴注或剂量较大可兴奋迷走神经，使心率减慢，甚至血压下降和心脏停搏等。

5. 其他　用药后引起眼外肌痉挛性收缩，升高眼内压，故青光眼和眼内压升高倾向者禁用。与氨基糖苷类抗生素合用，肌松作用增强，易致肌肉麻痹。遗传性血浆假性胆碱酯酶活性缺乏者，常用量的琥珀胆碱可引起中毒反应，故禁用。严重肝肾功能不全、电解质紊乱等患者禁用。

（二）非除极化型肌松药

能与ACh竞争性地结合运动终板膜上的 N_2 胆碱受体，本身并无内在活性，能竞争性阻断ACh的除极化作用，从而导致骨骼肌松弛，又称竞争型肌松药（competitive muscular relaxant）。

非除极化型肌松药特点为：①阻断 N_2 受体，骨骼肌松弛前无肌肉兴奋现象；②抗胆碱酯酶药如新斯的明可对抗其肌松作用，过量时可用适量的新斯的明解救；③吸入性全麻药和氨基糖苷类抗生素能增强和延长本类药物的作用；④肌松作用可被同类药物所增强；⑤有不同程度的神经节阻断作用和促组胺释放作用。常用的药物有筒箭毒碱、加拉碘铵及泮库溴铵类。

筒 箭 毒 碱

筒箭毒碱（tubocurarine）是从南美洲马钱子科和防己科植物中提取出的季铵类生物碱，右旋体具较强药理活性。

> **知识链接**
>
> ### 箭　毒
>
> "箭毒"一词有两种含义。其一指涂抹在箭矢或标枪、飞镖上的有毒物质，通常是土著人用于狩猎或者战争，其毒性迅猛；其二专指氯化筒箭毒碱及其化学类似物或有相似生理活性的物质。各地土著人使用的箭毒成分不尽相同，有提炼自马钱子的番木鳖碱，有提炼自植物见血封喉或洋地黄及夹竹桃科植物的强心苷类，最后就是南美土著从防己科植物 Chondrodendron 中提取出来用于狩猎的箭毒。临床使用的肌肉松弛剂箭毒与上述的最后一个有关。在多数情况下，人们提到的有关医药的箭毒均指此类。

【**药理作用**】其肌松作用从眼和头面部小肌肉开始，继之为颈部、四肢和躯干部肌群，最后是肋间肌，如剂量过大可累及膈肌，可因呼吸肌麻痹而死亡。大剂量能阻断 N_1 受体，促进组胺释放，引起血压短暂下降，心率减慢，支气管痉挛。

【**体内过程**】该药口服难吸收，静脉注射后3～4分钟产生肌松作用，作用可维持80～120分钟。少部分在肝脏代谢，大部分以原型从肾脏排出。体内再分布较多，故重复给药需减少药量以免蓄积中毒。

【**临床应用**】作为全身麻醉的辅助用药。由于该药药源有限，作用时间长，肌松作用不易逆转，且不良反应较多，现已少用。

泮库溴铵类

泮库溴铵类是近年研制出的较为安全的非除极化型肌松药，包括泮库溴铵（panecuronium）、维库溴

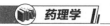

铵（vecuronium）、阿曲库铵（atracurium）等。不阻断神经节上的 N_1 受体，也较少促进组胺释放，故不良反应较少。目前已基本取代了传统的简箭毒碱。此类药物静脉注射，适用于各类手术、气管插管术、破伤风及惊厥时的肌肉松弛。新斯的明可有效地对抗其肌松作用。重症肌无力患者禁用。

非除极化型肌松药的作用比较，详见表 6 – 3。

表 6 – 3 非去极化肌松药的作用特点比较

药物	肌松特点	起效时间（min）	持续时间（min）
简箭毒碱	长效	4 ~ 6	80 ~ 120
阿曲库铵	中效	2 ~ 4	30 ~ 40
多库氯铵	长效	4 ~ 6	90 ~ 120
米库氯铵	短效	2 ~ 4	12 ~ 18
泮库溴铵	长效	4 ~ 6	120 ~ 180
哌库溴铵	长效	2 ~ 4	80 ~ 120
罗库溴铵	中效	1 ~ 2	30 ~ 40
维库溴铵	中效	2 ~ 4	30 ~ 40

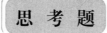

本章小结

胆碱受体阻断药可分为 M 胆碱受体阻断药和 N 胆碱受体阻断药两大类。M 受体阻断药分为非特异性 M 受体阻断药和特异性 M_1 受体阻断药。N 胆碱受体阻断药包括 N_1 胆碱受体阻断药和 N_2 胆碱受体阻滞药。

非特异性 M 受体阻断药包括阿托品类生物碱及人工合成解痉药，特异性 M_1 受体阻断药有哌仑西平等。N_1 胆碱受体阻断药作用广泛，不良反应多，主要用于麻醉时控制血压，及其他降压药无效的急进型高血压脑病和高血压危象患者。N_2 胆碱受体阻断药包括除极化型和非除极化型两大类。除极化型肌松药主要用作全身麻醉辅助药，琥珀胆碱为较常用。非除极化型肌松药主要用于各类手术、气管插管术以及破伤风、惊厥等肌肉松弛，常用药为泮库溴铵类。

思 考 题

题库

1. 试述阿托品、山莨菪碱和东莨菪碱药理作用的异同点。
2. 试述阿托品的主要不良反应、过量中毒的表现及解救措施。
3. 试述非除极化型肌松药和除极化型肌松药的异同点。

（王桐生）

第七章

肾上腺素受体激动药

肾上腺素受体激动药（adrenoceptor agonists）是一类能与肾上腺素受体结合并激动受体的药物，因其产生与肾上腺素相似的作用，故又称拟肾上腺素药（adrenomimetics）。它们在化学结构和药理作用与交感胺相似，故旧称拟交感胺类药（sympathomimetic amines）。本类药物主要通过激活突触前、后膜或靶细胞上的肾上腺素受体或促进去甲肾上腺素能神经末梢释放递质而发挥广泛的药理作用。

第一节 构–效关系和分类

一、构–效关系

肾上腺素受体激动药的基本化学结构是 β–苯乙胺，当苯环、α 位或 β 位碳原子的氢及末端氨基被不同基团取代时，可产生多种衍生物。这些基团可影响药物对 α、β 受体的亲和力及激动受体的能力，还会影响药物的体内过程（表 7–1）。

β–苯乙胺　　　　　儿茶酚胺

1. 苯环 苯环上酚羟基的存在一般使激动 α 和 β 受体的活性增强，尤以 3′,4′–二羟基化合物的活性最强。当苯环上 3′,4′ 位各带有 1 个酚羟基时，称为儿茶酚胺（catecholamine，CA）类。但此类化合物极易受儿茶酚胺氧位甲基转移酶（COMT）的代谢而失活，所以不能口服，如肾上腺素。如把酚羟基除去，则失去了儿茶酚胺结构，作用减弱，但具有不被 COMT 破坏的性质，故体内消除减慢，作用时间延长。

例如麻黄碱的苯环没有羟基，其作用强度为肾上腺素的1/300~1/100，而作用时间延长7~10倍。仅有一个羟基的去氧肾上腺素其作用强度和作用时间则介于肾上腺素和麻黄碱之间。两个羟基之间的空间距离加大，作用时间延长，如沙丁胺醇。如以其他环状结构代替苯环，则其对外周肾上腺素受体的激动作用仍保留，但中枢兴奋作用降低，甚至转为抑制作用，如萘甲唑啉和羟甲唑啉。

2. 碳链　苯环和氨基间的碳链长度以两个碳原子为最佳，碳链增长或缩短均使作用降低。大部分肾上腺素激动药的α碳原子上没有取代基，少数药物带有1个甲基，则由苯乙胺类变为苯异丙胺类，其外周肾上腺素受体激动作用减弱而中枢兴奋作用加强，不易被单胺氧化酶（MAO）破坏，稳定性增加，作用时间延长，如麻黄碱和间羟胺。

3. 氨基　氨基氢原子的取代基与药物对α和β肾上腺素受体的选择性有关。无取代基如去甲肾上腺素主要激动α受体，对β受体作用微弱，当取代基逐渐增大，从甲基到叔丁基，α效应趋于减弱，β效应则逐渐加强。如去甲肾上腺素的一个氨基氢被甲基取代形成肾上腺素，其对β受体的激动作用加强，如被异丙基取代形成异丙肾上腺素，则在加强β受体激动作用的同时，α受体激动作用大大减弱。再如被更大的基团取代，形成沙丁胺醇和特布他林等，则几乎无α激动作用，而且进一步提高了其对β₂受体的选择性。

表7-1　常用肾上腺素受体激动药的化学结构

药物			$\overset{H}{\underset{\beta}{C}}-$	$\overset{H}{\underset{\alpha}{C}}-$	NH
儿茶酚胺类					
肾上腺素	3-OH	4-OH	OH	H	CH₃
去甲肾上腺素	3-OH	4-OH	OH	H	H
异丙肾上腺素	3-OH	4-OH	OH	H	CH(CH₃)₂
多巴胺	3-OH	4-OH	H	H	H
多巴酚丁胺	3-OH	4-OH	H	H	H₃C–CH–(CH₂)₂–⬡–OH
非儿茶酚胺类					
间羟胺	3-OH	H	OH	CH₃	H
去氧肾上腺素	3-OH	H	OH	H	CH₃
甲氧明	2-OCH₃	5-OCH₃	OH	CH₃	H
麻黄碱	H	H	OH	CH₃	CH₃
沙丁胺醇	3-CH₂OH	4-OH	OH	H	C(CH₃)₃
特布他林	3-OH	5-OH	OH	H	C(CH₃)₃
美芬丁胺	H	H	H	C(CH₃)₂*	CH₃
苯丙胺	H	H	H	CH₃	H

说明：＊取代α碳

4. 光学异构体　α和β位碳原子上如被其他基团取代，可形成光学异构体。β碳原子为手性中心，其构型对药物活性有显著影响。天然肾上腺素受体激动药的β碳原子均为R构型，左旋体。合成药物也均以R构型为活性体，如合成的β碳原子发生消旋化，生成外旋体，活性仅为左旋体的1/2，转变为S构型则失活。在α碳上形成的左旋体，外周作用较强，如左旋去甲肾上腺素比右旋体作用强10倍以上。

在 α 碳形成的右旋体，中枢兴奋作用较强，如右旋苯丙胺的中枢作用强于左旋苯丙胺。

二、分类

1. 按化学结构分类

（1）儿茶酚胺类　如肾上腺素、去甲肾上腺素、异丙肾上腺素、多巴胺、多巴酚丁胺。

（2）非儿茶酚胺类　如间羟胺、去氧肾上腺素、麻黄碱、沙丁胺醇。

2. 按作用方式分类

（1）直接激动受体　如肾上腺素、去甲肾上腺素、异丙肾上腺素。

（2）间接促进递质释放　如酪胺。

（3）兼有直接和间接作用　如麻黄碱、间羟胺。

3. 按其对受体选择性分类

（1）α 和 β 受体激动药　如肾上腺素、麻黄碱。

（2）α 肾上腺素受体激动药　又可分为：①α_1、α_2 肾上腺素受体激动药，如去甲肾上腺素；②α_1 肾上腺素受体激动药，如去氧肾上腺素；③α_2 肾上腺素受体激动药，如可乐定、阿可乐定。

（3）β 肾上腺素受体激动药　又可分为：①β_1、β_2 肾上腺素受体激动药，如异丙肾上腺素；②β_1 肾上腺素受体激动药，如多巴酚丁胺；③β_2 肾上腺素受体激动药，如沙丁胺醇。

第二节　α、β 受体激动药

肾 上 腺 素

微课

药用的肾上腺素（adrenaline，Adr）可从家畜肾上腺提取或人工合成。其化学性质不稳定，见光易分解；在中性、碱性溶液中可迅速氧化变为粉红色或棕色而失效，故药用的盐酸肾上腺素需避光保存。

【药理作用】 Adr 直接激动 α 和 β 受体，产生强烈快速而短暂的 α 和 β 型效应。

1. 心脏　心脏上分布有 β_1、β_2 和 α 受体，其中以 β_1 受体为主。Adr 激动心肌、窦房结和传导系统的 β_1 受体，使心肌收缩力加强，心率加快，传导加速，心搏出量增加，心肌收缩时间缩短。

Adr 对心脏的兴奋作用迅速而强大，使心肌耗氧量增加；同时激动冠脉上 β_2 受体可舒张冠状血管，改善心肌血供，这是其作为强效心脏兴奋药的有利之处。然而当患者处于心肌缺血、缺氧及心力衰竭时，给药剂量过大或静脉注射过快，Adr 仍有可使病情加重或引起快速性心律失常，如心绞痛、期前收缩、心动过速甚至心室纤颤。

2. 血管　Adr 可激动血管平滑肌上的 α_1 和 β_2 受体，由于不同部位血管上的受体种类和密度不同，Adr 的药理效应也不一致，可导致血流的重新分布。小动脉和毛细血管前括约肌的肾上腺素受体密度高，静脉和大动脉的受体密度低，故 Adr 主要收缩小动脉和毛细血管前括约肌，其次收缩静脉和大动脉。

皮肤、黏膜血管以 α_1 受体占优势，Adr 对其呈显著的收缩作用，使该部位血流减少；内脏血管，尤其是肾脏和肠系膜血管，也显著收缩，对脑和肺血管收缩作用甚弱。骨骼肌和肝脏血管以 β_2 受体为主，呈舒张反应。Adr 可使冠脉舒张，其机制可能为：①兴奋冠脉 β_2 受体，血管舒张；②心脏收缩期缩短，相对延长舒张期；③心肌做功增加，代谢加强，产生大量扩张冠脉的代谢产物，如腺苷等；④主动脉压增加，提高了冠脉的灌注压，使血流增加。

3. 血压　Adr 对外周血管阻力和血压的影响与其剂量密切相关，小剂量和治疗量时（0.1µg/kg），由于心脏的正性肌力和正性频率作用，心排出量增加，故收缩压升高；同时舒张骨骼肌血管作用抵消或超过对皮肤黏膜血管的收缩作用，舒张压不变或下降；此时脉压加大，有利于各组织器官的血液灌注，使身体各部位血液重新分配，有利于紧急状态下机体能量供应的需要。Adr 的典型血压改变为双相反应，即给药后迅速出现明显的升压反应，继之出现微弱的降压反应，后者持续时间较长。如事先给予 α 受体阻断药，则仅表现出对血管 β_2 受体的激动作用，Adr 的升压作用被翻转，呈现明显的降压反应。较大剂量 Adr，除强烈兴奋心脏外，还可使血管平滑肌 α_1 受体兴奋占优势，尤其是皮肤黏膜、肾脏和肠系膜血管强烈收缩，使外周阻力明显增高，收缩压和舒张压均升高。以上血压改变现象的原因是，使血管舒张的 β_2 受体对 Adr 的敏感性强于收缩血管的 α 受体，因此在小剂量时以 β_2 受体的激动占优势，而大剂量时以 α 受体的激动占优势（图 7 - 1）。

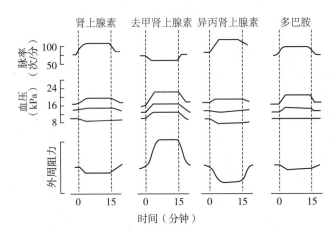

图 7 - 1　人静脉注射肾上腺素、去甲肾上腺素、异丙肾上腺素和多巴胺对心血管系统的影响

4. 平滑肌　Adr 对平滑肌的作用取决于不同器官组织平滑肌上肾上腺素受体类型和分布密度。

（1）胃肠道　Adr 对胃肠道平滑肌的作用以松弛为主。该作用由同时兴奋 α 和 β 受体引起。肠道张力以及蠕动频率和幅度均降低。胃松弛，幽门括约肌收缩，该作用与平滑肌状态有关，对痉挛状态平滑肌松弛，对松弛状态平滑肌则收缩。

（2）膀胱　Adr 激动 β 受体松弛膀胱逼尿肌，激动 α 受体收缩膀胱三角、膀胱括约肌及前列腺平滑肌，导致排尿困难以致尿潴留。

（3）子宫　子宫平滑肌对 Adr 的反应与物种、性周期、是否妊娠以及剂量有关。在体外 Adr 通过激动 α 受体使妊娠及非妊娠子宫平滑肌均收缩，而在体内 Adr 则可减弱妊娠晚期及分娩期子宫平滑肌张力。选择性 β_2 受体激动药，如特布他林可用于预防早产。

（4）眼睛　Adr 可激动虹膜辐射肌上的 α 受体而使瞳孔扩大，该作用通常较轻微。

5. 呼吸系统　Adr 激动支气管平滑肌 β_2 受体发挥强大的舒张作用，当支气管平滑肌处于痉挛状态，如哮喘时，该作用尤为明显。同时 Adr 还可激动 β_2 受体抑制致敏原导致的炎性介质从肥大细胞的释放，激动 α 受体使支气管黏膜血管收缩，降低毛细血管的通透性，减轻气道充血和渗出，改善气道的通气功能。

6. 代谢　治疗剂量的 Adr 能提高机体代谢，可使耗氧量升高 20% ~ 30%。通过抑制胰岛素分泌，促进胰高血糖素的分泌，降低外周组织对葡萄糖的摄取，促进肝糖原分解和糖原异生，使血糖和乳酸升高。激动脂肪细胞 β 受体激活甘油三酯酶加速脂肪分解，使血液中游离脂肪酸升高。

7. 中枢神经系统　Adr 极性强而难以进入中枢神经系统，治疗剂量时对中枢神经系统无明显兴奋作用。有时会出现震颤、不安、头疼，这可能继发于其对心血管、骨骼肌和代谢的作用。

【体内过程】口服后，药物部分在碱性消化液中破坏，部分在肠黏膜和肝中迅速被灭活，故不作口服给药。皮下注射时因收缩局部血管而延缓吸收，起效慢，作用可维持 1 小时左右。肌内注射因其对肌肉血管不产生收缩作用，吸收远较皮下注射为快，作用时间短，可维持 10 ~ 30 分钟。静脉注射立即生效，但作用仅维持数分钟。外源性肾上腺素主要迅速经肝脏代谢后，主要以代谢产物以及少量原型经肾脏排泄，故作用短暂。

【临床应用】

1. 心搏骤停　用于溺水、麻醉、手术意外、药物中毒、传染病和心脏传导阻滞等所致的心搏骤停，在进行心脏按压、人工呼吸和纠正酸中毒等措施的同时，Adr 心室内注射，可使心脏重新起搏。对电击或卤素类全麻药所致的心搏骤停，常伴有或诱发心室纤颤，因此用 Adr 治疗时应同时配合心脏除颤器或利多卡因等除颤。

2. 过敏性休克　输液反应或青霉素等引起的过敏性休克，表现为全身小血管床扩张和毛细血管通透性增高，引起有效血容量降低，血压下降，心率加快，心收缩力减弱以及支气管平滑肌痉挛引起的呼吸困难。Adr 激动 α 受体可收缩小动脉和毛细血管前括约肌，降低毛细血管的通透性；激动 β 受体可改善心功能，缓解支气管痉挛，减少过敏介质释放，扩张冠状动脉，从而迅速缓解过敏性休克的临床症状，挽救患者的生命，为治疗过敏性休克的首选药。

3. 支气管哮喘急性发作及其他速发型变态反应　Adr 解除支气管平滑肌痉挛，抑制肥大细胞释放过敏反应物质，收缩黏膜血管，减轻气道充血、渗出，可控制支气管哮喘的急性发作，皮下或肌内注射能于数分钟内奏效。本品由于不良反应严重，仅用于急性发作者。

Adr 亦可迅速缓解血管神经性水肿、血清病、荨麻疹、枯草热等变态反应性疾病的症状。

4. 局部应用　将微量 Adr 加入局麻药注射液中，使注射部位周围血管收缩，延缓局麻药的吸收，延长局麻药的麻醉时间。亦可将浸有 Adr 的纱布或棉球压迫外伤表面用于皮肤黏膜止血，如牙龈出血、鼻衄。

5. 青光眼　1% ~ 2% 的 Adr 滴眼，可通过促进房水从后房流入前房以及使 β 受体介导的眼内反应脱敏感化，降低眼内压。

【不良反应】Adr 的一般不良反应有烦躁、搏动性头疼、震颤、心悸、皮肤苍白、发凉、出汗等，停药后上述症状可自行消失。剂量过大或静脉给药速度过快时，可因血压急剧升高诱发脑溢血，室性心律失常，心绞痛。因此应用 Adr 时必须严格控制给药量和速度。禁用于高血压病，脑动脉硬化，缺血性心脏病，心力衰竭，甲亢和糖尿病患者。对接受非选择性 β 受体阻断药治疗的患者禁用，以免强烈的血管 $α_1$ 受体激动导致急剧血压升高和脑溢血。老年人慎用。

多　巴　胺

多巴胺（dopamine，DA）是去甲肾上腺素生物合成的前体，存在于去甲肾上腺素能神经、神经节和中枢神经系统，药用多巴胺是人工合成品。

【药理作用】在外周，DA 激动 DA 受体和 α、β 受体，其作用与剂量及靶器官中各受体亚型的分布有关。

1. 血管和血压　低剂量〔2μg/（kg·min）〕时，主要激动血管的 D_1 受体，通过 Gs 蛋白激活腺苷酸环化酶（AC）促进细胞内 cAMP 的形成，cAMP 激活 PKA 从而产生血管舒张效应，特别表现在肾脏、肠系膜和冠状血管。DA 对血管 $β_2$ 受体作用较弱。高剂量〔10μg/（kg·min）〕时，由于激动心肌 $β_1$ 受体和促进 NA 释放，心输出量增加，收缩压上升，但不影响或略增加舒张压，脉压差加大。更大剂量时则激动 $α_1$ 受体使血管收缩、外周阻力升高，血压明显上升。此作用可被 α 受体拮抗药所拮抗。

2. 心脏　高剂量〔10μg/（kg·min）〕DA 可激动心肌 $β_1$ 受体并促进 NA 释放，表现为正性肌力作用，心输出量增加，心率加速。但心率加速作用不如肾上腺素和异丙肾上腺素显著（图 7 - 1）。

3. 肾脏　低浓度 DA 可激动肾脏 D_1 受体，使肾血管扩张，肾血流和肾小球滤过率增加。此外，DA 还可直接抑制肾小管重吸收 Na^+，增加 Na^+ 的排泄，故适用于低心排出量伴肾功能损害性疾病如心源性低血容量休克。但大剂量 DA 则因激动 $α_1$ 受体使血管收缩、肾血流量和尿量减少。

【体内过程】DA 化学性质不稳定，口服易在肠和肝中破坏而失效，故口服无效，临床均采用静脉滴注给药。在体内迅速经 MAO 和 COMT 的催化而代谢失效，故作用时间短暂（$t_{1/2}$ 为 1 ~ 2 分钟）。本药不易透过血 - 脑屏障，故外周给药无明显中枢作用。此药在体内有 75% 转化为其他代谢产物，其余则作为

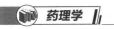
药理学

前体合成去甲肾上腺素，代谢产物或其原型经肾排出。

【临床应用】

1. 休克 DA 可用于治疗各种休克，如心源性休克、感染中毒性休克和失血性休克等，特别对心肌收缩力减弱、尿少或尿闭者更为适用。同时应补充血容量，积极纠正酸中毒。

2. 急性肾功能衰竭 DA 与利尿药合用，可使尿量增加，血中非蛋白氮含量降低，纠正肾衰竭。

3. 急性左心衰 其强心、利尿作用也可用于治疗急性左心衰。

【不良反应】

（1）不良反应一般较轻，偶有恶心、呕吐、心悸等，剂量过大或静滴速度过快可出现心动过速，甚至诱发心律失常、头痛和高血压。减慢滴速或停药，症状即可消失，必要时可用酚妥拉明拮抗。

（2）静滴时如多巴胺大量漏出血管外，可引起局部缺血，甚至坏死，此时可用酚妥拉明作局部浸润注射。

（3）室性心律失常、嗜铬细胞瘤、环丙烷麻醉者禁用，同时应用 MAO 抑制剂或三环类抗抑郁症药时，DA 剂量应酌减；孕妇和哺乳期妇女慎用。

麻　黄　碱

麻黄碱（ephedrine）是一种生物碱，存在于多种麻黄属植物中，为中药麻黄的主要有效成分。麻黄为传统中药，因"其味麻，其色黄"而得名，至今已有四千多年的应用历史，早在《神农本草经》中即有其能"发表出汗……止咳逆上气"的记载，现仍为重要的平喘中药。药用麻黄碱为人工合成的盐酸盐。

【药理作用】 麻黄碱可直接激动 α 和 β 受体，也可通过促进肾上腺素能神经末梢释放去甲肾上腺素而间接激动肾上腺素受体。与 Adr 比较，麻黄碱的特点是：①性质稳定，可口服；②中枢兴奋作用较显著，外周作用弱而持久；③连续使用可发生快速耐受性。

1. 外周作用 与 Adr 相似，但较弱。

（1）心血管系统 兴奋心脏，使心肌收缩力加强，心率加速，心输出量增加。在整体情况下，由于血压升高，反射兴奋迷走神经，抵消了其直接加速心率作用，故心率变化不大。使皮肤、黏膜和内脏血管收缩，骨骼肌、冠脉和脑血管舒张。升压作用缓慢而持久，可维持数小时；收缩压升高比舒张压显著，脉压增加。

（2）平滑肌 麻黄碱激动 β 受体松弛支气管平滑肌的作用比肾上腺素弱而持久。也具抑制胃肠道平滑肌，扩瞳和升高血糖作用。此外因其激动 β_2 受体松弛膀胱壁和逼尿肌，激动 α_1 受体收缩膀胱括约肌，可增加排尿阻力。

（3）骨骼肌 可增强重症肌无力患者骨骼肌的张力。

> ### 知识链接
>
> #### 麻黄碱的药政管理
>
> 根据《危险化学品安全管理条例》《易制毒化学品管理条例》规定，麻黄碱受公安部门管制。由于麻黄碱是合成苯丙胺类毒品也就是冰毒最主要的原料，并且大部分感冒药中含有麻黄碱成分，有可能被不法分子大量购买用于提炼制造毒品。2012 年 8 月 30 日，原国家食品药品监督管理局发布通知，要求原则上不再批准含麻黄碱类复方制剂仿制药注册；限制最小包装规格的麻黄碱含量。同时，销售含麻黄碱类复方制剂的药品零售企业应当查验、登记购买者身份证，每人每次购买量不得超过 2 个最小零售包装。

2. 中枢作用 麻黄碱可透过血–脑屏障，具有较明显的中枢兴奋作用。较大剂量能兴奋大脑皮层和皮层下中枢，引起兴奋、失眠、不安和肌肉震颤等症状。对血管运动中枢和呼吸中枢也略有兴奋作用。

3. 快速耐受性（tachyphylaxis） 麻黄碱在短期内反复应用，作用可逐渐减弱，停药后作用可恢复。快速耐受性形成机制与连续给药所致递质的消耗和受体的脱敏（desensitization）有关。

【体内过程】麻黄碱化学性质稳定，在消化道中不易被破坏，口服易吸收，皮下注射吸收比口服快。可透过血–脑屏障，也可分泌于乳汁中。小部分经 MAO 代谢，大部分以原型经肾排出。由于药物消除缓慢，故作用较持久，一次给药作用可持续 3~6 小时。

【临床应用】

（1）支气管哮喘 用于预防发作和轻症治疗，对重症急性发作疗效较差。也常与止咳祛痰药组成复方用于痉挛性咳嗽。

（2）充血性鼻塞 用 0.5%~1.0% 盐酸麻黄碱滴鼻液可消除黏膜肿胀。用于急性鼻炎、副鼻窦炎、慢性肥大性鼻炎。

（3）低血压状态 防治椎管麻醉、硬膜外麻醉引起的低血压；亦可 10~30mg 静脉注射，治疗局麻药中毒出现的低血压。

（4）缓解荨麻疹、血管神经性水肿等过敏反应的皮肤黏膜症状。

【不良反应】其中枢兴奋作用可引起焦虑、失眠，晚间服用可加服镇静催眠药预防失眠。连续滴鼻治疗过久，可产生反弹性鼻黏膜充血或萎缩。前列腺肥大患者服用本品，以免加重排尿困难。由于本品可从乳汁分泌，哺乳期妇女禁用。本品因可引起心悸、血压升高，故禁用于高血压、冠心病、甲状腺功能亢进患者，慎用于闭角型青光眼患者。由于不少复方制剂含有本品，医务人员用前须审视其成分，加以慎用。

知识拓展

麻黄碱与我国药理学家陈克恢

作为一种草药，麻黄在中国的历史已有两千余年。然而对它具体药理作用的阐明，还要归功于 20 世纪国际著名药理学家，也是现代中药药理学研究的创始人——陈克恢教授。

1923 年，当时在协和医学院任助教的陈克恢购买了大量的麻黄进行研究，从麻黄中分离出左旋麻黄碱（日本学者长井长义于 1887 年从麻黄中分离出此物质，当时对其药理作用的认识仅限于扩大瞳孔）。为了搞清楚麻黄碱背后的药理作用，陈克恢便通过动物实验进行研究。他发现这种物质可长时间升高颈动脉压，使心肌收缩力增强，血管收缩，支气管舒张，同时它还能使离体子宫加速收缩，以及使中枢神经产生兴奋作用。这些作用都和肾上腺素相同，所不同的是麻黄碱口服有效，且作用时间长，毒性较低。1924 年，陈克恢发表了关于麻黄碱药理作用的第一篇论文。

之后，陈克恢继续麻黄碱的相关研究，并发表了 10 余篇关于麻黄和麻黄碱的论文。证明它可以治疗过敏性疾病、干草热和支气管哮喘，还可用于脊椎麻醉，以防血压下降，还能克服巴比妥类安眠药引起的宿醉。

麻黄碱成为治疗支气管哮喘等疾病的良药，在世界范围内缓解了无数患者的病情，也为后来 α 及 β 受体阻断药的研究和开发打下了基础。这项研究是从天然药物中寻找生物活性物质并开发新药的一个典范，也为研究和开发祖国医药宝库指明了道路。

美 芬 丁 胺

美芬丁胺（mephentermine）的药理作用与麻黄碱相似，可以直接激动 α、β 受体，也可促进去甲肾

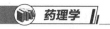

上腺素的释放而发挥作用。主要激动 β 受体，增强心肌收缩力，也可激动 α 受体，使静脉血管收缩，增加回心血量，心排出量增加。对周围血管作用较小，不减少重要器官如脑、肾及冠脉的血流量。主要用于治疗心源性休克及严重内科疾病所引起的低血压，也可用于麻醉后的低血压和消除鼻黏膜充血。升压作用比去甲肾上腺素弱，但作用持久，用药后不致发生心律失常、血压过高及引起组织坏死等后果。

伪 麻 黄 碱

伪麻黄碱（pseudoephedrine）为麻黄碱的立体异构物，作用与麻黄碱相似，但升压作用和中枢兴奋作用弱。口服易吸收，主要用于鼻黏膜充血，常作为感冒药复方制剂中的组分。不良反应、注意事项及管制规定与麻黄碱相似。

第三节　α肾上腺素受体激动药

一、α₁、α₂受体激动药

去甲肾上腺素

去甲肾上腺素（noradrenaline，NA；或 norepinephrine，NE）既是由交感神经节后纤维和脑内肾上腺素能神经末梢合成和释放的主要神经递质，也是由肾上腺髓质合成和分泌的一种激素。循环血液中的 NA 主要来自肾上腺髓质。药用 NA 是人工合成的左旋体。

【药理作用】 本品是强烈的 α 受体激动药，对 α₁ 和 α₂ 受体无选择性。对 β₁ 受体也有一定的激动作用，对 β₂ 受体几无作用。其药理作用主要表现在心血管系统方面。

1. 血管 激动血管平滑肌的 α₁ 受体，使血管收缩。皮肤黏膜血管收缩最明显，其次是肾脏血管，此外脑、肝、肠系膜甚至骨骼肌的血管也都呈收缩反应，唯有冠状动脉血流增加，这与 NA 兴奋心脏，产生大量可扩张冠脉的代谢产物如腺苷，同时血压增高，提高冠脉灌注压有关。

2. 心脏 NA 激动心脏的 β₁ 受体，使心肌收缩力加强，心率加快，传导加速，心排出量增加，耗氧量增加。剂量过大时，心脏自主节律性增加，亦可出现心律失常，但较 Adr 少见。整体情况下由于 NA 收缩血管，升高血压，可引起反射性迷走神经兴奋，使心肌收缩力减弱，心率减慢，阿托品可阻断该反应。由于血管强烈收缩，使外周阻力增高，故心输出量不变或下降。

3. 血压 小剂量静脉滴注时，由于心脏兴奋使收缩压升高，而舒张压升高不明显，故脉压加大。较大剂量时，因血管强烈收缩使外周阻力明显增高，故收缩压、舒张压均明显升高，脉压变小，组织的血流灌注减少。α 受体阻断药可阻断其升压作用而不引起血压的翻转（图 7-1）。

4. 其他 对其他平滑肌作用较弱，但可使孕妇子宫收缩频率增加，对机体代谢的影响也较弱，只有在大剂量时才出现血糖增高。因其难以通过血-脑屏障，几无中枢作用。

【体内过程】 NA 的化学性质和体内过程与 Adr 相似，口服后在胃肠道内被破坏，皮下注射后吸收差，且易发生局部组织缺血坏死，故临床多采用静脉滴注。静脉给药后起效迅速，停止滴注后作用维持 1～2 分钟。主要在肝内代谢，少部分在各组织内，经 COMT 和 MAO 代谢为无活性的代谢产物。大部分为代谢产物，仅微量以原型经肾排泄。

【临床应用】

1. 休克 目前 NA 类血管收缩药在休克治疗中已不占重要地位，主要用于休克早期血压骤降时，用小剂量 NA 短时间静脉滴注，以保证心、脑等重要器官的血液供应。还可以用于休克经补足血容量后血压仍不能回升者或外周阻力明显降低及心排出量减少者。如长时间静滴 NA 可加重微循环障碍，对休克治疗不利。现也主张 NA 与 α 受体阻断药酚妥拉明合用以拮抗其缩血管作用，保留其 β 效应。

2. 药物中毒性低血压　中枢抑制药如全麻药、镇静催眠药、吩噻嗪类抗精神病药等中毒引起的低血压，用 NA 静脉滴注，可使血压上升，维持于正常水平。特别是氯丙嗪中毒时应选用 NA，而不宜选用 Adr。

3. 上消化道出血　NA 稀释后口服，在食管或胃内因局部作用收缩黏膜血管，产生止血效果。

【不良反应与禁忌证】

1. 局部反应　如静滴时间过久、浓度过大或药液外漏，可因强烈收缩局部血管，引起皮肤苍白、发凉、疼痛甚至缺血坏死。此时可局部热敷，并用普鲁卡因或 α 受体阻断药酚妥拉明局部浸润注射，使血管扩张预防组织坏死。

2. 心血管反应　浓度过高或滴速过快时，可致血压过高，偶见心律失常。高血压、冠心病、动脉硬化、肾功能不全及微循环障碍患者禁用。

3. 肾脏反应　用药过久或剂量过大，可使肾血管痉挛导致肾脏严重缺血，而引起急性肾功能衰竭，尿量减少，甚至尿闭。用药期间应保持尿量 25ml/h 以上，否则应减量或停用。

间　羟　胺

间羟胺（metaraminol，阿拉明）为人工合成的 α_1、α_2 受体激动药。化学性质稳定，不易被 MAO 代谢，故作用较持久，除可静脉滴注给药外，尚可皮下注射和肌内注射。

【药理作用】　主要激动 α_1、α_2 受体，对 β_1 受体作用较弱。也可通过促进交感神经末梢释放 NA 而发挥间接作用。其收缩血管、升高血压作用较 NA 起效慢、作用弱、持续久。反射性使心率减慢，略增加心肌收缩力，对正常人心输出量的影响不明显，对休克患者可增加心输出量。

【临床应用】　代替 NA 用于休克早期的治疗及防治各种低血压状态。其升压效果可靠，作用持久，对肾血管收缩作用弱，不易引起肾衰竭和心律失常。药液外漏也不致引起局部组织缺血坏死。可做静脉滴注、静脉注射、肌内注射及皮下注射，给药方便。

【不良反应】　较少引起心悸和心律失常。短时间内连续应用，可因囊泡内 NA 减少，药效减弱，产生快速耐受性。此时适当加用小剂量 NA，可恢复或增强其升压作用。本品有蓄积作用，如用药后血压上升不明显，必须观察 10 分钟以上，才决定是否增加剂量，以免贸然增量致使血压上升过高。

二、α_1受体激动药

去氧肾上腺素

去氧肾上腺素（phenylephrine，苯肾上腺素，新福林）为人工合成的 α_1 受体激动药，其升压作用比 NA 弱而持久，肌注可维持 1 小时，静注可维持 20 分钟。由于血压升高，可反射地兴奋迷走神经使心率减慢。由于本药能减少肾血流量，现已很少用于休克。主要用于阵发性室上性心动过速。本药能激动瞳孔开大肌的 α_1 受体，使之收缩产生扩瞳作用，可用于眼底检查。与阿托品比较，本药扩瞳作用弱，起效快，作用短暂，一般不引起眼压升高。

甲　氧　明

甲氧明（methoxamine，甲氧胺）为人工合成的 α_1 受体激动药，对 β 受体几乎无激动作用。在产生与 NA 相似的收缩血管升高血压的作用时，使肾血流的减少比 NA 更为明显。作用维持时间较久，除可静脉

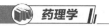

滴注外也可肌内注射。用于防治脊椎麻醉或全身麻醉等情况下的低血压。也可用于其他方法治疗无效的阵发性室上性心动过速。

米 多 君

米多君（midodrine）是一种前体药物，口服后在体内转化为甘氨酸米多君，后者是一种选择性 α_1 受体激动药，可兴奋动脉和静脉 α_1 受体而使血管收缩，升高血压。对 β 受体无激动作用，也不易透过血 - 脑屏障，因而不会影响中枢神经系统的功能。主要用于各种原因引起的低血压、压力性尿失禁、射精功能障碍。

三、α_2 受体激动药

可 乐 定

可乐定（clonidine）激动中枢和外周交感神经突触前膜的 α_2 受体，反馈性减少神经递质的释放，用于降血压。

溴 莫 尼 定

溴莫尼定（brimonidine）为高度选择性 α_2 受体激动药。用药后 2 小时降眼压达最大效应。具有双重作用机制：可减少房水的生成（类似于 β 受体阻断药），又增加房水经虹膜、巩膜的流出（类似于前列腺素）。降眼压效果与噻吗洛尔相似，主要用于开角型青光眼和高眼压症。

案例分析

【实例】患者，男，33 岁，因患胆囊炎及呼吸道感染入院。经询问既往曾用过青霉素，无过敏史。用 0.1ml 含 40 万单位浓度青霉素皮试液皮内注射，数分钟后，患者出现胸闷、面色苍白、心悸、发绀、呼吸困难、喉头堵塞感、烦躁不安、四肢发冷、皮肤潮红、全身出现针头大小皮疹、脉搏细弱、血压下降甚至测不到。初步诊断：青霉素过敏性休克。

【问题】抢救该患者需要哪些药物？

【分析】该病例及时处理是抢救成功的关键。青霉素过敏性休克首选肾上腺素，成人 1mg 皮下注射，必要时半小时后重复注射 0.5mg，此时利用肾上腺素收缩皮肤、黏膜和内脏血管，降低毛细血管的通透性；同时改善心功能，缓解支气管痉挛；减少过敏介质释放，扩张冠状动脉，从而迅速缓解过敏性休克的临床症状。及时给予吸氧，建立静脉通路，葡萄糖酸钙降低毛细血管通透性，稳定细胞膜；地塞米松和氢化可的松减轻过敏反应，保护脏器免受过敏反应伤害；多巴胺及间羟胺升高、稳定血压，组胺阻断过敏反应，纠正酸中毒，保护脏器及改善微循环。

第四节　β肾上腺素受体激动药

一、β₁、β₂受体激动药

异丙肾上腺素

异丙肾上腺素（isoprenaline，isoproterenol）为人工合成的 β 受体激动药。

【药理作用】　主要激动 β 受体，对 β_1 和 β_2 受体选择性很低。对 α 受体几乎无作用。

1. 心脏　对心脏 β_1 受体具有强大的激动作用，使心肌收缩力增强、心率加快，心输出量增加，传导加速，心肌耗氧量增加。与 Adr 比较，异丙肾上腺素对心脏的正性肌力和正性频率作用较强，对窦房结的兴奋作用较强，而对异位起搏点的作用不及 Adr，故较少产生心律失常。

2. 血管和血压　主要是激动 β_2 受体使骨骼肌血管舒张，对肾脏血管、肠系膜血管和冠状血管也有舒张作用，收缩压因心输出量增加而略升，舒张压下降，脉压增大，有利于组织血流灌注。大剂量异丙肾上腺素静脉注射时，可降低外周阻力，引起血压明显降低。

3. 平滑肌　除血管平滑肌外，异丙肾上腺素也激动其他部位平滑肌的 β_2 受体，特别是对处于痉挛状态的支气管、胃肠道等多种平滑肌有舒张作用。对支气管平滑肌的舒张作用比 Adr 强，并具有抑制组胺等过敏性物质释放的作用。

4. 代谢　通过激动 β 受体增加肝糖原、肌糖原分解，促进脂肪分解，增加组织耗氧量。其升高血中游离脂肪酸作用与 Adr 相似，而升高血糖作用较弱，可能与其促进胰岛素释放有关。

【体内过程】　口服有明显的首过消除效应，作用弱。雾化吸入吸收完全，2~5 分钟即起效，作用可维持 0.5~2 小时；舌下给药 15~30 分钟起效，作用维持 1~2 小时；静注作用维持不到 1 小时。不易通过血-脑屏障，药物在肝脏代谢，主要通过肾脏排泄。

【临床应用】

1. 心搏骤停　适用于各种原因，如溺水、电击、手术意外或药物中毒而造成的心搏骤停，或因心室自身节律缓慢，高度房室传导阻滞或窦房结功能衰竭而并发的心搏骤停，异丙肾上腺素对停止搏动的心脏具有起搏作用，使心脏恢复跳动。由于对心肌自律性影响较小，故较少诱发心室纤颤。可用本药心室内注射，需要时，可去 NA、Adr 配伍注射，产生强大起搏作用。

2. 房室传导阻滞　舌下含药或静脉滴注给药，治疗二、三度房室传导阻滞。

3. 支气管哮喘　舌下或喷雾给药用于控制支气管哮喘急性发作，疗效快而强。

4. 感染性休克　适合中心静脉压高、心排出量低的感染性休克在补足血容量的基础上使用。但因其不能明显改善组织的微循环，同时增加心率和心肌耗氧量，不利于休克治疗，现已少用。

【不良反应】　常见不良反应有心悸、头晕、头痛、皮肤潮红等；剂量过大，可致心肌耗氧量增加，心律失常，室性心动过速甚至室颤。支气管哮喘反复长期应用产生耐药，疗效减弱，偶引起猝死。禁用于冠心病、高血压、心肌炎、甲亢及嗜铬细胞瘤患者。

二、β₁受体激动药

多巴酚丁胺

多巴酚丁胺（dobutamine，杜丁胺）为人工合成的 β_1 受体激动药。其化学结构和体内过程和 DA 相似。口服无效，一般静脉滴注给药。

【药理作用】曾认为该药主要选择性激动心脏 β_1 受体，但现在发现其药理作用较为复杂。临床用的多巴酚丁胺是具有两种对应体的消旋体。左旋多巴酚丁胺可激动 α_1 受体，引起明显的升压效应，而右旋多巴酚丁胺则拮抗 α_1 受体，阻断左旋体的效应，但两者均为 β 受体激动药，且右旋体激动 β 受体的作用明显强于左旋体 10 倍左右。消旋多巴酚丁胺对心血管系统的作用是两者的综合效应。与异丙肾上腺素相比，多巴酚丁胺的正性肌力作用比正性频率作用更显著。该药对总外周阻力影响不大或略降，仅事先给予 β 受体阻断药后，外周阻力才有所提高。

【临床应用】主要短期用于治疗心肌梗死或心脏手术后并发的心力衰竭，多巴酚丁胺可增加心肌收缩力，增加心输出量，心率和心肌耗氧量增加不明显，同时降低肺毛细血管楔压，并使左室充盈压明显降低，使心功能改善，继发促进排钠排水，增加尿量，有利于消除水肿。

【不良反应】与 DA 相似，心律失常较异丙肾上腺素和 DA 少；多巴酚丁胺连用三天后可因 β 受体的下调而失效。梗阻型肥厚型心肌病禁用，心房纤颤、室性心律失常、心肌梗死和高血压等患者慎用。

其他 β_1 受体激动药有普瑞特罗（prenalterol）、扎莫特罗（xamoterol）等，主要用于慢性充血性心力衰竭。

三、β_2 受体激动药

本类药物主要选择性激动 β_2 受体，使支气管、子宫和骨骼肌血管平滑肌松弛，对心脏 β_1 受体作用较弱，常用的药物有：沙丁胺醇（salbutamol，羟甲叔丁肾上腺素）、特布他林（terbutaline，间羟叔丁肾上腺素）、奥西那林（orciprenaline，间羟异丙肾上腺素）、沙美特罗（salmeterol）等，与异丙肾上腺素比较，本类药物具有强大的解除支气管痉挛作用，而无明显的心脏兴奋作用，临床主要用于治疗支气管哮喘。

本章小结

肾上腺素受体激动药是一类能与肾上腺素受体结合并激动受体的药物，又称拟肾上腺素药。按其对受体选择性分为：α 和 β 受体激动药，如肾上腺素，麻黄碱、多巴胺；α 肾上腺素受体激动药，又可分为 α_1、α_2 肾上腺素受体激动药，如去甲肾上腺素，α_1 肾上腺素受体激动药，如去氧肾上腺素，α_2 肾上腺素受体激动药，如可乐定；β 肾上腺素受体激动药，又可分为 β_1、β_2 肾上腺素受体激动药，如异丙肾上腺素，β_1 肾上腺素受体激动药，如多巴酚丁胺，β_2 肾上腺素受体激动药，如沙丁胺醇。

题库

思 考 题

1. 简述肾上腺素、去甲肾上腺素、异丙肾上腺素和多巴胺的药理作用及临床应用。
2. 简述应用肾上腺素抢救青霉素过敏性休克的机制。
3. 简述异丙肾上腺素治疗支气管哮喘的作用机制。

（张　芳）

PPT

第八章

肾上腺素受体阻断药

学习导引

知识要求

1. **掌握** α受体阻断药酚妥拉明的药理作用、临床应用及不良反应；β受体阻断药普萘洛尔的药理作用、临床应用、不良反应与禁忌证。

2. **熟悉** 肾上腺素受体阻断药的分类、作用原理及特点。

3. **了解** 肾上腺素受体阻断药酚苄明、哌唑嗪、阿替洛尔、吲哚洛尔、拉贝洛尔及卡雅地洛的作用特点与用途。

能力要求

1. 熟练掌握α受体阻断药酚妥拉明的药理作用、临床应用及不良反应，β受体阻断药普萘洛尔的药理作用、临床应用、不良反应及禁忌证等知识点，促进临床安全、合理用药，以提高临床治疗水平。

2. 学会肾上腺素受体阻断药的分类、作用原理及特点，提高在临床抗高血压药等药物的合理使用能力。

3. 了解肾上腺素受体阻断药酚苄明、哌唑嗪、阿替洛尔、吲哚洛尔、拉贝洛尔及卡雅地洛的作用特点与用途，以培养其在高血压、心衰等疾病治疗中的合理安全用药能力。

肾上腺素受体阻止药（adrenoceptor blocking drugs or adrenoceptor blockers）可与肾上腺素受体可逆性或不可逆性结合，但因其没有内在活性，不会引发受体兴奋介导的相应生物效应，表现为拮抗肾上腺素的效应。根据其在外周对α和β肾上腺素受体的选择性不同进行分类，即α肾上腺素受体阻断药、β肾上腺素受体阻断药及α、β肾上腺素受体阻断药三大类。

第一节　α肾上腺素受体阻断药

α受体阻断药能阻止去甲肾上腺素能神经递质及肾上腺素受体激动药与α受体结合，从而产生抗肾上腺素效应，使肾上腺素的升压作用翻转为降压作用，这个现象称为"肾上腺素作用的翻转"（adrenaline reversal）。这是因为α受体阻断药选择性地阻断了与血管收缩有关的α受体，与血管舒张有关的β受体未被阻断，所以肾上腺素的血管收缩作用被取消，而血管舒张作用得以充分表现。对于主要作用于血管α受体的去甲肾上腺素，它们只取消或减弱其升压效应而无"翻转作用"。对于主要作用于β受体的异丙肾上腺素的降压作用则无影响。

一、非选择性 α 受体阻断药

酚 妥 拉 明

酚妥拉明（phentolamine）又称立其丁（regitine），是竞争性的 α 受体阻断药，对 α_1 和 α_2 受体没有选择性。

【药理作用】 酚妥拉明能选择性阻断 α 受体，对 α_1、α_2 受体具有相似的亲和力，可对抗肾上腺素的 α 受体兴奋作用，使量效曲线平行右移，但增加激动药的剂量仍可达到最大效应。其与 α 受体的结合较为松散，极易解离，故阻断 α 受体的作用弱而短暂，是一种竞争性的 α 受体阻断药。

1. 心血管 酚妥拉明静脉注射能使血管舒张，肺动脉和外周血管阻力降低，血压下降，主要是阻断 α 受体和直接作用于血管平滑肌所致。

酚妥拉明对心脏有兴奋作用，使心收缩力加强、心率加快、心输出量增加。原因有：①血管舒张，血压下降，反射性地引起心率增加；②阻断突触前膜的 α_2 受体，促进肾上腺素能神经末梢释放去甲肾上腺素，兴奋心脏 β_1 受体，甚至可致心律失常。

2. 其他作用 ①拟胆碱作用，使胃肠平滑肌兴奋，张力增加；②组胺样作用，能使胃酸的分泌增加，皮肤潮红。

【体内过程】 酚妥拉明口服生物利用度低，仅为注射给药的 20%，且一般在口服后 30 分钟血浓度才达高峰，故一般进行肌内注射或静脉注射，2~5 分钟即起作用。因体内代谢迅速，作用时间短暂，维持 30~45 分钟。大多数以灭活的代谢物形式从尿中排泄。

【临床应用】

1. 治疗外周血管痉挛性疾病 如肢端动脉痉挛的雷诺综合征、血栓闭塞性脉管炎及冻疮后遗症。在去甲肾上腺素静脉滴注发生外漏时，可用酚妥拉明经皮下浸润注射以对抗 α_1 受体的作用。也用于肾上腺素等肾上腺素激动药药物过量所致的高血压。

2. 肾上腺嗜铬细胞瘤的诊断和术前治疗 能使嗜铬细胞瘤所致的高血压下降。也可用于肾上腺嗜铬细胞瘤的鉴别诊断，但有一定危险性，可引起严重低血压，曾有致死的报告，故应特别慎重。

3. 抗休克 酚妥拉明能增加心排出量，舒张外周血管，降低外周阻力，使休克时内脏血流灌注改善，解除微循环障碍，并能降低肺循环阻力，防止肺水肿发生；尤其对休克症状改善不佳而左室充盈压增高者疗效好。适用于感染性、心源性和神经源性休克，但给药前必须补足血容量。有人主张合用去甲肾上腺素，目的是对抗去甲肾上腺素的 α 受体兴奋收缩血管的作用，保留其 β 受体兴奋加强心肌收缩力的作用，从而改善组织的微循环和组织的血供与氧供。

4. 治疗急性心肌梗死及充血性心力衰竭 心衰时，心输出量不足，交感张力增加，外周血管阻力增高，肺充血和肺动脉压力增高，易产生肺水肿。应用酚妥拉明以后，扩张外周血管，外周阻力下降，心脏后负荷减少，左室舒张末期压与肺动脉压下降，心输出量增加，使心衰所导致的动脉系统缺血症状改善，静脉系统淤血的症状和体征减轻，肺水肿减轻。

5. 其他 酚妥拉明可用于男性勃起功能障碍。

【不良反应】

（1）低血压，较常见，尤其是易发生体位性低血压，建议用药后休息或平躺。

（2）由于拟胆碱作用，胃肠平滑肌兴奋，张力增加，可能致腹泻、腹痛、恶心、呕吐及诱发溃疡。

（3）由于血压下降及阻断突触前膜的 α_2 受体使肾上腺素能神经末梢释放去甲肾上腺素增加，兴奋心脏，有时可致心律失常。

（4）由于有组胺样作用，胃酸的分泌增加，故胃炎、胃十二指肠溃疡病、冠心病患者慎用。

酚 苄 明

酚苄明（phenoxybenzamine）又名苯苄胺。可与 α 受体形成牢固的共价键。在离体实验时，即使加入高浓度的儿茶酚胺，也难与之竞争，达不到最大效应，属于非竞争性 α 受体阻断药。在体内，阻断作用的恢复需新的肾上腺素受体生成，这个过程需要若干天。酚苄明一次给药的作用时间可持续 3～4 天，是一种长效的 α 肾上腺素受体阻断药。但起效慢，因为药物分子必须在体内转化后才发挥作用。口服吸收率为 20%～30%。因刺激性较强，一般不作肌内或皮下注射，仅作静脉注射。在体内其分子中的氯乙胺基须环化形成乙撑亚胺基，才能与 α 受体牢固结合，阻断 α 受体，故起效慢；本品脂溶性高，大剂量用药可积蓄于脂肪组织中，然后缓慢释放，故作用持久。

选择性 α_1 受体阻断药对动脉和静脉的 α_1 受体有较高的选择性阻断作用，对去甲肾上腺素能神经末梢突触前膜上 α_2 受体无明显作用，因此在拮抗去甲肾腺素和肾上腺素的升压作用同时，无促进神经末梢释放去甲肾上腺素，无明显加快心率的作用。

二、选择性 α_1 受体阻断药

选择性 α_1 受体阻断药对动脉和静脉的 α_1 受体有较高的选择性阻断作用，对去甲肾上腺素能神经末梢突触前膜上 α_2 受体无明显作用，因此在拮抗去甲肾腺素和肾上腺素的升压作用同时，无促进神经末梢释放去甲肾上腺素、无明显加快心率的作用。

临床常用哌唑嗪（prazosin）、特拉唑嗪（terazosin）及多沙唑嗪（doxazosin）等。主要用于高血压病及良性前列腺增生的治疗。对于良性的前列腺肥大患者，除了手术外，可用 α_1 受体阻断药进行治疗，因为阻断 α_1 受体可减少膀胱颈和前列腺的平滑肌的张力，增加尿流量。此类药有轻微的钠潴留作用，治疗高血压时可与利尿药合用。

坦洛新（tamsulosin）对位于尿道、膀胱及前列腺的 α_{1A} 受体较位于血管的 α_{1B} 有较高的选择性阻断作用，其抑制尿道内压力上升的能力是抑制血管压力上升能力的 13 倍。主要用于缓解前列腺肥大患者的排尿困难。

案例分析

【实例】患者，男，60 岁，来门诊，有哮喘史，抱怨说他常感到头痛，小便还有一些困难，夜尿次数频繁，伴尿急症状，检查血压为 160/100mmHg，未发现心电图、尿常规、血液生化异常。直肠指诊和 B 超均显示有轻度前列腺增生，诊断为中度高血压和轻度前列腺肥大。

【问题】可以采用什么药物治疗，为什么？选择性 α_1 受体阻断药治疗高血压有什么优点和不足？

【分析】该患者中度高血压伴轻度前列腺肥大，头痛可能由血压高所引起。有哮喘史，不能使用 β 受体阻断药降压，最好使用 α_1 受体阻断药，特别是长效 α_1 受体阻断药，既有利于平稳降压，又能改善患者前列腺增生引起的排尿困难。选择性 α_1 受体阻断药治疗高血压不易引起反射性心率增加，不影响代谢，其不足是比较容易出现首剂现象。

三、选择性 α_2 受体阻断药

育亨宾（yohimbine）为选择性 α_2 受体阻断药，主要用作实验研究中的工具药，可用于治疗男性阳

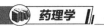

痿、性功能减退及糖尿病患者的神经病变。

微课

第二节　β肾上腺素受体阻断药

　　β受体阻断药（β-adrenoceptor blockers）是一大类竞争性的β受体拮抗药，与肾上腺素受体激动药竞争β受体，拮抗其生物效应。临床上可用于治疗心绞痛、心律失常、心肌梗死和青光眼等，还可用于预防偏头痛。本类药物中有些β受体阻断药与β受体结合有极弱的内在活性，即对β受体具有部分激动作用（partial agonistic action），也称为内在拟交感活性（intrinsic sympathomimetic activity，ISA）。这种拟交感活性较弱，一般被其β受体阻断作用所掩盖。若对实验动物预先给予利血平以耗竭体内儿茶酚胺，使药物的β阻断作用无从发挥，这时再用具有ISA的β受体阻断药，其激动β受体的作用便可表现出来，可致心率加快、心输出量增加等。

　　β受体阻断药可根据其选择性分为非选择性（β_1、β_2受体阻断药）和选择性（β_1受体阻断药）两类。还进一步依据是否具有内在拟交感活性，再细分为有内在拟交感活性及无内在拟交感活性两类（图8-1）。

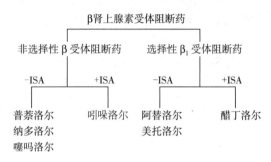

图8-1　β受体阻断药分类

　　【构-效关系】β受体阻断药与异丙肾上腺素有相似之处，均有以下基本结构：一端为带异丙基的仲胺，可能与β受体的亲和力有关；另一端为芳香环，可以是一个或两个苯环，也可是一个杂环，此结构可能决定其结合后发挥激动作用还是拮抗作用（图8-2）。在构-效关系中有立体特异性，一般左旋体的药理作用为右旋体的50～100倍。

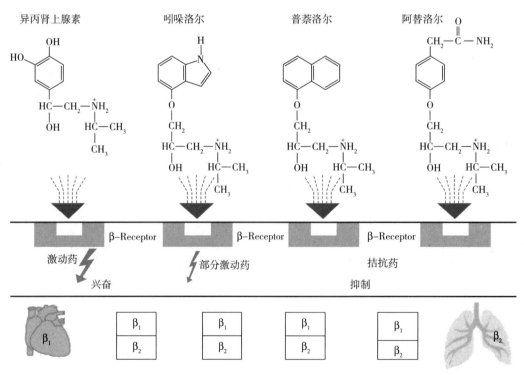

图8-2　β受体阻断药构-效关系

【体内过程】β 肾上腺素受体阻断药的药动学特点与其脂溶性关系密切。

1. 吸收 脂溶性高的药物口服易吸收，但首过效应明显，生物利用度低，如普萘洛尔、美托洛尔等。水溶性高的药物，口服吸收差，但首过效应较低，生物利用度较高，如阿替洛尔。增加药物剂量，可使血药浓度升高。由于肝脏代谢功能的个体差异较大，故首过效应大的药物其血浆浓度的个体差异也较大。食物可减少水溶性 β 受体阻断药如阿替洛尔的吸收，但可提高普萘洛尔、美托洛尔和拉贝洛尔的生物利用度。

2. 分布 β 受体阻断药在全身各组织分布较广，表观分布容积较大。脂溶性较高的普萘洛尔和脂溶性中等的美托洛尔在脑脊液中的浓度与血浆药物浓度近似，而脂溶性较低的阿替洛尔则仅为血浆浓度的 $1/10 \sim 1/5$。

3. 消除 脂溶性高的 β 受体阻断药主要在肝脏代谢，少量从尿中以原型排出，药物的 $t_{1/2}$ 为 $2 \sim 5$ 小时。有肝功能不全、肝血流量减少或药物代谢酶活性被抑制时，药物的消除速度减慢，$t_{1/2}$ 延长。脂溶性低的 β 受体阻断药如阿替洛尔和纳多洛尔主要以原型从肾脏排泄，但当患者肾功能不全时，则可能产生蓄积作用。常用 β 受体阻断药的药理特性见表 8 - 1。

表 8 - 1 常用 β 受体阻断药的药理特性

药物	膜稳定性	ISA	脂溶性	吸收率（%）	口服生物利用度（%）	$t_{1/2}$(h)	蛋白结合率（%）
非选择性 β 受体阻断药：第 1 代							
纳多洛尔	0	0	低	30	30 ~ 50	20 ~ 24	30
喷布洛尔	0	+	高	100	100	5	80 ~ 98
吲哚洛尔	+	+++	低	>95	100	3 ~ 4	40
普萘洛尔	++	0	高	<90	30	3 ~ 5	90
噻吗洛尔	0	0	低到中等	90	75	4	<10
β₁ 选择性阻断药：第 2 代							
醋丁洛尔	+	+	低	90	20 ~ 60	3 ~ 4	26
阿替洛尔	0	0	低	90	50 ~ 60	6 ~ 7	6 ~ 16
比索洛尔	0	0	低	90	80	9 ~ 12	30
艾司洛尔	0	0	低	–	–	0.15	55
美托洛尔	+ *	0	中等	100	40 ~ 50	3 ~ 7	12
非选择性 β 受体阻断药：第 3 代							
卡替洛尔	0	++	低	85	85	6	23 ~ 30
卡维地洛	++	0	中等	>90	30	7 ~ 10	98
拉贝洛尔	+	+	低	>90	33	3 ~ 4	50
β₁ 选择性阻断药：第 3 代							
倍他洛尔	+	0	中等	>90	80	15	50
噻利洛尔	0	+	低	74	30 ~ 70	5	4 ~ 5

* 剂量高于治疗剂量时

【药理作用与作用机制】

1. β 受体阻断作用 是这类药物的重要作用，能阻断多种脏器组织的 β 受体。

（1）抑制心脏 β 受体阻断药能抑制心脏，使处于静息状态的人心率减慢、心肌收缩力降低和心排出量减少，血压稍有下降。β 受体阻断药对于交感神经张力较高时的心脏作用更为明显。β 受体阻断药可减慢窦性节律，减慢心房和房室结的传导速度，延长房室结的功能性不应期。这些作用表明 β 受体阻断药对心脏的作用是全面抑制，作用机制主要是阻断心脏的 β₁ 受体。

（2）降压作用 β 受体阻断药由于对心脏的抑制作用可以反射性地兴奋外周交感神经，使外周血管收缩；另外，由于 β₂ 受体的阻断，各器官血管除脑血管外，肝、肾、骨骼肌以及冠状血管的血流量都有不同程度的下降。β受体阻断药对正常人血压影响不明显，而对高血压患者具有明显的降压作用，常用于高血压病的治疗。其降压机制复杂，可能是这类药物多系统β受体阻断的结果。

（3）收缩支气管平滑肌　β受体阻断药因阻断支气管平滑肌细胞膜上的β_2受体，收缩支气管平滑肌而增加呼吸道阻力。但是这种作用对正常人影响小，但对支气管哮喘患者，常可诱发或加重哮喘的急性发作，甚至危及生命。

（4）对代谢的影响　一般认为，人类脂肪的分解主要与激动β_1、β_3受体有关，而肝糖原的分解与激动α_1和β_2受体有关。因此β受体阻断药可抑制交感神经兴奋所引起的脂肪分解，当β受体阻断药与α受体阻断药合用时则可拮抗肾上腺素的升高血糖的作用。普萘洛尔并不影响正常人的血糖水平，也不影响胰岛素的降低血糖作用，但能延缓用胰岛素后血糖水平的恢复。这可能是其抑制了低血糖引起儿茶酚胺释放所致的糖原分解。β受体阻断药还会掩盖低血糖症状如心悸等，从而延误低血糖的及时察觉。值得注意的是，甲状腺功能亢进时，β受体阻断药不仅可对抗机体对儿茶酚胺的敏感性增高，而且也可抑制甲状腺素（T_4）转变为三碘甲状腺原氨酸（T_3）的过程，从而有效控制甲亢的症状。

（5）减少肾素分泌　β受体阻断药能减少交感神经兴奋所致的肾素释放，其作用机制可能是阻断肾小球球旁细胞的β_1受体。肾素分泌的减少，使肾素－血管紧张素－醛固酮系统对机体的水盐电解质平衡和血压的调节作用下降，这是其降血压作用的主要原因之一。在各种β受体阻断药中，普萘洛尔降低肾素释放的作用最强，噻吗洛尔次之，而吲哚洛尔、氧烯洛尔和烯丙洛尔抑制肾素分泌的作用较弱。

2. 内在拟交感活性　由于对β受体阻断作用的强度远较兴奋作用为大，所以具有ISA的β受体阻断药对受体的激动作用在动物体内常被受体阻断作用所掩盖，一般不能表现出来。ISA较强的药物如吲哚洛尔、阿替洛尔，抑制心收缩力，减慢心率和收缩支气管作用，一般较不具ISA的药物为弱。

3. 膜稳定作用　某些β受体阻断药具有奎尼丁和局部麻醉药样的膜稳定作用，但是所需剂量较高。研究表明，其发挥膜稳定作用的浓度较治疗时体内所能达到的浓度为高，也远较其阻断心肌的β受体的浓度为高，故一般认为膜稳定作用与β肾上腺素受体阻断药的治疗作用基本无关。

4. 其他　普萘洛尔有抗血小板聚集作用。β受体阻断药尚有降低眼内压作用，这可能由于减少房水的形成所致。

【临床应用】

1. 快速型心律失常　β受体阻断药对多种原因引起的室上性和室性心律失常均有效，特别是对运动或情绪紧张、激动所致心律失常，或因心肌缺血、强心苷中毒引起的心律失常疗效较好。

2. 高血压病　β受体阻断药是治疗高血压的基础药物。普萘洛尔、阿替洛尔及美托洛尔等对原发性高血压有较好的疗效，患者耐受良好，可单独使用，也可与利尿药、钙拮抗药等联合使用。

3. 冠心病　β受体阻断药对冠心病、心绞痛有较好的疗效，使心绞痛发作次数减少，程度减轻，运动耐量改善，早期应用普萘洛尔、美托洛尔和噻吗洛尔等还可降低心肌梗死患者的复发率和猝死率。

4. 慢性心功能不全　在心肌状况严重恶化之前早期应用美托洛尔等β受体阻断药对扩张性心肌病的心衰有明显的治疗作用，可缓解某些充血性心力衰竭症状，改善预后。目前认为其治疗作用可能与以下几方面因素有关：①改善心脏舒张功能；②缓解和减轻由于儿茶酚胺所致的心脏损害；③抑制前列腺素或肾素所产生的缩血管作用；④使β受体数目上调，恢复心肌对内源性儿茶酚胺的敏感性。

5. 其他　β受体阻断药如噻吗洛尔等可以减少房水的形成，降低眼内压，可用于治疗原发性开角型青光眼。此外，普萘洛尔还可以用以治疗甲状腺功能亢进、偏头痛和酒精中毒等。

课堂互动

噻吗洛尔可用于青光眼，肾上腺素也可用于青光眼。

请问：目前所学治疗青光眼的药物有哪几类？为什么β受体阻断药噻吗洛尔及β受体激动药肾上腺素均可用于青光眼的治疗？

【不良反应】常见不良反应有恶心、呕吐、轻度腹泻等消化道症状，偶见过敏性皮疹和血小板减少等。如果应用不当，则可引起下列较严重的不良反应。

1. 诱发或加重支气管哮喘 β受体阻断药可以阻断支气管平滑肌细胞膜上的β受体，使支气管收缩，故禁用于伴有支气管哮喘的患者。

2. 抑制心脏功能 由于β受体阻断药阻断心脏的β_1受体，使心功能全面抑制，特别是严重心功能不全、窦性心动过缓和房室传导阻滞的患者对药物敏感性增高，更易发生，甚至可能引起重度心功能不全、肺水肿、房室传导完全阻滞或心脏停搏的严重后果。

3. 外周血管收缩和痉挛 由于β受体阻断药对血管平滑肌β受体的阻断，可引起间歇跛行或雷诺病、四肢发冷、皮肤苍白或发绀、双足剧痛，甚至产生脚趾溃烂和坏死。

4. 反跳现象 长期应用β受体阻断药的患者，如果突然停药，可使原来的病症突然加重，如血压上升，严重心律失常或心绞痛发作次数增加，甚至产生急性心肌梗死或猝死。其机制与受体向上调节有关。因此，在病情控制后应逐渐减量直至停药，而不能突然停药。

5. 其他 β肾上腺素受体阻断药还可以引起疲乏、失眠和精神忧郁等症状，故一般情况下精神抑郁患者应忌用普萘洛尔。糖尿病患者应用胰岛素同时应用β肾上腺素受体阻断药可加强降血糖作用，并可掩盖低血糖时出汗和心率加快的症状，造成严重的后果。某些β受体阻断药长期应用后还可以产生自身免疫反应，如产生眼－皮肤黏膜综合征等。

【禁忌证】禁用于重度房室传导阻滞，严重左室心功能不全，窦性心动过缓和支气管哮喘的患者。心肌梗死患者和肝功不良患者慎用。

一、非选择性β受体阻断药

普 萘 洛 尔

普萘洛尔（propranolol）是典型的非选择性β肾上腺素受体阻断药，无内在拟交感活性。仅左旋体有效。脂溶性高，口服吸收完全，但首关消除明显，生物利用度仅30%左右。血药浓度个体差异大，可达20倍。因此临床用药宜从小剂量开始，逐渐加量到出现明显疗效做维持治疗。由于存在反跳现象，病情好转需逐渐减量直至停药。

案例分析

【实例】患者，女，22岁，1型糖尿病，经过治疗，血糖控制比较理想。最近一段时间因心动过速，服用普萘洛尔，翌日上午，患者突然昏迷，诊断为低血糖，静滴葡萄糖后清醒，患者自感奇怪，以前也发生过低血糖，但发生低血糖时一般都有明显心慌、心悸等症状，立即喝一点糖水或吃一点饼干就可缓解，但这一次只是觉得有点头晕，没有出现心慌症状，却发生了低血糖昏迷，这是怎么回事呢？

【问题】患者症状的发生是否与服用普萘洛尔有关？

【分析】β受体阻断药不影响胰岛素的降低血糖作用，但能延缓用胰岛素后血糖水平的恢复，并掩盖低血糖症状。

噻吗洛尔和纳多洛尔

噻吗洛尔（timolol）和纳多洛尔（nadolol）可阻断 β_1 和 β_2 受体，其效能比普萘洛尔大。纳多洛尔的作用时间较长。噻吗洛尔可减少房水的产生，用于治疗典型的慢性开角型青光眼，有时也用于治疗高血压。

吲哚洛尔

吲哚洛尔（pindolol，心得静）作用类似普萘洛尔，其强度为普萘洛尔的 6~15 倍，且有较强的内在拟交感活性，主要表现在激动 β_2 受体方面。激动血管平滑肌 β_2 受体所致的舒张血管作用有利于高血压的治疗。对于心肌所含少量 β_2 受体（人心室肌 β_1 与 β_2 受体比率为 74∶26，心房为 86∶14）的激动，又可减少其心肌抑制作用。

二、选择性 β_1 受体阻断药

醋丁洛尔、阿替洛尔、美托洛尔、艾司洛尔

醋丁洛尔（acebutolol）、阿替洛尔（atenolol）、美托洛尔（metoprolol）和艾司洛尔（esmolol）是选择性 β_1 受体阻断药，故可消除对支气管的收缩作用。醋丁洛尔、阿替洛尔和美托洛尔对 β_1 和 β_2 受体的阻断药量比为 50∶100。小剂量时，对心脏的选择性较明显，大剂量时则无此选择性。这类药可用于高血压，增加心绞痛的动力耐受量。艾司洛尔是一个与酶耦合的代谢产物，因此其 $t_{1/2}$ 很短，仅 10 分钟左右。手术或诊断过程中可静脉给药。与普萘洛尔相反，这类药有心脏选择性，对肺功能、外周耐受力和碳水化合物的代谢产物几乎无影响。但对呼吸道的作用不肯定，因此对哮喘患者仍需慎用。

第三节 α、β 肾上腺素受体阻断药

目前发现的 α、β 肾上腺素受体阻断药 α 受体阻断作用弱于 β 受体阻断作用。在药理作用、临床应用、不良反应方面类似于 β 肾上腺素受体阻断药。

拉贝洛尔

拉贝洛尔（labetalol）可选择性阻断 α_1 受体，同时阻断 β_1、β_2 受体，还具有 β_2 受体部分激动作用，并抑制去甲肾上腺素重摄取过程。其阻断 β 受体作用较强，是 α 受体阻断作用的 5~10 倍。

拉贝洛尔的 α_1 受体阻断作用引起动脉血管扩张，血压下降，直立时降压作用更为显著；β_1 受体阻断也与降压作用有关，同时也阻断反射性交感神经引起的心脏兴奋。由于拉贝洛尔的内在拟交感活性，可以通过激动 β_2 受体或直接作用也参与其扩张血管作用，增加肾脏血流量。

拉贝洛尔可口服给药，用于中、重度高血压的治疗，高血压危象可采用静脉注射给药；对支气管平滑肌的收缩作用不明显，但对哮喘病史者仍应谨慎用药。

阿 罗 洛 尔

阿罗洛尔（arotinolol）为非选择性 α、β 受体阻断药，与拉贝洛尔相比，α 受体阻断作用强于 β 受体阻断作用，其作用比大致为 1∶8。临床观察表明可降低心肌收缩力，降低心肌耗氧量，减慢心率，减少心排出量。适宜的 α 受体阻断作用，在不使末梢血管阻力升高的情况下，呈现 β 受体阻断作用而降压。可用于高血压、心绞痛及室上性心动过速的治疗，对高血压合并冠心病者疗效佳，可提高生存率。

卡 维 地 洛

卡维地洛（carvedilol）在治疗剂量范围内，兼有 α₁ 和非选择性 β 受体阻滞作用，无内在拟交感活性。该品阻滞突触后膜 α₁ 受体，从而扩张血管、降低外周血管阻力；阻滞 β 受体，抑制肾脏分泌肾素，阻断肾素–血管紧张素–醛固酮系统，产生降压作用。同时，还有抗氧化作用。卡维地洛降压迅速，可长时间维持降压作用。对左室射血分数、心功能、肾功能、肾血流灌注、外周血流量、血浆电解质和血脂水平没有影响，不影响心率或使其稍微减慢，极少产生水钠潴留。用于治疗轻度及中度高血压或伴有肾功能不全、糖尿病的高血压患者以及充血性心力衰竭早期及平稳期。

本章小结

肾上腺素受体阻断药分为 α 受体阻断药、β 受体阻断药及 α、β 受体阻断药三大类。

α 受体阻断药根据对 α₁、α₂ 受体的选择性差异分为三类：非选择性 α 受体阻断药如短效的酚妥拉明和长效的酚苄明、选择性 α₁ 受体阻断药如哌唑嗪以及选择性 α₂ 受体阻断药如育亨宾。酚妥拉明是竞争性的 α 受体阻断药，可用于治疗外周血管痉挛性疾病、肾上腺嗜铬细胞瘤的诊断和术前治疗、抗休克、治疗急性心肌梗死及充血性心力衰竭等。

β 肾上腺素受体阻断药是一大类竞争性的 β 受体拮抗药，代表药普萘洛尔，临床上可用于治疗心绞痛、心律失常、心肌梗死和青光眼等，还可用于预防偏头痛。

题库

思 考 题

1. 试述酚妥拉明的临床用途。
2. 简述 β 受体阻断药对心脏、血管和血压的影响及临床应用。
3. 简述普萘洛尔的主要不良反应。
4. 举例说明什么是肾上腺素的翻转作用，并说明产生的机制。

（周黎明）

PPT

第九章

局部麻醉药

学习导引

知识要求

1. **掌握** 常用局部麻醉药普鲁卡因、利多卡因、丁卡因、布比卡因、罗哌卡因的作用特点和临床应用。

2. **熟悉** 局麻药的作用及作用机制、局麻方法。

3. **了解** 局麻药的不良反应（吸收作用）。

能力要求

1. 熟练掌握局麻药的选药技能。

2. 学会应用局麻药的作用特点，预防其所引起的毒性反应。

局部麻醉药（local anaesthetics）简称局麻药，一般是局部应用于神经末梢或神经干周围，通过暂时、完全和可逆性地阻断神经冲动的产生和传导，使机体有限区域内痛觉等感觉暂时消除，而不产生意识消失，同时对各类组织都无损伤性影响。

案例分析

【实例】 患者，男，42岁，体重90kg，"左前臂刀砍伤，疼痛流血3小时"入院，拟于臂丛神经阻滞下行清创缝合术。患者一般状态佳，生命体征平稳，术前辅助检查未见异常。入室后常规监测，开放静脉通路后行肌间沟入路臂丛神经阻滞。过程顺利，用药利多卡因、罗哌卡因混合液30ml（2%盐酸利多卡因20ml＋0.75%甲磺酸罗哌卡因10ml＋0.9%生理盐水10ml，从40ml混合液中取30ml）。麻醉效果满意，术中患者生命体征平稳，手术过程顺利。

【问题】 ①该病例应用的局麻方法是什么？②为什么选用利多卡因、罗哌卡因混合液？③利多卡因、罗哌卡因各有何特点？

【分析】 ①该病例中臂丛神经阻滞麻醉的神经干，应用的局麻方法是传导麻醉。②该病例选择两药合用是利用利多卡因作用快，而罗哌卡因作用较为持久，而且罗哌卡因阻断痛觉的作用较强而对运动神经的作用较弱。③参见表9-2。

一、作用机制和局麻作用

1. 作用机制 目前公认的局麻药的作用机制是通过阻断神经细胞膜电压门控性 Na^+ 通道（voltage gated Na^+ channels），抑制 Na^+ 离子内流，阻断冲动的产生和传导，产生局麻作用。局麻药的作用部位是神经细胞膜的内表面，只有解离型的药物才能与 Na^+ 通道的一种或多种结合位点发生特异性结合，产生阻断 Na^+ 通道的作用。由于局麻药必须先跨膜进入细胞质内，因而亲脂性、非解离型成为局麻药起效的必要条件（图 9 - 1）。所以本类药物的解离型和非解离型对局麻作用的发挥都起重要作用，药物的解离速率、解离常数（pK_a）及体液的 pH 均与局麻作用密切相关。离子通道的生理活动状态可影响局麻药与 Na^+ 离子通道结合位点的亲和力，使局麻药的作用具有电压依赖性和频率依赖性（也称使用依赖性，use dependence，即在增加电刺激频率的情况下，局麻药的作用明显加强），因而处于兴奋状态的神经比静息状态的神经对局麻药更为敏感。细胞外 K^+ 浓度高时，可能增强局麻药的作用活性，而升高的细胞外 Ca^{2+} 则可部分地拮抗其作用。

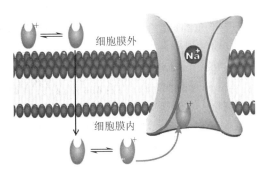

图 9 - 1　局麻药的作用机制

2. 局麻作用　局麻药对任何神经都有阻断作用，提高产生神经冲动的兴奋阈，并减慢动作电位去极化的速度，延长有效不应期，甚至可使神经细胞完全丧失兴奋性及传导性，对任何刺激不再引起除极化。在较高浓度时，局麻药也能抑制平滑肌和骨骼肌的活动。

局麻药的神经阻滞程度与用药剂量、浓度以及神经细胞或神经纤维组织的解剖特点等因素有关。不同类型的神经纤维，根据神经纤维的直径、是否有髓鞘、生理兴奋频率和解剖位置的不同，对局麻药的敏感性不同（表 9 - 1）。因而作用于混合神经，麻醉顺序一般是：持续性钝痛（如压痛）→短暂性锐痛→依次为冷觉、温觉、触觉、压觉→运动麻痹。进行蛛网膜下隙麻醉时，自主神经先被阻断，继而按上述顺序产生麻醉作用。麻醉后神经冲动传导的恢复则按相反的顺序进行。

表 9 - 1　不同类型的神经纤维对局麻药的敏感性

纤维类别	功能	直径（μm）	髓鞘	传导速度（m/s）	阻滞的敏感性
A 型					
α	本体感觉、运动	12～20	厚	70～120	+
β	触、压感觉	5～12	厚	3～70	++
γ	肌梭	3～6	厚	15～30	++
σ	痛、温感觉	2～5	厚	5～25	+++
B 型	自主神经节前纤维	<3	薄	3～15	++++
C 型					
后根	痛觉	0.1～1.2	无	0.5～2.3	++++
交感神经	节后纤维	0.3～1.3	无	0.7～2.3	++++

二、局麻药的常用方法

1. 表面麻醉（surface anaesthesia）　将局麻药用于黏膜表面，使黏膜下神经末梢麻醉，为表面麻醉。用于眼、鼻、口腔、咽喉、气管、食管和尿道等浅表部位手术。常选用穿透性强的丁卡因。

微课

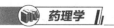

2. 浸润麻醉（infiltration anaesthesia） 将局麻药注射于皮下或手术视野附近的组织，使局部神经末梢麻醉。根据需要可在局麻药溶液中加少量肾上腺素，有利于减缓局麻药的吸收，延长麻醉作用时间。可以选用利多卡因、普鲁卡因。

3. 传导麻醉（conduction anaesthesia） 将局麻药注射在外周神经干附近，阻滞神经冲动传导，使该神经所支配的区域麻醉。与浸润麻醉相比，阻滞神经干所需的局麻药浓度较高，但用量较小，麻醉区域较大。可选用利多卡因、布比卡因和普鲁卡因。为延长麻醉时间，也可将利多卡因与布比卡因合用。

4. 硬脊膜外麻醉（epidural anesthesia） 即硬膜外麻醉，将局麻药注入硬膜外腔，药物沿着神经鞘扩散，穿过椎间孔使神经根麻醉。适用于腹部和下肢手术。硬膜外腔终止于枕骨大孔，不与颅腔相通，药液不扩散至脑组织，故无腰麻时头痛反应或脑脊膜刺激现象。但由于硬膜外麻醉所需药量较腰麻大 5～10 倍，如果误入蛛网膜下隙，可引起严重的毒性反应。硬膜外麻醉也能使交感神经麻醉，可导致外周血管扩张和心脏抑制，引起血压下降，可注射麻黄碱防治。常用利多卡因、布比卡因及罗哌卡因等。

5. 蛛网膜下隙麻醉（subarachnoidal anaesthesia） 将麻醉药注入腰椎蛛网膜下隙，使该部位的脊神经根麻醉，又称脊髓麻醉或腰麻（spinal anaesthesia）。适用于下腹部和下肢手术。腰麻时，药物在脊髓管内的扩散可受患者姿势、体位、药量、注射力量和药液比重的影响。如患者取坐位或头高位时，采用放出的脑脊液或 10% 葡萄糖溶液配制的高比重药液，可扩散到硬脊膜腔最低部位的马尾周围，将安全有效；相反，如采用低比重药液则有扩散入颅腔而危及呼吸的危险。常用利多卡因、丁卡因和普鲁卡因。

呼吸麻痹和血压下降是腰麻时的主要危险。血压下降主要是由于腰麻时交感神经被阻滞，静脉和小静脉失去神经支配而显著扩张，其扩张的程度由管腔的静脉压决定。静脉血容量增大时会导致心输出量和血压的显著下降，因此维持足够的静脉血回流心脏至关重要。可采取头低位（10°～15°）促进血液回流或预先应用麻黄碱预防。此外，因为硬脊膜被穿刺，可使脑脊液渗漏，易引起麻醉后头痛反应。

6. 区域镇痛（regional analgesia） 将局麻药与阿片类药物联合应用，可减少阿片类药物的用量，为患者提供了更理想的围术期镇痛的有效方法。酰胺类局麻药如布比卡因、左旋布比卡因和罗哌卡因在区域镇痛中应用较为广泛，尤其是罗哌卡因，由于具有可使感觉和运动阻滞分离的特点，而成为区域镇痛的首选局麻药。

三、不良反应

（一）毒性反应

局麻药剂量或浓度过高时吸收入血或误将药物注入血管，即可影响全身神经肌肉的功能，引起毒性反应，主要表现为中枢神经系统和心血管系统的反应。

1. 中枢神经系统 表现为先兴奋后抑制，即先表现为眩晕、烦躁不安、多言、肌肉震颤和焦虑，甚至可发展为神志错乱及全身性强直-阵挛性惊厥，最后患者可转入昏迷及呼吸麻痹状态。这是因为中枢抑制性神经元对局麻药比兴奋性神经元敏感，首先被局麻药阻滞，导致中枢神经系统脱抑制而出现兴奋现象。由于局麻药引起的惊厥是边缘系统兴奋灶扩散所致，静脉给予地西泮等苯二氮䓬类可加强边缘系统 GABA 能神经元的抑制作用，能较好地对抗局麻药引起的惊厥。中毒晚期维持呼吸及循环功能是很重要的。此时应禁用中枢抑制性药物。

2. 心血管系统 局麻药对心血管系统有直接的抑制作用，吸收后可降低心肌兴奋性，减弱心肌收缩力，延长不应期，减慢传导。多数局麻药可使小动脉扩张，所以在血药浓度过高时可引起血压下降，甚至休克等心血管反应，偶有突发心室纤颤导致死亡。心肌对局麻药耐受性相对较高，高浓度的局麻药对心血管的作用常发生在对中枢神经系统的作用之后，因而中毒反应开始时可能表现为中枢兴奋所致的血压上升及心率加快，以后才表现为心率减慢、血压下降、传导阻滞直至心搏骤停。

防治：使用局麻药时注意掌握药物浓度、给药速度和一次允许的极量，可采用分次小剂量注射的方法。小儿、孕妇及肾功能不全患者应适当减量。

（二）变态反应

较为少见，个别患者可在少量用药后，立即出现荨麻疹、支气管痉挛及喉头水肿等类似过量中毒的症状。这是源于酯类局麻药（如普鲁卡因）的代谢产物在某些患者可形成抗体引起变态反应，因而可改用酰胺类。

防治：询问变态反应史和家族史，用药前做皮试，用药时可先给予小剂量，若患者无异常和特殊主诉再给予适当剂量。进行局麻前也可给予适当巴比妥类药物，使局麻药分解加快。变态反应一旦发生，应立即停药，并应用糖皮质激素、肾上腺素等抢救。

四、常用局麻药

局麻药为弱碱性药物，其化学结构中含有一个亲脂性芳香基团和一个亲水性氨基，两者通过酯键或酰胺键相互连接，因而通常将局麻药分为酯类（esters）和酰胺类（amides）。常用局麻药的特点及其应用见表9-2。

表9-2 常用局麻药的特点及应用

药物名称	化学结构与代谢	作用	应用
普鲁卡因（procain），又名奴佛卡因（novocaine）	短效酯类，在血浆中能被酯酶水解，转变为对氨苯甲酸（PABA）和二乙氨基乙醇	毒性较小，亲脂性低，不易穿透黏膜；其代谢产物 PABA 能对抗磺胺类药物的抗菌作用，故应避免与磺胺类药物同时应用；偶见过敏反应，用药前宜做皮肤过敏试验	常用于浸润麻醉、传导麻醉、蛛网膜下隙麻醉和硬膜外麻醉；注射给药后1～3分钟起效，可维持30～45分钟，加用肾上腺素后维持时间可延长20%；还可用于损伤部位的局部封闭
利多卡因（lidocaine），又名赛罗卡因（xylocaine）	酰胺类，在肝脏被肝微粒体酶水解失活，但代谢较慢，$t_{1/2}$ 为90分钟，作用可持续1～2小时	与普鲁卡因相比，利多卡因起效快、作用强而持久、穿透力强及安全范围较大；无扩张血管作用，对组织几乎没有刺激性；可产生快速耐受性。其毒性大小与所用药液的浓度有关，浓度增加可相应增加毒性反应，且中毒反应来势凶猛，应注意合理用药	目前应用最多，可用于多种形式的局部麻醉，有全能麻醉药之称，主要用于传导麻醉和硬膜外麻醉；对普鲁卡因过敏者可选用本品；也可用于治疗心律失常
丁卡因（tetracaine），又称地卡因（dicaine）	酯类。主要在肝脏代谢，但转化、降解速度缓慢，故作用较持久	亲脂性高，对黏膜的穿透力强，吸收迅速；其麻醉强度比普鲁卡因强10倍，毒性大10～12倍；可引起欣快和一定程度的情绪及行为影响	常用作表面麻醉，以0.5%～1%溶液滴眼，无角膜损伤等不良反应；1～3分钟即可显效，作用持续2～3小时；也可用于腰麻及硬膜外麻醉；因毒性大而不用于浸润麻醉
布比卡因（bupivacaine）又称麻卡因（marcaine）	酰胺类，与利多卡因相似	局麻作用较利多卡因强4～5倍；作用维持时间可达5～10小时。与等效剂量利多卡因相比，可产生严重的心脏毒性，并难以治疗，特别是酸中毒、低氧血症时尤为严重	主要用于浸润麻醉、传导麻醉和硬膜外麻醉
左旋布比卡因（levobupivacaine）	布比卡因的异构体	新型长效局麻药，理论及动物试验的证据证明具有相对较低的毒性的优势	在临床需要较大剂量局麻药及局麻药持续应用的时侯，其低毒性十分重要
罗哌卡因（ropivacaine）	酰胺类，化学结构类似布比卡因	阻断痛觉的作用较强而对运动神经的作用较弱，作用时间比布比卡因短，患者可尽早离床活动和缩短住院时间；对心肌毒性比布比卡因小；有明显的缩血管作用，使用时无需加用肾上腺素	适用于硬膜外、臂丛阻滞和局部浸润麻醉；区域镇痛的首选局麻药；因其对子宫和胎盘血流几乎无影响，故适用于产科手术麻醉
甲派卡因（mepivacaine）又名卡波卡因（dibucaine）	酰胺类	麻醉作用与毒性均与利多卡因相似；有微弱的直接缩血管作用	可用于浸润麻醉、传导麻醉和硬膜外麻醉，也用于表面麻醉；能通过胎盘影响胎儿，故孕妇忌用

上述局麻药物中，利多卡因与布比卡因已广泛应用于临床，罗哌卡因和左旋布比卡因作为新型的长效局麻药，至今大量的基础研究与临床资料均证实其临床应用的安全性和有效性。从麻醉效能上看，布比卡因＞左旋布比卡因＞罗哌卡因，但后两者具有毒性低、时效长、耐受性好等特性，是布比卡因理想的替代品，已成为目前局麻药使用的重要选择。

本章小结

局麻药的作用机制是阻断神经细胞膜内侧的电压门控性 Na^+ 通道。局麻作用与用药剂量、浓度以及神经细胞或神经纤维组织的解剖特点等因素有关。

局麻药的常用方法包括表面麻醉、浸润麻醉、传导麻醉、蛛网膜下隙麻醉、硬膜外麻醉和区域镇痛。局麻药的毒性反应主要是中枢神经系统和心血管系统的反应，酯类局麻药也可引起变态反应。

常用局麻药包括普鲁卡因（避免与磺胺类药物同时应用，过敏者可用利多卡因代替）、利多卡因（目前应用最多，可用于治疗心律失常）、丁卡因（对黏膜的穿透力强，常用于表面麻醉）、布比卡因（长效，可产生心脏毒性）、罗哌卡因（对运动神经的作用较弱，为区域镇痛的首选局麻药）等。

思 考 题

题库

1. 影响局麻作用的因素有哪些？为什么局麻药主要引起痛觉感觉消失？
2. 局麻药的常用方法有哪些？分别试举例说明可以选择的局麻药物。
3. 如果局麻药进入血液循环会引起哪些反应？为什么？如何处理？

（王福刚）

第三篇

中枢神经系统药理学

PPT

第十章

中枢神经系统药理学概论

学习导引

知识要求

1. **掌握**　中枢神经系统的主要神经递质、受体种类及其与疾病之间的关系。
2. **熟悉**　神经元、神经胶质细胞和神经环路的功能。
3. **了解**　神经肽类的功能。

能力要求

1. 熟练掌握主要神经递质及其受体功能异常与对应疾病的联系。
2. 学会应用突触和信息传递过程分析药物发挥作用的环节。

人体生命活动的调节主要依赖神经和内分泌（体液）两大系统，而中枢神经系统（central nervous system，CNS）作为人体神经系统的主体部分，起着统领和协调作用，主导着维持内环境稳定和机体对外环境变化的整体反应。CNS含有大量神经元和支持它的神经胶质细胞，神经元间的突触联系形式多样，其信息传递过程由多种神经递质参与，激活相应受体，通过离子通道和逐级放大的细胞内信号转导途径而介导。CNS的药物主要通过影响中枢突触部位信息传递的不同环节，如递质、受体和受体后的信号转导等，改变人体的生理功能而发挥药理效应。

第一节　中枢神经系统的细胞学基础

一、神经元

神经元（neuron）是CNS的结构和功能的基本单位。人脑内的神经元总数估计有10^{12}个，根据这些神经元的结构、生物化学和功能的不同又分为几千种不同类型。

典型的神经元由胞体、树突和轴突三部分组成。神经元的最主要功能是传递各种生物信息，所以膜上有许多不同种类的受体。虽然神经元的信息传递过程时间较短，且主要在由轴突膜和树突膜构成的突触（synapse）部位完成，但需要神经元的三个部分协同完成。例如，细胞质合成和分泌信息传递物质（神经递质），细胞核提供制造合成酶等蛋白质的遗传物质。

二、神经胶质细胞

人脑中还存在数量巨大的神经胶质细胞（neuroglia），总数甚至为神经元的几十倍以上。神经胶质细胞按形态可分为星形胶质细胞（astrocyte）、少突胶质细胞（oligodendrocyte）和小胶质细胞（microglia）。一般认为，神经胶质细胞与神经元一样起源于胚胎外胚层（小胶质细胞或起源于中胚层），它们填充神经元间的空隙，在结构和功能上支持和滋养神经元。CNS 神经元轴突的髓鞘由少突胶质细胞（在外周神经为 Schwann 细胞）包围裹叠而成，起支持和绝缘作用，维持神经组织的内环境稳定，对信息传递和神经发育非常重要。突触周围的胶质细胞参与信息传递过程，如摄取递质而加速递质的灭活过程（如谷氨酸转运体对谷氨酸的再摄取），防止递质弥散。神经胶质细胞参与 CNS 疾病的病理生理过程。研究发现，一些神经精神疾病（如帕金森病、脑卒中、精神分裂症、药物成瘾等）的发生发展与神经胶质细胞密切相关，因此，改善神经胶质细胞功能已成为研发 CNS 药物的重要策略之一。此外，星形胶质细胞包围在脑毛细血管周围的细胞以及室管膜（ependymal），与毛细血管内皮细胞的紧密连接构成血 - 脑屏障，保护大脑内环境的稳定。

三、神经回路

CNS 的调节作用通过不同神经元组成的各种神经回路（neural circuit）来完成。神经回路作为 CNS 的主要功能单位对生理信息进行接受、加工和整合，完成特定的生理反应。神经回路的神经元间通过突触相连，树突、轴突与神经元其他部分均可建立突触联系。这种突触连接根据信息流动方向表现出两种不同的调节方式：①聚合。若一个神经元的树突或胞体接受许多轴突末梢的突触联系，这些轴突可以来自一个神经元，也可以来自多个神经元，这种多信息影响同一个神经元的调节方式称为聚合；②辐散。若一个神经元发出轴突同时与多个神经元建立突触联系，使来自一个神经元的神经信号传布到多个神经元，其信息得到扩散，这种方式称为辐散。CNS 中各种不同的神经回路均包含着多次的聚合和辐散形式，使神经信号出现聚散和时空的叠加，构成复杂的信息处理神经网络，使信息的加工和整合更加复杂和丰富，调节活动更加精细、协调与和谐。

四、突触与信息传递

神经元的主要功能是传递信息，由突触（synapse）这个特殊结构来完成。突触是神经元间或神经元与效应器间的特殊解剖结构和功能基础，是实现它们间信息传递的中心部位，一个神经元可具有几千个突触结构，据估计，人脑至少含有 10^{15} 个的突触结构。

突触由突触前膜、突触后膜和突触间隙等基本结构构成。根据突触结构和传递方式的特点，突触可分为电突触、化学性突触和混合性突触三种不同类型。在人脑内，除少部分脑区存在一些电突触外，几乎所有的突触都是化学性突触，化学性突触是 CNS 中最重要的信息传递结构和方式。在化学性突触，神经信息从突触前神经元到突触后神经元的传递由突触前膜的神经递质结合到突触后膜的受体过程来完成（参见第四章相关内容）。

过去认为突触传递是单向性的，但目前已证实，神经系统内存在交互突触，信息既可从突触前膜传递到突触后组分，也可从突触后膜传递到突触前组分。

微课

第二节　中枢神经递质、受体及其与疾病的关系

早被认为具有中枢作用的递质是乙酰胆碱和去甲肾上腺素，此后又发现了上百个参与传递神经信号的内源性物质，大体上分为神经递质（neurotransmitter）、神经调质（neuromodulator）和神经激素（neurohormone）三大类型。目前很多学者认为，神经调质和神经递质的区别非常模糊，有些物质既是神经调质又是神经递质或神经激素。一般说来，氨基酸类递质是神经递质，乙酰胆碱和单胺类既是神经递质又是神经调质。

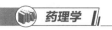

一、抑制性神经递质 γ-氨基丁酸

（一）γ-氨基丁酸和 γ-氨基丁酸能神经

γ-氨基丁酸（γ-aminobutyric acid，GABA）是人脑内主要的抑制性神经递质，广泛分布在人脑的各个部位。已知有 30% 左右的脑内突触以 GABA 为主要神经递质，而外周组织中仅存在微量的 GABA。脑内 GABA 是以谷氨酸为原料经谷氨酸脱羧酶（GAD）脱羧而成。GABA 能神经元兴奋时，其末梢释放 GABA 到突触间隙，与相应受体结合而发挥作用，其作用的终止主要依赖突触前膜和胶质细胞对其摄取而完成。

GABA 不仅被许多中间神经元所合成和释放，也是一些投射神经元的神经递质。迄今为止，发现一些长投射 GABA 能神经通路，包括：①小脑-前庭外侧核通路，从小脑浦肯野细胞投射到小脑深部核团和脑干的前庭核；②纹状体-中脑黑质通路，由纹状体有树突棘的中等大小神经元（medium spiny neuron）到中脑黑质。此外，还包括近些年来受到广泛重视的海马和内侧隔核的 GABA 能长投射神经联系。

（二）GABA 受体

GABA 受体大体上可分为 $GABA_A$、$GABA_B$ 和 $GABA_C$ 三种。CNS 的 GABA 受体主要是 $GABA_A$ 受体，$GABA_B$ 受体数量较少，而 $GABA_C$ 主要分布在视网膜。$GABA_A$ 和 $GABA_C$ 受体是配体门控型离子通道受体家族的成员，而 $GABA_B$ 受体则属于 G 蛋白耦联受体家族。

$GABA_A$ 受体是镇静催眠药和一些抗癫痫药的主要作用靶点。$GABA_A$ 受体由 5 种不同的亚基组成（α、β、γ、δ 和 ρ）。免疫化学实验发现，脑内最多的亚基为 $α_1$、$β_2$ 和 $γ_2$。每个亚基都是一条多肽链，含有 4 个跨膜区，5 个亚基围绕组成中空的氯离子通道。在 β 亚基上有 GABA 的结合位点，在其他部位也有一些调节 GABA 受体氯离子通道的位点，包括苯二氮䓬类（benzodiazepines，BZs）、巴比妥类、印防己毒素等离子通道阻滞药、类固醇和乙醇等的结合位点。上述调节位点被结合后，受体与 GABA 的亲和力和氯通道的电导发生改变，影响其功能。比如，BZs 位点在 α 亚基上，其激动药地西泮、拮抗药氟马西尼（flumazenil）和反相激动药 β-咔啉（β-carboline）等均可与之结合引起相应的效应。地西泮与 α 亚基结合后可增强受体与 GABA 的亲和力，增加氯离子通道的开放频率，增强 GABA 能神经元的传递作用。Flumazenil 不仅能阻断 BZ 激动药，还能拮抗反相激动药的作用。反相激动药与 BZs 结合位点结合则产生拮抗 GABA、降低氯离子通道通透性的作用。

（三）GABA 能神经系统功能及其相关疾病

GABA 作为脑内主要的抑制性神经递质，分布广泛，数量巨大，与包括维持人最基本生命活动、情感和高级认知功能在内的所有脑功能有关。因此，CNS 的所有疾病和有关症状或多或少与脑内 GABA 能神经功能异常有关，其中最具代表性的是睡眠障碍、癫痫病、疼痛、各种原因引起的惊厥、躁狂症、焦虑症和药物成瘾等，均伴有整体水平上的 GABA 能神经功能降低。此外，最近研究发现，GABA 能神经在老年性痴呆症、帕金森病和亨廷顿病的发病机制中也具有重要作用。

二、兴奋性神经递质

（一）谷氨酸和谷氨酸能神经

谷氨酸（glutamate，Glu）是 CNS 内主要的兴奋性神经递质，估计脑内 50% 以上的突触是以 Glu 为神经递质。脑内除了大量的 Glu 能中间神经元，还有许多长投射 Glu 能神经元，投射到纹状体、丘脑、黑质、红核、楔核和伏隔核等。Glu 是人脑内含量最高的氨基酸，是体内物质代谢的中间产物，也是合成 GABA 的前体物质。谷氨酰胺酶水解谷氨酰胺生成 Glu，它可贮存在突触囊泡内，也存在于神经末梢的胞质中。除 Glu 外，天冬氨酸也与 Glu 能神经的相应受体结合而发挥相似的作用。

（二）Glu 受体

目前谷氨酸受体大致分两大类，即配体门控型离子通道受体（intropic glutamate receptors，iGluRs）和代谢型受体（metabotropic glutamate receptors，mGluRs）。Glu 或天冬氨酸与前者结合后诱发突触后神经元兴奋，产生兴奋性突触后电位（excitatory post-synaptic potential，EPSP）。

1. 配体门控型离子通道受体 Glu 配体门控型离子通道受体可根据受体亚型对不同激动药的选择性分为三类：N - 甲基 - D - 天冬氨酸（NMDA）能选择性激活的受体称为 NMDA 受体；对 α - 氨基 - 3 - 羟基 - 5 - 甲基 - 4 - 异恶唑丙酸（AMPA）敏感的受体叫作 AMPA 受体；对海人藻酸（KA）敏感的受体称为 KA 受体。后两者统称为非 NMDA 受体。

（1）NMDA 受体 在脑内广泛分布，在大脑皮质和海马分布最密集。NMDA 受体激动时，其耦联的阳离子通道开放，除单价离子（Na^+、K^+）通过外，还允许 Ca^{2+} 离子通过。高钙电导是 NMDA 受体耦联离子通道的特点之一，与 Glu 兴奋性神经毒性、长时程突触加强（long-term potentiation，LTP）、学习记忆行为密切相关，也是 NMDA 受体成为多种神经精神疾病治疗药物靶点的基础。

（2）非 NMDA 受体 脑内的分布与 NMDA 受体几乎平行，与 NMDA 受体在突触传递和 Glu 的兴奋神经毒性作用中有协同作用。兴奋时离子通道开启仅允许 Na^+、K^+ 单价阳离子进出，诱发快速的 EPSP，传递兴奋性突触信息。

2. 代谢型谷氨酸受体 属于 G 蛋白耦联受体，该类受体与 GTP 结合蛋白耦联，分布在突触前膜或突触后膜，被激活后影响磷脂酰肌醇代谢或腺苷酸环化酶（adenylate cyclase，AC）的活性，引起突触后膜内第二信使变化而产生较缓慢的生物学效应。

（三）Glu 能神经系统功能及其相关疾病

Glu 能神经元占脑内神经细胞总数的一半左右，受体分布广泛，在 CNS 发育和可塑性；它在 CNS 系统疾病的发生和发展中发挥重要作用。Glu 能神经的过度兴奋，如 NMDA 受体的过分激动是 CNS 神经元毒性的主要途径，能引起 CNS 系统兴奋和抑制的失衡，成为精神失常疾病、癫痫、缺血性脑病、低血糖脑损伤和中枢退行性疾病等的发病基础。此外，NMDA 受体介导的 LTP 是学习和记忆的神经生化学基础。

三、乙酰胆碱

（一）CNS 的乙酰胆碱能神经

CNS 的 ACh 合成、贮存、释放和受体相互作用及其灭活等突触传递过程与外周胆碱能神经元基本相同（参见第四章相关内容）。脑内一些中间神经元和长投射神经元合成和释放 ACh，即脑内存在两种类型的胆碱能神经元：①局部回路的中间神经元，参与局部神经回路的组成，除 ACh 外它们还释放一些其他的神经递质。这些神经元主要分布在脑内的纹状体、隔核、伏隔核、嗅结节等神经核团。②胆碱能投射神经元，其细胞体包含在脑内的 8 个不同的胆碱能核团（cholinergic nucleus 1～8）中。这些神经核团的分布较集中，形成两个不同的核团群，分别组成胆碱能基底前脑复合体和胆碱能脑桥 - 中脑 - 被盖复合体。

（二）脑内乙酰胆碱受体

绝大多数脑内胆碱能受体是 M 受体，N 受体仅占大约10%。脑内 M 或 N 受体的生理、生化特性与外周神经系统相似。有 5 种不同亚型的 M 受体（M_1～M_5）相继被发现，不同亚型的 M 受体在脑内分布广泛，密度较高的区域包括大脑皮质、海马、纹状体、伏隔核、隔核、缰核、脚间核、上丘、下丘和顶盖前区等，其中以 M_1 受体为主，占 M 受体总数的50%～80%。目前常用的 M 受体阻断药对上述几种不同受体亚型选择性差。

（三）中枢胆碱能神经系统功能及其相关疾病

中枢 ACh 主要与人的觉醒、睡眠、疼痛、学习、记忆和运动调节密切相关。基底前脑复合体胆碱能神经元发出的神经纤维广泛分布于大脑皮质和海马等与学习记忆密切相关的大脑部位，在学习和记忆障碍为主要临床表现的阿尔茨海默病的发生和发展中起着非常重要的作用。形态学和生化学研究显示，阿尔茨海默病患者和动物梅奈特（Meynert）基底核胆碱能神经元明显减少，海马部位的胆碱能神经功能显著下降，其严重程度与学习记忆障碍程度成正比。目前治疗老年性痴呆症疗效较好的药物大多通过改善

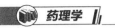

CNS 胆碱能神经功能而发挥作用。

纹状体是人脑中调节锥体外系运动的最高级中枢。迄今为止的临床研究和动物研究表明，纹状体部位的胆碱能神经和多巴胺能神经间功能失衡则导致 CNS 运动功能障碍，后者功能低下使胆碱能神经功能相对亢进，可诱发帕金森病症状；相反，则可出现亨廷顿（Huntington）舞蹈病症状。在临床上可分别用中枢 M 受体阻断药和 M 受体激动药治疗。

脑干的上行激动系统包含胆碱能纤维，参与维持觉醒状态，调节昼夜节律，尤其在非动眼睡眠相的调节。研究表明，中枢胆碱能神经系统对昼夜节律的调节功能下降不仅对人的老化进程影响很大，也与阿尔茨海默病的发生高度相关。

四、去甲肾上腺素

与 ACh 一样，去甲肾上腺素（norepinephrine，NE）不仅是外周神经递质，也是 CNS 的神经递质。与外周类似，CNS 内肾上腺素受体也分为 α_1、α_2、β_1、β_2 等亚型，其中 α_2 占主导。CNS 的 NE 能神经元胞体相对集中在脑桥和延髓，尤其在蓝斑核（A_6 区），占脑内 NE 能神经元总数的一半以上。

脑内 NE 能神经系统参与调节睡眠时相、警觉性、情感和高级认知活动等，其功能紊乱与焦虑症、抑郁症等精神情感活动障碍密切相关。目前认为脑内 NE 能神经功能下降是抑郁症的神经生化基础，临床上使用的一些抗抑郁症药的主要作用机制是抑制突触部位 NE 的再摄取，从而间接增强 NE 的功能。此外，研究发现脑内 NE 能神经系统与药物成瘾的发生和发展密切相关，以此为靶点研发药物成瘾治疗药日益受到重视。

五、多巴胺

多巴胺（dopamine，DA）是脑内非常重要的一种神经递质，属于单胺类神经递质，是 NE 合成的前体物，其在突触部位的传递过程与 NE 非常相似。虽然 DA 能神经元在 CNS 的数量不多，但胞体分布相对集中，其神经元轴突发散到 CNS 的广大区域，投射通路比较清晰，支配范围清楚。

（一）中枢 DA 能神经系统及其生理功能

人脑内 DA 能神经元胞体主要存在于中脑和下丘脑，发出投射纤维到其支配区域，发挥功能。中脑的 DA 能神经纤维主要投射到纹状体、广泛的边缘系统和新皮质，包括 3 条通路：①黑质 - 纹状体通路，其胞体位于黑质致密区（A_9），主要支配纹状体，该通路含有占全脑 70% 以上的 DA，是构成锥体外系运动高级中枢的重要成分；②中脑 - 边缘通路，其胞体位于中脑腹侧被盖区（A_{10}），主要支配伏隔核和嗅结节；③中脑 - 皮质通路，胞体主要位于中脑腹侧被盖区，支配大脑皮质的一些区域，如前额叶、扣带回、内嗅脑和梨状回等。中脑 - 边缘通路和中脑 - 皮质通路主要调控人类的精神活动，前者主要调控情绪反应，后者则主要参与认知、思想、感觉、理解和推理能力的调控，同时它们通过长轴突 Glu 能神经纤维相互联系。

此外，下丘脑的 DA 能神经元组成第 4 条 DA 通路，即结节 - 漏斗通路，其细胞体主要位于弓状核和室周核，主要调控垂体激素的分泌。

（二）DA 受体及其亚型

用重组 DNA 克隆技术研究发现，脑内存在 5 种 DA 亚型受体（D_1、D_2、D_3、D_4 和 D_5）。它们均是 G 蛋白耦联受体，其中 D_1 和 D_5 亚型受体在信号转导途径、激动药的选择性和药理学特征比较相近，统称为 D_1 样受体；而 D_3、D_4 与 D_2 受体相似，统称为 D_2 样受体。黑质 - 纹状体通路存在 D_1 样受体（D_1 和 D_5 亚型）和 D_2 样受体（D_2 和 D_3 亚型），其中 D_3 亚型主要为突触前自身受体，参与 DA 能神经元自身（递质的合成和释放）的反馈调控；中脑 - 边缘通路和中脑 - 皮质通路主要存在 D_2 样受体（D_2、D_3 和 D_4 亚型），其中 D_4 亚型受体特异存在于这两个 DA 通路，与精神分裂症的发生和发展密切相关，氯氮平特异性地对其具有高度亲和力。结节 - 漏斗系统主要存在 D_2 样受体中的 D_2 亚型，是研究 D_2 亚型受体的常用部位。

（三）DA 能神经系统相关疾病

因 DA 能神经在 CNS 的运动控制、情感思维和神经内分泌方面发挥重要作用，所以它的功能异常与帕金森病、精神分裂症和药物成瘾的发生发展关系密切。

各种病理因素导致黑质－纹状体通路的 DA 功能减弱均可导致帕金森病，目前临床使用的抗帕金森病药主要是根据此学说研发的，药理作用机制是补充 DA 的绝对不足或应用 DA 受体激动药增强其功能。精神分裂症（尤其是 I 型）则是由于中脑－边缘通路和中脑－皮质通路的 D_2 样受体功能亢进所致，因此，目前临床治疗精神分裂症的药物大多是 D_2 样受体拮抗药。

已阐明，药物成瘾与中脑－边缘系统的 DA 通路关系非常密切。释放于突触间隙的 DA 的灭活主要依赖于突触前膜 DA 转运体的再摄取而实现，而可卡因等成瘾药物主要抑制此转运体而改变 DA 能神经功能，最后导致成瘾。

六、5-羟色胺

（一）5-羟色胺与 5-羟色胺能神经

5-羟色胺（5-hydroxytrypatmine，5-HT）是 CNS 重要的单胺类神经递质之一，主要在 5-HT 能神经元末梢，色氨酸先经色氨酸羟化酶变成 5-羟色胺酸，再经脱羧酶的作用成为 5-HT。5-HT 的贮存、释放和灭活与脑内其他单胺类神经递质（NE 和 DA）相似。

在脑内，5-HT 能神经元与 NE 能神经元具有相似的分布，主要分布在脑桥、延髓中线旁的中缝核团群（$B_1 \sim B_9$），以中脑核群含量最高，其次为黑质、红核、丘脑和丘脑下部、杏仁核、壳核等。

脑内存在众多的 5-HT 受体亚型，它们与不同的信号转导系统耦联，使 5-HT 的效应多样化。5-HT 功能广泛，参与调节心血管活动、觉醒－睡眠周期、痛觉、精神情感活动和下丘脑－垂体的神经内分泌等活动。

（二）5-HT 能神经系统与相关疾病

1. 5-HT 转运体和抑郁症　5-HT 能神经突触前膜摄取转运体与 NE、DA 和 GABA 等神经递质的转运体同属一个家族。已知，脑内 5-HT 不足是抑郁症的神经生化学基础，所以目前临床上最常用的抗抑郁症药为选择性 5-HT 再摄取抑制剂，其作用机制为通过抑制突触前膜的转运体，间接增高突触部位 5-HT 浓度。

2. 5-HT 受体和其他相关疾病　目前已克隆出 14 种不同亚型的 5-HT 受体，根据氨基酸顺序的同源性及其受体耦联的信号转导系统异同性把它们分成 7 组亚型（$5-HT_{1-7}$），每组又包含不同的亚型，在 CNS 内分布具有区域特异性，参与不同疾病的发生，详见表 10-1。

表 10-1　5-HT 受体家族

受体亚型	信号传递机制	分布	与疾病关系
$5-HT_{1A,B,D,E,F}$	$G_{i/o}$	中脑、基底核、边缘系统、大脑皮质等	焦虑、抑郁、偏头痛
$5-HT_{2A,C}$	$G_{q/11}$	边缘系统、基底节、黑质、脑脉络丛等	失眠
$5-HT_{2B}$	$G_{q/11}$	脑内无分布	
$5-HT_3$	配体门控型离子通道	脊髓、脑干、大脑皮质、海马等	焦虑、药物成瘾、呕吐
$5-HT_{4-7}$	G_s 或不明	大脑皮质、海马、缰核、嗅结节、小脑等	焦虑、抑郁、失眠

七、神经肽

20 世纪 50 年代从下丘脑分离纯化出加压素和催产素，成为第一批神经肽类物质（neuropeptides）。

目前在脑内已发现近百种神经肽类物质，其中少数还具有激素样作用，但大多数作为神经传递物质参与突触信息传递，发挥神经递质和调质的作用。

神经肽的种类繁多，受体分布广，作用多样，涉及 CNS 的再生、结构和功能的方方面面。例如，脑内促肾上腺皮质激素释放因子是由 41 个氨基酸组成的神经肽，主要在下丘脑部位的神经元合成，引起下丘脑 - 垂体 - 肾上腺轴的兴奋，主导 CNS 应激反应，它的功能紊乱与精神神经疾病的发生、发展密切相关，尤其是焦虑症和抑郁症。阿片肽是 CNS 重要的一类神经肽，参与调节痛觉、食欲、精神情感活动和高级认知活动等。阿片肽类药物是一类重要的镇痛药，也是成瘾药物的主要成员。

本章小结

神经元是 CNS 结构和功能的基本单位。神经胶质细胞广泛分布于神经元之间，起着支持和保护神经元结构和功能的作用。突触是神经元间或神经元与效应器间的特殊解剖结构和功能基础，是实现它们间信息传递的中心部位。一个神经元可具有几千个突触结构，据估计，人脑至少含有 10^{15} 个的突触结构。在中枢神经系统传递神经信号的内源性物质，大体上被分为神经递质、神经调质和神经激素三大类型，它们一般作用于相应的受体而传递信息。

题库

思 考 题

1. 神经递质和神经肽的主要区别有哪些？
2. 氨基酸类神经递质主要有哪些？它们的主要功能是什么？
3. 多巴胺能神经系统的主要生理功能有哪些？

（陈　妍）

PPT

第十一章

全身麻醉药

全身麻醉药（general anesthetics）简称全麻药，是指能广泛抑制中枢神经系统，可逆地引起不同程度的意识、感觉和反射暂时消失的药物。

根据作用特点和给药方式的不同，全身麻醉药可分为吸入性麻醉药和静脉麻醉药。经气道吸入而引起麻醉的药物，称为吸入性麻醉药；经静脉注射引起麻醉的药物称为静脉麻醉药。

第一节 吸入性麻醉药

吸入性麻醉药（inhalational anesthetics）是一类挥发性的液体或气体（前者如乙醚、氟烷、异氟烷、恩氟烷和七氟烷等，后者如氧化亚氮），由呼吸道吸收进入体内，阻断中枢神经系统内神经细胞的突触传递，使意识和感觉消失，从而达到麻醉效果。麻醉深度可通过对吸入气体中的药物浓度（分压）的调节加以控制，并可连续维持，满足手术需要。

【作用机制】 有关全麻药作用机制的学说很多，目前尚未统一。

1. 脂溶性学说 目前是全麻药作用机制各种学说的基础。其依据是化学结构各异的全麻药大多具有较高脂溶性，且药物的脂溶性越高，麻醉作用则越强。据此认为，脂溶性高的全麻药容易进入神经细胞胞膜的脂质层，引起细胞膜理化性质发生改变，膜蛋白（膜受体）及离子通道，如钠、钾通道发生构象和功能改变，抑制神经细胞除极以及影响神经递质的释放，进而广泛抑制神经冲动的传递，从而引起全身麻醉。

2. 增强抑制性突触的传递功能 有研究发现，全麻药还可以通过抑制兴奋性突触和增强抑制性突触的传递功能而发挥作用，其特异性的机制是干扰配体门控离子通道的功能。中枢抑制性神经递质GABA的受体GABA$_A$组成神经细胞膜上的Cl$^-$通道，绝大多数的全麻药都可以与GABA$_A$受体上的一些特殊位点结合，提高GABA$_A$受体对GABA的敏感性，促进Cl$^-$通道开放，使细胞膜超极化，产生中枢抑制而发挥全身麻醉作用。

【体内过程】 吸入性麻醉药脂溶性较高，易经肺泡扩散吸收入血，进而通过血-脑屏障进入中枢神经系统，其间需穿透多层生物膜。膜两侧药物的分压差越大，扩散速度越快。脑组织血流丰富、含类脂质多，利于药物进入。麻醉药多以原型从肺呼出，故麻醉过深时，加大通气量可加速药物排出。其余部分主要经肝代谢，代谢物可能有毒性，故代谢率低者往往毒性亦低。影响麻醉药在体内吸收、分布和消除的因素有以下几方面（表11-1）。

1. 最小肺泡浓度（minimum alveolar concentration，MAC） 吸入性麻醉药的吸收及其作用的深浅、快慢，首先决定于它们在肺泡气体中的浓度。在麻醉稳定状态时，机体各组织内麻醉药的分压基本相等，脑内麻醉药浓度相当于肺泡内麻醉药浓度，所以吸入性麻醉药的效价强度常用MAC表示。MAC是指在一个大气压（常压）下，能使50%的人或动物对疼痛不产生体动反应（逃避反射）时肺泡气体中麻醉药的浓度。各种吸入性麻醉药都有恒定的MAC，其数值越小，麻醉作用越强。

2. 血/气分配系数 是指药物在血液和肺泡气中达到平衡（分压相等）时的浓度比。血/气分配系数大的药物，在血液中溶解度大，而脑内的药物分压上升会较慢，麻醉诱导时间长；而血/气分配系数小的药物（如氧化亚氮），在血液中溶解度小，脑中药物分压升降较快，麻醉诱导时间较短，麻醉深度容易调节，苏醒迅速。异氟烷、七氟烷的血气分配系数都很小。

3. 脑/血分配系数 脂溶性高的全麻药容易进入类脂质含量丰富的脑组织，脑中药物浓度与血中药物浓度达平衡时的比值即脑/血分配系数，与进入脑组织的药量成正比。若该比值小，药物进入脑组织的量则小，当给药停止后，易被血液带走，苏醒快；相反，若药物脑/血分配系数大，药物进入脑组织的量大，麻醉效应强而持久，患者苏醒慢。

表11-1　常用吸入性麻醉药的特性比较

	MAC（%）	血/气分配系数	脑/血分配系数	诱导期	骨骼肌松弛
异氟烷	1.15	1.40	1.60	很短	好
恩氟烷	1.68	1.80	1.40	很短	好
七氟烷	1.71	0.65	1.70	极短	好
氧化亚氮	105	0.47	1.10	极短	很差

恩氟烷和异氟烷

恩氟烷（enflurane）和异氟烷（isoflurane）为同分异构物，麻醉诱导平稳、迅速、舒适，苏醒迅速，肌肉松弛良好，麻醉深度易于调整，不增加心肌对儿茶酚胺的敏感性，对呼吸道刺激性不明显。反复使用对肝、肾功能无明显影响，偶有恶心、呕吐。主要用于麻醉诱导和维持，可用于各种手术，是目前常用、安全的吸入性麻醉药。

七　氟　烷

七氟烷（sevoflurane）的结构与异氟烷相似，血/气分配系数更低，麻醉诱导和苏醒均较后者快，麻醉深度易于控制，能增强和延长非除极化型肌松药的作用。对心脏功能影响小，对呼吸道无刺激性。目前吸入性麻醉药使用率中，七氟烷占95%，广泛用于成人和儿童患者院内手术及门诊手术的全身麻醉的诱导和维持。

氧 化 亚 氮

氧化亚氮（nitrous oxide，N₂O）又称笑气，是目前临床主要使用的吸入性麻醉药，无色、味甜、无刺激性。药物在一定压力下成为液态贮于钢筒中，应用时经减压成为气体以供吸入，不燃不爆，对呼吸道无刺激性。其性质稳定，在体内不代谢，绝大多数经肺以原型呼出。氧化亚氮的脂溶性低，血/气分配系数仅 0.47，故诱导期短而苏醒快，患者感觉舒适愉快，吸入气体 30～40 秒即产生较强的镇痛作用，无肌松作用，对子宫、呼吸、循环抑制很轻，对肝、肾功能无不良影响。氧化亚氮的 MAC 值超过 100，麻醉效能很低，需与其他麻醉药配伍方可达满意的麻醉效果，主要用于诱导麻醉或与其他全身麻醉药配伍使用，以减少其他麻醉药的用量及不良反应。

知识链接

吸入麻醉分期

吸入麻醉时，患者的麻醉表现（深度）有明显的量效关系。为了便于掌握临床麻醉的深度，避免危险，常需进行麻醉分期。临床上，由于乙醚麻醉分期最明显，故常以乙醚麻醉为代表，依据呼吸、眼部、循环变化和肌肉松弛程度等体征将麻醉过程分为镇痛期、兴奋期、外科麻醉期和延髓麻醉期。

第Ⅰ期——镇痛期：从开始麻醉到患者神志消失。大脑皮质开始抑制，痛觉逐渐减退、呼吸和脉搏稍增快，其他反射依然存在，一般不于此期施行手术。

第Ⅱ期——兴奋期：从患者神志消失，经过兴奋过程，直至兴奋现象缓解，并出现深而有节律的呼吸为止。期间以呼吸的紊乱和血压、脉率的显著波动为特征。此期，大脑皮质逐渐被抑制，低位中枢呈兴奋状态，不施行手术。

第Ⅲ期——外科麻醉期：可由浅入深分为四级。第一级，呼吸规则，眼睑反射消失，眼球活动减少，大脑皮质完全抑制，可施行一般手术。第二级，眼球中央固定，呼吸频率慢，大脑皮层完全抑制，肌肉松弛，可以进行腹部手术。第三级，抑制更深，肋间肌呈渐进性麻痹，胸式呼吸减弱，瞳孔开始散大，血压可能下降，肌肉极度松弛，仅在手术必要时短时间使用。第四级，脊髓、脑桥和延髓受到抑制，呼吸逐渐不能代偿而麻痹，出现抽泣式呼吸，血压下降。

第Ⅳ期——延髓麻醉期（中毒期）：呼吸停止，血压常不能测到，瞳孔极度散大，如不及时抢救可导致心搏停止。

第二节　静脉麻醉药

静脉麻醉药（intravenous anesthetics）是指经静脉注射、静脉滴注或肌内注射进入体内，通过血液循环作用于中枢神经系统而产生全身麻醉作用的药物。与吸入性麻醉药相比，其优点为无诱导期，患者迅速进入麻醉状态，对呼吸道无刺激，无环境污染，麻醉方法简便易行；缺点是排除较慢，不如吸入性麻醉药易于掌握麻醉深度，镇痛作用不强，肌肉松弛不完全。亚麻醉浓度的静脉麻醉药还可以用于镇静和催眠。

常用的静脉麻醉药有硫喷妥钠、咪达唑仑、氯胺酮、丙泊酚、依托咪酯和羟丁酸钠等。

硫喷妥钠

【药理作用】 硫喷妥钠（thiopental sodium）为速效、超短效的巴比妥类药物。通过增强 CNS 抑制性神经递质 GABA 的作用，细胞膜超级化，抑制神经冲动的传递而发挥作用。硫喷妥钠脂溶性高，常用剂量一次静脉注射后几秒钟即可进入脑组织，30 秒后在脑内达到有效浓度，麻醉作用迅速，1 分钟内神志消失，无兴奋期。由于脑组织的药物很快随血流再分布并蓄积于肌肉、脂肪等组织，故麻醉作用维持时间短，仅 10 分钟左右，麻醉作用确实、可靠。但硫喷妥钠的镇痛效应差，肌肉松弛不完全。

【临床应用】 主要用于手术的诱导麻醉、基础麻醉以及短时手术，如脓肿的切开引流、骨折、脱臼的闭合复位等。

【不良反应】

（1）硫喷妥钠对呼吸、循环中枢有明显抑制作用，过量可致循环衰竭和窒息；肺功能不全、大出血、休克患者及新生儿、婴幼儿易受抑制，故禁用。对正常人亦应严格控制剂量和注射速度。

（2）在麻醉诱导期使用硫喷妥钠还易诱发喉头和支气管痉挛，故支气管哮喘者禁用。

（3）静脉注射时如配制浓度大（5%），常引起血栓性静脉炎，如有泄漏则导致组织坏死，误入动脉会引起动脉痉挛，解救不及时可导致指、趾端坏死。

咪 达 唑 仑

【药理作用】 咪达唑仑（midazolam）是一种新型的含咪唑环的苯二氮䓬类（benzodiazepines，BZs）化合物，为短效的水溶性 BZ 药。该药与 BZ 受体结合的亲和力是地西泮的 3 倍，具有 BZ 类药物所共有的改善睡眠、抗焦虑、抗惊厥和肌肉松弛等药理作用，作用强度优于地西泮。与其他 BZ 药相比，本品特点是起效快、维持时间短，是最常用的 BZ 类静脉麻醉药。

【临床应用】

（1）主要作为麻醉前给药用于抗焦虑或镇静。

（2）咪达唑仑对循环系统影响较小，并能降低颅内压，主要适用于不宜使用硫喷妥钠的危重患者，用于心血管手术和颅脑手术的麻醉。

【不良反应】 大剂量时可致呼吸抑制、血压下降。

氯 胺 酮

【药理作用】 氯胺酮（ketamine）为 N - 甲基 - D - 天冬氨酸（N - methyl - D - aspartate，NMDA）受体非竞争性拮抗药，其麻醉作用可能与阻断 NMDA 受体、阿片受体以及 M 胆碱受体等有关。

（1）氯胺酮能阻断痛觉冲动向丘脑和新皮质传递，同时又能兴奋脑干网状结构及大脑边缘系统，引起意识模糊，短暂性记忆缺失及满意的镇痛效应，但患者意识并未完全消失，常伴有梦幻、肌张力增加、心率加快、血压上升等表现。这种抑制与兴奋并存、意识与感觉暂时分离的状态称为"分离麻醉"（dissociative anesthesia）。

（2）氯胺酮对呼吸抑制较轻，对心血管有明显的兴奋作用，这是其区别于其他全麻药的又一特点。

（3）氯胺酮麻醉时对体表镇痛作用明显，内脏镇痛作用差，但诱导迅速。

（4）据研究进展，氯胺酮具有如下新的药理作用：①氯胺酮不同于其他静脉麻醉药，具有明显的镇痛作用；②小剂量氯胺酮不仅能减轻整形外科手术患者术后的疼痛，还有抗抑郁作用；③氯胺酮抑制二磷酸腺苷、肾上腺素、凝血酶、STA（TXA 的类似物）诱导的血小板聚集反应。

【临床应用】

（1）单独用于麻醉诱导和不需肌松的短时体表小手术，如烧伤清创、切痂、植皮等。

（2）复合麻醉，如与苯二氮䓬类合用于外科急症处理及烧伤换药等。

（3）口服用于小儿麻醉前给药。

（4）试用于戒毒、镇痛、治疗支气管哮喘等。

【不良反应】

1. 血压升高 高血压、动脉硬化、肺动脉高压、颅内压增高、青光眼者禁用或慎用。

2. 精神症状 谵妄、狂躁、肢体乱动等，故精神病者禁用。

3. 依赖性 氯胺酮多次使用可引起依赖性，应严格管理。

丙 泊 酚

【药理作用】 丙泊酚（propofol，异丙酚）对中枢神经有抑制作用，产生良好的镇静、催眠效应，起效快（30秒），作用维持时间短，苏醒迅速，无蓄积。能抑制咽喉反射，有利于插管，对呼吸道无刺激性，能降低颅内压和眼压，减少脑耗氧量及脑血流量，故术后恶心、呕吐较少见。作用强度为硫喷妥钠的1.8倍。

丙泊酚麻醉作用机制尚未阐明，目前认为主要是通过增强$GABA_A$诱导的氯离子电流，从而产生镇静、催眠与遗忘作用。

据对丙泊酚的最新研究显示，丙泊酚具有如下新的药理作用：①脑保护作用，可以降低脑血流量、颅内压和脑代谢率，保持脑血流量和脑代谢率的良好匹配，使脑耗氧量减少，改善脑缺血状态下的氧供需平衡；②对缺血再灌注损伤具有保护作用，中断了脂质过氧化的链式反应，从而提高细胞抗损伤能力；③可引起内源性阿片肽的释放，而内源性阿片肽可与阿片受体结合，从而间接增强阿片受体活性，产生镇痛作用。

【临床应用】

（1）丙泊酚因苏醒迅速且完全，代谢物无麻醉作用，持续输注后不易蓄积，目前普遍用于各种手术的麻醉诱导及麻醉维持。

（2）适用于门诊患者胃肠镜诊断性检查、人工流产手术等短小手术的麻醉。

（3）常与硬膜外麻醉和蛛网膜下隙麻醉同时应用。

（4）可与肌松药、镇痛药及吸入性麻醉药合用，应用于颅脑和眼科手术。

（5）也常用于手术后ICU患者的镇静。

【不良反应】

（1）对循环系统有抑制作用，表现为外周血管阻力降低、血压下降。

（2）较严重的不良反应是诱导时的呼吸抑制，呼吸暂停发生率较高。

（3）也可引起注射部位疼痛和局部静脉炎。

（4）在大剂量、长时间输注时可能引起代谢性酸中毒、高脂血症、肝脏脂肪浸润、肌肉损伤及难治性的心力衰竭等严重并发症，甚至导致死亡，称为丙泊酚输注综合征（propofol infusion syndrome，PIS）。故应避免长时间（>48小时）和大剂量［如超过4mg/（kg·h）］的输注，减少PIS的发生。

（5）个别患者可出现幻觉和精神症状。

依 托 咪 酯

【药理作用】 依托咪酯（etomidate）为强效、超短效非巴比妥类催眠药，对呼吸和循环的抑制轻微。静脉注射后几秒内意识丧失，睡眠时间持续5分钟；无明显镇痛作用，故作诱导麻醉时常需加用镇痛药、

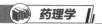

肌松药或吸入麻醉药。

该药可增强 GABA$_A$ 受体功能，其催眠作用为硫喷妥钠的 12 倍，静脉注射后约 20 秒即产生麻醉，持续时间约 5 分钟。

【临床应用】对心脏功能影响小，尤其适用于冠心病、瓣膜病和其他心脏功能差的患者。

【不良反应】

（1）应用本品后可出现阵挛性肌收缩，故恢复期患者会出现恶心、呕吐症状，发生率 50%。

（2）依托咪酯有抑制肾上腺皮质激素合成的作用。

表 11 - 2　常用静脉麻醉药的作用比较

	麻醉作用			镇痛	其他效应			
	起效	强弱	维持		循环	呼吸	肌张力	颅内压
硫喷妥钠	快	中	短	0	− −	− −	0	−
氯胺酮	慢	弱	短	+ +	+	−	+	+
羟丁酸钠	慢	弱	长	0	0 ~ +	0 ~ −	0	−
依托咪酯	快	强	短	0	−	−	−	−
异丙酚	快	中	短	+	− −	− −	−	+

注：+：兴奋、增高、增强；−：抑制、降低、减弱；0：无明显影响

羟 丁 酸 钠

【药理作用】羟丁酸钠（sodium oxybate）又名 γ - 羟基丁酸钠（gamma hydroxybutyrate sodium），为毒性低的催眠性静脉麻醉药。本品是 GABA 的中间代谢产物，静脉注射后体内分布广泛，转化为 γ - 丁酸内酯后产生麻醉作用，故起效较慢，作用时间较长，单次静脉给药可维持 1 ~ 3 小时，对心血管影响小。

【临床应用】作为麻醉诱导或维持时的辅助用药，适用于老人、儿童及不宜用硫喷妥钠者。

【不良反应】本品单用或注射过快可出现谵妄和肌肉抽动，严重者呼吸停止。严重高血压、心脏房室传导阻滞及癫痫患者禁用。

第三节　复合麻醉

微课

复合麻醉（combined anesthesia）又称为平衡麻醉（balanced anesthesia），外科手术对麻醉的基本要求是：意识消失、镇痛、肌肉松弛和合理控制应激反应。但现有的麻醉药单独使用均不够理想，难以完全满足手术要求。故除少数小手术外，临床上常同时或者先后应用两种及两种以上的麻醉药（或麻醉方法）与其他辅助用药联合使用，以达到满意麻醉效果，这称为复合麻醉。复合麻醉常用药物见表 11 - 3。

1. 麻醉前给药（preanesthetic medication）　指患者进入手术室前应用的药物。手术前夜常用苯巴比妥或地西泮使患者消除紧张情绪，次晨术前再服地西泮使其产生短暂记忆缺失，消除紧张或恐惧感觉；注射阿片类镇痛药，可在较浅麻醉分期获得满意的镇痛效果，从而增强麻醉效果；注射 M 受体拮抗药可以防止唾液及支气管分泌所致的吸入性肺炎，并防止反射性心律失常。

2. 基础麻醉（basal anesthesia）　进入手术室前给予大剂量催眠药，如巴比妥类等，使患者进入深睡状态，在此基础上进行麻醉，可使药量减少，麻醉平稳。常用于小儿。

3. 诱导麻醉（induction of anesthesia）　应用诱导期短的硫喷妥钠或氧化亚氮，使患者迅速进入外科麻醉期，避免诱导期的不良反应，然后改用他药维持麻醉。

4. 合用肌松药 在麻醉同时注射琥珀胆碱、筒箭毒碱或阿曲库铵，以满足手术时肌肉松弛的要求。

5. 低温麻醉（hypothermic anesthesia） 降低体温可以减缓机体代谢而减少全身耗氧量，增强心脑肾等重要器官对缺血缺氧的耐受，减少术后并发症。根据手术要求，可采用体表物理降温、合用氯丙嗪或全麻下体外循环方法使体温降至浅低温（30～34℃）或中低温（28～30℃），降低心、脑等重要器官的耗氧量，提高组织对阻断血流情况下的耐受力，以便于截止血流，进行心脏或血管直视手术或脑部手术。

6. 控制性降压（controlled hypotension） 加用短效的血管扩张药硝普钠或钙拮抗剂使血压适度适时下降，并抬高手术部位，以减少出血。常用于止血比较困难的颅脑手术。

7. 神经安定镇痛术（neuroleptanalgesia，NLA） 临床上常用氟哌利多与芬太尼按50：1制成的合剂作静脉注射，使患者达到意识蒙眬、自主动作停止、痛觉消失，适用于外科小手术。如同时加用氧化亚氮及肌松药则可达满意的外科麻醉，称为神经安定麻醉。

表11－3 复合麻醉常用药物

麻醉方法	常用药物	用药目的
麻醉前给药	巴比妥类、苯二氮䓬类 阿托品 阿片类镇痛药	镇静、消除紧张、短暂性记忆缺失 减少呼吸道分泌、防止心搏骤停 镇痛、加强麻醉
基础麻醉	硫喷妥钠、氯胺酮	消除精神紧张
诱导麻醉	硫喷妥钠、依托咪酯、异丙酚、氧化亚氮	缩短诱导期，减少不良反应
骨骼肌松弛	琥珀胆碱、筒箭毒碱	有利于腹腔等部位手术进行
低温麻醉	氯丙嗪（冬眠合剂）＋物理降温	减少代谢，保护心、脑、肾等脏器
控制性降压	硝普钠、硝苯地平、腺苷	脑手术时减少出血
神经安定镇痛术	氟哌利多、芬太尼	意识蒙眬，自主动作停止，痛觉消失

案例分析

【实例】患者，女，54岁，体重50kg。诊断：右乳腺肿物。拟行手术：右乳癌改良根治术。麻醉方式：全身麻醉。吸入麻醉快诱导：面罩吸入8%七氟烷5分钟后，患者意识消失，静脉注射罗库溴铵30mg，置入 LMA® 双管喉罩，连接麻醉机机械通气。术中以吸入麻醉维持，新鲜气体流量2L/min，$N_2O：O_2＝1：1$，七氟烷1.5%～2%。术毕前5分钟，静脉注射10μg舒芬太尼，停止吸入笑气及七氟烷，改为吸入纯氧。术毕5分钟，患者意识清醒，自主呼吸恢复，拔除喉罩。观察15分钟后，生命体征平稳，送返术后恢复室。

【问题】①上述应用的药物中哪一些是全麻药？它们的作用机制是什么？②什么是复合麻醉？复合麻醉的原理是什么？

【分析】吸入性麻醉药是一类挥发性的液体或气体（前者如乙醚、氟烷、异氟烷、恩氟烷和七氟烷等，后者如氧化亚氮），由呼吸道经肺泡吸收进入体内，阻断中枢神经系统内神经细胞的突触传递，使意识和感觉消失，从而达到麻醉效果。

但现有的麻醉药单独使用均都不够理想，难以完全满足手术要求。故除少数小手术外，临床上常同时或者先后应用两种及两种以上的麻醉药（或麻醉方法）与其他辅助用药联合使用，以达到满意麻醉效果。

全身麻醉药分为吸入性麻醉药和静脉麻醉药。吸入性麻醉药主要通过抑制神经细胞除极或影响递质的释放，广泛抑制神经冲动的传递，发挥全身麻醉作用，常用药物有异氟烷、恩氟烷、七氟烷和氧化亚氮等。药物脂溶性高低、最小肺泡浓度（MAC）、血/气分配系数和脑/血分配系数等因素可以影响吸入性麻醉药在体内吸收、分布和排泄。静脉全麻药大多通过增强中枢 GABA 能神经元功能或抑制兴奋性突触发挥中枢抑制作用，如依托咪酯、丙泊酚、氯胺酮和硫喷妥钠。由于现有的麻醉药单独使用均都不够理想，临床上常采用复合麻醉的方式以期达到肌肉松弛、降压等目的。

思 考 题

题库

1. 全麻药的作用机制是什么？各类代表药物有哪些？

2. 氯胺酮的麻醉作用特点是什么？

3. 何为麻醉前给药、基础麻醉和诱导麻醉？分别可选择哪些药物？

（李艳蓉）

第十二章

镇静催眠药

学习导引

知识要求

1. **掌握** 苯二氮䓬类药物的药动学特点、药理作用、作用机制、临床应用与不良反应。
2. **熟悉** 其他镇静催眠药物的作用特点和应用。
3. **了解** 部分新型镇静催眠药的作用特点和应用。

能力要求

熟练掌握常用镇静催眠药的药动学特点、药理作用、临床应用和不良反应，能够初步解决合理用药的实践问题，具备初步临床药学服务能力。

正常的生理性睡眠可以分为非快动眼睡眠（non-rapid eye-movement sleep，NREMS）与快动眼睡眠（rapid eye-movement sleep，REMS）。NREMS可分为1、2、3、4期：1期为睡眠潜伏期；2期为浅睡期，占NREMS睡眠时间的50%左右；3期为中度睡眠；4期为深度睡眠。在完整的夜间睡眠过程中，非快动眼睡眠和快动眼睡眠反复循环，一般先经过80～120分钟的非快动眼睡眠，然后进入40～50分钟快动眼睡眠，整个夜晚有3～4个这种周期循环。

知识链接

生理性睡眠两个时相的特点

1. 非快动眼睡眠时相 亦称为慢相睡眠、慢波睡眠和正相睡眠。人们从清醒逐渐地进入睡眠，此时，人的呼吸变深、变慢且均匀，血压下降，心率变慢，全身肌肉放松，眼睛闭拢，眼球处于静止状态。可根据睡眠深度不同把慢相睡眠分成思睡、浅睡、中睡及深睡四个阶段。处于前两阶段时，大脑对外界刺激仍保持一定反应，易受到外界干扰醒来；后两阶段亦称为熟睡阶段。在非快动眼睡眠时相，生长激素分泌明显升高，对促进生长发育、恢复体力有利。

2. 快动眼睡眠时相 亦称为快相睡眠、快波睡眠或异相睡眠。此时，人体各种感觉进一步减退，肌肉更松弛，肌腱反射消失，血压升高，呼吸变快且不规则，心率加快，体温升高；面肌、口角肌及四肢的一些肌肉群可出现轻微抽动；脑血流量明显增加，胃肠活动增大，孕妇腹中的胎儿胎动明显增多。在快动眼睡眠阶段，各种代谢功能明显增加，对神经系统发育及功能维持、学习记忆活动、创新思维形成等有利。

镇静催眠药（sedative-hypnotics）是通过抑制中枢神经系统，缓解过度兴奋而引起近似生理性睡眠的药物。镇静药（sedatives）一般可引起中枢神经系统的轻度抑制，使患者从兴奋、激动及躁动转变为安静状态。催眠药（hypnotics）为可引起近似生理睡眠的药物。镇静药与催眠药之间实际并无明显的界限，同一种药物在小剂量时可表现出镇静作用，而随其剂量的加大可表现出催眠的作用。根据化学结构可将该类药物分为苯二氮䓬类、巴比妥类及其他镇静催眠药。因苯二氮䓬类具有较好的镇静催眠作用和抗焦虑作用，且安全范围大，现已几乎取代巴比妥等其他传统的镇静催眠药，成为临床使用较多的药物。

知识链接

镇静催眠药发展史

第一代镇静催眠药为巴比妥类药，主要包括苯巴比妥、异戊巴比妥和司可巴比妥等，其不良反应大，抑制呼吸，过量可致死，安全范围小。从 20 世纪 60 年代开始，以地西泮、艾司唑仑、阿普唑仑等为代表的苯二氮䓬类镇静催眠药逐渐取代巴比妥类药物。它们吸收迅速，不良反应小，尤在治疗慢性失眠等方面效果明显，但仍有宿醉、反跳性失眠、记忆损害、耐药性、依赖性等不良反应。20 世纪后期，以唑吡坦、佐匹克隆、艾司佐匹克隆、扎来普隆、茚地普隆等为代表的非苯二氮䓬类镇静催眠药和褪黑素（melatonin，MT）受体激动药等新型镇静催眠药问世，它们具有起效快、作用明显、不良反应少、无耐药性及成瘾性较低等特点，正逐渐成为治疗失眠的主要药物。

第一节　苯二氮䓬类

苯二氮䓬类（benzodiazepines，BZs）是一类 1,4 - 苯并二氮䓬衍生物。在其基本结构基础上将侧链进行改造和取代，得到了多种苯二氮䓬类衍生物，现在临床常用的药物有地西泮、硝西泮、氟西泮、氯硝西泮、奥沙西泮、劳拉西泮、三唑仑、艾司唑仑、阿普唑仑、咪达唑仑等。根据药物作用的维持时间，可将苯二氮䓬类药物分为：长效类，$t_{1/2} > 24$ 小时，例如地西泮、氯氮䓬、氟西泮；中效类，$t_{1/2}$ 6 ~ 24 小时，例如硝西泮、艾司唑仑；短效类，$t_{1/2} < 6$ 小时，例如三唑仑、奥沙西泮。

激动剂：5位 - 苯环
　　　　R_7 位 - 吸电子基团（Cl或NO_2）
拮抗剂：5位 - 酮基
　　　　4位 - 甲基（氟马西尼）

苯二氮䓬类化学结构

【药理作用及临床应用】苯二氮䓬类药物之间具有相似的药理作用，但各有特点，所以在临床应用上应有所区别。

1. 抗焦虑　焦虑症的患者常表现为紧张、恐惧和忧虑等。苯二氮䓬类在小于镇静剂量时就能够显著的改善上述的症状。其主要用于焦虑症的治疗。对于持续性焦虑症状的患者宜选用长效类药物，例如地西泮或者氟西泮。对于间歇性严重焦虑的患者宜选用中效类药物如硝西泮，或短效类药物例如三唑仑及奥沙西泮。

2. 镇静和催眠　小剂量可表现为镇静作用，镇静的同时可出现短暂的记忆缺失。加大剂量可产生催眠作用且明显缩短入睡时间，显著延长睡眠的持续时间，减少觉醒的次数。BZs 的催眠作用优于巴比妥类：①主要延长 NREMS 的 2 期，缩短 3 期和 4 期，对于 REMS 的影响小，停药后出现反跳性快动眼睡眠期延长的情况比巴比妥类轻，同时可以减少夜惊和梦游症的发生；②治疗指数高且对呼吸影响小，不会引起麻醉，安全范围大；③对肝药酶几乎没有诱导作用，不会影响其他药物的代谢；④依赖性、戒断症状轻。临床上常用于失眠、麻醉前给药及心脏电击复律或者内窥镜检查前给药。

3. 抗惊厥和抗癫痫　BZs 都具有抗惊厥作用，其中地西泮及三唑仑的作用较明显，它们通过抑制病灶放电向周围皮质或皮质下扩散而终止或者减轻惊厥发作。临床上常用于子痫、小儿高热及破伤风等所导致的惊厥。目前，地西泮已成为癫痫持续状态的首选药。对于其他类型的癫痫发作，以硝西泮及氯硝西泮的疗效为好。

4. 中枢性肌松　在临床上表现为较强的肌松作用及降低肌张力作用，对于大脑麻痹患者的肌肉强直有一定缓解作用。BZs 的肌肉松弛作用是因为药物抑制了脊髓多突触反射，阻碍中间神经元的传递，但是大剂量 BZs 对于神经 - 肌肉接头有阻断作用，在使用时应该把握好剂量。

5. 治疗癔症　极度兴奋的躁动者可以肌注地西泮。

【体内过程】苯二氮䓬类药物口服吸收快且完全。t_{max} 约为 1 小时，其中三唑仑的吸收最快。BZs 和蛋白的结合率较高，药物主要经肝药酶代谢，多数药物可以转为去甲地西泮，最后转化成奥沙西泮，活性和母体相似，但 $t_{1/2}$ 却显著延长，使用时应注意防止药物及其代谢产物在体内蓄积而发生其他不良反应。BZs 的代谢产物最终和葡萄糖醛酸结合成无活性的产物，由肾排除。苯二氮䓬类药物药代动力学参数见表 12 - 1。

表 12 - 1　苯二氮䓬类药物药代动力学参数

药物	血浆蛋白结合率（%）	口服生物利用度（%）	$t_{1/2}$（h）	作用特点
地西泮	98.7 ± 0.2	100.0 ± 14.0	44.0 ± 13.0	抗焦虑和肌松作用比氯氮卓强 5 倍、抗惊厥作用强 10 倍
氟西泮	95.5	–	74.0 ± 24.0	催眠作用强
氟硝西泮	77.0 ± 79.0	85.0	15.0 ± 5.0	催眠作用似硝西泮
硝西泮	87.0 ± 1.0	78.0 ± 15.0	26.0 ± 3.0	催眠作用显著，抗惊厥作用较强
氯硝西泮	86.0 ± 0.5	98.0 ± 31.0	23.0 ± 5.0	抗惊厥作用比地西泮和硝西泮强
奥沙西泮	97.8 ± 2.3	90.0	7.6 ± 2.2	抗焦虑及抗惊厥作用较强
劳拉西泮	91.0 ± 2.0	93.0 ± 10.0	14.0 ± 5.0	抗焦虑作用较强
三唑仑	90.1 ± 1.5	55.0	2.3 ± 0.4	催眠作用比硝西泮和氟西泮强

【作用机制】大量的实验研究表明，苯二氮䓬类的作用机制和脑内的 GABA$_A$ 受体密切相关。GABA$_A$ 受体是大分子复合体，为配体门控 Cl$^-$ 通道。Cl$^-$ 通道周围存在有 5 个结合位点（GABA、巴比妥类、苯二氮䓬类、乙醇及神经甾体）。GABA$_A$ 受体包括有 16 种不同的亚单位，分为七个亚家族（包括 6 种 α 型，3 种 β 型和 3 种 γ 型，δ、ε、π 及 θ 型各一种）。克隆 GABA$_A$ 受体的研究显示 BZs 结合位点的基本需要为 1 个 α 亚单位，1 个 β 亚单位及一个 γ 亚单位。BZs 类在中枢的各个水平都能增强 GABA$_A$ 受体神经能传递功能及突触的抑制作用，其包括下丘脑、脊髓、海马、黑质、大脑皮质及小脑皮质。BZs 和 GABA$_A$ 受体结合后，引发受体蛋白的构象变化（易化 GABA$_A$ 受体），促进了 GABA 和 GABA$_A$ 受体结合，从而使 Cl$^-$ 通道开放频率增加，Cl$^-$ 内流增加，神经细胞超级化，产生突触后抑制效应，增强了 GABA 对神经系统的抑制效应。

BZs 还抑制腺苷的摄取，使内源性神经抑制剂的作用增强；抑制河豚毒素敏感性 Na$^+$ 通道，减少 GABA 非依赖性 Ca^{2+} 内流及钙依赖性神经递质的释放。

【不良反应】

（1）大剂量可以导致共济失调、语言含糊不清、运动功能障碍，甚至是昏迷及呼吸抑制。

（2）长期服用该类药物会产生耐受性、成瘾性和依赖性。

（3）该类药物静脉注射过快可产生心血管及呼吸抑制作用。

（4）停药时可能出现焦虑、失眠、心动过速、兴奋、震颤、呕吐且偶有皮疹及白细胞减少等。

BZs 戒断症状较巴比妥类反应轻，但三唑仑对于有些病例容易导致激惹和攻击行为。自 2005 年 3 月 1 日，我国将三唑仑列入国家一类精神药品。

【中毒及解救】

1. BZs 的中毒症状　①中枢神经系统：轻度中毒时常出现头胀、头痛、眩晕动作不协调、语言迟钝、感觉障碍、嗜睡、瞳孔缩小等；重度中毒时可出现一段兴奋期，患者会发生狂躁、幻觉、谵妄、惊厥、瞳孔散大但有时缩小，肌肉松弛，咽、角膜、腱反射消失，昏迷会逐渐加深。②呼吸系统：轻度中毒时呼吸一般正常或者稍缓慢；重度中毒时会出现呼吸减慢且变浅不规则，或者呈潮式呼吸，严重时可能引起呼吸衰竭。③循环系统：皮肤发绀、湿冷及脉搏快且微弱，少尿或者无尿，可出现血压下降甚至休克。④黄疸和肝功能损害。

知识链接

苯二氮䓬受体拮抗药——氟马西尼

氟马西尼（flumazenil）为咪唑并苯二氮䓬化合物，同 BZs 竞争结合位点。此类药物可拮抗地西泮、氟硝西泮及咪达唑仑等药物的多种药理作用，但对巴比妥类及三环类过量所引起的中枢性抑制作用没有拮抗作用。其可用于苯二氮䓬类过量的诊断及治疗，还可用于改善酒精性肝硬化的患者记忆缺失等症状。氟马西尼对有癫痫病史的患者可诱发癫痫，且长期使用苯二氮䓬类药物的患者使用此药可以诱发戒断症状。其主要的不良反应为恶心、呕吐、焦虑、烦躁等。

案例分析

【实例】患儿，男，2 岁，一天前因为发热、头疼于小诊所就诊，乡村医生曾给予"头孢噻肟"肌内注射。2 小时前，该患儿突发抽搐二次，但间歇期间神志清楚。半小时前，患儿哭闹，头向后仰翘，呈典型的角弓反张状。

初诊为细菌感染性发热、高热惊厥，立即给予地西泮静脉注射，惊厥症状即停，但是患者出现呼吸浅慢、脉细速、心率减慢等。初步诊断：地西泮急性中毒。

【问题】应用地西泮时应该如何进行用药护理？

【分析】①静脉注射时应缓慢，每分钟不宜超过 5mg；肌内注射宜深部肌内注射，但勿误入血管。②注意呼吸、体温变化，保持皮肤干燥清洁等。

---

2. 中毒的解救

（1）洗胃　立即使用 1∶5000 ~ 1∶4000 的高锰酸钾溶液或者生理盐水及温开水反复洗胃。

（2）促进毒物排泄　通过导泻、利尿脱水、血液透析等方式促进毒物排泄。碱化尿液可以使毒物的排出量增加 10 倍。

（3）解除呼吸抑制　人工呼吸机通气效果会比较好，也可使用中枢兴奋剂。

（4）防止并发症　出现皮疹时应该选用抗组胺药，肺部感染的患者应该选用青霉素，休克者应给予抗休克处理并且维持水、电解质的平衡。

第二节 巴 比 妥 类

巴比妥类（barbiturates）是巴比妥酸在 C_5 位上的 H 和 C_2 位的 O 被取代基取代而得到的一类中枢抑制药。C_5 位的取代基长且有分支（如异戊巴比妥）或为双键（如司可巴比妥）时其作用强，持续时间长；若以苯环取代，则表现为较强的抗癫痫作用，如苯巴比妥；若以 S 取代 C_2 位上的 O，则成为脂溶性高、起效快、维持时间短的短效药物，如硫喷妥，参见表 12 – 2。

巴比妥酸化学结构式

表 12 – 2 巴比妥类药物按作用维持时间长短和用途分类

分类	药物	显效时间（h）	作用维持时间（h）	主要用途
长效	苯巴比妥	0.5 ~ 1.0	6.0 ~ 8.0	抗惊厥、镇静催眠
中效	异戊巴比妥	0.25 ~ 0.5	3.0 ~ 6.0	抗惊厥、镇静催眠
短效	司可巴比妥	0.25	2.0 ~ 3.0	抗惊厥、镇静催眠
超短效	硫喷妥钠	iv 立即	0.25	静脉麻醉

【药理作用】 随着剂量的逐渐增加，巴比妥类药物的中枢抑制作用由弱变强，相继出现镇静、催眠、抗惊厥甚至抗癫痫、麻醉等作用。巴比妥类激动 $GABA_A$ 受体，增加了氯离子通道的通透性，促进 Cl^- 内流，甚至在 $GABA_A$ 受体缺乏的情况下，巴比妥类药物也能模拟 GABA 的作用，增加 Cl^- 内流。巴比妥类在作用机制上与苯二氮䓬类有所不同。

（1）与 $GABA_A$ 受体结合时，巴比妥类需要 α 亚单位和 β 亚单位，不需要 γ 亚单位。

（2）巴比妥类通过延长 Cl^- 通道的开放时间从而增强 Cl^- 内流。

（3）麻醉剂量的巴比妥类药物可以抑制电压依赖性 Na^+ 及 K^+ 通道开放，阻碍神经元高频放电。

（4）巴比妥类可减弱谷氨酸作用于相应受体后去极化所引起的兴奋性反应。

【体内过程】 巴比妥类为弱酸性，口服或者注射都容易被吸收，可快速分布在体内的各组织和体液中，也易进入胎盘分布到胎儿体内。脂溶性高的药物，例如硫喷妥钠，容易通过血 – 脑屏障，静脉注射后能立即生效；脂溶性低的药物，例如苯巴比妥，不易进入脑组织，静脉注射后一般需要 15 分钟左右才能起效。巴比妥类药物的消除主要经肝脏代谢与肾排泄。例如硫喷妥和戊巴比妥的消除主要经过肝脏代谢，作用时间短；苯巴比妥的消除则包括肝脏代谢和肾脏排泄，且其经肾排泄时，部分被肾小管重吸收，使得药物的作用时间延长。

【临床应用】

1. 镇静和催眠 较低剂量可产生镇静作用，剂量加大则出现催眠作用。但此药已经不作为镇静催眠的常规用药，因使用该药易产生耐受性和依赖性，可改变正常睡眠模式，缩短 REMS 睡眠，久用停药后可"反跳性"延长 REMS 睡眠时相，导致多梦、睡眠障碍。且诱导肝药酶活性影响其他药物代谢，不良反应多。

2. 抗惊厥 主用于小儿高热、子痫、破伤风、脑炎、脑膜炎等引起的惊厥，常采用肌内注射给药的方法，但对于较危重患者应采用异戊巴比妥钠盐，其起效更快。

3. 抗癫痫 用于强直痉挛性发作与部分性癫痫发作。苯巴比妥较常用。

4. 静脉麻醉和麻醉前给药　硫喷妥钠主用于静脉及诱导麻醉。

5. 治疗高胆红素血症及肝内胆汁淤积性黄疸　巴比妥类药物均能诱导肝药酶的生成，其中以苯巴比妥的作用最强，亦能促进肝细胞中葡萄糖醛酸转化酶生成，增强了葡萄糖醛酸同血中胆红素结合的能力，因此可用于防治新生儿黄疸。

知识链接

苯巴比妥治疗新生儿缺血缺氧性脑病

目前临床治疗新生儿缺血缺氧性脑病（hypoxic ischemic encephalopathy，HIE）的主要药物为苯巴比妥，因为其可靠的神经抑制作用，可以减少患儿脑内的儿茶酚胺分泌量，对于降低颅内压及改善脑水肿有着显著的疗效。另外，研究显示，苯巴比妥还可以清除脑内过剩氧自由基，缓解脑细胞的应激性损伤。若苯巴比妥与神经节苷脂联合应用，起效更快，治疗周期缩短，不良反应减少，临床总有效率明显提高。

【不良反应】

（1）催眠剂量的巴比妥类在次晨患者可能出现困倦、嗜睡、头昏等后遗效应。

（2）中等剂量时轻度抑制呼吸中枢，对于呼吸功能不全如严重的肺气肿及哮喘患者，能显著降低其每分钟呼吸量及动脉血氧饱和量。

（3）大剂量时能明显抑制呼吸中枢，抑制程度与剂量成正比。在静脉注射速度太快时，即使使用治疗量也可以引起呼吸抑制。一般使用苯巴比妥 5～10 倍的催眠剂量时就可引起中度中毒，使用 10～15 倍催眠剂量会引起重度中毒，如果血药浓度大于（8～10）mg/100ml，就会有生命危险。急性中毒的症状常表现为昏睡，随之呼吸浅表，通气量大减，最后因呼吸衰竭死亡。

（4）长期使用巴比妥类药物特别是苯巴比妥，能使肝脏药物代谢酶的活性增高，加速巴比妥类药物的代谢，可致耐受性、依赖性及成瘾性。

（5）突然停药容易出现反跳现象，且成瘾后停药容易出现明显的戒断症状，表现为激动、焦虑、失眠甚至惊厥。

案例分析

【实例】患者，女，30 岁，2 小时前因故服用数十片苯巴比妥，导致昏迷，呼吸浅慢而入院。查体：呼吸深度抑制，瞳孔缩小，两侧对称，发绀，体温 36℃，血压 90/60mmHg。诊断：急性巴比妥药物中毒。

【问题】上述患者的抢救措施及应该选择的药物有哪些？如果患者服用的是异戊巴比妥，在抢救过程中静脉给予 5%碳酸氢钠效果如何？为什么？

【分析】抢救重点在于维持呼吸、循环和泌尿系统功能：①立即用 1∶5000～1∶4000 高锰酸钾溶液或生理盐水、温开水反复洗胃。②立即吸氧，必要时行气管插管或人工呼吸。③静脉滴注 5%碳酸氢钠以加速苯巴比妥排泄。④使用中枢兴奋剂如贝美格。如果患者服用的是异戊巴比妥，在抢救过程中静脉给予 5%碳酸氢钠碱化尿液、促进毒物排泄的效果不及苯巴比妥中毒时，因异戊巴比妥主要经肝代谢。

第三节　其他镇静催眠药

水 合 氯 醛

【药理作用】使用催眠剂量的水合氯醛（chloral hydrate）在 30 分钟内就可诱导入睡，其催眠作用温和，不会缩短 REMS 睡眠的时间，无明显的后遗作用。剂量较大时具有抗惊厥的作用，常用于小儿高热、子痫及破伤风所引起的惊厥。大剂量时可以引起昏迷及麻醉。因水合氯醛可抑制延髓呼吸和血管运动中枢，导致死亡，现在已经极少使用。

【体内过程】消化道或者直肠直接给药都能被迅速吸收，1 小时可达高峰，维持时间为 4～8 小时。水合氯醛脂溶性高，容易通过血 - 脑屏障，分布至全身各个组织，亦可以通过胎盘屏障及分泌进入乳汁。血浆 $t_{1/2}$ 为 7～10 小时，其在肝脏可迅速代谢成有活性的三氯乙醇，三氯乙醇进一步和葡萄糖醛酸结合失活，经肾脏排出，无滞后作用和蓄积性。

【临床应用】

（1）治疗失眠，适合用于入睡有困难的患者。作为催眠药短期内应用有效，若连续服用超过两周则会无效。

（2）可用于麻醉前、手术前及睡眠脑电图检查前服药，起到镇静、解除焦虑的作用，使相应的处置过程较安全平稳。

（3）抗惊厥，用于癫痫持续状态，也用于小儿高热、子痫和破伤风所引起的惊厥。

【不良反应】若经常使用会产生较多的不良反应，刺激胃黏膜，容易引起恶心、呕吐。大剂量可抑制心肌收缩力，缩短心肌的不应期，并且抑制延髓的呼吸和血管运动中枢。其对肝、肾有损害。长期服药可以产生依赖性和耐受性，突然停药可以引起神经质、烦躁、幻觉、异常兴奋、震颤、谵妄等严重的撤药综合征。

佐 匹 克 隆

佐匹克隆（zopiclone）是环吡咯酮类催眠药，比 BZs 高效、低毒且成瘾性小，毒性低。口服吸收迅速，1.5～2 小时达到 C_{max}，可迅速分布到全身组织，经过肝脏代谢为有活性的 N - 氧化物，最后经肾脏排出。

应用于各种情况所引起的失眠症。起效快，成瘾性小，半衰期短，毒性低。

其不良反应有口干、口苦、嗜睡、头昏、肌肉无力、健忘等。长期应用后突然停药会出现戒断症状。

扎 来 普 隆

扎来普隆（zaleplon）对 BZ_1 亚型的选择性强，和 $GABA_A$ 受体复合体的亲和力高，增强 GABA 的抑制作用，提高 Cl^- 通道的开放频率，从而引起神经细胞膜的超级化，使兴奋性下降。对 BZ_2 亚型的作用弱。扎来普隆为速效镇静催眠药，在维持正常睡眠的同时对 REMS 没有影响，其不仅可以缩短睡眠潜伏期，增加睡眠时间，提高睡眠质量，而且没有明显的"宿睡"反应，对于认知功能无影响，其成瘾性和撤药反应均比 BZs 少。主要用于成年人和老年人失眠的短期治疗。

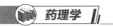

唑 吡 坦

唑吡坦（zolpidem）为咪唑吡啶类催眠药，可选择性地作用于苯二氮䓬类结合位点 BZ₁（ω1）亚型，增加了 GABA 对 GABA$_A$ 受体的亲和性，使 Cl⁻ 通道开放，从而引起细胞膜超级化。BZ₁、BZ₂ 亚型在中枢神经系统的分布有特异性，小脑主要分布 BZ₁ 亚型，大脑皮质则两种亚型都存在，脊髓只有 BZ₂ 亚型。唑吡坦只作用于 BZ₁ 亚型，对于 BZ₂ 亚型的亲和力低，口服给药后具有较明显的镇静催眠作用，也可引起肌肉松弛和抗癫痫作用。唑吡坦可以缩短入睡时间，延长睡眠时间，减少做梦及觉醒的次数，并且不破坏睡眠周期，提高睡眠质量。

【体内过程】口服吸收迅速，0.5～3 小时可达 C_{max}，大多数药物和血浆蛋白结合，经过肝脏迅速代谢成为失活产物后，大部分经胆汁从粪便排泄，少量随尿液排泄，其 $t_{1/2}$ 为 1.4～3.8 小时。

【临床应用】主要用于精神分裂症及原发性失眠症、狂躁或者抑郁等原因引起的睡眠障碍。长期使用没有耐受性、依赖性及戒断症状。

【不良反应】主要为恶心、记忆力减退、头疼，腹泻、夜寐不安等。机器操作者及驾驶员慎用此药，15 岁以下的儿童、孕妇和哺乳期妇女必须在医生或者药师的指导下方能用药。

褪 黑 素

褪黑素（melatonin），又称褪黑激素、美拉酮宁等，是由哺乳动物松果体产生的一种胺类激素，具有延缓衰老、抗击肿瘤、改善睡眠的作用。它能缩短入睡时间，改善睡眠质量，使睡眠中觉醒次数明显减少，浅睡阶段短，深睡阶段延长，次日早晨唤醒阈值下降。作为一种新型催眠药物，褪黑素有如下特点：①小剂量（1～3mg）就有较为理想的催眠效果；②是一种内源性物质，通过对内分泌系统的调节而起作用，在体内有其自身的代谢途径，不会造成药物及其代谢物在体内蓄积；③生物半衰期短，口服几小时后即降至正常人的生理水平；④毒性极小。

 本章小结

镇静催眠药是通过抑制中枢神经系统缓解过度兴奋，引起近似生理性睡眠的药物，分为苯二氮䓬类、巴比妥类及其他类。苯二氮䓬类以地西泮为代表，其作用机制主要是与脑内 GABA$_A$ 受体结合后，在中枢的各个水平增强 GABA 能的抑制作用，临床上常用于抗焦虑、镇静及催眠，抗惊厥及抗癫痫。巴比妥类以苯巴比妥为代表，其作用机制主要是激动 GABA$_A$ 受体，增加 Cl⁻ 内流。由于安全性差，易发生依赖性，目前，在临床上，巴比妥类药物主要用于抗惊厥、抗癫痫与麻醉。其他类镇静催眠药以水合氯醛为代表。

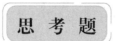 思 考 题

题库

1. 试述地西泮的药理作用及临床应用。
2. 在镇静催眠方面，地西泮优于巴比妥类的主要理由是什么？

（来丽娜）

PPT

第十三章

抗癫痫药和抗惊厥药

◢ 学习导引 ◣

知识要求

1. **掌握** 苯妥英钠、苯巴比妥、扑米酮、卡马西平、乙琥胺、丙戊酸钠、硫酸镁的药理作用、临床应用及不良反应。

2. **熟悉** 癫痫的分类与症状；部分镇静催眠药的抗惊厥作用。

3. **了解** 奥卡西平、托吡酯、拉莫三嗪、加巴喷丁、甲妥英、乙妥英的抗癫痫作用；应用抗癫痫药的注意事项。

能力要求

1. 熟练掌握常用抗癫痫药的药理作用和临床应用，提高抗癫痫治疗临床合理用药的水平。

2. 学会根据药物的体内过程和不良反应特点，优化抗癫痫治疗的给药方案。

第一节 抗 癫 痫 药

癫痫（epilepsy）是一种反复发作的神经系统疾病，病因复杂多样，包括遗传因素，脑部疾病如感染、肿瘤、外伤，其他全身或系统性疾病等。癫痫发作时大多伴有脑局部病灶的神经元突发性异常高频放电，并向周围扩散导致短暂的大脑功能障碍。由于异常放电的起始部位和传递方式的不同，癫痫发作的临床表现复杂多样，可表现为发作性运动、感觉、自主神经、意识及精神障碍，伴有脑电图的异常。根据癫痫发作时的临床表现进行分型，见表 13-1。

表 13-1 癫痫发作的临床分型及其治疗药物

发作类型	临床特征	有效药物
部分性发作		卡马西平、苯妥英钠、苯巴比妥、扑米酮、丙戊酸钠、拉莫三嗪
1. 单纯部分性发作	仅表现为局部肢体运动或感觉异常，不影响意识，持续 20~60 秒	
2. 复杂部分性发作	发作时影响意识，精神异常，常伴无意识活动，病灶多在颞叶和额叶，持续 0.5~2 分钟	
3. 继发泛化	单纯或复杂部分性发作均可泛化为全面性强直-阵挛性发作	
全身性发作		
1. 失神发作（小发作）	多见于儿童，短暂的意识突然丧失，进行中的活动停止，可见 3Hz 脑电异常，持续 30 秒以内	乙琥胺、氯硝西泮、丙戊酸钠、拉莫三嗪
2. 强直-阵挛性发作（大发作）	突然意识丧失伴有剧烈的全身强直-阵挛抽搐，持续数分钟，脑电呈高幅棘慢波或棘波，继之较长时间的中枢抑制	卡马西平、苯妥英钠、苯巴比妥、扑米酮、丙戊酸钠

续表

发作类型	临床特征	有效药物
3. 阵挛发作	仅见于婴幼儿，全身重复性阵挛性抽搐，意识丧失和明显的自主神经症状	丙戊酸钠、氯硝西泮、托吡酯
4. 肌阵挛发作	短暂快速某一肌群收缩，发作时间短，多无意识障碍，醒前及入睡后易发，脑电示多棘慢波或棘慢波尖慢波	糖皮质激素、丙戊酸钠、氯硝西泮、托吡酯
5. 强直发作	多见于儿童期，睡眠中多发，呈角弓反张状态，伴意识丧失及自主神经症状，脑电 10Hz 波，振幅渐高	卡马西平、丙戊酸钠、苯妥英钠
6. 失张力发作	部分或全身肌肉张力突然降低而跌倒，短暂意识丧失，发作后立即清醒而站起，脑电示多棘－慢波或低电压快活动	丙戊酸钠、托吡酯
癫痫持续状态	一次癫痫发作持续 30 分钟以上或连续多次发作，发作间期意识或神经功能未恢复至正常水平。不及时抢救则危及生命	地西泮、苯妥英钠、苯巴比妥（均静脉注射给药）

目前对于癫痫的治疗主要以药物治疗为主，经过正规的抗癫痫药物治疗，约 70% 的患者发作可以得到控制，50%～60% 的患者经 2～5 年的治疗可望痊愈。

抗癫痫药物可通过两种方式来消除或减轻癫痫发作，一是减少病灶神经元的病理性过度放电；二是提高正常脑组织的兴奋阈，减弱异常放电的扩散。随着癫痫发生机制研究的深入，抗癫痫药物的作用部位亦不相同，其作用机制可归纳为：①抑制电压依赖性 Na^+ 通道以降低神经元的兴奋性；②增强 GABA 介导的抑制性突触的传递功能；③拮抗兴奋性氨基酸受体或调节兴奋性氨基酸的释放；④抑制电压依赖性 T 型 Ca^{2+} 通道。

知识链接

抗癫痫药的发展简史

癫痫的现代药物治疗始于 1857 年，即溴化钾。因其不良反应明显，现已淘汰不用。1912 年发现苯巴比妥疗效较溴剂好而且不良反应相对较少，逐渐取代了溴剂，但因苯巴比妥有明显的镇静作用且对部分患者的认知功能有影响，后逐渐被其他药物代替。1938 年，苯妥英钠作为第一个没有明显镇静作用的药物用于抗癫痫治疗，是抗癫痫药物的里程碑。1964 年丙戊酸用于癫痫治疗，其抗癫痫谱广、不良反应较前面几种抗癫痫药少。近年一些疗效好，不良反应少的新型抗癫痫药物相继上市应用于临床，但寻找广谱、高效、低毒的抗癫痫药物仍是科研工作者努力的方向。

一、常用抗癫痫药

微课

苯 妥 英 钠

苯妥英钠（phenytoin sodium，大仑丁，dilantin），为二苯乙内酰脲的钠盐。

【药理作用】苯妥英钠是最早用于临床的非镇静催眠性抗癫痫药，能有效对抗大发作和局限性发作，但对小发作无效。对大发作的控制主要是由于提高病灶周围正常细胞的兴奋阈值，从而抑制异常高频放电向周围正常脑组织的扩散。其作用机制涉及以下几个方面。

1. 阻断电压依赖性 Na^+ 通道 治疗浓度的苯妥英钠对于 Na^+ 通道具有选择性阻断作用，可减少 Na^+ 内流并呈现出明显的电压依赖性（voltage dependent）和使用依赖性（use dependent）阻滞，即对高频率异常放电的神经元的 Na^+ 通道阻滞作用明显，可抑制其高频反复放电，而对正常神经元的低频放电无明显影响。苯妥英钠能选择性地阻断小鼠大脑皮质神经元和脊髓神经元的持久高频反复放电（sustained high frequence repetitive firing，SRF），SRF 的形成是由于神经处于高度兴奋状态，Na^+ 依赖性动作电位不断形成的结果，其性质与电休克惊厥相似。苯妥英钠主要与失活状态的 Na^+ 通道结合，减慢其向静息态转变，阻止 Na^+ 内流，这是苯妥英钠抗癫痫作用的主要机制，也是治疗三叉神经痛等多种神经痛和抗心律失常的主要药理作用基础。

2. 阻断电压依赖 Ca^{2+} 钙通道　治疗浓度的苯妥英钠还能选择性阻断 L 和 N 型 Ca^{2+} 通道，抑制 Ca^{2+} 内流，也呈现使用依赖性阻滞。对哺乳动物丘脑神经元的 T 型 Ca^{2+} 通道无阻断作用，故对失神发作无效。较高浓度的苯妥英钠还能抑制 K^+ 外流，使动作电位时程延长。

3. 增强 GABA 功能　在高于治疗浓度 5~10 倍时，苯妥英钠还能通过抑制神经末梢对 GABA 的摄取，使 GABA 受体上调，而增强 GABA 的作用，使 Cl^- 内流增加，神经细胞膜超极化。这与其治疗作用无关。

【体内过程】苯妥英钠呈碱性，有刺激性，不宜肌内注射，口服易吸收，生物利用度约 79%，但慢而不规则，连续服药（成人 0.3~0.6g/d）须经 1~2 周后方可达有效稳态血药浓度（10~20μg/ml）。在血中约 90% 与血浆蛋白结合，可分布至全身，易透过血-脑屏障，脑中药物浓度较血中高 2~3 倍。主要经肝脏代谢后经肾脏排泄，在碱性尿液中排泄较快。消除速率与血浆浓度有密切关系。低于 $10μg/ml$ 时，按一级动力学消除，血浆 $t_{1/2}$ 为 6~24 小时；高于此浓度时，则按零级动力学消除，血浆 $t_{1/2}$ 可延长至 20~60 小时，且血药浓度与剂量不成比例地迅速升高，容易出现毒性反应。由于常用量时血浆浓度有较大个体差异，又受诸多因素影响，最好在临床药物监控下给药。

【临床应用】

1. 抗癫痫、抗惊厥　苯妥英钠可用于治疗除小发作和肌阵挛发作以外的癫痫类型。为大发作和部分性发作的首选药，静脉注射可用于癫痫持续状态，对小发作（失神发作）无效，有时甚至使病情恶化。因其起效慢，常先用苯巴比妥等起效较快的药物控制发作，再逐渐替换为苯妥英钠。

2. 治疗外周神经痛　三叉神经痛和舌咽神经痛等，因感觉通路神经元在轻微刺激下即产生强烈放电，引起剧烈疼痛，其神经元放电与癫痫有相似的发作机制。苯妥英钠能使疼痛减轻，发作次数减少。

3. 抗心律失常　主要用于室性心律失常及强心苷类药物中毒所致的室性心律失常（详见第二十章）。

【不良反应】苯妥英钠的不良反应大都与血药浓度平行。一般血药浓度 $10μg/ml$ 时可有效地控制大发作，而 $20μg/ml$ 左右则可出现毒性反应。

（1）局部刺激　苯妥英钠碱性较强，口服可引起食欲减退、恶心、呕吐、腹痛等，宜饭后服用；静脉注射可发生静脉炎，应经常更换注射部位。

（2）神经系统反应　轻症反应包括头痛、眩晕、共济失调和眼球震颤、复视等，血药浓度大于 $40μg/ml$ 可致精神错乱，$50μg/ml$ 以上出现严重昏睡以至昏迷。

（3）长期用药可致牙龈增生，虽无痛苦，但影响美观。发生率约 20%，多见于青少年，为胶原代谢改变引起结缔组织增生的结果。注意口腔卫生，经常按摩牙龈，可防止或减轻。一般停药 3~6 个月后可恢复。

（4）造血系统　久服可致叶酸吸收及代谢障碍，抑制二氢叶酸还原酶，有时可发生巨幼细胞性贫血，补充甲酰四氢叶酸治疗有效。

（5）骨骼系统　长期应用可致低钙血症，儿童患者可发生佝偻病，成年患者可出现骨软化症，因苯妥英钠为肝药酶诱导剂，可加速维生素 D 代谢所致，必要时应用维生素 D 预防。

（6）过敏反应　如皮疹亦较常见，还可见粒细胞缺乏、血小板减少、再生障碍性贫血。偶见肝脏损害，应定期进行血常规和肝功能检查。

（7）其他　妊娠早期用药偶致畸胎，如小头症、智能障碍、斜视、眼距过宽等先天异常，称之"胎儿妥因综合征"（fetal hydantoin syndrome），故孕妇禁用。偶见男性乳房增大、女性多毛、皮疹等。久服骤停可使癫痫发作加剧，甚至诱发癫痫持续状态。静脉注射过快时，可致心律失常、心脏抑制和血压下降，宜在心电图监护下进行。

【药物相互作用】磺胺类、水杨酸类、苯二氮䓬类和口服抗凝血药等可与苯妥英钠竞争血浆蛋白结合部位，使后者游离血药浓度升高。苯妥英钠为肝药酶诱导剂，能加速多种药物的代谢而降低药效，如皮质激素和避孕药等；苯巴比妥和卡马西平等通过肝药酶诱导作用加速苯妥英钠的代谢，降低其血药浓度；氯霉素、异烟肼等可通过抑制肝药酶提高苯妥英钠的血药浓度。

苯 巴 比 妥

苯巴比妥（phenobarbital，鲁米那）是巴比妥类中最有效的一种抗癫痫药物，其不同于其他苯巴比妥类药物之处是低于催眠剂量即可发挥抗癫痫作用。也是第一个用于抗癫痫的有机化合物，至今仍以其毒性小、有效和价廉而被广泛应用。

【药理作用】 苯巴比妥的基本药理作用参见第十二章。电生理研究证明，苯巴比妥既能提高病灶周围正常组织的兴奋阈值、限制异常放电扩散，又能降低病灶内细胞的兴奋性从而抑制病灶的异常放电。

【临床应用】 苯巴比妥主要用于防治癫痫大发作，静脉注射可用于治疗癫痫持续状态。对单纯局限性发作及精神运动性发作亦有效，对小发作和婴儿痉挛效果差。本药不宜长期使用，常用本药先控制症状，后用苯妥英钠维持。

【不良反应】 本药系镇静催眠药，用药初期易出现嗜睡、精神萎靡、共济失调等副作用。偶见巨幼红细胞性贫血、白细胞减少和血小板减少。此外，本药系肝药酶诱导剂，与其他药物合用时应注意调整剂量。

扑 米 酮

扑米酮（primidone，去氧苯巴比妥，扑痫酮），其抗痫谱及特点类似苯巴比妥。药效主要取决于其本身及两个活性代谢产物：苯巴比妥和苯乙基丙二酰胺。

主要用于大发作及局限性发作，通常与苯妥英钠和卡马西平合用。也可作为精神运动性发作的辅助药。

常见不良反应有镇静、嗜睡、眩晕、共济失调、复视等中枢神经系统症状；偶见粒细胞减少、血小板减少、贫血等血液系统反应，用药期间应定期检查血象。严重肝、肾功能不全者慎用。

卡 马 西 平

卡马西平（carbamazepine，酰胺咪嗪），结构类似三环类抗抑郁症药。20世纪60年代用于治疗三叉神经痛，20世纪70年代用于治疗癫痫。

【体内过程】 口服吸收缓慢且不规则，生物利用度在58% ~ 85%之间，4 ~ 5小时血药浓度达峰值。成人的有效治疗血药浓度为4 ~ 12μg/ml。蛋白结合率较高，约76%，未发现其他药物可在蛋白结合位点取代该药物。经肝脏代谢，主要代谢产物10,11 - 环氧化卡马西平，仍有抗惊厥活性。单次给药$t_{1/2}$平均为36小时（25 ~ 65小时），长期服用可产生肝药酶诱导作用，$t_{1/2}$缩短为12 ~ 17小时。72%经肾脏排出，28%随粪便排出。

【药理作用及临床应用】

1. 抗癫痫 卡马西平是广谱抗癫痫药，对各型癫痫均有不同程度的疗效，是治疗局限性发作（单纯性及复杂性）和大发作的基本药物，对小发作、肌阵挛发作效果差。

2. 治疗外周神经痛 卡马西平对三叉神经痛疗效优于苯妥英钠，对舌咽神经痛也有效；也可用于脊髓痨的闪电样痛，多发性硬化、糖尿病周围神经痛、幻肢痛和外伤后神经痛，有时也能缓解某些疱疹后神经痛。

3. 抗躁狂 卡马西平可用于对锂盐或抗精神病药或抗抑郁症药无效的或不能耐受的躁郁症，单用或与锂盐和其他抗抑郁症药合用，疗效好而副作用较锂盐少。

4. 尿崩症 可单用或与氯磺丙脲或氯贝丁酯等合用治疗中枢性部分性尿崩症，其机制尚不清楚。

5. 抗心律失常 能对抗地高辛中毒所致的心律失常，使其完全或基本恢复正常心律。

6. 酒精戒断综合征 可使神经元免受兴奋性神经递质的损害，预防戒酒性癫痫大发作。

卡马西平的抗惊厥机制目前尚不完全清楚，认为与苯妥英钠相似，在治疗浓度可阻滞 Na^+ 通道并抑制神经元高频反复放电，亦可作用于突触前阻断兴奋性神经递质的释放，并可增强 GABA 的突触后作用。抗外周神经痛的作用机制则可能与 Ca^{2+} 通道调节有关。

【不良反应】最常见的是复视和共济失调，还包括胃肠道不适、嗜睡、水钠潴留等。卡马西平的特异质反应为骨髓抑制，包括再生障碍性贫血和粒细胞缺乏，红斑皮疹，偶见肝功能损伤。

奥 卡 西 平

奥卡西平（oxcarbazepine）化学结构与卡马西平相似，其在体内的 10 - 羟基代谢物仍有抗惊厥活性。奥卡西平的药理作用和临床疗效与卡马西平相似，但易于耐受，且无肝药酶诱导作用。可用本品替代卡马西平用于对卡马西平过敏的部分性发作及大发作患者。

乙 琥 胺

乙琥胺（ethosuximide）对癫痫小发作疗效好，不良反应小，为失神小发作的首选药，对其他类型癫痫无效。动物实验证明，本药可对抗戊四氮所致的阵挛性惊厥，对最大电休克发作无效。作用机制不详，主要与抑制丘脑神经元 T 型 Ca^{2+} 通道有关，在高于治疗剂量时，乙琥胺也可抑制 Na^+，K^+ - ATP 酶和 GABA 转氨酶，从而降低神经元兴奋性。

案例分析

【实例】患儿，男，3 岁，既往剖腹产，Apgar 评分 10 分，体健；近半年经常出神发呆，发作时无先兆，表现为言语及活动突然中断，两眼凝视，手中持物落地，对外界问话无应答，发作停止后，继续原来的活动，突然发生，突然终止。持续时间短暂，每次发作 2～15 秒，每日数次至数十次。

体格检查：体格发育正常，神志清楚。实验室检查也均未见异常。脑电图检查有两侧对称同步 3 次/秒棘慢波。

诊断：癫痫小发作。经乙琥胺治疗，发作次数逐渐减少，长期服药随访。

【问题】为什么给予乙琥胺治疗？

【分析】该病例诊断明确，为癫痫小发作。发作频繁，确需用药，首发病例先用单味药治疗，选择对小发作疗效好，不良反应少的乙琥胺，经治疗病情控制理想，遂长期服药随访。

口服吸收完全，2～4 小时达血药峰值浓度，分布于除脂肪以外的全身各组织并迅速通过血－脑屏障，大部分经肝脏代谢，小部分以原型经肾排出，$t_{1/2}$ 为 40～60 小时（儿童为 30 小时）。

不良反应较小，常见恶心、呕吐、食欲减退等胃肠道反应，从低剂量开始逐渐增加至治疗剂量可减轻此不良反应；其次为眩晕、头痛、嗜睡、幻觉及呃逆等中枢神经系统反应；偶见粒细胞减少、再生障碍性贫血，有时可引起肝、肾损害，故用药期间应定期检查血象和肝、肾功能；个别患者可出现荨麻疹、红斑狼疮等过敏反应，应立即停药。

丙 戊 酸 钠

丙戊酸钠（sodium valproate）早在 1882 年由美国化学家 Burton 合成，一直作为有机溶媒使用，直到 1962 年 Eymard 偶尔发现其具有较强的抗惊厥作用，1964 年首次对丙戊酸钠的临床实验作了报道，于 1967 年在法国首先上市，随后开始在欧美各国用于治疗癫痫，目前已在世界各国广泛应用，成为治疗癫痫的常用药物之一。

【药理作用与机制】丙戊酸钠为广谱抗癫痫药，其不抑制癫痫病灶放电，但能阻止病灶异常放电的扩散。对多种实验方法引起的惊厥，均有不同程度的对抗作用。其作用机制尚未完全阐明，认为与以下作用有关：①抑制脑内 GABA 转氨酶，减慢 GABA 的分解代谢，同时提高谷氨酸脱羧酶活性，使 GABA 生成增多，使脑内 GABA 含量增高；并能提高突触后膜对于 GABA 的反应性，从而增强 GABA 能神经突触后抑制。②此外也能抑制 Na^+ 和 L 型 Ca^{2+} 通道。

【体内过程】口服吸收快而完全，生物利用度 80% 以上。主要分布在细胞外液，在血中 90% 与血浆蛋白结合。$t_{1/2}$ 为 8~15 小时，在体内经肝脏代谢后由肾脏排出。

【临床应用】对各型癫痫都有一定疗效。对失神小发作的疗效优于乙琥胺，但因丙戊酸钠有肝毒性，临床仍愿选用乙琥胺。对大发作有效，但不及苯妥英钠和卡马西平。对精神运动性发作的疗效近似卡马西平。对肌阵挛发作疗效不及氯硝西泮。对其他药物未能控制的顽固性癫痫有时可能奏效。

【不良反应】常见恶心、呕吐、食欲不振，饭后服用或逐渐加量可减轻；中枢神经系统反应表现为嗜睡、平衡失调、乏力、注意力不集中、不安和震颤等，减量即可减轻；严重毒性为肝损害，约有 25% 的患者可出现肝功能异常，表现为谷草转氨酶升高，少数有肝炎发生，个别因肝功能衰竭而死。对胎儿有致畸作用，常见脊椎裂。

【药物相互作用】丙戊酸钠能提高苯妥英钠、苯巴比妥、氯硝西泮和乙琥胺的血药浓度和抗癫痫作用。而苯妥英钠、苯巴比妥、扑米酮和卡马西平则能降低丙戊酸钠的血药浓度和抗癫痫作用。可提高抗凝药、全麻药、中枢抑制药的作用。

苯二氮草类

苯二氮草类中有多种药物具有抗惊厥、抗癫痫作用，临床常用于癫痫治疗的有地西泮、硝西泮和氯硝西泮。其抗癫痫作用机制与其增强脑内 GABA 的抑制功能有关。

地西泮静脉注射是治疗癫痫持续状态的首选，起效快且较其他药物安全；硝西泮主要用于小发作，特别是肌阵挛发作及婴儿痉挛等；氯硝西泮对各型癫痫均有效，尤以对小发作和肌阵挛发作疗效最佳，静脉注射也可治疗癫痫持续状态，此外，对舞蹈症亦有效。

案例分析

患者，男，32 岁。以"反复发作性意识丧失并肢体抽搐半年，再发 5 天"入院。患者于半年前外伤致颅底骨折，住院治疗后好转，伤愈后逐渐出现癫痫发作。发作频率 1~2 次/月，以全身强直-阵挛发作为主。5 天前再次出现全身肢体抽搐，并逐渐加重，4~5 分钟一次，发作间期意识不能完全恢复，随收入院治疗。查体：嗜睡，双侧瞳孔直径 3.0mm，对光反应迟钝，肢体刺痛无反应。辅助检查：头部 MRI 未见明显异常；脑电图示双侧广泛性异常放电，无明显偏侧性。诊断：癫痫，强直-阵挛发作，癫痫持续状态。

【问题】①该病例首选治疗药物和给药方式是什么？②还有哪些治疗措施？

【分析】①首选地西泮，静脉注射。②保持呼吸道通畅，给予吸氧，防止呕吐物误吸造成窒息。

托 吡 酯

托吡酯（topiramate）为单糖基右旋果糖硫化物，其分子结构特征不同于任何抗癫痫药物，是1995年上市的广谱抗癫痫药。其抗癫痫作用机制可能为：①选择性阻断电压依赖性 Na^+ 通道，以减少持续的反复放电；②作用于 GABA 受体，增强 GABA 的神经抑制作用；③拮抗谷氨酸受体，降低谷氨酸介导的神经兴奋作用。

口服吸收迅速，2~3小时达血浆峰浓度，生物利用度约为90%，血浆蛋白结合率低，为9%~17%，$t_{1/2}$ 为18~23小时。20%在体内被代谢，80%以原型药主要从肾脏排出。

主要作为辅助药物用于单纯部分性发作、复杂部分性发作和大发作，但对失神发作的疗效尚不确定。其远期疗效好，无明显耐受性，大剂量可作单药治疗。

主要不良反应为中枢神经系统反应，如头晕、嗜睡、复视、共济失调等，尚可引起认知障碍，应慎用于学龄期的少年儿童。动物实验有致畸报道。孕妇慎用。

拉 莫 三 嗪

拉莫三嗪（lamotrigine）为苯基三嗪类化合物，属广谱抗癫痫药，用于大发作、肌阵挛发作、失神发作、失张力发作及部分性发作等多种类型癫痫发作的辅助治疗，部分国家已将拉莫三嗪作为部分性发作、继发全面性发作以及强直-阵挛发作的一线用药。其阻滞癫痫灶快速放电和神经元去极化，但不影响正常神经兴奋传导，抗癫痫作用机制可能是：①通过减少 Na^+ 内流增加神经元的稳定性；②抑制脑内谷氨酸和天门冬氨酸诱发的暴发性放电。

主要不良反应有胃肠道反应和中枢神经系统反应，如疲乏、困倦、复视、头痛、失眠、共济失调、眼震等；特异反应如皮疹等。

二、应用抗癫痫药的注意事项

癫痫是一种慢性疾病，需长期甚至终生用药治疗，在用药时须注意以下几点。

1. 确定是否用药 半年内发作两次以上者，一经诊断明确，就应用药；间隔半年以上发作一次者，可再酌情选择是否应用抗癫痫药。

2. 正确选择药物，尽可能单药治疗 根据癫痫发作类型选择用药。70%~80%新诊断癫痫患者可以通过服用一种抗癫痫药物控制癫痫发作。约20%的患者在两种单药治疗后仍不能控制发作，此时应该考虑合理的联合治疗。

3. 药物的用法 据药物的半衰期可将每日剂量分次服用。半衰期长者每日1~2次，如苯妥英钠、苯巴比妥等；半衰期短的药物每日服3次。

4. 严密观察不良反应 大多数抗癫痫药物都有不同程度的不良反应，应定期检查肝肾功能和血尿常规。注意抗癫痫药可能的致畸作用。

5. 增减药物、停药及换药原则 ①增减药物：增药可适当得快，减药一定要慢，必须逐一增减，以利于确切评估疗效和毒副作用。②抗癫痫药物控制发作后必须坚持长期服用，除非出现严重的不良反应，不宜随意减量或停药，以免诱发癫痫持续状态。③换药：如果一种药物已达到最大可耐受剂量仍不能控制发作，可加用另一种药物，至发作控制或达到最大可耐受剂量后逐渐减掉原有的药物，换药应有5~7天的过渡期。

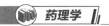

第二节　抗惊厥药

惊厥（convulsion）是中枢神经系统过度兴奋而引起的全身骨骼肌不自主的强烈收缩，呈强直性或阵挛性抽搐，常见于小儿高热、子痫、破伤风、中枢神经系统感染、高血压脑病、癫痫大发作及某些药物中毒等。

常用抗惊厥药物有巴比妥类、地西泮、水合氯醛等，硫酸镁静脉注射也可有效抗惊厥。

硫　酸　镁

硫酸镁（magnesium sulfate）不同给药途径，可产生完全不同的药理作用，口服硫酸镁有泻下和利胆作用，外敷可消炎去肿，而注射给药则可引起骨骼肌松弛、中枢抑制和血压下降。

【药理作用及临床应用】Mg^{2+} 是体内含量丰富的一种元素，主要存在于骨骼和细胞内，在细胞外液约占 5%，Mg^{2+} 参与多种酶活性的调节，对神经冲动及神经 - 肌肉接头兴奋性的传递亦有影响，Mg^{2+} 正常血浆浓度为 $0.7 \sim 1.0mmol/L$，低于此浓度时神经及肌肉组织的兴奋性升高。Mg^{2+} 能阻断神经 - 肌肉接头的传递，产生箭毒样的肌松作用，其作用机制主要是由于 Mg^{2+} 与 Ca^{2+} 化学性质相似而产生相互拮抗作用，运动神经末梢 ACh 的释放需要 Ca^{2+} 的参与，Mg^{2+} 的拮抗使 ACh 释放减少，骨骼肌张力降低发挥肌松作用，同理，当 Mg^{2+} 过量中毒时应使用 Ca^{2+} 来解救。此外，硫酸镁可引起血管扩张，血压下降，对子宫平滑肌也有抑制作用。临床常用于缓解子痫、破伤风等惊厥，也可用于高血压危象的救治。

【不良反应】硫酸镁注射的安全范围窄，血镁浓度达 5mmol/L 时，可出现肌肉兴奋性受抑制，感觉反应迟钝，膝腱反射消失，呼吸开始受抑制；血镁浓度达 6mmol/L 时可发生呼吸停止和心律失常，心脏传导阻滞；浓度进一步升高，可使心搏停止。腱反射消失是呼吸抑制的前兆，连续用药期间应随时检查腱反射，以估计抑制的程度。一旦发生用药过量，应立即进行人工呼吸，并缓慢静脉注射氯化钙或葡萄糖酸钙加以对抗。

本章小结

抗癫痫药物通过减少病灶神经元的异常放电，或阻止异常放电向周围正常神经元扩散而发挥抗癫痫作用。苯妥英钠通过组织电压依赖性 Na^+、Ca^{2+} 通道，增强 GABA 功能，用于治疗癫痫大发作和各种局限性发作；苯巴比妥主要通过增强 GABA 功能发挥抗癫痫作用，用于癫痫大发作和癫痫持续状态；扑米酮主要通过其活性代谢产物发挥抗癫痫作用；卡马西平为广谱抗癫痫药，还可用于外周神经痛、尿崩症及癫痫伴发的精神症状；乙琥胺是小发作的首选药；丙戊酸钠为广谱抗癫痫药，其严重的不良反应为肝功能损伤；癫痫持续状态首选地西泮静脉注射；硫酸镁静脉注射可用于多种原因引起的惊厥，其机制与拮抗 Ca^{2+} 作用有关，过量中毒用 Ca^{2+} 解救。

思 考 题

题库

1. 简述苯妥英钠抗癫痫的药理作用机制及其临床应用。
2. 简述硫酸镁抗惊厥的药理作用机制、不良反应及其防治策略。

（张　芳）

第十四章

治疗神经退行性疾病的药物

学习导引

知识要求

1. **掌握** 左旋多巴的体内过程、药理作用及机制、临床应用、不良反应。
2. **熟悉** 左旋多巴增效药的分类及胆碱受体阻断药苯海索在治疗帕金森病中的应用。
3. **了解** 胆碱酯酶抑制药和M受体激动药的作用、用途及不良反应。

能力要求

1. 熟练掌握以左旋多巴为代表的抗帕金森病药的临床应用。
2. 学会合理选用治疗阿尔茨海默病的药物。

中枢神经系统退行性疾病（neurodegenerative disease of central nervous system）是一类因中枢神经元退行变性、丢失而产生的慢性、进行性神经系统疾病的总称。包括帕金森病（Parkinson's disease，PD）、阿尔茨海默病（Alzheimer disease，AD）、亨廷顿病（Huntington disease，HD）、肌萎缩性脊髓侧索硬化症（amyotrophic lateral sclerosis，ALS）、脊髓小脑共济失调（cerebellar ataxia）等。本类疾病的共同特征是神经细胞发生退行性病理学改变，但确切的病因和发病机制尚不清楚。大量研究发现，这些疾病的发生与氧化应激、兴奋性毒性、炎症反应、线粒体功能障碍及细胞凋亡有着很密切的关系。

随着人口老龄化问题日益突出，中枢神经系统退行性疾病成为仅次于心血管疾病和癌症的第三位疾病，严重威胁人类健康和生活质量。目前，除帕金森病和阿尔茨海默病可通过合理用药改善症状，其他神经系统退行性疾病的药物治疗尚未成系统。目前的药物治疗仍然是主要针对神经元功能的代偿，而不能逆转神经元的丢失。

本章重点介绍抗帕金森病药和治疗阿尔茨海默病药。

第一节 抗帕金森病药

帕金森病（Parkinson's disease，PD）又称震颤麻痹（paralysia agitans），是一种常见的中枢神经系统慢性、进行性退变疾病。该病多发于中老年人，其典型临床症状为静止性震颤、肌肉僵直、运动迟缓和姿势反射受损，严重患者伴有记忆障碍和痴呆等症状。此外，病毒性脑炎、老年性血管硬化、一氧化碳中毒、脑外伤以及某些抗精神病药物也可引起类似帕金森病的症状，统称为帕金森综合征（parkinsonism）。帕金森病如不进行及时和有效的治疗，病情呈慢性进行性加重，晚期往往出现全身僵硬，活动受限，并严重影响生活质量。

多年来，尽管学者们已提出多种帕金森病的病因学说，如多巴胺（DA）缺失学说、兴奋性神经毒性学说、氧自由基学说、线粒体功能障碍学说等，但到目前为止，只有多巴胺缺失学说和氧化应激学说得

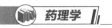

到多数学者的认可。

多巴胺缺失学说认为，帕金森病是因纹状体内缺乏多巴胺所致，其主要病变部位在黑质。黑质中多巴胺能神经元发出上行纤维到达纹状体的尾核及壳核，其末梢与尾核及壳核神经元形成突触，组成黑质-纹状体多巴胺能神经通路。该通路以多巴胺为神经递质，对纹状体 γ-氨基丁酸（GABA）能投射性神经元起抑制作用。同时，纹状体尾核中还有胆碱能神经元，以乙酰胆碱（ACh）为递质，对纹状体 GABA 能投射性神经元起兴奋作用。正常状态下，DA 和 ACh 两种神经递质处于动态平衡状态，共同调节机体的运动功能。

帕金森病患者因黑质多巴胺神经元变性和缺失（目前关于黑质多巴胺能神经元变性解释，比较肯定的是"氧化应激学说"），DA 合成减少，纹状体内 DA 含量降低，造成黑质-纹状体多巴胺能神经功能减弱，胆碱能神经功能则相对增强，从而导致锥体外系功能失调，出现帕金森病的肌张力增高等症状（图 14-1）。

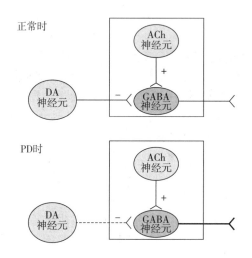

图 14-1　DA 和 ACh 对纹状体 GABA 能神经的调节

根据药物作用机制，临床常用于治疗 PD 的药物分为拟多巴胺类药和中枢性 M 胆碱受体阻断药两类，治疗的总体目标在于恢复多巴胺能神经和胆碱能神经功能的平衡状态，两类药物合用可增强疗效。迄今为止，所有药物均为对症治疗药，并不能根治帕金森病。

一、拟多巴胺类药物

（一）多巴胺前体药

微课

左 旋 多 巴

左旋多巴（levodopa，L-dopa）从豆科植物常绿油麻藤（*Mucuna sempervirens* Hemsl.）的种子藜豆中提取制得，是 DA 的前体物质，目前可人工合成。

【药理作用】左旋多巴容易通过血-脑屏障，在黑质-纹状体多巴胺神经元内经多巴脱羧酶的作用生成 DA，补充了纹状体中 DA 的不足，产生治疗帕金森病的作用。

【体内过程】左旋多巴口服易吸收，主要在小肠经主动转运吸收。其吸收速率与胃排空时间和胃液 pH 有关，胃排空延迟和胃内酸度增加可降低其生物利用度。吸收后，95% 左旋多巴迅速在肠黏膜及肝脏等外周组织被多巴脱羧酶（ADCC）脱羧转化为 DA，DA 不易通过血-脑屏障，仅约 1% 的左旋多巴进入中枢，故起效缓慢。而大量蓄积在外周的 DA 可引起不良反应。同时服用外周多巴脱羧酶抑制剂如卡比多巴（carbidopa）和苄丝肼（benserazide），可使左旋多巴在外周的转化减少，进入脑内的左旋多巴增加

5～10 倍，既可减少左旋多巴的剂量，又可降低其不良反应的发生。左旋多巴用药 0.5～2 小时达血药高峰浓度，$t_{1/2}$ 为 1～3 小时。主要经肝脏代谢，其代谢产生高香草酸（HVA）和二羟苯乙酸（DOPAC）均迅速由肾排泄。

【临床应用】主要用于帕金森病和肝昏迷的治疗。

1. 帕金森病　目前，左旋多巴仍是治疗 PD 的一线药物，约 75% 的帕金森病患者用药后症状明显改善，尤其是用药初期。其作用特点为：①治疗效果与黑质－纹状体多巴胺能神经元变性的严重程度有关，对轻症及年轻患者疗效较好，而对重症及年老患者疗效较差，这可能与重症患者黑质－纹状体残存的多巴胺能神经较少有关。②对肌肉强直及运动徐缓患者疗效较好，而对肌肉震颤患者疗效较差，这可能与肌肉震颤患者同时伴有 5－HT 能神经功能紊乱有关。③起效慢，用药初期疗效显著。用药 2～3 周后患者症状、体征明显改善，用药 1～6 个月后才出现体征的明显改善，获得最大疗效。但只有约 25% 的患者对左旋多巴继续保持良好的效果，因该药只能对症治疗，并不能阻止 PD 病变进展。随着 PD 病变的加重，变性的神经细胞摄取并转化左旋多巴的能力日益减低，导致疗效减低甚至丧失疗效。

左旋多巴对于其他原因所致的帕金森综合征也有效，但对吩噻嗪类抗精神病药引起的锥体外系反应无效，因吩噻嗪类药物已阻断了中枢 DA 受体，使脑内生成 DA 无法发挥作用。

2. 肝昏迷　还可用于急性肝功能衰竭所致的肝昏迷。正常情况下，蛋白质代谢产物苯乙胺、酪胺在肝脏被氧化解毒。肝昏迷时，肝脏对苯乙胺、酪胺氧化解毒功能减弱，血中浓度升高，并大量进入脑内，经 β－羟化酶形成"伪递质"羟苯乙胺醇和苯乙胺醇，取代了正常递质去甲肾上腺素（NA），使神经功能紊乱。左旋多巴在脑内转化成 DA，并进一步转成 NA，与伪递质相竞争，纠正神经传导功能的紊乱，使患者由昏迷转为苏醒。但这一作用并未根本改善肝功能，仅为辅助治疗。

【不良反应】短期服用主要有胃肠道反应和心血管反应，长期服用运动障碍、症状波动及精神障碍。

1. 胃肠道反应　治疗早期，约 80% 的患者出现厌食、恶心、呕吐或上腹部不适，也能引起腹胀、腹痛、腹泻或便秘等，偶见消化性溃疡出血和穿孔，消化性溃疡患者慎用。这是由于 DA 刺激延髓催吐化学感受区所致。饭后服药或与外周多巴脱羧酶抑制剂同服，可明显减少胃肠道反应。

2. 心血管反应　约 1/3 患者早期会出现轻度体位性低血压，原因不清，继续用药也可产生耐受性。另外由于 DA 兴奋 β 受体，可引起心律失常，如心动过速和室性期前收缩。

3. 运动障碍　又称异常不随意运动。服药两年以上的患者约 90% 患者可出现异常的不随意运动，表现为面舌抽搐、怪相、摇头及双臂双腿或躯干做各种各样的摇摆运动，偶见喘息样呼吸或过度呼气。这是由于服用大量左旋多巴后，DA 受体过度兴奋所致。

4. 症状波动　包括两种情况：①疗效减退，即长期用药后出现有效作用时间缩短，症状随血药浓度发生规律性波动。可增加服药次数或剂量，或改用缓释剂，或合用 MAO－B 抑制药、COMT 抑制药、多巴胺受体激动药以改善症状。②"开－关现象"，"开"期表现为活动正常或接近正常，"关"时出现肌强直运动不能等 PD 症状，两种现象交替出现，可一日数次或数日一次，严重影响患者的正常活动。其发生与患者服药时间以及左旋多巴的血药浓度无关。在早期使用 DA 受体激动药可延缓"开－关现象"。

5. 精神障碍　部分患者可出现焦虑、失眠、噩梦、幻觉、妄想、抑郁以及轻度躁狂等。严重者需减量或完全停药。精神病患者禁用。

【药物相互作用】

（1）维生素 B_6 为多巴脱羧酶的辅基，可增加左旋多巴的外周副作用，故服用左旋多巴时应禁用维生素 B_6。

（2）利血平能耗竭黑质－纹状体中 DA 神经元的递质，使左旋多巴的疗效减弱，故不宜与左旋多巴合用。

（3）吩噻嗪类抗精神病药能引起帕金森综合征，又能阻断中枢多巴胺受体，所以能对抗左旋多巴的作用。

（4）某些非特异性的 MAOI，如异羧肼和苯丙乙肼，对上述 MAO 均有很强的抑制作用，禁止与左旋多巴合用，因其使 DA 和 NA 降解减慢，致使 DA 和 NA 蓄积，可导致高血压危象。

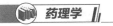

（5）某些抗抑郁症药能引起体位性低血压，合用可加重左旋多巴的不良反应。

（二）左旋多巴增效药

氨基酸脱羧酶抑制药

卡 比 多 巴

卡比多巴（carbidopa）是 α-甲基多巴肼的左旋体，是较强的氨基脱羧酶（amino acid decarboxylase，AADC）抑制剂，由于不能通过血-脑屏障进入脑内，故单独使用无治疗作用。与左旋多巴合用时，由于抑制了外周的多巴脱羧酶，减少了外周 DA 的生成，减轻了 DA 的外周副作用。同时使进入中枢的左旋多巴增加，提高了脑内 DA 的浓度，减少左旋多巴的用量和提高左旋多巴的疗效。

卡比多巴是左旋多巴治疗帕金森病的重要辅助药，常与左旋多巴合用，按剂量比1:10组成复方多巴制剂，如信尼麦或心宁美（sinemet）及其控释剂（sinemet CR），是临床上治疗帕金森病的首选药。

苄 丝 肼

苄丝肼（benserazide）又称羟苄丝肼、色丝肼，其作用机制和临床应用与卡比多巴相同，其复方制剂是苄丝肼与左旋多巴以1:4的比例配伍，制剂名为美多巴，也是临床常用的药物。

MAO-B 抑制药

单胺氧化酶（monoamine oxidase，MAO）是降解 DA 的两种酶之一，分为 A、B 两型。MAO-A 主要分布于肠道，主要对食物中、肠道内和血液循环中的单胺氧化脱氨进行解毒；MAO-B 主要分布于黑质-纹状体，其功能是降解 DA。DA 经脑内 MAO-B 氧化降解，在其代谢过程中产生大量的氧自由基损伤神经元。抑制 MAO-B 的活性能延长多巴胺在脑内的停留时间，又可减少左旋多巴的用量及不良反应，还能间接地起到保护神经元的作用。

司 来 吉 兰

【药理作用】司来吉兰（selegiline）为选择性中枢神经系统 MAO-B 抑制药，不可逆性抑制 MAO-B，降低黑质-纹状体内 DA 降解，同时其体内代谢产物甲基苯丙胺可抑制 DA 的再摄取并促进 DA 的释放，使纹状体 DA 浓度增加。该药对肠道 MAO-A 几无作用。

司来吉兰是抗氧化剂，能抑制黑质-纹状体 DA 氧化应激过程中超氧阴离子和羟自由基生成，从而保护黑质 DA 神经元，减少神经元变性，延缓 PD 病情发展。

【体内过程】口服迅速吸收，0.5 小时达血浆高峰浓度。脂溶性高，易通过血-脑屏障，脑组织中浓度高。与血浆蛋白结合率约为80%。主要通过肝代谢为去甲基司来吉兰、左旋甲基苯丙胺及左旋苯丙胺。代谢物主要随尿液排泄，15% 随粪便排泄。由于司来吉兰不可逆地抑制 MAO-B，故临床作用时间不取决于其清除率，每日服用一次已足够。

【临床应用】治疗早期帕金森病，可单用，也可与左旋多巴及外周多巴脱羧酶抑制药合用。与左旋多巴合用，司来吉兰能增加及延长左旋多巴的效应，降低左旋多巴的用量，减少外周不良反应，并能消除长期单独使用左旋多巴出现的"开-关现象"。

【不良反应】少且不严重。常见有口干，短暂血清转氨酶升高及睡眠障碍。其代谢产物甲基苯丙胺及苯丙胺可致精神振奋、失眠等，故应避免晚上使用。运动员慎用。大剂量司来吉兰及同时服用含高酪胺食品可能引发高血压危象。与左旋多巴合用时会增加左旋多巴不良反应，如出现不随意运动、恶心、精神错乱、体位性低血压等。所以两药联用时，左旋多巴剂量至少应降低30%。

COMT 抑制药

降解 DA 的酶有两种，一种是 MAO，另一种是儿茶酚 – 氧位 – 甲基转移酶（catechol – o – methyltransferase，COMT）。在外周，左旋多巴可经 COMT 代谢转化为 3 – O – 甲基多巴（3 – OMD），后者可与左旋多巴竞争转运载体而影响左旋多巴的吸收和进入脑组织。在中枢，COMT 可使 DA 降解为 3 – O – 甲基酪氨酸，COMT 抑制药可阻止其降解，从而延缓左旋多巴的作用。

托卡朋和恩他卡朋

托卡朋（tolcapone）和恩他卡朋（entacapone）为第二代 COMT 抑制药，与左旋多巴合用，可提高左旋多巴在纹状体中的浓度而增加其生物利用度，并减少左旋多巴高峰剂量出现的不良反应，减少左旋多巴长期治疗后发生的症状波动，延长左旋多巴血药浓度。延迟左旋多巴出现运动障碍的时间，在"开 – 关现象"的副作用中增加"开"时间，减少"关"时间。故临床适用于长期使用左旋多巴制剂后疗效减退，"开关现象"明显的 PD 患者。

恩他卡朋不易通过血 – 脑屏障，不影响脑内的 COMT，仅在外周发挥作用，为外周 COMT 抑制剂。托卡朋可通过血 – 脑屏障，为外周和中枢 COMT 抑制剂，在脑内及周围血中均起作用。托卡朋生物利用度更高，$t_{1/2}$ 长，COMT 抑制作用更强，更有利于改善左旋多巴长期治疗后引起的剂末波动现象。托卡朋主要副作用是损害肝脏，需严密监测肝功能，尤其在用药的前 3 个月。恩他卡朋对肝脏无严重损害，但有腹泻、头痛、多汗、口干、氨基转移酶升高、尿色变黄等不良反应。

（三）DA 受体激动药

溴 隐 亭

溴隐亭（bromocriptine）属麦角碱类，是第一代 DA 受体激动药，为非选择性中枢 DA 受体激动药。对外周 DA 受体和 α 受体也有弱的激动作用。口服吸收快，易通过血 – 脑屏障。通过兴奋黑质 – 纹状体和下丘脑 – 垂体通路的 DA 受体发挥治疗作用，可单独应于 PD 轻症患者。对改善运动不能和肌肉强直效果好。现多与左旋多巴制剂合用，对重症患者也有效，也可用于对左旋多巴有禁忌、不能耐受左旋多巴或左旋多巴疗效不满意 PD 患者。不良反应多，如胃肠道反应、直立性低血压、精神错乱等。

第一代 DA 受体激动药还有培高利特（pergolid）、利修来得（lisurid）、吡呗地尔（piribedil）等。

普 拉 克 索

普拉克索（pramipexole）为第二代多巴胺受体激动药，是新一代非麦角碱类选择性 D_2 和 D_3 受体激动药。口服吸收快，2 小时后血浆药物浓度达高峰，主要通过肾脏排泄。该药具有作用持久、用药较为安全、毒副作用小的特点，对早期帕金森病单独应用可获满意疗效，也可作为辅助用药与左旋多巴合用，能减少 PD 患者症状波动，其在改善晚期 PD 的功能障碍上优于溴隐亭。该类药仍具有拟多巴胺类药共有的不良反应，如恶心、体位性低血压等，还可引起某些患者出现突发性睡眠。

第二代 DA 受体激动药还有罗匹尼罗（ropinirole）、卡麦罗林（cabergoline）等。

（四）促多巴胺释放药

金 刚 烷 胺

金刚烷胺（amantadine）为合成的抗病毒药，最初用于预防 A_2 型流感，后发现有抗帕金森病作用。金刚烷胺口服吸收快且完全，主要以原型从肾排出。其抗帕金森病作用机制涉及多个环节：能够促进黑质 - 纹状体残存的多巴胺能元释放 DA，抑制 DA 的再摄取等。临床用于治疗帕金森病，对运动障碍、肌强直、震颤均有改善作用。金刚烷胺显效快、持续时间短、作用弱，单用抗帕金森病疗效不及左旋多巴，但对左旋多巴有增强作用，可与左旋多巴合用。不良反应较少，长期用药时下肢皮肤可出现网状青斑，此外，可引起精神不安、失眠等，偶致惊厥，精神病患者、癫痫患者以及哺乳期妇女禁用。

二、中枢抗胆碱药

M 胆碱受体阻断药是最早用于治疗帕金森病的药物，早期发现阿托品、东莨菪碱均有一定的抗震颤麻痹作用，但外周抗胆碱副作用多。因此，目前主要使用易通过血 - 脑屏障的中枢抗 M 胆碱受体药，常用的有苯海索、苯扎托品、丙环定及比哌立登等。

苯 海 索

苯海索（benzhexol），又称安坦（artane）。口服易吸收，易透过血 - 脑屏障，通过阻断中枢胆碱受体而减弱黑质 - 纹状体通路中 ACh 的作用。抗震颤效果好，也能改善运动障碍和肌肉强直，但对脑内僵直且运动迟缓的疗效较差。对一些继发性症状如忧郁、流涎、多汗等有改善作用。现主要用于：①PD 早期轻症患者；②少数不能接受左旋多巴或多巴胺受体激动药的 PD 患者；③与左旋多巴类合用于左旋多巴疗效不佳者；④对氯丙嗪等抗精神病药如氯丙嗪等引起的锥体外系不良反应有效。苯海索外周抗胆碱作用弱，外周抗胆碱作用为阿托品的 1/10 ~ 1/3，闭角型青光眼及前列腺肥大患者禁用。

表 14 - 1 比较了目前临床常用的抗帕金森病药的作用特点。

表 14 - 1　常用抗帕金森病药的比较

药物	药理作用	临床应用	不良反应
左旋多巴（levodopa，L - dopa）	易通过血 - 脑屏障进入脑组织，在脑内脱羧生成 DA，补充纹状体内 DA 的不足，产生治疗震颤麻痹的作用	帕金森病、肝昏迷	厌食、恶心、呕吐、心律失常、异常不随意运动、精神障碍
卡比多巴（carbidopa）	较强的脱羧酶抑制剂，不能通过血 - 脑屏障而进入脑内，和左旋多巴合用时，可减少左旋多巴的用量和提高左旋多巴的疗效	与左旋多巴合用组成复方多巴制剂治疗帕金森病，单独使用无治疗作用	可减轻左旋多巴外周的毒副作用
司来吉兰（selegiline）	选择性抑制纹状体中 MAO - B，减少 DA 降解	与左旋多巴合用治疗帕金森病	口干，偶见体位性低血压
托卡朋（tolcapone）	抑制 COMT，减少左旋多巴的降解	与左旋多巴合用治疗帕金森病	肝损害
溴隐亭（bromocriptine）	DA 受体直接激动药，兴奋黑质 - 纹状体和下丘脑 - 垂体通路的 DA 受体	帕金森病（因不良反应多，仅适用不能耐受左旋多巴者）	较多，体位性低血压，精神错乱等
金刚烷胺（amantadine）	促进 DA 能神经末梢释放 DA，作用快、短、弱	帕金森病，预防与治疗甲型流感	紧张、焦虑、失眠、头痛、共济失调等
苯海索（trihexyphenidyl，安坦，artane）	阻断中枢胆碱受体，减弱黑质 - 纹状体通路中 ACh 的作用	帕金森病	诱发青光眼、前列腺肥大

续表

药物	药理作用	临床应用	不良反应
苯扎托品（benzatropine，苄托品）	具有抗胆碱和抗组胺作用，且有局部麻醉作用，对大脑皮层运动中枢有抑制作用	帕金森病和药物引起的帕金森综合征	外周副作用较轻
培高利特（pergolide）	混合型 DA 受体激动药，对 D_1 和 D_2 受体有直接作用	帕金森病（用于不能耐受左旋多巴者）	精神错乱等

案例分析

【实例】患者，女，60 岁。因行动迟缓，四肢抖动 20 余天而入院。

体格检查：体温 37℃，脉搏 100 次/分钟，呼吸 22 次/分钟，血压 160/100mmHg。神志清楚，面具脸，反应迟钝，不言语，表情淡漠。伸舌、示齿、张口困难，四肢肌容积正常，可能不自主震颤，四肢肌张力升高，呈齿轮状。

实验室检查：血常规检查正常，CSF 中 GABA 下降，CSF 中 DA 和 5-HT 的代谢产物 HVA 含量明显减少，CT 影像发现有普遍性脑萎缩，可见基底节钙化，MRI 显示脑室扩大、脑萎缩等。

【问题】根据该患者病情，建议使用哪类药物治疗？

【分析】该患者初步诊断为帕金森病，其脑内 DA 减少，治疗时应补充 DA，宜选用拟多巴胺类药物进行治疗，左旋多巴为 DA 的前体物质，在脑内多巴脱羧酶的作用下可转化成 DA，补充患者黑质-纹状体内 DA 的不足，减轻患者症状表现。可与卡比多巴合用，一方面可抑制外周的多巴脱羧酶，减少了外周 DA 的生成，减轻了 DA 的外周副作用；另一方面提高了脑内 DA 的浓度，减少左旋多巴的用量，提高左旋多巴的疗效。

第二节 治疗阿尔茨海默病药

人口老龄化是全球面对的最严峻问题之一。老年人群中痴呆患病率高，且随年龄增高而不断增加。老年性痴呆症可分为阿尔茨海默病（Alzheimer disease，AD）、血管性痴呆症（vascular dementia，VD）和两者并存的混合型痴呆（mixed dementia，MD），其中以 AD 最为常见，约占 70%。AD 是一种以进行性认知障碍和记忆力损害为主的中枢神经系统退行性疾病，其临床表现为全面的智能减退，包括记忆力、计算力、抽象思维能力和语言功能的减退，情感和行为异常，丧失工作能力和独立生活能力。

AD 的确切病因尚不明确，一般认为是多病因性疾病，与遗传、中毒、病毒感染、自身免疫、炎症等有关，或由于脑动脉硬化、酒精中毒、脑梗死、内分泌代谢紊乱等原因引起。AD 的主要病理特征为：皮层与海马胆碱能神经元缺失，神经细胞外 β-淀粉样肽（amyloid beta，Aβ）聚集形成老年斑（sennepfaques，SPs），以及细胞内高度磷酸化 Tau 蛋白形成神经原纤维缠结（neurofibrillarytangles，NFTs）。AD 的发病机制十分复杂，涉及 Aβ 的异常沉积、Tau 蛋白过度磷酸化、线粒体功能紊乱、氧化应激、突触受损、神经递质和神经营养因子（NTF）的耗竭、信号转导途径失调等多个方面（图 14-2）。比较公认的是 β-淀粉样蛋白级联假说和 Tau 蛋白过度磷酸化假说。

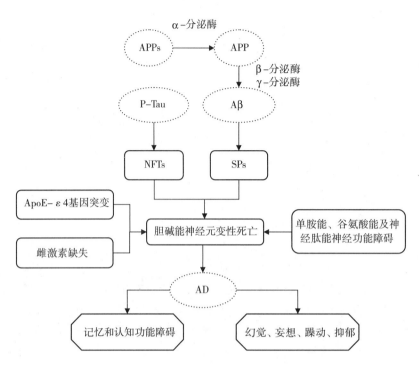

图 14 - 2　阿尔茨海默病的胆碱能缺损病理机制示意图

β - 淀粉样蛋白级联假说：Aβ 是组成老年斑的主要成分，由淀粉样蛋白前体（β - amyloid precursor protein，APP）水解产生。APP 分别由 β - 分泌酶在氨基端水解和 γ - 分泌酶在羧基端水解，生成 Aβ 并释放到细胞外。Aβ 沉积激活小胶质细胞，释放神经毒性分子，引起炎症反应，改变神经元内的离子平衡状态，产生氧化应激损伤，诱导 Tau 蛋白磷酸化，影响细胞凋亡蛋白的表达，导致神经元的变性与死亡，逐渐产生 AD。

Tau 蛋白过度磷酸化假说：Tau 蛋白是一种可溶性微管相关蛋白，在微管的组装和稳定方面起着重要作用。过度磷酸化 Tau 蛋白（phosphorylated Tau，p - Tau）聚集成双螺旋丝（paired helical filamen，PHF），进而形成 NFT，变成具有细胞毒性的分子猎获神经元中正常的微管相关蛋白，使微管的正常结构崩解，轴突变性，导致神经元功能紊乱和退行性改变，促发 AD。

由于胆碱能神经元行性改变是造成 AD 认知障碍的重要因素之一，增强中枢的胆碱能功能是比较有特异性的治疗策略之一，中枢胆碱酯酶抑制药是应用最多的胆碱能药物，疗效相对肯定，选择性中枢 M_1 受体激动药也有较好的临床应用前景。此外，N - 甲基 - D - 天冬氨酸（NMDA）受体拮抗药、神经生长因子增强药及神经保护药等亦可用于该类疾病的治疗。这些药物能一定程度上缓解 AD 的症状，但治疗效果不理想。目前为止，临床尚无针对 AD 病因治疗的药物，也没有药物能够逆转病理变化。因此，寻找高效药物以延缓、控制 AD 的发生和发展具有重要意义。

一、中枢胆碱酯酶抑制药

中枢胆碱酯酶抑制药是目前最常用的 AD 治疗药物，主要通过抑制中枢乙酰胆碱酯酶的活性，使 ACh 含量增加，改善 AD 症状，包括他克林（tacrine）、多奈哌齐（donepezil）、石杉碱甲（huperzine A）、加兰他敏（galanthamine）等。

他　克　林

【药理作用】他克林（tacrine）属易逆性胆碱酯酶抑制药。其治疗 AD 作用机制是：①抑制脑内相关部位的胆碱酯酶，增加脑内相关部位乙酰胆碱的含量；②促进脑内相关部位乙酰胆碱的释放；③增加大脑皮质和海马的 N 型胆碱受体密度。此外，该药还可促进脑组织对葡萄糖的利用，改善由药物、缺氧、老化等引起的实验动物学习、记忆能力的降低。

【体内过程】口服个体差异大，食物可明显影响其吸收。脂溶性高，易透过血 – 脑屏障。体内分布广泛，肝、脑、肾中浓度较高，主要在肝脏代谢失活，$t_{1/2}$ 较短，为 2~4 小时。

【临床应用】多与卵磷脂合用治疗 AD。可延缓病程 6~12 个月，提高患者的认知能力和自理能力，但由于其不良反应较大，临床应用受限。

【不良反应】最常见的为肝毒性，是患者中止治疗的主要原因。约 25% 患者在治疗后的最初 12 周出现谷丙转氨酶升高，因此用药初期需要每周测血清转氨酶 1 次，以后每 3 个月测 1 次。停药后一般肝功能可恢复，但再次治疗又可出现反跳，且发生更快，但约 75% 的患者仍可耐受再次治疗。其他不良反应包括恶心、呕吐、腹泻、消化不良等；大剂量应用可出现尿频、流涎、多汗、眩晕等胆碱综合征，女性多见。

多奈哌齐

【药理作用】属第二代可逆性中枢胆碱酯酶抑制药，通过抑制 AChE 而增加中枢 ACh 的含量，但对丁酰胆碱酯酶无作用，与第一代胆碱酯酶抑制药他克林相比，多奈哌齐对中枢 AChE 有更高的选择性，是目前治疗 AD 更有效的药物。

【体内过程】多奈哌齐（donepezil），又称安理申（aricept）。口服后吸收良好，进食和服药时间对药物吸收无影响，生物利用度几乎为 100%，血药浓度达峰时间为 3~4 小时，$t_{1/2}$ 长达 70 小时。代谢产物主要经肾脏排泄，少量以原型经肾排出。

【临床应用】用于轻度至中度 AD 患者，能改善 AD 患者的认知能力和临床综合功能。改善患者的认知能力，延缓病情发展。具有剂量小、毒性低等优点。

【不良反应】主要不良反应有：①全身反应，常见流感样胸痛、牙痛等；②心血管系统反应，如高血压、血管扩张、心房颤动等；③消化系统反应，如大便失禁、胃肠道出血、腹部胀痛等；④神经系统反应，如谵妄、震颤、眩晕、易怒、感觉异常等；⑤其他，如失水、尿失禁、呼吸困难、视物模糊等。肝毒性及外周抗胆碱作用较他克林轻。

石杉碱甲

石杉碱甲（huperzine A）又名哈伯因、双益平，是我国学者于 1982 年从中药千层塔中分离得到的一种生物碱，是一种高选择性的胆碱酯酶抑制药，1994 年被原卫生部批准为治疗 AD 的药物。

石杉碱甲口服吸收迅速，生物利用度为 96.9%，易通过血 – 脑屏障，原型药物及代谢产物主要经肾脏排泄。是一种高选择性、强效、可逆性中枢胆碱酯酶抑制药。具有很强的拟胆碱活性，能易化神经 – 肌肉接头递质传递，显著改善衰老性记忆障碍及老年痴呆患者的记忆和认知能力。临床可用于各型老年痴呆的治疗。常见不良反应有头晕、恶心、多汗、腹痛、视物模糊等，一般可自行消失，严重者可用阿托品拮抗。有严重心动过缓、低血压及心绞痛、哮喘、肠梗阻患者慎用。

加兰他敏

加兰他敏（galanthamine）为第二代中枢胆碱酯酶抑制药，对中枢胆碱酯酶有高度选择性，其抑制神经元胆碱酯酶的能力较抑制血液中丁酰胆碱酯酶的能力强 50 倍，属强效竞争性中枢胆碱酯酶抑制药。在胆碱能高度不足的区域（如突触后区域）药物作用强。主要用于治疗轻、中度 AD。疗效与他克林相似，但无肝毒性，是较安全有效的治疗 AD 的药物。常见不良反应为有恶心、呕吐及腹泻等胃肠道症状，连续服药 2～3 周后可减轻。

利凡斯的明

利凡斯的明（rivastigmine，卡巴拉汀）又称艾斯能（exelon）。口服吸收迅速，易通过血－脑屏障，对中枢胆碱酯酶的抑制作用比对外周胆碱酯酶的抑制作用强，同时可抑制丁酰胆碱酯酶。具有耐受性好、不良反应轻等优点，对轻、中度 AD 患者有效，改善认知能力的效果显著，临床尤其适用于伴有心脏、肝脏、肾脏等疾病的 AD 患者。最常见的主要不良反应有恶心和腹泻等。禁用于严重肝、肾功能损害患者及哺乳期妇女。慎用于病窦综合征、房室传导阻滞、消化性溃疡、哮喘、癫痫、肝肾功能中度受损患者。

二、M 胆碱受体激动药

占 诺 美 林

占诺美林（xanomeline）是目前发现的选择性最高的 M_1 受体激动药之一。口服易吸收，易通过血－脑屏障，大脑皮层和纹状体摄取率较高。临床试验表明，本品高剂量口服可明显改善 AD 患者的认知能力和行为能力，但因易引起胃肠道和心血管方面的不良反应，部分患者中断治疗。可选择皮肤给药。

三、N－甲基－D－天冬氨酸受体非竞争性阻断药

谷氨酸的兴奋性毒性与 AD 的发生密切相关。谷氨酸能系统过度激活，尤其是 N－甲基－D－天冬氨酸（NMDA）受体的过度激活可引起神经毒性，导致神经元死亡。NMDA 受体的过度激活也可造成突触可塑性的下降，进而产生认知功能减退。Aβ 可干扰谷氨酸能神经传递，不但减少谷氨酸的摄取，而且可能促进其释放增多，过量的谷氨酸具有神经毒性作用。NMDA 受体拮抗药已成为临床治疗 AD 的有效药物。

美 金 刚

美金刚（memantine，美金刚胺）是一种具有电压依赖性、中等程度亲和力的非竞争性 NMDA 受体阻断药。

【药理作用】美金刚可与 NMDA 受体 NR2 亚单位上的谷氨酸结合位点结合。当谷氨酸大量释放时，本品可减少谷氨酸浓度病理性升高导致的神经元损伤；当谷氨酸释放过少时，美金刚可改善记忆过程所需谷氨酸的传递。

【体内过程】美金刚的绝对生物利用度约为 100%，达峰时间为 3～8 小时，食物不影响美金刚的吸收。在 10～40mg 剂量范围内的药代动力学呈线性。血浆蛋白结合率为 45%。在人体内，约 80% 以原型存在。在人体内的主要代谢产物不具有 NMDA 拮抗药活性。主要经肾脏排泄。

【临床应用】美金刚是第一个用于治疗晚期 AD 的 NMDA 受体非竞争性阻断药，能显著改善轻度至中度血管性痴呆症患者的认知能力，而且对较严重的患者效果更好；对中度至重度的老年痴呆症患者，还可显著改善其动作能力、认知障碍和社会行为。与 AChE 抑制药同时使用效果更好。

【不良反应】不良反应小，发生率低。包括轻微眩晕不安、头痛、口干等，饮酒可能加重其不良反应。肝功能不良、意识紊乱患者以及孕妇、哺乳期妇女禁用；肾功能不良时减量；癫痫、惊厥史者慎用。

案例分析

【实例】患者，女，76 岁，3 年前开始出现健忘，东西放到一处转眼就忘，记不得早晨吃什么饭，出门找不到回家的路。近半年出现怀疑邻居说自己坏话，谩骂邻居，怀疑别人偷了自己的东西，行为紊乱。叫不出子女的名字。本次因反应迟钝，记忆力减退，伴行为异常而入院。体格检查：一般检查均正常；神志清楚，记忆力、理解力、定向性粗测下降，简明痴呆量表 MMSE 评分 5 分。实验室检查也均未见异常。颅脑 CT 检查显示有广泛性脑萎缩。入院诊断：阿尔茨海默病（AD）。入院后，采用石杉碱甲 + 美金刚治疗，经过 12 周的治疗，症状逐渐减轻，MMSE 评分升高。患者家属要求带药出院，回家疗养。

【问题】为什么使用石杉碱甲治疗 AD，同时又给予美金刚治疗？

【分析】由于胆碱能神经元退行性改变是造成 AD 认知障碍的重要原因，增强中枢的胆碱能功能是 AD 比较有特异性的治疗策略之一。石杉碱甲是一种高选择性、强效、可逆性中枢 AChE 抑制药，显著改善衰老性记忆障碍及老年痴呆患者的记忆和认知能力。美金刚是 NMDA 受体非竞争性阻断药，与 AChE 抑制药同时使用效果更好。

四、其他治疗药物

（一）神经生长因子增强剂

神经生长因子增强剂是一类能促进神经系统发育和维持神经系统功能的蛋白质。具有促进神经元生长、分化、存活和修复损伤，纠正钙稳态失调，增强中枢胆碱能系统功能等作用，临床主要用于治疗轻、中度老年痴呆症。代表药物有：①AIT－082（neotrofin），通过提高受损或退化神经元中的神经营养因子水平来增强神经细胞功能，刺激轴突生长，促进神经营养物质合成，改善记忆。②盐酸乙酰 L－肉碱（ALCAR），是一种膜稳定药。动物实验表明，该药在神经性及衰老性模型中可保护中枢及周围神经突触，提高神经生长因子水平，改善老年大鼠的认知缺陷。此外还有神经生长因子（NGF）、脑源性神经营养因子（BDNF）、成纤维细胞生长因子（bFGF）等，有望成为抗老年痴呆症新药。

（二）钙拮抗药

正常情况下，细胞膜能将细胞内的 Ca^{2+} 泵出细胞外以维持内环境的稳定。在 AD 患者，上述机制严重受损，造成细胞内钙超载，神经元损伤和凋亡。在含有 NFT 的脑细胞和来源于 AD 患者的成纤维细胞均可见到钙堆积。钙拮抗药能抑制钙超载，减轻血管张力，增加脑血流，改善缺血缺氧，改善动物和人的学习记忆和认知功能。目前常用的药物有尼莫地平（nimodipine）、氟桂利嗪（flunarizine）等。

尼莫地平对多种化学性记忆障碍模型均显示出良好改善作用。对健康人成年人记忆功能无明显提高作用，但可明显改善 AD、血管性痴呆及其他类型痴呆患者的认知、操作、情感及社会行为方面的障碍。

（三）抗氧化剂

研究证实，氧化应激机制在 AD 神经元变性、缺失中起重要作用。大量自由基可导致神经细胞 DNA 损伤和神经元坏死。抗氧化剂能增强 AD 患者体内抗氧化水平，提高自由基清除能力。

褪黑素是松果体分泌的一种重要激素，随增龄而分泌降低，为一种较有前途的抗氧化剂。其自由基清除能力是维生素 E 的 2 倍，谷胱甘肽的 4 倍，甘露醇的 14 倍。作为细胞内自由基清除剂，褪黑素的高亲脂性使其易透过生物膜，并有部分亲水性，使其能进一步穿过胞质进入细胞核，更好地发挥抗氧化作用。临床上 AD 患者补充褪黑素可延缓认知功能恶化，提高患者生存质量。

银杏制剂作为治疗痴呆药物，已取得显著疗效。其作用机制与所含成分有抗氧化、清除自由基、增加脑血流、改善脑功能等有关。

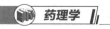

（四）非甾体类抗炎药

研究认为，在老年斑和变性细胞周围的小胶质细胞可致炎性反应，产生炎性细胞因子，其中 IL-1 和 IL-6 促进了 APP 合成，后者可能被加工生成过量的 Aβ。故应用非甾体类抗炎药有减少 Aβ 形成的作用。

（五）促代谢药

促代谢药的作用是通过促进细胞对葡萄糖的利用，增强神经元代谢，通过降低血小板活性，减轻红细胞黏附，改善中枢神经系统的微循环，提高注意力、学习和记忆能力。临床常用的有吡拉西坦（piracetam）、阿尼西坦（aniracetam）、奥拉西坦（oxiracetam）等。

本章小结

中枢神经系统退行性疾病主要包括帕金森病（PD）和阿尔茨海默病（AD）。

常用于治疗 PD 的药物分为拟多巴胺类药和中枢性 M 胆碱受体阻断药两类。拟多巴胺类药物包括多巴胺前体药左旋多巴、左旋多巴增效药、DA 受体激动药以及促多巴胺释放药。左旋多巴是治疗帕金森病的首选药物，可与卡比多巴、苄丝肼、司来吉兰组成的复方制剂，也可合用苯海索，是目前药物治疗 PD 的常用方法。

AD 的治疗药物包括中枢胆碱酯酶抑制药、选择性中枢 M1 受体激动药、NMDA 受体拮抗药、神经生长因子增强药、钙拮抗药、抗氧化剂、非甾体抗炎药、促代谢药等。胆碱酯酶抑制药（他克林、多奈哌齐等）和 NMDA 受体阻断药美金刚是阿尔茨海默病的一线治疗药物。

题库

思 考 题

1. 为什么左旋多巴和卡比多巴合用可增强帕金森病的治疗效果。
2. 试述中枢胆碱酯酶抑制药多奈哌齐、他克林、加兰他敏的异同点。

（黄丽萍）

第十五章

抗精神失常药

精神失常（psychiatric disorder）是由多种原因引起的功能性精神障碍，临床上表现为认知、情感、意识、行为和精神活动方面异常的一类疾病，包括精神分裂症（schizophrenia）、躁狂症（mania）、抑郁症（depression）和焦虑症（anxiety）。临床上治疗这些疾病的药物统称为抗精神失常药。根据其临床用途分为抗精神分裂症药（antipsychotic drugs）或神经安定药（neuroleptics）、抗躁狂症药（antimanic drugs）、抗抑郁症药（antidepressants）和抗焦虑药。

第一节　抗精神分裂症药

精神分裂症多起病于青壮年，以思维、情感、行为之间不协调，精神活动与现实相脱离为主要特征的最常见的一类精神疾病。精神分裂症患者大多无明显的智能和意识障碍，其病程具有慢性进行性和易复发的特点。其临床表现复杂，临床分型多样，根据其显症期症状特点，大体分为两型，即 Ⅰ 型和 Ⅱ 型，前者以阳性症状（幻觉、妄想、言辞混乱、行为混乱或激动）为主，后者则以阴性症状（情感淡漠、思维贫乏和意志活动减退）为主。

一、抗精神分裂症药物发展史

20 世纪 50 年代，欧洲研究者首先发现能有效氯丙嗪治疗精神分裂症，控制患者的兴奋、躁动等症状，还能改善妄想、幻听等症状，对于精神分裂症的临床治疗是重大突破性进展。随后，人们又相继发现了多个对精神分裂症有效的氯丙嗪衍生物，如奋乃静、氟奋乃静、三氟拉嗪、氟哌啶醇等。这类药物主要通过阻断多巴胺 D_2 样受体发挥治疗精神分裂症作用，又被称为典型抗精神分裂症药物。这类药物主要对阳性症状有效，但对阴性症状和抑郁症状疗效较差，并均产生较严重的锥体外系反应及催乳素水平升高等不良反应。

20 世纪 80 年代，研究者们又开发了一类抗精神分裂症药物，它们不仅能阻断多巴胺受体，还能阻断

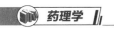

5-HT受体，疗效区别于氯丙嗪类药物，被称为非典型抗精神分裂症药物。其代表药氯氮平、利培酮、奥氮平、喹硫平、阿立哌唑和齐拉西酮等，目前在全球精神科广泛应用。与典型抗精神分裂症药物相比，这类药物疗效确切、广谱，不仅改善精神分裂患者阳性症状，对阴性症状也有效，还能改善患者的认知功能、情感症状等，其适应证已扩大到双相障碍、精神病性抑郁和痴呆等症状。此外，它们不良反较轻：①引起急性锥体外系反应的危险性小；②导致迟发性运动障碍（tardive dyskenesia，TD）的倾向性较小，且能改善原有的TD；③催乳素水平升高的程度轻，导致泌乳、闭经、性功能障碍的可能性较小；④镇静作用较小，对患者的精神运动行为影响小；⑤引起或加重继发性阴性症状的可能性小。但是，非典型抗精神分裂症药物也可能引起其他不良反应，如体重增加、糖脂代谢障碍等。

二、抗精神分裂症药作用机制

（一）阻断中脑-边缘系统和中脑-皮层系统多巴胺受体

迄今为止，关于精神分裂症的神经生化学发病机制曾出现过许多假说，主要有以下4种：①中枢神经多巴胺（dopamine，DA）功能亢进假说；②中枢兴奋性氨基酸系统功能低下假说；③脑内5-羟色胺（5-hydroxytryptamine，5-HT）系统功能缺损假说；④γ-氨基丁酸（γ-butyric acid，GABA）能神经元退变假说。其中，中枢多巴胺能神经功能亢进假说从实验药理研究和临床实践得到了比较广泛的支持。

人脑内多巴胺能神经元主要分布于中脑，其轴突投射到脑内各区域形成多巴胺通路，参与调节运动控制、情感思维和神经内分泌等各方面的生理功能。其通路主要包括以下4条。

1. 黑质-纹状体通路 其胞体位于黑质致密区，主要支配纹状体，神经纤维起源于黑质A9细胞群，终止于纹状体，是锥体外系运动高级中枢，协调肌肉的随意运动。

2. 结节-漏斗通路 神经纤维起源于弓状核A12细胞群，终止于正中隆起的门脉，主要调控垂体激素的分泌。

3. 中脑-边缘通路 神经纤维起源于中脑腹侧A11细胞群，终止于边缘系统，主要支配伏膈核和嗅结节。

4. 中脑-皮层通路 神经纤维起源于中脑腹侧A10细胞群，终止于前额，支配大脑皮层的一些区域，如前额叶、扣带回、内嗅脑和梨状回的皮层。

中脑-边缘通路和中脑-皮层通路主要调控人类的精神活动，前者主要调控情绪反应，后者则主要参与认知、思想、感觉、理解和推理能力的调控。中枢多巴胺能神经功能亢进假设认为，这两个多巴胺通路功能亢进与精神分裂症发病有关，尤其与精神分裂症的阳性症状发生密切相关。

现在临床使用的各种抗精神分裂症药物均是多巴胺受体拮抗药，且其疗效一般与拮抗强度成正比。目前认为，典型的抗精神分裂症药物（吩噻嗪类为代表）主要通过阻断中脑-边缘系统和中脑-皮质系统的D_2样受体而发挥疗效的。值得一提的是，迄今为止因各方面的限制，未能发展脑区域选择性D_2样受体拮抗药，所以目前临床上使用的大多数抗精神分裂症药对脑内4条多巴胺通路的D_2样受体均产生阻断作用，故在发挥疗效时，由于同时阻断黑质-纹状体通路和结节-漏斗系统通路的D_2样受体，都不同程度地呈现锥体外系和内分泌系统的副作用。

（二）阻断5-HT受体

目前临床常用的一些非典型抗精神分裂症药物，如氯氮平、利培酮、奥氮平、喹硫平、阿立哌唑和齐拉西酮等，是5-HT/DA受体阻断药。其中，氯氮平阻断5-HT受体的同时选择性阻断D_4受体，利培酮对5-HT受体的阻断作用明显强于对D_2样受体的阻断。这类药物不仅对精神分裂症的阳性症状有效，对阴性症状也有效，并且长期应用此类药物几乎不发生锥体外系反应。

三、常用典型抗精神分裂症药物——多巴胺受体阻断药

这类药物通常称为第一代抗精神分裂症药物，主要作用机制基本相同。根据化学结构特点，一般将这类药物分为4类：吩噻嗪类（phenothiazines）、硫杂蒽类（thioxanthenes）、丁酰苯类（butyrophenones）

和其他（表 15 - 1）。

表 15 - 1 临床常用抗精神分裂症药物作用比较

分类	药物	抗精神分裂症	临床效果	副作用		
		口服剂量（mg/d）		镇静	降压	锥体外系反应
吩噻嗪类	氯丙嗪	100 ~ 1000	+	+++	++	+++
	氟奋乃静	2 ~ 60	+++	+	+++	+
	奋乃静	8 ~ 32	+++	++	+++	+
	三氟拉嗪	5 ~ 60	+++	+	+++	+
	硫利达嗪	150 ~ 300	++	+++	+	+++
硫杂蒽类	替沃噻吨	2 ~ 60	+++	++	++	++
丁酰苯类	氟哌啶醇	2 ~ 60	+++	+	+++	+
苯二氮䓬类	氯氮平	25 ~ 600	+++	+	0	0
苯异噁唑类	利培酮	4 ~ 16	+++	+	+	0
硫苯二氮䓬类	奥氮平	5 ~ 20	+++	++	0	0

（一）吩噻嗪类

吩噻嗪是由硫、氮联结着两个苯环的一种三环结构，其 2 位和 10 位被不同基团取代则获得不同的吩噻嗪类抗精神分裂症药物。20 世纪 50 年代初，Paraire 和 Sigwald 等人首次发现氯丙嗪对精神分裂症有效，随后又相继发现了多个对精神分裂症有效的衍生物，这类药物统称为吩噻嗪类抗精神分裂症药物。根据 C_{10} 侧链不同，这类药物又分为二甲胺类、哌嗪类和哌啶类（表 15 - 1）。

氯 丙 嗪

微课

氯丙嗪（chlorpromazine），又名冬眠灵（wintermine），典型抗精神分裂症药物的代表，主要通过阻断脑内边缘系统多巴胺 D_2 样受体而发挥抗精神分裂症作用。因多巴胺 D_2 样受体不只分布于边缘系统，同时，氯丙嗪对中枢不同脑区的多巴胺受体亚型的选择性不强，加上它也能阻断 α 肾上腺素受体和 M 胆碱受体，所以，其药理作用很广泛，长期应用可产生严重不良反应。尽管如此，作为第一个抗精神分裂症药，它对改善一些精神分裂症症状呈现良好疗效，目前在临床中仍然发挥重要作用。

【药理作用】

1. 中枢神经系统

（1）抗精神分裂症作用 氯丙嗪对中枢神经系统有较强的抑制作用，这种作用又叫作神经安定作用（neuroleptic effect）。正常人口服治疗量氯丙嗪后，表现安静、活动减少、感情淡漠、注意力下降、对周围事物缺乏兴趣、反应迟缓，但理智正常；在安静环境下易入睡，但易唤醒，醒后神志清楚。精神分裂症患者使用后，能迅速控制兴奋躁动症状，连续用药能消除患者的幻觉和妄想等症状，使患者恢复理智，情绪安定，生活自理，表现出良好的抗精神病作用，此作用无耐受性。作用机制与阻断中脑－边缘及中脑－皮质通路中的多巴胺 D_2 样受体有关。氯丙嗪对 II 型精神分裂症（阴性症状）无效，甚至加重病情。

（2）镇吐作用 氯丙嗪有较强的镇吐作用，小剂量氯丙嗪可阻断延髓催吐化学感受区（chemoreceptor trigger zone，CTZ）的 D_2 受体，抑制呕吐，大剂量氯丙嗪直接抑制呕吐中枢。但它一般不能对抗前庭刺激引起的呕吐（如晕动症），原因是此反应由组胺 H_1 受体及 M 受体介导。氯丙嗪还能抑制位于延髓与催吐化学感受区旁呃逆的中枢调节部位，对顽固性呃逆有效。

（3）体温调节作用 氯丙嗪能抑制下丘脑体温调节中枢，使体温调节失灵，使机体体温随环境温度而变化。与解热镇痛药不同，在物理降温的配合下，它可使体温降至正常以下。同样，在炎热的环境中，因其干扰了机体正常散热机制，可使体温升高。

2. 对自主神经系统的作用

（1）阻断 α 肾上腺素受体　有明显的 α 受体阻断作用，可使血压下降，但易产生耐受性且有较多副反应，不适用于高血压病的治疗。

（2）阻断 M 胆碱受体　氯丙嗪有一定的阻断 M 胆碱受体的作用，呈现较弱的阿托品样效应，引起口干、便秘、视物模糊、尿潴留等。

3. 对内分泌系统的作用　氯丙嗪阻断结节 - 漏斗系统的 D_2 受体，可抑制下丘脑分泌各种激素，如催乳素释放抑制因子、卵泡刺激素释放因子和黄体生成素释放因子。同时，氯丙嗪抑制垂体生长激素的分泌，适用于巨人症的治疗。

【体内过程】 氯丙嗪口服吸收缓慢而不规则，血药浓度达峰时间为 2～4 小时。胃内食物或同时服用抗胆碱药物均能明显延缓其吸收，而肌内注射吸收迅速。氯丙嗪到达血液后，90% 以上与血浆蛋白结合。其在脑内分布多，浓度可达血浆浓度的 10 倍，主要在肝脏代谢后经肾排泄，首过消除明显。因其易蓄积在脂肪组织，停药后数周至半年后，尿中仍可检测到其代谢物。不同个体服用相同剂量氯丙嗪后血药浓度可相差 10 倍以上，故给药剂量应个体化。氯丙嗪在脑内的代谢和消除随年龄增长而递减，故老年患者需减量。

【临床应用】

1. 精神分裂症　氯丙嗪较迅速地改善患者的进攻、妄想和幻觉等阳性症状，而对情感淡漠和意志减退等阴性症状的效果不明显。临床上主要用于 I 型精神分裂症的治疗，对妄想型疗效较为突出，对青春型、偏执型和紧张型的疗效次之；特别对急性发作和具有明显激动症状的精神分裂症患者效果显著，但不能根治，需长期用药，甚至终身用药。氯丙嗪对慢性精神分裂症患者无效，甚至加重病情。氯丙嗪还可用于预防精神分裂症的复发，对其他精神失常伴有的兴奋、躁动、紧张、幻觉和妄想等症状有明显疗效；对各种器质性精神病（如脑动脉硬化性精神病、感染中毒性精神病等）和症状性精神病的兴奋、幻觉和妄想症状也有效，但剂量要小，症状控制后须立即停药。国内外几十年的临床使用证明氯丙嗪治疗精神分裂症安全有效，至今仍被国内许多精神科大夫视为治疗精神分裂症的首选药，尤其在临床急诊和急性期治疗中。

2. 呕吐和顽固性呃逆　氯丙嗪在临床上常用于对抗各种药物（如洋地黄、吗啡和四环素等）和疾病（如恶性肿瘤、尿毒症、放射病和妊娠中毒）引起的恶心和呕吐，但对晕动症引起的呕吐疗效较差或无效。对顽固性呃逆发挥显著的抑制作用。

3. 低温麻醉和人工冬眠　氯丙嗪配合物理降温（冰袋和冰浴等）可使患者体温降低，减少心、脑等重要器官的氧耗，因而用于低温麻醉。氯丙嗪与其他中枢抑制药（如哌替啶和异丙嗪）合用，可使患者深睡、体温降低、基础代谢及组织氧耗减少，以增强机体对缺氧的耐受能力和减轻机体对伤害性刺激的反应，同时可使自主神经传导阻滞及中枢神经系统的反应性降低，此种状态称为"人工冬眠"。这有利于患者度过危险的缺氧缺能阶段，为进行其他有效治疗争取时间，故多用于严重创伤、感染性休克、高热惊厥、中枢性高热、甲状腺危象和妊娠中毒症等的辅助治疗。

【不良反应】

1. 一般不良反应　由于其对中枢神经系统的抑制作用以及对自主神经系统的 α 受体和 M 胆碱受体的阻断作用，氯丙嗪可引起嗜睡、淡漠、无力、鼻塞、直立性低血压、口干、便秘、视物模糊等症状。氯丙嗪有局部刺激作用，宜深部肌内注射，同时，静脉注射可致血栓性静脉炎，应以生理盐水或葡萄糖溶液稀释后缓慢注射，注射后宜卧床 1～2 小时再起立，以避免体位性低血压的发生。氯丙嗪能升高眼压，故青光眼患者禁用。

2. 锥体外系反应　是长期大量服用氯丙嗪后出现的副作用。因阻断黑质 - 纹状体通路引起锥体外系反应，包括：①帕金森综合征（parkinsonism），临床表现与帕金森病相似，为肌张力增高、面容呆板、动作迟缓、肌肉震颤、流涎等；②急性肌张力障碍（acute dystonia），以面、颈、唇及舌肌痉挛多见，可见强迫性张口、斜颈、伸舌、吞咽困难及语言障碍等症，一般多出现在用药后 1～5 天；③静坐不能

（akathisia），患者坐立不安，反复徘徊。以上三种锥体外系反应能以减少用量或停药来减轻或消除，也可用中枢抗胆碱药苯海索治疗。

此外，部分患者长期服用氯丙嗪后出现迟发性运动障碍（tardive dyskinesia），表现为：不自主的刻板运动，如吸吮、舐舌、鼓腮等口－舌－腮三联征，广泛性舞蹈样手足徐动症。多为连续用药 1 年以上和大剂量服药后产生，停药后长期不消失，其机制可能是突触后膜多巴胺受体长期被阻断，使多巴胺受体数目上调或反射性促进突触前膜多巴胺释放增加所致。此反应难以治疗，用中枢抗胆碱药反而使症状加重，应避免使用；抗多巴胺药使症状减轻。

3. 药源性精神异常　氯丙嗪本身可引起精神活动异常，如萎靡、淡漠、意识障碍、消极、抑郁、兴奋、躁动、幻觉和妄想等，须与原有疾病加以鉴别，一旦发现应立即减量或停药。

4. 惊厥与癫痫　在少数患者中产生部分或全身抽搐和癫痫样脑电活动，降低癫痫病史者的发作阈值，诱发癫痫，故有惊厥和癫痫史者慎用。

5. 心血管反应　老年人伴有动脉粥样硬化、高血压者可出现直立性低血压，甚至持续性低血压休克，出现心电图异常和心律失常。冠心病患者服用易致猝死。

6. 过敏反应　较常见为皮疹，也出现光敏性皮炎。出现溶血性贫血和再生障碍性贫血等，也可见白细胞减少，少数患者可出现肝损害。

7. 内分泌系统反应　可导致内分泌紊乱，引起乳房增大及泌乳、排卵延迟、月经停止，男性性功能异常和儿童生长减慢等。

8. 急性中毒　一次吞服超大剂量（1～2g）氯丙嗪，可发生急性中毒。出现昏睡、血压下降至休克水平，出现心肌损害，如心动过速、心电图异常，应立即对症治疗。

【药物相互作用】氯丙嗪可以增强其他中枢抑制药的作用，如乙醇、镇静催眠药、抗组胺药、镇痛药等，与中枢抑制药合用时，应适当减少中枢抑制药的剂量。特别是与吗啡、哌替啶（杜冷丁）等合用时要注意呼吸抑制与血压降低问题。此类药物减弱多巴胺受体激动药（左旋多巴）的作用。与某些肝药酶诱导剂如苯妥英钠等合用时，应调节剂量以保证疗效。

案例分析

【实例】患者，男，26 岁，汽车维修工，近三个月以来，经常失眠、头痛、注意力不集中、说话颠三倒四和自言自语。近期多疑，说某人背后讲他坏话，想陷害他，还怀疑他吃的食物里有人下了毒。这些天，突然精神亢奋，话多，说自己技术了得，要参与国家航天部的登月球项目。无脑炎和脑外伤等中枢神经病史，家属提供有精神分裂症家族史。血压正常，神经系统检查无异常体征，记忆和智能等未见明显异常。初步诊断：根据患者的被害妄想和自大妄想等主要精神症状和家族史，诊断为精神分裂症妄想型，同时排除器质性精神障碍的可能性。

【问题】①该患者适合选择什么药物治疗？②药物治疗时，应注意哪些事项？

【分析】①鉴于氯丙嗪较迅速地改善患者的妄想和幻觉等阳性症状的特点，建议口服氯丙嗪每次 300mg，每日两次，连续治疗一个月左右。②应注意观察和处理氯丙嗪的不良反应和中毒表现，如帕金森综合征的表现用苯海索来治疗，中毒引起的低血压用去甲肾上腺素来处理等，还有注意药物的相互作用，尤其是与其他中枢抑制药合用时，注意掌握剂量。

奋　乃　静

奋乃静（perphenazine）药理作用与氯丙嗪相似，但作用较缓和，镇吐作用较强，镇静作用较弱，对

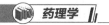

心血管系统、肝脏及造血系统的副作用较氯丙嗪轻。奋乃静对慢性精神分裂症的疗效优于氯丙嗪。

氟奋乃静

氟奋乃静（fluphenazine）与三氟拉嗪（trifluoperazine）抗精神分裂症作用强于氯丙嗪，效果快而持久，锥体外系的副作用也较显著，镇静作用较弱。除明显的抗幻觉和妄想作用外，此两药对行为退缩及情感淡漠等症状有较好疗效，适用于精神分裂症偏执型和慢性精神分裂症。

硫利达嗪

硫利达嗪（thioridazine）具有较强镇静作用，抗精神分裂症疗效弱于氯丙嗪，因对边缘系统的多巴胺受体选择性较高，锥体外系反应较少。优点是老年人易耐受，作用缓和。适用于伴有激动、焦虑、紧张、抑郁及躯体感觉异常的精神分裂症、更年期精神病和酒精戒断综合征等。但该药可致心电图 Q-T 间期延长，引起较严重的心律失常及猝死，故部分国家已经停止使用。

（二）硫杂蒽类

硫杂蒽类（thioxanthenes）的基本结构与吩噻嗪类相似，只在吩噻嗪环上第 10 位的氮原子被碳原子取代，所以此类药物的基本药理作用与吩噻嗪类极为相似。自主神经系统的不良反应较轻，锥体外系症状也较少。

氯普噻吨

氯普噻吨（chlorprothixene）也叫泰尔登，药理作用与氯丙嗪相似，其结构与三环类抗抑郁症药相似，有较弱的抗抑郁作用。氯普噻吨抗幻觉、妄想作用不如氯丙嗪，但调整情绪、控制焦虑抑郁的情绪比氯丙嗪强。适用于伴有焦虑或焦虑性抑郁的精神分裂症、更年期抑郁症等。

替沃噻吨

替沃噻吨（thiothixene）的抗精神分裂症作用较强，适用于急慢性精神分裂症的淡漠、孤独、主动性减退等症状。不良反应主要为锥体外系反应，剂量大时明显。

氟哌噻吨

氟哌噻吨（flupenthixol）也称为三氟噻吨，抗精神分裂症作用与氯丙嗪相似，但有特殊的激动效应，故禁用于躁狂症患者。氟哌噻吨有一定的抗抑郁和焦虑作用，应用于治疗抑郁症或伴有焦虑的抑郁症。锥体外系反应常见。

（三）丁酰苯类

尽管丁酰苯类（butyrophenones）的结构与吩噻嗪类完全不同，但其药理作用与临床应用与吩噻嗪类相似，具有较强的抗精神分裂症和焦虑症作用。

氟哌啶醇

氟哌啶醇（haloperidol）为第一个合成的丁酰苯类药物，是这类药物的典型代表。能选择性阻断多巴

胺 D_2 样受体，抗精神分裂症作用及镇吐作用强，是高效抗精神病药，但镇静、降压作用弱。用于治疗急、慢性各型精神分裂症、躁狂症、反应性精神分裂症、抽动秽语综合征及其他具有兴奋、躁动、幻觉、妄想等症状的重症精神分裂症。最大的缺点是锥体外系反应发生率高，程度严重。但抗胆碱作用弱，对心血管的副作用较轻及对肝功能影响较小是其优点。

氟哌利多

氟哌利多（droperidol）作用与氟哌啶醇相似，但体内代谢快，作用时间短。因其具有镇痛、安定、镇吐、抗休克作用，临床上主要用于增强镇痛药的作用，常与芬太尼合用，使患者处于一种特殊的麻醉状态，痛觉消失，精神恍惚，对环境淡漠，称为"神经阻滞镇痛术"（neuroleptanalgesia），可以进行小的手术、各种内窥镜检查、造影、严重烧伤清创及换药等。因比芬太尼作用时间长，需重复给药时，一般只许加芬太尼，以免氟哌利多的蓄积。

（四）其他抗精神病药物

五氟利多

五氟利多（penflultidol）为口服长效抗精神分裂症药，尤其适用于慢性精神分裂症维持与巩固疗效。本药贮存于脂肪组织并自其中徐缓释出，因此起效慢，半衰期长，每周口服 1 次，血药浓度于 24～72 小时达峰值，7 天后仍可从血中检出。五氟利多适用于急、慢性精神分裂症，尤其适用于慢性患者，对幻觉、妄想、退缩均有较好疗效。其次，该药也用于抽动秽语综合征，其疗效与氟哌啶醇相近，但无明显镇静作用。

不良反应主要为锥体外系反应。一次服药过多或耐受性差者，可在服药次日出现急性肌张力障碍，如颈斜或扭转痉挛。出现较重锥体外系反应时，时常产生焦虑反应与睡眠障碍。该药不适用于年老体弱者。

五氟利多与各种短效抗精神分裂症药物有协同和相互强化作用，故使用该药时，不宜再合用其他短效抗精神分裂症药物，以防止锥体外系副作用的发生和加重。

舒 必 利

舒必利（sulpiride）又名止吐灵，对 D_2 受体有很高的选择性。此药有改善患者与周围的接触、活跃情绪、减轻幻觉和妄想的作用，对情绪低落、抑郁等症状也有治疗作用。对紧张性精神分裂症疗效好，因其奏效快，有"药物电休克"之称，还有强大的止吐作用。锥体外系反应轻，副作用有月经不调、泌乳、失眠、焦虑、运动失调、癫痫发作及心电图改变等。

硫 必 利

硫必利（tiapride）对感觉运动神经系统疾病及精神运动行为障碍具有较好疗效。该药可纠正老年人精神运动障碍，对舞蹈症和抽动秽语综合征疗效好，尤其是对氟哌啶醇不耐受者。有镇痛作用，对顽固性头痛、痛性痉挛、关节疼痛均有明显疗效。

四、常用非典型抗精神分裂症药物——5-HT/DA 受体阻断药

与典型抗精神分裂症药物不同，非典型抗精神分裂药不仅是多巴胺受体阻断药，也是 5-HT 受体阻

断药。5-HT功能失调可能与精神分裂症有关，过度激动5-HT受体，导致幻听和类似精神分裂症的精神反应。此外，5-HT对多巴胺通路具有调节作用。非典型抗精神病药物对阳性症状有效，并克服了典型精神病药物的锥体外系反应率高及对阴性症状疗效差的缺点，在我国已被很多精神科医生列为精神分裂症治疗的一线药物（表15-1）。

氯 氮 平

氯氮平（clozapine）为苯二氮䓬类药物。20世纪70年代初首先在北欧用于治疗精神分裂症，并取得较好的效果。我国引进并合成该药，临床疗效被广泛肯定，目前是许多地区治疗精神分裂症的首选药。氯氮平属于广谱精神安定药，作用强、起效迅速，多在一周内见效。对精神分裂症的阳性和阴性症状，急慢性病程均有良好的控制作用，且对其他药物无效的病例仍有效，适用于急慢性患者、周期性精神分裂症和各类神经官能症。此外，氯氮平也可用于长期给予氯丙嗪等抗精神病药物引起的迟发性运动障碍的患者。

氯氮平在阻断5-HT$_{2A}$受体的同时，能选择性阻断中脑-边缘通路和中脑-皮层通路的D$_4$亚型受体，对黑质-纹状体通路的D$_2$样受体几乎无亲和力。因此，氯氮平几无锥体外系反应，亦很少引起内分泌紊乱。

常见不良反应有流涎、便秘，偶尔可引起发热、粒细胞缺乏症。用药期间必须定期检查血常规。用量过大（>每日500mg）可引起癫痫发作，增量过快易致直立性低血压，故癫痫及严重心血管病患者慎用。

奥 氮 平

奥氮平（olanzapine）药理作用机制比较广泛，它能阻断5-HT受体、多巴胺受体、胆碱受体、α$_1$肾上腺素受体和组胺受体，对中枢5-HT$_2$受体亲和力大于多巴胺D$_2$受体。奥氮平选择性地减少中脑边缘系统多巴胺能神经元的放电，而对纹状体的运动中枢通路影响较轻微。适用于精神分裂症和其他有严重阳性症状（如妄想、幻觉、思维障碍、敌意和猜疑）和（或）阴性症状（如情感淡漠、情感和社会退缩、言语贫乏）的精神分裂症的急性期和维持治疗，疗效与氯氮平相当。奥氮平亦可缓解精神分裂症及相关疾病常见的继发性情感症状，同时对于已取得初步疗效、需要继续治疗的患者，奥氮平可有效维持其临床症状的缓解。此外，奥氮平还有抗焦虑作用，且其不良反应较氯氮平少而轻。

利 培 酮

利培酮（risperidone）为苯并异恶唑衍生物，第二代非典型抗精神分裂症药物。对5-HT$_2$受体和D$_2$受体均有阻断作用，但对5-HT$_2$受体的阻断作用强于D$_2$受体，对组胺受体和肾上腺素受体的阻断作用弱，不与胆碱能受体结合。

利培酮口服可完全吸收，血浆蛋白结合率为88%，消除半衰期为3小时左右，部分代谢成有相似药理作用的9-羟基-利培酮。抗精神分裂症有效成分的消除半衰期为24小时，主要经肾排出。

利培酮适用于治疗首发急性和慢性精神分裂症，疗效与氟哌啶醇相当；对各种精神分裂症阳性症状（如幻觉、幻想、思维紊乱、敌视、怀疑）和阴性症状（如反应迟钝、情绪淡漠及社交缺乏、少语）有很好疗效。治疗难治性精神分裂症的效果比奥氮平和氯氮平差，但可减轻与精神分裂症有关的情感症状（如抑郁、负罪感、焦虑）。利培酮还具有改善精神分裂症患者注意力及认知功能的优点，且镇静效应比奥氮平或氟哌啶醇轻。与典型抗精神分裂症药相比，利培酮引起的运动功能抑制以及强直性昏厥都较少。

利培酮有效剂量较小，用药方便，见效快，锥体外系反应轻，且抗胆碱样作用及镇静作用弱，易被患者耐受，治疗依从性优于其他抗精神分裂症药，已成为治疗精神分裂症的一线药物。

阿 立 哌 唑

阿立哌唑（aripiprazole，abilify）为喹啉酮类衍生物，是一种新型的非典型抗精神病药物，具有全新作用机制，是临床上使用的受体部分激动药的典型代表之一。阿立哌唑与多巴胺 D_2 和 D_3 受体、5 - HT_{1A}、5 - HT_{2A}、5 - HT_{2B} 受体具有高亲和力，是 D_2、D_3 和 5 - HT_{1A} 受体的部分激动药，也是 5 - HT_{2A} 和 5 - HT_{2B} 的受体拮抗药。美国 FDA 和加拿大卫生部门分别于 2002 年和 2009 年批准其用于精神分裂症及急性双相性躁狂症的治疗。阿立哌唑对精神分裂症的阳性和阴性症状均有效，并能改善精神分裂症患者认知功能障碍，对语言记忆障碍的改善作用优于奥氮平。起效快，精神分裂症患者用药后 1~2 周症状明显改善。

阿立哌唑口服吸收迅速，3~5 小时达血浆峰浓度，消除半衰期约为 75 小时，用药 14 天后达稳定血药浓度，口服绝对生物利用度为 90% 左右。在治疗浓度时，阿立哌唑和其活性代谢产物脱氢阿立哌唑与血浆蛋白的结合率超过 99%。经肝脏代谢，以原型随尿液排泄不足 1%，以粪便排泄为 18%。本品药动学不随患者年龄、性别、种族、吸烟状况、肝、肾功能等变化而改变。

本品很少产生锥体外系不良反应，偶尔出现嗜睡和体重增加，最常见的不良反应是头痛、焦虑和失眠。

第二节　抗躁狂症药

躁狂抑郁症（mankc - deplressive psychosis）又称情感性精神障碍（affeetive disorders），是由各种原因引起的显著而持久的情感病态变化为主要症状的一种精神障碍疾病。躁狂抑郁症表现为躁狂或抑郁两者之一反复发作（单相型），或两者交替发作（双相型）。其发病可能与脑内单胺类神经递质功能失衡有关，5 - HT 缺乏是其共同的生化基础。躁狂症患者脑内去甲肾上腺素功能亢进，而抑郁患者脑内去甲肾上腺素功能不足。

躁狂症的特征是情绪高涨、活动过度和思维、语言不能自制。抗躁狂症药物（antimanic drugs）主要用于治疗躁狂症，前节所述抗精神分裂症药物也经常用来治疗躁狂症，还有一些抗癫痫药物如卡马西平和丙戊酸钠对躁狂症也有效。此外，这些药物对躁狂抑郁症的抑郁相也有一定的治疗作用。目前在临床常用锂盐包括碳酸锂和枸橼酸锂，控制躁狂抑郁循环发作，稳定患者的情绪状态，预防双相情感性精神障碍的反复发作，在此以碳酸锂为代表加以介绍。

碳 酸 锂

【药理作用】锂离子是一种单价阳离子，化学性质活跃，在人体中有少量分布，其生理功能尚不十分清楚。碳酸锂（lithium carbonate）于 1949 年首次被澳大利亚医生 Cade 用于躁狂症的临床治疗，治疗剂量对正常人的精神行为没有明显的影响。碳酸锂的治疗作用主要由锂离子所介导，尽管研究已经明确锂离子在细胞水平具有多方面的作用，但其情绪安定作用的确切机制仍不清楚。目前可能的解释：①在治疗浓度抑制神经元去极化以及神经末梢 Ca^{2+} 依赖性去甲肾上腺素和多巴胺释放，而不影响或促进 5 - HT 的释放；②促进摄取突触间隙中儿茶酚胺类神经递质，并增加其灭活；③抑制腺苷酸环化酶和磷脂酶 C 所介导的细胞内信号传递过程；④与核调节因子作用而影响基因表达，包括增加转录调节因子激活蛋白 - 1；⑤影响 Na^+、Ca^{2+}、Mg^{2+} 的分布，影响葡萄糖的代谢。

案例分析

【实例】 患者，男性，36岁，机关科室干部，平时性格较内向。约1个月前，因工作分工问题，与领导意见不一致，晚上睡眠时间减少，有时彻夜不眠，突然话多、兴奋，无故指责周围的人，常因小事浮想联翩，无理取闹。在家庭和单位稍不顺心发脾气，骂人，有时表现出机体攻击行为。有时突然把自己关在屋里，避开家人，整天不出门。近期，生活自理能力明显下降，情绪异常高涨，话多，自吹自擂，攻击性升高。无发热、抽搐和昏迷，无服用精神刺激类药物史，无脑外伤史，血压正常，未见异常体征。精神状况检查，活动过多，不安分，情绪激动，自制力差。初步诊断：躁狂症。

【问题】 该患者适合用哪些药物进行治疗？

【分析】 鉴于该患者情绪极不稳定和有一定的双相情感障碍倾向，适合利用心境稳定剂锂盐来进行治疗，建议口服碳酸锂1600mg/d，分两次（早晨和睡前），连续治疗一个月。

【体内过程】 碳酸锂口服吸收快而全，单剂量口服后8小时左右全被吸收，血药浓度高峰出现于服药后2~4小时，若制成缓释制剂可减慢吸收而控制早期血药浓度峰值。锂离子先分布于细胞外液，然后逐渐蓄积于细胞内。不与血浆蛋白结合，$t_{1/2}$为18~36小时。锂离子虽吸收快，但通过血-脑屏障进入脑组织和神经细胞需要一段时间，因此，锂盐显效较慢，这是碳酸锂为什么不作为躁狂症急性发作的首选药使用的原因所在。大约95%的碳酸锂自肾排泄，其中约80%由肾小球滤过的锂离子在近曲小管与Na^+竞争重吸收，故增加钠摄入可促进其排泄，而缺钠或肾小球滤除减少时，可导致体内锂潴留，引起中毒。与噻嗪类等利尿药合用时，锂的清除率会降低25%左右，需相应调整剂量。

【临床应用】 锂盐对躁狂症患者有显著疗效，特别是急性躁狂和轻度躁狂疗效显著，有效率为80%，还可用于治疗躁狂抑郁症的双相发作。长期使用碳酸锂可减少躁狂复发，并预防抑郁复发，但对抑郁的作用不如躁狂明显。

【不良反应】 锂盐不良反应较多，安全范围较窄，最适浓度为0.8~1.5mmol/L，超过2.0mmol/L即出现中毒症状，3.0mmol/L以上可危及生命。轻度的毒性症状包括恶心、呕吐、腹痛、腹泻和细微震颤；较严重的毒性反应涉及神经系统，包括精神紊乱、反射亢进、明显震颤、发音困难、惊厥，直至昏迷和死亡。由于该药治疗指数很低，测定血药浓度和严格掌握适应证至关重要。当血药浓度升至1.6mmol/L时，应立即停药。

第三节　抗抑郁症药

抑郁症（depression）是一种常见的情感障碍性精神疾病，其临床表现为情绪低落、思维迟缓、悲观、睡眠障碍等表现，多表现昼重夜轻的节律性变化，同时常伴有一些机体症状，严重者常出现自杀冲动，是世界上最易致残的疾病之一。据WHO统计，各种类别抑郁症的患病率已占全球人口的3%~5%。抗抑郁症药（antidepressant drugs）明显改善患者抑郁症状，维持治疗可减少抑郁症的反复发作。

一、抗抑郁症药的作用机制

抑郁症发病机制的单胺类假说认为，抑郁症的发生可能与中枢去甲肾上腺素、5-HT和多巴胺等单胺类神经递质的含量过低及其受体功能低下有关。近年有学者提出腺苷酸环化酶（AC）cAMP依赖的蛋白激酶（PKA）和磷脂酶C-蛋白激酶C（PLC-PKC）信号转导平衡失调可能是抑郁症的发病机制。从信号转导水平阐明抗抑郁症药的作用机制优点是，它弥补了单胺类递质理论和受体理论的不足，同时受体后神经细胞信号转导过程成为抗抑郁症药研究的焦点之一。

目前临床使用的抗抑郁症药包括非选择性抑制 NA/5 - HT 再摄取药物、选择性 NA 再摄取抑制药（SNRI）、选择性 5 - HT 再摄取抑制药（SSRI）和单胺氧化酶抑制药（MAOI）。它们都是通过增加突触间隙单胺类递质浓度来发挥抗抑郁作用。目前研究的 5 - HT$_{1A}$ 受体激动药如依他匹隆（eptapirone）直接作用于海马锥体神经元的突触后膜 5 - HT$_{1A}$ 受体，起到抗抑郁作用。此外，证据表明，5 - HT$_{1A}$ 受体激动药和选择性 5 - HT$_2$、5 - HT$_3$ 和 5 - HT$_{1D}$ 拮抗药可能具有潜在的抗抑郁作用。

近年来，有关抑郁症的发病机制提出了一个新的神经可塑性理论，尤其是海马区的可塑性。研究表明，在抑郁症患者中神经可塑性遭到破坏，海马在反复心理应激下遭受损伤，海马体积明显变小，神经元发生重塑，而且，临床抑郁反复发作次数越多，患者海马缩小越明显。相应研制的抗抑郁症药物也会相继问世。噻奈普汀是近年来研制的新药，其药理作用机制与原先的其他抗抑郁症药正好相反，是 5 - HT 再摄取增强剂，但它能预防应激引起的海马神经元树突的萎缩，对海马神经元具有保护作用以产生抗抑郁效应。

二、常用抗抑郁症药

临床目前使用的抗抑郁症药包括三环类抗抑郁症药（NA 和 5 - HT 再摄取抑制药）、NA 再摄取抑制剂、选择性 5 - HT 再摄取抑制药及其他抗抑郁症药物。它们多数以单胺类神经递质学说的基础上发展，故在药理作用，临床应用和不良反应方面有很多相似之处。这类药物明显改善多数患者的病情，但对大约 30% 患者疗效很差，故需要发展新药弥补此不足。此外，这类药物对焦虑性障碍、惊恐发作、强迫性障碍和恐惧症也有一定的疗效。

（一）三环类抗抑郁症药

由于这些药物结构中都有 2 个苯环和 1 个杂环，故统称为三环类抗抑郁症药（tricyclic antidepressants，TcAs），在结构上与吩噻嗪有一定相关性。它们与吩噻嗪类抗精神分裂症药物在结构上的主要差别是有一个七元环，以—CH$_2$CH$_2$—代替 S。常用的有丙米嗪、阿米替林（amitriptline）、多塞平（doxepin，多虑平）等。这些药物在作用机制上都属于非选择性 5 - HT 和去甲肾上腺素再摄取抑制药，以抑制这两类神经递质的再摄取增加其在突触间隙的浓度而达到抗抑郁的疗效。此外，这些药物还能阻断肾上腺素 α$_1$ 受体和组胺 H$_1$ 受体。

丙 米 嗪

【药理作用】

1. 对中枢神经系统的作用　正常人服用丙米嗪（imipramine）后出现安静、嗜睡、头晕、目眩、血压稍降，并常出现口干、视物模糊等抗胆碱反应，连用数天后这些症状可能加重，还能出现注意力不集中和思维能力下降。但抑郁症患者连续服用药物 2 ~ 3 周后，出现精神振奋现象，情绪高涨，抑郁症状减轻。

2. 对自主神经系统的作用　治疗量丙米嗪明显阻断 M 胆碱受体，表现为视物模糊、口干、便秘和尿潴留等。

3. 对心血管系统的作用　治疗量丙米嗪可致血压下降和心律失常，其中心动过速较常见，心电图可出现 T 波倒置或低平。这些不良反应可能与其引起心肌中去甲肾上腺素浓度升高有关。另外，丙米嗪对心肌有奎尼丁样直接抑制效应，故心血管病患者慎用。

【体内过程】口服吸收良好，2 ~ 8 小时血药浓度达高峰，血浆 $t_{1/2}$ 为 10 ~ 20 小时。其代谢产物地昔帕明（去甲丙米嗪）也有抗抑郁作用。丙米嗪在体内广泛分布于各组织，以脑、肝、肾及心脏分布较多。丙米嗪主要在肝内经肝药酶代谢成 2 - 羟基代谢物，并与葡萄糖醛酸结合，自尿排出。

【临床应用】

1. 抑郁症 临床用于治疗各种原因引起的抑郁症，对内源性抑郁症、更年期抑郁症效果较好，对反应性抑郁症次之，对精神病的抑郁症状效果较差。

2. 强迫症、焦虑症和恐怖症 对强迫障碍有一定的疗效，对焦虑症和恐怖症疗效相当于苯二氮䓬类。

3. 遗尿症 用于治疗儿童遗尿症，剂量依年龄而定，睡前口服，疗程限制在三个月以内。

【不良反应】常见的不良反应有口干、扩瞳、视物模糊、便秘、排尿困难和心动过速等抗 M 样胆碱受体的表现，还出现多汗、无力、头晕、失眠、皮疹、直立性低血压、反射亢进、共济失调、肝功能异常、粒细胞缺乏症等。因抗抑郁症药易致尿潴留和升高眼内压，故前列腺肥大、青光眼患者禁用。

【药物相互作用】苯妥英钠、保泰松、阿司匹林、东莨菪碱和吩噻嗪可与三环类药物竞争性地与血浆蛋白结合，从而降低三环类药物血浆蛋白结合率。和单胺氧化酶抑制剂合用，可引起血压明显升高、高热和惊厥。这是由于三环类药物抑制去甲肾上腺素再摄取，而 MAO 抑制剂可减少对去甲肾上腺素灭活，最终使突触间隙递质浓度增高所致。三环类还能增强中枢抑制药的作用，如与抗精神分裂症药、抗帕金森病药合用时，其抗胆碱作用可相互增强。此外，三环类抗抑郁症药还能对抗胍乙啶和可乐定的降压作用。

阿 米 替 林

阿米替林（amitriptyline）又名依拉维，是临床上常用的三环类抗抑郁症药。口服后可迅速地从胃肠道吸收，但剂量过大可延缓吸收。阿米替林首过消除量较大，在肝脏生成活性代谢物去甲替林，最终代谢物以游离型从尿中排除。在体内与蛋白质广泛结合，$t_{1/2}$ 为 9 ~ 36 小时。

阿米替林药理学特性及临床应用与丙米嗪极为相似，与后者相比，阿米替林对 5 - HT 再摄取的抑制作用明显强于对去甲肾上腺素再摄取的抑制；镇静作用和抗胆碱作用也较明显。阿米替林的不良反应与丙米嗪相似，但比丙米嗪严重，偶有加重糖尿病症状的报道。禁忌证与丙米嗪相同。

多 塞 平

多塞平（doxepin）又称为多虑平，作用与丙米嗪相似，但其抗抑郁作用较后者弱，抗焦虑作用强，还有一定的阻断组胺受体的作用。镇静作用和对血压的影响也较丙米嗪大，对心脏的影响较小。对伴有焦虑症状的抑郁症效果最佳，焦虑、紧张、情绪低落和行动迟缓等症状数日内可缓解，达显效时需 2 ~ 3 周。因其抗组胺作用，用于治疗过敏性皮炎和特发性皮炎，也可用于消化性溃疡的治疗。不良反应与丙米嗪类似，一般不用于儿童和孕妇，老年患者应适当减量。

文 拉 法 辛

文拉法辛（venlafaxine）又名尼拉克辛，于 1994 年上市，是第二代三环类抗抑郁症药。文拉法辛能阻滞 5 - HT 及去甲肾上腺素的再摄取，同时对多巴胺的再摄取也有一定的抑制作用，具有抗抑郁作用，起效较快（一般 4 天起效），副作用少。

度 洛 西 汀

度洛西汀（duloxetine）是一种新型 5 - HT 和去甲肾上腺素再摄取的强效和高度特异性双重抑制剂，同时具有提高额叶前部多巴胺水平的作用。对胆碱受体、组胺受体和肾上腺素受体无亲和力，无单胺氧化酶抑制活性。临床用于抑郁伴发性疼痛、糖尿病周围神经疼痛和妇女应激性尿失禁等的治疗。其常见的不良反应为恶心、失眠、头痛、嗜睡、头晕、便秘、出汗增多、焦虑、腹泻和疲劳等。

（二）选择性去甲肾上腺素再摄取抑制药

选择性去甲肾上腺素再摄取抑制剂，用于以脑内去甲肾上腺素缺乏为主的抑郁症，尤其适用于尿检 MHPG（脑内去甲肾上腺素的主要代谢物）明显减少的患者。该类药物的特点是奏效快，而镇静作用、抗胆碱作用和降压作用均较弱。

地 昔 帕 明

地昔帕明（desipramine）又叫去甲丙米嗪，是选择性去甲肾上腺素再摄取抑制剂，其效应比抑制 5-HT 摄取高 100 倍以上。此外，对多巴胺的摄取亦有一定的抑制作用，对 H_1 受体有强拮抗作用。与丙米嗪相比，不良反应较少，但对心脏影响与之相似，对轻、中度的抑郁症疗效好。

口服吸收快速，2~6 小时达血药峰浓度，血浆蛋白结合率为 90%，主要在尿中排泄，少量经胆汁排泄，其中原型占 5%。过量则导致血压降低、心律失常、震颤、惊厥、口干、便秘等。不能与拟交感胺类药物合用，因会明显增加后者的作用；同样，与 MAOI 合用也要慎重；与胍乙啶及作用于肾上腺素能神经末梢的降压药合用会明显降低其降压效果。

马 普 替 林

马普替林（maprotiline）是四环类抗抑郁症药，但作用与三环类抗抑郁症药丙米嗪相似，选择性抑制去甲肾上腺素再摄取，但对 5-HT 再摄取几无影响。具有抗抑郁与抗焦虑作用，临床应用与丙米嗪相似。抗胆碱作用等同于丙米嗪，但远比阿米替林弱。其镇静作用和对血压的影响与丙米嗪相似，但对睡眠的影响与丙米嗪不同，延长 REM 睡眠时间。对心脏的影响也与三环类抗抑郁症药相同，延长 Q-T 间期，增加心率。口服血药浓度平均达峰时间为 12 小时，$t_{1/2}$ 平均为 43 小时，血浆蛋白结合率为 90%。不良反应有困倦、头晕、震颤、口干、便秘等。少数患者可引起惊厥。

瑞 波 西 汀

瑞波西汀（reboxetine）于 20 世纪末首次在英国上市，目前已在很多国家作为抗抑郁症药物使用。它选择性阻断去甲肾上腺素的再摄取，对其他神经递质和受体几乎没有影响。治疗抑郁症疗效与丙米嗪等三环类抗抑郁症药及氟西汀等 5-HT 再摄取抑制剂相当，而且耐受性良好，不良反应少，常见的不良反应有口干、出汗、恶心、便秘等。口服吸收迅速，2 小时达峰浓度，如进食后服用，则达峰浓度将延迟 2~3 小时，生物利用度 94%。血浆蛋白结合率高达 97%，经肝代谢，半衰期随年龄而增加，健康成人 13 小时，老人 15~24 小时，进食后服用可因吸收减慢而延长半衰期。年轻人的瑞波西汀 75% 经尿清除，老人尚有其他清除途径。

（三）选择性 5-HT 再摄取抑制药

从 20 世纪 70 年代开始研制的选择性 5-HT 再摄取抑制药发展较快，已开发的品种达 30 多种，包括临床常用的氟西汀、帕罗西汀、舍曲林等。这类药物与 TCAs 的结构迥然不同，但对 5-HT 再摄取的选择性抑制作用更强，同时对其他递质系统的作用很弱。本类药物有抗抑郁和抗焦虑双重作用，很少引起镇静作用，也不损伤神经运动功能。对心血管和自主神经系统功能影响很小。此类药物多用于由于脑内 5-HT 减少所致的抑郁症，也可用于病因不清但其他药物疗效不佳或不能耐受其他药物的抑郁症患者，较好地弥补了传统三环类抗抑郁症药物的缺点。

氟　西　汀

氟西汀（fluoxetine）是一种强效选择性 5 - HT 再摄取抑制药，比抑制去甲肾上腺素摄取作用强200 倍，是目前世界范围内处方量最大的抗抑郁症药之一。氟西汀对肾上腺素受体、M 胆碱受体、5 - HT 受体、GABA 受体和组胺受体几乎没有亲和力。本品口服吸收良好，达峰值时间 6 ~ 8 小时，血浆蛋白结合率为 80% ~ 95%；给予单个剂量时血浆 $t_{1/2}$ 为 48 ~ 72 小时，在肝脏经肝药酶代谢可生成去甲氟西汀，其活性与母体相同，但半衰期较长。

氟西汀对抑郁症的疗效与传统三环类抗抑郁症药物相当，但耐受性与安全性更好。还可用于治疗神经性贪食症和强迫症。不良反应主要是有恶心、呕吐、头痛、头晕、乏力、失眠、厌食、体重下降、震颤、惊厥、性欲降低等。肝病患者服用后半衰期延长，须慎用。肾功能不全者，长期用药须减量，延长服药间隔时间。心血管疾病、糖尿病患者应慎用。

氟西汀与 MAOI 合用时须警惕"5 - HT 综合征"的发生，其初期阶段主要表现为不安、激动、恶心、呕吐或腹泻，随后高热、强直、肌阵挛或震颤、自主神经功能紊乱、心动过速、高血压、意识障碍，最后可引起痉挛和昏迷，严重者可致死，应引起临床重视。如需使用此类药物，应在氟西汀停药 5 周后再开始服用。氟西汀是肝药酶抑制剂，可能影响其他药物的代谢。

帕　罗　西　汀

帕罗西汀（paroxetine）属强效、高选择性 5 - HT 再摄取抑制剂，可使突触间隙中 5 - HT 浓度升高，增强中枢 5 - HT 神经功能。仅微弱抑制去甲肾上腺素和多巴胺的再摄取，与 M 胆碱受体、肾上腺素受体、D_2 受体、5 - HT_1、5 - HT_2 受体和组胺 H_1 受体几无亲和力，无 MAO 抑制作用。可治疗各种类型抑郁症，包括伴有焦虑的抑郁症及反应性抑郁症。

主要不良反应有：中枢神经系统的不良反应，包括嗜睡、失眠、激动、震颤、焦虑、头晕；胃肠道系统不良反应，包括便秘、恶心、腹泻、口干、呕吐和胃肠胀气；其他如乏力、性功能障碍（包括阳痿、性欲下降）。多数不良反应的强度和频率随用药时间延长而降低，通常不影响治疗，禁与 MAO 抑制剂联用，以免显著升高脑内 5 - HT 水平而致"血清素综合征"。

舍　曲　林

舍曲林（sertraline），可选择性地对抗氯苯异丙胺诱导的大鼠脑内 5 - HT 的耗竭，抑制 5 - HT 的再摄取。从而使突触间隙中 5 - HT 含量升高而发挥抗抑郁作用。本品无抗胆碱作用，副作用比三环类抗抑郁症药少。口服易吸收，但吸收缓慢而恒定。可用于治疗各类抑郁症或预防其发作。禁与 MAO 抑制剂合用。

案例分析

【实例】患者，女，24 岁，在读硕士研究生。学习成绩优秀，不善于言谈，性格内向。半年前，研究实验的一个小失误受到指导教师的批评后，睡眠困难，有时通宵不眠。自感头昏脑胀，记忆力减退，大脑反应迟钝、心情抑郁、情绪低落，学习能力和各方面的能力明显下降，感觉悲观厌世，近半年来因病情变为更严重，有自杀企图和行为。

无药物过敏史，无脑外伤史，血压正常，无异常体征，尿液去甲肾上腺素及其代谢产物浓度无异常。表情淡漠，精神状况检查，思维迟钝，意志活动减退，无望、无助和无用等"三无"症状。初步诊断为抑郁症。

【问题】患者适合用哪些药物治疗？

【分析】三环类抗抑郁症药、NA 再摄取抑制剂、选择性 5 - HT 再摄取抑制药等药物可供治疗，但鉴于患者很可能无明显去甲肾上腺素功能低下，建议口服氟西汀 20mg/d，至少连续治疗 2 周以上。

（四）单胺氧化酶抑制剂

单胺氧化酶抑制剂（MAOI）是 20 世纪 50 年代初期发现的抗抑郁症药，主要机制为抑制单胺氧化酶，阻断神经递质的降解，达到抗抑郁作用。非选择性 MAOI 类药物毒副作用较大，尤其对心脑血管病及老年患者影响大。目前临床使用的是选择性 MAOI 类。

吗 氯 贝 胺

吗氯贝胺（moclobemide）是一种短效、可逆性选择 MAO - A 亚型抑制剂，于 1990 年上市，目前在英国和澳大利亚等国使用。它能抑制中枢去甲肾上腺素和 5 - HT 的代谢，对内源性和外源性抑郁皆有明显改善作用。对精神运动性迟滞并伴有焦虑的非典型老年抑郁患者疗效较好，几乎无抗胆碱作用和心脏毒性，提高了患者的依从性。

（五）肾上腺素受体阻断药

该类药物对突触前肾上腺素 α_2 受体有阻断作用，通过抑制负反馈而使突触前去甲肾上腺素和 5 - HT 释放增加。

米 氮 平

米氮平（mizazapine）是一种强效的选择性突触前肾上腺素 α_2 受体阻断药。抗抑郁作用与阿米替林和多赛平等相近。此药还阻断 5 - HT$_2$、5 - HT$_3$ 受体，这与米氮平独特的改善睡眠、抗焦虑的临床作用相关，还避免了 SSRI 相关的副作用如胃肠道副作用及头痛、性功能障碍等。

常见不良反应有镇静、嗜睡、食欲增加，少见不良反应有体位性低血压、躁狂、惊厥、急性骨髓抑制（嗜红细胞增多、粒细胞缺乏、再生障碍性贫血以及血小板减少症）、血清转氨酶水平增高等。须进行血常规监测。

米 安 色 林

米安色林（mianserin）是一种四环类抗抑郁症药，对突触前肾上腺素 α_2 受体有阻断作用，通过抑制负反馈促进去甲肾上腺素和 5 - HT 释放。较少引起抗胆碱作用，不增加心率，心脏毒性低于 TCAs。米安色林还具有与地西泮相似的抗焦虑作用，老年人和心脏病患者易于耐受。常见不良反应为头晕、嗜睡。可能引起粒细胞缺乏症和再生障碍性贫血，须进行血常规监测。无抗胆碱不良反应，但有致惊厥倾向。

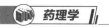
（六）5-羟色胺再摄取促进剂

噻萘普汀

噻萘普汀（tianeptine）为 5-HT 再摄取促进剂，增强突触前膜对 5-HT 的再摄取，降低了 5-HT 在突触间隙的水平，与目前已知的大多数抗抑郁症药完全相反。虽然它的抗抑郁作用机制目前尚不十分清楚，但证据表明可能与以下几个方面有关：①扭转抑郁症患者下丘脑-垂体-肾上腺轴的功能活动过度；②预防应激引起的海马神经元树突的萎缩，对海马神经元具有保护作用；③调节 5-HT 功能的不稳定性，某些抑郁症是以 5-HT 过剩为特征，噻奈普汀通过促进 5-HT 的再摄取，起到抗抑郁作用。噻萘普汀治疗抑郁症具有良好的疗效，对抑郁性神经病、慢性酒精中毒和酒精戒断引起的抑郁也有效，一般服药 2 周后显效。

不良反应较阿米替林少而轻，主要为消化道症状，如恶心、厌食、口干等。对心血管系统、血液系统和肝肾功能影响小，具有较好的依从性。特别是对老年抑郁症患者，长期治疗安全性高。

除上述药物外，有些抗精神分裂症的药物也具有抗抑郁和抗焦虑作用，常用来作为对精神分裂症治疗后发生的抑郁症和焦虑症的辅助治疗。

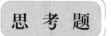 本章小结

临床上使用的抗精神失常药分为抗精神分裂症药、抗躁狂症药、抗抑郁症药和抗焦虑药。

典型抗精神分裂症药的代表药氯丙嗪对阳性症状疗效好，对阴性症状无作用，可引起严重的锥体外系反应；非典型抗精神分裂症药的代表药氯氮平，对阳性和阴性症状均有作用，无锥体外系反应。

碳酸锂对急性躁狂和轻度躁狂疗效良好，但它的安全范围狭窄，不良反应多且严重，所以使用时，应定期测定其血药浓度。

目前临床使用的抗抑郁症药根据其结构和作用机制特点分三环类抗抑郁症药（去甲肾上腺素和 5-HT 再摄取抑制药）、去甲肾上腺素再摄取抑制剂、5-HT 再摄取抑制药及其他抗抑郁症药物。氟西汀是强效选择性 5-HT 再摄取抑制药的代表，因其疗效好和耐受性高，目前广泛用于临床。

题库

思 考 题

1. 常用抗精神分裂症药物的分类有哪些？分别适用于哪型精神分裂症症状？

2. 常用抗躁狂药的分类及临床使用特点有哪些？使用碳酸锂的时候，应注意哪些事项？

3. 选择性 5-HT 再吸收抑制剂与三环类抗抑郁症药相比有什么优点？

（陈　妍）

第十六章

镇 痛 药

学习导引

知识要求

1. **掌握** 阿片类镇痛药的药理作用、作用机制、临床应用及不良反应。
2. **熟悉** 镇痛药的概念、分类；阿片类镇痛药的体内过程；阿片受体的分类、功能；疼痛发生的机制；疼痛类型。
3. **了解** 疼痛的临床意义；镇痛药应用的基本原则；阿片受体阻断药的特点。

能力要求

1. 熟练掌握镇痛药应用的基本原则，培养合理用药意识。
2. 建立针对麻醉药品规范管理的认识，引导学生强化法制观念。

第一节 概 述

疼痛（pain）是一种与实际或潜在组织损伤相关的不愉快的感觉和情绪、情感体验，作为人体第五大生命特征，可伴有呼吸和心血管方面的变化。

知识链接

正确处理疼痛

一方面，疼痛反应是机体的一种保护性反应，其性质、发生部位、发作时患者的体征及表现是临床诊断疾病的重要依据。因此，在疾病未确诊之前须慎用镇痛药，以防止掩盖病情，延误诊治。另一方面，由心肌梗死、晚期癌症和外伤等所引发的剧烈疼痛，不仅使患者感到极度痛苦，还会引起其生理功能紊乱，甚至诱发休克、死亡，须及时应用药物控制疼痛。

广义的镇痛药（analgesics）包括麻醉性镇痛药和非麻醉性镇痛药两类。本章介绍的镇痛药主要作于中枢神经系统，选择性减轻或消除疼痛，同时缓解疼痛引起的不愉快的情绪反应，但不影响意识和其他感觉。因其镇痛作用与激动脑内阿片受体（opioid receptor）有关，且易产生药物依赖性（dependence）或成瘾性，停药后可发生戒断综合征（withdrawal syndrome），故称为阿片类镇痛药（opioid analgesics）或成瘾性镇痛药（addictive analgesics）、麻醉性镇痛药（narcotic analgesics）。我国将大多数阿片类镇痛药列入管制药品行列，其生产、运输、经营、流通、使用必须严格遵守"国际禁毒公约"、《中华人民共和国

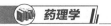

药品管理法》（2019）、《麻醉药品和精神药品管理条例》（2016）等法规的规定。非麻醉性镇痛药的镇痛作用则与阿片受体无关，主要通过抑制前列腺素合成而发挥作用。

根据药理作用机制，目前临床上使用的阿片类镇痛药主要有三类：①阿片受体激动药，以吗啡、可待因、哌替啶为代表。②阿片受体部分激动药和激动 – 拮抗药。③其他镇痛药。

第二节　阿片受体和内源性阿片肽

阿片受体主要有 μ、δ、κ 三种类型。人源的 μ、δ 及 κ 受体均有 7 个跨膜区，分别由 400、372 及 380 个氨基酸残基组成，属于 G 蛋白耦联受体。阿片受体 C 末端至半胱氨酸残基区域高度保守，通过与百日咳毒素敏感性 G 蛋白耦联而抑制腺苷酸环化酶活性，激活配体门控性 K^+ 通道和抑制电压门控性 Ca^{2+} 通道，从而减少神经递质释放和阻断痛觉传递。

> ### 知识链接
>
> #### 阿片受体的发现与分布
>
> 　　1962 年，我国学者邹冈等发现将微量吗啡注入家兔的侧脑室，可产生明显而持久的镇痛作用，提出吗啡镇痛的作用部位在第三脑室周围灰质。1973 年，Snyer 等人采用配体结合技术和放射自显影技术证明了阿片受体的存在和它与镇痛药之间的关系。20 世纪 90 年代，阿片受体被克隆成功。
>
> 　　阿片受体在丘脑内侧、脊髓胶质区、脑室和导水管周围灰质有较高的分布密度，其与疼痛刺激传入、痛觉信号的整合和感受有关。边缘系统和蓝斑核的阿片受体密度最高，其与情绪和精神活动有关；延髓孤束核的阿片受体和呼吸、咳嗽有关；脑干极后区和迷走神经背核等部位阿片受体和肠胃活动有关系。初级感觉传入神经的伤害性感受器、肠道和输精管等外周组织也存在阿片受体。

阿片受体主要分布于下丘脑、中脑灰质、蓝斑核等处，提示脑内可能存在内源性阿片样活性物质。1975 年，甲硫氨酸 – 脑啡肽（met – enkephalin）和亮氨酸 – 脑啡肽（leu – enkephalin）被成功分离，总称为脑啡肽，都可以产生吗啡样作用且均能被纳洛酮拮抗。随后又分离出 α – 内啡肽（α – endorphin）、β – 内啡肽（β – endorphin）、内吗啡肽 I（endomorphin I）和内吗啡肽 II（endomorphin II）等大约 20 种和阿片类镇痛药作用类似的肽，统称为内源性阿片肽（endogenous opioid peptides）。阿片肽在体内分布广泛，除中枢神经系统外，也分布于胃、小肠、肾上腺髓质以及神经丛等外周组织和器官。脑内的阿片肽分布与阿片受体分布近似，广泛分布于纹状体、杏仁核、下丘脑、中脑导水管周围灰质等许多核区。阿片肽起着神经递质或神经调质或神经激素的作用，往往与其他神经递质共存，对痛觉、神经内分泌、心血管活动和免疫反应起着重要的调节作用。μ 受体的内源性配体为内吗啡肽，主要介导镇痛、欣快、淡漠、缩瞳、呼吸抑制、心率减慢、肠蠕动抑制和成瘾等作用。δ 受体的内源性配体是脑啡肽，δ 受体也介导吗啡的心肌保护作用。强啡肽是 κ 受体的内源性配体，激动 κ 受体可产生较强的镇痛作用及抗焦虑和抗抑郁效果，且有较弱的呼吸抑制和便秘作用。

第三节　阿片受体激动药

微课

吗　啡

吗啡（morphine）于 1803 年首次从阿片中分离得到，并以希腊梦神 Morpheus 的名字命名。

【构-效关系】吗啡属于菲类生物碱，具氢化吡啶菲的稠环母核，3 位是酚羟基，6 位为醇羟基。酚羟基上的氢若被甲基取代则成为可待因，除表现为镇痛作用外，还有镇咳效果；若被乙基取代则为乙基吗啡（狄奥宁），中枢性镇痛作用减弱。若醇羟基上的氢也被取代，则成为海洛因（二乙酰吗啡），其中枢作用加强。叔胺氮上的甲基可被烯丙基取代成为吗啡受体部分激动药或阻断药，如烯丙吗啡和纳洛酮。吗啡及其衍生物的构-效关系见表 16 - 1。

吗啡结构式

表 16 - 1 吗啡及其衍生物的构-效关系

药物	3 位	6 位	17 位	效应特点	药理作用	成瘾性
吗啡	—OH	—OH	—CH₃	激动药	镇痛	易成瘾
可待因	—OCH₃	—OH	—CH₃	激动药	镇痛、镇咳	较弱
海洛因	—OCOCH₃	—OCOCH₃	—CH₃	激动药	镇痛	成瘾性增强
烯丙吗啡	—OH	—OH	—CH₂CH=CH₂	部分激动药	镇痛	较弱
乙基吗啡	—OC₂H₅	—OH	—CH₃	激动药	镇痛	成瘾性减弱
纳洛酮*	—OH	=O	—CH₂CH=CH₂	阻断药	无内在活性，竞争性拮抗阿片受体	无

*7-8 位为单键，C14-OH；其余化合物为 C14-H

【药理作用】

1. 中枢神经系统

（1）镇痛作用 吗啡有强大的镇痛作用，皮下注射 5~10mg 可明显减轻或消除疼痛，不影响意识及其他感觉。对绝大多数急性和慢性疼痛的镇痛效果良好，对慢性持续性钝痛的效果强于间断性锐痛，对神经性疼痛的效果较差。

（2）镇静作用 吗啡能改善因疼痛而引起的焦虑、恐惧、紧张等情绪反应，并产生镇静作用，提高患者对疼痛的耐受力。吗啡临床的常用剂量即可以干扰人的睡眠，服药后，患者常出现嗜睡、神志模糊。吗啡还可引起欣快感（euphoria），表现为飘飘欲仙的满足感，且对正在受疼痛折磨的患者十分明显，而对已适应慢性疼痛的患者则不显著或引起烦躁不安。这既是吗啡产生强大镇痛效果的重要因素，也是导致患者强迫用药、对药物产生依赖和成瘾性的主要原因。吗啡改变情绪的作用机制尚未明了，可能与激活边缘系统和蓝斑核的阿片受体，以及中脑边缘叶的多巴胺能神经通路与阿片受体/肽的相互作用有关。

（3）抑制呼吸 吗啡对呼吸有抑制作用，此作用与其降低延髓呼吸中枢对 CO_2 的敏感性和直接抑制脑桥呼吸调节中枢有关。吗啡在治疗量即可抑制呼吸，使呼吸频率变慢、潮气量降低、每分通气量减少，其中呼吸频率减慢尤为突出，并随剂量增加而作用增强。急性中毒时呼吸频率可减少至 2~3 次/分，是吗啡急性中毒致死的主要原因。酒精、镇静催眠药、麻醉药等可加重吗啡的呼吸抑制作用。

（4）镇咳 吗啡可直接抑制延髓咳嗽中枢，使咳嗽反射消失，产生强大的镇咳作用。该作用与其镇痛和抑制呼吸作用无关，可能为激动延髓孤束核阿片受体，具体机制尚不清楚。

（5）缩瞳　吗啡作用于中脑顶盖前核的阿片受体，兴奋支配瞳孔的副交感神经，导致瞳孔括约肌收缩，瞳孔缩小。吗啡中毒时，瞳孔极度缩小，针尖样瞳孔常作为诊断吗啡过量中毒的重要依据。

（6）其他中枢作用　①对体温的影响：作用于下丘脑体温调节中枢，使体温略下降，但长期大剂量使用，体温反而升高。②催吐：兴奋延髓催吐化学感受区（CTZ），引起恶心及呕吐。连续用药可使催吐作用消失。③其他：抑制促性释放腺激素释放激素与促肾上腺皮质激素释放激素，造成卵泡刺激素、促肾上腺皮质激素与黄体生成素释放减少；降低血中睾酮与皮质醇的水平；促进抗利尿激素、促生长激素与催乳素释放。

2. 心血管系统　吗啡对心率及节律均无明显影响，能扩张血管，降低外周阻力。当患者由仰卧位转为直立位时可发生直立性低血压，其机制部分与促组胺释放有关。静脉注射吗啡，可减少心肌耗氧量，降低心脏做功和左室舒张末期压。此外，吗啡类药物可模拟缺血预适应对心脏的保护作用，减小梗死病灶，其机制可能与作用于 δ 受体而激活线粒体 K_{ATP} 通道有关。吗啡对脑循环影响很小，但因抑制呼吸，导致体内 CO_2 潴留，继发性引起脑血管扩张，脑血流量增加，使颅内压升高。因此，颅内占位性病变和颅脑外伤的患者禁用吗啡。

3. 平滑肌

（1）胃肠道　吗啡兴奋胃肠道平滑肌与括约肌，引起痉挛，减慢胃蠕动，延迟胃排空，提高胃窦部和十二指肠上段的张力，易致食物反流，减少其他药物吸收；提高肠道平滑肌张力，减弱推进性肠蠕动，延缓肠内容物通过，并增加水分吸收、抑制消化腺分泌；加之抑制排便中枢，减轻便意和排便反射，因而产生止泻及致便秘作用。

（2）胆道　治疗量吗啡能引起胆道平滑肌和括约肌收缩，使胆道和胆囊内压明显增高，导致上腹部不适，严重者出现胆绞痛。故胆绞痛患者不宜单独使用吗啡。阿托品拮抗 M 受体，使胆道平滑肌松弛，可部分缓解吗啡用药后引起的胆绞痛。另外，吗啡能引起胰液和胆汁反流，使血脂肪酶和淀粉酶水平升高。

（3）其他　吗啡可增强膀胱括约肌的张力，致尿潴留；降低子宫平滑肌张力、收缩幅度和收缩频率，延长产程；治疗量对支气管平滑肌作用不明显，但大剂量可加重或诱发哮喘，所以支气管哮喘患者禁用。

4. 免疫系统　吗啡对细胞免疫与体液免疫均有抑制作用，抑制淋巴细胞增殖和巨噬细胞的吞噬功能，抑制自然杀伤细胞的活性，其作用与激动 μ 受体有关。研究表明，阿片类药物依赖者的固有免疫、体液免疫和细胞免疫功能都严重受损，这类人群的人类免疫缺陷病毒（human immunodeficiency virus，HIV）感染率和肿瘤发病率比普通人群高很多。

【体内过程】口服吸收良好，但首过效应明显，口服生物利用度仅为 25%。常采用注射途径给药，肌内注射吸收良好，但皮下注射吸收不恒定。本品吸收后约三分之一与血浆蛋白结合，游离型药物可迅速分布在全身组织，尤以肺、肝、脾、肾等血流丰富的组织中浓度为高。本品脂溶性较低，仅少量透过血 - 脑屏障，但足以发挥中枢性药理作用。给药后，60% ~ 70% 在肝脏与葡萄糖醛酸结合，10% 代谢为吗啡 - 6 - 葡萄糖醛酸苷（morphine - 6 - glucuronide，M - 6 - G），其镇痛活性为吗啡的 4 ~ 6 倍。本品代谢物和原型药物主要经肾排泄，少量经乳汁或胆汁排泄，$t_{1/2}$ 为 2.5 ~ 3 小时。吗啡可透过胎盘屏障，产妇和哺乳期妇女禁用。

【作用机制】现认为阿片受体和内源性阿片肽共同组成机体的抗痛系统，吗啡可通过激动脊髓胶质区、丘脑内侧、脑室和导水管周围灰质部位的阿片受体，主要是 μ 受体，模拟内源性阿片肽对痛觉的调制功能而产生镇痛作用；通过激活蓝斑核和中脑边缘系统的阿片受体，影响多巴胺神经功能而缓解疼痛所致的焦虑、不快情绪，并产生致欣快作用。

知识拓展

吗啡镇痛作用的分子机制

吗啡激动阿片受体后，通过 G 蛋白耦联机制调控相关离子通道的活性、调节细胞内钙离子的浓度及功能性蛋白的磷酸化水平。如图 16-1 所示，脊髓背角有含脑啡肽的神经元，末梢释放脑啡肽，痛觉信号下行调制通路控制其活动。初级感觉传入神经突触前膜的阿片受体可为脑啡肽或吗啡激动，使突触前膜的电压依赖性钙通道失活，则初级感觉传入神经元递质释放减少。脑啡肽或吗啡也可作用于突触后膜的阿片受体，使钾通道开放，K^+ 外流增加，造成后膜超极化，最终减弱或阻滞外周伤害性刺激信号向中枢神的传递，产生镇痛作用。

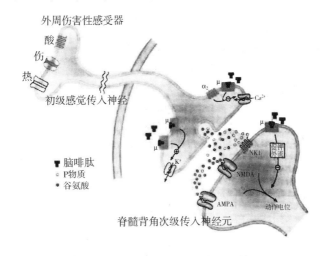

图 16-1　镇痛作用的分子机制

【临床应用】

1. 镇痛　吗啡对多种原因引起的疼痛都有效，但连续应用易成瘾，故主要用于其他镇痛药无效时的急性锐痛，如严重创伤、烧伤、手术、骨折及癌症晚期等引起的剧烈疼痛。也可用于血压正常的心肌梗死患者的剧痛，吗啡不仅可以有效缓解疼痛，还可以减轻患者心脏负担，缓解焦虑情绪。对内脏平滑肌痉挛引起的绞痛，如胆绞痛、肾绞痛等，则应与解痉药如阿托品合用。

2. 心源性哮喘　对于急性左心衰竭突发急性肺水肿所致呼吸困难（心源性哮喘），除应用强心苷、氨茶碱及吸氧外，静脉注射吗啡可迅速缓解患者气促和窒息感，促进肺水肿液的吸收。其机制可能为：①扩张血管，降低外周血管阻力，减轻心脏前后负荷；②降低呼吸中枢对 CO_2 的敏感性，减弱过度的反射性呼吸兴奋，缓解急促浅表的呼吸；③镇静作用，消除患者的紧张、恐惧、焦虑情绪。但伴有休克、昏迷、严重肺部疾患或痰液过多时禁用吗啡。

3. 止泻　对于急、慢性消耗性腹泻，可用复方樟脑酊或者阿片酊。若伴有细菌感染，应同时服用抗菌药。

【不良反应】

1. 一般不良反应　治疗量吗啡可引起恶心、呕吐、意识模糊、眩晕、不安、直立性低血压、便秘、尿潴留、排尿困难（老年多见）、呼吸抑制和免疫抑制等。

2. 耐受性和依赖性　耐受性指长期用药后，患者对吗啡的需求量增大和用药间隔时间缩短，其原因可能与血-脑屏障对吗啡的通透性降低，以及机体产生抗药性有关。吗啡按常规剂量连用 2~3 周即可产生耐受性。剂量越大，给药间隔越短，耐受发生越快越强，且与其他阿片类药物有交叉耐受性。依赖性包括躯体依赖与心理依赖。躯体依赖为停药后出现戒断症状，如兴奋、流涕、失眠、震颤等，甚至虚脱及意识丧失，即成瘾性。心理依赖指对药物的强烈心理渴求，有明显强迫性觅药行为。因此，吗啡应用中应按照国家颁布的《麻醉药品管理条例》限制，连续用药一般不超过1周。蓝斑核为阿片类镇痛药成瘾的重要调控部位，在戒断反应发生时蓝斑核放电频率增高。动物实验表明，在蓝斑核内注射阿片受体阻断药可诱发戒断症状，损毁蓝斑核则此症状减轻。蓝斑核去甲肾上腺素能神经元的变化和吗啡成瘾、出现戒断症状有直接关系。吗啡和蓝斑核的μ受体结合后，通过抑制钙通道、激活钾通道而阻碍蓝斑核去甲肾上腺素能神经元功能。停药后，受到抑制的蓝斑核突然活跃，放电增强，伴有去甲肾上腺素释放增加，导致戒断反应产生。

3. 急性中毒　吗啡过量可引起急性中毒，出现昏迷、呼吸高度抑制、针尖样瞳孔、血压降低甚至休克。呼吸麻痹是致死的主要原因。吗啡急性中毒的抢救措施包括人工呼吸、适量给氧、应用阿片受体阻断剂纳洛酮等。

【注意事项】

（1）下列情况慎用吗啡：有药物滥用史、颅内压升高、低血容量性低血压、老年人、婴幼儿、严重肾衰竭、严重肺源性心脏病、严重支气管哮喘或呼吸抑制、严重慢性阻塞性肺部疾病及癫痫病史的患者。

（2）对未明确诊断的疼痛，尽量避免使用，防止掩盖病情，贻误诊断。

（3）吗啡可以削弱机械操作和驾驶能力。

（4）缓、控释片必须整片吞服。

（5）对于重度癌痛患者，吗啡使用量不受《中国药典》中吗啡极量的限制。

案例分析1

【实例】患者，男，66岁。经医院确诊为左肺肿瘤并肺内转移，咳嗽、胸痛剧烈，服用去痛片（主要为解热镇痛抗炎药复方制剂）两天，疼痛未见缓解，换用硫酸吗啡控释片（美施康定），患者疼痛缓解。后因胸痛擅自服用硫酸吗啡控释片6片，出现恶心、呕吐，血压降低，嗜睡，反应迟钝，呼吸浅慢，双侧瞳孔缩小成针尖样，急予呼吸兴奋剂及升压药，20分钟后呼吸稍好转，仍昏迷，给予纳洛酮后患者神智清楚，血压90/60mmHg，1小时后血压110/70mmHg，呼吸22次/分。

【问题】①患者为哪类疼痛？所用药物属于哪类药？有何作用？②改用吗啡有何作用？③患者擅自用药后出现的反应属于什么反应？对应处理措施是什么？

【分析】①患者为晚期癌症疼痛，患者初期服用的药物为解热镇痛药，属非麻醉性镇痛药，可治疗感冒发热、头痛、牙痛、神经痛、关节痛、肌肉痛等。②吗啡镇痛作用强大，对癌症剧痛有良好的缓解作用。③属于吗啡的急性中毒反应。对应措施包括人工呼吸、适量给氧、应用阿片受体阻断剂纳洛酮等。

案例分析2

【实例】患者，男，54岁，急诊入院，有剑突下绞痛，并向右背部放射，墨氏征（＋），伴有恶心、呕吐，经B超检查，诊断为胆结石引起胆绞痛，予以皮下注射吗啡10mg和肌注阿托品1mg治疗后疼痛缓解。

【问题】①是否可用阿司匹林代替吗啡用于胆绞痛治疗？②吗啡治疗胆绞痛时为何与阿托品合用？

【分析】①不能，阿司匹林属于解热镇痛抗炎药，仅有中等程度的镇痛作用，对胆绞痛等剧烈疼痛无效。②吗啡虽有很强的镇痛作用，但由于其兴奋胆道平滑肌和括约肌，妨碍胆汁流出，增加胆囊内压，不利于治疗。而阿托品能缓解平滑肌痉挛，故两药合用治疗胆绞痛可减轻吗啡兴奋平滑肌的副作用。

可 待 因

可待因（codeine），亦称甲基吗啡。

【药理作用】可待因和阿片受体的亲和力比吗啡低，药理作用与吗啡相似，其镇痛作用与呼吸抑制作用都比吗啡弱。用药后约10%转化为吗啡发挥镇痛作用。镇咳作用为吗啡的1/4，无明显镇静作用。

【体内过程】口服易吸收，首过效应比吗啡低，口服生物利用度约为60%。在肝脏代谢，$t_{1/2}$为2～4小时。

【临床应用】可待因有明显的镇咳作用，为中枢性镇咳药，主要用于剧烈频繁的咳嗽和无痰干咳。可与解热镇痛药如对乙酰氨基酚合用，用于治疗中等程度的疼痛。

【不良反应】无明显便秘、尿潴留及直立性低血压等副作用，欣快及成瘾性也低于吗啡，但仍属限制性应有的精神药品。本品易透过胎盘屏障致使胎儿成瘾，引起新生儿的戒断症状，如打喷嚏、打呵欠、过度啼哭、呕吐、腹泻等，妊娠妇女应慎用。本品会引起新生儿呼吸抑制，并可经乳汁分泌，产妇、哺乳期妇女慎用。

哌 替 啶

哌替啶（pethidine）又名度冷丁，为苯基哌啶衍生物，是目前临床常用的人工合成镇痛药。

【药理作用】作用机制同吗啡相似，主要激动 μ 受体。镇痛作用比吗啡弱，持续时间短；镇静、扩张血管、呼吸抑制和致欣快作用和吗啡相当；成瘾性比吗啡轻，产生也较慢。

1. 中枢神经系统 镇痛、镇静及呼吸抑制，其镇痛作用可维持2～4小时；可产生欣快感与依赖性；对延髓催吐化学感受区有兴奋作用，可引起恶心、呕吐。

2. 心血管系统 促进组胺释放，抑制血管运动中枢，从而引起血管扩张；对心脏有负性肌力的作用，可致心悸、直立性低血压。

3. 平滑肌 对妊娠末期子宫平滑肌收缩没有明显影响，也不对抗催产素对子宫的兴奋作用，不延缓产程。哌替啶对胃肠道平滑肌和括约肌的兴奋作用与吗啡相似，作用强度比吗啡弱且持续时间短，较少引起便秘和尿潴留。

【体内过程】口服易吸收，生物利用度为40～60%，皮下或肌内注射给药吸收更迅速，起效更快。血浆蛋白结合率约为60%，作用持续时间较短，$t_{1/2}$约为3小时。哌替啶主要在肝脏代谢为去甲哌替啶和哌替啶酸，其中去甲哌替啶的 $t_{1/2}$ 达15～20小时，具有中枢兴奋作用，可产生幻觉甚至惊厥，所以对需长期使用镇痛药的患者本品不宜作为首选。

【临床应用】

1. 镇痛 由于成瘾性较吗啡轻，产生也较慢，哌替啶现已取代吗啡用于创伤、骨折、术后等引起的剧痛。对于内脏绞痛应与阿托品类药物合用。哌替啶在新生儿体内的作用时程短于吗啡，可用于分娩止痛，但因新生儿对其呼吸抑制作用极为敏感，故在产前24小时内不宜使用。

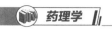

2. 麻醉前给药及人工冬眠　麻醉前给予哌替啶，能消除患者术前恐惧、紧张、不安等不良情绪，减少麻醉剂用量及缩短麻醉诱导期。哌替啶与异丙嗪、氯丙嗪组成冬眠合剂，在临床上常用于人工冬眠，以降低高热、外伤、溺水等患者的基础代谢。

3. 心源性哮喘　本品可替代吗啡用于辅助治疗心源性哮喘，效果良好。其机制与吗啡相同。

【不良反应】治疗量时不良反应与吗啡类似，可致恶心、呕吐、眩晕、口干、出汗、心悸和直立性低血压等。用量过大时明显抑制呼吸，偶致肌肉痉挛、反射亢进、震颤甚至惊厥等中枢兴奋症状，可给予纳洛酮和抗惊厥药进行解救。久用产生依赖性和耐受性。禁忌证与吗啡相同。

【注意事项】

（1）哌替啶与芬太尼的化学结构相似，两者可有交叉过敏。

（2）单胺氧化酶抑制剂可干扰去甲哌替啶的代谢使其蓄积，合用时能导致高热、惊厥、严重呼吸抑制、昏迷甚至死亡。因此，若需使用本品，应确保停用单胺氧化酶抑制剂 14 日以上，且从 1/4 常用量开始试用。

（3）中毒可予以静脉注射纳洛酮或烯丙吗啡等阿片受体拮抗剂解救，但对于哌替啶中毒时出现的兴奋惊厥等症状，上述拮抗剂反而使其症状加重，此时应选用地西泮或巴比妥类药物解救。

曲　马　多

【药理作用】

曲马多（tramadol）为 μ 受体弱激动药，其镇痛强度是吗啡的 1/10，镇痛效力和喷他佐辛相当，镇咳镇咳效价强度为可待因的 1/2，对胃肠道无影响，呼吸抑制作用弱。曲马多的镇痛作用机制尚未完全阐明，研究发现曲马多的活性代谢产物（O - 去甲基曲马多）对 μ 受体的亲和力比原型药物高 2～4 倍，且纳络酮只能部分阻断其镇痛作用，提示除了激动阿片 μ 受体外，还有其他机制参与曲马多的镇痛作用。

【体内过程】口服吸收良好，其生物利用度为 68%；服药后 1 小时起效，2～3 小时出现最大镇痛效应。作用维持时间 4～6 小时，血浆 $t_{1/2}$ 约为 6 小时。本品在肝脏代谢，肾脏排泄。

【临床应用】适用于中、重度急慢性疼痛，如创伤、手术、分娩及癌症晚期的疼痛治疗等。

【不良反应】头晕、乏力、恶心、疲劳等，且可诱发癫痫。静脉注射过快可出现出汗、心悸和面部潮红。大长期使用也可成瘾，停药后出现非常强烈的戒断反应。

【注意事项】

（1）本品仅有 0.1% 从乳汁分泌，因此哺乳期妇女单次应用无需中断哺乳。

（2）下列情况慎用：心脏病、老年人、肝肾功能不全、对阿片类药物依赖、休克、有头部损伤、颅内压增高、不明原因神志不清者等。

（3）推荐日使用剂量上限为 400mg，若超量使用，可能会引起惊厥。严禁与神经阻滞药、抗抑郁症药等本身可诱发惊厥反应的药物合用。

（4）可影响患者的机械操作和驾驶能力，特别是与乙醇同服时。

（5）本品属于第二类精神药品，需按有关规定使用和管理。

芬　太　尼

芬太尼（fentanyl）为 μ 受体激动药，用于麻醉全过程的镇痛与镇静，是目前临床上复合全麻的常用药物。

【药理作用】激动 μ 受体，为强效镇痛药，其镇痛效力为吗啡的 100 倍。

芬太尼减慢心率，轻度降压，但不诱发组胺释放，对心肌的直接抑制作用非常微弱；可使患者的心血管功能处在比较稳定的水平。高剂量芬太尼常用作心功能不良患者手术或心血管外科手术的基础麻醉药。

【**体内过程**】起效快，维持时间短。单次静脉注射芬太尼后 1 分钟起效，5 分钟达高峰，维持约 10 分钟。肌内注射 15 分钟起效，维持 1~2 小时。血浆蛋白结合率为 84%，经肝脏代谢而失活，血浆 $t_{1/2}$ 为 3~4 小时。

【**临床应用**】主要用于麻醉辅助用药和静脉复合麻醉，或与氟哌利多合用可产生"神经松弛镇痛"效果，适用于医疗检查和外科小手术。亦可通过硬膜外或蛛网膜下腔给药治疗术后急性疼痛和慢性疼痛。此外，芬太尼透皮贴可使血药浓度维持 72 小时，镇痛效果稳定，使用方便，适用于中至重度癌痛患者。

【**不良反应**】常见的不良反应有嗜睡、困倦、皮肤瘙痒、恶心、呕吐。大剂量易诱发肌阵挛反应或骨骼肌僵直，反复用药可产生依赖性。静脉注射过快可致呼吸抑制。脑肿瘤、支气管哮喘或者颅脑损伤昏迷者以及 2 岁以下的幼儿禁止使用。

【**注意事项**】

（1）下列情况慎用：心律失常者、慢阻肺患者、肝肾功能不全者、颅内压增高者、脑肿瘤患者、妊娠期妇女、运动员。

（2）老年人首次用药应减量。

（3）有一定刺激性，勿误入气管、支气管及涂抹于皮肤。

美 沙 酮

【**药理作用**】美沙酮为 μ 受体的强效激动药，是左、右旋异构体各半的消旋体，镇痛作用主要为左旋美沙酮，其作用强度为右旋体的 50 倍。美沙酮（methadone）镇痛强度同吗啡相当，但持续时间较吗啡长，镇静、缩瞳、致便秘、抑制呼吸等作用比吗啡弱。

【**体内过程**】美沙酮的给药途径包括口服、皮下注射、静脉注射、椎管内和直肠给药等。其口服吸收良好，大约 30 分钟起效，血浆蛋白结合率达 89%，口服生物利用度远大于吗啡。主要在肝脏代谢，经肾脏排泄，$t_{1/2}$ 为 25~52 小时。

【**临床应用**】由于美沙酮先与各组织中蛋白结合，再缓慢释放入血，因此与吗啡等短效药物相比，耐受性与成瘾性发生较慢，戒断症状略轻。口服美沙酮后再注射吗啡，不能引起原有的欣快感，亦不出现戒断症状，因此被广泛用于吗啡、海洛因成瘾者的脱毒治疗。对于吗啡、海洛因成瘾者来说，此替代疗法脱毒治疗成功的关键是长期或终生使用美沙酮，因此，患者受教育水平和用药监护非常重要。

【**不良反应**】常见恶心、呕吐、眩晕、嗜睡、出汗、便秘、直立性低血压等。因其抑制呼吸时间较长，禁用于分娩止痛。用于阿片成瘾者的替代治疗时，肺水肿是过量中毒的主要死因。

知识拓展

合理用药，远离毒品

药物滥用是指反复、大量地使用具有依赖性特性或依赖性潜力的药物，这种用药与公认的医疗需要无关，属于非医疗目的的用药。易被滥用的药物包括麻醉药品（阿片类、可卡因类、大麻类等）、精神药品（镇静催眠药、致幻剂等）、挥发性有机溶剂、烟草、酒精等。原本治病的药品若被滥用，则可能变成"致命"的毒品。根据《中华人民共和国刑法》第 357 条，毒品包括鸦片、海洛因、甲基苯丙胺（冰毒）、吗啡、大麻、可卡因，以及国家规定管制的其他能够使人形成瘾癖的精神药品（巴比妥类、苯二氮卓类、苯丙胺类等）和麻醉药品等。

药物滥用可导致药物成瘾，以及其他行为障碍，引发严重的公共卫生和社会问题。因此，使用吗啡等成瘾性药物时，要特别注意避免不合理地长期、大量使用，重视患者宣教，提高警惕意识，防止药物成瘾。

美沙酮维持治疗门诊及药物相互作用

美沙酮维持治疗是在生物－心理－社会医学模式的基础上，应用医疗上合法的、使用方便的、作用安全和有效的药物代替毒品，改变患者的高危险行为和恢复患者各种功能的一种综合性治疗方法。美沙酮维持治疗要按照国家的规范进行，根据不同的人群、吸食或注射海洛因剂量的不同，调整合适的美沙酮剂量，有效控制海洛因的戒断症状，使患者正常地学习、工作和生活。美沙酮维持治疗可减轻患者对阿片类成瘾药物的依赖，减少药物成瘾相关的疾病、死亡和引发的违法犯罪，保持药物滥用者的职业功能和社会功能，使阿片类物质成瘾者回归社会。

第四节　阿片受体部分激动药和激动－拮抗药

喷 他 佐 辛

【药理作用】喷他佐辛（pentazocine），亦称为镇痛新。为苯并吗啡烷类衍生物，主要激动 κ 受体，对 μ 受体部分激动。喷他佐辛成瘾性小，在我国药政管理上已列入非麻醉品管理。和吗啡合用可对抗吗啡的多数药理作用，但对呼吸抑制无影响，且可加重其戒断症状。镇痛作用为吗啡的 1/5 ~ 1/3，抑制呼吸强度为吗啡的 1/2，但剂量超过 30mg 时，呼吸抑制程度并不随剂量增加而加重，故相对较安全。大剂量（60 ~ 90mg）则可产生幻觉、梦魇、烦躁不安等精神症状，可用纳洛酮拮抗。喷他佐辛镇静作用较弱，大剂量可导致心率加快、血压升高，可能与其增加血中儿茶酚胺浓度有关。冠心病患者静脉注射喷他佐辛能提高左室舒张末期压、平均动脉压，增加心脏做功。本品对括约肌的兴奋作用较弱，对胆道内压力升高作用不明显，对子宫和肠道的作用与哌替啶相似。

【体内过程】口服、肌内和皮下注射均吸收良好，口服首关消除明显，血浆蛋白结合率为 60%，血浆 $t_{1/2}$ 为 4 ~ 5 小时。可透过胎盘屏障，但比哌替啶少。主要在肝脏代谢，代谢速率个体差异较大，导致镇痛效果因人而异。大部分（60% ~ 70%）以代谢物形式从肾脏排泄。

【临床应用】应用于手术后疼痛以及各种慢性剧痛，口服和注射均可。虽已列入非麻醉品名单，但仍有产生依赖性的倾向，仍不能作为理想的吗啡替代品。

【不良反应】恶心、呕吐、眩晕、出汗、嗜睡等，剂量过大可引起血压升高、呼吸抑制、心率加快和心律失常、烦躁、幻觉、思维障碍等。

丁 丙 诺 啡

丁丙诺啡（buprenorphine）是蒂巴因的半合成衍生物。

【药理作用】为 μ 受体的部分激动药与 κ 受体的拮抗药。丁丙诺啡的镇痛作用强，其镇痛效力为吗啡的 25 倍，镇痛时间可长达 4 ~ 8 小时。成瘾性较吗啡弱。与喷他佐辛比，较少引起烦躁等精神症状，但呼吸抑制作用更强。

【体内过程】舌下含服和肌内注射均有效，给药后 30 ~ 60 分钟起效，血浆 $t_{1/2}$ 约为 3 小时。

【临床应用】用于心肌梗死、烧伤、癌症晚期和手术后所致疼痛。可用于海洛因成瘾者的脱毒治疗，疗效接近美沙酮，不同的是丁丙诺啡高剂量时对 μ 受体有阻断作用，即使增加剂量，呼吸抑制和镇痛作用亦不会随之加强。

【不良反应】常见恶心、呕吐、嗜睡和头晕等；也能产生成瘾性和耐药性，但戒断症状较轻。

布 托 啡 诺

布托啡诺（butorphanol）主要激动 κ 受体，为 μ 受体的部分激动剂。

【药理作用】布托啡诺的镇痛效力和呼吸抑制作用是吗啡的 5～7 倍，但对呼吸抑制强度与剂量不成正比。本品可增加肺血管和外周血管阻力，因而增加心脏做功和动脉压，心肌梗死或心衰者慎用。

【体内过程】口服可吸收，但首关消除明显，生物利用度低（<17%），肌内注射后 10 分钟起效，血浆 $t_{1/2}$ 为 4～5 小时，老年人和肾功能减退者血浆 $t_{1/2}$ 延长。血浆蛋白结合率约 80%，主要在肝脏代谢，大部分以代谢产物形式从肾脏排泄。

【临床应用】对急性疼痛的效果较好，主要用于缓解癌症、外伤、术后的中、重度疼痛，亦用于胆绞痛或者肾绞痛。其鼻喷剂对其他药物无效的剧烈头痛效果非常好。也可作麻醉前给药。

【不良反应】常见有镇静、出汗、恶心、头痛、嗜睡、眩晕、精神错乱和漂浮感等。久用可产生依赖性。

布 桂 嗪

布桂嗪（bucinnazine）亦称为强通定。

【药理作用】属于中等强度的镇痛药，其镇痛强度是吗啡的 1/3。镇痛机制可能与药物激动中枢阿片受体和干扰单胺能神经递质代谢相关。由于对胃肠道平滑肌的抑制作用较弱，因而对平滑肌痉挛所致疼痛效果差。

本品的呼吸抑制、镇咳作用也轻。

【体内过程】口服 10～30 分钟或者皮下注射 10 分钟后起效，作用持续时间为 3～6 小时。主要经肝脏代谢，血浆 $t_{1/2}$ 约为 6 小时，代谢物经尿和粪便排出。

【临床应用】主要用于三叉神经痛、牙痛、偏头痛、炎性以及外伤性疼痛、关节痛、月经痛等，也可用于手术后疼痛及癌症疼痛的治疗。

【不良反应】少数患者可出现恶心、困倦或眩晕、全身发麻、黄视等症状，但停药后恢复。

第五节 其他镇痛药

罗 通 定

罗通定（rotundine）系从植物延胡索的块茎中分离所得的生物碱，有效成分为左旋体，现已能人工合成。作用机制可能与促进内啡肽、脑啡肽释放及阻断脑内多巴胺受体有关。其镇痛作用强于解热镇痛抗炎药，但比哌替啶弱，对慢性持续性钝痛有良好效果。口服吸收良好，用药后 10～30 分钟产生镇痛作用，维持 2～5 小时。罗通定尚有镇静、催眠和安定作用，可用于失眠，起效时间为 5～6 小时。

本品久用不成瘾，安全性较高。不良反应偶见乏力、恶心、眩晕和锥体外系反应。大剂量可抑制呼吸中枢。

第六节 阿片受体阻断药

纳 洛 酮

【药理作用】纳洛酮（naloxone）对各型阿片受体均有竞争性拮抗作用，作用强度依次为：$\mu > \kappa > \delta$ 受体。

【体内过程】口服易吸收，首关消除明显，常静脉注射给药。用药后 2 分钟起效，维持时间 0.5 ~ 1 小时，血浆 $t_{1/2}$ 为 40 ~ 55 分钟，在肝脏与葡萄糖醛酸结合而失活。与巴比妥药物合用或长期饮酒诱导肝微粒体酶，其血浆 $t_{1/2}$ 缩短。

【临床应用】

1. 阿片类药物急性中毒 阿片类药物过量所致的呼吸抑制和昏迷首选纳洛酮，能迅速恢复意识，改善呼吸，并对抗阿片类药物的其他效应。但对阿片类药物依赖的患者，使用纳洛酮可同时促进戒断症状的发生。

2. 解除阿片类药物的术后呼吸抑制及其他中枢抑制症状 纳洛酮可反转阿片类药物用作麻醉辅助药物时所致的呼吸抑制，但给药过快或用量过大，可显著减弱或取消阿片类药物的镇痛作用，故应掌握用量和给药速度。

3. 阿片类药物成瘾的鉴别诊断 对阿片类药物依赖者，肌内注射本品可出现严重戒断症状，结合患者用药史和尿检结果，可鉴别是否为阿片类药物成瘾。但有时也会出现假阴性结果。

【不良反应】纳洛酮本身无内在药理活性，不良反应少，大剂量偶见轻微烦躁不安。

纳 曲 酮

纳曲酮（naltrexone）作用和临床应用同纳洛酮，口服生物利用度较高且作用维持的时间较长。

案例分析

【实例】患者，男，55 岁。3 个月前发生急性心肌梗死，经治疗后基本好转。近两周未曾用药。近日夜里突发剧咳而憋醒，不能平卧，咳出粉红色泡沫样痰，患者烦躁，大汗淋漓。查体：心率 120 次/分、呼吸 38 次/分、血压 160/94mmHg；听诊：两肺可闻湿啰音。诊断为心源性哮喘。

【问题】①请选择治疗药物并说明选择的依据是什么？②用药期间应注意什么？

【分析】①可选用吗啡或哌替啶。依据为：轻心脏前后负荷，改善心功能；抑制呼吸，缓解表浅急促的呼吸；具镇静作用，能消除患者烦躁、不安的情绪。②用药期间注意监测血压、呼吸和瞳孔。一旦发生呼吸减慢、血压降低、瞳孔缩小，要积极抢救，措施主要为人工呼吸、吸氧，应用中枢兴奋药和静脉注射阿片、受体拮抗剂等。避免长期反复用药。

表 16 – 2　常用镇痛药

药物分类	作用机制	药理作用	临床应用	不良反应
阿片受体激动药				
吗啡	主要激动 μ 受体	镇痛、镇静、镇咳、扩血管、减慢肠胃蠕动等	剧烈疼痛（心肌梗死、骨折、晚期癌痛等）、心源性哮喘、镇咳	便秘、恶心、体位性低血压、呼吸抑制、成瘾性
哌替啶	主要激动 μ 受体	镇痛、镇静、扩血管、呼吸抑制等	剧烈疼痛、心源性哮喘、麻醉前给药、人工冬眠	恶心、肌痉挛、呼吸抑制、成瘾性
可待因	激动 μ 受体	镇痛、镇咳	中度疼痛、镇咳	较少，具成瘾性
芬太尼	激动 μ 受体	镇痛、镇静	镇痛、静脉复合麻醉	嗜睡、瘙痒、恶心、肌阵挛，长期应用仍具成瘾性
美沙酮	激动 μ 受体	镇痛、缓解吗啡戒断症状	吗啡、海洛因成瘾者脱毒治疗	恶心、眩晕、呼吸抑制
曲马多	μ 受体弱激动药	镇痛	中度疼痛	诱发癫痫，长期可成瘾
羟考酮	μ 受体与 κ 受体激动药	镇痛	烧伤、术后、晚期癌痛等	恶心、呕吐、便秘、眩晕等
阿片受体部分激动药				
喷他佐辛	作用比吗啡弱，拮抗强激动剂的活性	与吗啡相似，但作用弱	手术后疼痛以及各种慢性剧痛	恶心、呕吐、眩晕、出汗、嗜睡等，成瘾性小
丁丙诺啡	部分激动 μ 受体，阻断 δ 和 κ 受体	强大的镇痛作用	中度镇痛、戒毒	恶心、呕吐、嗜睡等，成瘾性
其他镇痛药				
罗痛定	促进内啡肽及脑啡肽释放，阻断脑内多巴胺受体	中等程度镇痛	慢性持续性钝痛、分娩止痛、失眠	偶见乏力、恶心、眩晕和锥体外系反应，不成瘾
阿片受体拮抗药				
纳洛酮	拮抗阿片受体（μ、δ、κ）	迅速拮抗阿片作用	解救阿片类镇痛药中毒	较轻，恶心、呕吐、困倦等

本章小结

　　镇痛药是主要作于中枢神经系统，选择性减轻或消除疼痛和疼痛引起的精神紧张以及不安的情绪反应，不影响意识和其他感觉的药物。本章主要讲述阿片类镇痛药，主要分为三类：①阿片受体激动剂，以吗啡、可待因、哌替啶为代表。②阿片受体部分激动药和激动 – 拮抗药。③其他镇痛药。此外，还介绍了阿片受体拮抗剂。

思 考 题

题库

1. 吗啡的药理作用和临床应用有哪些？
2. 吗啡治疗心源性哮喘的作用机制是什么？为什么禁用于支气管哮喘？

（周　园）

PPT

第十七章

解热镇痛抗炎药

学习导引

知识要求

1. **掌握** 解热镇痛抗炎药药理作用的共性、共同的作用机制及其分类；阿司匹林的体内过程、作用机制、临床应用及主要不良反应，其抑制血小板聚集的作用机制；苯胺类（对乙酰氨基酚）的体内过程、作用特点、临床应用、不良反应。

2. **熟悉** 非选择性COX－2抑制药的分类，吲哚美辛、布洛芬、吡罗昔康、保泰松、萘丁美酮的作用和特点；选择性COX－2抑制药如塞米昔布的作用和特点。

3. **了解** 痛风的病理生理；抗痛风药的作用环节和抗痛风药秋水仙碱、别嘌呤、丙磺舒的预防及治疗作用。

能力要求

1. 掌握正确使用阿司匹林为代表的解热镇痛抗炎药，避免发生常见不良反应。

2. 学会指导临床合理应用解热镇痛抗炎药的相应药理作用，增强专业意识。

第一节 概 述

微课

解热镇痛抗炎药（antipyretic－analgesic and anti－inflammatory drugs）是一类具有解热、镇痛，且大多数具有抗炎、抗风湿作用的药物。由于其化学结构和抗炎机制与糖皮质激素甾体抗炎药（steroidal anti－inflammatory drugs，SAIDs）不同，故本类药物又称为非甾体类抗炎药（non－steroidal anti－inflammatory drugs，NSAIDs）。阿司匹林是此类药物的代表，已有100多年的临床用药史，因此又常被称为阿司匹林类药物。

临床常用的NSAIDs很多，一般按其化学结构不同进行分类，大致可分为水杨酸类、苯胺类、吲哚类、芳基乙酸类、芳基丙酸、烯醇类、吡唑酮类、烷酮类和异丁芬酸类等。这些药物虽然在化学结构上分属不同类别，但它们都是通过抑制体内环加氧酶（cyclooxygenase，COX）的活性进而减少前列腺素（prostaglandin，PG）的生物合成发挥作用，故还可根据NSAIDs对COX的选择性不同分为非选择性COX抑制药和选择性COX－2抑制药（图17－1）。与非选择性COX抑制剂相比，选择性COX－2抑制药的消化系统不良反应较轻微，但增加了心血管系统不良反应的发生率。

一、药理作用与作用机制

PGs是广泛存在于动物和人体中的一类不饱和脂肪酸，具有广泛的生理作用。在病理状态下，PG又是参与炎症和疼痛发生、诱发体温升高等反应的主要炎症介质。

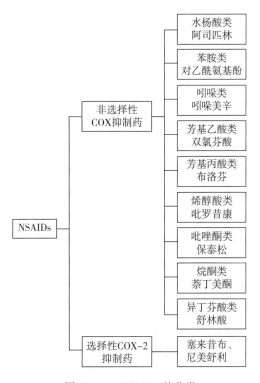

图 17 – 1　**NSAIDs** 的分类

体内前列腺素的合成主要来源于前体物质花生四烯酸（arachidonic acid，AA），AA 是一种重要的人体必须脂肪酸，也是人体中含量最高、分布最广的不饱和脂肪酸，血小板与机体绝大多数细胞都有花生四烯酸代谢过程，在维持机体细胞膜的结构与功能方面具有重要的作用。生理状态下，游离的 AA 极少，主要以磷脂的形式存于细胞膜上。当机体受到损伤、细胞膜受刺激时，AA 在磷脂酶 A_2 等的作用下从细胞膜磷脂中释放出来，游离的 AA 主要通过环加氧酶和脂氧化酶进行代谢，生成不同的代谢产物。AA 和这些代谢产物均具有很强的生物活性，如参与神经内分泌、调节平滑肌收缩、促进细胞分裂、影响血小板聚集等（图 17 –2）。

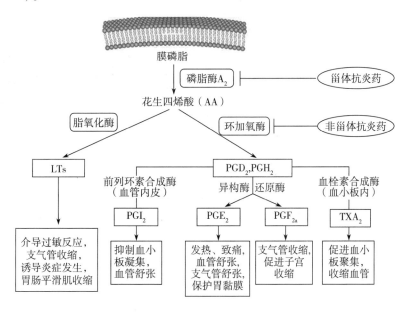

图 17 – 2　细胞膜磷脂代谢及其产物

NSAIDs虽然在化学结构上不同，但这类药物作用机制相似，且具有相似的药理作用。

【作用机制】 NSAIDs的主要作用机制是抑制体内环加氧酶COX的活性，进而减少PGs的生物合成。COX是前列腺素合成所必需的酶，也是PGs合成初始步骤中的关键性限速酶。目前研究发现，COX至少有三种亚型：COX－1、COX－2和COX－3。一般认为，COX－1和COX－2为两种同工酶，COX－1是结构酶，人体正常情况下即存在，主要存在于血管、胃、肾等组织中，它产生的PGs参与机体正常生理过程并发挥组织保护作用，如维持胃肠黏膜完整性、调节血小板功能、外周血管阻力和肾血流，对维持机体自身稳态有重要意义。COX－2则是诱导酶，存在于炎症组织中，只有在各种损伤性化学、物理和生物因子的诱导下才激活，上述因子损伤细胞激活PLA_2，水解细胞膜磷脂释放大量AA，AA在COX－2的作用下生成PGs，参与炎症反应，如扩张血管和组织水肿、兴奋痛觉感受器产生疼痛感觉、上调体温调定点引起发热等。COX－3的表达和作用尚不明确，有研究认为COX－3在疼痛中发挥重要作用，未来可能成为镇痛药的新靶标。

经典的NSAIDs大多可同时抑制COX－1和COX－2。NSAIDs对两者抑制强度的差异可导致不同的药理效应：抑制COX－1可减少胃肠道及肾脏等部位生理性前列腺素的产生，从而表现出各种毒副作用，是药物不良反应的毒理学基础；抑制COX－2则可抑制炎症组织前列腺素的产生，从而发挥解热、抗炎、消肿和镇痛治疗作用。虽然，选择性COX－2抑制剂能有针对性地抑制COX－2，减少胃肠道损伤等副作用，但长期使用有潜在的致血栓倾向，增加心血管和肾脏不良反应的隐患。

【药理作用】 NSAIDs化学结构不同，但都通过抑制前列腺素的合成，发挥其解热、镇痛、消炎作用。

1. 解热作用 人体有完善的体温调节机制，在外界环境温度改变时，下丘脑体温调控中枢以及调定点发生改变，通过调节机体的产热过程和散热过程，维持体温相对稳定。但当炎症（或非炎症病理）发生时，单核－巨噬细胞激活释放如IL－1、IL－6、TNF－α、TNF－β、IFN－α、IFN－γ等细胞因子，这些细胞因子作为内生致热原进入脑内，促使下丘脑视前区附近合成PGE_2增多、Na^+/Ca^{2+}比值增高以及cAMP增加，刺激体温调节中枢，继而引起体温调定点上移，产热增加散热减少，使体温升高。

NSAIDs主要通过抑制下丘脑PG的合成，使外周血管扩张，皮肤血流增加、出汗，散热增加而起解热作用。NSAIDs仅降低发热者的体温恢复到正常水平，对正常体温不会产生影响。

2. 镇痛作用 疼痛是组织损伤或潜在的组织损伤时的一种不愉快的主观体验。疼痛的发生起源于组织细胞受损后释放的内源性致痛物，如P物质、组胺、ACh、5－HT、K^+、缓激肽、PG等。这些致痛物兴奋位于神经末梢的痛觉感受器，进而将信号上传至中枢痛觉相关区域，产生痛觉。其中，PG不仅有致痛作用，还有痛觉增敏作用，是主要的内源性致痛物。

NSAIDs主要通过抑制外周受损细胞合成、释放PG，降低痛觉感受器的敏感性，进而缓解疼痛，属于外周性镇痛药。亦有部分NSAIDs有中枢镇痛的作用，可能与其抑制中枢PG的合成或干扰痛觉传递过程中相关介质和调质的产生、释放有关。NSAIDs对轻度或中度的慢性钝痛有较好的效果，对于急性锐痛效果较差。临床常用于头痛、牙痛、神经痛、肌肉痛、关节炎及月经痛等。亦可与中枢性镇痛药阿片类药物联合抑制术后疼痛及癌症早期疼痛，可减少后者的使用剂量，减轻其不良反应。

3. 抗炎作用 当组织细胞受损，释放大量炎症介质和细胞因子，如PG、LT、组胺、5－HT、IL－1和TNF等，可导致发热、疼痛、血管扩张、通透性升高及白细胞渗出等炎症反应。

除苯胺类外，大多数解热镇痛药都有抗炎抗风湿作用。抑制炎症反应时PG合成，而缓解炎症反应时红、肿、热、痛等症状，对控制风湿性及类风湿关节炎的临床症状亦有肯定疗效，但不能根治，也不能防止疾病发展及合并症的发生。亦有文献报道NSAIDs还可以抑制除PG以外的其他能引起炎性反应的物质（如组胺、NF－κB、AP－1）的合成，抑制溶酶体酶的释放及白细胞活力等，同时还可清除过量的氧化自由基，从而发挥抗炎作用。NSAIDs可能还存在其他未知的解热镇痛抗炎机制，有待进一步研究。

二、常见不良反应

由于NSAIDs类药物是通过抑制COX的活性，减少致炎、致痛介质PG的合成，进而缓解症状，但并不能消除炎症发生的根本病因。由于PGs在维持机体的生理功能上亦发挥了重要的作用，因此，NSAIDs

抑制 PGs 的合成会影响部分组织器官的功能，其中以胃肠道功能紊乱最常见。当 NSAIDs 类药物用于治疗关节炎时，需要长期、大剂量服药，故不良反应的发生率很高，高于其他类型镇痛、退热药，相应症状也会严重。NSAIDs 的不良反应主要表现在以下几个方面。

1. 胃肠道反应 胃肠道症状是 NSAIDs 类药物最常见的不良反应，早期使用时即可出现上腹不适、隐痛、恶心、呕吐、饱胀、嗳气、食欲减退等症状。较大剂量或长期使用有 10% ~25% 的患者发生消化性溃疡，其中有小于 1% 的患者出现严重的并发症如出血或穿孔。NSAIDs 胃肠道反应发生的主要机制是抑制胃肠道 COX-1，抑制胃黏膜合成 PGs，减少了内源性的黏膜保护功能，胃黏膜血流减少，胃酸分泌增加。故使用时最好饭后服用或与抗酸药同服，溃疡病患者应慎用或不用，经常监测血象、大便潜血试验及必要的胃镜检查。增强胃黏膜屏障功能的药物，如米索前列醇等，可缓解 NSAIDs 引起的胃肠损害。

2. 肝脏损伤 在治疗剂量下，10% 的患者有肝脏轻度受损的生化异常表现，转氨酶和胆红素轻度升高。重者可能出现肝细胞变性坏死，但发生率较低，不可逆性的肝损伤较罕见。老年人、肾功能异常和长期使用者需定期检查肝功能。

3. 肾脏损伤 治疗剂量 NSAIDs 一般较少引起肾功能损伤，但对一些易感人群会引起急性肾损害，出现蛋白尿、管型尿，尿中可出现红、白细胞等，严重者可引起间质性肾炎，一般停药后可恢复。出现肾损伤的原因可能是由于长期或大量使用 NSAIDs 可使肾脏合成的 PGs 尤其是 PGE_1、PGI_2 减少，PGE_1 是肾脏的肾素-血管紧张素调节介质，对肾血流动力学与机体的水盐平衡发挥重要作用。因此，肾功能不全、肌酐水平高的患者应谨慎使用该类药物，同时，应对长期使用该药的患者进行肾功能监测。

4. 血液系统反应 几乎所有 NSAIDs 都具有抑制血小板聚集的作用，可使出血时间延长，大剂量还能抑制凝血酶原形成，造成出血倾向。还有部分的 NSAIDs 可引起粒细胞减少、再生障碍性贫血、凝血功能障碍等，其中吲哚美辛、双氯芬酸和保泰松的报道较多。

5. 过敏反应 也是 NSAIDs 常见的不良反应，特异体质者可出现皮疹、血管神经性水肿、哮喘等过敏反应。除常见的上述症状外，某些哮喘患者使用阿司匹林后可诱发"阿司匹林哮喘"。其发生是由于此类药抑制环加氧酶，PGs 合成受阻，但并未影响脂氧酶的活性；相反，通过脂氧酶途径产生的白三烯大量增加，致使支气管收缩而诱发哮喘。

6. 心血管系统反应 有研究发现，NSAIDs 长期大剂量使用能明显干扰血压，使平均动脉压上升，另有心律不齐、心悸的表现，严重者可能出现心肌梗死和脑血管意外。与非选择性抑制药相比，选择性 COX-2 抑制剂的心血管意外发生率更高、症状更严重。这可能与 NSAIDs 抑制 PGs 合成，抗利尿及血管收缩作用有关。

7. 神经系统损伤 所有 NSAIDs 都会导致中枢神经系统症状，如头痛、头晕、耳鸣、耳聋、弱视、嗜睡、失眠、感觉异常、麻木等。有些症状不常见，如多动、兴奋、幻觉、震颤、味觉异常等，发生率一般低于 5%。

第二节 非选择性环加氧酶抑制药

第一个进入临床的 NSAIDs 类药物就属于非选择性 COX 抑制药，阿司匹林诞生于 1899 年，距今已有 100 多年的历史。目前该类药物已经发展成为化学结构各异、种类繁多的一大类药物，具有相似的药理作用和相同的作用机制（表 17-1）。

表 17-1 常用解热镇痛抗炎药的比较

药物	作用和应用			不良反应		
	解热镇痛	抗炎	其他应用	胃肠道（出血）	过敏	其他
阿司匹林	+++	+++	抑制血小板聚集，抗血栓形成	+++	++	凝血障碍，水杨酸反应

续表

药物	作用和应用			不良反应		
	解热镇痛	抗炎	其他应用	胃肠道（出血）	过敏	其他
对乙酰氨基酚	+++ 缓慢持久	±	感冒发热复方制剂		+	高铁血红蛋白症，肝坏死
保泰松	+	++++ 强、持久	风湿性关节炎，类风湿脊柱炎	+++	++	水钠滞留，甲状腺肿大，黏液性水肿，肝肾损害
吲哚美辛	++++	+++	其他药不能耐受或疗效不佳病例癌性发热	+++	++	中枢神经系统，造血系统
布洛芬	++	+++	风湿性、类风湿关节炎	±		视物模糊，头痛
萘普生	++++	++++	不能耐受阿司匹林、吲哚类辛者	++		少而轻

一、水杨酸类

水杨酸类（salicylates）药物包括乙酰水杨酸、水杨酸钠和水杨酸等。水杨酸本身因刺激性大，仅外用，有抗真菌及溶解角质的作用。本类药物中最常用的是乙酰水杨酸，亦是 NSAIDs 的代表药。

阿 司 匹 林

阿司匹林（aspirin）又称乙酰水杨酸（acetylsalicylic acid），具有强大的解热镇痛抗炎抗风湿作用。

阿司匹林结构式

知识拓展

阿司匹林的诞生与流行

阿司匹林是目前世界上使用最广泛、历史最悠久的解热镇痛抗炎药物。它的发现可以追溯到 1897 年，德国拜耳公司的科学家费利克斯·霍夫曼为了治疗父亲的风湿病，将纯水杨酸加了乙酰基制成乙酰水杨酸，成为沿用至今的阿司匹林，堪称医药史上的里程碑式药物。现在，科学家们又发现阿司匹林还有更广泛的作用，如抑制血小板凝聚、抑制消化道肿瘤等，重新引起了人们的兴趣，又引发了新一轮的研究热潮。因此，医学没有一路可以笔直地进步下去，反而是在不断地前进、后退、前进、后退，真正的进步不是一蹴而就的，需要不断地研究探索和坚持不懈的精神。阿司匹林的发展史如图 17-3 所示。

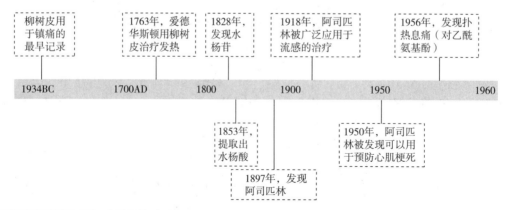

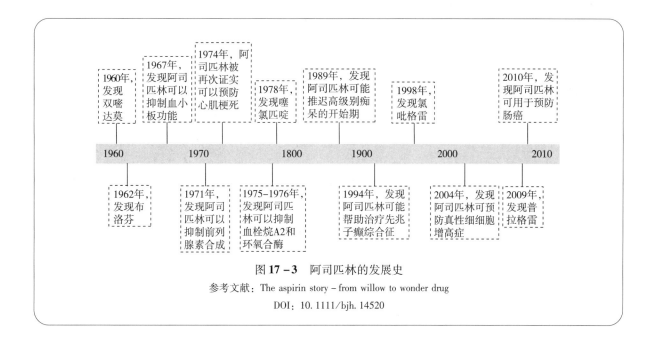

图 17-3　阿司匹林的发展史

参考文献：The aspirin story – from willow to wonder drug

DOI：10.1111/bjh.14520

【药理作用】　小剂量阿司匹林主要抑制 COX-1，而治疗剂量的阿司匹林及其代谢物水杨酸对 COX-1 和 COX-2 的抑制作用相当，具有相似的解热、镇痛、抗炎的作用。

1. 解热、镇痛及抗炎、抗风湿　阿司匹林有较强的解热、镇痛作用，常与其他解热镇痛药配成复方，用于头痛、牙痛、肌肉痛、神经痛、痛经及感冒发热等。阿司匹林的抗炎、抗风湿作用也较强，大剂量能使急性风湿热患者于 24~48 小时内退热，关节红、肿及剧痛缓解，血沉下降，患者主观感觉好转。由于控制急性风湿热的疗效迅速而确实，可用于鉴别诊断。对类风湿关节炎也可迅速镇痛，缓解关节炎症，减轻关节损伤，当前仍是首选药。用于抗风湿治疗最好用至最大耐受剂量，一般成人每日 3~5g，分 4 次于饭后服。

案例分析

【实例】　患者，女，59 岁，工人。2 年前开始出现双腕、双手和双踝、足、跖趾关节肿痛，伴晨僵，阴雨天加重。近一个月来，疼痛加重，且有关节的发热发红，两个远端指关节变形不能屈伸。

辅助检查示血沉 55mm/RF（+）。关节 X 线检查示双手骨质疏松，腕部关节变窄。

【问题】　患者所患何病？首选择哪类药物控制症状？

【分析】　该患者有晨僵症状，血沉值高，可初步诊断为类风湿关节炎。类风湿关节炎是一种以关节病变为主的慢性全身自身免疫性疾病，多见于中老年人。主要临床表现为小关节滑膜所致的关节肿痛，继而软骨破坏、关节间隙变窄，晚期因严重骨质破坏、吸收导致关节僵直、畸形、功能障碍。

治疗急性期类风湿关节炎主要以控制关节及其他组织的炎症，缓解红、肿、热、痛症状为主，常用 NSAIDs 类药物，如阿司匹林、吲哚美辛、尼美舒利等。

2. 影响血小板的功能　血栓素 A_2（thromboxane A_2，TXA_2）和前列环素 PGI_2 均为 AA 的代谢产物，是 PGs 中生物活性最强的一对生理拮抗物。TXA_2 可诱导血栓形成，而 PGI_2 具有抗血栓的作用，二者在体内保持一定的平衡，共同维持血液循环畅通。低浓度的阿司匹林即可明显抑制血小板中环加氧酶，减少血小板中 TXA_2 的合成。TXA_2 是强大的血小板释放 ADP 及聚集的诱导剂，当 TXA_2 合成减少时，血小板聚集受到抑制进而抗血栓形成。由于血小板中 COX 对阿司匹林的敏感性远较血管中 COX 为高，因而建议采用小剂量（每日口服 75~100mg）用于防止血栓形成，从而减少药物的不良反应。临床常用于治疗缺血性心脏病，包括稳定型、不稳定型心绞痛及进展性心肌梗死患者能降低病死率及再梗死率；此外，应用于血管形成术及旁路移植术也有效；对一过性脑缺血发作者，服用小剂量可防止脑血栓形成。但使用时需要注意出血倾向。

3. 皮肤黏膜淋巴结综合征 又称川崎病，多发于小儿，病因尚未明确。临床主要以难以控制的高热（39℃以上）、皮疹、颈部淋巴结肿大等症状为主，易发生严重心血管病变，是目前我国小儿后天性心脏病的主要病因之一。阿司匹林是目前治疗此病的理想药物，可减少炎症反应和预防血管内血栓的形成。

4. 治疗和预防肿瘤 有研究显示，小剂量长期使用（5 年以上）可以减少 30%~40% 的肠癌、胃癌和食道癌患者死亡率，对乳腺癌、前列腺癌和肺癌也有效。PGE_2 与肿瘤发生发展及转移密切相关，阿司匹林能降低 PGE_2 水平，抑制肿瘤生长转移。但因其出血倾向，特别是胃出血和脑部出血，且年纪越大，出血的发生率越高，因此服用之前须征得医生的同意。

5. 其他 有研究显示，阿尔兹海默病的发生可能与 COX-2 的过度表达有关，100mg/d 阿司匹林对 AD 的发生有阻遏作用；另外，妊娠高血压和先兆子痫的患者血中 TXA_2/PGI_2 比值增高，40~100mg/d 阿司匹林可以降低它们发生率；阿司匹林还可以酸化胆道，可以驱虫，用于治疗胆道蛔虫病。

【体内过程】

1. 吸收 口服后吸收迅速、完全，小部分在胃、大部分在小肠吸收。吸收率与溶解度、胃肠道 pH 有关。食物可降低吸收速率，但不影响吸收量。肠溶片剂吸收慢。该品与碳酸氢钠同服吸收较快。

2. 分布 吸收后迅速分布于全身各组织，也能渗入关节腔、脑脊液中，并进入乳汁和穿过胎盘。阿司匹林的蛋白结合率低，但水解后的水杨酸盐蛋白结合率为 80%~90%。血药浓度高时结合率相应地降低。

3. 代谢 阿司匹林在吸收过程中和吸收后，迅速被胃肠道、肝及血液中的酯酶水解为水杨酸盐，然后在肝脏代谢。代谢物主要为水杨尿酸（salicyluric acid）及葡萄糖醛酸结合物，小部分氧化为龙胆酸（gentisic acid）。由于肝药酶代谢能力有限，水杨酸盐的清除为剂量依赖性，其半衰期长短取决于用药量的大小和尿中 pH。当小剂量 <1g/d 时，为一级动力学消除，$t_{1/2}$ 为 2~3 小时；当大剂量 ≥1g/d 时，为零级动力学消除，$t_{1/2}$ 延长至 15~30 小时，易发生不良反应，剂量再增大可出现水杨酸反应。故长期大量用于抗风湿治疗时，应根据患者反应及血浓度监测以确定给药剂量及间隔时间，并在治疗过程中经常调整剂量。

4. 排泄 大部分以结合的代谢物、小部分以游离的水杨酸从肾脏排泄。尿 pH 对排泄速度有很大影响：在碱性尿中排泄速度快，排出量可达 85%；而在酸性尿时排泄速度减慢且排出量仅为 5%。这是由于碱性尿中，水杨酸盐解离增多，再吸收减少而排出增多。故同时服用碳酸氢钠可促进其排泄，降低其血药浓度。该品亦可通过乳汁排泄，故产妇若长期大剂量用药时婴儿有可能产生不良反应。

【不良反应】 阿司匹林作为解热镇痛时所需剂量较小，短期服用不良反应较小。长期大剂量作为抗风湿应用则不良反应多且较严重。因此，在使用阿司匹林治疗各种疾病的时，要严密监视其不良反应。

1. 胃肠道反应 胃肠道症状是阿司匹林最常见的不良反应，如恶心、呕吐、上腹部不适和疼痛等，大剂量可引起胃溃疡和胃出血。胃肠道症状的发生可能与药物直接刺激胃黏膜、减弱内源性 PGs 对胃黏膜的保护作用以及大剂量药物直接兴奋延髓催吐化学感应区（CTZ）等机制有关。阿司匹林最好饭后服用，与抗酸药如碳酸钙同服，或服用肠溶片或缓释片可减轻或避免以上反应，溃疡病患者应慎用或不用。

2. 凝血障碍 小剂量阿司匹林就可抑制血小板聚集，延长出血时间。大剂量（5g/d 以上）或长期服用，还能抑制肝脏凝血酶原的合成，延长凝血酶原时间，维生素 K 可以预防。严重肝损害、低凝血酶原血症、维生素 K 缺乏者及产妇和孕妇禁用。手术前 1 周应停用。

3. 过敏反应 少数患者可能出现荨麻疹、血管神经性水肿、过敏性休克等过敏症状，这与阿司匹林抑制 PGs 的生成以及影响机体免疫功能有关。某些哮喘患者服用阿司匹林可诱发哮喘，称为"阿司匹林哮喘"，阿司匹林哮喘不是以抗原 – 抗体反应为基础的过敏反应，而是由于药物抑制 COX 活性，AA 经脂氧酶代谢生成的白三烯及其他代谢产物增多，内源性支气管收缩物质居于优势，导致支气管痉挛，诱发哮喘。患者症状大多严重而持久，肾上腺素及平喘药效果较差，常用抗组胺药和糖皮质激素治疗，疗效较好。故哮喘、鼻息肉及慢性荨麻疹患者禁用阿司匹林。

4. 水杨酸反应（中枢系统损害） 乙酰水杨酸剂量过大（5g/d）时，可出现头痛、眩晕、恶心、呕吐、耳鸣、视力、听力减退，总称为水杨酸反应，是水杨酸类中毒的表现。严重者可出现过度呼吸、酸碱平衡失调，甚至精神错乱、惊厥甚至昏迷等。应立即停药，静脉滴入碳酸氢钠溶液以碱化尿液，加速水杨酸盐自尿排泄，停药 2 ~ 3 天症状可完全消失。

5. 瑞夷（Reye）综合征 病毒性感染伴有发热的儿童或青年服用阿司匹林后有发生瑞夷综合征的危险，表现为严重肝脏脂肪浸润、肝衰竭合并急性脑病，虽少见，但死亡率较高，病因尚不明确。故病毒感染的儿童不宜使用阿司匹林，常用对乙酰氨基酚代替。

6. 痛风 小剂量阿司匹林能减少尿酸排泄，导致尿酸潴留，引发易感者痛风发作。因此，应严密监测患者的血尿酸水平，及时调整用药。

7. 肾损害 阿司匹林一般对正常人的肾功能并没有明显影响，但长期使用、老年患者或者伴有心、肝、肾功能损伤的患者，可发生间质性肾炎、肾乳头坏死、肾功能减退的症状。这可能是由于患者原本体内存在阴性肾脏损害和肾小球灌注不足，机体代偿引起 PG 合成增加，稳定肾脏功能。而药物减少了 PG 合成，取消代偿保护作用，引起肾血管收缩、肾血流量减少和肾小球滤过率降低，形成缺血性肾损伤、水钠潴留和高钾血症。偶见急性间质性肾炎、肾病综合征，甚至肾衰竭，发生机制复杂，未有定论。

【药物相互作用】 由于阿司匹林可与其他药物竞争血浆结合蛋白，提高游离血药浓度，引起药物相互作用（表 17 – 2）。

表 17 – 2 常见与阿司匹林发生相互作用的药物

药物名称	药物种类	产生效果	建议
香豆素衍生物、肝素	抗凝血药	增加出血的风险	合用时应酌情减量，并及时测定凝血酶原，防止出血症发生
布洛芬	解热镇痛药	干扰阿司匹林对血小板的抑制作用	避免联用，如需联用应在服用阿司匹林至少 30 分钟后再服用布洛芬或者在服用阿司匹林前至少 8 小时服用布洛芬
丙磺舒、苯磺唑酮	促尿酸排泄的抗痛风药	和尿酸竞争肾小管有机酸转运体，降低药物促尿酸排泄的作用	通常情况下不建议两药同服
格列本脲、格列齐特、格列吡嗪	磺酰脲类口服降糖药	竞争与血浆蛋白的结合，可增强降糖效果	两药不宜合用，如需合用格列本脲使用剂量不宜偏大，服药期间需随时监测血糖情况，如出现低血糖情况需立刻停药
氨苯蝶啶、阿米洛利	利尿药	可因减少肾前列腺素的合成而降低肾小球滤过，减弱利尿效果	两药合用需谨慎
地塞米松	糖皮质激素类药物	可增加胃肠道损伤的风险	两药合用需谨慎
卡托普利	血管紧张素转化酶抑制药	降低血管紧张素转化酶抑制药的降压作用	两药联用时，根据需要监测血压
苯巴比妥	肝药酶诱导剂	可使阿司匹林代谢加快，作用减弱	两药不宜合用
丙戊酸	广谱抗癫痫药	竞争与血浆蛋白的结合，导致丙戊酸血清浓度增加	监测丙戊酸血清浓度，可能需要调整剂量以维持治疗药物浓度

参考：https://www.drugs.com

二、苯胺类

对乙酰氨基酚

对乙酰氨基酚（acetaminophen）又名扑热息痛（paracetamol），由非那西丁（phenacetin）在体内的代谢产生，现大多由对硝基酚钠经还原成对氨基酚，再酰化制得。

【药理作用和临床应用】对乙酰氨基酚抑制中枢神经系统 PGs 合成的作用与阿司匹林相似，但其抑制外周 PG 合成作用弱。故对乙酰氨基酚解热、镇痛作用强，而抗炎、抗风湿作用弱，对血小板凝血机制几无影响。因此，临床主要用于退热和镇痛，如感冒发烧、关节痛、神经痛、偏头痛、癌痛及手术后止痛等，是最常用的非抗炎解热镇痛药。由于对乙酰氨基酚胃肠道毒性反应极小，所以常替代阿司匹林用于发热、疼痛治疗，解热作用与阿司匹林相似，镇痛作用较弱。

【体内过程】口服吸收迅速、完全，血药浓度 0.5~1 小时达峰值。在体内 95% 与葡萄糖醛酸或硫酸结合而失活，5% 经羟化转化为对肝脏有毒性的代谢物，均从尿中排出，$t_{1/2}$ 一般为 1~4 小时。主要以葡萄糖醛酸结合的形式从肾脏排泄，24 小时内约有 3% 以原型随尿排出。

【不良反应】短期、常规治疗剂量使用，对乙酰氨基酚的不良反应少、轻，偶尔可引起恶心、呕吐、出汗、腹痛、皮肤苍白等，少数病例可发生过敏性皮炎（皮疹、皮肤瘙痒等）、粒细胞缺乏、血小板减少、贫血等，很少引起胃肠道出血。剂量过大可引起肝脏损害，严重者可致昏迷甚至死亡，发生机制可能与过量服用导致其代谢产物增多，大量消耗肝脏内的谷胱甘肽有关。故过敏及严重肝肾功能不全者禁用，3 岁以下儿童及新生儿因肝、肾功能发育不全，应避免使用。

三、吲哚类

吲哚美辛

【药理作用和临床应用】吲哚美辛（indomethacin）是最强的环加氧酶抑制剂之一。其抗炎作用比阿司匹林强 10~40 倍，有较强的解热、镇痛、抗炎作用；能抗血小板聚集，可预防血栓形成，但作用较阿司匹林弱。由于其不良反应多且相对较重，故仅用于其他药物不能耐受或者疗效不佳的患者。可用于急、慢性风湿性关节炎、痛风性关节炎及癌性疼痛；滑囊炎、腱鞘炎及关节囊炎等；用于胆绞痛、输尿管结石引起的绞痛有效；对偏头痛也有一定疗效，也可用于月经痛；对癌性发热也常能见效。

【体内过程】口服吸收迅速而完全，1~4 小时血药浓度达峰值，直肠给药更易吸收，食物或服用含铝及镁的制酸药可减缓其吸收，血浆蛋白结合率约为 99%。在肝脏代谢为去甲基化物和去氯苯甲酰化物，又可水解为吲哚美辛重新吸收再循环。60% 从肾脏排泄，其中 10%~20% 以原型排出，33% 从胆汁排泄，可经乳汁排出。本品不能被透析清除。

【不良反应】吲哚美辛的不良反应较多、发生率高，大多数患者需要停药，多数不良反应与剂量有关。

1. 胃肠道反应 吲哚美辛对胃肠道有明显的刺激作用，表现为消化不良、胃痛、胃烧灼感、恶心反酸等症状，偶有溃疡、胃出血、穿孔及急性胰腺炎。

2. 中枢神经系统 出现头痛、头晕、焦虑及失眠等，严重者可有精神行为障碍或抽搐等，停药后好转。

3. 肾损伤 出现血尿、尿蛋白、面部水肿、肾功能不全，老年人多见，需停药。

4. 过敏反应 最常见为皮疹，有患者表现口周、舌和四肢麻木，严重的为大疱性多形红斑、诱发哮喘、血管性水肿及休克等。故过敏体质及哮喘患者均不宜使用吲哚美辛。过敏反应多于服药后 1~2 小时出现，也有 3 天后出现的。

5. 血液系统影响 对造血系统功能有抑制作用，可诱发粒细胞缺乏、再生障碍性贫血及溶血性贫血；能引起血小板的减少和影响血小板的功能而导致出血。有出血倾向者禁用。

四、芳基乙酸类

双氯芬酸、甲芬那酸（mefenamic Acid，又称甲灭酸）是本类药物的代表药。

双 氯 芬 酸

双氯芬酸（diclofenac）又称甲氯芬那酸，为邻氨基苯甲酸类衍生物。

【药理作用与临床应用】 双氯芬酸是一种新型的强效消炎镇痛药，其镇痛、消炎及解热作用是吲哚美辛的2~6倍，比阿司匹林强26~50倍，比可的松强5倍。可用于缓解各种中等程度疼痛，如类风湿关节炎、粘连性脊椎炎、非炎性关节痛、关节炎、非关节性风湿病、非关节性炎症引起的疼痛，各种神经痛、癌症疼痛、创伤、手术后疼痛，以及各种炎症所致发热。

【体内过程】 口服吸收快、完全。与食物同服降低吸收率。血药浓度空腹服药（缓释剂）时，0.25~4小时（平均1~2小时）达峰值，与食物同服时6小时达峰值，直肠服给药时0.5~2小时达峰值。与食物同服时血浆浓度降低。血浆蛋白结合率为99%。大约50%在肝脏代谢，40%~65%从肾排出，35%从胆汁、粪便排出，1.2~2小时排泄完。长期应用无蓄积作用。

【不良反应】 不良反应少且轻。如腹痛、腹泻、恶心、消化不良、腹胀、呕吐、胃炎、便秘、皮疹、头晕、头痛、月经过多；肝病患者可出现转氨酶和胆红素增高，偶见肾脏损害。

案例分析

【实例】 患者，女性，75岁，因冠心病入院，入院后行冠脉造影+经皮冠状动脉腔内成形术（PTCA）+溶栓治疗。术后第五天，患者出现左足疼痛，医师加用双氯芬酸缓释片75mg bid。患者服药1小时后，全身皮肤瘙痒不适，出现大疱性多形红斑，以腹部及双下肢为甚。医师采取停药措施，地塞米松10 mg静推、异丙嗪25mg肌内注射。患者皮疹消退，瘙痒消失。

【问题】 患者为何会出现此症状，给我们用药有哪些提示？

【分析】 双氯芬酸为非甾体类药物，具有解热、镇痛、抗炎作用，临床应用广泛。本例因足痛服用双氯芬酸1小时后，出现全身瘙痒和皮疹，经抗变态反应治疗症状消失，考虑为双氯芬酸导致的速发型（Ⅰ型）变态反应。提示，临床医师尤其是基层医师在使用双氯芬酸等非甾体类药物时，除注意其胃肠道不良反应外，还应重视其可能引发速发型变态反应。

五、芳基丙酸类

布洛芬是第一个用于临床的芳基丙酸类 NSAIDs，现在在临床广泛使用的本类药物还有萘普生（naproxen）、非诺洛芬（fenoprofen）、酮洛芬（ketoprofen）、氟洛芬（flurbiprofen）。本类药物的解热、镇痛、抗炎作用的效价强度存在差别，但药理作用相似。

布 洛 芬

【药理作用与临床应用】 布洛芬（profen，brufen）是世界卫生组织、美国 FDA 唯一共同推荐的儿童退烧药，是公认的儿童首选抗炎、镇痛、解热药。治疗风湿和类风湿关节炎的疗效稍逊于阿司匹林和保泰松。适用于治疗风湿性关节炎、类风湿关节炎、骨关节炎、强直性脊椎炎和神经炎等。布洛芬还可以用于痛经的治疗，作用机制可能与 PGs 合成减少，子宫内压力下降、宫缩减少有关。

【体内过程】 本类药物口服均易吸收，与食物同服时吸收减慢，但总吸收量并不减少。与含铝和镁的抗酸药同服不影响吸收。血浆蛋白结合率为99%。在肝内代谢，60%~90%经肾由尿排出。$t_{1/2}$约为2

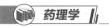

小时。

【不良反应】与阿司匹林等相比，本类药物不良反应发生率较低，主要有轻度消化不良、皮疹、转氨酶升高等。少数患者有皮肤黏膜过敏、血小板减少及视力障碍等不限。但长期服用会造成肾损害、肾功能衰竭，故不宜长期使用（表17-1）。

知识拓展

柳叶刀：服用布洛芬等消炎药会加重"新冠肺炎"患者病情？

权威杂志《柳叶刀》上发表的一篇文章提出布洛芬可能通过增加血管紧张素转化酶2水平而加重新冠病毒感染病情。但是，WHO通过分析大量科学研究的结果和咨询临床一线医生发现，新冠肺炎患者服用布洛芬后病情加重纯属个案，缺乏公开的临床资料和流行病学数据证明，只能提示有进一步研究的价值。基于现有信息，目前并不反对布洛芬的使用。因此，关于非甾体类抗炎药在新冠肺炎甚至更多疾病中的应用，我们需要不断学习和纠偏，杜绝以偏概全，不能按照个别案例和特定人群的反应下结论，需要基于循证医学的临床研究和大量流行病学数据支撑。

六、烯醇酸类

本类药物又称为昔康类，是一类结构中含有酸性烯醇羟基的化合物。本类药物中代表药有吡罗昔康、美洛昔康（meloxicam）、氯诺西康（lornoxicam，劳诺西康）、舒多昔康（sudexicam）、伊索昔康（isoxicam），是一类为强效、长效解热镇痛抗炎药。目前发现，该类药物对 COX-2 的抑制作用比 COX-1 的作用强，有一定的选择性。

吡 罗 昔 康

【药理作用与临床应用】吡罗昔康（piroxicam）是第一个长效抗炎药，具有镇痛、抗炎及解热作用。本品通过抑制 COX 使组织局部 PGs 的合成减少及抑制白细胞的趋化性和溶酶体酶的释放而起到药理作用，亦可抑制软骨组织中黏多糖酶及胶原酶活性，减轻炎症反应以及对软骨的损伤。主要用于治疗风湿性和类风湿关节炎，治疗关节炎时的镇痛、消肿等疗效与吲哚美辛、阿司匹林、萘普生相似。

【体内过程】口服吸收好。食物可降低吸收速度，但不影响吸收总量。血浆蛋白结合率达90%以上。经肝脏代谢。半衰期平均为50小时（30~86小时），肾功能不全患者半衰期延长。由于半衰期较长，一次给药即可维持24小时的血药浓度相对稳定，多次给药易致蓄积。66%自肾脏排泄，33%自粪便排泄。

【不良反应】不良反应的发生率较高，最常见胃肠道症状。恶心、胃痛、纳减及消化不良等胃肠不良反应最为常见，发生率约为20%，其中3.5%需为此撤药。剂量过大或长期服用可致消化道溃疡、出血。偶有中性粒细胞减少、嗜酸粒细胞增多、血尿素氮增高、头晕、眩晕、耳鸣、头痛、全身无力、水肿、皮疹或瘙痒等，发生率1%~3%。长期服药应注意血象及肝、肾功能变化，并注意大便色泽有无变化，必要时应进行大便隐血试验。

七、吡唑酮类

保泰松（pyrazolidinedione）是本类药物的代表药，其代谢产物羟基保泰松（oxypyrazolidinedione）也为吡唑酮类衍生物。保泰松抗炎抗风湿作用强而解热镇痛作用较弱，对炎性疼痛效果较好。主要用于治疗风湿性及类风湿关节炎、强直性脊柱炎。保泰松还有促进尿酸排泄的作用，可用于急性痛风。保泰松血浆半衰期较长50~65小时，其活性代谢产物的半衰期更长达几天，容易在体内蓄积产生毒性。同时，由于其不良反应多且严重，现已少用。保泰松可以诱导肝微粒体药酶活性，加速该酶系统的底物药物的代谢。

八、烷酮类

代表药萘丁美酮（nabumetone），是一种非酸性、非离子性前体药物，口服吸收后，经肝脏转化为主要活性产物 6 - 甲氧基 - 2 - 萘乙酸（6 - methoxy - 2 - naphthylacetic，6 - MNA），6 - MNA 是强效 COX 抑制剂，通过抑制前列腺素合成而具有抗炎、镇痛和解热作用。另外，6 - MNA 还有抑制多形白细胞和单核细胞向炎症组织迁移的能力，抑制炎症渗出物水解酶活性。临床主要用于各种急、慢性骨关节炎和类风湿关节炎以及运动性软组织损伤、扭伤和挫伤、术后疼痛、牙痛、痛经等。

与阿司匹林相比，6 - MNA 对胃黏膜的影响小，在治疗剂量下不引起明显的胃肠道损伤，对血小板和出血时间影响甚微，故出血和溃疡发生率较低，但溃疡患者亦需慎用。另外，本品活性代谢物的半衰期为 24 小时，故一天仅服一次，服用方便，依从性高。

九、异丁芬酸类

代表药舒林酸（sulindac），是吲哚乙酸类衍生物，结构与吲哚美辛相似，是活性极小的前体药，在体内转化为有活性的磺基代谢物，具有强大的抑制环加氧酶活性，减少 PG 合成。其对 COX 的抑制作用较前体舒林酸强 500 倍。本药的抗炎作用为阿司匹林的 16 倍，吲哚美辛的 2 倍。镇痛作用是布洛芬的 10 倍，但解热作用比布洛芬弱。适应证与吲哚美辛相似。对肾脏、胃肠道的生理性 PG 抑制不明显，因此对肾血流量和肾功能的影响较小，胃肠道反应轻、发生率小，故更适用于老年人和肾血流量潜在不足、胃肠道不适患者。

第三节　选择性环加氧酶 - 2 抑制药

经典的 NSAIDs 可同时抑制 COX - 1 和 COX - 2。但由于其解热镇痛抗炎作用主要与抑制 COX - 2 有关，相反，抑制 COX - 1 却导致药物不良反应的发生。因此，选择性 COX - 2 抑制药的开发越来越受到关注，近来已经合成了多种选择性 COX - 2 抑制剂，如塞来昔布、罗非昔布（rofecoxib）、伐地昔布（valdecoxib）、帕瑞昔布（parecoxib）、艾托昔布（imrecoxib）和尼美舒利（nimesulide）等。

然而，随着基础和临床研究的发展，越来越多的证据表明，COX - 2 不仅仅是诱导酶，也是结构酶。在生理情况下，COX - 2 也在大脑、输精管和肾皮质表达，具有一定的生理作用。因此，COX - 2 选择性抑制剂可能在减少胃肠道副作用的同时，带来肾功能损伤、骨骼修复异常以及潜在的心血管危险性，如心肌梗死、脑卒中。近年来，选择性 COX - 2 抑制剂的负面报道层出不穷，对其临床使用的利弊亦争论不休，影响了此类药物的研究和开发，此类药物长期使用的安全性仍需进一步的研究和评价。

塞来昔布

塞来昔布（celecoxib）是全球第一个选择性 COX - 2 抑制药，对 COX - 2 具有高度的选择性。

【药理作用和临床应用】 对靶组织和器官的 COX - 2 抑制作用比 COX - 1 强约 375 倍。治疗剂量对体内 COX - 1 几无影响，故不抑制 TXA_2 的合成，血小板功能无影响，但可阻断全身性 PGI_2 的产生，从而打破体内促血栓和抗血栓间的平衡，进而产生促血栓形成的倾向。临床主要用于骨关节炎，风湿性、类风湿关节炎的治疗；作为内镜监测、手术等的辅助治疗，可减少家族性腺瘤息肉（FAP）患者腺瘤性结直肠息肉量；用于强直性脊柱炎、原发性痛经、急性疼痛。使用时应在最短治疗时间内使用最低有效剂量。最新研究表明，将塞来昔布加入吉西他滨化疗方法中，既能杀灭肿瘤细胞又能激活宿主机体的免疫细胞。

【体内过程】 口服吸收迅速完全，3 小时达血药峰浓度，血浆蛋白结合率高，药物吸收后广泛分布于全身各组织，血浆消除 $t_{1/2}$ 为 11 小时，主要在肝脏经细胞色素 P450 2C9（CYP 2C9）代谢，代谢产物无抑制酶活性，随尿和粪便排出体外。多次给药无蓄积作用。

【不良反应】 不良反应发生率远低于其他非选择性 NSAIDs，其中消化道不良反应比传统 NSAIDs 低 8 倍，长期治疗胃、十二指肠溃疡发生率亦比传统 NSAIDs 低 2.5 ~ 4 倍。但严重心血管血栓事件，如心肌梗死、脑卒中的发生风险增加，甚至可能致死，此风险可能随用药时间的延长而增加，还可见高血压或加重高血压、体液潴留、水肿、充血性心力衰竭，少数患者会出现肾损伤和过敏反应。

尼美舒利

尼美舒利（nimesulide）是一新型的非甾体类抗炎药，具有较高的选择性抑制 COX - 2 作用，具有显著的抗炎、镇痛和解热作用。与布洛芬、对乙酰氨基酚相比解热镇痛作用起效更快，不良反应相当。常用于类风湿关节炎、骨关节炎及呼吸道、耳鼻喉、软组织和口腔的炎症及炎症诱发的发热、疼痛等症状。口服后吸收迅速、完全，其血浆蛋白结合率达 99%，$t_{1/2}$ 为 2 ~ 3 小时。尼美舒利不良反应较小，偶有消化系统的症状，但轻微而短暂。但在儿童发热用药的选择上需慎用尼美舒利，因其有中枢神经和肝脏损伤，有致儿童猝死的报道，目前已禁止用于 12 岁以下儿童。

第四节　抗痛风药

痛风（gout）是由于机体嘌呤代谢紊乱，血尿酸水平增高和/（或）尿酸排泄减少而导致尿酸盐微结晶沉积于关节而引起局部粒细胞浸润及炎症反应。其临床特点为由高尿酸血症、尿酸盐沉积所导致的反复发作的急、慢性关节炎和软组织损伤，尿酸性肾结石所导致的痛风性肾病。药物治疗痛风的目的：① 迅速有效地缓解和消除急性发作症状；② 预防急性关节炎复发；③ 纠正高尿酸血症，促使组织中沉积的尿酸盐晶体溶解，并防止新的晶体形成，从而逆转和治愈痛风。

抗痛风药根据其作用方式可分为五类：① 抑制粒细胞浸润药，如秋水仙碱；② 抑制尿酸生成药，如别嘌醇；③ 促进尿酸排泄药，如丙磺舒、苯磺吡酮、苯溴马隆等；④ 非甾体类抗炎药，如吲哚美辛、保泰松、吡氧噻嗪、萘普生、布洛芬等；⑤ 糖皮质激素类，如强的松（参见第三十章相关内容）。治疗痛风急性发作，可应用秋水仙碱、NSAIDs 和糖皮质激素；控制慢性痛风可用促尿酸排泄药和抑制尿酸生成药。

一、抑制粒细胞浸润药

秋水仙碱

秋水仙碱（colchicine）对急性痛风性关节炎有选择性消炎作用，用药后 6 ~ 12 小时关节红、肿、热、痛即行消退，对一般性疼痛、炎症及慢性痛风均无效，是治疗痛风急性发作的特效药。它对血中尿酸浓度及尿酸的排泄没有影响。其抗炎作用主要是抑制急性发作时的白细胞游走进入关节以及乳酸的生成。作用机制可能是秋水仙碱通过与微管蛋白（tubulin）的结合而阻止微管蛋白构成微管（microtubule），从而阻止中性粒细胞的趋化运动；此外，通过抑制 C_{5a} 及白三烯 B_4 的生成而减少粒细胞的趋化运动。

不良反应较多，常见消化道反应，如恶心、呕吐、腹痛、腹泻。中毒时出现水样腹泻及血便、脱水、休克；对肾及骨髓也有损害作用。

二、抑制尿酸生成药

别　嘌　醇

别嘌醇（allopurinol，别嘌呤醇）为次黄嘌呤的异构体。次黄嘌呤及黄嘌呤可被黄嘌呤氧化酶催化而生成尿酸。别嘌醇结构类似次黄嘌呤，通过抑制黄嘌呤氧化酶，从而阻断次黄嘌呤向黄嘌呤、黄嘌呤向尿酸的代谢转化，尿酸生成及排泄都减少，避免尿酸盐微结晶在骨、关节及肾脏的沉积，防止发展为慢性痛风性关节炎或肾病变，并能够促进结晶的溶解（图 17 - 4）。用于治疗慢性痛风，适用于尿酸生成过多，对排尿酸药过敏或无效，以及不适宜使用排尿酸药的患者，尤其对痛风性肾病或尿酸性肾结石者效果较好。别嘌醇不良反应少，偶见皮疹、胃肠反应及转氨酶升高、白细胞减少等。

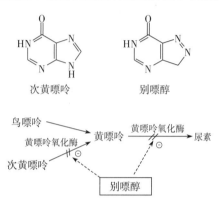

图 17 - 4　别嘌醇抑制尿酸生成

三、促进尿酸排泄药

本类药物适用于痛风发作间歇期和慢性期，以及与痛风有关的高尿酸血症，肾功能尚好，每日尿排出尿酸不多的患者。其作用机制是通过抑制近端肾小管对尿酸的重吸收而促进尿酸排泄，从而降低血尿酸水平。

丙　磺　舒

丙磺舒（probenecid）又名羧苯磺胺（benemid），口服吸收完全，血浆蛋白结合率85%～95%；大部分通过肾小管主动分泌而排泄，因脂溶性大，易被再吸收，故排泄较慢。丙磺舒在近曲小管再吸收的同时，竞争性地抑制尿酸在近曲肾小管的重吸收，促进尿酸的排泄，降低血中尿酸浓度，从而减少尿酸盐在组织中沉积，可用于慢性痛风的治疗。由于丙磺舒无镇痛、抗炎作用，故对急性痛风无效。除尿酸外，丙磺舒还可以竞争性抑制青霉素和头孢菌素在肾小管的分泌，同时可抑制多重耐药蛋白（MRPs）的功能，提高药物的血药浓度，产生协同抗菌作用。

磺　吡　酮

磺吡酮（sulfinpyrazone）是保泰松的衍生物，促尿酸排出作用较丙磺舒强，可竞争性抑制尿酸盐在近曲小管主动重吸收，增加尿酸排泄，降低血中尿酸浓度。亦无抗炎、镇痛作用。对丙磺舒有过敏或毒性反应者可改用本品。

苯溴马隆

苯溴马隆（benzbromarone）作用类似丙磺舒，是肾脏尿酸盐转运体（URAT1）的抑制剂，较丙磺舒、磺吡酮有更强的降低血尿酸的作用。主要用于慢性痛风，原发性和继发性高尿酸血症的治疗。

本章小结

解热镇痛抗炎药是一类具有解热、镇痛、大多数还有抗炎、抗风湿作用的药物，又称为非甾体类抗炎药。阿司匹林是此类药物的代表。NSAIDs 共同的作用机制是抑制环加氧酶（cyclooxygenase，COX），干扰体内前列腺素（PG）的生物合成。

痛风是由于机体嘌呤代谢紊乱所致的一系列临床综合征，主要病理改变为高尿酸血症。治疗痛风急性发作，可应用秋水仙碱、NSAIDs 和糖皮质激素；控制慢性痛风可用促尿酸排泄药和抑制尿酸生成药。

思 考 题

题库

1. 解热镇痛抗炎药共同的药理作用及作用机制是什么？
2. 阿司匹林引起胃肠道反应的机制与防治方法各是什么？
3. 试比较乙酰水杨酸和吗啡的镇痛作用、作用机制、临床应用及不良反应。
4. 乙酰水杨酸、吗啡和阿托品三药的止痛作用有何不同？请分别说明其止痛作用机制及适应证。

（杨　烨）

第十八章

中枢兴奋性药物

知识要求

1. **掌握** 主要兴奋大脑皮质和促进脑功能恢复的药物的药理作用、临床应用、不良反应及使用禁忌。

2. **熟悉** 呼吸中枢兴奋药的药理作用、临床应用、不良反应。

3. **了解** 大脑皮质兴奋药、呼吸中枢兴奋药及促进脑功能恢复药的作用机制。

能力要求

1. 根据临床诊断，具备比较常用中枢兴奋性药物优缺点的能力。

2. 熟练掌握中枢兴奋性药物常用药物的特点，具备合理选药的能力。

中枢兴奋药（central stimulants）是一类能选择性兴奋中枢神经系统，提高其功能活动的药物。根据药物对中枢兴奋部位的不同分为三类：①主要兴奋大脑皮质的药物，如咖啡因、哌甲酯等；②主要兴奋呼吸中枢的药物，如尼可刹米、洛贝林等；③主要兴奋脊髓的药物，如士的宁，因毒性较大，无临床应用价值，故本章不作介绍。另有一类作用于中枢，能改善脑代谢，恢复神经元功能的药物，如吡硫醇、吡拉西坦等。

第一节　主要兴奋大脑皮质的药物

咖　啡　因

咖啡因是由咖啡或茶叶中提得的一种生物碱，属黄嘌呤类。

【药理作用】

1. 中枢兴奋作用 咖啡因（caffeine）的中枢兴奋作用较弱，小剂量（50～200mg）选择性兴奋大脑皮质，可使人睡意消失、精神振奋、思维敏捷；较大剂量可直接兴奋延髓呼吸中枢和血管运动中枢，使呼吸加深加快，血压升高，可拮抗麻醉药等所致的中枢抑制作用。收缩脑微动脉，减少脑血流量，缓解血管舒张性头痛。

2. 兴奋心脏和扩张血管作用 使心肌和平滑肌细胞内 cAMP 增加，兴奋心肌，舒张支气管、冠状血管、肾血管等。

3. 其他作用 增加肾血流量，产生较弱的利尿作用；激动 H_2 受体，活化腺苷酸环化酶，加之抑制磷酸二酯酶，使细胞内 cAMP 增加，促进胃液分泌；直接作用于骨骼肌，引起氧耗和产热增加，因自肌浆

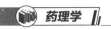

网的 Ca^{2+} 释放，产生肌肉收缩，使疲劳感减退、活动性增大。

【体内过程】口服、直肠给药或非肠道给药均能迅速吸收，脂溶性高，易透过血 – 脑屏障，分布广泛。血浆半衰期为 3～4 小时，经肝代谢后由肾排出，在体内不易蓄积。

【临床应用】

（1）治疗中枢抑制状态：解救因急性感染中毒、镇静催眠药、麻醉药、镇痛药、抗组胺药过量引起的呼吸、循环衰竭，可肌注苯甲酸钠咖啡因。

（2）治疗神经官能症：与溴化物合用，使大脑皮质的兴奋、抑制过程恢复平衡。

（3）与麦角胺配伍治疗偏头痛，与解热镇痛药配伍治疗一般性头痛。

【不良反应】小剂量时不良反应较轻，较大剂量可导致激动、不安、失眠、心悸等。可增加胃酸分泌，导致消化性溃疡，故消化性溃疡病患者不宜使用。孕妇大量摄入可引起流产、早产，应慎用。

哌 甲 酯

本品属苯丙胺类药物。

【药理作用】哌甲酯（methylphenidate）对皮质和皮质下中枢有兴奋作用，可振奋精神，缓解抑郁状态，减轻疲乏感；可产生轻度欢快感和轻度食欲缺乏；较大剂量兴奋呼吸中枢，中毒剂量引起惊厥。作用机制与增加大脑皮质、脑干网状结构上行激活系统内 NA 和 DA 等脑内单胺类神经递质的水平有关。

【体内过程】口服易吸收，2 小时血浆药物浓度达峰值，脑内药物浓度高于血药浓度，作用维持 4 小时。血浆半衰期为 2 小时，在体内代谢为哌甲酯酸从尿中排出。

【临床应用】

（1）儿童注意缺陷 – 多动障碍（attention deficit hyperactivity disorder，ADHD）：哌甲酯是国内治疗儿童 ADHD 的主要药物，对 70%～80% 的患者有效。增加大脑皮质儿茶酚胺的水平，使多动症儿童注意力集中，学习能力提高。

（2）小儿遗尿症：可兴奋大脑皮质，患者易于被尿意唤醒。

（3）还用于治疗轻度抑郁症、发作性睡病和中枢抑制药过量中毒。

【不良反应】治疗量时不良反应较少，偶有失眠、心悸等。大剂量时可使血压升高而致头痛、眩晕等。长期服用可抑制儿童生长发育，疗程越长身高增长减慢越明显，并可产生耐受性和依赖性，故哌甲酯属一类精神药品而受到特殊管制。癫痫或高血压患者慎用。孕妇，青光眼、严重焦虑、过度兴奋者以及 6 岁以下儿童禁用。

知识链接

注意缺陷 – 多动障碍

注意缺陷 – 多动障碍是儿童期的一种行为障碍，患病率在 1%～10% 之间。其临床特征是注意集中困难；活动过度，行为冲动、任性；常伴有学习困难及运动协调障碍。通常起病于 6 岁以前，学龄前症状明显，随年龄增大逐渐好转，部分病例可延续到成年期。

匹 莫 林

匹莫林又名苯异妥英（phenylisohydantoin）。

【药理作用】匹莫林（pemoline）中枢兴奋作用温和，对精神活动作用较明显，对运动功能的兴奋作用较弱。作用强度约相当于咖啡因的 5 倍。此外，尚具较弱的拟交感作用。

【体内过程】口服易吸收，2~4 小时血药浓度达峰值，多次给药经 2~3 天血药浓度达稳态。$t_{1/2}$ 约 12 小时。在肝内代谢，代谢产物主要经肾排出，24 小时可排出口服剂量的 75%，其中 50% 为原型药。

【临床应用】用于治疗儿童 ADHD。疗效弱于哌甲酯，与哌甲酯合用可增强疗效，延长作用时间。本品也可用于治疗轻度抑郁症及发作性睡病。

【不良反应】常见厌食、失眠或体重减轻。少见头晕、恶心、胃痛、萎靡、易激怒、抑郁、皮疹等，减量或停药可消失。因本品肝毒性风险大于该药的潜在益处，有些国家已经停止销售。本品避免用于 6 岁以下儿童；肝、肾有明显损害者，孕妇及哺乳期妇女慎用。

莫达非尼和阿屈非尼

莫达非尼（modafinil）和阿屈非尼（adrafinl）为非苯丙胺类中枢兴奋药。主要激动中枢神经系统的突触后 α_1 受体，激活中枢觉醒系统，提高中枢神经系统对外界刺激的敏感性。由于能改善脑缺氧或衰老所致脑电图变化，增强记忆力，又被列入益智药。临床用于老年觉醒障碍和抑郁症、发作性睡病和注意力缺陷等。不良反应可见烦躁不安、短暂发作性兴奋，连续用药可消失。严重肝、肾功能损害者减量。

第二节　主要兴奋呼吸中枢的药物

尼可刹米

尼可刹米又名可拉明（coramine），系烟酰胺衍生物。

【药理作用及临床应用】尼可刹米（nikethamide）能直接兴奋延髓呼吸中枢，也可刺激颈动脉体和主动脉体化学感受器，反射性兴奋呼吸中枢，提高呼吸中枢对 CO_2 的敏感性，使呼吸加深加快。对大脑皮质、脊髓和血管运动中枢有微弱的兴奋作用。用于各种原因所致的中枢性呼吸抑制的急救，中枢性呼吸抑制及各种原因所致呼吸衰竭。

【体内过程】皮下注射、肌内注射吸收好，起效快。一次静注作用仅维持 5~10 分钟。药物在体内迅速代谢为烟酰胺，再甲基化为 N - 甲基烟酰胺，经尿排出。

【不良反应】本品作用温和，安全范围较大。常见的不良反应有恶心、呕吐、烦躁不安等。过量可引起血压上升、心动过速、肌肉震颤甚至惊厥。

多沙普仑

【药理作用】多沙普仑（doxapram）作用与尼可刹米相似，但较强。小剂量刺激颈动脉体化学感受器，反射性兴奋呼吸中枢，使呼吸加深加快，潮气量增加。加大剂量可直接兴奋延髓呼吸中枢和脑桥的其他中枢，有轻度升高血压的作用，可能与增加儿茶酚胺释放有关。

【临床应用】常用于乙醇、镇静催眠药等引起的呼吸抑制及作为全麻术后催醒药物。静脉注射后即起效，但维持时间短，必要时每 5 分钟一次，直至患者苏醒。也可用于肺阻塞性疾病患者，能增加患者的潮气量和血氧饱和度。

【不良反应】可见头痛乏力、恶心、呕吐、腹泻及尿潴留、血压升高、心律失常等；过量可致不自主震颤、反射亢进和惊厥。癫痫、严重肺部疾病患者禁用。

洛 贝 林

洛贝林（lobeline）又名山梗菜碱，是从北美的山梗菜中提取的一种生物碱，现已能化学合成。

【药理作用】 对呼吸中枢并无直接兴奋作用，但可刺激颈动脉体和主动脉体化学感受器，反射性兴奋呼吸中枢而使呼吸加快；对迷走神经中枢和血管运动中枢也有反射性的兴奋作用。作用持续时间短（数分钟），安全范围大，很少引起惊厥。

【临床应用】 常用于新生儿窒息、小儿感染性疾病引起的呼吸衰竭以及 CO 中毒、阿片中毒、吸入麻醉剂及其他中枢抑制药引起的呼吸衰竭的急救。

【不良反应】 可见恶心、呕吐、头痛、心悸等。大剂量兴奋迷走神经中枢引起心动过缓、传导阻滞；过大剂量则可兴奋交感神经节导致心动过速、呼吸抑制甚至惊厥。

二 甲 弗 林

二甲弗林（dimefline）又名回苏灵。

【药理作用】 可直接兴奋呼吸中枢，作用比尼可刹米强 100 倍，亦强于贝美格。具有作用快、维持时间短及疗效明显等特点。静脉注射后能迅速增加肺通气量，使动脉血氧分压升高，二氧化碳分压下降，作用可维持 2 ~ 4 小时，苏醒率可达 90% ~ 95%。

【临床应用】 用于各种原因引起的中枢性呼吸衰竭，对肺性脑病有较好的苏醒作用。适用于麻醉药、催眠药过量等原因引起的中枢性呼吸抑制。

【不良反应】 安全范围小，过量易引起肌肉震颤和惊厥。因中毒量吗啡亦可兴奋脊髓诱发惊厥，故吗啡中毒者慎用。肝肾功能不全者、孕妇及哺乳期妇女禁用。

贝 美 格

贝美格（bemegride）又名美解眠（magimide）。

本品直接兴奋呼吸中枢及血管运动中枢，使呼吸增强，血压微升。作用迅速，维持时间短（10 ~ 20 分钟）。主要用于巴比妥类、水合氯醛等中枢抑制药过量中毒的解救；也用于减轻硫喷妥钠麻醉的深度以加速恢复。本品选择性差，用量过大或注射速度太快可致惊厥，故应严格控制药物剂量和给药速度。

案例分析

【实例】 患者，女，75 岁，农民。吸烟 50 年，慢性咳嗽、咳痰 30 年，冬季加重。半个月前着凉后开始咳嗽咳黄痰，伴有发热，体温最高 38℃，口服头孢类抗炎未见好转，3 天前出现嗜睡，今晨出现昏迷来诊。

体格检查：浅昏迷，体温 37.8℃，心率 110 次/分，呼吸 22 次/分，血压 110/75mmHg，球结膜水肿，双肺呼吸音弱，可闻及散在干鸣音。

诊断及治疗：辅助检查提示Ⅱ型呼吸衰竭，临床考虑系由肺性脑病导致，故应用尼可刹米 + 洛贝林持续泵入，2 小时后再次查体患者神志清醒，复查血气分析，二氧化碳分压较前有所下降。

【问题】 根据上述描述，分析尼可刹米和洛贝林联用使患者血液中二氧化碳分压下降的机理。

【分析】尼可刹米直接兴奋延髓呼吸中枢，也可刺激颈动脉体和主动脉体化学感受器反射性兴奋呼吸中枢，提高呼吸中枢对 CO_2 的敏感性，使呼吸加深加快；洛贝林对呼吸中枢虽无直接兴奋作用，但可刺激颈动脉体和主动脉体化学感受器，反射性兴奋呼吸中枢使呼吸加快。二者联用使呼吸加深加快，改善呼吸效率，使患者血液中二氧化碳分压下降。

第三节　促进脑功能恢复的药物

吡　硫　醇

吡硫醇（pyritinol）又名脑复新，系维生素 B_6 的衍生物。

【药理作用】能促进脑内葡萄糖及氨基酸代谢，增加脑血流量，改善脑功能。对边缘系统和脑干网状结构亦有兴奋作用。

【体内过程】口服后 2 ~ 4 小时血中浓度达高峰，在中枢神经系统内维持 1 ~ 6 小时，经肝脏代谢消除。

【临床应用】适用于脑震荡综合征、脑外伤后遗症、脑膜炎后遗症等引起的头晕、头痛、失眠、注意力不集中、记忆力减退等症状的改善，也可用于脑动脉硬化、老年痴呆症等的辅助治疗。

【不良反应】少数患者服后出现皮疹、恶心等，停药后可恢复。动物实验有引起子代唇裂的倾向，故孕妇慎用。肝功能不全者慎用。

吡　拉　西　坦

吡拉西坦（piracetam）为 γ - 氨基丁酸的衍生物。

【药理作用】具有激活、保护和修复脑细胞的作用，可拮抗物理和化学因素所致脑功能损害，改善学习记忆能力。其机制可能有以下几方面：①增进线粒体内 ATP 的合成，提高大脑中 ATP/ADP 比值；②促进氨基酸和磷脂的吸收、蛋白质合成以及葡萄糖的利用；③促进乙酰胆碱的合成，增强胆碱能神经元的兴奋传递。

【体内过程】口服易吸收，30 ~ 40 分钟后血浆药物浓度达峰值，易通过血 - 脑屏障、胎盘屏障。在体内不被代谢，以原型由肾脏排泄，血浆半衰期 4 ~ 6 小时。

【临床应用】广泛应用于阿尔茨海默病、血管性痴呆、脑动脉硬化症、脑血管意外、脑外伤等原因引起的思维与记忆功能减退以及轻、中度脑功能障碍；也可用于儿童智能发育迟缓；对巴比妥类、氰化物、CO、乙醇中毒后的意识恢复有一定疗效。

【不良反应】个别患者可见口干、食欲减退、呕吐、荨麻疹及失眠等，停药后可消失。偶见轻度肝功能损伤。孕妇、新生儿、肝肾功能不良者禁用。

【相互作用】与华法林联合应用时，可延长凝血酶原时间、抑制血小板聚集。同时应用时注意调整抗凝药物剂量和用法。

同类药物还有茴拉西坦（aniracetam）和奥拉西坦（oxiracetam），作用和用途与吡拉西坦相似。

单唾液酸四己糖神经节苷脂

【药理作用】神经节苷脂（gangliosides）是含唾液酸的神经鞘糖脂，在神经系统中含量丰富，是哺乳类动物神经细胞膜的组成成分，具有促进神经再生、促进神经轴突生长和突触形成、改善神经传导、促进脑电活动及其他神经电生理指标的恢复、保护细胞膜、促进细胞膜各种酶活性恢复等作用。

除具有上述神经节苷脂的作用外，还可提高中枢神经细胞膜上的 Na^+, K^+ – ATP 酶及 Ca^{2+}, Mg^{2+} – ATP 酶的活性，起到维持细胞内外离子平衡、减轻神经细胞水肿、防止细胞内钙超载的作用；可对抗兴奋性氨基酸的神经毒性作用，减少自由基对神经细胞的损害等。

【体内过程】对神经组织有亲和性，外源性本药可通过血 – 脑屏障，给药 2 小时后在脑和脊髓测得放射活性高峰，4~8 小时后减半。主要经肝脏代谢，通过肾脏排泄。

【临床应用】用于治疗帕金森病、小儿脑瘫、脑血管病变、脊髓损伤及周围神经病变等。

【不良反应】少数患者用本品后出现皮疹样反应，应建议停用。对本品过敏者、神经节苷脂累积病、肝肾功能严重障碍者禁用。

甲氯芬酯

【药理作用】本品主要兴奋大脑皮质，能在缺氧条件下增加神经细胞对糖的利用，改善脑细胞能量代谢；增加大脑皮质、下丘脑、基底神经节等的血流量，改善脑缺氧状态。可增加脑组织内 ACh 的含量，提高 M 受体与 ACh 的亲和力，提高大脑的学习和记忆能力；清除自由基，减少脑细胞内的脂褐素沉积；促进膜卵磷脂合成，保护生物膜；激活脑干网状结构系统上行激活系统功能，促进苏醒。

【临床应用】用于外伤性昏迷、一氧化碳中毒、药物中毒、脑动脉硬化和脑梗死所致意识障碍，小儿遗尿症等。

【不良反应】偶有兴奋、激动、失眠、疲乏无力、胃部不适、头痛等，停药后可恢复。高血压患者慎用。精神过度兴奋、锥体外系症状患者及对本品过敏者禁用。

胞磷胆碱

胞磷胆碱（citicoline）又名胞嘧啶核苷二磷酸胆碱。

【药理作用】本品作为辅酶参与磷脂酰胆碱的合成，可修复受损的神经细胞膜，利于神经细胞再生；能提供胆碱，促进胆碱能神经合成 ACh，增强学习记忆功能；具有兴奋网状结构上行激动系统、促进苏醒和恢复大脑功能、降低脑血管阻力、增加脑血流量而促进脑物质代谢等作用。

【临床应用】主要用于治疗颅脑损伤和脑血管意外所致的神经系统的后遗症，也可用于帕金森病和阿尔茨海默病的辅助治疗。对急性中风、外科手术后引起的神经损伤、意识障碍、青光眼等有明显的治疗效果。

【不良反应】偶见胃肠道反应，轻微，持续时间短。

托莫西汀

【药理作用及临床应用】本品为选择性皮质下区域 NA 再摄取抑制剂，能提高突触间隙 NA 的浓度。早期用于治疗抑郁症，后发现对 ADHD 效果良好，是第一个获美国 FDA 批准用于治疗 ADHD 的非中枢兴奋药物。为我国 ADHD 防治指南中的主要推荐药物，用于治疗 7 岁以上儿童、青少年及成人 ADHD，可改善症状，间接改善认知功能，提高注意力，其疗效与哌甲酯相当。托莫西汀不改变皮质下区域多巴胺水平，因而不诱发抽动或加重运动障碍，更适用于 ADHD 合并抽动障碍的患儿，也适用于 ADHD 合并抑郁或焦虑的患者。

【体内过程】有约 1.7% 的中国人为托莫西汀（tomoxetine）慢代谢型，其 $t_{1/2}$ 长达 21.6 小时，血药浓度峰值可达正常代谢型的 2~3 倍，连续用药可能会导致慢代谢型患者体内药物蓄积，临床应注意。托莫西汀代谢产物 80% 以上从肾脏排出。

【不良反应】服药初期可见食欲下降、恶心、头痛、头晕、疲倦等，多在服药后 1~2 周内消失。约近 0.4% 的用药患儿可产生自杀念头，应引起注意。

本章小结

中枢兴奋药是一类能选择性兴奋中枢神经系统，提高其功能活动的药物。本章介绍了以下三类药物。

（1）主要兴奋大脑皮质的药物　临床用于颅脑外伤后昏迷、中枢抑制剂中毒等所致意识障碍、儿童精神迟钝、儿童 ADHD 的治疗。代表药物有咖啡因、哌甲酯、匹莫林、莫达非尼、阿屈非尼等。

（2）主要兴奋延髓呼吸中枢的药物　也称为苏醒药。代表药物有尼可刹米、多沙普仑、洛贝林、二甲弗林、贝美格等。

（3）促进脑功能恢复的药物　也称为脑代谢改善药。该类药物大多作用靶点不明确，作用机制复杂，包括促进脑组织对氧、葡萄糖、氨基酸和磷脂的利用，增加蛋白质的合成，改善脑代谢；促进大脑皮质及海马 ACh 释放；保护神经细胞膜；增加脑血流等。临床用于治疗多种急、慢性脑功能障碍。代表药物有吡硫醇、吡拉西坦、单唾液酸四己糖神经节苷脂、甲氯芬酯、胞磷胆碱、托莫西汀等。

题库

思 考 题

1. 叙述常用大脑皮质兴奋药有哪些，并比较它们的特点。
2. 叙述常用促进脑功能恢复的药物有哪些，并比较它们的特点。

（李利生）

第四篇

心血管系统药理学

第十九章

作用于心血管系统离子通道的药物

学习导引

知识要求

1. **掌握** 钙通道阻滞药的药理作用、临床应用和不良反应。
2. **了解** 离子通道的分类及作用于离子通道药物的分类。

能力要求

1. 熟练掌握钙通道阻滞药的作用、应用、不良反应及用药注意事项。
2. 学会应用钙通道阻滞药治疗临床相关心血管疾病，指导患者正确用药。

　　离子通道（ion channel）是一类镶嵌在脂质双层膜上的大分子糖蛋白，其中央形成亲水性孔道，允许适当大小和带电荷的离子跨膜转运，是细胞生物电活动的分子基础。研究离子通道的特性及各种药物对离子通道作用的影响，对阐述细胞生物电现象本质、疾病发生原因和防治具有重要意义。随着电生理学和分子生物学发展，特别是膜片钳（patch clamp）技术的应用，已逐步揭示离子通道的孔道特性、动力学过程、结构与功能的关系、活动规律及生理功能。

第一节　离子通道概论

一、离子通道的特性

　　离子通道具有两大共同特征，即离子选择性及门控特性。离子选择性包括通道对离子大小及电荷的选择性，在一定条件下，某一种离子只能通过与其相应的通道跨膜扩散。门控特性是指离子通道一般都具有相应的闸门，通道闸门的开启和关闭过程称为门控（gating）。离子的跨膜转运依赖于离子通道的门控特性，如电压门控性（依赖性）离子通道表现为不同的电压水平下，离子通道的开放程度不同，呈现特定的电流－电压（$I-V$）变化。一般认为通道可表现为三种状态，即激活、失活和静息。激活（activation）是指在特定因素（电压改变或配体激动）作用下，通道允许某种或某些离子顺浓度差和电位差通过细胞膜，即通道开放。当通道开放达峰值后，通道逐渐失活（inactivation），一定时间后直至通道关闭（close）。通道失活期内即使有外来刺激也不能使之激活。通道关闭又称为静息（resting），即安静时通道所处的状态，通道的激活、失活和关闭受特定条件调控，不同状态实际上是通道蛋白发生了分子构象变化。

二、离子通道的分类

　　根据门控机制的不同，离子通道分为三类。

（一）电压门控性离子通道

电压门控性离子通道又称电压依赖性离子通道（voltage-dependent ion channels），通道的开关一方面与膜电位有关，另一方面与电位变化的时间有关。电压门控性离子通道最为多见，如 K^+、Na^+、Ca^{2+}、Cl^- 通道等。

（二）配体门控性离子通道

配体门控性离子通道（ligand-gated ion channels），由递质与通道蛋白质受体分子上的结合位点结合而开启，按递质或受体命名，如乙酰胆碱受体通道、谷氨酸受体通道、门冬氨酸受体通道等。

（三）机械门控性离子通道

机械门控性离子通道（mechanically-gated ion channels），是一类感受细胞膜表面应力变化，实现胞外机械信号向胞内转导的通道。

目前作用于离子通道的药物主要是作用于电压门控性离子通道，如以最容易通过的离子命名的钾、钠、钙、氯离子通道等。

1. 钠离子通道（sodium channel） 是选择性允许 Na^+ 跨膜通过的离子通道，主要功能是维持细胞膜兴奋及传导。

钠通道根据对钠通道阻滞药河豚毒素（TTX）和芋螺毒素（μ-conotoxin，μCTX）的敏感性不同分为三类。①神经类钠通道：对 TTX 敏感性高，而对 μCTX 敏感性低。②骨骼肌类钠通道：对 TTX 和 μCTX 敏感性均高。③心肌类钠通道：对 TTX 和 μCTX 敏感性均低。

根据电压依赖性和对 TTX 的敏感性不同，分为快钠通道和慢钠通道。其中快钠通道激活所需要的电压高、失活速度快、引起心肌动作电位 0 期去极化，只对高浓度的 TTX、奎尼丁和利多卡因等药物敏感；慢钠通道激活所需要的电压较低、失活速度慢、参与维持心肌动作电位 2 相平台期。

2. 钾离子通道（potassium channels） 是选择性允许 K^+ 跨膜通过的离子通道，是分布最广、类型最多的一类离子通道，它存在于所有的真核细胞并发挥着多种生物功能。

钾通道按其电生理特性不同分为电压依赖性钾通道、钙依赖性钾通道及内向整流钾通道。

（1）电压依赖性钾通道（voltage-dependent K^+ channels） 这类钾通道的活性受膜电位变化调控。

1）外向延迟整流钾通道（delayed rectifier K^+ channel） 其产生的电流为 I_K，此类通道在去极化时激活，产生外向电流，与膜的复极化有关。在心肌细胞，I_K 主要有两种成分组成，快速激活整流钾电流（I_{Kr}）和缓慢激活整流钾电流（I_{Ks}），为心肌细胞动作电位复极 3 期的主要离子流。在心房肌细胞存在一种超快速延迟整流钾电流，称为（I_{Kur}）。该电流与房性心律失常的发生有密切关系。

2）瞬时外向钾通道（transient outward K^+ channel，K_a） 其产生的电流为 I_{to}，在去极化较明显时才被激活，参与动作电位 1 期的复极过程，该通道激活迅速、失活快。I_{to} 可分为 I_{to1} 和 I_{to2} 电流，I_{to1} 可被对 4-氨基吡啶（4-AP）阻滞，I_{to2} 可被 ryanodine 阻滞。

3）起搏电流（pacemaker channels，I_f） I_f 是非特异性阳离子电流，即由一种以上单价阳离子如 K^+ 和 Na^+ 共同携带的离子电流。I_f 为超极化激活的时间依赖性内向整流电流，是窦房结、房室结和希-浦系统的起搏电流之一。

（2）钙依赖性钾通道（calcium-dependent K^+ channels，K_{Ca}） 为一类对电压和 Ca^{2+} 依赖性的钾通道。细胞膜去极化和胞质 $[Ca^{2+}]_i$ 升高均可激活而使其开放，K^+ 外流，使膜复极化或超极化，是调控血管尤其是阻力血管的肌源性张力的主要离子通道之一。

（3）内向整流钾通道（inward rectifier K^+ channel，K_{ir}） 这类钾通道具有内向整流特性，主要有 4 种类型：经典的内向整流钾通道 Kir2.x，ATP 敏感的钾通道（K_{ATP}）又称为 Kir6.2，乙酰胆碱激活的钾通道（K_{ACh}）又称为 Kir3.x 及 K^+ 转运通道（K^+-transport channels，Kir1.x、Kir4.x、Kir5.x 和 Kir7.x）。

1）经典的内向整流钾通道 该通道在心肌细胞上主要是 Kir2.1，其电流为 I_{k1}。心房肌、心室肌和浦肯野细胞都有 K_{ir} 通道，但以心室肌细胞最为丰富。在心肌细胞，K_{ir} 也参与 AP 的 3 相复极，但主要维持 4 相静息电位，防止由于 Na^+-K^+ 泵的作用使膜超极化大于钾平衡电位。

2）ATP 敏感的钾通道（ATP-sensitive K^+ channels） 该通道电流为 $I_{k(ATP)}$。心肌、血管平滑肌、神

经、内分泌细胞等多种细胞上均有分布。在正常生理情况下，该通道处在失活状态，只有在缺氧、能量耗竭及 ATP 减少时，才被激活而开放。该通道与心肌缺血预适应和胰岛素分泌有密切关系。

3）乙酰胆碱激活的钾通道（acetylcholine‑activated K$^+$ channels）　该通道又称为 K$_{ACh}$（Kir3.x），其电流为 I$_{k(ACh)}$。存在于心脏的窦房结、房室结和心房肌细胞。主要由 ACh 和 GTP 激活，亦可被超极化激活。ACh 作用于 M 受体而激活此通道，增加舒张电位而导致负性频率作用。

3. 钙离子通道（calcium channels）　普遍存在于各种组织中，主要有电压门控钙离子通道和受体调控性钙通道两大类。

（1）电压门控钙离子通道（voltage‑gated Ca^{2+} channels）　目前已克隆出 L、T、N、P、Q 和 R 等 6 个亚型。其中 L、T 和 N 型通道与心血管系统的功能调节密切相关。

1）L 型钙通道（Long‑lasting calcium channel）　普遍存在于心肌、骨骼肌、神经元、内分泌等细胞中，是细胞兴奋时外钙内流的最主要途径，与兴奋‑收缩耦联以及兴奋‑分泌耦联有密切关系，也是心肌动作电位 2 相平台期形成的主要离子流。因二氢吡啶类（DHPs）钙通道阻滞药选择性阻滞该通道，又称 DHPs 敏感的钙通道。

2）T 型钙通道（Transient calcium channel）　主要分布在心肌、神经元和血管平滑肌细胞中，参加窦房结与神经元的起步活动及重复发放，并调节细胞生长与增殖。

（2）受体调控性钙通道（receptor‑operated Ca^{2+} channels）　主要存在于细胞器如肌质网和内质网膜上，是内钙释放进入胞质的主要途径。由三磷酸肌醇（inositol triphosphate，IP$_3$）或 Ca^{2+} 等第二信使激活细胞器上相应受体引起通道开放，故又称细胞内受体门控离子通道。

三、离子通道的生理功能

离子通道是细胞活性的至关重要的成分，通过调节离子的流动，完成信号的跨膜传递，离子通道的生理功能有如下几个方面。

1. 决定细胞的兴奋性、不应性和传导性　在兴奋性细胞如神经、肌肉等细胞，离子通道主要以生物电活动形式表现兴奋的产生及传导。膜内外离子的跨膜运动，引起膜电位的变化。因此离子通道的主要功能是形成动作电位、传递信号，从而调节细胞功能活动。钠、钙通道主要调控去极化，而钾通道主要调控复极化和维持静息膜电位，从而共同决定兴奋细胞的兴奋性、不应性和传导性等。

2. 介导兴奋‑收缩耦联和兴奋‑分泌耦联　在肌肉及腺体等可兴奋细胞，发挥生理功能时，首先发生的生理效应是细胞产生动作电位（兴奋），然后才出现肌肉收缩或腺体分泌的反应，其中钙离子通道的开放引起钙内流是兴奋‑收缩耦联和兴奋‑分泌耦联的关键环节。提高细胞内钙浓度从而触发各种生理效应，如肌肉收缩（心肌、骨骼肌）、腺体分泌（胰腺、唾液腺）、钙依赖性离子通道的开放和关闭、蛋白激酶的激活及基因表达的调节等。

3. 调节血管平滑肌的舒缩活动　血管平滑肌有钙通道、钾通道、氯通道等，它们都能调节血管平滑肌的舒缩活性。

4. 参与细胞跨膜信号转导过程　离子通道在细胞间信息传递过程中发挥重要作用。在神经‑肌肉接头的信号转导中，神经末梢释放神经递质需要电压门控钙通道参与。

5. 维持细胞正常形态和功能完整性　渗透压的平衡与离子通道和细胞膜的功能离子转运体如 Na$^+$‑K$^+$‑2Cl$^-$、Na$^+$‑Cl$^-$ 等有关。如当细胞发生肿胀时，钾离子通道被激活，K$^+$、Cl$^-$ 外流增加。

第二节　作用于钙通道的药物

微课

一、钙通道阻滞药分类

钙通道阻滞药（calcium channel blocker，CCBs），又称钙拮抗药（calcium antagonists），是一类选择性

阻滞电压依赖性钙通道，抑制细胞外 Ca^{2+} 内流，降低细胞内 Ca^{2+} 浓度，进而影响细胞功能的药物。

根据国际药理学联合会（IUPHAR，1992）的分类法，将钙通道阻滞药分为 3 类。

1. I 类 选择性作用于 L 型钙通道的药物，目前应用于临床的钙通道阻滞药主要是选择性作用于电压依赖性 Ca^{2+} 通道 L 亚型的药物，根据其化学结构特点，又分为 3 亚类。

（1）I a 类 二氢吡啶类（dihydropyridines，DHPs），包括硝苯地平（nifedipine）、尼卡地平（nicardipine）、尼群地平（nitrendipine）、氨氯地平（amlodipine）、尼莫地平（nimodipine）等。

（2）I b 类 苯并噻氮䓬类（benzothiazepines，BTZs），包括地尔硫䓬（diltiazem）、克仑硫䓬（clentiazem）、二氯呋利（diclofurine）等。

（3）I c 类 苯烷胺类（phenylalkylamines，PAAs），包括维拉帕米（verapamil）、加洛帕米（gallopamil）、噻帕米（tiapamil）等。

2. II 类 选择性地作用于其他电压依赖性钙通道的药物。

（1）作用于 T 型钙通道 咪拉地尔（mibefradil）、汉防己碱（tetrandrine）。

（2）作用于 N 型钙通道 蜗牛毒素（conotoxins）。

（3）作用于 P 型钙通道 蜘蛛毒素。

3. III 类 非选择性钙通道调节药，包括普尼拉明（prenylamine）、苄普地尔（bepridil）、卡罗维林（caroverine）和氟桂利嗪（flunarizine）等。

二、钙通道阻滞药的作用机制

L 型钙通道含有不同类的钙通道阻滞药的结合位点。其中苯烷胺类（如维拉帕米）及苯并噻氮䓬类（如地尔硫䓬）的结合位点在细胞膜内侧，因而在发挥作用前必须通过钙离子通道进入细胞，因此它的作用与钙通道的活性直接相关。钙通道在单位时间内开放的次数越多（即心率越快），维拉帕米越容易进入细胞，它对钙通道的阻滞作用也越强，反之，不易进入细胞，对通道的阻滞作用也小，这也解释了维拉帕米治疗室上性心动过速和减慢房室传导的机制。维拉帕米作用于开放状态的通道，具有频率依赖性和使用依赖性。二氢吡啶类的结合位点在细胞膜外侧，它从细胞膜外侧阻滞钙通道。

药物与离子通道的相互作用及亲和性与通道所处的状态和药物的理化性质关系密切。亲水性分子如维拉帕米和地尔硫䓬易与激活状态或失活状态的通道相结合，与激活开放状态钙通道结合后，可促使通道向失活状态转化；如与失活状态通道结合，则阻止这种状态向激活开放态转化。具有疏水性的二氢吡啶类药物，如硝苯地平则与失活状态的通道相结合，延长失活后恢复所需要的时间。因而这类药物的使用依赖性较弱，对心脏的自主活动、心率和传导的影响都较小。但该药的电压依赖性作用有利于他们的血管选择性，尤其是对病变血管。已证明在相同治疗剂量下，可使高血压患者的血压下降，而对正常的血压影响较小。

三、钙通道阻滞药的药理作用及临床应用

【药理作用】

1. 对心脏的作用

（1）负性肌力作用 钙通道阻滞药阻滞 Ca^{2+} 内流，使心肌细胞内 Ca^{2+} 浓度降低，心肌收缩力减弱，即呈现负性肌力作用。钙通道阻滞药可在不影响动作电位 0 相及整个复极过程的情况下明显降低心肌收缩力，产生心肌兴奋 - 收缩脱耦联，降低心肌耗氧量。钙通道阻滞药还能因扩张外周血管，引起外周血管阻力降低，血压下降，使交感神经活性反射性增高，从而抵消部分负性肌力作用，主要作用于血管的二氢吡啶类药物如硝苯地平甚至可表现出轻微正性肌力作用。

（2）负性频率和负性传导作用 窦房结和房室结等慢反应细胞的 0 相去极和 4 相缓慢去极均由 Ca^{2+} 内流所引起，故它们的传导速度和自律性由 Ca^{2+} 所决定。钙通道阻滞药可降低窦房结的自律性，同时减慢房室结的传导速度，减慢心率，此作用是治疗室上性心动过速的理论基础。对心脏的负性频率和负性传导以维拉帕米和地尔硫䓬作用最强，而硝苯地平对窦房结和房室结的抑制作用弱，但扩张血管作用强，

整体条件下可反射性加快心率。

（3）对缺血心肌的保护作用　心肌缺血时细胞能量代谢发生障碍，导致细胞内 Ca^{2+} 超载，最终引起心肌细胞坏死和心脏功能降低。钙通道阻滞药可通过抑制 Ca^{2+} 内流，从而防止细胞内 Ca^{2+} 超载，保护线粒体功能，减少 ATP 消耗，抑制自由基产生和脂质过氧化，因而对缺血心肌有保护作用。

（4）抗心肌肥厚作用　钙通道阻滞药可抑制血管紧张素Ⅱ、去甲肾上腺素、内皮素等内源性物质通过 Ca^{2+} 介导的促生长作用，防止和逆转左心室肥厚。其负性肌力作用可舒张心肌，使左室舒张顺应性增加，改善心室充盈，增加冠状动脉储备，减少室性心律失常的发生率，维持左室泵功能。

2. 对平滑肌的作用

（1）血管平滑肌　因血管平滑肌的肌浆网发育较差，血管收缩时所需要的 Ca^{2+} 主要来自细胞外，故血管平滑肌对钙通道阻滞药的作用很敏感。钙通道阻滞药主要舒张动脉，对静脉影响较小。动脉中又以冠状血管较为敏感，能舒张大的输送血管和小的阻力血管，增加冠脉流量及侧支循环血流量，从而治疗心绞痛有效。脑血管对钙通道阻滞药也较敏感，尼莫地平舒张脑血管作用强，能增加脑血流量。钙通道阻滞药也能舒张外周血管，解除痉挛，故也可用于外周血管痉挛性疾病的治疗。三种钙通道对心血管作用的比较见表 19 - 1。

表 19 - 1　三种钙通道阻滞药对心血管作用的比较

作用	地尔硫䓬	硝苯地平	维拉帕米
扩张外周血管和冠状动脉	++	+++	+++
抑制心肌收缩性	++	+ *	+++
抑制窦房结自律性	+++	+	+++
抑制房室结传导	+++	-	+++

注："－"无作用，"＋"～"＋＋＋"作用逐渐增强，"＊"可反射性增强心肌收缩力

（2）其他平滑肌　钙通道阻滞药对支气管的松弛作用明显，较大剂量也能松弛胃肠道平滑肌、输尿管平滑肌及子宫平滑肌。

3. 抗动脉粥样硬化作用　动脉壁平滑肌细胞内 Ca^{2+} 超载是动脉粥样硬化形成的重要因素之一，钙通道阻滞药可干扰动脉粥样硬化的多种病理过程，如减轻 Ca^{2+} 超载引起的动脉壁损伤；抑制平滑肌细胞增殖和动脉基质蛋白的合成，增加血管壁顺应性；抗血小板聚集，抑制脂质过氧化，保护内皮细胞。硝苯地平可因增加细胞内 cAMP 含量，提高溶酶体酶和胆固醇酯的水解活性，有助于动脉壁脂蛋白的代谢，从而降低细胞内胆固醇水平。

4. 对红细胞和血小板的影响

（1）对红细胞的影响　红细胞膜富含磷脂成分，Ca^{2+} 能激活磷脂酶使红细胞膜磷脂降解，膜结构破坏，脆性增加，易引起溶血。钙通道阻滞药可通过抑制 Ca^{2+} 内流而降低细胞内 Ca^{2+} 含量，减轻 Ca^{2+} 超载对红细胞的损伤，增强红细胞的变形能力。

（2）对血小板活化的抑制作用　钙通道阻滞药可通过抑制血小板内 Ca^{2+} 释放，抑制血小板内源性 ADP 释放和 TXA_2 的合成，稳定血小板膜，从而发挥抗血小板聚集的作用。

5. 对肾脏的影响　钙通道阻滞药有不同程度的排钠利尿作用，且不伴有水钠潴留作用。这种作用与影响肾小管对电解质的转运有关，在伴有肾功能障碍的高血压和心功能不全的治疗中有重要意义。

6. 对内分泌功能的影响　钙通道阻滞药可降低细胞内 Ca^{2+} 含量，抑制内分泌腺细胞的兴奋 - 分泌耦联过程，减少多种内分泌激素的分泌。

【体内过程】钙通道阻滞药均为脂溶性药物，口服给药易吸收，但首过效应明显，生物利用率较低，与血浆蛋白结合率高。大多数药物经肝脏被代谢为无活性或活性明显降低的代谢产物，主要经肾脏排泄，肝功能受损者用药量应减少。常用的几种钙通道阻滞药的药代动力学参数见表 19 - 2。

表19-2　三种钙通道阻滞药的药代动力学参数

	口服生物利用度	产生作用时间	$t_{1/2}$	分布	消除
硝苯地平	45%~70%	<1min（i.v） 5~20min （口服，舌下）	4h	90%与血浆蛋白结合	80%原型药及代谢产物由尿排出
维拉帕米	20%~35%	<1.5min（i.v） 30min（口服）	6h	90%与血浆蛋白结合	70%肾脏排出；15%胃肠道消除
地尔硫䓬	40%~65%	<3min（i.v） >30min（口服）	3~4h	70%~80%与血浆蛋白结合	肝脏灭活后由粪便排出

【临床应用】钙通道阻滞药主要用来防治心血管系统疾病，近年也试用于其他系统疾病。

1. 心血管系统疾病

（1）高血压　钙通道阻滞药是一线的抗高血压药。其中二氢吡啶类药物如硝苯地平、尼莫地平等扩张外周血管作用较强，用于治疗中重度高血压。长期用药后，外周阻力和肺循环阻力明显下降，故尤其适用于并发心源性哮喘的高血压危象患者。维拉帕米和地尔硫䓬可用于轻、中度高血压。临床应根据具体病情选用适当的药物。

（2）心绞痛　钙通道阻滞药对于各型心绞痛都有不同程度的疗效。硝苯地平对于变异型心绞痛疗效最佳；三类钙通道阻滞药均可用于治疗稳定型心绞痛；对于不稳定型心绞痛，维拉帕米和地尔硫䓬均有较好的疗效。

（3）心律失常　钙通道阻滞药通过减慢房室传导速度和延长不应期，取消折返，对室上性心动过速及后除极触发活动引起的心律失常效果良好，但三类钙通道阻滞药减慢心率的作用程度有异。维拉帕米和地尔硫䓬减慢心率作用明显，其中维拉帕米是治疗阵发性室上性心动过速的首选药，硝苯地平可反射性引起心率加快，故一般不用于治疗心律失常。

（4）肥厚型心肌病　维拉帕米可改善运动耐量及舒张功能，减轻心肌缺血，疗效确切。

（5）动脉粥样硬化　硝苯地平可延缓动脉粥样硬化的发展过程，预防血管受损。

2. 其他系统的疾病

（1）脑血管疾病　尼莫地平、氟桂利嗪等钙通道阻滞药能明显舒张脑血管，增加脑血流量，可治疗短暂性脑缺血发作、脑血栓形成及脑栓塞等。维拉帕米等还有能效预防偏头痛的发作，用药3个月以上可减轻症状，减少发作频率和发作时间。

（2）外周血管疾病　尼莫地平、硝苯地平等可扩张肢端小动脉，解除肢端小动脉收缩痉挛，因此可用于外周血管痉挛性疾病如雷诺病。

（3）支气管哮喘　硝苯地平等可松弛支气管平滑肌，可用于防治哮喘。

（4）其他　对防治早产、消化性溃疡、糖尿病肾病等有一定的疗效。

案例分析

【实例】患者，女，51岁，外企职员。发现高血压5年，最高血压180/110mmHg，就诊时正在服用复方降压片2片，一天3次；血压忽高忽低，在160~150/100~90mmHg范围；心脏超声示左心室肥厚，室间隔（IVS）及后壁（PW）均为13mm，心率51次/分，空腹血糖6.3mmol/L，尿常规蛋白（-）。诊断：高血压3级，窦性心动过缓。

【问题】根据患者临床症状，建议使用哪类药物控制病情？

【分析】患者患有高血压，并伴有窦性心动过缓。L型钙通道阻滞药可扩张血管平滑肌降低血压，用于高血压的治疗。该类药物分为三类，其中二氢吡啶类药物硝苯地平在扩张血管降低血压同时还能反射性加快心率，改善窦性心动过缓的症状，也可以和血管紧张素Ⅱ受体阻滞药合用，达到降压目标，并能改善左心室肥厚状态。故建议使用硝苯地平缓释剂平稳降压。

【不良反应】钙通道阻滞药相对较安全，但因作用广泛，选择性相对较低。其不良反应与其扩张血管、抑制心脏等有关。常见不良反应有颜面潮红、头痛、眩晕、恶心、便秘、齿龈增生、脚踝水肿等。严重不良反应有低血压、心动过缓或心脏停搏、心功能抑制等。基础血压偏低、左室收缩功能减弱、病窦综合征和房室结传导阻滞者慎用。

第三节　作用于钠通道的药物

目前临床上常用的钠通道阻滞药主要有局部麻醉药（如利多卡因、普鲁卡因等）、抗癫痫药及Ⅰ类抗心律失常药，相关内容详见各相关章节。

第四节　作用于钾通道的药物

作用于钾通道的药物包括钾通道阻滞药和钾通道开放药，通过影响钾通道的开放和关闭产生药理作用。

（一）钾通道阻滞药

钾通道阻滞药（potassium channel blockers，PCBs）是一类可抑制K^+通过膜通道外流的化合物。PCBs分为选择性和非选择性两类。

（1）选择性PCBs　主要有格列本脲（glibenclamide），选择性阻断ATP敏感钾通道；蜂毒明肽（apamin）可抑制平滑肌细胞、神经细胞和肝细胞膜上的钙激活的钾通道。

（2）非选择性PCBs　主要是有机化合物如四乙基铵（tetraethylammonium，TEA）和4-氨基吡啶（4-aminopyridine，4-AP）。TEA和4-AP能够阻滞K^+通道，但作用的强度和通道的选择性都不是很强。

目前临床应用的钾通道阻滞药主要是磺酰脲类口服降血糖药和Ⅲ类抗心律失常药，相关内容详见各相关章节。

（二）钾通道开放药

钾通道开放药（potassium channel openers，PCOs）是一类能选择性地作用于钾通道，使细胞膜对钾离子的通透性增加，促进K^+外流的一类药物。目前合成的钾通道开放药均作用于K_{ATP}通道，常用药有克罗卡林（cromakalim）、尼可地尔（nicroandil）、吡那地尔（pinacidil）、米诺地尔（minoxidil）、二氮嗪（diazoxide）等。通过激活血管平滑肌钾通道，产生降压和平滑肌舒张作用。目前PCOs临床已用于高血压、心绞痛和心肌梗死等的治疗。相关内容详见相关章节。

本章小结

钙通道阻滞药主要用来防治心血管系统疾病。钙通道阻滞药分三类。Ⅰ类，选择性作用于L型钙通道的药物：①Ⅰa类，二氢吡啶类；②Ⅰb类，苯并噻氮䓬类；③Ⅰc类，苯烷胺类。Ⅱ类，选择性地作用于其他电压依赖性钙通道的药物：①作用于T型钙通道；②作用于N型钙通道；③作用于P型钙通道。Ⅲ类，非选择性钙通道调节药。

药理作用：①对心脏的作用；②对平滑肌的作用；③抗动脉粥样硬化作用；④对红细胞和血小板的影响；⑤对肾脏的影响；⑥对内分泌功能的影响。

临床应用：①心血管系统疾病，如高血压、心绞痛、肥厚型心肌病、动脉粥样硬化、心律失常等。②其他系统的疾病，如脑血管疾病、外周血管疾病、支气管哮喘等。

掌握药物对离子通道作用的影响，对阐述细胞生物电现象本质、疾病发生原因和防治具有重要意义。

题库

思 考 题

1. 钙通道阻滞药的药理作用表现在哪些方面?
2. 钙通道阻滞药在临床上可用于哪些疾病的治疗?
3. 简述维拉帕米、地尔硫䓬和硝苯地平对心血管作用的异同点。

（程路峰）

PPT

第二十章

抗心律失常药

◢ **学习导引** ◣

知识要求

1. **掌握** 抗心律失常药物的分类及其代表药物；每类药物对心肌电生理特性的影响；各种快速型心律失常常用药物的选择。

2. **熟悉** 每类抗心律失常药物特有的不良反应。

3. **了解** 心肌细胞电生理的基本特性；心律失常的发生机制。

能力要求

1. 熟练掌握抗心律失常药物的分类、药物对心肌电生理特性的影响等基础知识，促进临床合理用药等实践技能的培养。

2. 初步形成针对不同类型的心律失常合理选择药物的能力。

心律失常（arrhythmia）是指心脏搏动的频率和（或）节律的异常。许多原因均可诱发心律失常，如麻醉和急性心肌梗死患者心律失常的发生率分别为50％和80％以上，应用强心苷治疗的心脏衰竭的患者，心律失常的发生率接近25％。

临床上心律失常通常分为两类，即缓慢型和快速型心律失常。目前，缓慢型心律失常（如心动过缓、传导阻滞）可以首先考虑采用非药物疗法，如放置心脏起搏器；药物治疗可以选用阿托品及异丙肾上腺素。快速型心律失常包括房性期前收缩、房性心动过速、心房纤颤、心房扑动、阵发性室上性心动过速、室性期前收缩、室性心动过速及心室颤动等。据统计，中国每年约60万人死于心源性猝死，其中超过90％是由心房颤动、室性心动过速、心室颤动等恶性心律失常所致。由于心率过快或心律的异常可能导致心输出量不足，对严重的心律失常可以采用非药物疗法，如心脏复律、导管消融术和外科手术等；是否采用抗心律失常药治疗，对不同患者需要认真斟酌利弊，如心室纤颤的患者，抗心律失常药能挽救其生命；但是抗心律失常药对某些患者可能诱发严重的心律失常，没有症状和症状轻微的心律失常，应建议避免使用抗心律失常药。本章所述及的药物均是治疗快速型心律失常的药物。

第一节 心脏的电生理学基础

一、心肌正常电生理

正常情况下，心脏电生理活动的基础是心脏每一个细胞协调平衡的电活动，而电活动伴随着精细的跨心肌细胞膜的离子转运。

心肌细胞在静息状态下，膜内电位约为 –90mV，处于极化状态；兴奋时，发生去极化，进而复极化形成动作电位（action potential，AP）。心脏各部位细胞按动作电位特征可分为两大类：快反应细胞和慢反应细胞。

快反应细胞包括工作细胞（心房肌细胞、心室肌细胞）和希－浦细胞。其动作电位 0 相去极化由钠离子内流介导，去极速率快、振幅大。以快反应细胞——浦肯野细胞为代表的快反应细胞动作电位各时相中参与的离子流见图 20－1。

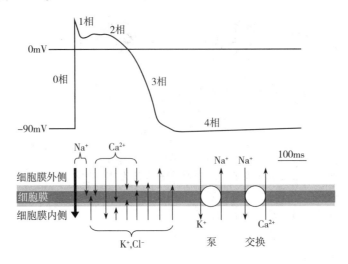

图 20－1 浦肯野细胞动作电位及其形成机制

快反应动作电位分为 5 个时相：0 相 Na^+ 快速内流，引起快速去极化；1 相 K^+ 短暂外流（I_{to1}，I_{to2}），为快速复极初期；2 相 Ca^{2+} 及少量 Na^+ 内流与 K^+ 外流形成平台期；3 相 K^+ 持续外流（I_{kr}，I_{ks}，1_{kur}，I_{K1}）形成快速复极末期。快反应动作电位从 0 相快速去极至 3 相快速复极末期结束的时程称动作电位时程（action potential duration，APD）。4 相为静息期，非自律细胞的膜电位维持在静息水平，自律细胞 4 相 I_f 是一种 Na^+ 为主的内向电流，发生自发性舒张期去极。病理情况下如心肌缺血、缺氧时心肌细胞膜电位减小（部分去极化），可导致快反应细胞电活动异常。

慢反应细胞包括窦房结和房室结细胞，其膜电位负值较小，去极由 Ca^{2+} 内流介导，速度慢、振幅小呈慢反应电活动。窦房结细胞的动作电位分为 0、3、4 三个时相：0 相为慢钙通道（L 型）激活，Ca^{2+} 内流；3 相初期为慢钙通道（L 型）逐渐失活，激活钾通道（I_K），K^+ 外流；4 相为复极化至 －60mV 时，钾通道（I_K）进行性衰减，I_f 通道递增性激活，Na^+ 递增性内流；Ca^{2+} 通道（T 型）开放，Ca^{2+} 内流，缓慢自动去极化。以窦房结细胞为代表的慢反应细胞动作电位及其参与电流（图 20－2）。

二、心肌细胞主要电生理特性

目前抗心律失常药物治疗作用相关的电流主要有 I_{Na}、$I_{Ca(L)}$、I_f、I_{kr}、I_{ks}、I_{kur}，药物通过影响这些电流而改变心脏的自律性、传导性和有效不应期，发挥抗心律失常作用。

（一）自律性

自律细胞在没有外来刺激的情况下，自动地发生去极化，从而节律性兴奋的特性。心脏的自律细胞主要包括窦房结、房室结细胞和希－浦细胞。自律性（automaticity）的产生源于自律细胞动作电位 4 相自动去极化。影响自律性的因素主要有动作电位最大舒张电位（a）、4 相去极斜率（b）和阈电位（c）值，参见图 20－3。

（二）传导性

心肌细胞任何部位产生的兴奋不但可以沿整个细胞膜扩布，还可以通过细胞间通道传到另一个心肌细胞。动作电位 0 相去极化的速率决定心肌细胞传导性（conductivity）的快慢。

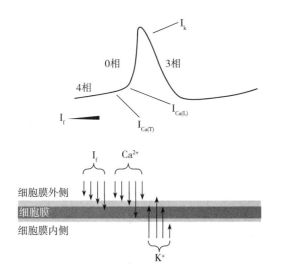

图 20-2　窦房结细胞动作电位及其形成机制

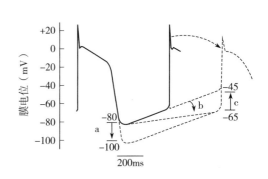

图 20-3　影响自律性的主要因素

（三）有效不应期

复极过程中当膜电位恢复到约 -60mV 时，细胞才对刺激产生可扩布的动作电位。从 0 相去极化开始到能够接受刺激，产生可扩布动作电位的时间称为有效不应期（effective refractory period，ERP），其时间长短一般与 APD 的长短相应，但程度可有不同。抗心律失常药抑制钠通道（或 L 型钙通道）的复活过程可延长快反应细胞（或慢反应细胞）的有效不应期，使异常冲动落入 ERP，而减慢心率是抗心律失常药物作用的重要机制之一。

第二节　心律失常发生机制

临床上很多心肌病理改变如心肌缺血、缺氧、酸中毒或碱中毒、电解质紊乱、体内儿茶酚胺水平过高、药物中毒（例如强心苷或抗心律失常药）、心肌纤维的过度牵拉、心肌损伤等很多因素可能诱发心肌细胞冲动形成和（或）冲动传导的异常，其中快速型心律失常的发生主要与下述三个方面的机制相关。

一、自律性增高

窦房结、心房传导系统、房室结、浦肯野纤维细胞均具有自律性。当交感神经活性增高、低钾血症、心肌细胞受到机械牵张时，动作电位 4 相自动去极化斜率增加，窦房结自律性升高（enhanced automaticity）或潜在起搏点的自律性异常增高；此外，心房肌、心室肌这些非自律性心肌细胞，当其静息电位部分去极化，负值减小到 -60mV 以下时，也可出现自律性，引起快速型心律失常。

二、后除极和触发活动

后除极（after-depolarization）是指心肌细胞在一个动作电位过程中继 0 相去极化以后所发生的提前的去极，其频率较快，振幅较小，一旦这种振荡性去极引起可扩布的电位变化，则产生异常冲动发放，即所谓触发活动（triggered automaticity）。

根据后除极发生的时间不同，可将其分为早后除极（early afterdepolarization，EAD）（图 20-4A）和迟后除极（delayed afterdepolarization，DAD）（图 20-4B）。

（一）早后除极

多发生在动作电位复极过程中的 2 相或 3 相，与动作电位时程过度延长有关，在心率减慢时加重。

早后除极所触发的心律失常以长 Q - T 间期综合征、尖端扭转型心律失常（torsades de pointes，Tdp）常见。

（二）迟后除极

发生在完全或接近完全复极时，是细胞内 Ca^{2+} 超载时，激活钠 - 钙交换电流（$Na^+ - Ca^{2+}$ exchanger），诱发 Na^+ 短暂内流所致的一种短暂的振荡性除极，当达到钠通道激活电位时，产生可扩布的动作电位。强心苷中毒、儿茶酚胺及心肌缺血引起的心律失常与此有关。

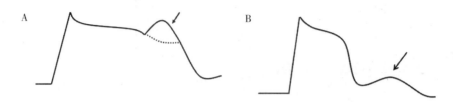

图 20 - 4　早后除极和迟后除极

知识链接

长 Q - T 间期综合征

其心电图表现为 Q - T 间期延长，出现尖端扭转型心动过速并发生晕厥及猝死。长 Q - T 间期综合征（long Q - T syndrome，LQTS）分为遗传性 LQTS（congenital LQTS）和获得性 LQTS（acquired LQTS）两种。其中遗传性 LQTS 是由基因缺陷引起的心肌复极异常性疾病；获得性 LQTS 多产生于某些药物的副作用或体内电解质失衡，如使用了某些治疗心律失常的药物，这些药物直接或间接抑制了 I_{kr} 电流，导致 Q - T 间期延长。

三、折返

折返（reentry），指一个冲动下传后，沿着环形通路返回，再次兴奋原已兴奋过的心肌的现象。它是引起快速型心律失常的重要机制之一。

病理条件下，心肌细胞传导功能障碍是诱发折返的重要原因。以下几个条件促成折返的形成：①心肌组织在解剖上或功能上（如邻近心肌组织 ERP 长短不一）存在环形传导通路；②在环形通路的某一点上发生单向传导阻滞，但在另一个方向上，冲动仍能继续传导；③回路传导的时间要足够长，逆行的冲动越过单向阻滞区的不应期（图 20 -5）。

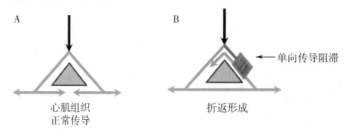

注：正常情况下，心脏相对方向的电兴奋在传导过程中相遇，可消失在对方的不应期中（A）；病理情况下，心脏某部位出现单向传导阻滞，而另一通路的电兴奋可以继续传导，并在单向传导阻滞区反向导通，继续传导，形成折返环路（B）。

图 20 - 5　折返的形成机制

冲动的折返环路可能发生在心房或心室中，单次折返可引起期前收缩，连续发生折返可引起阵发性室上性或室性心动过速、心房或心室的扑动和颤动等心律失常；也可发生在房室结和房室间，如临床上的预激综合征（Wolff-Parkinson-White syndrome，WPW syndrome）。

抗心律失常药物通常是通过进一步减慢传导（阻断 Na^+ 或 Ca^{2+} 内流），使单向阻滞变为双向阻滞消除折返。反之，改善传导也能取消折返，从而控制异常加快的心率。

第三节　抗心律失常药物

一、抗心律失常药物分类

抗心律失常药物，主要是针对快速型心律失常发生的机制，通过直接或间接影响心脏的多种离子通道，降低自律性、减少后除极和延长有效不应期消除折返等机制，达到控制异常加快的心率的目的。目前依据它们作用机制，Vaughan Williams 分类法将抗心律失常药物分成四大类：Ⅰ类为钠通道阻滞药（sodium channel blockers），代表药有奎尼丁、利多卡因等；Ⅱ类为 β 肾上腺素受体阻断药（β adrenoceptor blockers），代表药有普萘洛尔、美托洛尔等；Ⅲ类为延长动作电位时程药（drugs that prolong the cardiac action potential）（钾通道阻滞药），代表药有胺碘酮、索他洛尔等；Ⅳ类为钙通道阻滞药（calcium channel blockers），代表药有维拉帕米、地尔硫革等。

Ⅰ类钠通道阻滞药，根据其阻滞钠通道程度的不同，及对 K^+ 通道和电生理特性影响的差异又将其分为 Ⅰa、Ⅰb、Ⅰc 三个亚类。

（1）Ⅰa类　适度阻断 Na^+ 通道，降低动作电位 0 相上升速率，减慢传导，轻度抑制心肌细胞膜 K^+、通道，延长有效不应期和复极过程。本类为广谱抗心律失常药，代表药物有奎尼丁和普鲁卡因胺。

（2）Ⅰb类　轻度阻断 Na^+ 通道，轻度降低动作电位 0 相上升速率，降低自律性；促 K^+ 外流缩短或不影响动作电位时程。本类为窄谱抗心律失常药，代表药有利多卡因、苯妥英钠、美西律和妥卡尼等。

（3）Ⅰc类　明显阻断 Na^+ 通道，显著降低动作电位 0 相上升速率和幅度，减慢传导；对 K^+ 通道几无影响。本类代表药有普罗帕酮等。

未列入上述分类的抗心律失常药还有：可用于室上性心动过速治疗的腺苷（adenosine）和可用于心房纤颤、心房扑动和阵发性室上性心动过速治疗的地高辛（digoxin）。

二、常用抗心律失常药物

（一）Ⅰ类（钠通道阻滞药）

本类药物像局部麻醉药一样，通过阻滞钠通道，抑制可兴奋心肌细胞上动作电位的传递，即发挥膜稳定作用，其共同特点是抑制快反应动作电位 0 相的去极化速率。

Ⅰa类（适度阻滞开放态的钠通道）

奎　尼　丁

微课

奎尼丁（quinidine）为金鸡纳树皮提取的生物碱。20 世纪早期，奎尼丁开始被广泛用于心律失常的治疗；但因其不良反应较多，近年在临床上较少应用。

【药理作用】奎尼丁低浓度（1μmol/L）时即可阻断 I_{Na}、I_{kr} 电流，较高浓度尚具有阻断 $I_{Ca(L)}$ 内流的作用。此外，奎尼丁还具有抗胆碱和抗外周血管 α 受体作用。

奎尼丁对心肌电生理特性的影响主要表现在以下几个方面。

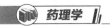

1. 降低自律性 治疗量时抑制 4 相 Na^+ 和 Ca^{2+} 内流,降低窦房结和浦肯野纤维的自律性。但由于其具有抗胆碱作用,而增强窦房结的自律性,使两种作用互相抵消,因此对窦房结的自律性通常并不产生明显的作用。仅在窦房结功能不全时,如病窦综合征,则可表现出对窦房结的自律性有明显的抑制作用。

2. 减慢传导 奎尼丁能降低心房肌、心室肌、浦肯野纤维动作电位 0 相上升速率,使动作电位上升幅度降低,传导速度减慢。但其抗胆碱作用可能加快房室结的传导,因此在应用奎尼丁治疗心房纤颤和心房扑动时,可能出现心室率加快,故可先用强心苷类药物,抑制房室结的传导,控制心室率。

3. 延长有效不应期 轻度抑制 3 相 K^+ 的外流,延长心房肌、心室肌、浦肯野纤维和房室旁路的 APD 及 ERP(图 20 - 6)。

此外,由于降低细胞内钙浓度,具有负性肌力作用。

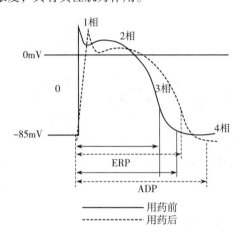

图 20 - 6 奎尼丁对浦肯野纤维细胞动作电位的影响模式图

【体内过程】口服后经 1 ~ 2 小时血药浓度达峰值,$t_{1/2}$ 为 5 ~ 7 小时。血浆蛋白结合率约 80%,组织中药物浓度较血药浓度高 10 ~ 20 倍,心肌浓度尤其高。生物利用度为 70% ~ 80%,主要经过 CYP450 氧化代谢,其羟化代谢物 3 - 羟基奎尼丁仍有一定抗心律失常作用,有 10% ~ 20% 以原型经肾排出。

【临床应用】奎尼丁为广谱抗心律失常药,适用于各种快速型心律失常,如室上性心动过速、心房扑动、心房纤颤和室性心动过速的转复和预防,以及频发室上性和室性期前收缩的治疗。对心房扑动、心房纤颤目前虽多采用电转律法,但奎尼丁仍有应用价值,用于转律后防止复发。治疗心房纤颤、心房扑动时,奎尼丁抗胆碱作用可加快房室传导,应先给予地高辛、钙通道阻滞药或 β 肾上腺素受体阻滞药以减慢房室传导,控制心室率。

【不良反应】胃肠道反应常见,如恶心、呕吐、腹痛、腹泻及食欲不振等,其中 30% ~ 50% 患者会出现腹泻。奎尼丁可引起"金鸡纳反应(chichonic reaction)",表现为头痛、头晕、耳鸣、视物模糊、晕厥和谵妄等中枢神经系统症状。其发生与血浆奎尼丁浓度过高有关。

奎尼丁心脏毒性较为严重,2% ~ 8% 的患者可出现 Q - T 间期延长和尖端扭转型心动过速;腹泻引起的低血钾可增加奎尼丁诱发尖端扭转型心动过速的发生率;中毒浓度可致房室及室内传导阻滞。

其他还包括降低血压、减低心肌收缩力等。

【药物相互作用】奎尼丁与治疗心脏衰竭的地高辛合用时,降低地高辛的肾清除率,从而增加其血药浓度,容易导致其中毒;与双香豆素、华法林等血浆蛋白结合率高的抗凝血药物合用时,可竞争结合血浆蛋白,使后者抗凝血作用增强,有出血倾向;与肝药酶诱导剂苯巴比妥等合用,加速奎尼丁在肝中的代谢。

普鲁卡因胺

普鲁卡因胺(procainamide)是普鲁卡因的酰胺型衍生物,亦具有局麻作用。

【药理作用】对心肌电生理作用与奎尼丁相似，阻断开放状态的钠通道，降低自律性，减慢传导，延长动作电位时程和有效不应期，但无明显拮抗胆碱或 α 肾上腺素受体的作用。

【体内过程】口服吸收迅速而完全，1~1.5 小时血药浓度达峰值，$t_{1/2}$ 为 3~4 小时，生物利用度约 80%。本药在肝代谢为仍具有明显延长动作电位作用的 N-乙酰普鲁卡因胺，对慢乙酰化者，普鲁卡因胺血药浓度增高。

【临床应用】与奎尼丁相同，对房性、室性心律失常均有效，但通常不作为首选。

【不良反应】与奎尼丁相似。N-乙酰普鲁卡因胺的血浆药物浓度大于 30μg/ml 时易发尖端扭转型心动过速。久用后可产生系统性红斑狼疮症状，应避免长期应用。

Ⅰb 类（轻度阻滞钠通道）

利 多 卡 因

利多卡因（lidocaine）是局部麻醉药，是防治急性心肌梗死及各种心脏病并发快速型室性心律失常的常用药物。

【药理作用】对激活和失活状态的钠通道都有阻断作用，而对静息态的影响小，因此利多卡因对正常心肌组织、心房的电生理特性影响小，对希-浦肯野细胞、心室肌细胞和除极化组织的钠通道（处于失活态）阻断作用强。

利多卡因对心肌电生理特性的影响主要表现在以下几个方面。①降低自律性：阻滞 Na^+ 内流，减慢 4 相去极速率，降低浦肯野纤维自律性，对窦房结的自律性无明显影响。②对传导的影响比较复杂：治疗量对浦肯野纤维的传导速度无明显影响，但在心肌缺血时或用高浓度的利多卡因，可通过抑制 0 相 Na^+ 内流而减慢传导。对低血钾或心肌组织牵张而部分去极的浦肯野纤维，因其促进 3 相 K^+ 外流而引起超极化，故可改善传导，有利于消除折返性心律失常。③缩短 APD 和相对延长 ERP：促 K^+ 外流而缩短浦肯野纤维的 APD 和 ERP，且缩短 APD 更为显著，ERP 相对延长，有利于消除折返。

【体内过程】首关消除明显，生物利用度低，不宜口服。静脉给药起效快，在血液中约 70% 与血浆蛋白结合，体内分布广泛。几乎全部在肝代谢，$t_{1/2}$ 为 2 小时，约 10% 以原型经肾排泄。

【临床应用】用于各种原因引起的室性心律失常，如心脏手术、心导管术和强心苷中毒所致的室性心动过速或心室纤颤。对急性心肌梗死引起的室性期前收缩、室性心动过速及心室颤动作为首选药。

【不良反应】不良反应发生率低；肝功能不全患者静脉注射过快，可出现头昏、嗜睡、语言与吞咽障碍，或激动不安、感觉异常等；剂量过大可引起心率减慢、房室传导阻滞和低血压；二、三度房室传导阻滞患者禁用。

苯 妥 英 钠

【药理作用】苯妥英钠（phenytoin sodium）对心肌电生理作用与利多卡因相似，作用于希-浦肯野系统，可降低浦肯野纤维的自律性，对传导影响小，缩短 APD，相对延长 ERP。

【临床应用】主要用于室性心律失常。苯妥英钠能与强心苷竞争结合 Na^+, K^+-ATP 酶，因此特别适用于强心苷中毒所致的室性心律失常。对其他原因如心肌梗死、心脏手术、麻醉、心导管术和电复律等引起的室性心律失常也有效。

【不良反应】静脉注射速度过快时可引起低血压；高浓度引起窦性心动过缓、窦性停搏。有致畸作用，孕妇禁用。其余不良反应参见第十三章相关内容。

美 西 律 和 妥 卡 尼

美西律（mexiletine）和妥卡尼（tocainide）均为利多卡因的衍生物，作用与利多卡因相似，但二者

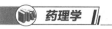

没有明显的肝脏首过效应。口服吸收迅速、完全。它们的 $t_{1/2}$ 为 8～20 小时。用于治疗室性心律失常，特别是心肌梗死后急性室性心律失常。不良反应主要表现为胃肠道反应和明显的神经系统症状，如震颤、视物模糊及嗜睡等。妥卡尼偶可引起粒细胞缺乏、再生障碍性贫血症等。

I c 类（显著阻滞钠通道）

普 罗 帕 酮

【药理作用】普罗帕酮（propafenone）对钠通道阻滞作用强，对开放状态和失活状态都有作用。抑制 4 相 Na^+ 内流，能降低浦肯野纤维及心室肌的自律性；明显抑制 0 相 Na^+ 内流，明显减慢传导速度；延长 APD 和 ERP，但对复极过程影响弱于奎尼丁。此外，还具有弱的 β 受体阻断和负性肌力作用。

【体内过程】口服吸收完全，2～3 小时作用达峰值；首过效应明显，生物利用度低于 20%，血浆蛋白结合率 > 90%，主要在肝脏经 CYP2D6 代谢为 5 - 羟普罗帕酮，其阻滞钠通道的作用与普罗帕酮等效，而 β 受体阻断作用减弱。肝功能不全的患者，代谢率降低，应适当减少用量。

【临床应用】属于广谱抗心律失常药，主要用于预防或治疗室性或室上性期前收缩、室性或室上性心动过速、预激综合征及其伴发的室上性心动过速、房扑、房颤等，具有起效快、作用久的特点。但不宜用于器质性心脏病患者。

【不良反应】不良反应较少，常见消化系统和神经系统症状，如恶心、呕吐、味觉改变、头痛、眩晕。用量较大时极个别患者出现手指震颤、心动过缓、窦性静止、窦房或房室传导阻滞、精神障碍或低血压、血清谷丙转氨酶升高及胆汁淤积性肝炎。心血管系统最常见的是诱发或加重室性心律失常、房室或束支传导阻滞、诱发或加重充血性心衰、心绞痛发作增多。也可出现窦房结功能失调如严重的窦性心动过缓、窦性停搏，以及较严重的低血压。有关较严重不良反应的个案报告稍有增多。不良反应与用药剂量密切相关。与其他抗心律失常药合用时可能加重其不良反应，如奎尼丁是 CYP2D6 的抑制剂，合用会增加普罗帕酮的血浆浓度；一般不宜与其他抗心律失常药合用。

（二）Ⅱ类（β肾上腺素受体阻断药）

本类药药理作用及药代动力学特征等不尽相同，但均主要通过阻断 β 受体、减慢心率、减少细胞内钙超载、抑制后除极诱发的自律性增高等作用治疗心律失常。有些药物还具有膜稳定作用。能够降低心肌梗死恢复期患者的死亡率。

非选择 β 受体阻断药

普 萘 洛 尔

【药理作用】普萘洛尔（propranolol）阻断 β 受体，超大剂量尚有膜稳定作用，抑制 Na^+ 内流。降低窦房结、心房和浦肯野纤维自律性；减少儿茶酚胺所致的迟后除极发生；减慢房室结传导，延长房室交界细胞有效不应期；在运动及情绪激动时作用明显。

【体内过程】口服吸收完全，首过效应明显，生物利用度为 30%，口服后 2 小时血药浓度达峰值，但个体差异大。血浆蛋白结合率达 93%。本药主要在肝脏代谢，$t_{1/2}$ 为 3～4 小时，肝功受损时明显延长。90% 以上经肾排泄，尿中原型药不到 1%。

【临床应用】主要用于室上性心律失常。对窦性心动过速或室性心律失常，尤其与交感神经过度兴奋有关的效果良好，如运动和情绪激动、甲状腺功能亢进和嗜铬细胞瘤等所诱发的窦性心动过速。与强心苷或地尔硫䓬合用，对控制心衰引起的心房扑动、心房颤动及阵发性室上性心动过速时的心室率效果良好。可缩小心肌梗死范围，降低患者病死率。

【不良反应】可致窦性心动过缓、房室传导阻滞、低血压、心力衰竭、气道阻力增加，因此病态窦房结综合征、房室传导阻滞、支气管哮喘或慢性肺部疾患者禁用。长期使用后，对脂肪及糖代谢可产生不良影响，高脂血症及糖尿病患者应慎用；突然停药可引起反跳现象，表现为心律失常、高血压加剧等。

选择性 β_1 受体阻断药

美 托 洛 尔

美托洛尔（metoprolol）为选择性的 β_1 受体阻断药，无内在拟交感活性，有较弱的膜稳定作用。抑制窦房结及房室结的自律性、传导性。用于交感神经亢奋诱发的室上性心律失常、室性心律失常的治疗，减慢心房颤动和心房扑动时的心室率。禁用于病态窦房结综合征、房室传导阻滞患者和孕妇。

（三）Ⅲ类（延长动作电位时程药）

该类药物对多种离子通道有影响，兼具有其他类抗心律失常药的特性，为广谱抗心律失常药。主要共同点是抑制 K^+ 外流，又称为钾通道阻滞药，明显延长 APD 和 ERP。

胺 碘 酮

化学结构与甲状腺素相似，每分子含有两个碘原子，因此其药理作用和不良反应部分与影响甲状腺素受体有关。

【药理作用】胺碘酮（amiodarone）以阻滞钾离子通道为主，也阻滞 Na^+ 和 Ca^{2+} 通道，如 I_{kr}、I_{kl}、I_{Na}、$I_{Ca(L)}$、I_{to} 等；兼具 Ⅰ、Ⅱ、Ⅳ类抗心律失常药物的电生理作用。降低窦房结和浦肯野纤维自律性；减慢房室结及浦肯野纤维的传导速度；显著延长心房肌、心室肌、房室结、浦肯野纤维和房室旁路的 APD 及 ERP。

此外，非竞争性地阻断 α、β 受体，扩张冠脉，降低外周血管阻力，降低心肌耗氧量，从而保护缺血心肌。

【体内过程】脂溶性高，口服及静脉注射给药均可。口服吸收缓慢，用药一周后起效，生物利用度为 35%～65%，消除半衰期长达数周，停药后作用可维持 1～3 个月。在肝脏代谢，主要代谢物去乙胺碘酮具有生物活性。

【临床应用】广谱抗心律失常药。用于各种室上性、室性心律失常以及预激综合征并发的室上性折返性心动过速。对心房扑动、心房纤颤及阵发性室上性心动过速、室性期前收缩、室性心动过速有效，是目前最常用的抗心律失常药之一。

【不良反应】静脉注射给药常见低血压。心脏的毒性较小，对有窦房结或房室结病变患者，可能会产生明显的心动过缓或传导阻滞。虽然延长 Q－T 间期，但因其阻滞钙通道、拮抗 β 受体，因此偶见尖端扭转型室性心动过速（Tdp）。

长期口服可引起眼角膜褐色微粒沉着，不影响视力，停药后可自行恢复。少数人可发生甲状腺功能亢进或减退、间质性肺炎，最为严重的是肝坏死和肺间质纤维化。因此，长期服用者应定期检查血清 T_3、T_4 的水平、肝功能和胸部 X 片。有研究发现，部分患者还会出现神经系统的症状，如震颤或共济失调等。

【药物相互作用】胺碘酮为肝药酶 CYP3A4 的代谢底物，西咪替丁抑制 CYP3A4，而利福平诱导 CYP3A4，因此合用时相应的增加或降低胺碘酮的血药浓度；胺碘酮本身也抑制其他的肝脏代谢酶，因此能够增加如地高辛、华法林等血药浓度，合用时注意调节用药剂量。

案例分析

【实例】患者，女，65岁。反复心悸4天，下肢水肿来院就诊；既往风湿性心脏病3年；自述：身体乏力，食欲差。体格检查：90/70 mmHg，心率150次/分钟，各瓣膜区未闻及病理性杂音。

心电图诊断：心房纤颤。

【问题】医生给予患者的处方是150mg胺碘酮加入20ml生理盐水中缓慢静脉推注，然后350mg加入50ml生理盐水中微量泵5ml/h泵入，维持6小时后，改为2ml/h，当日患者死亡。

医生所给予的处理中有哪些不当，可能导致了该患者死亡？

【分析】关于胺碘酮的使用部分细节，通过此案例说明。①胺碘酮配制时禁用生理盐水，而是要用5%葡萄糖溶液配制，因为NaCl溶液中的氯离子可取代胺碘酮苯环上的碘，而产生沉淀，在静脉注射时产生严重后果。②房颤持续时间超过48小时，心房内可能已有血栓形成，不能直接复律（包括药物复律），需要先口服抗凝药，国际标准化比值INR达标3周才可行复律，而且，复律后也要服用抗凝剂4周，该患者直接给予药物复律，有可能由于血栓导致脑栓塞死亡。③给药前要检测患者电解质有无异常变化，给药时有条件的医院应监测胺碘酮血药浓度；在电解质紊乱的情况下，如患者发生低钾血症，胺碘酮易诱发心室纤颤，导致死亡。④如果患者是预激综合征合并心房纤颤，推荐使用普鲁卡因胺，而不是胺碘酮；对于预激综合征合并心房纤颤，且心室率快的患者，药物治疗效果不好，诱发严重心律失常的风险较大。⑤胺碘酮治疗开始时应密切监测肝功能，特别是肝功能有异常的患者，胺碘酮给药24小时内患者可能出现急性肝损害，甚至肝衰竭导致死亡。

索他洛尔

非选择性的β受体阻断药，能选择性阻滞 I_{Kr}（延迟整流钾电流），明显延长APD及ERP，故归属为Ⅲ类抗心律失常药。

【药理作用】降低窦房结和浦肯野纤维自律性；明显延长心房肌、心室肌、房室结和浦肯野纤维的APD及ERP；减慢房室传导。

【体内过程】口服吸收快且完全，血浆蛋白结合率低，无首关消除，生物利用度高 > 90%，主要以原型经肾脏排泄。

【临床应用】广谱抗心律失常药。临床应用同胺碘酮，用于各种室上性、室性快速型心律失常。

【不良反应】不良反应发生率较低，静脉注射后短时间内可出现症状性窦房结功能异常及心功能不全。过量时少数可引起Tdp。

（四）Ⅳ类（钙通道阻滞药）

主要阻滞心肌细胞电压依赖性钙通道，即作用于慢反应细胞，如窦房结和房室结，减慢心率、房室传导，延长慢反应细胞ERP。代表药物为非二氢吡啶类钙通道阻滞药维拉帕米、地尔硫草。

维拉帕米

【药理作用】维拉帕米（verapamil）阻滞心肌细胞L型钙通道，抑制钙内流，降低窦房结及房室结自律性；抑制动作电位0相上升最大速率和振幅；减慢房室结的传导速度；延长慢反应细胞动作电位有效应期。

【体内过程】口服吸收迅速而完全，有明显的首过效应，生物利用度 <30%。在肝脏代谢，其代谢物

去甲维拉帕米仍有活性。

【临床应用】用于室上性心动过速的治疗，其中阵发性室上性心动过速首选；减慢房颤患者的心室率。

【不良反应】口服安全，常见便秘、腹胀、腹泻、头痛、瘙痒等。静脉给药速度过快还可引起低血压、心动过缓、房室传导阻滞及诱发心力衰竭。因对房室旁路传导的影响小，对于预激综合征患者有可能增加心室率，甚至诱发室颤。

【药物相互作用】一般不与同样抑制心肌收缩力，减慢心率和传导的 β 受体阻断药合用，因作用叠加增加心脏停搏的危险。由于抑制地高辛经肾小管排泄，升高地高辛血药浓度，合用时应适当减少地高辛的用量。

（五）其他抗心律失常药物

腺　　苷

【药理作用】腺苷（adenosine）为内源性嘌呤核苷酸。在心房、窦房结及房室结，腺苷与 G 蛋白耦联的腺苷受体（A1 受体）结合，激活 ACh 敏感的 K^+ 通道，缩短 APD，细胞膜超极化，降低自律性。

同时抑制 L 型钙通道，减少 Ca^{2+} 内流，延长房室结的 ERP、减慢房室传导以及抑制交感神经兴奋引起的迟后去极。

【体内过程】腺苷在体内迅速被再摄取及腺苷脱氨酶灭活，起效快而作用短暂，$t_{1/2}$ 仅为数秒，需静脉快速注射给药。

【临床应用】用于折返性室上性心律失常治疗，可终止阵发性室上性心动过速。

【不良反应】不良反应极短暂，可出现呼吸困难、胸部不适、眩晕等。静脉注射速度过快可致短暂心脏停搏。

第四节　抗心律失常药的合理应用

大部分抗心律失常药的治疗安全范围较窄，有致心律失常作用，特别是长期和较大剂量应用时。因此，对于心律失常患者，需要认真斟酌用药的利弊，只有当心律失常有明显症状时，才考虑应用抗心律失常药治疗。

抗心律失常药物合理应用，可以显著减少不良反应的发生率。

1. 去除诱因　如果患者伴发心肌缺血、缺氧、电解质紊乱（如低钾血症）和合并心脏衰竭服用强心苷类药物，或合并呼吸系统疾病服用茶碱类药物（易诱发多发性房性心动过速），服用包括抗组胺（阿司咪唑）、红霉素、抗精神病药（硫利哒嗪）等药物；抗心律失常药物治疗时显著增加诱发心律失常的危险性。去除可能的诱发因素是合理应用抗心律失常药物的基本措施。

2. 根据治疗目的，合理选择药物　多数抗心律失常药物长期应用以预防心律失常的发生是危险的，已有研究表明，只有 β 受体阻断药、胺碘酮在长期治疗中可以降低患者死亡率。因此需根据治疗目的，合理选择抗心律失常药物。如心房纤颤的治疗，如果是无症状的房颤，可不予以药物治疗。若以控制心室率为目的，可采用抑制房室结传导的药物如强心苷、β 肾上腺素受体阻断药和钙通道阻滞药（维拉帕米或地尔硫䓬）；若以转律为目的，可用Ia、Ic 及Ⅲ类抗心律失常药，如奎尼丁、普罗帕酮和胺碘酮等。

3. 注意血药浓度监控　抗心律失常药的不良反应多与药物浓度有关，需注意药物体内过程，有否产生活性代谢产物，血浆蛋白结合情况等，监测血药浓度，及时调整用药剂量可以避免严重不良反应的发生。

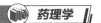

表20-1列出了目前临床常用的抗心律失常药物及其主要的电生理作用。

表 20-1　临床常用的抗心律失常药物

类别	主要作用的离子流或受体（程度）	窦房结自律性	ERP 正常细胞	ERP 除极细胞	APD	常用代表药物
Ⅰa	阻滞 I_{Na}（++）	↑↓[1,2]	↑	↑↑	↑↑	奎尼丁、普鲁卡因胺、丙吡胺
Ⅰb	阻滞 I_{Na}（+）	0[1]	↓	↑↑	↓	利多卡因、苯妥英钠、美西律、妥卡尼
Ⅰc	阻滞 I_{Na}（+++）	0	↑	↑↑	0	普罗帕酮、氟卡尼
Ⅱ	阻滞 β_1	↓↓肾	↓	↑↑	0	阿替洛尔、美托洛尔
	阻滞 β_1、β_2	↓↓	↓	↑↑	0	普萘洛尔
Ⅲ	阻滞 I_{Kr}	↓↓	↑	↑↑↑	↑↑↑	多非利特、索他洛尔
	阻滞 I_{Kr}、I_{Ks}	↓↓[1]	↑	↑↑	↑↑↑↑	胺碘酮
Ⅳ	阻滞 I_{Ca-L}	↓↓	0	↑	0	维拉帕米、地尔硫䓬
其他	开放 I_K	↓	0	0	↓↓	腺苷

注：+，作用强度；↑，增强或者延长；↓，降低或者缩短；1，抑制病窦患者的窦房结功能；2，抗胆碱作用和直接抑制作用；I_{Na}，钠离子流；β代表肾上度腺素能β受体及其亚型；I_{Kr}、I_{Ks}分别代表快速、缓慢延迟整流性钾电流；I_{Ca-L}，L型钙电流；I_K，延迟整流性外向钾电流

本章小结

心律失常即心率和或节律的异常。本章所述及的药物均为治疗快速型心律失常的药物。治疗快速性心律失常的药物依据它们的电生理机制分成四类。①Ⅰ类：钠通道阻滞药，根据阻滞钠通道特性和程度的不同及对 K^+ 通道和APD影响的差异又将其分为Ⅰa、Ⅰb、Ⅰc三个亚类，代表药分别为奎尼丁、利多卡因和普罗帕酮。②Ⅱ类：β肾上腺素受体阻断药，代表药有美托洛尔等。③Ⅲ类：延长APD的药物，代表药有胺碘酮、索他洛尔等。目前临床上最为常用。它们明显延长APD和ERP，为钾通道阻滞药，抑制 K^+ 外流。④Ⅳ类：钙拮抗药，代表药有维拉帕米等，主要阻滞L型钙通道。其他抗心律失常药尚有腺苷和地高辛。心律失常的治疗主要应针对原发病。一旦采用抗心律失常药治疗，需要认真斟酌其利弊，去除诱因，合理应用及监测血药浓度避免不良反应的发生。

题库

思 考 题

1. 简述心房纤颤患者抗心律失常药物的选择原则和治疗药物。
2. 试述利多卡因的抗心律失常作用特点与其临床应用的关系。
3. 简述胺碘酮抗心律失常的作用机制。

（任　婕）

第二十一章

抗高血压药

学习导引

知识要求

1. **掌握** 抗高血压药物的分类；血管紧张素Ⅰ转化酶抑制药及血管紧张素Ⅱ受体阻断药的药理作用、临床应用及主要不良反应；RAS抑制药、β受体阻断药、钙拮抗药和利尿药的降压作用机制、特点、临床应用及主要不良反应。

2. **熟悉** 可乐定、肼屈嗪、硝普钠的降压作用机制、特点、临床应用及主要不良反应。

3. **了解** 其他抗高血压药的特点。

能力要求

1. 熟练掌握一线抗高血压药的分类、代表药物及作用特点。

2. 学会合理应用RAS抑制药、β受体阻断药、钙拮抗药和利尿药于临床高血压病，指导患者正确用药。

微课

第一节 抗高血压药物的分类

高血压是以体循环动脉压增高为主要表现的临床综合征，是目前临床最常见的心血管疾病之一。目前临床上涌现出许多有效的抗高血压药物，单用或合并用药能够在大多数患者有效降低血压，防止血管损伤，并显著减少心血管并发症的发病率和死亡率。本章节将详细介绍这些药物的降压机制、作用位点、药理效应和不良反应，以期实现抗高血压药物的合理应用，提高疗效，降低毒副作用。

> **知识链接**
>
> **高血压的流行病学研究**
>
> 高血压是最常见的慢性病，世界各国高血压发病率达到15%～20%。2012～2015年数据显示，我国18岁及以上人群高血压患病粗率为27.9%，全国高血压患者人数已超过2.77亿，每5个成年人中至少有1人患高血压病，且患病率仍呈增长态势。持续的高血压损害肾脏、心脏和大脑的血管，增加肾功能衰竭、冠心病、心力衰竭和中风的发病率，高血压是我国人群脑卒中和冠心病发病及死亡的主要危险因素，控制高血压可预防心脑血管疾病的发病及死亡。然而，我国高血压防治形势并不乐观，2015年调查结果显示，18岁以上人群高血压的知晓率、治疗率和控制率分别为51.6%、45.8%和16.8%。

一、高血压的诊断和临床表现

按照世界卫生组织（WHO）建议的血压标准是：正常成人收缩压应小于或等于140mmHg（18.6kPa），舒张压小于或等于90mmHg（12kPa），凡超过这一标准即收缩压大于140mmHg（18.6kPa），舒张压大于90mmHg（12.0kPa），即为高血压（2017年，美国提出高血压诊断标准为收缩压/舒张压≥130/80mmHg，可作参考）。

高血压早期一般无症状，或仅有轻度的头痛、头晕、耳鸣、心悸、疲劳等，大多数患者在体格检查时才发现血压升高。然而，高血压病患者由于动脉压持续性升高，引发全身小动脉硬化，影响组织器官的血液供应，造成多种高血压病并发症，严重危害患者健康。在高血压的各种并发症中，以心、脑、肾等靶器官的损害最为显著。

靶器官损害的风险与血压升高的程度直接相关，而即使轻度高血压（血压<150/100mmHg）亦能够增加靶器官损害的风险。在整个血压范围内，从115/75mmHg起，每增加20/10mmHg，心血管疾病风险成倍增加。舒张压和收缩压升高均与靶器官损害有关，因此，心血管疾病风险因素增加了治疗的紧迫性。

二、高血压的病因

只有10%~15%的高血压有明确的病因，称为继发性高血压（secondary hypertension），如肾动脉狭窄、主动脉缩窄、嗜铬细胞瘤、库欣病和原发性醛固酮增多症等。没有确切病因的高血压称作原发性高血压，占所有高血压的85%~90%。

大多数情况下，高血压的形成与小动脉血流阻力增加有关，而心输出量通常是正常的。流行病学证据表明，遗传因素、心理压力、环境和饮食因素（盐摄取增加，钾和钙摄取减少），促进高血压的发生和发展。其中饮食因素可能是引起高血压的重要原因，摄盐过量的人群，比正常人更易发生高血压。另外，原发性高血压遗传率约为30%，某些基因突变与多种罕见的高血压相关，如血管紧张肽原、血管紧张素转换酶（ACE）、β_2肾上腺素能受体、α内收蛋白（一种细胞骨架蛋白）的基因突变，可能导致原发性高血压。

三、血压的调节

在生理学上，动脉血压（blood pressure，BP）与血流量（心输出量，cardiac output，CO）和毛细管前微动脉的血液阻力（外周血管阻力，peripheral vascular resistance，PVR）的乘积成正比：$BP = CO \times PVR$。心输出量、外周血管阻力、血流量等因素在四个解剖位点调控血压，这四个解剖位点是小动脉（阻力血管）、小静脉（容量血管）、心脏和肾脏。由交感神经系统调节的压力反射和肾素-血管紧张素-醛固酮系统（renin angiotensin aldosterone system，RAAS）调节的体液机制，调控上述四个解剖位点，以维持正常血压。另外，血管内皮亦能够释放某些血管活性物质参与调节血管阻力，如内皮素-1收缩血管，而一氧化氮扩张血管。

高血压患者血压调节的机制与正常人的机制相同，但其交感神经系统和肾素-血管紧张素-醛固酮系统调节的压力反射和肾血流量-血压系统被"设置"在较高水平，因而血压显著升高。

四、抗高血压药的基本药理作用和分类

抗高血压药物干扰交感神经系统、肾素-血管紧张素-醛固酮系统或血管调节机制，作用于小动脉、小静脉、心脏和肾脏中的一个或多个位点而发挥降压作用，根据抗高血压药的作用位点或机制，将其分为五类（图21-1）。

1. 利尿药　通过排钠、减少血容量等机制降低血压，如氢氯噻嗪等。

2. 交感神经抑制药　通过抑制心脏功能减少心输出量或减少外周血管阻力而降低血压。根据在交感神经反射弧中的作用位点进一步分类如下。①中枢性降压药：如可乐定、甲基多巴等。②神经节阻断药：如美加明、樟磺咪芬等。③去甲肾上腺素能神经末梢阻滞药：如利血平、胍乙啶等。④肾上腺素受体阻断药：如普萘洛尔、哌唑嗪、拉贝洛尔等。

3. 肾素－血管紧张素－醛固酮系统抑制药 阻止血管紧张素的生成或作用，减少外周血管阻力和血容量而降低血压，可进一步分类如下。①血管紧张素转化酶（ACE）抑制药：如卡托普利等。②血管紧张素Ⅱ（AT₁）受体阻断药：如氯沙坦等。③肾素抑制药：如阿利吉仑等。

4. 钙通道阻滞药 通过减少钙内流降低外周血管阻力而降低血压，如硝苯地平等。

5. 血管扩张药 通过舒张血管平滑肌降低血压。如肼屈嗪、硝普钠、钾通道开放剂米诺地尔等。

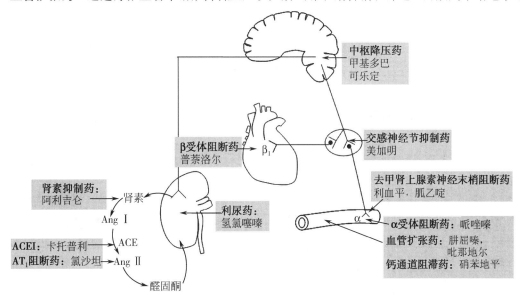

图 21 - 1 抗高血压药的主要作用位点

在这些药物中，国内外广泛应用于临床的抗高血压药是 ACE 抑制药和 AT₁ 受体阻断药（A），β 受体阻断药（B）、钙通道阻滞药（C）和利尿药（D），被称为一线抗高血压药（ABCD）。需要注意的是，上述药物的作用机制不同，临床应用时可以单独应用，但往往两药或多药联用，以增加有效性、减少毒性，其他抗高血压药如中枢性降压药和血管扩张药等则较少单独应用。

第二节　常用抗高血压药物

一、肾素－血管紧张素－醛固酮系统抑制药

肾素－血管紧张素系统（renin-angiotensinsystem，RAS）或肾素－血管紧张素－醛固酮系统（renin-angiotensin-aldosteronesystem，RAAS）是人体内重要的体液调节系统，既存在于循环系统中，也存在于血管壁、心脏、中枢、肾脏和肾上腺等组织中，共同参与对靶器官的调节。它对心血管系统的正常发育、心血管功能稳态、电解质和体液平衡的维持，以及血压的调节均有重要作用，但持续过度的 RAS 激活参与了高血压、心肌肥厚和充血性心力衰竭等的病理过程。

肾素－血管紧张素－醛固酮系统是由血管紧张素原（angioteninogen）、肾素（rennin）、血管紧张素转化酶（angiotensin-converting enzyme，ACE）、血管紧张素（angiotensin，Ang）及其相应受体、醛固酮及其受体构成的重要水盐代谢调节系统。当肾动脉压降低、交感神经激活或肾远曲小管液内钠浓度增加时，肾皮质释放肾素。血管紧张素原（angioteninogen）在肾素（rennin）的作用下，生成无活性的前体十肽－血管紧张素Ⅰ（angiotensinⅠ，AngⅠ），AngⅠ在血管紧张素转化酶（angiotensin-converting enzyme，ACE）作用下切去两个氨基酸转化为八肽血管紧张素Ⅱ（angiotensinⅡ，AngⅡ）（图 21 - 2），AngⅡ可在肾上腺转化为血管紧张素Ⅲ。

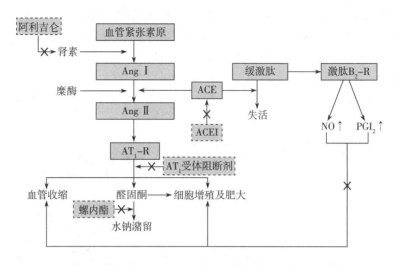

图 21-2　肾素-血管紧张素系统及肾素-血管紧张素系统抑制药的作用位点

ACE 是一种肽基二肽水解酶，是由 1306 个氨基酸构成的含锌的金属蛋白水解酶，ACE 对底物的选择性不高，不仅能够水解 AngⅠ生成 AngⅡ，也是一种激肽酶（又称激肽酶Ⅱ），能灭活缓激肽，而缓激肽是一种强有力的血管舒张剂，缓激肽能够激活内皮细胞激肽 B_2 受体，释放一氧化氮（NO）和前列环素（PGI_2），发挥扩张血管和抗增殖效应，增加对糖原的摄取和利用，对抗 AngⅡ的作用，从而发挥心血管保护的作用。除 ACE 能转化 AngⅠ生成 AngⅡ外，心脏和血管组织中的糜酶（chymase）也可将 AngⅠ转化为 AngⅡ。

AngⅡ作用于血管紧张素受体（angiotensin receptor，AT）亚型 1，即 AT_1 受体，收缩血管，促进钠潴留，升高血压，而且有生长激素样作用，促进心肌肥大、血管增生及动脉粥样硬化等病理过程，而且 AngⅡ和Ⅲ都能够刺激肾上腺皮质释放醛固酮，产生水钠潴留和促增生的作用。需要注意的是：AngⅡ也作用于血管紧张素受体亚型 2（AT_2），激活缓激肽 B_2 受体与一氧化氮合酶，产生 NO，舒张血管，降低血压，同时促进细胞凋亡，但该作用较弱，仅能部分拮抗 AT_1 受体的作用。

特异性作用于肾素-血管紧张素系统的药物包括三类：血管紧张素转换酶抑制剂，如卡托普利等；血管紧张素受体竞争性抑制剂，如氯沙坦等；口服肾素抑制药，如阿利吉仑等。另外，保钾利尿药中醛固酮受体拮抗药，如螺内酯、依普利酮等，可对抗醛固酮的作用（详见第二十五章相关内容）；β 受体阻断药减少肾素分泌，亦能够产生抑制 RAAS 系统的作用。

（一）血管紧张素转换酶抑制剂

自 1981 年卡托普利（captopril）用于临床以来，血管紧张素转化酶抑制剂（ACEI）发展很快，其在心血管疾病应用的优点是能够抑制心肌重构，减少心肌纤维化，因而成为治疗高血压和心力衰竭的一线药物。

【化学结构与分类】ACE 的活性部位中含有两个结合位点，其中之一含 Zn^{2+} 是 ACEI 有效基团的必须结合部位，一旦结合，ACE 的活性消失。现有的 ACEI 可与 Zn^{2+} 结合的基团有三类。

1. 含有巯基（SH—） 如卡托普利（captopril，巯甲丙脯酸）。

2. 含有羧基（COO—） 如依那普利（enalapril）、雷米普利（ramipril）、培哚普利（perindopril）、贝那普利（benazapril）等。

3. 含有磷酸基（POO—） 如福辛普利（fosinopril）。

一般来说，含羧基的 ACEI 比其他两类与 Zn^{2+} 结合较牢，故作用也较强大持久。另外，许多 ACEI 为前药（prodrug），如依那普利等含有 $COOC_2H_5$—，它必须在体内转化为 COOH—，成为依那普利酸（enalaprilat），才能与 Zn^{2+} 结合起作用。同理，福辛普利的 POOR—必须转化为 POOH—的福辛普利酸（fosimoprilat）才能起作用。

【作用机制】ACEI 抑制循环和局部组织（血管壁、脑、肾等）中的 ACE。以卡托普利为例，卡托普利有三个基团可与酶的活性部位相结合，一是脯氨酸的末端羧基与 ACE 的正电荷部位（精氨酸）以离子键结合；二是肽链中的羧基与 ACE 的供氢部位以氢键结合；三是巯基与 ACE 的 Zn^{2+} 结合，最终使酶失去活性。ACEI 进而能够阻止 Ang Ⅱ 生成，保存缓激肽活性等多种作用。

1. 阻止 Ang Ⅱ 的生成及其作用 ACEI 阻止 Ang Ⅱ 的生成，从而取消 Ang Ⅱ 收缩血管、刺激醛固酮释放增加血容量、升高血压与促心血管肥大增生的作用，有利于高血压、心力衰竭与心血管重构的防治。

2. 保存缓激肽的活性 ACEI 减少缓激肽的灭活，从而保存缓激肽的作用。缓释肽可直接扩张血管，另外，缓激肽能激活激肽 B_2 受体，进而激活磷脂酶 C（PLC），产生 IP_3，释放细胞内 Ca^{2+}，激活 NO 合酶，产生 NO。细胞内 Ca^{2+} 增加，也激活细胞膜上的磷脂酶 A_2（PLA_2），诱生 PGI_2。NO 与 PGI_2 都有舒张血管，降低血压，抗血小板聚集与抗心血管细胞肥大增生重构的作用。

3. 抑制交感神经递质的释放 ACEI 能减弱 Ang Ⅱ 对交感神经末梢突触前膜 AT_1 受体的作用，从而减少去甲肾上腺素能神经递质的释放。

4. 清除自由基 Ang Ⅱ 激活 NADPH 氧化酶，从而使 O_2^- 产生增加。ACEI 减少 Ang Ⅱ 的生成，有清除氧自由基的作用。心肌缺血再灌注时，生成氧自由基，导致脂质过氧化，加重心肌损伤，ACEI 通过清除氧自由基，对心肌缺血再灌注损伤起保护作用。

【药理作用】

1. 降压作用 ACEI 对实验性高血压动物及高血压患者有明显的降压作用，其降压作用主要是减少外周血管阻力，而对心输出量和心率无明显影响。与直接血管扩张药不同，该类药物不会产生反射性心动过速，可能是由于其抑制交感神经或提高副交感神经活性，因此可在缺血性心脏病患者安全使用。直立性低血压少见，不出现水钠潴留，也不易产生耐受性。不同作用强度的 ACEI，因其药物结构及药代动力学方面的差异，在降压作用出现的快慢、作用维持时间上可呈现差异：多数 ACEI 的作用维持时间较长，一般只需每日服药一次即能平稳降压，降压谷/峰比值大于 50%。

2. 对血流动力学的影响 ACEI 对动脉及静脉均有扩张作用，降低外周阻力、血压下降；扩张冠脉和脑部的大血管，降低心脑血管阻力，增加心、脑血流量。ACEI 扩张肾脏的出球小动脉，增加肾血流量；亦使醛固酮释放减少，从而减少水钠潴留，降低血容量。ACEI 对慢性心功能不全者，通过降低前后负荷，使心率减慢、心输出量增加，而改善心功能。

3. 抑制和逆转心血管重构 ACEI 长期应用能抑制和逆转心血管重构，减轻左室重量，改善心脏的收缩和舒张功能，增加冠状动脉血流量；降低动脉壁中层的厚度与中层/管腔直径比率，从而增加动脉的顺应性，改善组织的血流动力学。

4. 保护血管内皮细胞 高血压、动脉粥样硬化时，血管内皮受损。ACEI 对血管内皮细胞有保护作用。ACEI 减少氧自由基生成，抑制缓激肽降解，促进 NO 及 PGI_2 生成，恢复内皮依赖的血管扩张功能。

5. 抗动脉粥样硬化作用 Ang Ⅱ 促进低密度脂蛋白（LDL）的氧化及巨噬细胞的吞噬作用，使血管壁泡沫细胞形成增加及胆固醇积聚，从而加速动脉粥样硬化病变进程。ACEI 降低 LDL 氧化，抑制血管平滑肌细胞的增生和迁移，抑制巨噬细胞功能，因而在多种动脉粥样硬化动物模型能够延缓动脉粥样硬化病变的进程。

6. 对肾脏的保护作用 在糖尿病性肾病时，肾脏入球小动脉血流量和出球小动脉阻力均增加，肾小球毛细血管压力增加；ACEI 通过扩张肾脏出球小动脉，降低肾小球毛细血管压力及容积，从而延缓糖尿病性肾病进程。肾小球血管间质细胞对肾小球滤过率有重要影响，是肾小球损伤、肾小球硬化病变中的关键细胞，肾小球血管间质细胞过度增生及细胞外基质蛋白积聚是糖尿病性肾病等肾脏疾病的共同特征；长期应用 ACEI 减少 Ang Ⅱ 的生成，抑制肾小球血管间质细胞增生及基质蛋白积聚，进而防止或减轻肾小球损伤、肾小球硬化病变，降低肾小球对蛋白的通透性，减少尿蛋白，因而对肾脏有保护作用，延缓肾衰发展。ACEI 用于高血压合并肾功能衰竭患者，能使血清肌酐浓度降低。

【临床应用】

1. 高血压 对伴有心衰、糖尿病或肾病的高血压患者，ACEI 为首选药。其主要优点是：降压时不引起心率加快；防止或逆转心肌肥厚和血管增厚；长期应用不易引起电解质紊乱和脂质代谢障碍，并增加机体对胰岛素的敏感性。

2. 充血性心力衰竭 ACEI 能降低心力衰竭死亡率，改善充血性心力衰竭预后，延长寿命，并阻止心脏病理性重构和肥厚。

3. 急性心肌梗死和预防心脑血管意外 ACEI 能降低心肌梗死并发心衰的病死率，改善血流动力学和器官灌流。

4. 糖尿病性肾病和其他肾病 ACEI 明显降低高心血管病风险患者的糖尿病发生率，对胰岛素依赖与胰岛素非依赖的糖尿病，无论有无高血压均能改善或阻止肾功能恶化。对其他原因引起的肾功能障碍如高血压、肾小球肾病、间质性肾炎等也有一定疗效，能减轻蛋白尿，改善肾功能。

【不良反应】

ACEI 的不良反应轻微，患者一般耐受良好。主要的不良反应如下。

1. 首剂低血压 口服吸收快生物利用度高的 ACEI，首剂低血压副作用多见，尤其在合用利尿药或低血容量时。

2. 咳嗽 无痰干咳是 ACEI 较常见的不良反应，是被迫停药的主要原因。偶尔有支气管痉挛性呼吸困难，可不伴有咳嗽。吸入色甘酸二钠可以缓解。咳嗽与支气管痉挛的原因可能是：ACEI 使缓激肽和（或）前列腺素、P 物质在肺内蓄积的结果。

3. 高钾血症 由于 ACEI 减少醛固酮释放，因此升高钾血症，多见于肾功能障碍或同时服用保钾利尿药的患者。

4. 低血糖 由于 ACEI 特别是卡托普利能增强对胰岛素的敏感性，常伴有降低血糖作用。在胰岛素依赖性与非胰岛素赖性的糖尿病患者均可有此作用。

5. 肾功能损伤 在肾动脉硬化造成的双侧肾血管狭窄或单独肾脏的肾动脉狭窄患者，ACEI 能加重肾功能损伤，升高血浆肌酐浓度。这是因为双肾动脉狭窄时肾脏血流本身就灌流不足，即从入球小动脉灌入的血流减少，ACEI 舒张出球小动脉，则导致肾小球滤过率显著下降，肾脏血流进一步减少，肾功能降低。停药后常可恢复，偶有不可逆性肾功能减退发展为持续性肾功能衰竭者，应予注意。

6. 致畸作用 ACEI 在妊娠中期和后期忌用，因可导致胎儿低血压、肾功能衰竭，甚至引起胎儿畸形或死亡。最近的证据表明，即使孕早期暴露于 ACEI 亦增加致畸风险。

7. 血管神经性水肿 可发生于嘴唇、舌头、口腔、鼻部与面部其他部位，偶发生于喉头，可威胁生命。常发生于用药后最初几小时到一个月内，但停药后症状常会迅速减轻或消失，必要时可用肾上腺素、抗组胺药、肾上腺皮质激素对症治疗。血管神经性水肿发生的机制与缓激肽或其代谢产物有关。

8. 含—SH 化学结构的 ACEI 的不良反应 含有—SH 基团的卡托普利可能引致味觉障碍、过敏性皮疹与中性粒细胞减少等，发生率高达 10%。

卡 托 普 利

【药理作用】 卡托普利（captopril）含有—SH 基团体内及体外均能抑制 ACE，减少血浆中 Ang Ⅱ和醛固酮含量，对肾素释放负反馈作用减弱，从而使血浆肾素活性增高。除阻碍 Ang Ⅰ转化为 Ang Ⅱ外，也减少缓激肽降解，使血中缓激肽浓度增加，从而使血管扩张，血压下降。

卡托普利能降低肾血管阻力，增加肾血流量。对正常或低血浆肾素活性者，卡托普利一般不影响肾小球滤过率，但对低钠、高血浆肾素活性者，则增加肾小球滤过率。对高血压合并糖尿病性肾病患者，卡托普利能通过扩张肾脏出球小动脉，降低肾小球囊内压，改善胰岛素依赖性糖尿病的肾脏病变，减少尿蛋白，增加血清肌酐清除率，而改善肾功能。

卡托普利也能维持一些重要器官如脑及冠状血管的血流量，对脂质代谢及血中尿酸均无明显影响。血清钾浓度在用药后可轻度升高，是由于醛固酮分泌减少所致。

【体内过程】 口服吸收快，生物利用度为 75%，食物能影响其吸收，因此宜在进餐前 1 小时服用。给药后 1 小时血中药物浓度达峰值。血浆蛋白结合率约为 30%。在体内分布较广，但分布至中枢神经系统及哺乳妇女乳汁中的浓度较低，$t_{1/2}$ 为 2 小时，在体内消除较快，其巯基在体内易被氧化而成为二硫化合物。40%～50%的药物以原型自肾排出，其余部分则以代谢物自肾排泄。

【临床应用】

1. 高血压 可单用或与其他抗高血压药合用治疗高血压。轻度或中度原发性高血压患者口服卡托普利可使收缩压、舒张压均降低，在降低收缩压方面优于β受体阻断药，降压时不伴有反射性心率增快；高血压并发左室肥厚与左室功能不全者，长期服用卡托普利能逆转左室肥厚及改善心功能，增加心输出量。

2. 充血性心力衰竭 卡托普利是用于充血性心力衰竭有效而安全的药物，心衰患者口服卡托普利可使外周血管阻力及肺血管阻力降低、肺毛细血管楔压降低、心输出量增加，降低充血性心力衰竭患者的病死率（参见第二十二章相关内容）。

3. 心肌梗死 卡托普利对缺血心肌有保护作用，能减轻缺血/再灌注损伤和由此引起的心律失常。心肌梗死患者在心肌梗死后早期应用卡托普利，能改善心功能和降低病死率。

【不良反应】 较少，主要为长期用药后出现频繁干咳，可能与缓激肽、P物质、前列腺素等在体内的蓄积有关。因含—SH基团，可有不良反应，如皮疹、搔痒、嗜酸粒细胞增多、味觉缺失等，但都较短暂，可自行消失。少数患者（0.1%～0.2%）在服用卡托普利后出现血管神经性水肿。禁用于孕妇和双侧肾动脉狭窄患者，卡托普利用于肾功能不全患者应适当调整剂量。

依 那 普 利

依那普利（enalapril）口服后在肝酯酶作用下，生成二羧酸活性代谢物依那普利酸（enalaprilat），后者对ACE的抑制作用比卡托普利强约10倍。依那普利口服易吸收，不受食物影响，作用较缓慢，口服后4～6小时作用达高峰，在体内分布较广，其血浆$t_{1/2}$约为11小时，作用维持时间可达24小时以上，因此可每日给药1次，主要经肾排泄。依那普利降压时外周血管阻力降低，心率和心输出量则无明显改变，肾血管阻力也降低，肾血流量增加，对肾小球滤过率无明显影响，对血糖和脂质代谢影响很小。长期应用时，能逆转左室肥厚和改善大动脉的顺应性。可用于治疗高血压及慢性心功能不全患者。不良反应较少，一般均为轻度、短暂的，不影响继续治疗，主要有干咳、低血压、血管神经性水肿、高钾血症、急性肾功能衰竭等。因其化学结构不含巯基，白细胞减少、味觉障碍等均少见。禁忌证同卡托普利。

雷 米 普 利

雷米普利（ramipril）口服吸收后在肝内代谢成活性代谢物雷米普利拉（ramiprilat），产生抑制ACE作用。雷米普利降低外周血管及肾血管阻力、增加肾血流量、降压作用较依那普利强，且起效较快，抑制ACE作用时间超过24小时。口服易吸收，$t_{1/2}$为9～18小时，几乎能被完全代谢，其代谢产物主要经肾排泄，部分随胆汁及粪便排出体外。可用于轻度至中度高血压患者，也可用于慢性心功能不全患者。

案例分析

【实例】 患者，男，66岁，退休在家，高血压史10余年，既往血压最高150/90mmHg，因无明显不适而一直未接受降压治疗。两个月前突然出现活动后呼吸困难、心悸，休息后可缓解，逐渐加重至不能耐受。后至医院测量血压为160/100mmHg，心率65次/分钟、超声心动图示，左房略大、左室肥厚、左室射血分数（EF）50%。冠状动脉造影显示未见异常。空腹血糖8.2mmol/L、糖化血红蛋白7.5%。血脂及其他生化检查均无异常。

诊断：高血压病合并心功能不全、2型糖尿病。

治疗：培哚普利（4mg，qd）、氢氯噻嗪（25mg，qd）、格列齐特缓释片（60mg，qd）。

【问题】根据患者病情，为何选用上述治疗药物？选择 ACEI 类抗高血压药的依据是什么？

【分析】该患者患有高血压合并心功能不全、2 型糖尿病。培哚普利为血管紧张素转换酶抑制剂、氢氯噻嗪为噻嗪类中效利尿药，格列齐特为磺酰脲类降糖药。ACEI 具有改善胰岛素抵抗和减少蛋白尿作用，对肥胖、糖尿病和心脏、肾脏靶器官受损的高血压患者具有相对较好的疗效。因此，ACEI 类药物特别适用于伴有心力衰竭、心肌梗死、糖耐量减退或糖尿病肾病的高血压患者。

（二）血管紧张素 Ⅱ（AT₁）受体阻断药

血管紧张素 Ⅱ（AT_1）受体阻滞药（ARB）包括氯沙坦（losartan）、缬沙坦（valsartan）、厄贝沙坦（irbesartan）、坎地沙坦（cdesartan）、奥美沙坦（olmesartan）和替米沙坦（telmisartan）。该类药物不影响缓激肽代谢，因此相较于血管紧张素转换酶抑制剂，作用专一、选择性强，而且除了 ACE，糜酶旁路也能够产生血管紧张素 Ⅱ，而 AT_1 受体阻断药则完全性地阻滞经 ACE 和糜酶旁路产生的血管紧张素效应。血管紧张素受体阻滞药的药理作用和临床应用类似于血管紧张素转换酶抑制剂，可用于高血压、心力衰竭和糖尿病肾病。不良反应发生率较低，禁用于妊娠期和哺乳期妇女及肾动脉狭窄者，因对缓激肽系统影响小，咳嗽和血管性水肿不良反应的发生率较血管紧张素转换酶抑制剂少见。

氯 沙 坦

【药理作用和临床应用】氯沙坦（losartan）对 AT_1 受体有选择性阻断作用，对 AT_1 受体的亲和力比对 AT_2 受体的亲和力高 20000 ~ 30000 倍。EXP3174 为氯沙坦的活性代谢物，其阻断 AT_1 受体的作用比氯沙坦强 10 ~ 40 倍。氯沙坦对高血压患者的降压作用与依那普利相似，给药后 3 ~ 6 小时达最大降压作用，作用可维持 24 小时。氯沙坦长期用药还能抑制左室心肌肥厚和血管壁增厚。氯沙坦对肾脏血流动力学的影响与 ACE 抑制药相似，能拮抗 Ang Ⅱ 对肾脏入球小动脉与出球小动脉的收缩作用。氯沙坦对高血压、糖尿病合并肾功能不全患者也有保护作用，对肾脏还有促进尿酸排泄的作用。

【体内过程】氯沙坦口服易吸收，吸收率为 33%，口服后有 14% 的氯沙坦在人体肝脏内代谢为 5 - 羧酸代谢物 EXP3174，后者在给药后 3 ~ 4 小时血中浓度达峰值。EXP3174 的 $t_{1/2}$ 为 6 ~ 9 小时。氯沙坦与 EXP3174 均不易透过血 - 脑屏障。大部分药物在体内被肝细胞色素 P450 系统代谢，仅少量氯沙坦与 EXP3174 以原型随尿排泄。

【不良反应】不良反应较少。少数患者用药后出现眩晕，干咳发生率比 ACE 抑制药明显少，对血中脂质及葡萄糖含量无影响，也不引起直立性低血压。禁用于孕妇、哺乳期妇女及肾动脉狭窄者。低血压及严重肾功能不全、肝病患者慎用。应避免与补钾或留钾利尿药合用。

缬 沙 坦

缬沙坦（valsartan）对 AT_1 受体的亲和力比对 AT_2 受体的亲和力强 24000 倍。口服后 4 ~ 6 小时可获最大降压效果，降压作用可持续 24 小时。缬沙坦单用或与其他抗高血压药物合用治疗高血压，长期给药可逆转左室肥厚和血管壁增厚。不良反应发生率较低，主要有头痛、头晕、疲乏等，咳嗽发生率明显低于 ACE 抑制药，且不引起首剂低血压反应。低钠或血容量不足、肾动脉狭窄、严重肾功能不全、胆汁性肝硬化或胆道梗阻患者，服用缬沙坦有可能引起低血压。用药期间应慎用保钾利尿药与补钾药。孕妇与哺乳期妇女禁用。

厄 贝 沙 坦

厄贝沙坦（irbesartan）是强效、长效的 AT_1 受体阻断药，其对 AT_1 受体的选择性比 AT_2 受体高 8500 ~ 10000 倍，比氯沙坦强约 10 倍，但其作用仅稍强于氯沙坦活性代谢物 EXP3174。口服后 3 ~ 4 小时降压作用达峰值，持效 24 小时以上，可单用或与其他抗高血压药物合用治疗高血压；亦可用于高血压合并糖尿病性肾病患者，能减轻肾损害，减少尿蛋白，增加肌酐清除率。

二、肾上腺素受体阻断药

（一）β肾上腺素受体阻断药

大部分 β 肾上腺素受体阻断药能有效降低血压，主要单用于轻度至中度高血压，在重度高血压，β 阻断药可与其他抗高血压药物合用，防止由血管扩张药所引起的反射性心动过速。β 受体阻滞药还能够减少心肌梗死和心力衰竭患者的死亡率，因而特别有利于治疗合并这些疾病的高血压患者（参见第八章相关内容）。

普 萘 洛 尔

普萘洛尔（propranolol）是第一个有效治疗高血压和缺血性心脏疾病的 β 受体阻断药。虽然目前临床上普萘洛尔很大程度上被选择性 β 受体阻断药美托洛尔、阿替洛尔等取代，但其在高血压、心绞痛和心律失常等疾病的治疗上仍有应用价值。

【作用机制与药理作用】普萘洛尔非选择性阻断 β 受体，主要通过降低心率、心收缩力从而减少心输出量来降低血压。普萘洛尔也可抑制儿茶酚胺引起肾素释放（由肾小球旁器 $β_1$ 受体介导），进而抑制肾素 – 血管紧张素 – 醛固酮系统，部分介导了其降压作用。普萘洛尔也可能作用于外周突触前膜 $β_2$ 肾上腺素受体减少交感递质的释放。普萘洛尔亦能通过血 – 脑屏障，阻断中枢 β 受体，降低中枢交感神经冲动发放。普萘洛尔还能增加前列环素的合成。

普萘洛尔降压作用特点是：起效缓慢，引起心率减慢，肾素活性降低，不引起体位性低血压和水钠潴留，但可能引起高血脂和低血糖。临床上适用于轻、中度高血压，适用于高血压伴冠心病、脑血管病、心律失常和夹膜动脉瘤者，或高血压伴心输出量及血浆肾素水平偏高者。

【不良反应】可引起心动过缓、心脏传导阻滞、哮喘、外周血管痉挛等。普萘洛尔可能升高甘油三酯水平，延缓用胰岛素后血糖水平的恢复。慢性阻塞性肺病、高血脂或糖尿病患者慎用。长期使用普萘洛尔突然停药可出现停药症状，表现为神经紧张、心动过速、血压增加、心绞痛发作，甚至发生心肌梗死，可能是由于 β 受体上调和超敏，因此需逐渐减量直至停药。

美托洛尔和阿替洛尔

美托洛尔（metoprolol）、阿替洛尔（atendol）是选择性 $β_1$ 受体阻断药，是目前最广泛使用治疗高血压的 β 受体阻滞药。美托洛尔对 $β_1$ 受体的抑制作用与普萘洛尔相似，但对 $β_2$ 受体的阻断作用比普萘洛尔低 50 ~ 100 倍。对 $β_1$ 受体的选择性使其增加呼吸道阻力作用较轻，但对哮喘患者仍需慎用。美托洛尔体内由 CYP2D6 代谢，半衰期 4 ~ 6 小时。阿替洛尔主要以原型经尿排泄，半衰期 6 小时。

纳多洛尔、吲哚洛尔和醋丁洛尔

纳多洛尔（nadolol）是非选择性 β 受体拮抗药，作用和用途类似普萘洛尔，其优点是可增加肾血流

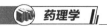

量，对肾功能不全患者更有益。吲哚洛尔（pindolol）和醋丁洛尔（acebutolol）有一定的内在拟交感活性（β受体激动作用），能够降低血管阻力以降低血压，但降低心输出量和心率的作用弱于其他β阻滞药，适用于伴有缓慢性心律失常或周围血管疾病的患者。

（二）α₁受体阻断药

哌唑嗪、特拉唑嗪（terazosin）和多沙唑嗪（doxazosin）选择性地阻断小动脉和小静脉的α₁受体，扩张容量和阻力血管而降低动脉血压。非选择性α受体阻断药酚妥拉明阻断突触前α₂受体，增加递质释放，而产生强大的心动过速效应，而α₁受体阻断药在降低血压时较少产生反射心动过速（参见第八章相关内容）。

α₁受体阻断药应用时可发生盐水潴留，与β阻断药和利尿药合用时疗效增加，对代谢没有明显影响，甚至可能降低血浆血脂水平。另外，由于其对男性前列腺增生和膀胱梗阻症有利，适用于男性高血压并发良性前列腺增生。在首次给药后，某些患者出现严重的体位性低血压，出现眩晕、出汗、心悸等症状，称为首剂现象。多见于首次给药90分钟内，发生率高达50%。原因是扩张容量血管，减少回心血量。首剂减半，睡前服用可减轻。其他不良反应少见而温和。

哌 唑 嗪

【药理作用】哌唑嗪（prazosin）选择性阻断血管突触后α₁受体，对α₁受体的亲和力较对α₂受体大1000倍，不易引起过度心率加快及肾素分泌增加。降低外周阻力及回心血量，降压作用中等偏强。

【体内过程】口服易吸收，首过消除明显，生物利用度在60%~70%之间。口服后1~2小时血浆浓度达峰值，维持4~6小时，$t_{1/2}$为2~3小时，血浆蛋白结合率为80%~85%。主要在肝中代谢，仅少量原型经肾排出。

【临床应用】适用于轻、中度高血压，与利尿药或β受体阻断药合用可增强疗效，对高血压伴肾功能不良者更为适用。因能降低心脏前负荷，也用于治疗心力衰竭。

【不良反应】部分患者首次给药后可出现首剂低血压现象，将首次剂量减半，并于睡前服用可避免发生。其他不良反应包括眩晕、乏力、口干等均较轻，一般不影响用药，某些患者哌唑嗪治疗后血清抗核抗体测试阳性，但与风湿无关。

（三）α、β肾上腺素受体阻断药

拉贝洛尔和卡维地洛

拉贝洛尔（labetalol）、卡维地洛（carvedilol）是α、β受体阻断药，因此既有β受体阻断作用又有血管舒张效应。拉贝洛尔的β：α受体阻断比例是3：1，仅对α₁受体有阻断作用，对α₂受体无作用，降低全身血管阻力和血压，而不显著改变心率和心输出量，可用于各型高血压、嗜铬细胞瘤和高血压危象。卡维地洛的半衰期是7~10小时，降压作用比普萘洛尔强，药效可维持24小时，适用于轻中度高血压或伴有肾功能不全、糖尿病的患者，降低心力衰竭的死亡率，对高血压伴心力衰竭患者尤其有效。

三、钙通道阻滞药

钙通道阻滞药通过抑制动脉平滑肌细胞的钙内流，能够降低外周阻力和血压。

钙通道阻滞药中的维拉帕米（verapamil）、地尔硫䓬（diltiazem）和二氢吡啶家族中的硝苯地平（nifedipine）、非洛地平（felodipine）、尼卡地平（nicardipine）、尼群地平（nitrendipine）、氨氯地平（amlodipine）、尼莫地平（nimodipine）等都能降低外周阻力和血压，目前临床上有多种剂型可供选用（参见第十九章相关内容）。

各种钙通道阻滞药的血流动力学效应存在差异。硝苯地平等二氢吡啶类选择性扩张血管，心脏作用不及维拉帕米和地尔硫䓬，反而引起反射交感神经兴奋，引起心动过速或心输出量增加。维拉帕米对心脏的抑制效应最强，降低心率和心输出量。地尔硫䓬具有中等的作用。

临床上地尔硫䓬、维拉帕米用于轻、中度高血压，而二氢吡啶类可用于治疗各型高血压。在二氢吡啶类中，硝苯地平引起交感神经活性兴奋致心率加快作用最强，而尼群地平、拉西地平、氨氯地平等血管选择性强，作用持续时间长。缓释或长半衰期钙通道阻滞药能够平稳控制血压，适用于慢性高血压。

硝 苯 地 平

【药理作用】硝苯地平（nifedipine）抑制血管平滑肌 L 型钙通道，减少细胞的 Ca^{2+} 内流，对小动脉较静脉更敏感，使外周血管阻力降低，血压下降。对高血压患者显著降压，而对血压正常者则无明显降压作用，降压时伴有反射性心率加快，心输出量增加，血浆肾素活性增高。

【临床应用】可单独或与其他药合用治疗轻、中和重度高血压。亦适用于合并有心绞痛或肾脏疾病、糖尿病、哮喘、高脂血症及恶性高血压患者。目前推荐使用缓释片剂治疗慢性高血压，以减轻迅速降压造成的反射性交感张力增加。

【不良反应】由于血管过度扩张引起心动过速、头痛、低血压、面部潮红、眩晕、恶心等。血压过度降低可导致脑缺血或心肌缺血，故低血压及心功能不良者慎用。某些患者服用硝苯地平治疗高血压后，增加心肌梗死风险或死亡率，因此推荐使用缓释或其他长半衰期钙通道阻滞药用于慢性高血压。

氨 氯 地 平

【药理作用】氨氯地平（amlodipine）阻滞钙离子进入血管平滑肌细胞，直接松弛血管平滑肌，减少总外周血管阻力，而降低血压。它亦可扩张外周小动脉和冠状动脉，解除冠状动脉痉挛，降低心脏的后负荷，减少心肌耗氧量，从而缓解心绞痛。

【药代动力学】氨氯地平口服吸收良好，且不受摄入食物的影响。给药后 6 ~ 12 小时血药浓度达高峰，绝对生物利用度为 64% ~ 80%，半衰期为 35 ~ 50 小时，每日一次即可平稳降压。

【临床应用】可单独使用或与其他药物合用治疗各型高血压，亦可用于慢性稳定型心绞痛及变异型心绞痛。

【不良反应】具有较好的耐受性，常见不良反应有潮红、水肿、眩晕、心悸等。

尼 群 地 平

尼群地平（nitrendipine）作用、用途与硝苯地平相似，对血管平滑肌松弛作用较硝苯地平强，降压作用温和持久，适用于各型高血压。不良反应与硝苯地平相似，肝功能不良者慎用或减量。

四、利尿药

利尿药是治疗高血压的常用药，降压作用较弱，起效缓慢，常用于高血压的基础治疗，可单独治疗轻度高血压，也常与其他降压药合并用以治疗中、重度高血压。

【作用机制】利尿药通过减少细胞外液容量和利钠作用降低血压。初期及短期应用时，利尿药通过排钠利尿减少细胞外液，减少血容量，而降低血压。6 ~ 8 周后，心输出量恢复到给药前水平，但外周阻力仍然下降，机制尚不明确，可能是利钠后减少细胞内钠，通过钠钙交换机制使血管平滑肌细胞内钙减少，从而降低血管紧张度或血管平滑肌对缩血管物质反应性而降低血压。

【临床应用】在大多数患者，利尿药能够有效降低血压 10 ~ 15mmHg，利尿药的分类及肾内作用位点详见第二十五章，其中噻嗪类利尿药适合于大多数轻中度高血压，常用氢氯噻嗪（hydrochlorothiazide）

和吲达帕胺（indapamide）。对肾和心脏功能正常的患者，氢氯噻嗪每天 12.5～25.0mg，可使多数患者达到抗高血压的作用，加大剂量，并不增加药效，反而可能使不良反应发生率增加。对合并氮质血症或尿毒症的中、重度高血压或高血压危象，可选择髓袢利尿药如呋塞米。噻嗪类利尿药亦可与交感神经抑制药或血管舒张药合用，以控制后者引起的钠潴留。保钾利尿药可避免低血钾或加强其他利尿药排钠作用，醛固酮受体阻断药适用于心力衰竭患者。

【不良反应】在高血压的治疗中，利尿药最常见的不良反应是水、电解质紊乱，尤其是低钾血症（除保钾利尿药），可能增加心律失常的风险。此外噻嗪类药物还可干扰糖、脂和尿酸代谢，故应慎用于糖尿病和血脂代谢失调者，禁用于痛风患者。吲达帕胺不易引起血脂改变，故伴有高脂血症的患者可选用吲达帕胺。保钾利尿药因可升高钾血症，应尽量避免与 ACE 抑制剂和血管紧张素受体阻断药合用，禁用于肾功能不全者。醛固酮受体阻断药螺内酯可能引起男性乳房发育症。

第三节　其他经典抗高血压药物

一、其他交感神经系统功能抑制药

在中度到重度高血压患者，交感神经系统抑制药是最有效的药物之一，该类药物根据其在交感神经反射弧中的作用位点进行分类，包括中枢性降压药、神经节阻断药、去甲肾上腺素能神经末梢阻滞药和肾上腺素受体阻断药。

中枢神经系统降压药引起镇静、精神抑郁、睡眠障碍；神经节阻滞药不良反应较多，涉及副交感和交感神经系统的双重阻滞，故不再应用于临床；去甲肾上腺素能神经末梢阻断药的效应类似于交感神经切除术，因而引起性功能障碍和体位低血压等。而且，这些交感神经抑制药均引起机体的代偿效应，如水钠潴留和血容量增加，而降低其降压效果，因此其临床应用受限，有时可与利尿药合用治疗高血压。

（一）中枢性降压药

中枢交感神经抑制药曾被广泛应用于治疗高血压，但目前除了可乐定，该类药物已较少使用。该类药物包括可乐定（clonidine）、甲基多巴（methyldopa）、利美尼定（rilmenidine）和莫索尼定（moxonidine），作用于脑干血管调节中枢的肾上腺素能神经元，减少交感冲动，从而降低血压。

中枢降压药可乐定的降压作用发生在脑干血管调节中枢的 α_2 肾上腺素能受体（图 21-3），其降压作用可被中枢注射 α 拮抗药取消。可乐定作用于延髓孤束核（nucleus tractus solitarii，NTS）突触后膜的 α_2 受体，抑制交感神经元活动，对 α_2 受体的影响亦与该类药物引起的镇静、口干等作用相关；而且，可乐定还作用于延髓嘴端腹外侧区（rostal ventrolateral medulla，RVLM）的咪唑啉（I_1）受体。该两个核团的两种受体之间存在协同作用，可乐定的降压作用是作用于两种受体的共同结果。而莫索尼定等主要作用于 I_1 受体，甲基多巴则作用于孤束核 α_2 受体。基于这些作用机制，中枢降压药降低交感神经活性，增加副交感神经张力，使循环儿茶酚胺水平下降，引起血压降低。

可　乐　定

【药理作用】可乐定通过减少心输出量，舒张容量血管、降低外周血管阻力而降低血压。降低血压时，亦使肾血管阻力降低，维持肾血流，不易引起体位性低血压。一般口服给药用于中度高血压，特别适用于兼患溃疡病的患者，静脉滴注用于高血压危象。此外，尚用于预防偏头痛或吗啡类成瘾者的戒毒。

【体内过程】可乐定口服生物利用度约 75%，口服半小时后起效，2～4 小时作用达高峰，持续 6～8 小时，$t_{1/2}$ 为 7.4～13 小时。易透过血-脑屏障，口服一天两次或使用经皮制剂有效降低血压，经皮制剂

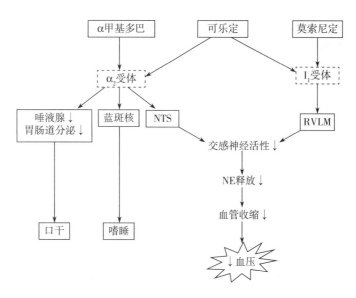

图 21 - 3 中枢性降压药的作用机制

较片剂较少引起镇静，但可引起局部皮肤反应。

【不良反应】 常见口干、便秘，增加抑郁风险，如果治疗时发生抑郁症应及时停药。合用三环抗抑郁症药可减弱其降压效果，可能由于三环抗抑郁症药阻断 α 受体作用。长期使用可乐定突然停药可能引起停药综合征，由交感神经活动增强而引致危及生命的高血压危象，即使忘服或漏服 1~2 个剂量的可乐定，患者亦可能表现出紧张不安、心动过速、头痛、大汗，可能是久用药物后 α_2 受体下调或低敏，去甲肾上腺素释放过多所致，再用可乐定或给予 α 和 β 肾上腺素受体阻断药可取消。因此可乐定必须逐渐减量后再停用，并代替以其他降压药。

甲 基 多 巴

甲基多巴（methyldopa）是 L - 多巴类似物，过去曾广泛用于高血压，现在有时用于孕期高血压，主要通过降低外周血管阻力降低血压，同时不同程度降低心率和减少心输出量。其主要优点是降低肾血管阻力，适用于肾功能不良的高血压患者。常见的不良反应是镇静、嗜睡、精神抑郁、眩晕等。

莫 索 尼 定

莫索尼定（moxonidine）是第二代中枢性降压药，对 RVLM 的 I_1 受体的选择性比可乐定高，通过激动 I_1 受体而发挥降压作用。口服吸收好，作用持久，可每日给药 1 次。降压作用略弱于可乐定。因其激动 α_2 受体作用较弱，不良反应较可乐定少，无明显镇静作用，无停药反跳现象。主要用于轻、中度高血压。

（二）神经节阻断药

神经节阻断药曾是第一代治疗高血压的药物，其在交感和副交感神经节后神经元竞争性阻断 N_N 受体，阻断自主神经节，因而干扰交感和副交感神经的节后传导，由于心血管系统以交感神经支配占优势，故阻断后可使血管扩张，外周阻力降低，血压下降，作用迅速而强大。但亦引起严重的不良反应，包括交感神经抑制作用（过度直立性低血压、性功能障碍）和副交感神经抑制作用（便秘、尿潴留、青光眼、视物模糊、口干等），这些严重的毒性作用限制了其临床应用，目前很少应用，仅用于高血压危象、主动脉夹层动脉瘤或在外科手术中发挥控制性降压作用。本类药物包括樟磺咪芬（timethaphan），美卡拉明（mecamylamine，美加明）等。

（三）去甲肾上腺素能神经末梢阻滞药

该类药物阻止节后交感神经元儿茶酚胺递质的贮存及释放，耗竭递质而产生降压作用。这类药物有利血平和胍乙啶，由于不良反应多，目前主要用于重症高血压，或作为一些传统的抗高血压药复方制剂的成分之一。此外，该类药物还是研究交感神经活动的重要工具药。

利 血 平

利血平（reserpine）是从印度植物萝芙碱根中提取的生物碱，也是第一批广泛应用的抗高血压药物。用于轻度高血压治疗，现在因其副作用，很少单独使用。

【药理作用】 干扰囊泡膜上的转运体，阻断囊泡内生物胺的摄取和存储，耗竭中枢和外周神经元的去甲肾上腺素、多巴胺和5-羟色胺等递质，减少心输出量和降低外周血管阻力，从而降低血压。

【不良反应】 高剂量的利血平易进入大脑，引起镇静、精神抑郁和类似于帕金森病的锥体外效应，可能是由于耗竭纹状体的多巴胺。利血平可引起轻度腹泻、胃肠痉挛，并增加胃酸分泌。禁用于抑郁和有消化性溃疡病史的患者。

二、血管平滑肌扩张药

血管平滑肌扩张药包括直接血管平滑肌扩张药和钾通道开放药。该类药中有的可以口服，如肼屈嗪和米诺地尔，可用于高血压的长期治疗；有的药物主要注射给药以治疗高血压急症，如硝普钠、二氮嗪等。

肼屈嗪和钾通道开放药主要舒张小动脉平滑肌而降低血管阻力，而硝普钠和硝酸酯类对小静脉和小动脉均有扩张作用。血管扩张药明显降低外周血管阻力，但引起交感神经系统和肾素-血管紧张素-醛固酮系统的反射激活，造成心动过速和钠水潴留，部分抵消了其降压效果，合用β受体阻断药防止心动过速，合用利尿药（如氢氯噻嗪）防止钠水潴留，能够明显增加降压作用，减少不良反应（图21-4）。另外，因为血管舒张药对交感神经反射影响小，所以不会引起直立性低血压或性功能障碍。

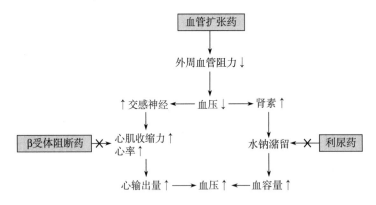

图21-4 血管扩张药与β受体阻断药、利尿药合用的药效基础

（一）直接血管平滑肌扩张药

肼 屈 嗪

肼屈嗪（hydralaxine，肼苯哒嗪）是肼衍生物，扩张小动脉但不扩张静脉，该药多年前即已开发，最初认为其作用有限，因降压后易产生快速耐受性。现在常常合并用药，如肼屈嗪与硝酸酯合用于高血压合并心力衰竭。

【药理作用】 通过松弛小动脉平滑肌，降低外周阻力而降压，作用快而较强，降压的同时伴有反射性交感神经兴奋，使心率加快，心输出量增加，从而减弱其降压作用。降压时还伴有血浆肾素活性增高及水钠潴留。主要适用于中、重度高血压，较少单独使用，一般与 β 受体阻滞药、利尿药合用。

【体内过程】 肼屈嗪吸收迅速，口服 20 ~ 30 分钟后显效。首关消除明显，生物利用度低（16% ~ 35%），主要在肝内经乙酰化代谢，在人群中，快乙酰化人群较慢乙酰化人群首关消除更明显，血浆浓度低，抗高血压效应减少。半衰期 1.5 ~ 3 小时，但因其紧密结合于血管组织，血管效应比血药浓度持续更长时间。一次给药维持 12 小时，每天给药 2 ~ 3 次能够平稳控制血压。

【不良反应】 最常见的不良反应是头痛、恶心、厌食、心悸和面部潮红。在缺血性心脏病患者，反射交感神经激动可能引发心绞痛或缺血性心律失常，在慢乙酰化人群还可能引起类红斑狼疮综合征，表现为关节痛、肌痛、皮疹和发烧，但该综合征并不伴随肾损伤，停药后可恢复。

硝 普 钠

【药理作用】 硝普钠（sodium nitroprusside）既舒张动脉，又舒张静脉，降低外周阻力，并减少静脉回流。作用机制是释放一氧化氮，激动鸟苷酸环化酶，增加细胞内 cGMP，松弛血管平滑肌。在心功能正常者，由于血管阻力减少而降低血压，心输出量不变或略有减少。在心力衰竭患者，由于扩血管降低后负荷而增加心输出量。临床用于治疗高血压急症以及严重心力衰竭。

【体内过程】 硝普钠水溶液对光敏感，必须新鲜配制，并注意避光。口服不吸收，静脉滴注降压作用迅速，效应在停药 1 ~ 10 分钟内消失。硝普钠在体内产生 CN^-，CN^- 进而在硫供体的参与下，被线粒体硫氰酸酶作用，生成毒性较低的硫氰酸（SCN—），缓慢被肾脏消除。

【不良反应】 硝普钠严重的毒性与氰化物积聚有关，可导致代谢性酸中毒、心律失常、甚至致死，可给予硫代硫酸钠作为硫供体促进氰化物的代谢，或用羟钴胺素与氰化物结合形成的无毒的维生素 B_{12}，以预防或治疗滴注硝普钠过程中的氰化物中毒。但硫氰酸盐亦可能聚积，尤其在患者肾功能不良不能正常排泄硫氰酸盐，可表现为虚弱、定向障碍、精神异常、肌肉痉挛和抽搐。罕见迟发性甲状腺功能减退，这是由于硫氰酸盐抑制甲状腺的碘吸收。注射硝普钠亦可能发生高铁血红蛋白症。

（二）钾通道开放药

钾能道开放药能够开放平滑肌细胞膜上钾通道，增加钾外流，使细胞膜超极化，降低细胞膜兴奋性，Ca^{2+} 内流减少，使血管舒张而降低血压。

米 诺 地 尔

米诺地尔（minoxidil）是口服有效的血管舒张药，主要扩张小动脉，类似于肼屈嗪，但降压效应强于肼屈嗪，可作为肼屈嗪替代品用于顽固性高血压及肾性高血压。米诺地尔引起反射交感神经激动和水钠潴留亦超过肼屈嗪，必须合用 β 受体阻断药和利尿药。

不良反应包括心动过速、心悸、心绞痛、水肿、头痛、多毛症等，外用米诺地尔亦用于促头发生长以纠正脱发。

二 氮 嗪

二氮嗪（diazoxide）与噻嗪类利尿药化学结构相似，但没有利尿作用，是一种长效的注射用动脉扩张药，通过激活 ATP 敏感的 K^+ 通道，使动脉平滑肌细胞超极化，舒张血管平滑肌，降低全身血管阻力和平均动脉血压，用于治疗高血压危象和高血压脑病，降压同时引起心动过速和心输出量增加。二氮嗪抑制胰腺释放胰岛素（可能是通过开放胰岛 B 细胞膜的钾离子通道），因此可增加血糖。

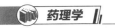

二氮嗪最主要的不良反应是过度低血压和高血糖，可能导致中风和心肌梗死。与结构相似的噻嗪类利尿药相反，二氮嗪引起水钠潴留，反射交感兴奋可能引发心绞痛。

三、其他

尚有作用机制与上述药物不同，具有明显抗高血压作用的药物。如酮色林（ketanserin）具有阻断5 - HT$_2$受体和轻度的α_1受体阻断作用；沙壳太宁（cicletanine）属呋喃吡啶类，能增加前列环素的合成；波生坦（bosentan）为非选择性内皮素受体阻断药。这些药物作为抗血压药目前尚较少应用。

第四节 高血压药物治疗的新概念

一、有效治疗和终身治疗

高血压是一种终身性疾病，一旦确诊后应坚持终身治疗。因此，必须确定高血压是持久并需要治疗，通过至少三次不同时间的卧位、坐位和站位的血压测量之后，血压仍超过150/95mmHg，即需治疗；如有以下危险因素中的1~2条：老年、吸烟、肥胖、血脂异常、缺乏体力活动、糖尿病，血压超过150/95mmHg即需治疗。有效治疗是指将血压控制在140/90mmHg以下，根据国际HOT（hypertension optical treatment）研究，最优血压治疗目标是138/83mmHg，进一步降低血压不能产生更多效益。

治疗时需综合考虑血压水平、患者年龄、靶器官损害程度、心血管疾病的风险因素以选择抗高血压药物，并排除继发性高血压。同时向患者宣传高血压的特性、治疗依从的重要性以及抗高血压药的使用注意和潜在不良反应，控制体重、停用可能升高血压的药物，如拟交感药、非甾体抗炎药、口服避孕药、某些中草药等，简化给药方案并及时监护血压，以改善依从性，达到有效治疗的目的。

二、平稳降压

理想的降压药需具备24小时稳定降压能力，因此强烈推荐使用每日一次、24小时有效的长效制剂，以保证一天24小时内稳定降压，这将有助于防止靶器官损害，并能防止从夜间较低血压到清晨血压突然升高而导致猝死、脑卒中和心脏病发作。这类制剂还可大大增加治疗的依从性，便于患者坚持规律性用药。

三、保护靶器官

高血压的靶器官损害包括心肌肥厚、肾小球硬化和脑卒中等，在抗高血压治疗中必须考虑逆转或阻止靶器官损害。目前认为，对靶器官保护作用比较好的药物是ACE抑制药、AT$_1$受体阻断药和长效钙拮抗药。除了血流动力学的效应之外，抑制细胞增殖等非血流动力学作用也在其中起重要作用，例如ACE抑制药、AT$_1$受体阻断药能够有效逆转左室肥厚和小动脉重构，而ACE抑制药、AT$_1$受体阻断药和钙拮抗药亦具有明显的肾保护作用。

四、根据病情及合并症选用药物

高血压的第一步治疗是非药物方案，饮食限钠是轻度高血压的有效治疗手段，控制高血压的合理饮食目标是每人每日食盐摄入量不超过6g，多吃水果蔬菜和低脂食物减少血脂，戒烟限酒，减轻精神压力，均有利于降低血压。另外，降低体重和定期运动也能够使血压趋于正常。然而对于多数高血压患者仍需进行药物治疗，对于大多数轻度高血压，单药即可使血压正常，噻嗪类利尿药、β受体阻断药、血管紧张素转换酶抑制药、血管紧张素受体阻滞药、钙通道阻滞药是降压的一线药物，并能有效减少高血压并发症，可用于初始药物治疗。中度或重度高血压则可能需要两个或更多作用机制不同的抗高血压药，即"阶梯治疗"。伴发疾病影响抗高血压药物的选择，例如，肾素－血管紧张素系统抑制药适用于高血压伴糖尿病或慢性肾病蛋白尿患者，β受体阻断药或钙通道阻滞药适用于高血压伴心绞痛，利尿药、血管紧张素转换酶抑制药、血管紧张素受体阻断药、β受体阻断药或肼屈嗪合并硝酸酯适用于高血压伴心力衰竭，α₁受体阻断药适用于高血压伴男性良性前列腺增生。

高血压急症包括高血压伴血管损伤（称为恶性高血压）和高血压伴心力衰竭、中风或夹层主动脉瘤。对高血压急症的治疗，应立即注射抗高血压药物以降低血压，最常用的药物是血管舒张药硝普钠，亦可选择硝酸甘油、拉贝洛尔、钙通道阻滞药、二氮嗪或肼屈嗪。一旦血压被控制，应该替代为口服抗高血压药以长期平稳地控制血压。

五、联合用药

单药治疗高血压可用于轻中度高血压，顺应性好、成本低、不良反应少。如果单一药物不能充分控制血压，作用于不同位点的药物可以合并使用以有效地降低血压，减少毒性。利尿药是治疗轻度高血压的基础用药，它也常与其他药物合用于中重度高血压，如果需要三个药物合用，可选择利尿药合并交感神经抑制药/血管紧张素转化酶抑制药和血管舒张药（如肼屈嗪）/钙通道阻滞药。

根据 Cambridge AB/CD 法则，高血压联合用药的基本原则是，A、B 两类药物抑制肾素系统活性，而 C、D 两类药物激发肾素系统活性，因而抗高血压两药联合选择 A（或 B）+ C（或 D），三药联合选择 A + C + D。另外，根据《中国高血压防治指南》推荐，我国临床主要推荐应用优化联合治疗方案是：二氢吡啶类钙拮抗药 + ARB；二氢吡啶类钙拮抗药 + ACEI；ARB + 噻嗪类利尿药；ACEI + 噻嗪类利尿药；二氢吡啶类钙拮抗药 + 噻嗪类利尿药；二氢吡啶类钙拮抗药 + β受体阻断药。次要推荐使用的联合治疗方案是：利尿药 + β受体阻断药；α受体阻断药 + β受体阻断药；二氢吡啶类钙拮抗药 + 保钾利尿药；噻嗪类利尿药 + 保钾利尿药。三药联合的方案是：在上述各种两药联合方式中加上另一种降压药物，其中二氢吡啶类钙拮抗药 + ACEI（或 ARB）+ 噻嗪类利尿药组成的联合方案最为常用。另外，还可选用固定剂量的药物复方，其优点是服药方便，依从性好，但亦存在药物组分固定，不易个体化用药的缺点。

本章小结

高血压是以体循环动脉压增高为主要表现的临床综合征。根据抗高血压药的作用可分为五类。①利尿药：如氢氯噻嗪等。②交感神经抑制药：中枢性降压药（如可乐定、雷美尼定等）、神经节阻断药（如美加明、樟磺咪芬等）、去甲肾上腺素能神经末梢阻滞药（如利血平、胍乙啶等）、肾上腺素受体阻断药（如普萘洛尔、哌唑嗪、拉贝洛尔）。③肾素 - 血管紧张素 - 醛固酮系统抑制药：血管紧张素转化酶抑制药（如卡托普利等）、血管紧张素Ⅱ受体阻断药（如氯沙坦等）、肾素抑制药（如阿利吉仑等）。④钙通道阻滞药：如硝苯地平等。⑤血管扩张剂：如肼屈嗪、硝普钠，钾通道开放剂米诺地尔等。

在这些药物中，ACE 抑制药、AT₁ 受体阻断药、β受体阻断药、钙通道阻滞药和利尿药，为一线抗高血压药。可以单独应用或多药联用治疗高血压。

思 考 题

题库

1. 抗高血压药物分哪几类？其主要代表药是什么？
2. 试述 ACEI 的药理作用、作用机制、临床应用和不良反应。
3. 高血压患者用利尿药为什么引起降压作用？
4. 试述 β受体阻断药的降压作用机制及主要适应证。

（盛　瑞）

第二十二章

抗慢性心功能不全药

学习导引

知识要求

1. **掌握** 抗慢性心功能不全药物的分类以及代表药物、药理作用及机制、临床应用及不良反应。
2. **熟悉** 某些药物的药动学特点，尤其强心苷类药物。
3. **了解** 特有药物的不良反应的防治方法及作用机制。

能力要求

1. 熟练掌握强心苷的作用、作用机制和用途。
2. 学会指导抗慢性心功能不全药的临床应用。

充血性心力衰竭（congestive heart failure，CHF）或称慢性心功能不全，简称心衰，是指由于心脏结构与功能异常引起并伴有血流动力学、肾、神经内分泌系统的特征性变化的临床综合征，是心血管疾病发展的终末状态，为临床最为常见的心血管系统疾病之一，是心血管疾病的主要死亡原因。

CHF发病过程中早期的代偿机制为交感神经活性增强和肾素 – 血管紧张素 – 醛固酮系统（RAAS）激活增高，血中肾素活性以及去甲肾上腺素、血管紧张素Ⅱ（AngⅡ）含量升高，从而导致心肌收缩性增加，心率加快，血管收缩。长期交感活性激活可使后负荷增加，代偿性心肌耗氧量增加，心脏作用增强，进而形成恶性循环。由于RAAS激活具有：①收缩全身小动脉及出球小动脉，提高外周阻力和肾小球滤过压。②促进去甲肾上腺素、醛固酮、精氨酸加压素、内皮素等释放。③促进水钠潴留。④促进细胞生长，引起心肌及血管壁的重构与肥厚，使心肌顺应性降低，从而导致心室舒张功能障碍。同时，胶原量增加，激活胶原酶，使胶原网断裂、分解，损伤心肌功能。心肌纤维化将减少心肌收缩单位，使心肌收缩功能和舒张功能下降。

从代偿调节机制可以看出，神经内分泌因素在CHF发病中的影响越来越受到重视。治疗上除用增强心肌收缩力药物外，采用扩血管药及利尿药降低心脏前、后负荷，血管紧张素Ⅰ转化酶抑制药（ACEI）纠正RAAS的激活，均能取得较好的疗效。β受体阻断药的应用，对治疗CHF的药物有了新的认识。因此，针对CHF治疗必须缓解其症状，防止或逆转心肌肥厚，降低患者死亡率，提高生活质量。

根据药物作用及作用机制，治疗CHF的药物分类如下。

1. 肾素 – 血管紧张素 – 醛固酮系统药物

（1）血管紧张素Ⅰ转换酶抑制药　卡托普利（catopril）、依那普利（enalapril）、福辛普利（fosino-pril）等。

（2）血管紧张素Ⅱ（AT₁）受体拮抗药　氯沙坦（losartan）、缬沙坦（valsartan）、替米沙坦（telmisartan）等。

（3）抗醛固酮药　螺内酯（spironolactone）等。

2. 利尿药　噻嗪类（thiazides）、呋塞米（furosemide）等。

3. β受体阻断药　美托洛尔（metoprolol）、卡维地洛（carvedilol）等。

4. 强心苷类　地高辛（digoxin）等。

5. 扩张血管药　硝普钠（sodium nitroprusside）、硝酸甘油（nitroglycerin）、氨氯地平（amlodipine）等。

6. 非苷类正性肌力药　米力龙（milrinone）、多巴酚丁胺（dobutamine）、左西孟旦（levosimendan）等。

微课

第一节　抑制肾素－血管紧张素－醛固酮系统药物

一、血管紧张素Ⅰ转化酶抑制药

血管紧张素Ⅰ转化酶抑制药（angiotensin converting enzyme inhibitor，ACEI）是作用于 RAAS 药物中研究最多也是最为深入的药物。大量临床研究证实，长期使用 ACE 抑制药能缓解或消除心衰患者症状，改善血流动力学变化及左心室功能，提高运动耐力和生活质量，明显降低病死率。基础研究也证实 ACEI 能逆转左心室肥厚，防止心肌重构，提高心脏及血管的顺应性，是治疗 CHF 疗效非常突出的药物，已广泛用于临床。临床常用药物包括卡托普利（captopril）、依那普利（enalapril）、西拉普利（cilazpril）、贝那普利（benazepril）、培哚普利（perindopril）、雷米普利（ramipril）及福辛普利（fosinopril）等，它们的作用基本相似。

【药理作用】

1. 降低心脏前、后负荷

（1）抑制 ACE　ACEI 可竞争性阻断血管紧张素（Ang）Ⅰ转化为 AngⅡ，从而降低循环和组织的 AngⅡ水平，从而减弱了 AngⅡ的收缩血管作用；还能阻断 Ang 1～7（能与 AngⅡ竞争前体物质限制 AngⅡ的合成）的降解，使其水平增加，进一步起到扩张血管和抗增生作用。同时还可抑制缓激肽的降解提高缓激肽水平，通过缓激肽－前列腺素－NO 通路而发挥扩张血管作用，使全身外周血管阻力降低，降低心脏后负荷。

（2）减少醛固酮分泌　减少水钠潴留，降低血容量，减轻心脏前负荷。

2. 抑制心肌及血管重构　组织 RAAS 在心肌重构中起关键作用，当心衰处于相对稳定状态时，心脏组织 RAAS 仍处于持续激活状态；心肌 ACE 活性增加，血管紧张素原 mRNA 水平上升，AT_1 受体密度增加。AngⅡ与 AT_1 受体结合，促使相关基因表达，促进 DNA 转录而使细胞生长，从而引起心肌重构与肥厚。由于 ACEI 可抑制心脏 RAAS 活性，可有效防止心肌重构，改善心功能。

3. 抑制交感神经系统　ACEI 可使去甲肾上腺素释放减少，降低交感神经对心血管的张力，加强迷走神经的张力。改善血中儿茶酚胺的水平，使 CHF 患者已下调的 β 受体恢复正常。

4. 改善血流动力学　ACEI 能降低全身血管阻力、平均动脉压、肺毛细血管楔压、右心房压，增加心搏出量，还能降低左室充盈压，左室舒张末期压及肾血管阻力，增加肾血流量。改善心肌收缩与舒张功能。用药后缓解症状明显，且能降低 CHF 患者的死亡率。

【临床应用】广泛应用于 CHF 的治疗，常与利尿药、地高辛合用，作为治疗 CHF 的基础药物。常用药物有卡托普利、依那普利、福辛普利、赖诺普利、喹那普利、雷米普利等。

【不良反应】详见第二十一章相关内容。

二、血管紧张素Ⅱ受体（AT_1）拮抗药

血管紧张素Ⅱ（AT_1）受体拮抗药（angiotensin Ⅱ receptor blocker，ARB）对经 ACE 途径及非 ACE（如糜酶 chymase）途径产生的 AngⅡ都有阻断作用。可完全阻断 AngⅡ的作用，预防和逆转心血管的重构。ARB 还可通过加强 AngⅡ与内皮 AT_2 结合，促进 NO 的合成，从而产生扩血管效应。对缓激肽的代谢无影响，故一般不引起咳嗽和血管神经性水肿。常用药物有氯沙坦、缬沙坦、坎地沙坦、厄贝沙坦、替米沙坦、奥美沙坦等。药理作用、体内过程、不良反应和药物相互作用见抗高血压药物章节。

三、抗醛固酮药

醛固酮有独立于 Ang Ⅱ 和相加于 Ang Ⅱ 的对心肌重构的不良作用，特别是对心肌细胞外机制。人体衰竭心脏中心室醛固酮生成和活化增加，且与心衰严重程度成正比。虽然短期使用 ACEI 或 ARB 均可以降低循环中醛固酮水平，但长期应用时，循环中醛固酮水平却不能稳定、持续地降低，即出现"醛固酮逃逸现象"。CHF 对血中醛固酮的浓度可明显增高达 20 倍以上，大量的醛固酮除了保钠排钾外，还具有明显的促生长作用，引起心房、大血管的重构，加速心衰恶化。

螺内酯（spironolactine）最早作为保钾利尿药应用。经研究证实，其可产生明确的抗心肌和血管纤维化的作用，改善血流动力学和临床症状，纠正单用 ACEI 或 ARB 伴发的"醛固酮逃逸现象"，从而阻止 CHF 的恶化。与 ACEI 或 ARB 合用疗效更佳。

第二节　利　尿　药

利尿药在心衰的治疗中发挥重要的作用，目前仍作为一线药物广泛应用于各种心力衰竭的治疗。利尿药通过抑制肾小管特定部位钠或氯的重吸收，促进 Na^+ 排出。一方面，减少静脉回流和降低心脏前负荷，从而减轻肺淤血；另一方面，降低血管壁中 Na^+ 含量，血管平滑肌细胞 $Na^+ - Ca^{2+}$ 交换减少，细胞内 Ca^{2+} 降低，导致血管张力和收缩性降低，同时降低对缩血管物质的敏感性。因而减轻心脏后负荷，改善心脏泵血功能，CHF 症状减轻。利尿药是唯一能充分控制心衰患者液体潴留的药物，是标准治疗中必不可少的组成部分。

常用的利尿药有高效利尿药（呋塞米、托拉塞米、吡咯他尼）和中效利尿药（氢氯噻嗪、氯酞酮和吲达帕胺），保钾利尿药作用较弱，常与其他利尿药如高效利尿药等合用，有效拮抗 RAAS 激活所致醛固酮水平的升高，增强利尿效果及防止失钾，抑制细胞外基质沉积，防止纤维化。大剂量利尿药可减少循环血量，从而降低心排血量，故大量的利尿可加重心力衰竭。此外，利尿药引起的电解质平衡紊乱，尤其是排钾利尿药引起的低钾血症，是 CHF 时诱发心律失常的常见原因之一，特别是与强心苷合用更易发生。应注意补充钾盐或与保钾利尿药合用。

第三节　β 受体阻断药

β 受体阻断药是一类作用很强的负性肌力药，有加重心功能障碍的可能，故以往一直被禁用于心衰的治疗。近期的研究表明，交感神经活性升高及在 CHF 时出现受体下调是促进 CHF 恶化的重要因素。自 20 世纪 70 年代中期 β 受体阻断药治疗 CHF 有效后，经过大规模的临床试验证明，这类药物能缓解 CHF 症状，降低病死率，且不良反应少。一般应用于慢性收缩心功能不全、心功能 Ⅱ、Ⅲ 级（NYHA，纽约心脏协会）和 LVEF（左心功能 – 左心室射血分数）<40% 的患者。病情稳定者，除非有禁忌证或不耐受者，都可应用。

常用药物有：①选择性 $β_1$ 受体阻断药，如美托洛尔（metoprolol）、比索洛尔（bisoprolol）。②兼有 $β_1$、$β_2$ 和 $α_1$ 受体阻断作用的药物，如卡维地洛（carvedilol）、布新洛尔（bucindolol）等。

【药理作用】

1. 上调 β 受体信号传导通路 β 受体阻断药可通过生理反馈调节使心肌表面受体密度明显增加，逆转 β 受体减敏现象，心肌对儿茶酚胺反应性随之增强，心肌收缩力增强。但卡维地洛并无上调 β 受体的作用，对 CHF 仍有效，说明上调 β 受体并不是 β 受体阻断药治疗 CHF 的唯一机制。此外，卡维地洛兼有

阻断 α₁ 受体、抗氧化等作用，表现出全面的抗交感神经作用。

2. 改善心脏的收缩与舒张功能 纠正由于交感神经支配不均匀所造成的心室壁局部异常运动，恢复心肌舒缩协调性，改善心肌迟缓性和顺应性。

3. 拮抗交感神经活性 交感神经系统中 RAAS 的激活是 CHF 时最重要的神经—体液变化，阻断心脏 β 受体，拮抗过量儿茶酚胺对心脏的作用，避免由于儿茶酚胺持久增高引起的能量耗竭、线粒体损伤，改善心肌肥厚和重构现象。

4. 抑制 RAAS 减少肾素的释放及其继发效应，减轻心脏前后负荷，减慢心率和降低心肌耗氧量，防止过高浓度的 Ang Ⅱ 对心脏的损害。

5. 抗心律失常和抗心肌缺血 具有明显的抗心肌缺血及抗心律失常的作用（参见第二十三章相关内容），对降低 CHF 病死率有重要意义。

在 CHF 时，衰竭心脏中 β 受体数目和密度明显降低，而 α 受体的比例升高，后者可介导心肌肥厚。用兼有阻断 α 受体及 β 受体的卡维地洛可发挥全面交感神经作用。

【临床应用】主要用于扩张型心肌病导致的，心功能不全分级Ⅱ～Ⅲ级的 CHF 患者，长期应用可阻止临床症状恶化，改善心功能，降低猝死及心律失常的发生率。

知识链接

心功能不全的分级

根据美国纽约心脏病协会（NYHA）分级：一般将心功能分为四级，心衰分为三度。

Ⅰ级：体力活动不受限，日常活动不引起过度的乏力、呼吸困难或心悸。即心功能代偿期。

Ⅱ级：体力活动轻度受限。休息时无症状，日常活动即可引起乏力、心悸、呼吸困难或心绞痛。亦称为Ⅰ度或轻度心衰。

Ⅲ级：体力活动明显受限，休息时无症状，轻于日常的活动即可引起上述症状。亦称为Ⅱ级或中度心衰。

Ⅳ级：不能从事任何体力活动，休息时亦有充血性心衰或心绞痛症状，任何体力活动后加重。亦称Ⅲ度或重度心衰。

根据基础心血管疾病、诱因、临床表现以及心电图、胸部 X 线检查、超声心动图和 BNP/NT - proBNP 等检查，可做出急性心衰的诊断，并做临床评估，包括病情的分级、严重程度和预后。一旦确诊，应采用规范的治疗流程。

【注意事项】

1. 剂量 应从小剂量开始，然后可逐渐增加剂量，以患者能耐受而又不加重 CHF 症状为度，如开始剂量偏大必会导致病情的加重。

2. 联合用药 临床经验表明，β 受体阻断药不宜单独使用，常与利尿药、ACE 抑制药和地高辛合用，在治疗过程中不宜撤除合用的药物，如治疗过程中撤除原有的治疗用药，或合并药物治疗强度不足，均可导致 β 受体阻断药的治疗失败。

3. 疗程 早期、长期用药，症状改善常在治疗 2～3 个月后才出现，不心功能改善与治疗时间呈正相关，不应突然停药，否则会加重心衰的症状。

4. 禁忌 β 受体阻断药治疗 CHF 尚需不断总结经验，对严重心动过缓、左心室功能减退、明显房室传导阻滞、低血压及支气管哮喘慎用或禁用。

第四节　强心苷类

强心苷（cardiac glycosides）是一类选择性地作用于心肌，具有增强心肌收缩力及影响心肌电生理作用的苷类化合物，临床主要用于治疗 CHF 及某些心律失常。

强心苷类化合物主要来源于植物，临床常用的强心苷来自玄参科的紫花洋地黄及毛花洋地黄和夹竹桃科的康毗毒毛旋花，故本类药统称为洋地黄类（Digitalis）药物。它由苷元和糖结合而成，苷元是强心作用的有效部位，由甾核与不饱和内酯环构成。糖本身无药理作用，但能提高苷元极性，增强强心苷的药理作用，并延长其作用时间。甾核糖基上还有一些与药理作用有关的重要基团，C_3 位与 C_{14} 位上有 ρ 构型羟基，否则苷元失去加强心肌收缩性的作用；C_{12} 位上的羟基能增加苷元的极性；C_{17} 位上有 ρ 构型不饱和内酯环，若此环饱和或内酯环被打开，则苷元的作用明显下降或消失。

强心苷的化学结构

【药理作用】

1. 对心脏的作用

（1）正性肌力作用（positive inotropic action）　强心苷对心脏具有高度的选择性，能显著加强衰竭心脏的收缩力，增强心输出量，从而解除心衰的症状。直接作用于心肌细胞，对心房肌、心室肌、正常心脏和衰竭心脏以及离体乳头状肌和培养的心肌细胞都有一定作用。对完整心脏而言，提高其收缩的最大张力，增加心脏左室压力上升最大速率（dp/dt_{max}），增加心肌最大缩短速率（V_{max}），从而使心脏搏出量增加。

强心苷只增加 CHF 患者的心搏出量，而不增加正常心脏的搏出量。强心苷对正常人还有收缩血管，提高外周阻力的作用，由此心搏出量的增加受到限制。对 CHF 患者而言，心肌收缩力减弱，心输出量降低，心室容积增加，心室壁张力增加，而反射性地使交感神经兴奋，心率加快，静脉回流减少，心肌耗氧量增加。应用强心苷后，其正性肌力作用能使心输出量增加，心室容积缩小，心室壁张力下降，同时可延长舒张期，增加静脉回流，使心率减慢，有利于提高心输出量，心肌耗氧量降低。

强心苷增强心肌收缩力的作用机制与增加心肌细胞内 Ca^{2+} 浓度有关。实验证明，强心苷选择性地与心肌细胞膜上的强心苷受体 Na^+,K^+ – ATP 酶结合并抑制其活性。当该酶被抑制时，Na^+–K^+ 交换被抑制，使细胞内 Na^+ 量增多，K^+ 量减少。此时，Na^+–Ca^{2+} 交换增加，使细胞内 Na^+ 外流增多，细胞外 Ca^+ 内流增多，从而使心肌收缩力加强，见图 22–1。

（2）负性频率（negative chronotropic action）　强心苷表现为负性频率作用，主要由增强迷走神经活性引起，反射性降低交感神经活性参与。心衰时，由于心搏出量不足，通过颈动脉窦和主动脉弓压力感受器的反射性调节，出现代偿性心率加快。心率加快超过一定限度时，心脏舒张期明显缩短，回心血量减少，使心输出量更加减少。同时，心率过快使冠状动脉受压迫的时间亦较长，冠状动脉流量减少，不利于心肌的血液供应，强心苷可使心率减慢。实验表明，在正性肌力作用出现之前见明显的心率减慢现象，认为地高辛具有增强迷走神经活性和抑制交感神经活性的作用。对 CHF 患者而窦性心律较快者尤为明显，故强心苷过量所引起的心动过速和传导阻滞可用阿托品对抗。负性频率作用对心力衰竭患者十分有利。

（3）对心肌电生理特性的主要影响　对电生理特性的影响较为复杂，有强心苷的直接作用，也有通过迷走神经的间接作用，还随不同心肌组织、不同剂量有所不同。①减慢房室传导速度（负性传导），强心苷在小剂量时，由于增强迷走神经的作用，使 Ca^{2+} 内流减少，房室结除极减慢，房室传导

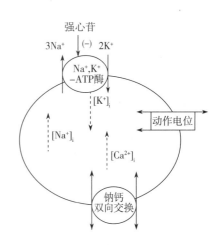

图 22 - 1　强心苷的作用机制示意图

速度减慢；较大剂量时，由于抑制 Na^+,K^+ - ATP 酶，使心肌细胞内失 K^+，最大舒张电位减小，从而减慢房室传导，该作用可用阿托品所取消。②缩短心房有效不应期，强心苷由于加速 K^+ 外流，使心房肌复极化加速，因而有效不应期缩短；对心室肌及浦肯野纤维，由于抑制 Na^+,K^+ - ATP 酶，使最大舒张电位减小，有效不应期缩短。这与强心苷中毒时室性心律失常的发生有关。③提高浦肯野纤维的自律性，治疗量的强心苷对窦房结及心房传导组织的自律性几无直接作用，而间接地通过增加迷走神经活性，迷走神经有加速 K^+ 外流的作用，使最大舒张电压增大（负值增大），加大与阈电位的距离而降低自律性；中毒量时直接抑制浦肯野纤维细胞膜 Na^+,K^+ - ATP 酶，使细胞内失 K^+，自律性增高，引起各种异位节律（强心苷对心脏电生理活动的影响见表 22 - 1）。

表 22 - 1　强心苷对心肌电生理的影响

电生理特征	窦房结	心房	房室结	浦肯野纤维
自律性	-			+
传导性		+	-	-
有效不应期		-		-

（+：表示增强，-：表示减弱）

（4）对心电图的影响　治疗量强心苷可引起心电图变化，最早引起 T 波变化，其幅度减小，波形降低以致倒置；ST 降低呈鱼钩状，是动作电位 2 相缩短的反映，也是临床判断是否服用强心苷的依据之一；随剂量升高，随后见 P - R 间期延长，反应房室传导减慢的表现；Q - T 缩短，是浦肯野纤维和心室肌有效不应期及动作电位时程缩短的反映；P - P 间期延长则说明窦性频率减慢。中毒量强心苷可引起各种心律失常，心电图也会有相应变化。

2. 其他

（1）收缩血管平滑肌　强心苷能直接收缩动脉与静脉血管平滑肌，使动脉压升高，外周阻力增加。这一作用与交感神经系统及心排血量的变化无关。CHF 患者用药后，因交感神经活性降低，其影响超过直接收缩血管的效应，因此血管阻力下降，心输出量及组织灌流增加，动脉压不变或略升。

（2）利尿　CHF 患者用强心苷后尿量明显增加，与其正性肌力作用使肾血流增加的继发效应相关。抑制肾小管细胞 Na^+,K^+ - ATP 酶，减少肾小管 Na^+ 的再吸收，因此对正常人或非心性水肿患者也有轻度利尿作用。

（3）对神经系统的作用　治疗量强心苷对中枢神经系统无明显作用，中毒量可兴奋延髓极后区催吐化学感受区的多巴胺（D_2）受体而引起呕吐，可被氯丙嗪对抗。严重中毒时还引起中枢神经兴奋症状，如行为失常、精神失常、谵妄甚至精神惊厥。中毒量强心苷引起中枢和外周条件发生改变，明显增强交

感神经的活性，参与心律失常的发病过程。强心苷减慢心率和抑制房室传导作用与其兴奋脑干副交感神经中枢有关。

（4）抑制肾素 – 血管紧张素 – 醛固酮系统（RAAS） 强心苷可使 CHF 患者血浆肾素活性降低，减少血管紧张素 II 的生成及醛固酮的分泌，从而产生对心脏的保护作用。

【体内过程】洋地黄类药物化学结构相似，其作用性质基本相同，但由于侧链的不同，它们在口服吸收率、血浆蛋白结合率、消除速度及 $t_{1/2}$ 等药代动力学特征上各有不同，主要决定于化学结构中的极性基团多寡。依据药动学上的差异，强心苷在作用程度上有快慢、久暂之分。长效类的洋地黄毒苷（digitoxin）脂溶性高，口服吸收稳定、完全，生物利用度高达 90%～100%，进入血液后，可以血浆蛋白可逆性结合，结合率约为 97%，大多数经肝代谢后代谢产物经肾排泄，部分经胆道形成肝肠循环，$t_{1/2}$ 达 5～7 天。中效类的地高辛（digoxin）口服吸收不完全，生物利用度为 60%～80%，但个体差异大，地高辛在肝内代谢比较少，主要被氢化成双氢地高辛后再被水解成相应的产物，最后与葡萄糖醛酸结合，80% 经肾排泄，$t_{1/2}$ 为 33～36 小时。短效类的毛花苷丙（西地兰，lanatoside C, cedilanid）、毒毛花苷 K（strophanthin K）口服吸收率低且不规则，一般为静脉给药，极性高难以进入肝细胞，在肝内代谢最少，绝大部分以原型经肾排泄。疗效快，维持时间短。

【临床应用】

1. 慢性心功能不全 强心苷加利尿药是临床经典治疗 CHF 的方法。随着 CHF 发病机制的认识不断加深，以及 ACEI、β 受体阻断药的临床广泛应用，当前，强心苷主要用于收缩功能障碍，对利尿药、ACEI、β 受体阻断药疗效欠佳者。强心苷对伴有心房扑动、颤动的心功能不全疗效最好，可用于各种原因引起的 CHF。对高血压、心脏瓣膜病、先天性心脏病及心脏负担过重引起的 CHF 疗效较好；对甲状腺功能亢进、严重贫血及维生素 B₁ 缺乏引起的心力衰竭疗效较差，因为这些疾病主要由于心肌收缩所需能量的产生或贮存发生障碍，强心苷对此很难奏效；对肺源性心脏病、风湿活动期的 CHF，强心苷疗效也差，因此时心肌缺氧，既有能量产生障碍，又易引起强心苷中毒；对机械性阻塞如缩窄性心包炎、重度二尖瓣狭窄等引起的心力衰竭，强心苷疗效很差或无效，此时左心室舒张充盈受限，搏出量受限，难以消除症状。对急性心力衰竭或伴有肺水肿的患者，宜选用作用迅速的毒毛花苷 K 或毛花苷 C 静脉注射。待病情稳定后改用口服地高辛维持疗效。

2. 某些类型的心律失常 强心苷抑制房室传导和减慢心率，可用于治疗心房颤动、心房扑动和阵发性室上性心动过速。

（1）心房纤颤 心房肌发生细弱而不规则纤维颤动，每分钟可达 400～600 次，主要危害在于心房过多冲动经传导系统到达心室，引起心室频率过快，降低心室排血功能，导致严重循环障碍。强心苷通过兴奋迷走神经或对房室结的直接作用，减慢房室传导，增加房室结中隐匿性传导，阻止过多的冲动由心房传到心室，使心室频率减慢，改善心室泵血功能，但对多数患者并不能消除房颤。

（2）心房扑动 强心苷能不均一地缩短心房不应期，引起折返激动，使房扑转为房颤。然后发挥其治疗房颤的作用而取得疗效。对某些患者，在转为房颤后，停用强心苷，常可恢复窦性节律。因为停用强心苷就是取消其缩短心房不应期的作用，即延长不应期，使折返冲动较多地落入不应期而消失，恢复窦性心率。

（3）阵发性室上性心动过速 强心苷能兴奋迷走神经，降低心房的兴奋性而终止阵发性室上性心动过速的发作。

【中毒表现】强心苷毒性大，安全范围小，一般在治疗量时已接近中毒量的 60%。中毒表现如下。①胃肠道反应：最常见的早期中毒症状，剧烈呕吐可导致失钾而加重强心苷中毒，应注意补钾或考虑停药，但应注意与由于强心苷用量不足未控制 CHF 所致胃肠道症状相鉴别。表现为厌食、恶心、呕吐、腹泻、腹痛等。②中枢神经系统：表现为头痛、疲乏、眩晕、噩梦、视物模糊、色视障碍（黄、绿视）等。视觉异常是强心苷中毒的先兆，可作为停药指征。③心脏毒性：是强心苷最严重、最危险的不良反应。可发生各种心律失常，最常见的是室性期前收缩，最为严重的是室性心动过速，其次为房室传导阻滞，窦性心动过缓等，需及时救治。

【中毒防治与解救】

（1）应注意诱发因素，如低钾血症、低镁血症、高钙血症、心肌缺血等，选择适当制剂、用量及给药方法，及临床合并制定个体化的用药方案，结合严密的临床药效学观察和血药浓度监测，减少中毒。

（2）警惕先兆症状，如出现频发室性期前收缩、窦性心动过缓（低于50~60次/分钟）及视觉障碍等，应及时停药。

（3）对快速型心律失常，轻者可口服钾盐，重者在心电图的监护下缓慢静脉滴注钾盐。氯化钾是治疗强心苷中毒所致快速型心律失常的有效药物。苯妥英钠和利多卡因等抗心律失常药对强心苷引起的重症快速型心律失常非常有效，必要时可选用。

（4）对缓慢型心律失常如房室传导阻滞、窦性心动过缓等宜用阿托品解救。

（5）对危及生命的重度中毒者可用地高辛抗体 Fab 片段静脉注射，可迅速与地高辛结合，解除地高辛对 Na^+,K^+-ATP 酶的抑制。

【给药方法】 强心苷的传统用法分为两步，即先在短期内给予足量、全效量以达"洋地黄化"，然后逐日给以维持量弥补每日消除量。给予全效量可首次口服地高辛0.25~0.5mg，随后每6小时给0.25mg，至总量1.25~1.5mg。也可口服洋地黄毒苷每次0.1mg，3~4次/日，至总量0.8~1.2mg。维持量宜长期每日给药，可口服地高辛每日0.125~0.5mg。洋地黄毒苷的维持量为每日口服0.1mg。

现在常用的强心苷给药的方法是逐日按恒定量给予0.25~0.375mg地高辛，给药6~7天后，血药浓度达到有效而稳定的水平，发挥治疗作用，且较安全，较过去全效量所引起的中毒发生率显著降低。

强心苷的用量应做到个体化，即使同一患者在不同病情下，用量也应适当增减。当体内失钾或肾功能减退时，应减少用量避免中毒。

【药物相互作用】 某些药物干预强心苷的药动学过程而影响血药浓度，可发生药物相互作用，易引起严重不良反应，应特别予以注意。①奎尼丁与地高辛合用时因与血浆蛋白产生竞争性结合，使90%患者血中地高辛浓度提高约1倍。二者合用时，宜酌减地高辛用量1/3~1/2。②有些药物因降低肾脏对地高辛的清除而提高其血药浓度，如胺碘酮、维拉帕米、地尔硫䓬、硝苯地平、吲哚美辛、普罗帕酮、卡托普利、阿米洛利、螺内酯等。二者合用时，宜减少地高辛用量的50%。③强心苷与排钾利尿药、糖皮质激素合用时，由于后二者可降低血钾而易诱发强心苷中毒，故应根据患者肾功能状态适当补钾。④强心苷与β受体阻断药和利血平合用时，可导致房室传导阻滞，发生严重的心动过缓；与拟肾上腺素药合用或与钙剂同时进行静脉注射，易引起心律失常。⑤红霉素、四环素等抗生素类药物可抑制肠道菌群，促进其肠道吸收，提高浓度。⑥溴丙胺太林可抑制肠道运动，提高地高辛的生物利用度。⑦新霉素、抗酸药（尤其是三硅酸镁）、考来烯胺与地高辛同用，可在肠道内形成络合物而影响后者的吸收，降低其血浓度。

第五节　扩张血管药

心功能不全与前、后负荷有密切关系。心衰恶化时，动脉血管收缩，后负荷增加，小静脉收缩，前负荷增加，最终形成恶性循环。扩血管药治疗 CHF 的作用机制是：扩张动静脉血管，减轻心脏前、后负荷，降低心肌耗氧量，增加心搏出量和减轻肺淤血，改善心功能。

1. 舒张小动脉的血管扩张药 选择性直接扩张小动脉，使外周血管阻力即心脏后负荷降低而增加心输出量适用于心输出量明显减少而外周阻力升高的患者，但能反射性激活交感神经及 RAAS，故单独长期用药难以持续有效。这类药物包括肼屈嗪（抗高血压药）和钙通道阻滞药氨氯地平等。

2. 舒张静脉的血管扩张药 舒张静脉，使回心血量减少，降低左室舒张末压而减轻心脏前负荷适用于肺静脉压明显升高，肺部淤血症状明显的患者。CHF 时，左室舒张末压的增高大于左室舒张末容积的增高，表明左室舒张末期顺应性降低。血管扩张药可以降低左室舒张末压，使心肌的收缩与舒张更趋于

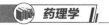

一致。这类药物包括硝酸酯类药物（抗心绞痛药）。

3. 均衡性扩张血管 适用于心输出量低，有肺部淤的患者。这类药物包括哌唑嗪（α_1受体阻断药）和硝普钠（抗高血压药）。

血管扩张药不仅能改善 CHF 的症状，还能降低病死率，提高患者生活质量，但药物尚不能替代强心苷的正性肌力作用。故药物的选择应用应根据病因、病情而定。

第六节　非苷类正性肌力药

非苷类正性肌力药包括 β 受体激动药、多巴胺类药、磷酸二酯酶抑制药、钙增敏药等。临床试用治疗 CHF 有效，但此类药物有可能增加 CHF 患者的病死率，不宜作常规治疗用药。

一、β 受体激动药

β 受体参与正常心脏功能，由于 CHF 过程交感神经已处于激活状态，内源性儿茶酚胺的长期影响，β 受体为下调节，对儿茶酚胺类药物及 β 受体激动药的敏感性下降。当患者处于失代偿期时，用该类药物可使病情恶化，甚至引发心律失常而对病情不利。另一方面，CHF 时 β 受体数量下调，β 受体反应性下降，所以大部分完全激动药疗效不佳，临床应用受到限制。

多巴酚丁胺

多巴酚丁胺主要对 β_1 受体有激动作用，对 β_2 及 α 受体作用轻微。能增加心搏出量，改善肾功能，降低左心室充盈压及降低血管阻力。用后明显改善心功能不全症状。主要用于对强心苷反应不佳的严重左室功能不全和心肌梗死后心功能不全者，但血压明显下降者不宜使用。

普 瑞 特 罗

普瑞特罗为新合成的选择性 β_1 受体激动药，具有口服吸收迅速，静脉给药后，其正性肌力作用大于正性频率作用，不影响动脉压的优点。临床主要用于重度心衰患者，对心肌梗死所致的心衰及心源性休克的作用，可能比异丙肾上腺素优越。但可出现心悸室性异位搏动，增加心绞痛发作次数等不良反应。

二、多巴胺类药

多 巴 胺

多巴胺（dopamine，DA）小剂量选择性作用于多巴胺受体 D_1、D_2 受体，扩张肾、肠系膜及冠张血管，增加肾血流量和肾小球滤过率，稍大剂量激动 β 受体，增强心肌收缩力，增加心搏出量，降低外周阻力。大剂量激动 α 受体，血管收缩，心脏后负荷增加。故多巴胺多用于治疗急性性心力衰竭，常静脉滴注。

三、磷酸二酯酶抑制药

磷酸二酯酶 III（PDE III）是降解 cAMP 的主要酶，抑制其活性能增加心肌细胞内 cAMP 的含量，增加细胞内钙浓度，发挥正性肌力作用，也可扩张血管，缓解心衰症状。这类药虽可缓解 CHF 症状，近期疗效肯定，但远期疗效并不优于安慰剂对照组，有引起室性心律失常、增加死亡率的缺点，长期用药对患者不利。

米　力　农

米力农其抑制 PDEⅢ的作用程度与正性肌力作用成正相关，能明显改善心收缩功能和舒张功能，有效地缓解 CHF 症状，提高运动耐力。长期口服治疗严重心衰可诱发心律失常，缩短寿命，增加死亡率。故仅供短期静脉注射治疗急性心力衰竭用。

四、钙增敏药

钙增敏药是新一代用于 CHF 的药物，能增高肌钙蛋白 C 对 Ca^{2+} 的敏感性，使心肌细胞在不增加胞内钙的情况下提高收缩性，可避免因细胞内钙过多引起的不良后果。大多数钙增敏药还兼具对 PDEⅢ的抑制作用，可部分抵消钙增敏药的副作用。代表药有左西孟旦、匹莫苯等。

案例分析

【实例】患者，男，70 岁。陈旧性广泛前壁心肌梗死 10 年，活动后胸闷、心悸、气短 3 年，近一周出现夜间阵发性呼吸困难。体格检查：端坐呼吸，血压：160/90mmHg，心率：120 次/分钟，心脏各瓣膜区未闻及病理性杂音。双肺底可闻及细湿啰音，双肺散在哮鸣音。腹平软，肝脾肋下未触及，双下肢无水肿。空腹血糖 4.2mmol/L。

心电图诊断：V1 ~ V6 导联 ST 段压低 0.05 ~ 0.1mV。

初步诊断：急性左心衰竭。

【问题】根据患者病情建议使用哪些药物？可以使用卡维地洛吗？

【分析】该患者夜间出现阵发性呼吸困难，双肺散在哮鸣音以及 V1 ~ V6 导联 ST 段压低是急性左心衰竭的显著表现。常用于急性左心衰治疗的药物有洋地黄制剂、髓袢利尿药、血管扩张药、多巴胺和多巴酚丁胺等。但不宜使用卡维地洛，因为卡维地洛属于 β 受体阻断药，该类药物被推荐作为治疗慢性心力衰竭的常规用药，禁止用于治疗急性心衰。

心衰即心力衰竭或慢性心功能不全。本章所述及的药物分为以下几类。

（1）肾素 - 血管紧张素 - 醛固酮系统抑制药　分为三类：①血管紧张素Ⅰ转换酶抑制药（代表药物卡托普利、依那普利、福辛普利）；②血管紧张素Ⅱ受体（AT₁）拮抗药（代表药物氯沙坦、缬沙坦）；③抗醛固酮药（代表药物螺内酯）。

（2）利尿药　代表药物噻嗪类、呋塞米。

（3）β 受体阻断药　代表药物美托洛尔、卡维地洛。

（4）强心苷类　代表药物地高辛。

（5）扩张血管药　代表药物硝普钠、硝酸甘油、氨氯地平。

（6）非苷类正性肌力药　代表药物米力龙、多巴酚丁胺、左西孟旦。

抗心衰药物治疗时，需要根据患者病情，认真斟酌利弊合理选择药物。

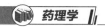

思 考 题

1. 简述强心苷结构与功能的关系。
2. 简述强心苷防治慢性心功能不全的作用机制。
3. 简述抗慢性心功能不全的药物分类及其选择原则。

（李　华）

第二十三章

抗心绞痛药

第一节 概 述

心绞痛（angina pectoris）是由于冠状动脉供血不足引起的心肌急剧的、暂时性缺血和缺氧的临床综合征，是冠状动脉粥样硬化性心脏病的常见症状。其特点为阵发性胸骨后压榨性疼痛，可放射至心前区与左上肢。劳累、情绪激动、寒冷、饱食、急性循环衰竭等为常见诱因。心绞痛持续发作得不到及时缓解则可能发展为急性心肌梗死。

根据世界卫生组织"缺血性心脏病的命名及诊断标准"，将心绞痛分为以下 3 种类型。

1. 劳累性心绞痛（angina of effort；classic angina；atherosclerotic angina） 是由运动、情绪波动或其他增加心肌耗氧量的因素所诱发，休息或舌下含服硝酸甘油可缓解。此类心绞痛又可分为 3 种类型：稳定型心绞痛亦称普通型心绞痛，初发型心绞痛，恶化型心绞痛。

2. 自发性心绞痛（angina pectoris at rest） 心绞痛发作与心肌需氧量无明显关系，与劳累性心绞痛相比，疼痛持续时间一般较长，程度较重，且不易被硝酸甘油所缓解，此类心绞痛又可分为 4 种类型：卧位型心绞痛亦称休息时心绞痛，变异型心绞痛，中间综合征亦称冠状动脉功能不全，梗死后心绞痛。其中，变异型心绞痛是由于冠状动脉血管发生痉挛收缩，导致管腔狭窄，引起心肌缺血所致。临床常将初发型、恶化型及自发性心绞痛统称为不稳定型心绞痛。

3. 混合性心绞痛（mixed pattern of angina） 劳累型和自发型心绞痛混合出现，由于冠状动脉的病变使冠状动脉血流贮备固定地减少，同时又发生短暂的再减损所致。在心肌需氧量增加或无明显增加时都可发生。

心绞痛发作的主要病理生理机制是冠状血管病变，尤其是动脉粥样硬化，引起心肌需氧和供氧的平衡失调，致使心肌暂时性缺血缺氧，继而无氧代谢产物（乳酸、丙酮酸、组胺、缓激肽、K^+ 等）聚集在心肌组织内，刺激心肌自主神经传入纤维末梢引起疼痛（图 23 - 1）。

整体条件下，决定心肌耗氧量的主要因素有：①心室壁张力（wall tension），与心肌耗氧量成正比。心室壁张力与心室腔内压力（相当于收缩期动脉血压）及心室容积成正比，即动脉血压增高、心室容积增大时，可使心室壁张力增高，心肌耗氧量增加。②每分射血时间（ejection time），与心肌耗氧量成正比。每分射血时间即每搏射血时间×心率，当心肌处于射血期时，心室壁张力最大，即每搏射血时间延长或心率加快均可增加心肌耗氧量。③心肌收缩力（myocardial contractility），与心肌耗氧量成正比。当心肌收缩力增加或收缩速度加快时，均可使心肌做功增加而增加心肌耗氧量。此外，心脏的基础代谢水平、动作电位生成和心肌纤维缩短等因素也可影响心肌耗氧量。任何引起心肌组织对氧的需求量增加和（或）冠脉狭窄、痉挛导致心肌供血供氧减少的因素都可成为诱发心绞痛的诱因。因此，降低心肌组织对氧的需求量就成为治疗心绞痛的一个主要措施。

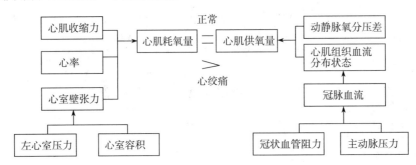

图 23-1　心绞痛发作的主要病理生理机制

抗心绞痛药主要通过改善心肌灌注和（或）降低其代谢需求而改善心肌氧的供需失衡。此外，冠状动脉粥样硬化斑块变化、血小板聚集和血栓形成也是诱发不稳定型心绞痛的重要因素，目前临床用于治疗心绞痛的药物主要有3类：有机硝酸酯类、β受体阻断药和钙通道阻滞药，见表23-1，此外抗血小板药、抗血栓药也有助于心绞痛的治疗。

表 23-1　主要抗心绞痛药对影响心肌耗氧量因素的影响

作用	硝酸酯类	β 受体阻断药	钙通道阻滞药
血压	↓	↓	↓
心率	↑（反射性）	↓	±
心肌收缩力	↑（反射性）	↓	±
射血时间	缩短	延长	±
舒张期灌流时间	缩短	延长	±
左室舒张末压	↓	↑	↓
心室容积	↓	↑	±
侧支血流量	↑	↑	↑

注：↓：降低；↑：增强；±：作用不确定

第二节　硝酸酯类

硝酸酯类药物都有硝酸多元酯结构，脂溶性高，分子中—O—NO$_2$是发挥疗效的关键基团。本类药物主要有硝酸甘油（nitroglycerin）、硝酸异山梨酯（isosorbide dinitrate）、单硝酸异山梨酯（isosorbide mononitrate）和戊四硝酯（pentaerithrityl tetranitrate）等。它们作用相似，仅显效快慢和作用维持时间有所不同，其中硝酸甘油临床最为常用。它们的化学结构如下。

CH₂—O—NO₂
CH—O—NO₂
CH₂—O—NO₂

硝酸甘油

硝酸异山梨酯

硝酸酯类药物因具有起效快、疗效肯定、使用方便等优点，至今仍是防治心绞痛最常用的药物。

硝 酸 甘 油

微课

【药理作用】硝酸甘油（nitroglycerin）的基本作用是松弛平滑肌，但具有组织器官的选择性，以对血管平滑肌的作用最显著；同时对不同节段的血管，具有不同的选择作用。硝酸甘油能引起静脉显著舒张，同时中心静脉压下降。治疗剂量对于小的阻力动脉的作用不如对静脉强，加大剂量，阻力动脉和小动脉舒张，动脉压都下降。其抗心绞痛作用与下列因素有关。

1. 降低心肌耗氧量　①扩张静脉血管，降低左心室前负荷：硝酸甘油在较小的有效剂量下就可明显舒张静脉，特别是较大的静脉，增加静脉容量，减少回心血量，降低心脏前负荷，缩小心室腔容积，降低心室壁张力，射血间期缩短，从而减少心肌耗氧量。②舒张动脉血管，降低左心室后负荷：稍大剂量的硝酸甘油也可舒张动脉血管，特别是较大的动脉血管，对小动脉影响较小。动脉血管扩张，可降低心脏的射血阻抗，从而降低心脏后负荷和左室内压，因而降低心肌耗氧量。

2. 扩张冠状动脉，增加缺血区供血　主要作用包括：选择性扩张心外膜较大的输送血管，扩张侧支血管。硝酸甘油在低浓度时即选择性舒张心外膜的粗大血管，尤其是在冠状动脉痉挛时更为明显，而对阻力血管的舒张作用较弱。当冠状动脉因粥样硬化或痉挛而发生狭窄时，缺血区的阻力血管已因缺氧和代谢产物的堆积而处于舒张状态，因此，非缺血区阻力比缺血区大，用药后血液将顺压力差从输送血管经侧支血管流向缺血区，从而增加缺血区的血液供应。

3. 降低左心室充盈压，增加心内膜供血　由于冠脉循环的特点使心内膜下区域的供血易受心脏收缩和心室内压力的影响，故心绞痛发作时，心内膜下区域缺血最为严重。由于硝酸甘油扩张静脉血管，减少回心血量，降低左室充盈压和心室壁张力；扩张动脉血管，降低心脏后负荷，从而降低左室内压和心室壁张力，减少对穿心室壁血管的压力，增加了心外膜向心内膜的有效灌注压，有利于血液从心外膜流向心内膜缺血区（图23-2）。

4. 抑制血小板聚集和黏附，抗血栓形成　硝酸甘油通过释放 NO 还能抑制血小板聚集和黏附，防止血栓形成，亦有利于冠心病和心绞痛的治疗。

使用硝酸甘油后血液从阻力较大的非缺血区经扩张的侧支血管流向阻力较小的缺血区。

【体内过程】硝酸甘油口服时，因首关消除显著，生物利用度仅为8%，不宜口服。其脂溶性高，舌下含服极易通过口腔黏膜吸收，含服后1~2分钟起效，疗效持续20~30分钟，$t_{1/2}$为2~4分钟，生物利用度达80%。皮肤吸收良好，应用2%硝酸甘油软膏或贴膜剂涂抹在前臂或贴在胸部皮肤，可以获得更持久的作用。硝酸甘油在肝脏代谢，转化为二硝酸酯或单硝酸酯，与葡萄糖醛酸结合经肾脏排出。代谢产物二硝酸酯具有较弱的舒张血管作用，为硝酸甘油的1/10。

【作用机制】硝酸甘油代谢后释放出一氧化氮（NO），NO 为血管内皮衍生舒张因子（endothelium derived relaxing factor，EDRF），与组织中—SH 结合形成硝基硫醇类物质，后者可激活可溶性鸟苷酸环化酶（guanylyl cyclase，GC），增加血管平滑肌细胞内 cGMP 的合成，进而激活 cGMP 依赖性蛋白激酶（cGMP dependent protein kinase），减少细胞内 Ca^{2+} 的释放和外 Ca^{2+} 内流，降低细胞内 Ca^{2+} 浓度，使肌球蛋白轻

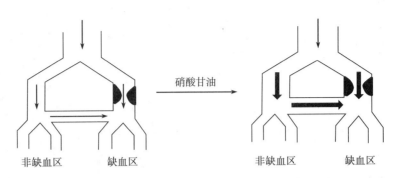

图 23 - 2　硝酸甘油对冠状动脉血液循环的影响

链去磷酸化，引起血管平滑肌舒张。

由于硝酸甘油本身就是 NO 供体，无需借助血管内皮细胞即可产生 NO 而扩张血管，故对内皮有病变的血管仍有明显扩张作用。

【临床应用】

1. 心绞痛　硝酸甘油适用于治疗各种类型的心绞痛，其中对于稳定型心绞痛为首选药。控制急性发作时，应舌下含服或气雾吸入；对于频繁发作的患者可静脉给药。

2. 急性心肌梗死　对急性心肌梗死患者，多静脉给药，能降低心肌耗氧量、增加缺血区供血，抑制血小板聚集和黏附，从而缩小梗死范围。但反复连续使用须注意用药剂量，否则引起血压过低，反而加重心肌缺血。

3. 心力衰竭　参见第二十二章相关内容。

还可舒张肺血管，降低肺血管阻力，改善肺通气，用于急性呼吸衰竭及肺动脉高压的治疗。

【不良反应和耐受性】硝酸甘油不良反应主要因扩张血管引起，可见颜面潮红、搏动性头痛、升高眼内压等。大剂量可出现直立性低血压及晕厥。剂量过大可使血压过度下降，反射性兴奋交感神经、加快心率、加快心肌收缩，使心肌耗氧量增加而加重心绞痛发作。罕见高铁血红蛋白血症。

在体外，反复给予平滑肌标本硝酸酯类会导致舒张幅度减小，可能部分是由于游离—SH 基团的消耗，虽然试图用恢复组织—SH 基团的药物来避免耐受性，但临床上多无效。硝酸酯类用药剂量过大或反复应用易产生耐受性，停药 1～2 周后耐受性可消失。硝酸甘油产生耐受性的机制，一种是—SH 耗竭所致；另一种为"伪耐受"，可能与硝酸酯类扩张血管，机体通过代偿增强交感活性，激活 RAA 系统致血容量增加所致。因此，应避免大剂量给药和无间歇给药，减少耐受性的发生。

硝酸异山梨酯和戊四硝酯

硝酸异山梨酯（isosorbide dinitrate）和戊四硝酯（pentaerithrityl tetranitrate）为长效硝酸酯类药物，其药理作用与硝酸甘油相似而作用强度较弱。舌下含服起效慢，口服吸收较硝酸甘油完全，但生物利用度个体差异较大（1%～75%）。口服给药 20～30 分钟起效，作用持续约 4 小时。剂量大时易致头痛、低血压等不良反应。

主要口服用于预防心绞痛发作和心肌梗死后心衰的长期治疗。不良反应与硝酸甘油相似。

第三节　β肾上腺素受体阻断药

β肾上腺素受体阻断药（β adrenoceptor antagonist）在预防心绞痛和治疗不稳定型心绞痛方面有重要作用，主要通过降低心肌耗氧量实现的，还能够降低心肌梗死后死亡的风险，已作为一线防治心绞痛的药物使用。目前临床最常用的有普萘洛尔（propranolol）、美托洛尔（metoprolol）和阿替洛尔（atenolol）。对于冠状动脉痉挛引起的变异型心绞痛，则为禁忌。

【抗心绞痛作用机制】

1. 降低心肌耗氧量 通过阻断心脏上的 β_1 受体，减慢心率、减弱心肌收缩力及收缩速度、降低血压等作用，明显降低心肌耗氧量。

2. 改善缺血区供血 冠状血管 β 受体阻断后，血管收缩，尤其在非缺血区更明显，因此非缺血区和缺血区血管压力差增加，促使血液流向代偿性扩张的缺血区，从而增加缺血区血流量；另外，由于减慢心率，使心脏的舒张期相对延长，从而增加心肌缺血区的血液灌注时间，有利于血液从心外膜血管流入易缺血的心内膜区。

3. 改善心肌代谢 可抑制脂肪分解酶活性，减少心肌 FFA 的含量；同时改善缺血区心肌对葡萄糖的摄取和利用而改善糖代谢和减少耗氧；促进氧合血红蛋白结合氧的解离而增加组织供氧。

【临床应用】

1. 心绞痛 对于稳定型心绞痛，本类药物主要用于对硝酸酯类药物不敏感或疗效差的患者，可减少心绞痛的发作次数和程度，提高患者运动耐量，改善生活和工作能力。与硝酸酯类药物合用时可减少后者的用量，缓解耐受性的产生。本类药物由于具有减慢心率、抗高血压和抗心律失常作用，故对伴有心率加快、高血压和心律失常的患者更为适用。因 β 受体阻断药易导致冠状动脉收缩，故禁用于变异型心绞痛。

β 受体阻断药与硝酸酯类合用时，宜选用半衰期相近的药物，因此，常以普萘洛尔与硝酸异山梨醇酯合用。β 受体阻断药可抑制硝酸酯类扩张外周血管所致的反射性心率加快和心肌收缩力增强；硝酸酯类可降低 β 受体阻断药引起的心室前负荷增大和心室射血时间延长，两类药物在作用上互补，可协同降低心肌耗氧量，并相互抵消不良反应。但由于两类药物都可降压，合用时用量应减小，以避免血压下降过多，冠脉流量减少，对心绞痛不利。

2. 心肌梗死 能够降低心肌梗死后死亡的风险，可能是通过其抗心律失常作用实现。

【不良反应】 与阻断 β 受体有关。如心脏抑制、诱发和加重哮喘、"反跳现象"等（参见第八章相关内容）。

【禁忌证】 心动过缓、低血压、严重心功能不全、变异型心绞痛、哮喘、慢性阻塞性肺病及血脂异常者禁用。

普 萘 洛 尔

普萘洛尔（propranolol）主要用于治疗稳定型心绞痛，疗效肯定，能减少发作次数。对不稳定型心绞痛，也有一定疗效。对兼有高血压或心律失常患者更为适用。但因能引起冠状动脉收缩，不宜单独用于变异型心绞痛。因口服吸收与消除个体差异很大，给药剂量应从小剂量开始逐渐增加剂量。久用停药时，应逐渐减量，如突然停药可导致心绞痛加剧和（或）诱发心肌梗死或突然死亡。

案例分析

【实例】 患者，男，60 岁，心前区痛一周，加重两天，一周前开始在骑车上坡时感心前区痛，并向左肩放射，经休息可缓解，两天来走路快时亦有类似情况发作，每次持续 3～5 分钟，含硝酸甘油迅速缓解，发病以来，进食好，二便正常，睡眠可，体重无明显变化。既往有高血压病史 5 年，血压 150～180/90～100mmHg，无冠心病史，无药物过敏史，有吸烟史。查体：T 36.5℃，P 84 次/分，R 18 次/分，BP 180/100mmHg，心率 84 次/分，律齐，无杂音。

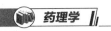
诊断：①冠心病，心绞痛（初发劳累型）；②高血压病Ⅲ期（3级，极高危险组）。

【问题】 该患者建议使用哪类抗心绞痛药物？

【分析】 根据患者的典型心绞痛发作症状，高血压病Ⅲ期（3级，极高危险组），血压达到3级。药物治疗：硝酸酯类药物能够改善增加缺血区血液供应，降低心肌耗氧量，适用于治疗各种类型的心绞痛，其中对于劳累型心绞痛为首选药。β受体阻断药可降低心肌耗氧量，在治疗劳累型心绞痛方面有重要作用，同时具有减慢心率、抗高血压作用，故对伴有心率加快、高血压的患者更为适用。两药合用可以取长补短，增加疗效，减少不良反应。

第四节　钙通道阻滞药

钙通道阻滞药（calcium channel blockers）是临床用于预防和治疗心绞痛的常用药，特别是对变异型心绞痛疗效最为突出。既可单独使用，也可与硝酸酯类或β受体阻断药合用。常用于治疗心绞痛的主要有维拉帕米（verapamil）、硝苯地平（nifedipine）、地尔硫䓬（diltiazem）、普尼拉明（prenylamine）和哌克昔林（perhexiline）等。

【抗心绞痛作用机制】

1. 降低心肌耗氧量　钙通道阻滞药阻滞血管平滑肌细胞膜上的 Ca^{2+} 通道，扩张外周小动脉和静脉，其中对小动脉的扩张作用更为明显，从而减轻心脏的前后负荷，降低心室壁张力，减少心肌耗氧量。钙通道阻滞药还能阻滞心肌细胞膜上的 Ca^{2+} 通道，可使心肌收缩力减弱，心率减慢，降低心肌耗氧量。

2. 保护缺血心肌细胞　心肌缺血时，细胞膜对 Ca^{2+} 的通透性增加，外钙内流增加和 Ca^{2+} 从细胞内排出到细胞外的能力下降，使细胞内 Ca^{2+} 超载，特别是线粒体内 Ca^{2+} 积聚，失去氧化磷酸化的能力，促使细胞凋亡和死亡。钙通道阻滞药能阻止外钙内流，减轻缺血心肌细胞的钙超载而保护心肌细胞。对急性心肌梗死患者，能缩小梗死范围。

3. 增加缺血区心肌供血　钙通道阻滞药对较大的心外膜输送血管、小的阻力血管及侧支血管均有直接的扩张作用，特别是对处于痉挛状态的血管有显著的解除痉挛作用，从而增加缺血区的血液灌注。另外还可增加侧支循环，改善缺血区的供血和供氧。

4. 抑制血小板聚集　钙通道阻滞药可阻止 Ca^{2+} 内流，降低血小板内 Ca^{2+} 浓度，抑制血小板黏附与聚集。

【临床应用】 可用于稳定型和不稳定型心绞痛，其中对冠脉痉挛所致的变异型心绞痛最为有效。对不稳定型心绞痛患者需合用硝酸酯类、β受体阻断药。但本类药物与β受体阻断药均有阻滞房室传导及抑制心肌收缩功能的作用，合用时须注意。

硝 苯 地 平

硝苯地平（nifedipine）属二氢吡啶类，硝苯地平扩张冠状动脉和外周小动脉作用强，可解除冠脉痉挛，对变异型心绞痛效果好。扩张外周血管引起血压降低，可反射性兴奋心脏使心率加快，增加心肌耗氧量，对稳定型心绞痛效果不如β受体阻断药，两者合用可提高疗效，不良反应也相应减少。

常见不良反应是由扩血管作用所引起，有面色潮红、血压下降、头痛、心悸和踝部水肿等。

维 拉 帕 米

维拉帕米（verapamil）属苯烷胺类钙通道阻滞药。对心脏抑制作用强，可抑制心肌收缩力，能减慢心率，具有抗心律失常作用。扩张冠状动脉作用较强，对外周血管的作用弱于硝苯地平，较少引起低血压。

用于稳定型和不稳定型心绞痛，对伴有心律失常的心绞痛患者尤其适用。与β受体阻断药合用可显著抑制心肌收缩力和传导速度，需注意。与地高辛合用可提高后者的血药浓度，容易引起中毒。对伴有心衰、窦房结或明显房室传导阻滞的心绞痛患者应禁用。

地 尔 硫 䓬

地尔硫䓬（diltiazem）作用强度介于硝苯地平与维拉帕米之间。能选择性扩张冠状血管，对外周血管作用较弱。具有减慢心率和抑制传导作用。

主要用于治疗冠脉痉挛引起的变异型心绞痛，以及稳定型和不稳定型心绞痛。还可降低心肌梗死后心绞痛的发病率。

钙通道阻滞药与β受体阻断药联合应用可以治疗心绞痛，特别是硝苯地平与β受体阻断药合用更为安全，二者合用，β受体阻断药可儿消除钙通道阻滞药引起的反射性心动过速，钙通道阻滞药可抵消β受体阻断药收缩血管作用。对心绞痛伴高血压及运动时心率显著加快者最适宜。

第五节 其他抗心绞痛药物

血管紧张素转化酶抑制剂

血管紧张素转化酶抑制剂（angiotensin converting enzyme inhibitors，ACEI）如卡托普利（captopril）、赖诺普利（lisinopril）和雷米普利（ramipril）等。该类药物不仅用于高血压、心衰的治疗，还有助于心绞痛的治疗。可通过扩张动、静脉血管，降低心脏前后负荷，从而降低心肌耗氧量，舒张冠状动脉增加心肌供血供氧等途径实现。

尼 可 地 尔

尼可地尔（nicorandil）是一种新型的血管扩张药，既可释放 NO，增加血管平滑肌细胞内 cGMP 的生成，又能激活血管平滑肌细胞膜 K^+ 通道，促进 K^+ 外流，引起细胞超极化，阻止 Ca^{2+} 内流。主要扩张冠状动脉的输送血管，用于变异型心绞痛，且不易产生耐受性。

本章小结

抗心绞痛药物主要分为三类：硝酸酯类药物、β肾上腺素受体阻断药、钙通道阻滞药，它们通过不同的途径产生抗心绞痛作用。硝酸甘油通过降低心肌耗氧量、扩张冠状动脉、增加缺血区供血、降低左心室充盈压、增加心内膜供血、抑制血小板聚集和黏附、抗血栓形成等途径适用于治疗各种类型的心绞痛；β 肾上腺素受体阻断药通过降低心肌耗氧量、改善缺血区供血、改善心肌代谢等途径治疗心绞痛；钙通道阻滞药通过阻滞 L 型 Ca^{2+} 通道，抑制 Ca^{2+} 内流，降低心肌耗氧量、保护缺血心肌细胞、增加缺血区心肌供血、抑制血小板聚集，对多种心绞痛有效，其中对冠脉痉挛所致的变异型心绞痛最为有效。

不同类型的抗心绞痛药联合应用更能取长补短，增强疗效，降低不良反应。

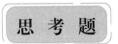

题库

1. 简述硝酸甘油抗心绞痛的作用机制。
2. 简述 β 受体阻断药抗心绞痛的作用机制。
3. 简述硝酸酯类与普萘洛尔合用治疗心绞痛的药理基础。
4. 简述抗心绞痛药物的临床应用特点。

（程路峰）

第二十四章

调血脂药与抗动脉粥样硬化药

学习导引

知识要求

1. **掌握** 他汀类、胆汁酸螯合剂、胆固醇吸收抑制剂和贝特类的药理作用、作用机制、临床应用及主要不良反应。

2. **熟悉** 烟酸类和抗脂质过氧化剂的作用和应用。

3. **了解** 多烯脂肪酸类、黏多糖和多糖类的作用和应用。

能力要求

1. 熟练掌握调血脂药的作用特点、临床应用和不良反应，掌握抗脂质过氧化剂、多烯脂肪酸类、黏多糖和多糖类的主要代表药物及研究进展，为临床合理用药或研究药物提供理论依据。

2. 学会运用辨证的科学思维，针对临床高脂血症分型和动脉粥样硬化，结合各类调血脂药和抗动脉粥样硬化药的作用特点和机制，正确应用药物防治疾病。

动脉粥样硬化（atherosclerosis，AS）是缺血性心脑血管病的主要病理学基础，病变部位主要在大、中动脉，尤其是主动脉、冠状动脉、脑动脉、肾动脉等。已明确其基本病理过程为慢性炎症。由于动脉内膜炎症局部粗糙裂纹引发脂质积聚沉着并侵入内膜下发生氧化修饰，随之血液单核细胞向内膜下浸润增加，并分化为巨噬细胞吞噬氧化修饰的脂质蛋白（如 LDL）变为泡沫细胞，而氧化修饰的脂质既作为抗原加重血管壁炎症反应，又诱导管壁中膜平滑肌纤维穿过内弹力板向内膜下迁移增殖，分泌大量的细胞外基质，促使病变中的内皮细胞、巨噬细胞和平滑肌细胞的凋亡，随着病变脂质（主要是胆固醇和胆固醇酯）的持续沉积，AS 病变最终发展为可引发临床事件的成熟斑块，使受累动脉管壁增厚硬化、管腔狭窄以至彻底堵塞，引起所支配器官的缺血性病变，典型的如我国目前发病率与死亡率明显上升的缺血性脑卒中、冠心病等。由于细胞内、外脂质积聚明显，在动脉内膜积聚的脂质外观呈黄色粥样，因此称为动脉粥样硬化。

AS 多见于 40 岁以上男性及绝经期女性，近年来临床发病年龄有年轻化趋势，病因和发病机制尚不确切，可能与遗传、高脂血症（hyperlipidemia）或高脂蛋白血症（hyperlipoproteinemia）、高血压、糖尿病、吸烟、肥胖等因素有关。其中血中脂质代谢异常所致的高脂血症以及脂蛋白结构和组成比例异常，无论原发性还是继发性的，均与 AS 的发病关系密切。

防治 AS，首先提倡合理的膳食结构如限制高脂高热性食物的摄入，适当体育运动，戒除吸烟、酗酒等不良嗜好，避免熬夜、过劳，积极治疗相关原发疾病如高血压、糖尿病等，还可以采用调血脂药与抗动脉粥样硬化药（lipidemic – modulating drugs and antiatherosclerosics drugs）从调节血脂的成分和浓度（调血脂药）、抗脂质氧化和保护血管内皮等方面进行防治。此外，尚有手术、基因治疗等方法。

第一节　调血脂药

血液中脂类统称血脂，包括胆固醇（Ch）、甘油三酯（TG）、磷脂（PL）和游离脂肪酸（FFA）等。Ch 又分为胆固醇酯（CE）和游离胆固醇（FC），两者合称为总胆固醇（TC）。血脂须与不同的载脂蛋白（apo）结合形成脂蛋白（LP）溶于血浆随血液循环转运。调血脂药（lipidemic - modulating drugs）主要通过调整血脂代谢的紊乱治疗高脂血症或高脂蛋白血症。血脂代谢紊乱主要表现为易致 AS 的脂质（如 TC、TG）、脂蛋白 [如 IDL、LDL、VLDL、LP（a）]、载脂蛋白（如 apoB）含量过高，或是抗 AS 的脂蛋白（如 HDL）及其载脂蛋白（如 apoA）含量过低，前者称为高脂血症或高脂蛋白血症。由于血脂在血中以脂蛋白的形式存在和运输，因此，高脂血症也表现为高脂蛋白血症，血脂代谢紊乱是引起动脉粥样硬化的原因。

脂蛋白由核心区（疏水性的 CE 和 TG）和 PL、FC 及 apo 的亲水性外壳构成球形颗粒。据密度由低到高依次为乳糜微粒（CM）、极低密度脂蛋白（VLDL）、中间密度脂蛋白（IDL，为 VLDL 的代谢产物，又称 βVLDL）、低密度脂蛋白（LDL）、高密度脂蛋白（HDL）、LDL 变异体脂蛋白（a）[Lp（a）]。含 apoB 的 CM 将脂质由肠道内运至肝及肝外组织，VLDL、IDL、LDL 将内源脂质由肝运至肝外组织；含 apoA 的 HDL 将 TC 由外周运至肝分解代谢，为抗 AS 因子，称"血管清道夫"。

知识链接

高脂血症的临床分型

WHO 分类系统虽然有助于高脂血症的诊断和治疗，但过于繁琐。因此，人们采用简易分型法将高脂血症分为三类：高胆固醇血症（血清 TC 浓度升高，相当于 WHO 分类的 Ⅱa 型），高甘油三酯血症（血清 TG 浓度升高，相当于 WHO 分类的 Ⅰ、Ⅳ 型），混合型高脂血症（血清 TC、TG 均升高，相当于 WHO 分类的 Ⅱb、Ⅲ、Ⅴ 型）。另外，临床上还常用病因分型法，即按照是否继发于全身系统性疾病分为原发性和继发性高脂血症。前者多由遗传性因素如脂蛋白代谢相关基因突变与环境因素相互作用引起，或由于先天性基因缺陷所致，如 LDLR 基因缺陷的家族性高胆固醇血症；后者是因全身系统性疾病因素所致，包括糖尿病、甲状腺功能减退症、肾病综合征等，此外长期大量使用某些药物如噻嗪类、β 肾上腺素受体阻断药、口服避孕药、糖皮质激素等也可能引起继发性高脂血症。

本节介绍以降低 TC、LDL 为主要作用的他汀类、胆汁酸螯合剂和胆固醇吸收抑制剂，以及以降低 TG 和 VLDL 为主要作用的贝特类和烟酸类药物。需要注意的是，高脂血症可促进 AS 的形成和发展，但并非所有脂蛋白升高都能促进 AS 形成，如被称为"血管清道夫"的 HDL 升高则利于抗 AS。因此本节对这样具有双重作用的药物称为调血脂药。

一、以降低 TC、LDL 为主要作用的药物

（一）他汀类

他汀类（statins），又称羟甲基戊二酸单酰辅酶 A 还原酶抑制剂（HMG - CoARI）。人体内的 Ch 大约 1/3 外源于饮食，而其余 2/3 属于内源性 Ch 多是由肝脏合成。HMG - CoA 还原酶是肝细胞合成内源性 Ch

的限速酶，能催化 HMG – CoA 生成甲羟戊酸（MVA），进而合成 Ch。设想若抑制 HMG – CoA 还原酶，则阻碍内源性 Ch 的合成。1976 年人类首次从橘青霉菌培养液中获得一种真菌代谢物美伐他汀（mevastatin），与 HMG – CoA 结构相似，能竞争性抑制 HMG – CoA 还原酶，降低动物和人血清 Ch 水平，但因为其不良反应而未被应用。之后日本学者远藤章和美国 Albert 等人分别从红曲霉和土曲霉菌中获得了同一种具有强力抑制胆固醇合成的活性物质，现称洛伐他汀（lovastatin），接着，人们从洛伐他汀衍生出半合成化合物辛伐他汀（simvastatin），从美伐他汀衍生出普伐他汀（pravastatin），随之又全合成了氟伐他汀（fluvastatin）、阿托伐他汀（atorvastatin）、瑞舒伐他汀（rosuvastatin）等。上述药物有结构相似的活性部位，有类似的作用机制，因此统称为他汀类。

他汀类药物是 HMG – CoARI，为目前最有效的调血脂药物。

【体内过程】 内酯环羟酸型洛伐他汀和辛伐他汀为前药，亲脂性较强，口服吸收率较低，必须经代谢成活性代谢产物才能发挥作用。其余他汀类均为开环羟酸型，水溶性较强（普伐他汀）或兼具水溶性和脂溶性（氟伐他汀、阿托伐他汀、瑞舒伐他汀等），具有较高的吸收率。氟伐他汀和阿托伐他汀等为含氟的活性物质，氟伐他汀几乎完全被吸收，而其他他汀类的吸收率介于 30% ~75% 之间。血浆蛋白结合率除普伐他汀为 50%，其余他汀类多在 90% 以上。他汀类主要在肝脏代谢，肝首关消除均较高。但不同的他汀，经肝代谢的酶有所不同，洛伐他汀、辛伐他汀和阿托伐他汀被肝细胞 CYP3A4 代谢，氟伐他汀、瑞舒伐他汀经 CYP2C9 代谢，普伐他汀则有好几个代谢途径。生物利用度低，为 5% ~30%，如洛伐他汀为 5%，氟伐他汀为 25%。除阿托伐他汀、瑞舒伐他汀的 $t_{1/2}$ 约为 20 小时，给药时间不受限制之外，其余他汀类 $t_{1/2}$ 均较短为 1~4 小时，因肝脏合成 Ch 等脂类的峰期多在夜间，所以适宜晚上给药。多数经胆汁由肠道排出，5% ~20% 由肾排泄，且代谢产物仍具有活性。

【药理作用与机制】

1. 调血脂作用 人体内源性 Ch 的 70% 来自肝脏合成。HMG – CoA 转化为甲羟戊酸（mevalonic, MVA）是肝脏合成内源性 Ch 的限速环节，必须经 HMG – CoA 还原酶催化。他汀类药物因其本身或其代谢物的结构与 HMG – CoA 相似，可在 Ch 合成的早期阶段竞争性地抑制 HMG – CoA 还原酶的活性（本类药物对此酶的亲和力较 HMG – CoA 强 10000 倍），使 MVA 形成障碍，阻碍肝脏内源性 Ch 的合成，使肝细胞内 Ch 含量减少（图 24 – 1）。为了满足肝脏合成胆汁酸的需要，通过自身负反馈调节，肝细胞膜上的 LDL 受体（LDL – R）的合成代偿性地增加，致使血液中大量的 LDL 经受体识别被摄取入肝细胞内，分解代谢为胆汁酸排出体外，从而降低 LDL 水平。大剂量也可轻度降低血液中 TG 水平，轻度增加 HDL – C 的水平。他汀类主要作用部位在肝脏，且其调脂作用呈剂量依赖性。从降低 LDL 的作用强度上比较，在现有调脂药物中，他汀类作用最强；而他汀类药物中，辛伐他汀强于洛伐他汀和普伐他汀，氟伐他汀和阿托伐他汀强于辛伐他汀，瑞舒伐他汀作用最强。

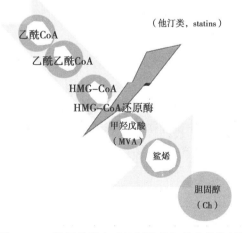

图 24 – 1 胆固醇的合成机制及他汀类药物作用靶点

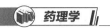

2. 非调血脂作用　他汀类药物除了调血脂作用外，还具有抗应激；改善血管内皮功能，提高血管内皮对扩张血管物质（如 NO）的反应性；抑制血管内皮过氧化；抑制血管平滑肌的增殖迁移及泡沫细胞的形成，促进其凋亡；降低血浆 C 反应蛋白，减轻 AS 过程的炎性反应；抑制血小板聚集，提高纤溶酶活性，抗血栓形成；稳定和缩小斑块等多方面的作用。

知识链接

横纹肌溶解症

横纹肌溶解症（rhabdomyolysis，RM）是指由各种原因引起的横纹肌细胞坏死后，肌红蛋白（Mb）等内容物释放进入血液循环，引起的生化紊乱及脏器功能损伤的综合征。同时引起高钾血症、急性肾功能衰竭等危及生命的并发症。RM 的主要临床表现为非特异性的肌痛、肿胀、痉挛、乏力、跛行及特异性的浓茶样尿（肌红蛋白尿），发生肌红蛋白尿时，尿潜血阳性，但镜检无红细胞或少量的红细胞，应注意除外血红蛋白尿。血清磷酸肌酸激酶（CK）升高至正常的 10 倍以上或 CK > 1000U/L，并出现肌红蛋白尿和肌红蛋白血。

因服用他汀类药物而并发的 RM，发生时间一般在服药后 36 小时至 24 个月，大部分发生于 3 个月以后。老年人特别是体质虚弱、体型瘦小的老年女性、多系统疾病的老年患者、接触多种药物治疗的患者、糖尿病患者、慢性肾功能不全患者、长期饮酒者、服用高剂量他汀类以及服用辛伐他汀的患者等为易感人群，建议他们用药前先去医院监测 CK 值，若超出正常值范围宜及时更换其他调血脂药。

西立伐他汀钠（拜斯亭，Lipobay）由德国拜耳（Bayer）公司 1997 年推向市场，全世界有 80 多个国家 600 多万患者服用此药，但随之全球共收到 52 例因服用拜斯亭产生横纹肌溶解所致的死亡报告，半数以上死亡者使用了拜斯亭最大剂量 0.8mg/天。据 FDA 资料，拜斯亭引起致死性横纹肌溶解症显著多于已上市的其他同类产品。拜耳公司断然于 2001 年 8 月 8 日向全球所有隶属医药公司发出紧急指示：立即停止销售拜斯亭，包括所有剂型。这就是影响颇大的"拜斯亭事件"。

【临床应用】适用于饮食疗法效果不佳的原发和继发性高胆固醇血症。LDL 增高为主的高 TC 血症（Ⅱa 型，杂合子家族性高胆固醇血症）首选；亦用于 LDL、VLDL 增高为主的高 TC、高 TG 血症（Ⅱb 型）和以 IDL 增高为主的高 TC、高 TG 血症（Ⅲ型）。对纯合子家族性高脂血症患者多数他汀类无效（因该类患者不能合成 LDL 受体，难以降低血 LDL 水平），而阿托伐他汀对该类型高胆固醇血症有效。此外他汀类药物非调脂作用可用于 2 型糖尿病或肾病综合征引起的高胆固醇血症、动脉粥样硬化、急性冠脉综合征、心脑血管急性事件及脑卒中的一、二级预防。

【不良反应】他汀类药物耐受性和安全性较好，不良反应少且轻。少见如胃肠道反应、皮肤潮红、头痛、皮疹。大剂量应用时偶见横纹肌溶解症、肝炎、血管神经性水肿等。肝病患者慎用，禁用于孕期和哺乳期妇女。

【药物相互作用】与胆汁酸螯合剂合用可协同降低血浆 TC 及 LDL - C 含量；与贝特类和烟酸合用可协同降低血浆 TG 含量。与强效的免疫抑制剂环孢素、大环内酯类抗生素和酮康唑以及贝特类、烟酸类合用可增加横纹肌溶解症的发生率。与香豆素类合用，使后者游离型增多，凝血酶原时间（PT）延长。

洛伐他汀

洛伐他汀（lovastatin）从我国红曲霉菌中提取的霉菌代谢物，是第一个应用于临床的 HMG - CoA 还原酶抑制剂。洛伐他汀为无活性的内酯环结构，可很快水解开环羟酸发挥抑制胆固醇合成的作用。口服后在胃肠道吸收率 30%，2~3 小时血药浓度达峰。调血脂作用稳定、可靠，呈剂量依赖性，一般用药两周后出现效应，4~6 周呈现最佳疗效。

辛伐他汀

辛伐他汀（simvastatin）为洛伐他汀的甲基衍生物，为无活性的内酯环结构，调血脂作用强于洛伐他汀。临床证实，长期应用辛伐他汀能有效降低胆固醇，同时能延缓动脉粥样硬化病变的进展和恶化，减少不稳定型心绞痛的发生。

普伐他汀

普伐他汀（pravastatin）为开环活性结构，亲水性强，口服吸收快而完全。降脂作用稳定、安全；非降脂作用如抗炎、抑制单核 - 巨噬细胞向内皮的趋化和黏附等。临床对剂型冠脉综合征患者，早期应用可迅速改善血管内皮功能，减少冠脉再狭窄和心血管病的发生。

氟伐他汀

氟伐他汀（fluvatatin）是他汀类药物中第一个全合成品，为含氟苯吲哚环的甲羟内酯衍生物。口服吸收迅速而安全，首过消除明显。能同时阻断 HMG - CoA 和其中间产物 MVA 而发挥其调脂作用。是他汀类药物中与其他药相互作用最少，引起肌病可能性最低的药物。

阿托伐他汀

阿托伐他汀（atorvastatin）口服吸收快，1~2 小时血药浓度达峰，肝脏代谢产生的活性代谢产物的作用占总作用的大部分，其作用与适应证同氟伐他汀，但降 TC 的作用较强。调血脂作用呈剂量依赖性，在标准剂量基础上可按病情需要调整，推荐初始剂量（一日 10mg）用于杂合子型家族性高胆固醇血症，间隔 4 周逐步加大剂量用于纯合子家族性高胆固醇血症有效。

瑞舒伐他汀

瑞舒伐他汀（rosuvastatin）口服 5 小时后血药浓度达到峰值。绝对生物利用度为 20%。经肝脏代谢。降低 TC、LDL - C 作用显著。大剂量能轻度降低血浆 TG 水平。

案例分析

【实例】患者，男，55，银行会计，微胖，平日无明显症状体征，有吸烟史（日半包）。常规检查时发现血脂异常，无糖尿病、冠心病史，肝肾功能均无明显异常。查体（括号内为正常参考值）：BP 135/85mmHg（140/90mmHg），心肺检查未见明显异常，实验室检查：TC，25.6mmol/L（<6.22mmol/L）；HDL - C，0.62mmol/L（1.04mmol/L）；LDL - C，3.1mmol/L（<2.6mmol/L）；TG，9mmol/L（<2.26mmol/L）。

诊断：高脂血症。医嘱普伐他汀片，口服，每次5mg，2次/日，1个月后复诊。

【问题】①简述血脂异常与 AS 的关系，药物治疗的原理如何。②简述他汀类药物的调血脂作用及其机制。

【分析】①血中脂质代谢异常所致的高脂血症以及脂蛋白结构和组成比例异常，均与 AS 的发病关系密切。防治措施可使用药物调节血脂的成分和浓度，降低高脂血症患者血浆中的 CM、VLDL、IDL 和 LDL 及其载脂蛋白 apoB 水平，同时升高 HDL 及其载脂蛋白如 apoA 水平。②他汀类药物主要通过竞争性抑制 HMG - CoA 还原酶活性，降低肝细胞内 TC、LDL - C 含量。大剂量也可轻度降低血脂中 TG 水平，轻度增加 HDL - C 的水平。

（二）胆汁酸螯合剂

考来烯胺和考来替泊

考来烯胺（cholest yraming，消胆胺、降脂树脂1号）和考来替泊（colestipol，降胆宁、降脂树脂2号）。胆汁酸是 Ch 在肝内代谢的主要去路。通常，Ch 在肝脏经 7a - 羟化酶转化为胆汁酸排入肠道，随后约95%胆汁酸再经小肠重吸收形成肝肠循环，胆汁酸能反馈性抑制 7a - 羟化酶而减少胆汁酸的再合成，肠道胆汁酸则利于外源性 Ch 和脂溶性物质（如食物中脂肪、维生素 A 等）的吸收。本类药物均为碱性阴离子交换树脂，又称"胆汁酸结合树脂"，不易被消化酶破坏，相对分子质量大，进入肠道后不被吸收，能与胆汁酸不可逆性螯合，阻止胆汁酸的肝肠循环，以减少外源性 Ch 的吸收（包括食物中脂肪的吸收），同时肝细胞却在不断地消耗 Ch 转化为胆汁酸，以加速内源性 Ch 代谢分解，从而降低血浆和肝脏中的 Ch 含量，进而导致肝细胞表面 LDL 受体反馈性增加且活性增强，最终降低血浆 TC 和 LDL 水平，达到降血脂的目的。但 HDL 几乎没有变化，对 VLDL 影响也较小，但可能伴有肝脏 TG 合成而使血浆 TG 水平有所增加。本类药物用药后 1~2 周，血浆 Ch 开始降低且可持续 1 年以上，部分患者有反跳现象。用药 1~3 周因胆汁淤滞所致瘙痒可得到缓解，停药 1~2 周后可再次出现类似瘙痒症状，停药后 2~4 周血浆 Ch 恢复至基础水平。主要用于治疗以 LDL 增高为主的高 TC 血症（Ⅱa 型），是目前最安全的降 Ch 药物。本药对纯合子家族性高脂血症无效。该类药物可反馈性增强 HMG - CoA 还原酶活性使 Ch 合成增加，但弱于使肝细胞表面 LDL 受体反馈性增加的效应，故总的结果是血浆 TC、LDL 降低。如与他汀类或烟酸、普罗布考合用，可起协同作用。

本类药物有特殊的臭味和一定的刺激性，所以常见的不良反应是恶心、腹胀和便秘。大剂量可能发生脂肪痢。考来烯胺因以氯化物形式应用，用药过久可引起高氯性酸血症。药物相互作用方面，本类药物长期用药可能干扰脂溶性维生素（A、D、E、K）及氢氯噻嗪、地高辛、华法林、保泰松、苯巴比妥、叶酸、铁剂等的吸收。如需合用，应在服用树脂前 1 小时或后 4 小时时应用上述药物。

（三）胆固醇吸收抑制剂

依 折 麦 布

依折麦布（ezetimibe）作为第一个被批准用于临床的外源性胆固醇吸收抑制剂，其选择性抑制位于小肠黏膜刷状缘的 Ch 转运蛋白（NPC1L1）活性，有效减少肠内胆固醇的吸收。口服很少吸收且几乎不经肝酶 CYP 代谢。部分在小肠中被代谢成活性的葡萄糖醛酸结合形式进入肠肝循环。依折麦布及其代谢产物在肝中被进一步葡萄糖醛酸化，随胆汁分泌入小肠，持续作用于小肠上皮靶位，阻碍胆固醇的外源性吸收途径，导致肝脏细胞内 Ch 储存减少，反馈性增加肝细胞膜 LDL 受体表达增加，LDL 代谢加快，最终降低血浆 TC 和 LDL – C 水平，达到降血脂的目的。本药区别于胆酸螯合剂的是不增加胆汁的分泌，区别于他汀类的是不抑制 TC 在肝内的合成。

依折麦布使小肠吸收胆固醇量降低 50% 以上，可单独或联合他汀类用于原发性高胆固醇血症、纯合子家族性高胆固醇血症、纯合子谷甾醇血症。

临床与他汀类药物联用分别从胆固醇的内、外源性途径对血脂水平进行调节，因此对高胆固醇血症的治疗可能具有协同、互补、增效的作用。由于依折麦布单独应用降低 TC 和 LDL 水平，效果仅次于他汀类，临床又特别适合作为不能耐受他汀类治疗者的替代。本品单剂量口服 $t_{1/2}$ 为 22 小时，可在一日内任何时间服用，可空腹或与食物同服。

不良反应常见胃肠道症状如呕吐、腹泻、便秘等，少见肌痛、关节痛、血清 CK 升高、肝脏转氨酶升高、血小板减少等。妊娠期和哺乳期妇女、中重度肝功受损患者及 10 岁以下儿童禁用。

二、以降低 TG 和 VLDL 为主要作用的药物

（一）贝特类

贝特类（fibrates），亦称贝丁酸类、苯氧酸类、苯氧芳酸类、纤维酸类，是一类可降低循环中 VLDL 和 TG，同时升高 HDL 的调脂药物。是近年来由氯贝丁酯（clofibrate）衍生出来的一类化合物，包括吉非贝齐（gemfibrozil）、非诺贝特（fenofibrate）、苯扎贝特（bezafibrate）、环丙贝特（ciprofibrate），除氯贝丁酯不良反应严重现已少用，其他药物广泛用于临床。国际上对该类药物调脂后的风险/获益评估分析认为，除非患者有严重的高 TG 血症而又禁用或不能耐受他汀类，否则贝特类不应该作为一线治疗药物。因为目前的研究并未显示本类药物能明显改善心脏病的发病率和死亡率。

【体内过程】贝特类药物口服吸收迅速而完全，如避开空腹与食物同服吸收率可达 90% 以上，2～4 小时达峰，血浆蛋白结合率达 92% 以上，分布广泛，肝、肾、小肠细胞浓度高于血浆浓度。各个药物的 $t_{1/2}$ 不完全相同，吉非贝齐和苯扎贝齐吸收后起效快，作用时间短，$t_{1/2}$ 为 1.5～2 小时，非诺贝特 $t_{1/2}$ 为 20 小时，环丙贝特为 17～42 小时。各个药物大部分在肝与葡萄糖醛酸结合经肾脏排出体外。

【药理作用】贝特类可明显降低循环 VLDL，实质是降低 TG，常规剂量下可以使 TG 降低 25%～50%；适度（接近 10%）降低 LDL – C 水平、升高 HDL – C。吉非贝齐可增加 HDL – C，从而降低冠心病和脑卒中的发生率，但总生存率无明显改善。

高脂血症常伴有凝血 – 纤溶系统异常，尤其血循环 TG 水平升高是诱发因素之一。贝特类尚有降低某些凝血因子和血小板活性、增加纤溶酶活性、促进纤维蛋白溶解等作用，这些与降脂无关的作用也有益于缺血性心脑血管病的防治。

【作用机制】脂蛋白脂肪酶（LPL）的功能是分解脂蛋白的核心成分 TG，包括 CM 和 VLDL，CM 是转运外源性的 TG，VLDL 是转运内源性 TG 的主要形式。

贝特类药物作用机制有：①通过增强 LPL 活性，催化 TG 分解，导致血浆 VLDL 浓度降低，同时可引起 HDL 合成增加，HDL 的清除减慢，促进血中 Ch 的逆化转运，有利于 sLDL 颗粒的清除。②抑制乙酰辅酶 A 羧化酶影响 FFA 从脂肪组织进入肝脏合成 TG 及 VLDL；③激活过氧化物酶体增殖物激活受体

（PPARs），从而促进脂肪酸氧化消除，减少肝内 VLDL 和 TG 合成；④本类药物多数可降低血小板的聚积而抑制血栓形成。

【临床应用】 适用于以 VLDL 升高为主的高 TG 血症（Ⅳ型），对混合型高脂血症（Ⅲ型和Ⅱb型）也有较好的疗效，也用于低 HDL 和存在动脉粥样硬化风险患者（如 2 型糖尿病患者）。与其他调血脂药合用于严重药物抵抗的血脂障碍患者，如纯合子家族性高 TC 血症。

【不良反应及注意事项】 本类药物不良反应发生率为 5%～10%，一般耐受良好。胃肠道症状是常见的不良反应。其他有瘙痒、皮疹、心律失常、低钾血症、血液中转氨酶或碱性磷酸酶升高、肌炎等。其中肌炎不常见，一旦发生则很严重（横纹肌溶解），出现肌红蛋白尿和急性肾衰，特别易发生在肾功能不全患者，因此有肾功能不全或易患高 TG 血症的乙醇中毒患者，避免使用。氯贝丁酯不良反应多且重，易诱发胆道结石，因此胆囊切除术患者禁用。孕妇、儿童、患肝胆疾病及肾功能不全者禁用。另外，贝特类可增强口服抗凝血药的抗凝活性，因此与口服抗凝血药合用时，后者应减少剂量。

吉 非 贝 齐

吉非贝齐（gemfibrozil，吉非罗齐，二甲苯氧庚酸）在化学结构上是氯贝丁酯的同类物，在大多数高脂蛋白患者中对高 TC 无明显降低作用。在高 TG 血症患者中降低 VLDL，并升高 HDL 达 25%；在较轻度的高 TG 血症患者，降低 TG 可达 50%，甚至更多，HDL 升高 15%，而 LDL 无改变或可升高。适用于以 IDL 增高为主的高 TC、高 TG 血症（Ⅲ型）和以 VLDL 增高为主的高 TG 血症（Ⅳ型）。治疗同时应检测 LDL，若 LDL 升高可加用小剂量他汀类。

非诺贝特、苯扎贝特和环丙贝特

非诺贝特（fenofibrate，普鲁脂芬）、苯扎贝特（benzafibrate，葡萄糖酸钠）、环丙贝特（Ciprofibrate，氯环丙妥明）均是第二代苯氧酸类调血脂药，除与吉非贝齐相似的调血脂作用外，还可以明显改善内皮功能、减少炎症反应、减少微量白蛋白尿、增加胰岛素敏感性、降低空腹血糖，尤其适用于伴有血脂升高的 2 型糖尿病及代谢综合征患者。

（二）烟酸类

烟 酸

烟酸（nicotinic acid，维生素 B_3、维生素 PP）是一种水溶性维生素。当作为维生素作用的剂量时，它是机体许多重要代谢过程的 13 种必需维生素之一。烟酸缺乏时，可影响细胞的正常呼吸和代谢而发生糙皮病。

【体内过程】 烟酸口服吸收快而完全，30～60 分钟达峰，血浆 $t_{1/2}$ 为 60 分钟，血浆蛋白结合率低，迅速被肝肾和脂肪组织摄取，代谢物烟酰甘氨酸及原型经肾脏排出。

【药理作用】 当用量超过作为维生素作用的剂量，以克数量级应用时，具有广谱调脂效应。烟酸可以通过抑制肝脏合成 TG 和 VLDL，从而降低 TG、LDL－C 和 LP（a）水平，同时升高 HDL－C 水平。并且该调节血脂的作用与剂量成正相关。在现有调血脂药中，烟酸升高 HDL－C 作用最强，也是目前唯一可降低血浆 Lp（a）的调血脂药，机制尚不明确。

【作用机制】 烟酸在体内转化为烟酰胺后发挥作用，作为脂肪细胞内脂肪酶系统的强抑制剂，减少游离脂肪酸（FFA）向肝内的转移，减少 VLDL 的产生和分泌，进而降低 IDL 和 LDL 水平。烟酸还可从 LPL 途径增加 VLDL 的清除率，TG 下降。但不影响胆汁酸的产生。烟酸可减少血中的纤维蛋白原，减缓 AS

和血栓形成过程。

【临床应用】烟酸类为广谱的一线调血脂药，能降低血浆中包括 CM、VLDL、IDL、LDL 和 Lp（a）等所有致 AS 危险的脂蛋白，对于除Ⅰ型以外的各型高脂血症（Ⅱa、Ⅱb、Ⅲ、Ⅳ、Ⅴ型）均有效，但主要作为他汀类药物和饮食疗法的辅助药物，用于低 HDL－C 和高 TG 患者，也可用于他汀类药物禁用的患者，同时与胆汁酸螯合剂、贝特类药物合用，可产生协同降脂作用。

【不良反应】烟酸具有强烈的扩张周围血管作用，导致心悸、潮红、瘙痒和胃肠道紊乱、低血压和血管性疼痛。其中，潮红和瘙痒与前列腺素的产生有关，可用阿司匹林缓解。为缓解由前列腺素介导的这一不良效应，临床更多使用烟酸小剂量的中效缓释制剂，其释药时间为 8～12 小时之间。美国 FDA 已批准中效缓释型作为调血脂药。大剂量可引起肝功能失调，糖耐量异常，可使循环中尿酸增加而诱发痛风，但停药后可恢复。禁用于痛风、肝功异常、消化性溃疡、糖尿病患者及孕妇。

【药物相互作用】与抗高血压药如神经节阻断药、血管活性药、胍乙啶等肾上腺素受体阻断药合用，可引起体位性低血压；与他汀类合用，具有潜在引起横纹肌溶解的危险，治疗期间应定期监测肝功和肌磷酸激酶；与异烟肼合用，后者可阻断烟酸与辅酶Ⅰ结合，从而引起烟酸缺乏。

阿 昔 莫 司

阿昔莫司（acipimox）系 1980 年发现的烟酸异构体，口服吸收快而完全，$t_{1/2}$ 约 2 小时，原型由肾脏排泄。适用于Ⅱb、Ⅲ和Ⅳ型高脂血症，也适用于伴有高脂血症的 2 型糖尿病或高 Lp（a）患者，能显著降低上述高脂血症患者的 TC 和 TG 水平。此外，与胆汁酸螯合剂伍用可加强其降 LDL－C 作用，作用强而久，不良反应少而轻。

第二节　抗脂质过氧化剂

普 罗 布 考

普罗布考（probucol）为合成品，化学名为 4,4'－［（1－甲基亚乙基）双（硫）］－双［2,6－双（1,1－二甲基乙基）］苯酚，原为降血脂药，但因其同时降低 HDL－C，而被停用。近年来发现普罗布考具有较强的抗脂质过氧化作用，对 AS 有较好的防治效果，又重新成为第二线的降血脂药物。

【体内过程】口服吸收不完全，仅有 2%～8% 的吸收率，进餐时同服可使吸收增加。普罗布考为脂溶性药物，吸收后主要分布在脂肪组织和肾上腺，消除慢，$t_{1/2}$ 达 20～50 天，服用 3～4 个月达稳态。血清中普罗布考 95% 分布于脂蛋白的疏水核。通过胆道以原型经粪便排出，仅有 2% 以代谢物形式经肾脏从尿排泄。

【药理作用及机制】普罗布考作为强大的脂溶性抗氧化剂，被摄入后分布于 LDL 并进入动脉内膜，因其化学结构含两个酚羟基极易被氧化，可以捕获血浆和内皮下活性氧，被氧化后形成双自由基中间体，分子重排，C—S 键断裂，形成联苯醌（普罗布考的代谢产物），联苯醌结构稳定，阻断了 H_2O_2 等氧自由基对 LDL 表面的多不饱和脂肪酸的氧化，从而抑制了 LDL 氧化修饰，为 ox－LDL 的产生以及由此引起的血中单核细胞的迁移和黏附，避免了内皮细胞损伤，清道夫受体摄取 ox－LDL 成泡沫细胞等，对消除脂质条纹和斑块意义重大。一般认为，普罗布考属于中效降胆固醇药物，可显著降低升高的血清 TC、LDL－C、HDL－C 水平，但对 TG 和 VLDL 无影响。

【临床应用】主要用于以 LDL 增高为主的高 TC 血症和以 LDL、VLDL 增高为主的高 TC、高 TG 血症的治疗。与他汀类或考来烯胺合用，既有协同降脂作用，又可减少不良反应。还可预防经皮冠状动脉腔

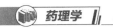

内血管成形术（PTCA）后的再狭窄。

【不良反应】一般较轻微，耐受性好。常见的不良反应为恶心、呕吐、腹泻、腹痛等。部分患者有头痛、头晕、血管性神经水肿、血小板减少、肌病、感觉异常等。因该药使部分患者心电图 Q~T 间期延长，各服药期间应注意心电图变化。儿童、妊娠期和哺乳期妇女慎用。

天然型抗氧化剂有维生素 E、维生素 C、辅酶 Q10、类黄酮、SOD、亚硒酸钠等。

第三节　多烯脂肪酸类

多烯脂肪酸类是指有 2 个或 2 个以上的不饱和键结构的脂肪酸，又称为多不饱和脂肪酸（polyunsaturated fatty acids，PUFAs）。根据不饱和键在脂肪酸链中开始出现的位置，分为 n-3（或 ω-3）型及 n-6（或 ω-6）型多烯脂肪酸。

（一）n-3（或 ω-3）型多烯脂肪酸

二十碳五烯酸和二十二碳六烯酸

二十碳五烯酸（eicosapentaenoic acid，EPA）和二十二碳六烯酸（docosahexaenoic acid，DHA），系长链 PUFAs，主要存在于海洋生物藻、鱼及贝壳类中。如深海鱼油软胶囊和多烯康软胶囊等均属此类制剂。

【药理作用及机制】EPA 和 DHA 有明显的调血脂作用。EPA 不仅是脂肪合成酶的抑制剂，而且通过促进脂肪酸的氧化分解，抑制 TG 的合成，进而较强地降低 VLDL-TG，升高 HDL-C。DHA 能使 HMG-CoA 还原酶减少，降低 TC 的合成和 LDL-C，而 EPA 作用较弱。EPA 和 DHA 的调血脂作用可能与抑制合成 TG 和 apoB、提高卵磷脂-胆固醇转移酶，使 HDL 升高和促进 VLDL 分解有关。EPA 和 DHA 可取代花生四烯酸（arachidonic acid，AA），作为三烯前列腺素和五烯白三烯的前体发挥以下作用：①能够抑制血小板聚集，抗血酸形成和扩张血管，从而改善血流动力学。②能够抑制血小板衍生生长因子（PDGF）的释放，从而抑制血管平滑肌的增殖和迁移，预防再狭窄。③使红细胞膜上 EPA 和 DHA 增加，使红细胞的可塑性加强，减轻斑块的炎症反应，稳定斑块，从而改善微循环。④对动脉粥样硬化早期的白细胞-内皮细胞炎性反应的多种细胞因子表达呈现明显的抑制作用。

【临床作用】适用于高 TG 性高脂血症。对心肌梗死患者的预后有明显改善作用，亦可用于糖尿病并发高脂血症等，常作为联合用药或辅助用药。

【不良反应】一般无不良反应。若过量摄入可出现出血时间延长，血小板减少，免疫反应降低。

（二）n-6（或 ω-6）型多烯脂肪酸

月见草油和亚油酸

n-6 型多烯脂肪酸（n-6-PUFAs）有亚油酸（linoleic acid）和 γ-亚麻酸（γ-linolenic acid，γ-LNA），主要来源于植物油如大豆油、玉米油及葵花籽油等。常见的有月见草油（evening primrose oil）和亚油酸（linoleic acid）。

月见草油约含 90% 的不饱和脂肪酸，其中含亚油酸约 70%，γ-亚麻酸 7%~10%。月见草油具有较弱的调节体内脂肪酸的作用。亚油酸在动植物体内以甘油酯的形式存在，进入体内能转化成系列 n-6-PUFAs，软化血管，适度降低 TC、TG、LDL 及升高 HDL，促进微循环，防止胆固醇在血管壁内的沉积，发挥调血脂和抗动脉粥样硬化作用，常与其他调血脂药和抗氧化药制成多种复方制剂应用。

第四节　黏多糖和多糖类

黏多糖是杂多糖的一类，由氨基己糖或其衍生物与糖醛酸结合成二糖后，经多次重复，形成长链黏多糖硫酸酯。肝素（heparin）是酸性黏多糖类药物的典型代表，主要来自动物的小肠黏膜和肺。早在 20 世纪 70 年代就发现它具有抗凝、抗血小板、抗炎、防止血栓形成、中和血管活性物质及抑制补体活化等多方面与抗 AS 有关的作用，近年又发现它能保护血管内皮、阻止血管平滑肌转移增殖。由于肝素抗凝作用较强，易导致出血等，所以无法用于防治 AS。目前已发展了许多低分子量肝素（low molecular weight heparin，LMWH），包括依诺肝素（enoxaparin）、弗希肝素（fraxiparin）、洛莫肝素（lomoparin）、替地肝素（tedelparin）和洛吉肝素（logiparin）等十几种产品；类肝素（heparinoid），包括硫酸乙酰肝素（heparan sulfate A，HS）、硫酸软骨素 A（chondroitin sulfate A，CS）及硫酸葡聚糖（dextrin sulfate）藻酸双酯钠（alginic sodium diester）等天然的、存在于生物体内的类似肝素化学结构和作用特性的酸性黏多糖类药物。该类药带有大量负电荷，能防止白细胞、血小板及有害因子的黏附、聚集和释放有害物质，发挥保护血管内皮的作用，以防止动脉粥样硬化的形成；并有抗凝、抗血小板聚集作用，从而阻止血栓形成。临床主要用于预防动脉粥样硬化及缺血性心脑血管疾病。

本章药物主要针对高脂血症或高脂蛋白血症和动脉粥样硬化。一方面是调节高脂血症患者脂质代谢紊乱的调血脂药，包括：①以降低 TC、LDL 为主要作用的 HMG‒CoA 还原酶抑制剂（他汀类）、胆汁酸螯合剂（考来烯胺和考来替泊）、胆固醇吸收抑制剂（依折麦布）；②以降低 TG 和 VLDL 为主要作用的苯氧酸类（贝特类）、烟酸类（烟酸）。另一方面是促进 LDL 清除的抗脂质过氧化药（普罗布考），用以保护血管内皮和调节血脂的多烯脂肪酸类和黏多糖及多糖类药物。最后，介绍了近年上市的新的革命性的降脂药物 PCSK9 抑制剂。

思　考　题

题库

1. 常用的调血脂药有哪些？它们对脂质代谢影响的作用特点有哪些？
2. 为什么 HMG‒CoA 还原酶抑制剂可降低 TC、LDL 在血浆中的含量？
3. 主要降低 TC 和 LDL 的药物有哪些？其作用机制如何？
4. 简述烟酸的作用机制。

（李寅超）

第五篇

内脏系统药理学

PPT

第二十五章

利尿药与脱水药

学习导引

知识要求

1. **掌握** 各类利尿药代表药物呋塞米、氢氯噻嗪、螺内酯的药理作用及作用机制，主要临床应用和主要不良反应。

2. **熟悉** 脱水药甘露醇的药理作用，主要临床应用和不良反应。

3. **了解** 常见利尿药的分类和特点。

能力要求

1. 熟练掌握利尿药的临床选药技能。

2. 学会应用利尿药的作用特点，预防其所引起的不良反应。

体液容积及电解质组成异常是最常见与重要的临床疾病表现，利尿药和脱水药都能增加体内水的排出，因二者主要作用机制和部位的不同，其效应和临床应用亦有不同。

第一节 利尿药作用的生理学基础与分类

利尿药（diuretics）是一类作用于肾脏，减少肾小管对电解质的重吸收，增加 Na^+、Cl^- 等电解质和水的排出，产生利尿作用的药物。此类药物临床用途广泛，常用于治疗各种原因引起的水肿，如心衰、肾衰竭、肾病综合征以及肝硬化，或局部水肿如脑水肿等；也可用于某些非水肿性疾病，如高血压、肾结石、高钙血症、尿崩症及加速毒物排泄等。

一、肾脏泌尿生理及利尿药作用部位

尿液的生产依赖于肾单位各组成结构功能的协调活动，肾单位是肾脏结构与功能的基本单位。尿液的生成过程包括肾小球的滤过、肾小管和集合管的重吸收及分泌。

（一）肾小球的滤过

血液流经肾小球、除血细胞和蛋白质外，其他成分均可滤过而形成原尿。原尿量的多少取决于有效滤过压，增加有效滤过压的药物可产生利尿作用（氨茶碱增加心肌收缩性而增加肾血流量及小球滤过率），但其利尿作用极弱。正常人每日生成原尿量约180L，但其中99%被重吸收，排出的终尿量仅 1 ~ 2L。由于肾脏多存在球管平衡的调节机制，因此，增加肾小球滤过率的药物只能产生较弱的利尿作用。但在严重心衰或休克时，肾血流量减少，肾小球滤过率明显下降而引起少尿时，应用增加肾小球滤过率的药物能发挥较好的利尿作用。

（二）肾小管和集合管的重吸收

肾小管主要分为近曲小管、髓袢、远曲小管和集合管。不同部位肾小管对原尿重吸收的机制、成分及量差异极大，不同的利尿药影响不同部位肾小管重吸收从而可产生不同的利尿作用。

1. 近曲小管　此段重吸收的 Na^+ 占原尿 Na^+ 总量的 65%~70%，原尿中约有 85% 的 $NaHCO_3$ 及部分 $NaCl$ 在此段被重吸收。

Na^+ 在近曲小管转运分两相：Na^+ 由腔膜侧进入胞内；再由 Na^+,K^+ - ATP 酶驱动通过基底膜离开细胞。首先，Na^+ 在腔膜侧由 Na^+ - H^+ 交换子（Na^+ - H^+exchanger）与 H^+ 按1:1交换进入细胞内，而 H^+ 分泌到管腔液中。H^+ 是 CO_2 和 H_2O 在上皮细胞内碳酸酐酶（carbonicanhydress，CA）的催化下先生成 H_2CO_3，然后再解离成 H^+ 和 HCO_3^-。若 H^+ 的生成减少，则 Na^+ - H^+ 交换减少，致使 Na^+ 的再吸收减少而引起利尿。抑制 CA 的药物乙酰唑胺（acetazolamide）能抑制 H^+ 的生成而发挥利尿作用。但作用弱，易致代谢性酸血症，由于近曲小管对水有高度通透性，管腔液的渗透压和 Na^+ 浓度在整个近曲小管液保持恒定。目前尚无高效近曲小管利尿药，其原因：一是药物抑制了近曲小管 Na^+ 重吸收后使近曲小管腔内原尿增多，管腔扩张，流速减慢，使吸收面积增大和原尿停留时间延长，重吸收增加；二是近曲小管以下各段肾小管可出现代偿性重吸收增多。

2. 髓袢升支粗段　原尿中的 30%~35% 的 Na^+ 在髓袢升支粗段被重吸收。该段管腔膜上存在 Na^+ - K^+ - $2Cl^-$ 同向转运体，基侧膜存在 Na^+,K^+ - ATP 酶。基侧膜 Na^+,K^+ - ATP 酶首先将肾小管上皮细胞内的 Na^+ 泵出到组织间液，在细胞内与管腔液间形成 Na^+ 的浓度差，进而启动管腔膜上的 Na^+ - K^+ - $2Cl^-$ 同向转运体，将 Na^+、Cl^-、K^+ 按1:2:1同向转运到细胞内。进入细胞内的 Na^+ 由基侧膜上的 Na^+,K^+ - ATP 酶主动转运至细胞间质，Cl^- 随电化学度通过基侧面细胞膜上的 Cl^- 通道离开细胞，在细胞内蓄积的 K^+ 顺浓度梯度返回管腔，形成 K^+ 的再循环，造成管腔内正电位，促进管腔液中 Ca^{2+}、Mg^{2+} 等正离子的重吸收（图 25 - 1）。

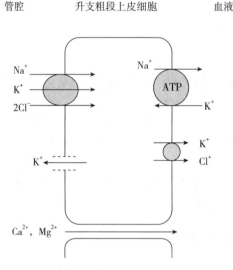

图 25 - 1　髓袢升支粗段的离子转运

由于此段几乎不伴有水的重吸收，原尿流经该段过程中随着 Na^+、Cl^- 的重吸收而被逐渐稀释，渗透压也逐渐由高渗变为低渗，直至形成无溶质的净水（free water），称为肾对尿液的稀释过程。同时 Na^+、Cl^- 被转运到髓质间液，形成髓质高渗区，当低渗尿经过高渗区的集合管时，在抗利尿激素（ADH）的影响下，水被重吸收，形成高渗尿，称为肾对尿液的浓缩过程。Na^+ - K^+ - $2Cl^-$ 同向转运体对呋塞米等高效利尿药很敏感，它们可与同向转运体结合，抑制其转运功能，影响尿的稀释和浓缩过程，故利尿作用强大。

3. 远曲小管和集合管　此段共重吸收原尿中 5%~10% 的 Na^+。并可分泌 H^+、NH_3 及 K^+。远曲小管近端上皮细胞管腔面膜上有 $Na^+ - Cl^-$ 同向转运载体，将原尿中 Na^+、Cl^- 摄入细胞内，再经基侧膜转运至间质液。因对水的重吸收极低，维持尿液稀释。药物抑制此段 Na^+、Cl^- 重吸收，可产生中等强度利尿作用。远曲小管远端和集合管对 Na^+ 的重吸收是通过 $Na^+ - K^+$ 交换完成的。原尿中 Na^+ 浓度和基膜侧 $Na^+,K^+ - ATP$ 酶活性对此段 Na^+ 重吸收和 K^+ 排泄能力影响较大。药物可通过不同机制减少此段 Na^+ 重吸收和 K^+ 排泄，产生较弱利尿作用。

二、常用利尿药的分类及作用机制

利尿药通过作用于肾小管的不同部位（图 25 - 2），影响尿生成的不同环节而产生强弱不等的利尿作用。

常用利尿药按其效能及作用机制可分为以下三类。

1. 高效能利尿药 也称为髓袢利尿药。主要作用于髓袢升支粗段，抑制 $Na^+ - K^+ - 2Cl^-$ 同向转运体，影响尿液的稀释和浓缩，产生强大的利尿作用。

2. 中效能利尿药 主要作用于远曲小管近端的 $Na^+ - Cl^-$ 同向转运体，减少 $Na^+ - Cl^-$ 的重吸收，影响肾脏的稀释功能而产生利尿作用。因本类药物对尿液的浓缩过程无影响，故利尿作用温和，常用药物为噻嗪类。氯噻酮虽与噻嗪类化学结构不同，但药理作用、利尿作用机制、主要不良反应相似，故称之为噻嗪样作用利尿药。

3. 低效能利尿药 本类药物主要作用于远曲小管远端和集合管，主要包括醛固酮受体拮抗药（螺内酯）和 Na^+ 通道阻滞药（氨苯蝶啶和阿米洛利）。此外，乙酰唑胺和双氢非那胺作用在近曲小管，通过抑制碳酸酐酶，使 H^+ 的生成减少，抑制 $H^+ - Na^+$ 交换，也有较弱的利尿作用。

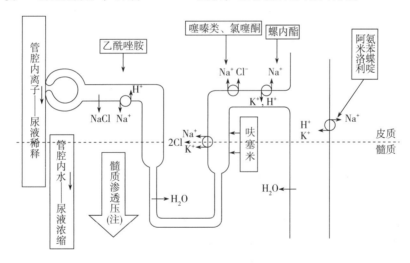

图 25 - 2 肾小管各段重吸收和利尿药作用部位

注：髓质渗透压由外向内逐渐升高

第二节 常用利尿药

一、高效能利尿药

此类药物有呋塞米（furosemide，呋喃苯胺酸，速尿），托拉塞米（torasemide），依他尼酸（etacrynic acid，利尿酸），布美他尼（bumetanide）。呋塞米和布美他尼与碳酸酐酶抑制药一样也是磺胺的衍生物。本类药物化学结构不同，在药代动力学和药效动力学方面存在一定差异（表 25 -1）。

表 25 – 1　常用强效利尿药特点比较

项目	呋塞米	布美他尼	托拉塞米
血浆蛋白结合率	95%	95%	99%
代谢途径	88%以原型经肾脏排泄，12%经肝脏转化	77%～85%经尿排泄，15%～23%经胆汁排泄	80%经肝脏转化，20%以原型经肾脏排泄
消除半衰期	0.5～1.5h	1～1.5h	3.8h
作用持续时间	2h	4h	5～8h
利尿强度*	1	20～60	3
利尿抵抗	较常见	较少	极少
剂量可控性	一般	较差	好
对醛固酮的影响	无	无	有一定的抑制作用
低钾血症	常见	较常见	不易发生
低钙血症	常见	较常见	不易发生
低镁血症	常见	较常见	不易发生
糖代谢异常	常见	较常见	无
耳毒性	较常见	偶见	不易发生

＊：利尿强度为呋塞米的倍数。

微课

呋　塞　米

呋塞米（furosemide，呋喃苯胺酸、速尿）属氨磺酰类化合物，为目前临床应用最广泛的高效、速效利尿药。

【药理作用】

1. 利尿作用　利尿作用强大、迅速而短暂，有明显的个体差异。该药主要作用于髓袢升支粗段，与 $Na^+ - K^+ - 2Cl^-$ 同向转运体结合，抑制其转运功能，干扰 NaCl 的重吸收，使管腔液中 NaCl 浓度增加，抑制尿液的浓缩过程；同时 NaCl 向间质转运减少，使肾髓质间液渗透压梯度降低，影响尿液的浓缩过程。因利尿时 Na^+ 的排出较多，促进 $K^+ - Na^+$ 交换和 $H^+ - Na^+$ 交换，使尿液中 H^+ 及 K^+ 排出增多，易引起低钾血症。由于 Cl^- 的排出量往往超过 Na^+ 的排出，故易引起低氯性碱中毒。此外，由于 K^+ 重吸收减少，降低了 K^+ 的再循环所导致的管腔正电位，减弱了 Ca^{2+}、Mg^{2+} 重吸收的驱动力，从而促进 Ca^{2+}、Mg^{2+} 排出，产生低镁血症，而 Ca^{2+} 在流经远曲小管时被重吸收，故较少发生低钙血症。本药可使尿酸的排出减少，长期用药则可引起高尿酸血症。

2. 对血流动力学的影响　呋塞米具有扩张血管作用，作用机制未完全阐明，研究显示与前列腺素 PGE_2 增加相关。对心衰患者，在其利尿作用发生时就能产生有效的血管扩张作用。

（1）降低肾血管阻力，增加肾血流量，改变肾皮质内血流分布，作用机制与降低血管对缩血管物质敏感性，增加前列腺素等物质的生成有关，此即参与了利尿作用，也是其用于预防急性肾功能衰竭的理论基础。

（2）扩张肺静脉，降低肺毛细血管通透性，减少回心血量，降低左心室舒张末期压力，降低前负荷，有助于急性肺水肿的治疗。

【体内过程】 呋塞米口服迅速吸收，生物利用度约60%，约0.5小时起效，1～2小时达峰值，持续6～8小时。静脉注射5～10分钟起效，30分钟达峰值，$t_{1/2}$约1小时，维持4～6小时。血浆蛋白结合率90%以上。大部分以原型经近曲小管有机酸分泌系统随尿排出，10%～35%经肝脏代谢由胆汁排泄。因排泄较快，故反复给药不易蓄积。

【临床应用】

1. 严重水肿 对各种原因引起的中、重度水肿均有效，主要用于其他利尿药无效的顽固性水肿和严重水肿，尤其是肾小球滤过率明显降低，其他利尿药效果不佳，应用本药仍可能有效。

2. 急性肺水肿和脑水肿 呋塞米通过扩张血管，降低外周阻力，减轻心脏负荷；同时强大的利尿作用使血容量减少，回心血量减少，左室舒张末期压力降低，因而可减轻左心衰竭引起的肺水肿。由于利尿后血液浓缩，血浆渗透压增高，有利于消除脑水肿，对脑水肿合并心衰者尤为适用。

3. 急、慢性肾功能衰竭 通过扩张肾血管，增加肾血流量使急性肾衰竭早期的少尿及肾缺血得到明显改善。强大的利尿作用可冲洗肾小管，防止其萎缩和坏死，故可用于急性肾衰竭早期的防治。大剂量可治疗慢性肾衰竭，使尿量增加。但禁用于无尿的肾衰竭患者。

4. 加速毒物排出 配合输液可促进药物从尿中排出。主要用于经肾排泄的药物中毒的抢救，如苯巴比妥、水杨酸类、溴化物等急性中毒。

5. 高钾血症、高钙血症 可增加钾排出，降低血钾。抑制Ca^{2+}的重吸收，降低血钙。

【不良反应】

1. 水和电解质紊乱 为最常见的不良反应。长期或大剂量应用易发生，主要表现为低血容量、低钠血症、低钾血症、低镁血症及低氯性碱中毒。以低钾血症最为常见，应注意及时补钾，加服留钾利尿药有一定预防作用。

2. 耳毒性 表现为眩晕、耳鸣、听力下降或暂时性耳聋。其发生机制可能与药物引起内耳淋巴液成分改变有关。肾功能减退或大剂量静脉注射时尤易发生，应避免与有耳毒性的药物如氨基糖苷类抗生素等合用。一般为暂时性，少数为不可逆。

3. 高尿酸血症 该药和尿酸均通过肾脏有机酸转运系统排泄，产生竞争性抑制，长期用药可减少尿酸排泄而致高尿酸血症，诱发和加重痛风。

4. 其他 可致恶心、呕吐、上腹不适及腹泻等胃肠道反应，大剂量可致胃肠道出血。也可发生过敏反应，表现为皮疹、嗜酸细胞增多、间质性肾炎等，偶致骨髓抑制。严重肝肾功能不全、糖尿病、痛风及小儿慎用，高氮质血症及孕妇禁用。

【药物相互作用】

（1）肾上腺皮质激素，促肾上腺皮质激素及雌激素均具有一定的水钠潴留作用，而能降低本药的利尿作用，并增加电解质紊乱尤其是低钾血症的发生概率。

（2）非甾体类消炎镇痛药抑制PGs生成能降低本药的利尿作用，肾损害机会也增加，可能与前者抑制前列腺素合成，减少肾血流量有关。

（3）本药可使尿酸排泄减少，血中尿酸升高，故与治疗痛风的药物合用时，后者的剂量应作适当调整。

（4）增强非去极化肌松药的作用，与血钾下降有关。

（5）与氨基糖苷类、头孢霉素类、两性霉素、抗组胺药物等合用，增加耳毒性和肾毒性。与碳酸氢钠合用增加低氯性碱中毒发生概率。

托 拉 塞 米

托拉塞米（torasemide）是20世纪90年代初合成的新一代磺酰脲类长效袢利尿药。

【体内过程】 见表25-1。

【药理作用】 托拉塞米抑制髓袢升支$Na^+ - K^+ - 2Cl^-$共同转运外，还抑制醛固酮与其他受体结合。

与呋塞米相比，利尿作用强大（是呋塞米的 3 倍）且持久。此外，托拉塞米还可抑制 TXA_2 缩血管作用、对糖代谢和脂代谢未见明显不良影响。

【临床应用】 治疗急性肾衰竭、肝硬化、腹水及脑水肿的一线药物。治疗充血性心力衰竭总有效率高于呋塞米。也可用于原发性高血压等治疗。

【不良反应】 不良反应发生率低。常见不良反应有头痛、脑晕、疲乏、食欲减退、肌肉痉挛、恶心呕吐、高血糖、高尿酸血症、便秘和腹泻。个别患者出现过敏反应。肾功能衰竭无尿患者，肝昏迷前期或肝昏迷患者，严重排尿困难患者禁用。发生离子平衡紊乱、耳毒性等不良反应的概率均低于呋塞米，对尿酸排泄无影响，耐受性好。经肾消除量少，肾衰竭患者用药安全，无积累作用。

<h1 style="text-align:center">布美他尼</h1>

布美他尼（bumetanide，丁苯氧酸）是目前作用最强的袢利尿药。药理作用、作用机制、临床用途均与呋塞米相似。布美他尼利尿作用产生快，持续时间较呋塞米长，利尿强度为呋塞米 20 ~ 60 倍。临床应用与呋塞米相似，对部分呋塞米治疗无效的病例仍可能有效。不良反应与呋塞米相似但较轻，排钾作用弱于呋塞米。

二、中效能利尿药

噻嗪类（thiazides）是临床广泛应用的一类口服利尿药和降压药，该类药物的基本结构为杂环苯并噻二嗪与一个磺酰胺基（SO_2NH_3）组成，在 2、3、6 位代入不同基团可得到一系列的衍生物。噻嗪类药物利尿作用相似，效能基本一致，仅效价强度和作用时间等方面不同，代表药物是氢氯噻嗪。氯噻酮（chlortalidone）、吲哒帕胺（indapamide）、美托拉宗（metolazone）等虽无噻嗪环结构，但其药理作用与噻嗪类相似，同属中效利尿药（表 25 - 2）。

表 25 - 2 常用中效利尿药特点

药物	效价强度	口服吸收	$t_{1/2}$(h)	主要消除途径	用量（mg/d）
氢氯噻嗪	1	70%	2.5	原型尿排泄	50 ~ 100
氯噻嗪	0.1	9% ~ 56%	1.5	原型尿排泄	0.5 ~ 2（g/d）
苄氟噻嗪	10	99%	3 ~ 3.9	30%尿、70%代谢	2.5 ~ 10
氯噻酮	1	65	35 ~ 50	65%尿、25%代谢、10%胆汁	50 ~ 100
吲哒帕胺	20	93	14 ~ 17.8	体内广泛代谢、25%经粪排泄	2.5 ~ 10
美托拉宗	10	65	8	80%尿、10%代谢、10%胆汁	2.5 ~ 10

<h1 style="text-align:center">氢氯噻嗪</h1>

氢氯噻嗪（hydrochlorothiazide）又名双氢克尿噻。噻嗪类利尿药的代表药物，也是目前临床应用最广泛的中效利尿药。

【药理作用】

1. 利尿作用 利尿作用温和持久，同时伴有 NaCl 和 K^+ 的丢失。主要作用于远曲小管近端，抑制

$Na^+ - Cl^-$ 共同转运体，减少 NaCl 重吸收，降低肾的稀释功能，但不影响尿液的浓缩过程。此外，尚有轻度碳酸酐酶抑制作用，故轻度增加 HCO_3^- 的排泄。噻嗪类药物还可以减少尿酸排泄，促进 Ca^{2+} 重吸收而治疗高血钙症。与袢利尿药相反，本类药物还促进远曲小管由 PTH 调节的 Ca^{2+} 重吸收，减少尿 Ca^{2+} 含量，减少 Ca^{2+} 在管腔中的沉积。

2. 降压作用　本品是临床常用的基础抗高血压药物。早期通过利尿作用引起血容量下降而降压，长期用药与降低血管平滑肌细胞内 Ca^{2+} 浓度，血管平滑肌张力下降有关。

3. 抗利尿作用　氢氯噻嗪能明显减少尿崩症患者的尿量和口渴等症状，主要通过降低血钠浓度，使血浆渗透压降低而减轻口渴感，使饮水减少而发挥抗利尿作用。其确切机制尚不清楚。

4. 对肾血流动力学和肾小球滤过功能的影响　由于肾小球对水、Na^+ 重吸收减少，小管腔内压力升高，以及流经远曲小管的水和 Na^+ 增多，刺激致密斑通过管 – 球反射，使肾内肾素、血管紧张素分泌增加，引起肾血管收缩，肾血流量下降，肾小球入球和出球小动脉收缩，肾小球滤过率也随之下降。肾功能降低时噻嗪类药物利尿作用降低，当肾小球滤过率低于 30ml/min 时，噻嗪类不发挥利尿作用，且能损害肾功能。

【体内过程】氢氯噻嗪脂溶性较高，口服吸收良好，参见表25 – 2。可通过胎盘屏障进入胎儿体内。尿毒症患者对氢氯噻嗪清除率下降，半衰期延长。

【临床应用】

1. 水肿　广泛应用于各种原因引起的水肿。是轻、中度心源性水肿的首选药，与强心苷合用时注意补钾。对轻型肾性水肿的效果较好，对严重肾功能不全者疗效差。与螺内酯合用治疗肝性水肿效果较好，但需注意防止低钾血症而诱发肝昏迷。

2. 高血压　本类药物是治疗高血压的基础药物之一，用于治疗各种高血压，与其他降压药物联合应用效果更好。

3. 尿崩症　可用于肾性尿崩症及垂体尿崩症。

4. 肾结石　用于高尿钙伴有肾结石者，以抑制高尿钙引起的肾结石形成。

【不良反应】

1. 电解质紊乱　长期应用可导致低钠血症、低氯血症、低钾血症、低镁血症、代谢性碱血症等，合用保钾利尿药可防治。表现为恶心、呕吐、腹胀和肌无力。还能引起血氨升高，故肝硬化患者慎用。

2. 高尿酸血症　痛风者慎用。

3. 升高血糖、血脂　能够抑制胰岛素的分泌和减少组织对葡萄糖的利用，从而升高血糖；能够增加血清胆固醇，并增加低密度脂蛋白。故糖尿病患者、高脂血症患者慎用。

4. 其他　可见皮疹、粒细胞及血小板减少，胃肠道反应等。偶见严重的过敏反应，包括溶血性贫血、血小板减少、坏死性胰腺炎等。

【药物相互作用】

（1）肾上腺皮质激素、促肾上腺皮质激素、雌激素、拟交感胺类药物等能降低本药的利尿作用，增加发生电解质紊乱的机会，尤其是低钾血症。非甾体类消炎镇痛药，尤其是吲哚美辛，能降低噻嗪类药物的利尿作用。

（2）考来烯胺能减少胃肠道对本药的吸收，故应在口服考来烯胺1小时前或4小时后服用本药。

（3）与多巴胺合用，利尿作用加强。与降压药合用时，利尿、降压作用均加强。

（4）减弱降血糖药、抗凝药的作用。

（5）与洋地黄类药物、胺碘酮等合用时，应慎防因低钾血症引起的不良反应。

（6）可增强非去极化肌松药的作用，增加锂的肾毒性，与碳酸氢钠合用，发生低氯性碱中毒机会增加。

氯　噻　酮

氯噻酮（chlortralidone）为非噻嗪类中效利尿药。本品口服吸收不完全。主要与细胞内结合，血浆蛋

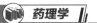

白结合率低，严重贫血时与血浆蛋白（主要是白蛋白）结合增加。口服 2 小时起效，作用持续时间为 24～72 小时。由于本药主要与细胞内碳酸酐酶结合，故排泄和代谢均较慢，是本品半衰期和作用持续时间显著长于噻嗪类药物的原因。适应证及不良反应与噻嗪类相似。也可用于尿崩症。

<h2 style="text-align:center">吲 达 帕 胺</h2>

吲达帕胺（indapamide）吸收不受食物影响，具有利尿与钙拮抗作用，利尿作用机制及特点与噻嗪类相似。对血管平滑肌有扩张作用，低剂量（<2.5mg/d）降压作用明显，而利尿作用微弱，临床主要用于高血压治疗。

<h2 style="text-align:center">美 托 拉 宗</h2>

美托拉宗（metolazone）利尿作用与噻嗪类相似，无抑制碳酸酐酶作用，不影响肾血流量和肾小球滤过率。主要用于水肿治疗，也用于高血压治疗。肾小球滤过率<10ml/min 时，利尿效果差。不良反应与氢氯噻嗪相似。

三、低效能利尿药

低效能利尿药包括保钾利尿药及乙酰唑胺。前者包括螺内酯、氨苯蝶啶、阿米洛利。

<h2 style="text-align:center">螺 内 酯</h2>

螺内酯（spironolactone）又名安体舒通（antisterone），是人工合成的甾体化合物，化学结构与醛固酮相似。

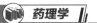

【药理作用】 本药结构与醛固酮相似，为醛固酮的竞争性抑制剂。螺内酯可竞争性的结合胞质中的盐皮质激素受体，阻止醛固酮 – 受体复合物的核转位，拮抗醛固酮的作用，而产生排 Na^+ 留 K^+ 作用，增加尿量。该药的利尿作用弱、缓慢、持久，与体内的醛固酮水平有关。

【体内过程】 螺内酯口服吸收较好，生物利用度大于 90%，血浆蛋白结合率在 90% 以上，进入体内后 80% 由肝脏迅速代谢为有活性的坎利酮，口服 1 天左右起效，2～3 天达峰值，停药后作用仍可维持 2～3 天。服药方式不同，$t_{1/2}$ 有所差异。无活性代谢产物从肾脏和胆道排泄，约有 10% 以原型从肾脏排泄。

【临床应用】 常与其他利尿药合用，治疗伴醛固酮升高的水肿，如肝硬化腹水和肾病综合征水肿。螺内酯不仅排 Na^+ 利尿消除水肿，同时抑制心肌成纤维细胞转化及分泌等作用而改变心肌重塑，用于充血性心力衰竭的治疗。

【不良反应】 不良反应较少，久用可致高钾血症。还可引起嗜睡、头痛、精神紊乱、女性面部多毛、月经失调，男性乳房女性化和性功能障碍等。严重肾功能不全和高钾血症患者禁用。

【药物相互作用】
（1）与含钾药物、血管紧张素转换酶抑制剂、血管紧张素 II 受体拮抗药和环孢素 A 等合用时，可增加高钾血症发生的机会。与氯化铵合用易发生代谢性酸中毒。可增加有肾毒性药物对肾脏的损害。

（2）能延长地高辛半衰期。

氨苯蝶啶

氨苯蝶啶（triamterene，三氨蝶啶）结构与螺内酯不同，阻滞远曲小管末端和结合管，阻滞管腔 Na^+ 通道而减少 Na^+ 重吸收，发挥排钾保钠利尿作用。

【药理作用】 主要作用于远曲小管远端和集合管，抑制 Na^+ 重吸收。由于 Na^+ 重吸收与 K^+ 向管腔分泌相耦联，Na^+ 重吸收减少，管腔中的负电位变小，继而使驱动 K^+ 分泌的动力降低，抑制 K^+ 的分泌，从而产生排钠保钾的利尿作用。

【体内过程】 服用氨苯蝶啶 2 小时后即可产生利尿作用，4~6 小时达峰值，药效可维持 7~9 小时。$t_{1/2}$ 为 4.2 小时，故需频繁用药。在肝脏内代谢，代谢物具有与母体相似的药理活性，原型和代谢产物主要由肾排出，少量经胆汁排出。

【临床应用】 常与排钾利尿药合用治疗顽固性水肿或腹水。

【不良反应】 长期服用可引起高钾血症，肾功能不良者、糖尿病患者、老人较易发生。还可抑制二氢叶酸还原酶，引起叶酸缺乏。肝硬化患者服用此药可发生巨幼红细胞贫血，偶可引起高敏反应及形成肾结石。

阿米洛利

阿米洛利（amiloride）口服吸收率为 15%~25%，$t_{1/2}$ 约 6 小时，利尿作用出现于口服后 2 小时，可持续 10~24 小时，主要以原型从肾脏排泄。

本药化学结构不同于氨苯蝶啶，但作用机制相似。留 K^+、利尿作用均强于氨苯蝶啶和螺内酯。临床应用与氨苯蝶啶相似。

乙酰唑胺

乙酰唑胺（acetazolamide）是一种可逆的强效碳酸酐酶抑制剂、作用部位广泛。利尿作用部位主要在近曲小管，通过抑制碳酸酐酶活性，减少 HCO_3^- 和 H^+ 生成，降低 $H^+ - Na^+$ 交换，抑制 Na^+ 重吸收。利尿作用弱。乙酰唑胺还可抑制房水生成，有降低眼内压作用。临床主要用于青光眼和某些水肿性疾病辅助治疗。还可用于纠正代谢性碱中毒，预防和治疗急性高山病引起的肺水肿及脑水肿等。

第三节　脱　水　药

脱水药（dehydrant agents）又称渗透性利尿药，在静脉注射给药后，根据其物理性质，提高血浆渗透压，产生组织脱水作用。通过肾脏排出体外时，不易被重吸收，可增加尿液渗透压，促进水和部分离子排出，产生渗透性利尿作用。

这类药物具有以下特征：大剂量静脉注射后，能提高血浆渗透压，不易进入组织；对机体无明显毒性作用和变态反应；在体内不易被代谢，是低分子量的非盐类物质，能通过肾小球滤过；但不被肾小管重吸收，可迅速排出体外。临床常用药物有甘露醇、山梨醇、高渗葡萄糖等。

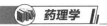

甘 露 醇

甘露醇（mannitol）为己六醇结构，属于多醇糖，临床主要用20%高渗溶液静脉注射或静脉滴注。是临床最常用的脱水药。

【药理作用】

1. 脱水作用 静脉注射后，由于不易从毛细血管渗入组织，能迅速提高血浆渗透压，使组织间液水分向血浆转移而产生组织脱水作用，可降低颅内压和膜内压。甘露醇是治疗脑水肿，降低颅内压安全而有效的首选药物。也可用于治疗青光眼急性发作和患者术前应用以降低眼内压。

2. 利尿作用 静脉注射高渗甘露醇后，血浆渗透压升高，血容量增加，血液黏滞度降低，稀释血液而增加循环血血容量及肾小球滤过率，甘露醇不被重吸收，增加肾小管内渗透压，减少了水的重吸收。其次，甘露醇促进 PGI_2 分泌，扩张肾血管，增加肾血流，提高肾小球滤过率。一般在 10 分钟左右起效，能迅速增加尿量及排出 Na^+、K^+。经 2~3 小时利尿作用达高峰。

【体内过程】甘露醇口服不吸收，静脉内给药，可在血管内存留，极少向组织分布，主要以原型随尿液排泄，不易被重吸收。仅不到20%可进入肝脏，转变为糖原或经胆道排泄。T_{max} 为 30~60 分钟，$t_{1/2}$ 为 100 分钟，当存在急性肾功能衰竭时可延长至 6 小时。降低眼内压和颅内压作用于静脉注射后 15 分钟内出现，维持 3~8 小时。利尿作用于静脉注射后 10~20 分钟起效，2~3 小时达高峰，持续 6~8 小时。

【临床应用】

1. 脑水肿及青光眼 是对多种原因引起的脑水肿（如脑瘤、颅脑外伤外缺氧等情况时）的首选药。短期用于急性青光眼，或术前使用以降低眼内压。

2. 预防急性肾功能衰竭 ①在肾小管管腔液中发生渗透作用，使水重吸收减少，尿量增加，减轻肾间质水肿。②维持足够的尿量，稀释肾小管内有害物质，保护肾小管免于坏死。③改善急性肾衰早期血流动力学变化，对肾衰竭伴有低血压者效果较好。

【不良反应】注射过快时可引起一过性头痛、眩晕和视物模糊。禁用于慢性心功能不全者，因可增加循环血量而增加心脏负荷。另外，活动性颅内出血者禁用。

案例分析

【实例】患儿，男，5 岁，因高热、头痛、喷射状呕吐、惊厥、神志不清来院急诊。诊断为乙型脑炎，医嘱之一用 20% 甘露醇脱水治疗脑水肿。

【问题】①应采用何种给药途径？②当室温接近 0℃ 时，一旦检查出药物有结晶析出，采取的正确处理方法是什么？③甘露醇治疗脑水肿的机制是什么？

【分析】①静脉滴注。②遇到有结晶的甘露醇，就放入热水中，加热煮沸，然后取出用力摇，至完全溶解。③甘露醇是脱水的药物，使用甘露醇后可以导致血浆渗透压升高，由于血液渗透压升高，可以将组织液的水分吸收进入血管内，导致组织细胞脱水，组织液减少。

山　梨　醇

山梨醇（sobitol）是甘露醇的异构体。药理作用及应用均与甘露醇相似，因可在体内转变为糖，使其高渗作用减弱，且持续时间短。一般制成25%高渗液使用，价廉，临床常用。

高渗葡萄糖

50%高渗葡萄糖（hypertonic glucose）亦可产生脱水作用及渗透性利尿作用。因其易于向组织分布及代谢，故作用弱而短暂，多与甘露醇交替应用，适应证及注意事项同甘露醇。临床主要用于脑水肿和急性肺水肿。

在脑供血障碍情况下，使用高渗葡萄糖降颅内压，易引起乳酸增加，加重脑组织损伤，停药后颅内压"反跳"明显，可能加剧病情。

本章小结

利尿药（Diuretics）主要作用于肾脏，增加Na^+、Cl^-等电解质和水的排出，产生利尿作用。临床上主要用于治疗各种原因引起的水肿，如心衰、肾衰竭、肾病综合征以及肝硬化等；也可用于某些非水肿性疾病，如高血压、肾结石、高血钙症等的治疗。本章按它们利尿作用的效能和作用部位分为以下三类。

Ⅰ类：高效能利尿药（high efficacy diuretics），又称袢利尿药（loop diuretics），为$Na^+ - K^+ - 2Cl^-$同向转运体抑制药。主要作用于髓袢升支粗段，利尿作用强，代表药为呋塞米。

Ⅱ类：又称为中效能利尿药（moderate efficacy diuretics）、噻嗪类利尿药（thiazide diuretics）或$Na^+ - Cl^-$同向转运子抑制药，主要作用于远曲小管近端，代表药为氢氯噻嗪等。

Ⅲ类：低效能利尿药（low efficacy diuretics），又称为保钾利尿药（potassium - retaining diuretics）。主要作用于远曲小管远端和集合管，利尿作用弱，能减少K^+排出，代表药为螺内酯、氨苯蝶啶等。碳酸酐酶抑制药（carbonic anhydrase inhibitors）主要作用于近曲小管，抑制碳酸酐酶活性，利尿作用弱，本类代表药为乙酰唑胺。

思 考 题

题库

1. 简述各类利尿药物的作用部位及作用机制。
2. 试述噻嗪类利尿药的临床作用及相关作用机制。
3. 试比较利尿药与脱水药两者的异同。

（王福刚）

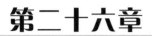

第二十六章

作用于呼吸系统的药物

PPT

学习导引

知识要求

1. **掌握** 平喘药物的分类；各类平喘药物的药理作用、作用机制、临床应用及主要不良反应。
2. **熟悉** 镇咳药、祛痰药的分类及作用特点。
3. **了解** 镇咳药、祛痰药的不良反应。

能力要求

1. 熟练掌握解读和调配平喘药物处方的技能。
2. 学会应用平喘药的基本理论知识解决临床合理用药和安全用药的问题。

呼吸系统疾病常见的临床症状有喘息、咳嗽、咳痰等，在进行对因治疗的同时，及时使用平喘药（anti-asthmatic drugs）、镇咳药（antitussives）、祛痰药（expectorants）既可以有效缓解相应的临床症状，减轻患者痛苦，还能预防并发症的发生。

第一节 平 喘 药

微课

平喘药（antiasthmatic drugs）是用于缓解或消除支气管哮喘和其他呼吸系统疾患所致的喘息症状的药物。

支气管哮喘（asthma bronchiole）是以呼吸道炎症和呼吸道高反应性为特征的慢性疾病。临床表现为反复发作的呼吸短促、喘息等症状，目前认为哮喘是免疫性和非免疫性因素共同参与的慢性气道炎症，其发病机制包括呼吸道壁的炎症与腺体分泌亢进、支气管平滑肌痉挛性收缩与黏膜水肿等环节引起气道狭窄与阻塞，以及炎症引起气道反应性增加。因此舒张气管平滑肌、缓解气道狭窄能缓解哮喘症状，而抑制气道炎症及炎症介质是其治疗的根本。

根据作用机制不同（图26-1），现有的平喘药物可分为三类：抗炎平喘药（糖皮质激素、磷酸二酯酶-4抑制药）、支气管扩张药（β肾上腺素受体激动药、茶碱类和抗胆碱药）、抗过敏性平喘药（肥大细胞膜稳定药、H_1受体阻断药、抗白三烯药）。

一、抗炎平喘药

随着哮喘发病机制中气道炎症学说的建立，认识到哮喘主要是由嗜酸粒细胞、淋巴细胞及肥大细胞参与的慢性气道炎症。因此抗炎平喘药通过抑制气道炎症反应，长期防止哮喘发作，已成为平喘的一线药物。

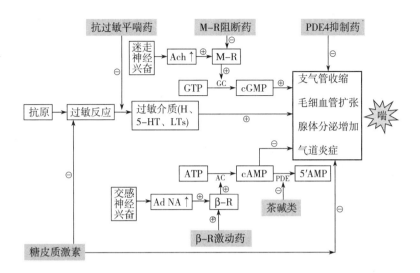

图 26 - 1　平喘药物的主要作用机制

（一）糖皮质激素类

糖皮质激素类（glucocorticoids，GCs）是目前治疗支气管哮喘、气道炎症最有效的抗炎药物，也是哮喘持续状态或危重发作的重要抢救药。尤其是近年来采用气雾吸入局部给药，可有效控制气道炎症、降低气道高反应性、减轻哮喘症状、改善肺功能、提高生活质量、减少哮喘发作的频率和减轻发作时的严重程度，降低病死率。同时减少了全身性不良反应，应用更加广泛。

【药理作用及机制】糖皮质激素具有很强的平喘作用，其机制与抗炎、抗过敏作用有关（详见第三十章相关内容）。

1. 抗炎作用　抑制炎症初期的各种炎症细胞的趋化、聚集、活化及多种炎症介质、致炎因子的生成及释放，降低血管通透性，减少渗出、减轻水肿和局部炎症反应。

2. 抗过敏作用　减少组胺、缓激肽等过敏介质的释放，抑制因过敏反应产生的病理变化。

3. 增强机体对儿茶酚胺的敏感性　增强支气管及血管平滑肌对儿茶酚胺的敏感性，舒张支气管、收缩血管减轻气道阻塞。

4. 抑制气道高反应性　能降低抗原、冷空气及运动后的支气管收缩反应。

【临床应用】根据患者的病情，糖皮质激素的给药方式有以下两种。

1. 呼吸道吸入给药　气雾吸入糖皮质激素可减少口服激素制剂的用量或逐步代替口服激素，用于其他平喘药物疗效不佳的慢性哮喘病例，长期应用可以改善患者的肺功能、降低气道高反应性、降低发作的频率和程度，改善临床症状，提高生活质量。但是由于起效较慢，不能用于缓解急性症状。对于哮喘持续状态，因不能吸入足够的气雾量，无法发挥有效治疗作用，不宜应用。常用药物是倍氯米松、布地奈德等。

2. 全身给药　仅限于严重哮喘或哮喘持续状态病例，对 β 受体激动药合用静脉注射氨茶碱疗效不显著者，可考虑口服或注射糖皮质激素。常用药物有泼尼松、地塞米松等。

【不良反应】吸入糖皮质激素的全身不良反应特别是对下丘脑 - 垂体 - 肾上腺轴的抑制作用比较小。但长期用药，药物在咽部和呼吸道存留可引起声音嘶哑、喉部不适、口腔和咽部白色念珠菌感染等不良反应。喷药后及时漱口，减少药液在咽部的残留，可明显降低真菌感染的发生率。妊娠早期及婴儿慎用。

倍 氯 米 松

倍氯米松（beclomethasone，BDP）为地塞米松的衍生物，局部抗炎作用较地塞米松强数百倍，是哮喘的第一线治疗药物。

气雾吸入后直接作用于气道发挥抗炎平喘作用。本品起效较慢，不能用于哮喘急性发作的抢救。能控制多数反复发作的哮喘病例，但不宜用于哮喘持续状态。临床主要用于长期依赖糖皮质激素的慢性哮喘患者，可部分或完全代替泼尼松的全身给药，并使肾上腺皮质功能得到恢复。也用于慢性哮喘发作间歇期，控制哮喘的反复发作。主要不良反应是声音嘶哑、口咽部念珠菌病等局部副作用。减少每日吸入次数、加用储雾器、采用不含载体粉的干粉吸入器、用药后漱口等均可减少局部副作用。

布 地 奈 德

布地奈德（budesonide，BUD）为不含卤素的吸入性 GCs，气雾吸入本药产生与倍氯米松相似的局部抗炎作用，全身不良反应比倍氯米松小。用于控制和预防哮喘发作。对糖皮质激素依赖型哮喘患者，本品是较理想的替代口服激素的药物。气雾吸入，起始剂量每次 $200 \sim 400 \mu g$，维持量每次 $100 \sim 200 \mu g$，$2 \sim 4$ 次/天。

（二）磷酸二酯酶 -4 抑制药

磷酸二酯酶 -4（PDE -4）是细胞内特异性的 cAMP 水解酶，主要分布于炎症细胞、气道上皮细胞和平滑肌细胞内，PDE -4 抑制药可抑制 PDE -4 的活性，增加细胞内 cAMP 的水平而发挥治疗作用。罗氟司特（roflumilast）是第一个用于临床的选择性 PDE -4 抑制药。

罗 氟 司 特

【药理作用】

（1）抑制炎症细胞聚集活化。罗氟司特可抑制中性粒细胞、巨噬细胞等炎症细胞的聚集和活化，减少 IL -1、TNF -α 等炎症因子的释放，具有强大的抗炎作用。

（2）缓解气道重塑。罗氟司特可减少气道上皮细胞基底的胶原沉着、气道平滑肌增厚、杯状细胞增生，缓解气道重塑。

（3）扩张气道平滑肌，缓解气道高反应性。

【体内过程】 罗氟司特口服生物利用度80%，T_{max} 为 1 小时，血浆蛋白结合率达99%，主要经肝脏代谢，70%以上通过肾脏排泄，消除 $t_{1/2}$ 为 17 小时。

【临床应用】 罗氟司特是欧盟和美国批准用于治疗慢性阻塞性肺病（COPD）的药物，临床也可用于慢性喘息性支气管炎及 COPD 伴喘息的患者，但不能作为缓解急性支气管哮喘的药物。

【不良反应】 用药 1 周可出现腹泻、恶心、头痛、头晕和食欲减退，大部分会随持续治疗而消失。少数患者出现失眠、焦虑、抑郁及自杀倾向等精神症状。18 岁以下患者及肝功能不全患者禁用。

二、支气管扩张药

本类药物通过不同环节舒张支气管平滑肌、缓解哮喘症状，是常用的平喘药，包括肾上腺素受体激动药、茶碱类及抗胆碱药。

（一）肾上腺素受体激动药

【药理作用】 本类药物是哮喘首选的对症治疗药物。气道内 β 受体有 β_1 和 β_2 两种亚型，在人主要是 β_2 受体。β_2 受体广泛分布于气道的不同效应细胞上，β_2 激动药兴奋气道平滑肌细胞膜上的 β_2 受体时，产生平滑肌松弛、抑制肥大细胞与中性粒细胞释放炎症介质、增强气道纤毛运动、促进气道分泌、降低血管通透性、减轻气道黏膜下水肿等效应。

（1）β_2 受体激动药和 β_2 受体结合后，激活靶细胞的兴奋性 G 蛋白（Gs），继而活化腺苷酸环化酶，催化细胞内 ATP 转化为 cAMP，使细胞内 cAMP 水平升高，从而活化气道靶细胞膜上的腺苷酸环化酶，催化细胞内 ATP 转变为 cAMP，引起细胞内的 cAMP 水平增加，进而激活 cAMP 依赖蛋白激酶（PKA），通过细胞内游离钙浓度的下降，MCLK 失活、钾通道开放三种途径，最终引起平滑肌松弛，解除支气管痉挛。

（2）激动肺组织肥大细胞 $β_2$ 受体，抑制组胺、白三烯等炎症介质释放，解除炎症介质所致的支气管痉挛。

（3）激动纤毛上皮细胞 $β_2$ 受体，促进黏液分泌和纤毛运动，增强黏液 – 纤毛系统的气道清除功能。

（4）激动肺泡 Ⅱ 型细胞 $β_2$ 受体，促进表面活性物质的合成与分泌。

这些作用均有利于缓解或消除哮喘，其中以松弛支气管平滑肌的作用最为重要。

【临床应用】 主要用于支气管哮喘、喘息性支气管炎及其他呼吸系统疾病所致的支气管痉挛。为减少全身不良反应，以吸入给药最为常用。气雾吸入或静脉注射给药起效迅速，适用于控制哮喘的急性发作和哮喘持续状态。口服给药一般用于预防哮喘发作和轻症治疗。

【不良反应】

1. 骨骼肌震颤　用药初期可出现四肢和面颈部骨骼肌震颤，交感神经功能亢进者尤易发生，轻者感到不适，重者可影响工作和生活。口服给药发生率约30%，气雾吸入给药发生率明显降低，可随着用药时间延长而逐渐减轻或者消失。其机制是由于激动了骨骼肌慢收缩纤维的 $β_2$ 受体，使其收缩加快，影响了快慢收缩纤维间的协调所致。

2. 心脏反应　选择性 $β_2$ 受体激动药心血管不良反应少而轻，但大剂量或注射给药仍可引起心脏反应如心悸、头痛、头晕等。非选择性 β 受体激动药心脏不良反应较严重，高血压、心功能不全、甲状腺功能亢进者等慎用。

3. 代谢紊乱　激动 $β_2$ 受体可增加肌糖原分解，引起血乳酸和丙酮酸升高，糖尿病患者尤应注意。过量应用或与糖皮质激素合用时，可能引起低钾血症，从而导致心律失常，必要时应补充钾盐。

4. 其他　长期或反复用药，可产生快速耐受性或引起气道反应性增高，避免长期大剂量单独使用，对严重病例应交替使用不同类型的平喘药。

【分类】 肾上腺素受体激动药可分为非选择性 β 受体激动药和选择性 $β_2$ 受体激动药。

非选择性 β 受体激动药

对 $β_1$ 和 $β_2$ 受体均有激动作用，多数药物对 α 受体也有强大激动作用（详见第七章相关内容）。其中，异丙肾上腺素、肾上腺素和麻黄碱曾是治疗哮喘的重要药物。异丙肾上腺素气雾剂吸入给药，肾上腺素皮下注射给药，均具有强大的平喘作用，主要用于缓解支气管哮喘的急性发作。麻黄碱可口服用于预防哮喘发作和轻症哮喘的治疗。因本类药物对 $β_1$ 和 $β_2$ 受体的激动作用缺乏选择性，易发生兴奋心脏等不良反应，临床上已较少应用。

沙 丁 胺 醇

沙丁胺醇（salbutamol，羟甲叔丁肾上腺素）为选择性 $β_2$ 受体激动药，用药后可明显松弛支气管平滑肌显示平喘疗效，其作用强度与异丙肾上腺素相近，但作用时间更长。临床主要用于各种类型哮喘。通常按需间歇吸入，治疗轻度哮喘急性发作或预防运动性哮喘；中、重度哮喘发作者可适当增加给药次数并联合使用糖皮质激素；口服给药用于频发性或慢性哮喘的症状控制，静脉给药仅用于病情紧急需要即刻缓解气道痉挛者。

特 布 他 林

特布他林（terbutaline）作用与应用同沙丁胺醇，支气管松弛作用比沙丁胺醇弱。气雾吸入可用于哮喘急性发作的病例，能迅速控制症状，口服用于哮喘的预防。

福摩特罗

福摩特罗（formoterol）为新型长效选择性 β_2 受体激动药，对支气管松弛作用较沙丁胺醇强而持久，同时还具有明显的抗炎作用，明显抑制抗原诱发的嗜酸粒细胞聚集与浸润、血管通透性增高以及速发性与迟发性哮喘反应。用于慢性哮喘、慢性阻塞性肺病以及儿童咳嗽、气喘、多痰等的治疗，有效率在 70% ~100%。长期应未发现有耐受性的产生。对夜间哮喘患者的疗效更佳，临睡前吸入本品，作用持续时间与缓释茶碱相似，更易被患者接受。还能有效地预防运动哮喘的发作。

沙美特罗

沙美特罗（salmeterol）为沙丁胺醇的衍生物，带有较长的侧链，是长效 β_2 受体激动药。除了舒张支气管作用外，还能抑制组胺诱导的血浆外渗、炎症细胞浸润以及抗原引起的人肺组织组胺和白三烯释放。其平喘疗效优于沙丁胺醇、特布他林及茶碱类药物。适用于需长期用药的慢性患者。对夜间哮喘的疗效更好，每日 2 次规则用药，可明显减少夜间因症状发作引起的觉醒。

克仑特罗

克仑特罗（clenbuterol，双氯醇胺）为强效选择性 β_2 受体激动药，对支气管松弛作用强而持久，气道扩张作用约为沙丁胺醇的 100 倍，用微量即有明显平喘作用。本尚能增强纤毛运动和促进痰液排出，有利于提高平喘疗效。临床用于防治支气管哮喘、喘息性支气管炎、肺气肿等呼吸系统疾病所致的支气管痉挛。不良反应少见，偶见短暂头昏、轻度肌震颤、心悸等，但比沙丁胺醇轻，一般用药过程中可自行消失。

（二）茶碱类

茶碱（theophylline）为甲基黄嘌呤类的衍生物，临床应用的茶碱制剂有三种。①茶碱与不同盐或碱基（如乙二胺、胆碱、甘氨酸钠）形成的复盐，有氨茶碱、胆茶碱、茶碱甘氨酸钠等。这些制剂的水溶性明显增强，但并不增加生物利用度，药理作用未见加强。②以不同基团取代所得的衍生物，有喘定、羟丙茶碱、苄乙胺茶碱等。这些制剂对肠胃道刺激较小，口服后易耐受，但药理作用不及茶碱强。③缓释剂，特点是口服血药浓度波动小，每日给药二次即能维持有效血药浓度，适用于慢性哮喘病例，特别对夜间发作的哮喘病例更为适宜。临床常用其复盐或衍生物，是常用的平喘药之一。

氨 茶 碱

氨茶碱（aminophylline）为茶碱与乙二胺的复盐，水溶解度较茶碱大 20 倍，可做成注射剂，是临床常用的茶碱类平喘药。

【药理作用】

1. 平喘作用　平喘的主要机制主要有以下几个方面。①抑制磷酸二酯酶（PDE）：氨茶碱为非选择性 PDE 抑制剂。抑制主要水解 cAMP 的 PDE - 3、PDE - 4，使细胞内 cAMP 水平升高，进而激活蛋白酶 A（PKA），使平滑肌松弛。但血浆治疗浓度的氨茶碱对 PDE 活性的抑制仅为 5% ~20%，提示松弛平滑肌作用可能有其他的环节。②阻断腺苷受体：以抗原进行支气管激发试验，可见哮喘患者循环血液中腺苷含量明显增加，同时引起支气管痉挛，氨茶碱可拮抗上述反应。治疗浓度的茶碱为腺苷受体拮抗药，能抑制腺苷使肥大细胞释放组胺和白三烯，可预防腺苷对哮喘患者气道收缩作用。③增加内源性儿茶酚胺的释放：治疗浓度的氨茶碱可使肾上腺髓质释放儿茶酚胺，间接发挥 β_2 受体激动药作用，使支气管平滑肌松弛。④干扰气道平滑肌的钙离子转运：氨茶碱可能通过受体操纵钙通道影响细胞外钙内流和细胞内钙释放或影响磷脂酰肌醇代谢，松弛气道平滑肌。⑤免疫调节与抗炎作用：氨茶碱在低浓度时可抑制气道肥大细胞释放炎症介质，抑制肿瘤坏死因子及血小板活化因子的活性，降低血管的通透性，减轻气道炎症反应。

2. 增强膈肌收缩力 氨茶碱能增强膈肌收缩力，在慢性阻塞性肺病患者用药后，可增强呼吸深度，但不增加呼吸频率，尤其在膈肌收缩无力时作用更明显。

3. 强心作用 氨茶碱能增强心肌收缩力，增加心输出量，并能降低右心房压力，增加冠状动脉血流量。

4. 利尿作用 氨茶碱能增加肾血流量和肾小球滤过率，并抑制肾小管对 Na^+、Cl^- 的重吸收，表现弱的利尿作用，适用于心力衰竭时的哮喘即心源性哮喘。

5. 其他 松弛胆道平滑肌，解除胆管痉挛。可与镇痛药合用治疗胆绞痛。

【体内过程】口服吸收完全，生物利用度为 96%。2~3 小时达到最大效应，维持 5~6 小时。血浆蛋白结合率约 60%，分布在末梢组织中，几乎不分布于脂肪组织。90% 在肝脏代谢，没有首过效应，约 10% 药物以原型从尿中排泄，但新生儿用药量的 50% 以原型从尿中排泄。正常人平均 $t_{1/2}$ 为 9 小时左右，肝硬化患者 $t_{1/2}$ 达 7~60 小时，急性心功能不全患者 $t_{1/2}$ 达 3~80 小时，体内消除速率个体差异大，临床用药应注意剂量个体化。

【临床应用】防治支气管哮喘、喘息性慢性支气管炎、慢性阻塞性肺病等呼吸系统疾病。慢性喘息的治疗及发作的预防，常采用持续性口服给药，应从小剂量开始逐渐增加为好。急性哮喘发作或哮喘持续状态时，常选择氨茶碱静脉注射。本药也适用于心性水肿和心源性哮喘的辅助治疗，以及与镇痛药合用治疗胆绞痛。

【不良反应】本品碱性较强，局部刺激性大，口服后易引起胃肠道刺激症状，宜餐后服用，也可引起烦躁不安、失眠等中枢兴奋症状。茶碱安全范围较窄，不良反应发生率与血药浓度密切相关，即使患者服用相同剂量的茶碱血药浓度的个体差异仍非常大。血药浓度超过 20μg/ml，发生毒性反应较多。剂量过大（血药浓度 >35μg/ml 者）或静注太快可有心动过速、心律失常、发热、失水、谵妄、精神失常、惊厥、昏迷等症状，甚至呼吸、心搏骤停致死。特别是儿童，更应谨慎用药。严格掌握茶碱剂量，定时检测血浆药物浓度，及时调整茶碱的用量是避免茶碱中毒反应的主要措施。一旦发现毒性症状，应立即停药，并进行对症治疗。

【注意事项】急性心肌梗死伴有显著血压降低者忌用。本品可通过胎盘屏障，也能分泌入乳汁，随乳汁排出，孕妇、产妇及哺乳期妇女慎用。

【相互作用】静脉输液时，应避免与维生素、去甲肾上腺素、四环素族盐酸盐、促皮质素配伍使用；稀盐酸可减少本品在小肠的吸收；酸性药物可使其排泄增加，碱性药物可使其排泄较少；苯妥英钠可加速其排泄；西咪替丁、红霉素、四环素可使其半衰期延长，血药浓度升高，易致中毒。

胆 茶 碱

胆茶碱（cholinophylline）为茶碱与胆碱的复盐，水溶性更大，为氨茶碱的 5 倍。药理作用、临床应用与氨茶碱相似，对胃黏膜刺激性较小，患者易耐受。胃肠道反应较氨茶碱轻。口服常用量为每次 200~400mg，3~4 次/天。

二羟丙茶碱

二羟丙茶碱（diprophylline）平喘作用同氨茶碱，但半衰期短，临床疗效不及氨茶碱。优点是心脏兴奋作用仅为氨茶碱的 1/20 ~ 1/10，对胃肠道刺激性较小口服耐受性较好，可服较大剂量收到平喘效果。主要用于不能耐受氨茶碱的患者。

课堂互动

女，24 岁，支气管哮喘史 12 年，哮喘发作 3 天，口服氨茶碱未缓解，后用氨茶碱 25g 加入 50% GS 20ml 静脉缓注，数分钟心搏骤停，经抢救脱险，0.5 小时后恢复。

请问：该患者出现心搏骤停是何原因？该药物应用应注意哪些问题？

（三）抗胆碱药（M 受体阻断药）

哮喘发作有多方面的诱因，其中内源性 ACh 释放过多是诱发哮喘的重要因素。副交感神经末梢释放的 ACh，可激动位于气道平滑肌、气管黏膜下腺体及血管内皮细胞的 M_3 胆碱受体，使支气管平滑肌收缩、黏液分泌增加和血管扩张，导致喘息发作。临床用于治疗哮喘的抗胆碱药主要是 M 胆碱受体阻断药，常用药物为气道选择性高的阿托品的衍生物异丙托溴铵、噻托溴铵，能选择性阻断气道的 M_3 受体，扩张支气管平滑肌。

抗胆碱药松弛支气管平滑肌作用比 β 受体激动药弱，持续时间与 β 受体激动药相同或略长，对慢性哮喘患者两药有协同效果。

异丙托溴铵

【药理作用】 异丙托溴铵（ipratropium bromide）又名异丙阿托品，为阿托品的异丙基衍化物。对气道平滑肌具有较高选择性，通过选择性阻断气道平滑肌 M 胆碱受体，发挥支气管平滑肌松弛作用。本品对气道平滑肌有较强的直接松弛作用，对心血管系统的作用不明显。

【体内过程】 口服难吸收，主要采用气雾吸入法，气雾吸入后 5 分钟起效，维持 4 ~ 6 小时。以大剂量（>500μg）气雾吸入，3 小时后血浆浓度只有 0.06ng/ml。$t_{1/2}$ 为 3.2 ~ 3.8 小时。

【临床应用】 本品主要用于喘息性慢性支气管炎和支气管哮喘，尤其适用于老年哮喘及使用 β 受体激动药产生肌震颤、心动过速而不能耐受者。对控制哮喘急性发作的疗效不如 β 受体激动药，但对某些高迷走神经活性的哮喘发作有较好的疗效。

【不良反应】 不良反应少见，少数患者有口干、口苦感、喉部不适等。对痰量及痰黏稠度均无明显影响。对支气管的清除能力也无明显改变。

噻托溴铵

噻托溴铵（tiotropium bromide）是一种长效、强效的选择性气道 M 受体阻断药，与 M 受体的亲和力是异丙托溴铵的 10 倍，松弛气道平滑肌作用更强。每日吸入给药一次，约 30 分钟起效，2 小时达最大效应，药效维持时间超过 24 小时。噻托溴铵会通过抑制逼尿肌收缩致使尿液淤积和尿道阻塞，可潜在性增加高龄老年男性患者尿道感染风险，其他临床应用及不良反应同异丙托溴铵。

格 隆 溴 铵

格隆溴铵是第一个长效 M 受体阻断剂雾化药物，对 M_3 受体具有高选择性，在 COPD 患者中每日吸入格隆溴铵 $50 \sim 100\mu g$，可显著提高 FEV_1，而且较噻托溴铵起效更迅速，且耐受性良好。

三、抗过敏平喘药

变态反应是哮喘的重要病因之一，可导致气道平滑肌肥大细胞和嗜酸粒细胞释放炎症介质，引起气道炎症和平滑肌痉挛。抗过敏平喘药通过抑制与哮喘有关的活性物质的释放或拮抗炎症介质的作用而预防哮喘发作。本类药物起效较慢，主要用于预防哮喘的发作，对急性发作患者无效。根据主要作用机制可分为肥大细胞膜稳定药、$H_1 - R$ 阻断药和抗白三烯类药物。

（一）肥大细胞膜稳定药

色 甘 酸 钠

【药理作用】色甘酸钠（disodium cromoglycate）可预防 I 型变态反应、运动或其他刺激所致的哮喘。但无直接松弛支气管平滑肌作用，对组胺、白三烯等炎症介质亦无拮抗作用，故对正在发作的哮喘无效。其作用机制为：①稳定肥大细胞膜，抑制肥大细胞脱颗粒释放组胺、白三烯等过敏介质。②既阻断肥大细胞介导的早期哮喘反应（EAR），又抑制嗜酸粒细胞、巨噬细胞介导迟发哮喘反应（LAR），长期应用可降低气道的高反应性。③抑制呼吸道感觉神经末梢与呼吸道神经源性炎症。抑制二氧化硫、缓激肽、冷空气、运动等引起的支气管痉挛。

【体内过程】口服仅吸收 1%，临床采用粉雾吸入给药，约 10% 达肺深部组织并吸收入血，15 分钟可达血药峰浓度，血浆蛋白结合率为 60% ~75%，$t_{1/2}$ 为 45 ~100 分钟，以原型从尿和胆汁排除。

【临床应用】本品主要用于支气管哮喘的预防性治疗。在接触抗原前 7 ~10 天用药，能防止变态反应和运动引起的速发和迟发性哮喘反应。本品起效慢，连续用药数天后才能见效。也可用于预防过敏性鼻炎等过敏性疾病。

【不良反应】毒性很低。少数患者因粉末刺激气道黏膜产生咳嗽、气急甚至诱发哮喘，与 β 受体激动药合用可以预防。

萘 多 罗 米

萘多罗米（nedocromil）能抑制支气管黏膜炎症细胞释放多种炎症介质，作用比色甘酸钠强。吸入给药能降低哮喘患者气道反应性，改善症状和肺功能。可预防性治疗哮喘、喘息性支气管炎。偶有头疼。儿童、妊娠期妇女慎用。

（二）组胺 H_1 受体阻断药

酮 替 芬

酮替芬（ketotifen）为口服强效过敏介质阻释剂。能抑制肥大细胞和嗜碱粒细胞释放 I 型变态反应的化学介质，并兼有很强的 H_1 受体阻断作用，拮抗 5－羟色胺等过敏慢反应物质作用，还能预防和逆转 β_2 受体的向下调节，加强 β_2 受体激动药的作用，疗效优于色甘酸钠。

临床用于预防各型哮喘发作，对儿童哮喘的疗效优于成人，用药后发作次数减少，症状明显减轻，

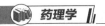

对正在发作的急性哮喘无效。也可用于过敏性鼻炎、荨麻疹等治疗。不良反应为嗜睡、乏力、丙氨酸氨基转移酶及碱性磷酸酶升高等。孕妇慎用，用药期间不宜驾驶车辆、高空作业。

（三）抗白三烯药

白三烯（leukotrienes，LTs）是花生四烯酸经 5 - 脂氧酶的代谢产物，与炎症效应密切相关，是哮喘发病中的重要介质。LTs 可引起支气管黏液分泌，增加气道血管通透性，引起气道炎症反应。LTs 受体拮抗药能竞争性阻断 LTs（LTC$_4$、LTD$_4$、LTE$_4$）受体，有效地预防 LTs 所致的各种气道反应，减轻哮喘症状，改善肺功能。尤其适用于伴有过敏性鼻炎、阿司匹林哮喘、运动性哮喘患者的治疗。

扎 鲁 司 特

扎鲁司特（zafirlukast）为长效、高选择性 LTs 受体拮抗药，能竞争性阻断 LTs 受体，有效地预防 LTs 所致的各种气道反应，减轻哮喘症状。临床主要适用于慢性轻中度哮喘的预防和长期治疗，可维持对哮喘发作的控制或减少糖皮质激素的用量。治疗严重哮喘患者时联合糖皮质激素可产生协同作用。不良反应有轻度头痛、胃肠道反应等。肝肾功能不全者、妊娠和哺乳期妇女慎用。近期，美国 FDA 发出警示，使用白三烯受体拮抗药时要注意出现精神症状的不良反应。

第二节　镇　咳　药

咳嗽是呼吸系统受到刺激时的常见症状，是机体所产生的一种防御性反射活动，轻度咳嗽有利于排出呼吸道内的分泌物或异物，保持呼吸道清洁和畅通，但剧烈或频繁的咳嗽可给患者带来痛苦，影响休息和工作，进而导致并发症，因此，在诊断清楚的前提下，应在对因治疗的同时适当应用镇咳药。

镇咳药（antitussive drugs）是作用于咳嗽反射的中枢和外周部分，抑制咳嗽反射的药物。根据药物作用部位和作用机制的不同，分为两类：①中枢性镇咳药，直接抑制延髓咳嗽中枢而发挥镇咳作用。②外周性镇咳药，通过抑制咳嗽反射弧中的感受器、传入神经、传出神经或效应器而发挥镇咳作用。有些药物兼有中枢和外周两种抑制作用。

一、中枢性镇咳药

中枢性镇咳药分为成瘾性和非成瘾性镇咳药两类。前者为阿片类生物碱及其衍生物，后者为合成镇咳药。

可 待 因

可待因（codeine）是阿片生物碱之一。作用与吗啡相似但较弱，镇咳作用强而迅速、强度为吗啡的 1/4。该药对呼吸中枢有较高的选择性，可直接抑制咳嗽中枢，产生镇咳作用。适用于各种原因引起的剧烈干咳和刺激性咳嗽，对胸膜炎干咳伴有胸痛者尤为适用。

不良反应有恶心、呕吐、便秘等。大剂量可致兴奋、烦躁不安。久用可产生耐受性和成瘾性。本品可抑制支气管腺体分泌，使痰液黏稠度增高不易咳出，对黏痰且量多者易造成气道阻塞及继发感染，不宜应用。

知识链接

喝药也能上瘾

　　咳嗽喝药本是常事，但有报道很多人却喝药上了瘾，没咳嗽也要喝复方可待因咳嗽糖浆，一旦断药，就会出现打哈欠、出冷汗、腹泻、流鼻涕、身体疼痛、焦躁不安等一系列不适反应。

　　此外，新泰洛其、联邦止咳露等都是含"可待因"的止咳溶液，其含量达到每毫升含 1mg 磷酸可待因，属精神类处方药，如果长期服用，会使人产生精神依赖，超量服用会出现严重不良反应，如兴奋、头晕、嗜睡、昏迷、烦躁、神志不清等。就此问题，原国家食品药品监管总局下发了《食品药品监管总局公安部关于严厉查处药品批发企业违法销售含可待因复方口服溶液案件的通知》，并提醒，服用此类药品时应注意适量，服用时间最好不要超过 7 天。

右 美 沙 芬

　　右美沙芬（dextromethorphan）镇咳作用与可待因相似或略强，无镇痛作用，治疗剂量不抑制呼吸，长期应用无成瘾性。主要用于无痰干咳及频繁剧烈的咳嗽。不良反应较少，偶有头晕、轻度嗜睡、口干、便秘等。

喷 托 维 林

　　喷托维林（pentoxyverine）为合成的非成瘾性镇咳药，兼有中枢和外周镇咳作用。可选择性抑制咳嗽中枢，镇咳强度为可待因的 1/3；并有局麻作用和阿托品样作用，可抑制呼吸道感受器、缓解支气管平滑肌痉挛。临床用于各种原因引起的干咳。不良反应有轻度头晕、恶心、口干、便秘等，久用无成瘾性。

二、外周性镇咳药

苯 丙 哌 林

　　苯丙哌林（benproperine）能抑制肺和胸膜牵张感受器引起的肺 – 迷走神经反射，解除支气管平滑肌痉挛，同时可抑制咳嗽中枢，是兼有外周和中枢作用的强效镇咳药。镇咳作用为可待因的 2~4 倍，不抑制呼吸，久用无成瘾性。适用于各种原因引起的咳嗽，尤其适用于刺激性干咳。有痰者应与祛痰药合用。不良反应有头晕、嗜睡、口干、皮疹等。孕妇慎用。口服时不可咬碎，以免引起口腔麻木。

苯 佐 那 酯

　　苯佐那酯（benzonatate）能抑制肺牵张感受器感觉神经末梢，阻断咳嗽反射的传入冲动而发挥镇咳作用。镇咳作用较可待因稍差，止咳剂量不抑制呼吸，反而能增加每分钟肺通气量。可用于各种干咳和预防喉镜、支气管镜检查等引起的咳嗽。不良反应为轻度头晕、嗜睡、恶心等。

第三节 祛 痰 药

痰液刺激气管黏膜可引起咳嗽，积于小气道内可致气道狭窄而引发喘息。祛痰药（expectorants）是能使痰液变稀或黏稠度降低易于咳出，从而缓解咳嗽减轻喘息症状的药物。因此，祛痰药清除痰液的作用也起到间接的镇咳、平喘作用，有利于控制继发感染。祛痰药按照作用机制可分为：①痰液稀释药，可增加痰液中水分含量，使痰液稀释，易于咳出；②黏痰溶解药，使痰液黏滞度降低，或调节黏液成分，使痰液容易排出。

一、痰液稀释药

氯 化 铵

氯化铵（ammonium chloride）是祛痰合剂的主要成分之一。口服后可刺激胃黏膜通过迷走神经反射性促进支气管腺体分泌增加，使痰液稀释，易于咳出。临床适用于痰液不易咳出者。服用后可见恶心、呕吐、过量或长期服用可造成酸中毒、低钾血症。

二、黏痰溶解药

乙酰半胱氨酸

乙酰半胱氨酸（acetylcysteine）为巯基化合物，能使黏痰中的黏蛋白肽链的二硫键断裂，黏蛋白变成小分子多肽，痰液黏度降低，易于咳出；同时能裂解脓性痰液中的 DNA，使之液化而利于咳出。临床常雾化吸入，用于治疗黏痰阻塞气道导致咳痰困难、呼吸困难的患者。紧急情况可气管内滴入应用，但是由于产生大量分泌液，要及时吸引排痰，防止稀释的痰液阻塞气道。本药对呼吸道有刺激性，可致呛咳、支气管痉挛，加用异丙肾上腺素可防止支气管痉挛。

溴 己 新

溴己新（bromhexine）具有较强的黏痰溶解作用。主要作用于气管、支气管腺体、杯状细胞，抑制痰液中酸性黏多糖蛋白的合成，并可使痰中的黏蛋白纤维断裂，使痰液黏滞度降低，易于咳出。另外，本品的祛痰作用尚与其促进呼吸道黏膜的纤毛运动及具有恶心性祛痰作用有关。本品可口服、肌内注射、静脉注射或雾化吸入给药，口服后约1小时起效，3~5小时作用达高峰，疗效维持6~8小时。临床用于慢性支气管炎、哮喘和支气管扩张症黏痰不易咳出者。偶见恶心、胃部不适、血清转氨酶升高等不良反应。

氨 溴 索

氨溴索（ambroxol）为溴己新的体内活性代谢产物，作用强于溴己新。能促进肺表面活性物质的分泌和气道黏膜腺体分泌，裂解痰中酸性黏多糖纤维，促进黏痰溶解和痰液稀释，利于咳出。同时能增强呼吸道黏膜纤毛运动功能，促进痰液排出。适用于急慢性支气管炎、支气管哮喘、支气管扩张、肺结核等痰液黏稠、咳痰困难的患者。不良反应较少见，少数患者有胃部不适、恶心、呕吐、胃痛、腹泻等，偶见皮疹等过敏反应。妊娠期及哺乳期妇女慎用。

案例分析

【实例】患者，女，60岁。因咳、痰、喘反复发作3年，加重3天入院就诊。病史：3年来反复发作咳嗽、咳痰、气喘，每次持续3个月以上。3天前因感冒后出现阵发性咳嗽、咳白色泡沫样痰，胸闷气喘，活动后加重，凌晨及夜间喘息加重。体格检查：咽部充血、扁桃体无明显肿大、双肺可闻及呼气末哮鸣音。辅助检查：血常规正常；胸片提示两肺纹理粗乱；肺功能提示气道阻塞、支气管扩张实验阳性。

诊断：慢性支气管炎、急性支气管哮喘。

【问题】根据患者病情，建议使用哪类平喘药物？

【分析】哮喘是一个以呼吸道炎症和气道高反应性为特征的疾病，常用的平喘药物包括抗炎的平喘药、扩张支气管的平喘药、抗过敏的平喘药三大类。该患者为支气管哮喘急性发作，适合首先选择扩张支气管的药物，考虑患者的病情建议选择静脉滴注氨茶碱用于哮喘急性发作，也可考虑吸入 β 受体激动药。同时患者存在慢性支气管炎伴喘息的病史，建议同时选择吸入性的糖皮质激素以加强抗炎平喘，用于控制哮喘发作。

喘息、咳嗽、咳痰是呼吸系统疾病常见症状，临床常用平喘药、镇咳药、祛痰药对症治疗。平喘药按照作用机制分为三大类。①抗炎平喘药。②扩张支气管的药物，可包括 β 受体激动药、茶碱类、M 受体阻断药。③抗过敏平喘药。

镇咳药分为两类：①中枢性镇咳药，直接抑制延髓咳嗽中枢而发挥镇咳作用；②外周性镇咳药，通过抑制咳嗽反射弧中的感受器、传入神经传出神经或效应器而发挥镇咳作用。祛痰药能使稀释痰液或裂解黏蛋白降低痰液黏稠度，使痰液易于咳出，用于痰多呼吸困难或咳痰困难的患者。因此，痰多的咳嗽应使用祛痰药，慎用镇咳药，否则积痰排不出，易继发感染。

题库

思 考 题

1. 氨茶碱和吗啡用于心源性哮喘的药理依据有什么不同？
2. 简述平喘药分哪几类？列举每类常用药物。

（刘 艳）

PPT

第二十七章

作用于消化系统的药物

学习导引

知识要求

1. **掌握** 治疗消化性溃疡药的分类、作用特点、临床应用和不良反应。

2. **熟悉** 助消化药、泻药、止泻药、止吐药和胃肠动力药、治疗肝胆疾病药物的主要作用和临床应用。

3. **了解** 作用于消化系统各类药物的代表药物。

能力要求

初步具备根据不同消化系统疾病选择相应治疗药物的能力。

本章药物分为治疗消化性溃疡药、消化功能调节药（助消化药、止吐药和胃肠动力药、泻药和止泻药）和用于胆道、肝脏疾病的药物，是临床治疗消化系统疾病的常用药物。

第一节 治疗消化性溃疡的药物

微课

消化性溃疡（peptic ulcer）或消化性溃疡病（peptic ulcer disease）是指胃肠道黏膜因各种因素被胃酸/胃蛋白酶消化而形成的慢性溃疡。发生部位多在胃和十二指肠球部，称为胃溃疡（gastric ulcer，GU）和十二指肠溃疡（duodenal uler，DU）。溃疡是消化道的常见病，目前多用"天平失衡学说"来解释。认为位于天平一端的胃黏膜防御作用减弱，另一端的胃黏膜侵袭作用增强，两端失去平衡。胃黏膜的防御因素包括胃黏液、HCO_3^-、保护性前列腺素、胃黏膜屏障及其血流等，侵袭因素包括胃酸、胃蛋白酶、幽门螺杆菌（helicobacter pylori，Hp）等。此外，长期精神紧张、应激、焦虑、吸烟、饮食不当也可致溃疡病的发生。

上腹部疼痛为消化性溃疡的最常见症状，可伴随上腹饱胀、嗳气、反酸、食欲减退，甚至消瘦与贫血。病程多为慢性，病史可达几年或十余年，周期性发作，疼痛数日或数周后有数周或数月的间歇，常在寒冷、紧张、疲劳或饮食不当时诱发，发作时疼痛呈节律性，DU 疼痛多在餐后 2～3 小时发生，持续至下次进食（即：进食 - 舒适 - 疼痛），常于夜间发作，进食或服碱性药物后缓解。GU 疼痛多在餐后 1 小时发生（即：进食 - 短暂舒适 - 疼痛 - 舒适）。内镜检查是临床上最可靠的诊断手段。消化性溃疡治疗的总体策略为用药物来平衡侵袭因素和防御因素的关系，恢复胃、十二指肠正常形态和功能。

常用的治疗消化性溃疡的药物有胃酸分泌抑制药、抗酸药、胃肠动力药、黏膜保护药、抗幽门螺杆菌药等。不同的是，根除幽门螺杆菌对缓解 GERD 症状没有帮助，而胃酸分泌抑制药、胃肠动力药可有效缓解症状。

一、胃酸分泌抑制药

胃酸（H⁺）是引起消化性溃疡发生的关键因子，且胃蛋白酶活力与胃内酸度呈正相关。因此消化性溃疡的治疗主要是通过抑制胃酸分泌而实现的。胃酸主要是由胃黏膜壁细胞（parietal cell）分泌，受到迷走神经释放的 Ach、旁分泌细胞肠嗜铬样细胞（enterchromaffin – like cell，ECL cell）释放的组胺、胃窦部 G 细胞释放的胃泌素（gastric，又称促胃液素）三者的共同调控，壁细胞的基底膜侧分布有各自的特异性受体：M_1受体，H_2受体，胃泌素受体（CCK_2受体）。阻断三种受体中的任一个均可抑制胃酸分泌。其中，抑制作用较强的为H_2受体阻断药（西咪替丁等），M_1受体阻断药（哌仑西平）和CCK_2受体阻断药（丙谷胺）抑酸效果均不理想，少用于溃疡病的治疗。

壁细胞膜上三种受体激动时的泌酸作用，最后均通过激活质子泵（H^+,K^+ – ATP 酶/酸泵/H^+泵），将H^+从壁细胞的胞质内转运到胃腔与Cl^-结合成胃酸。质子泵抑制药（proton pump inhibitor，PPI）奥美拉唑等已成为目前抑酸作用最强的药物，PPI 的问世开创了溃疡病治疗的新纪元（图 27 – 1）。

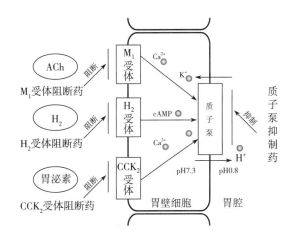

图 27 – 1　胃酸分泌机制及胃酸分泌抑制药作用环节示意图

值得注意的是，邻近壁细胞的肠嗜铬样细胞上也有 ACh 受体和促胃液素受体分布。ACh 和胃泌素除直接兴奋壁细胞外，也可通过促进 ECL 细胞释放组胺间接刺激胃酸分泌。这可以解释为何H_2受体阻断药不仅可以对抗组胺，也可以部分对抗 ACh 和胃泌素引起的胃酸分泌，药效优于胆碱受体阻断药和胃泌素受体阻断药。质子泵抑制药可对抗各种途径引起的胃酸分泌，是最强效的胃酸分泌抑制药。

（一）质子泵抑制药

质子泵抑制药是一类新型的抗消化性溃疡药，疗效确切，不良反应少，近年来被广泛应用。

奥 美 拉 唑

奥美拉唑（omeprazole）是无活性的前药，呈弱碱性，由一个砜根连接苯咪唑环和吡啶环而成，是第一个上市的脂溶性 PPI，为第一代质子泵抑制药。

【体内过程】采用肠溶剂口服或静脉注射给药，避免该药被胃酸破坏。口服后吸收率可达 70%，生物利用度为 35%，1 ~ 3 小时达 C_{max}。重复给药，生物利用度可增至 60%。抑制胃酸分泌时间达 36 ~ 48 小时，可使酸分泌减少 80% ~ 90%，服用 3 天后胃内 pH > 4 的时间可持续 16 小时以上。肝脏代谢，对肝药酶有抑制作用。80% 代谢产物经肾排泄，其余由肠道排出。

【药理作用】奥美拉唑的作用具有高度的选择性，目前认为其靶细胞仅为壁细胞。现有的 PPI 均为前药，但其活化不需要酶的催化，仅在壁细胞分泌小管腔的酸性环境中即可形成活性产物次磺酰胺（sulphonamind），后者可与质子泵 a 亚基中的半胱氨酸残基形成二硫键，不可逆地抑制质子泵的活性，直至合成出新的质子泵才能恢复泌酸。奥美拉唑抑制胃酸分泌作用持续时间长、强度大。由于奥美拉唑的抑酸作用，可反馈地引起胃黏膜 G 细胞分泌胃泌素，血清胃泌素水平升高，可促进胃黏膜增生。奥美拉唑能增加胃黏膜血流量，对胃液总量和胃蛋白酶的产生也有一定的抑制作用。体内外实验证明，奥美拉唑对幽门螺杆菌有抑制作用。

【临床应用】

1. 消化性溃疡 能迅速缓解疼痛，促进溃疡愈合。疗效优于 H_2 受体阻断药西咪替丁和雷米替丁。但停药后可能复发，需配合幽门螺杆菌根除治疗。

2. 胃食管反流病 能快速缓解疼痛症状，促进破损的食管黏膜愈合，疗效优于 H_2 受体阻断药。

3. 上消化道出血 止血过程对环境 pH 高敏感，中性环境利于止血，而胃内的强酸环境则妨碍止血。静脉给予奥美拉唑能迅速提升并维持胃内 pH 至中性水平，用于各种原因所致的上消化道出血治疗或预防内窥镜止血后再出血。消化性溃疡出血、各种危重症患者并发的应激性溃疡出血，可静脉给予奥美拉唑 $20 \sim 40mg$，每 12 小时 1 次，$24 \sim 48$ 小时止血率 90%，急性期过后可改口服维持治疗。

4. 根除幽门螺杆菌 奥美拉唑与克拉霉素、阿莫西林或其他抗生素合用，可降低胃内酸度，减少抗生素的降解，产生协同抗菌作用，彻底根除胃内幽门螺杆菌。代表性三联方案如 OCA 方案：（O）奥美拉唑 0.02g +（C）克拉霉素 0.5g +（A）阿莫西林 1.0g，tid（2 次/天）口服，连服 $10 \sim 14$ 天，Hp 根除率可达 90% $\sim$ 95%。

5. 卓 – 艾综合征和 NSAIDs 诱发的 GU 由于本品强大的抑酸分泌作用，用于对 H_2 受体阻断药西咪替丁无效的卓 – 艾综合征患者。

【不良反应】不良反应少，发生率约为 3%。偶有恶心、腹胀、腹泻、便秘等胃肠道症状和头痛、头昏、嗜睡等神经系统症状。此外，可见口干、肌肉关节疼痛。偶有皮疹、外周神经炎、男性乳腺发育等，长期持续抑制胃酸分泌，可反馈性引起胃泌素分泌增加而导致高胃泌素血症。因此，长期服用者，需定期检查胃黏膜有无肿瘤样增生。

另外，使用奥美拉唑等 PPI 类 3 个月以上可有低镁血症的风险，若以较高剂量和更长期应用可增加骨折的风险，尤其是老年患者髋骨、腕骨、脊椎骨骨折。建议临床用此药不应超过 8 周。

【药物相互作用】本品可延长地西泮、苯妥英钠、华法林等药物的肝内清除。抑制氯吡格雷活化（肝药酶参与），可能减弱其抗血小板作用而升高血栓形成的风险。因胃内酸度下降，与酮康唑、伊曲康唑合用可减少两药的吸收。

兰 索 拉 唑

兰索拉唑（lansoprazole）是第二代 PPI，化学结构与奥美拉唑相似，为取代的苯咪唑类化合物，消旋体。药理作用及不良反应与奥美拉唑相似，抑制胃酸分泌作用及抗幽门螺杆菌作用较奥美拉唑强。儿童不宜使用。

泮 托 拉 唑

泮托拉唑（pantoprazole）为第三代 PPI，抗溃疡作用与奥美拉唑相似。在 pH $3.5 \sim 7.0$ 条件下较稳定。其特点是生物利用度较高，约为 70%。在老年人和肾功能损害的患者中该药的药动学无显著变化，无需调整剂量。虽然本品也经肝脏代谢，但尚未观察到与其他药物间的相互作用。本品易于耐受，不良反应少见而轻微。

埃索美拉唑

奥美拉唑是 *R* 型和 *S* 型两种光学异构体 1∶1 外消旋化合物，而埃索美拉唑（esomeprazole）是单一的 *S* 型异构体，为奥咪拉唑的左旋异构体。由于代谢酶与底物的结合具有立体选择性，*R* - 奥美拉唑更易于与肝药酶结合而转化，相较奥美拉唑，埃索美拉唑的清除率慢，半衰期长，个体差异小，起效快，抑酸效果更好，对于胃食管反流病的治疗，在症状缓解、抑酸、促进食管炎症改善等方面均优于奥美拉唑。随着不对称合成技术的广泛应用，市场上单一光化学异构体 PPI 有逐渐取代消旋体 PPI 的趋势。

（二）H_2 受体阻断药

本类药物能竞争性地阻断胃壁细胞基底膜侧的 H_2 受体，有效地抑制胃酸分泌。同时对胃泌素（gastrin）及 M 受体激动药引起的胃酸分泌也有抑制作用。该类药物尽管抑酸作用强度次于 PPI，但市场价格较 PPI 便宜，且治疗消化性溃疡愈合率高、疗程短，不良反应少，目前被广泛用于根除幽门螺杆菌疗程结束后的后续治疗和某些情况下预防溃疡复发的长期维持治疗。以西咪替丁为代表的 H_2 受体阻断药的问世，彻底改变了 20 世纪 70 年代以前受抗酸药和 M 胆碱受体阻断药局限而导致药物疗效差、复发率高、并发症发生率高的局面，被称为本病药物治疗上的第一次革命。

西 咪 替 丁

西咪替丁（cimetidine）又名甲氰咪胍。是 1976 年上市的第一个用于临床的 H_2 受体阻断药。

【药理作用与机制】 ①抑制胃酸分泌：西咪替丁能竞争性阻断组胺与 H_2 受体结合，抑制由促胃液素、乙酰胆碱、胰岛素、进食等刺激引起的胃酸分泌，尤其能有效抑制夜间基础胃酸分泌，降低胃酸和胃蛋白酶活性。西咪替丁还具有保护胃黏膜和增加胃黏膜血流量的作用。②对免疫的影响：组胺对免疫系统有抑制作用，其原因是组胺作用于 T 细胞的 H_2 受体，使之产生一种组胺诱生的抑制因子（histamine induced suppresser factor，HSF），使机体免疫功能降低。西咪替丁由于阻断 T 细胞上的 H_2 受体，减少 HSF 的产生，从而纠正组胺的免疫抑制作用，使淋巴细胞增殖，促进淋巴因子如白细胞介素 2、γ 干扰素和抗体产生等。

【体内过程】 口服易吸收，存在首过效应，生物利用度 70%。肌内注射与静脉注射生物利用度基本相同，为 90% ~ 100%。单次剂量作用维持 3 ~ 4 小时。体内分布广，可经胎盘进入胎儿循环，亦可透过血 - 脑屏障。血浆蛋白结合率 19%。在体内被部分代谢，其代谢物及原药经肾排除，$t_{1/2}$ 约 1.9 小时，肾功不良者时间可延长。

【临床应用】 ①消化性溃疡：本品对 DU 的疗效优于 GU，减轻疼痛、促进溃疡愈合，因 DU 的最主要决定因素为夜间胃酸分泌水平，而本品抑制夜间酸分泌的作用较强。此外，西咪替丁对胃肠黏膜糜烂性出血和应激性溃疡、急性上消化道出血有效。②卓 - 艾综合征、反流性食管炎等。

【不良反应和注意事项】 比较安全，不良反应发生率低，可见头痛、头晕、嗜睡、腹泻、便秘、肌肉痛、皮疹等症状，少见定向力障碍、意识混乱。长期应用偶见轻度男性乳房发育、阳痿，女性溢乳，可能是其与雄性激素受体结合，妨碍二氢睾丸素对雄性激素受体的激动作用及增加血液雌二醇浓度有关。该药能透过胎盘屏障并能进入乳汁，故孕妇及哺乳期妇女禁用。本品不可骤然停药，否则会导致胃酸分泌反跳性增加，加重消化性溃疡、甚至穿孔。此外，本品不宜用于急性胰腺炎者；司机、精密仪器操作和高空作业者慎用或提示在服用后休息 6 小时再从事操作。

【药物相互作用】 西咪替丁分子中含有咪唑环结构，咪唑环与肝药酶有较强的亲和力，因此西咪替丁可较强地抑制肝药酶活性，抑制苯二氮䓬类、苯妥英钠、华法林、普萘洛尔、茶碱、咖啡因、奎尼丁、利多卡因、钙通道阻滞药、磺酰脲类、三环类抗抑郁症药、乙醇、阿司匹林等药物的体内转化，使上述药物代谢消除减慢、药理作用和毒性增强。与氨基糖苷类抗生素合用存在相似的神经 - 肌肉阻断作用而

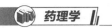

可能出现呼吸抑制或呼吸停止。

雷 尼 替 丁

雷尼替丁（ranitidine）又名呋喃硝胺，属第二代抗组胺药。抑制胃酸分泌和胃黏膜保护作用与西咪替丁相似，但抑酸作用较强，为西咪替丁的 5～10 倍。肝药酶抑制作用较弱，治疗量能选择性抑制 H_2 受体但对促胃液素及性激素分泌无影响。主要用于治疗 DU、GU、术后溃疡、反流性食管炎和卓－艾综合征等。不宜用于 8 岁以下儿童及苯丙酮尿症或急性间歇性血卟啉病患者。

法 莫 替 丁

法莫替丁（famotidine）属于第三代抗组胺药，作用与西咪替丁相似，但抑制胃酸分泌的作用更强，为西咪替丁的 40～50 倍，为雷尼替丁的 7～10 倍。不良反应少，不抑制肝药酶，无抗雄性激素样作用，也不影响血催乳素的浓度。

此类药物还有尼扎替丁（nizatidine）、罗沙替丁（roxatidine）、乙溴替丁（ebrotidine）、拉夫替丁（lafutidine）等在临床应用。

（三）M 胆碱受体阻断药

本类药物临床上应用较少，主要原因是抑制胃酸分泌作用较弱，不良反应较常见。

非选择性 M 胆碱受体阻断药如阿托品（atropine）及其合成代用品溴丙胺太林（propantheline bromide），又名普鲁本辛，可减少胃酸分泌，解除胃肠痉挛，但在一般治疗剂量下抑制胃酸分泌作用甚弱，剂量增大则不良反应增加，以消化道症状多见，如口干、视物模糊、头痛、嗜睡、眩晕等。可透过胎盘屏障及血－脑屏障。早期与中和胃酸药合用制成复方制剂，如胃舒平。

哌 仑 西 平

哌仑西平（pirenzepine）选择性阻断胃壁细胞上的 M_1 胆碱受体，小剂量口服即可抑制胃酸分泌，加大剂量可影响唾液分泌、心血管、眼和肾脏功能。本药可抑制基础胃酸分泌和胃泌素刺激引起的胃酸分泌。对其他 M 胆碱受体亲和力低，不良反应一般较轻，但与剂量有关，剂量过大产生 M 样作用。主要以原型经肾脏和胆道排泄。临床主要用于 GU、DU，缓解疼痛，降低抗酸药用量。本药不能通过血－脑屏障，故不影响中枢神经系统功能。

（四）胃泌素受体阻断药

丙 谷 胺

丙谷胺（proglumide）的化学结构与胃泌素及胆囊收缩素（cholecystokinin，CCK）的终末结构相似，可竞争性阻断促胃液素受体，减少胃酸分泌，但作用较弱；增加胃黏膜的黏液合成，增强胃黏膜的黏液－HCO_3^- 保护屏障，对 GU 和 DU 具有保护和促愈合作用。

二、抗酸药

抗酸药（antacids）直接中和胃内已存在的胃酸，升高胃内容物 pH，削弱胃蛋白酶活性，从而抵抗胃酸和胃蛋白酶对胃、十二指肠黏膜的侵蚀和刺激，促进溃疡愈合和缓解疼痛；同时因胃内酸度降低，还可促进血小板聚集而加速凝血，利于止血和预防再出血。此外，部分抗酸药可形成胶状保护膜，覆盖于溃疡面和胃黏膜起保护作用。需要注意的是，本类药物仅中和已经分泌的胃酸，而不能调节胃酸的分泌，有些药物甚至可能造成反跳性的胃酸分泌增加，其疗效不及抑酸药。主要用于 GU 和 DU 及胃酸增多症的辅助治疗。本类药多属于弱碱的镁盐或铝盐，常用的有氢氧化铝、铝碳酸镁、碳酸钙、碳酸氢钠等。

氢 氧 化 铝

氢氧化铝（aluminium hydroxide）口服后在胃内与盐酸作用形成三氯化铝，后者在小肠成为不溶性铝盐而排出。

【药理作用】氢氧化铝与胃内已经存在的胃酸发生中和反应，导致胃内 pH 升高，从而缓解胃酸过多引起的症状。中和反应的产物氯化铝沉淀在溃疡面上有收敛、止血和致便秘作用。氢氧化铝可与胃液混合形成凝胶，覆盖在溃疡面形成保护膜。铝离子在肠内与磷酸盐结合成不溶的磷酸铝自粪便排出，故尿毒症患者大剂量口服氢氧化铝可减少肠道磷酸盐的吸收，减轻酸血症。

【临床应用】主要用于胃酸过多、GU、DU、反流性食管炎及上消化道出血等。大剂量可减轻酸血症。为防止便秘可与氢氧化镁或三硅酸镁交替服用，现多制成复方凝胶和片剂。

【不良反应】可致便秘。长期服用妨碍膳食内磷酸盐的吸收，在老年人有骨质疏松症者，也可使血浆 Al^{3+} 水平升高，如超过 $100\mu g/L$ 须注意毒性反应。

【药物相互作用】本药含多价铝离子，可与四环素类药物络合而影响其吸收；干扰地高辛、华法林、双香豆素、奎宁、奎尼丁、氯丙嗪、普萘洛尔、吲哚美辛、异烟肼及巴比妥类的吸收或消除。应避免同时合用上述药物。

铝 碳 酸 镁

铝碳酸镁（hydrotalcite）为新一代抗酸剂，兼具抗酸剂和黏膜保护剂的优点。在胃中可迅速转化为氢氧化铝和氢氧化镁，二者均难以吸收，因而可发挥快速、温和、持久的抗酸作用；其网状晶格结构可在损伤或溃疡表面形成保护层，持续阻止胃蛋白酶、胆汁酸的破坏和损伤；补充和增加黏液中的 HCO_3^- 贮存，增强胃黏膜屏障的抗酸缓冲能力；刺激内源性 PGE_2 合成，促进胃黏膜修复和溃疡愈合。主要用于 GU、DU、反流性食管炎、胆汁反流等的治疗。因含有铝、镁金属离子，相互抵消了便秘和腹泻的副作用，但个别患者可能出现腹泻。可干扰四环素类药物的吸收。

碳 酸 钙

碳酸钙（calcium carbonate）抗酸作用较强，起效快而持久（约 3 个小时），缺点是中和胃酸时产生 CO_2，可出现腹胀、嗳气、呃逆，加之进入小肠的 Ca^{2+} 可促进促胃液素的分泌，继发性引起胃酸分泌增多。本药不宜长期服用。

碳 酸 氢 钠

碳酸氢钠（sodium bicarbonate）又称小苏打，为易吸收性抗酸剂，起效快、作用强，但持续时间短。中和胃酸的同时释放 CO_2，可出现腹胀、嗳气、呃逆，继发性、反跳性引起胃酸分泌增多，使用过量可引起碱中毒，可与其他药物制成复方制剂（表 27-1），以减少其不良反应。

表 27-1　常见的抗酸药复方制剂

制剂名称	组分
胃舒平	氢氧化铝、三硅酸镁、颠茄流浸膏
三硅酸镁复方制剂（盖胃平）	氢氧化铝、三硅酸镁、海藻酸
胃得乐	碳酸氢钠、硫酸镁、大黄、硝酸铋

三、黏膜保护药

本类药物作为防治消化系统疾病的重要用药，日益受到临床的重视。

其作用特点：首先是结合并隔离保护受损胃肠道黏膜，还可增加胃黏膜血流量，促进胃黏液和碳酸氢盐分泌，促进胃黏膜细胞保护性前列腺素的合成，增加胃黏液中糖蛋白和磷脂含量从而增加黏液层的疏水性，从而发挥预防和治疗胃黏膜损伤、促进组织修复和溃疡愈合的作用。部分药物还兼有一定的抗幽门螺杆菌和抗酸作用。

枸橼酸铋钾

枸橼酸铋钾（bismuth potassium citrate）口服不易吸收。溃疡部位的氨基酸残基较正常黏膜多。本药能与胃、十二指肠基底膜的坏死组织中的蛋白或氨基酸络合而凝结，在溃疡表面和溃疡基底肉芽组织形成一层坚固的氧化铋胶体沉淀，作为保护性薄膜，隔绝胃酸、酶、食物等对溃疡黏膜的侵蚀、破坏，促进溃疡组织修复和愈合，还能与胃蛋白酶发生络合而使其灭活。同时还有促进 PGE、黏液、HCO_3^- 释放，改善黏膜血流及抗幽门螺杆菌的作用。主要用于消化不良、GU、DU、糜烂性胃炎等，与抗菌药合用根除幽门螺杆菌。服药期间舌、粪可被染成无光泽的灰黑色，如患者无其他不适，即属于正常，偶见恶心、皮疹、轻微头痛。肾功能不良者及孕妇禁用。

胶体果胶铋

胶体果胶铋（colloidal bismuth pectin）的胶体特性比枸橼酸铋钾更好，特性黏数是枸橼酸铋钾的 7.4 倍。尤其是该药对受损黏膜具有高度选择性，且对消化道出血有止血作用。其余与枸橼酸铋钾相似。常规剂量下不良反应少。

注意铋剂的应用安全性，铋剂剂量过大（血铋浓度大于 $0.1\mu g/ml$），或连续服用超过 2 个月有发生神经毒性的危险，可能导致铋性脑病现象。为防止铋中毒，含铋剂不宜联用。

米索前列醇

米索前列醇（misoprosyol）为前列腺素 E_1（PGE_1）的甲基化物，性质比较稳定，口服吸收迅速，可激动胃壁细胞上的前列腺素受体，抑制基础胃酸、组胺、胃泌素、食物刺激所致的胃酸和胃蛋白酶分泌，对阿司匹林等非甾体类抗炎药引起的胃出血、溃疡或坏死具有明显的抑制作用。该药对胃黏膜细胞有保护作用，机制包括抑制壁细胞胃酸分泌、抑制胃蛋白酶分泌、增加胃黏液和 HCO_3^- 的分泌，增加局部血流量。主要用于 GU、DU 及急性胃炎引起的消化道出血，特别是非甾体抗炎药引起的慢性胃出血。本药治疗消化性溃疡的疗效与 H_2 受体阻断药相近，对 H_2 受体阻断药无效者用本药也有效。其主要的不良反应为稀便或腹泻，与抗酸药（特别是含镁离子的抗酸药）合用会加重此不良反应。因能引起子宫收缩可致流产，孕妇禁用。

硫　糖　铝

硫糖铝（sucralfate）为蔗糖硫酸酯的碱式铝盐，在酸性环境下，分解成八硫酸蔗糖复合离子和氢氧化铝，氯氧化铝可中和胃酸、八硫酸蔗糖复合离子，聚合成胶冻状，牢固地黏附于胃上皮细胞和溃疡的基底部，形成一层保护屏障，阻止胃酸、胃蛋白酶和胆汁酸对溃疡面的渗透、侵蚀。同时吸附胃蛋白酶和胆汁酸，抑制其活性。由于在溃疡区沉积，硫糖铝能诱导表皮生长因子积聚，促进胃黏膜合成前列腺素，改善黏液质量，加速组织修复。此外，硫糖铝还可以抑制幽门螺杆菌，减轻其对黏膜的损害。临床主要用于 GU、DU，还用于预防上消化道出血。长期用药可致便秘，偶有恶心、胃部不适、腹泻、皮疹、瘙痒及头晕。禁用于习惯性便秘者、肾功能不全者。

此类在临床应用的药物还有替普瑞酮（teprenone）、吉法酯（gefarnate）、瑞巴派特（rebamipide）等。

四、抗幽门螺杆菌药

幽门螺杆菌（*helicobacter pylori*，Hp）为革兰阴性杆菌，存在于胃上皮和腺体内的黏液层，可分泌尿素酶，同时释放白三烯和多种细胞毒素，破坏胃黏膜。幽门螺杆菌感染已被公认是消化性溃疡及慢性胃窦炎发生的主要原因之一。治疗药物包括 PPI、铋剂、抗菌药物（阿莫西林、克林霉素、四环素、甲硝唑）化学杀菌药等。体内单用某一种抗菌药可引起耐药性而疗效降低，一般需两种抗菌药合用，以提高根除率，减少耐药性的产生。Hp 根除治疗一般采用三联或四联疗法，目前主要推荐 PPI + 铋剂 + 两种抗菌药的四联疗法。抗酸药与抗菌药合用，可增加抗菌药物的稳定性和活性。

知识链接

幽门螺杆菌的发现过程

1982 年，澳大利亚医生 Marshall 和 Warren 首次从胃活检标本中成功分离培养出幽门螺杆菌（Hp），并发现 Hp 感染与慢性活动性胃炎、消化性溃疡、胃癌的发生密切相关，引发了上述疾病防治的巨大变革。Marshall 和 Warren 两人被授予 2005 年诺贝尔医学奖。

幽门螺杆菌的发现过程是偶然的，同时也与两位科学家不怕失败、不懈努力、坚定的毅力密不可分的。当 Marshall 和 Warren 在胃黏膜标本中发现长得弯弯曲曲像细菌一样的东西后，为了在体外培养出这些细菌，他们先后做了 34 次培养，结果都失败了，但他们仍没有放弃。在做第 35 次培养的时候，正好赶上西方的感恩节，Marshall 度假回来后，发现培养皿内长出了他们日思夜想的细菌。原来幽门螺杆菌是微需氧的细菌，平时培养箱里氧气充足，抑制了细菌的生长。外出度假时培养箱内没有供氧，造成了相对氧气不足，细菌就繁殖了起来。后来，为了证明幽门螺杆菌可以导致胃炎和胃溃疡，Marshall 甚至瞒着自己的妻子和孩子，喝下了 30ml 的幽门螺杆菌液，让自己得了严重的胃病，而他通过抗生素治好了自己的胃病，这种为科学献身的精神，值得我们敬仰！

第二节　消化道功能调节药

一、助消化药

助消化药（digestants）多为消化液中成分，补偿消化液的不足；个别药物尚有促进消化液分泌、阻

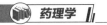

止肠道的过度发酵等作用。用于治疗消化不良。

稀 盐 酸

稀盐酸（dilute hydrochloric acid）为 10% 的 HCl 溶液，补充胃液酸度，提高胃蛋白酶活性。用于胃酸缺乏症，如慢性萎缩性胃炎，常有腹胀、嗳气等，与胃蛋白酶合用效果较好。

胃 蛋 白 酶

胃蛋白酶（pepsin）来自动物胃黏膜，在酸性环境下起作用，所以常与稀盐酸同服。用于胃酸、胃蛋白酶缺乏症及消化功能减退。严禁与抗酸药或碱性药物合用。

胰 酶

胰酶（pancreatin）来自动物胰脏，含胰脂肪酶、胰蛋白酶及胰淀粉酶。常用于消化不良、食欲不振及胰液分泌不足、胰腺炎等引起的消化障碍。在酸性环境中失效，常用其肠溶片制剂。胰酶能够消化口腔黏膜而致溃疡，故不能嚼服。

干 酵 母

干酵母（dried yeast）为麦酒酵母菌的干燥菌体，含有 B 族维生素，用于食欲不振、消化不良及维生素 B 缺乏症的辅助治疗。本品宜嚼服，剂量过大可引起腹泻。

乳 酶 生

乳酶生（lactasin）为活乳酸杆菌的干燥制剂，能分解糖类产生乳酸，降低肠道 pH，抑制腐败菌的繁殖，减少肠道发酵和产气。用于消化不良、腹胀及小儿消化不良性腹泻。本药为活菌制剂，应避免与抗菌药物合用。

二、泻药和止泻药

（一）泻药

泻药（laxatives, catharitics）是一类能增加肠内水分、促进肠蠕动、软化粪便或润滑肠道，促进排便的药物，主要用于功能性便秘。按作用机制可分为渗透性泻药、刺激性泻药和润滑性泻药三类。

渗透性泻药

渗透性泻药又称为容积性泻药。此类药物口服难吸收，通过增加肠内容积而促进肠道推进性蠕动，产生泻下作用。

硫酸镁和硫酸钠

硫酸镁（magnesium sulfate）和硫酸钠（sodium sulfate）口服不吸收，可在肠腔内形成高渗环境而减少肠道水分吸收，肠内容积增大，刺激肠壁蠕动，引起泻下。硫酸钠导泻作用较硫酸镁弱。此外，镁盐还能引起十二指肠分泌缩胆囊素，刺激肠液分泌和蠕动。口服高浓度硫酸镁或用导管直接注入十二指肠，因反射性引起胆总管括约肌松弛，胆囊收缩，产生利胆作用，可用于阻塞性黄疸、慢性胆囊炎的治疗。硫酸镁、硫酸钠泻下作用较强，可反射性引起盆腔充血和失水，月经期、妊娠期妇女及老人慎用。

本类药物尚有乳果糖（lactulose）。

刺激性泻药

刺激性泻药又称接触性泻药。本类药物或其代谢产物可刺激结肠推进性蠕动，产生泻下作用。

蒽 醌 类

蒽醌类（anthraquinones）：大黄、番泻叶等中药含有蒽醌苷类，后者可在肠内被细菌分解为蒽醌，刺激结肠推进性蠕动，用药后4~8小时排便。常用于急、慢性便秘。

蓖 麻 油

蓖麻油（castor oil）在小肠上部释放出蓖麻油酸，产生导泻作用，服药后2~3小时排出流质便。

润滑性泻药

润滑性泻药本类药物通过润滑肠壁、软化粪便而产生泻下作用。

液 体 石 蜡

液体石蜡（liquid paraffin）为矿物油，肠道不吸收，同时妨碍肠道水分的吸收，产生润滑肠壁和软化粪便的作用。适用于老人和儿童便秘，久用妨碍钙、磷吸收。

甘 油

甘油（glycerin）有局部润滑作用，数分钟内引起排便。适用于儿童及老人。

（二）止泻药与吸附药

腹泻是多种疾病的一种症状，治疗时应主要针对病因。但剧烈而持久的腹泻，可引起脱水和电解质紊乱，因此，在对因治疗的同时，应适当给予止泻药（antidiarrheal drugs）以缓解症状。

地 芬 诺 酯

地芬诺酯（diphenoxylate，苯乙哌啶）为人工合成的哌替啶衍生物，对肠道运动的影响类似阿片类药物，能提高肠张力，减少肠蠕动。用于急、慢性功能性腹泻，慢性肠炎。不良反应少。大剂量长期服用可产生依赖性。

洛 哌 丁 胺

洛哌丁胺（loperamide）可抑制肠道平滑肌收缩，减少肠蠕动。延长食物在小肠内的停留时间，促进水、电解质及葡萄糖的吸收。止泻作用快、强、持久，用于控制非细菌感染的急性及慢性腹泻，大剂量对中枢有抑制作用，儿童对其敏感，2岁以下儿童不宜使用。

药　用　炭

药用炭（medicinal activated charcoal）由于颗粒小、总面积大，对肠黏膜具有较强的覆盖能力，可减轻肠内容物对肠壁的刺激而使蠕动减少；吸附肠内细菌、气体，防止毒物吸收，从而产生止泻作用。

地衣芽孢杆菌活菌

地衣芽孢杆菌活菌（live bacillus licheniformis）为我国首次分离，属于微生态活菌制剂。口服后直接寄生于肠道，可以调整肠道菌群，拮抗致病菌作用。用于细菌及真菌引起的急慢性腹泻及各种原因所致的肠道菌群失调的防治。

知识链接

微生态制剂

微生态制剂是根据微生态学原理，通过调整微生态失调，保持微生态平衡，提高宿主的健康水平。其所含的活菌并不属于肠道固有菌群，因此不能在肠道定殖，但口服后可直接寄生于肠道，成为肠道内的生理性细菌，可调整、重建肠道菌群间的微生态平衡。用于治疗内源性或外源性微生物引起的肠道感染。

三、止吐药及胃肠动力药

呕吐是一种复杂的反射活动。延髓催吐化学感受器（chemorecepor trigger zone，CTZ）、前庭神经、内脏等部位的传入冲动可作用于延髓呕吐中枢，引起呕吐。恶性肿瘤化疗/放疗、晕动病、胃肠疾病、怀孕早期及外科手术等可刺激 CTZ 和外周的多巴胺 D_2、H_1、M_1 及 $5-HT_3$ 受体，引起恶心、呕吐。止吐药可通过阻断上述受体而缓解或防止呕吐的发生。本章仅介绍用于止吐的 $5-HT_3$ 受体阻断药和多巴胺受体阻断药。H_1、M_1 受体阻断药见相关章节介绍。

近年来发现某些 $5-HT_3$ 受体阻断药及多巴胺受体阻断药可增加胃肠推动性蠕动，协调胃肠运动，称为胃肠动力药。

（一）多巴胺受体阻断药

甲氧氯普胺

甲氧氯普胺（metoclopramide）又称胃复安、灭吐灵。该药可阻断延髓 CTZ 的 D_2 受体，产生强大的中枢性止吐作用，较大剂量时，也作用于 $5-HT_3$ 受体而止吐。阻断胃肠 D_2 受体，使贲门括约肌张力增加，幽门舒张，食物通过胃和十二指肠的时间缩短，加速胃排空和肠内容物从十二指肠向回盲部推进，发挥胃肠促动作用（prokinetics）。主要用于胃轻瘫及慢性消化性不良所致的恶心、呕吐。对放化疗、术后及药物引起的呕吐也有效，对前庭功能紊乱所致的呕吐无效。还用于功能性胃肠道张力低下。不良反应有头晕、腹泻、困倦，长期用药可致锥体外系反应、溢乳、月经紊乱，对胎儿有影响，孕妇忌服，不宜与吩噻嗪类抗精神病药合用。

案例分析

【实例】 患者，男，31 岁，快递员，主诉近月余餐后出现胸骨后烧灼样感，并向颈部放射，胃内容物向口腔反流、伴上腹痛来院就诊。临床诊断：反流性食管炎。

【问题】 该如何进行药物治疗？

【分析】 反流性食管炎是由于胃反流物中的胃酸、胃蛋白酶侵蚀食管黏膜导致的溃疡、糜烂。可选用促胃动力药甲氧氯普胺或多潘立酮和抗酸药铝硅酸镁、碳酸氢钠联合治疗。鉴于促胃动力药能缩短抗酸药在胃内的排空时间，而抗酸药也会降低促胃动力药的吸收利用，若同时应用，可相互影响药效，因此建议两类药应间隔 1 小时以上使用。

多 潘 立 酮

多潘立酮（domperidone）不易通过血-脑屏障，选择性阻断外周多巴胺受体而止吐，该药还能阻断多巴胺对胃肠肌层神经丛突触后胆碱能神经元的抑制作用，促进乙酰胆碱释放而加强胃肠蠕动，促进胃的排空与协调胃肠运动，增加食管较低位置括约肌张力，防止食物反流，发挥胃肠促动药作用。本药生物利用度较低，$t_{1/2}$ 为 7 ~ 8 小时，主要经肝脏代谢肠道排泄。对偏头痛、颅脑外伤、放射治疗引起的恶心、呕吐，以及胃肠运动障碍性疾病有效。不良反应较轻，偶有轻度腹部痉挛，注射给药引起过敏，无锥体外系反应。

伊 托 必 利

伊托必利（itopride）为具有双重作用的消化道促动力药。一方面可阻断多巴胺 D_2 受体，刺激内源性乙酰胆碱的释放，另一方面通过阻断胆碱酯酶抑制乙酰胆碱的水解，显著增强胃、十二指肠的运动，并具有一定的镇吐作用。用于功能性消化不良所致的上腹部不适、餐后饱胀、食欲不振、恶心、呕吐。

（二）5-HT 受体阻断药

昂 丹 司 琼

昂丹司琼（ondansetron）为 5-HT₃ 受体阻断药，能选择性阻断中枢及迷走神经传入纤维 5-HT₃ 受体，产生强大的止吐作用，是新型止吐药。对顺铂、环磷酰胺、多柔比星等化疗药物引起的呕吐有迅速而强大的止吐作用。对晕动症及多巴胺受体激动药如阿扑吗啡引起的呕吐无效。生物利用度为 60%，$t_{1/2}$ 为 3 ~ 4 小时，代谢产物大多经肾排泄。临床主要用于化疗、放疗引起的恶心、呕吐。不良反应较轻，偶有头痛、疲倦、便秘、腹泻等。哺乳期妇女禁用。

此类药物还有托烷司琼（tropisetron）、格拉司琼（granisetron）、阿扎司琼（azasetron）、多拉司琼（dolasetron）等在临床应用。

莫沙必利和西沙比利

莫沙必利（mosapride）和西沙比利（cisapride）选择性激动胃肠道胆碱能中间神经元及肌间神经丛

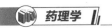

的 5 - HT₄受体，促进乙酰胆碱释放，产生胃肠道促动力作用，改善非溃疡性消化不良患者的胃肠道症状。该药也能促进结肠运动。主要用于胃 - 食管反流病、非溃疡性消化不良、胃轻瘫、便秘、肠梗阻等。不良反应较少见。

第三节　治疗胆道、肝脏疾病的药物

一、胆石溶解药和利胆药

胆汁的基本成分是胆汁酸。其中，胆酸、鹅去氧胆酸和去氧胆酸占 95%，石胆酸和熊去氧胆酸占 5%。胆汁酸具有重要的生理功能，可调节胆固醇合成与消除、促进脂质和脂溶性维生素吸收、引起胆汁流动等。胆石溶解药能促进结石溶解，利胆药能促进胆汁分泌或胆囊排空。

熊去氧胆酸和鹅去氧胆酸

熊去氧胆酸（ursodeoxycholic acid）可抑制胆固醇合成酶 HMG - CoA，减少胆汁中胆固醇的生成，通过在结石表面形成卵磷脂 - 胆固醇液态层，促进胆固醇从结石表面溶解。主要用于胆囊功能正常的胆固醇结石或以胆固醇为主的混合型胆石症患者。不良反应主要为腹泻。孕妇及严重肝病患者禁用。

鹅去氧胆酸（chenodeoxycholic acid）为熊去氧胆酸的异构体，作用与熊去氧胆酸相似。治疗剂量腹泻发生率高，可减至半量使用，症状减轻后增至原剂量。对部分患者肝脏有一定毒性作用。

苯　丙　醇

苯丙醇（phenylpropanol）具有促进胆汁分泌、排除小结石的作用，所排结石为泥沙样，但无溶石作用。对胆道平滑肌有轻微的解痉作用，松弛 Oddi 括约肌，有利胆作用。服药后 10 分钟胆汁分泌增加，1~2 小时达峰，3~5 小时消失。主要用于胆石症、胆囊炎、胆道炎、胆道运动障碍等。主要不良反应为恶心、呕吐、腹泻等。阻塞性黄疸者禁用。

腺苷蛋氨酸

腺苷蛋氨酸（Ademetionine）作为甲基供体和生理性硫基化合物的前体，对保持肝细胞膜流动性、防止胆汁郁积和促进解毒有重要的作用。腺苷蛋氨酸能克服高胆红素的慢性肝炎、肝硬化患者腺苷蛋氨酸合成酶不足，有利于肝损伤细胞功能恢复，促进胆汁分泌、减轻肝内淤胆。用于肝硬化前和肝硬化所致肝内胆汁郁积，妊娠期肝内胆汁郁积。

二、治疗肝性脑病药

肝性脑病（hepnic encephalopathy），过去称肝昏迷，发病机制复杂，多数患者可见血氨升高，但升高水平与肝昏迷的严重程度不平行。目前，对肝性脑病患者在综合治疗的基础上，多用降血氨药物治疗，但疗效并不十分理想。

左 旋 多 巴

左旋多巴（levodopa，L-dopa）对改善肝性脑病患者的昏迷有一定作用，部分患者可苏醒，正常情况下体内蛋白质代谢产物苯乙胺和酪胺在肝内分解而被清除，肝功能障碍时，肝脏对其解毒作用减弱，大部分经循环进入中枢，生成的伪递质苯乙醇胺与羟苯乙胺可取代正常的神经递质 NA，从而妨碍正常的神经冲动传递，造成精神障碍和昏迷。而左旋多巴可在脑内转变为去甲肾上腺素，阻断伪递质的作用，恢复脑功能，但无改善肝功能作用。

谷 氨 酸

谷氨酸（glutamic acid）可与血中过多的氨结合成无毒的谷氨酰胺，随尿排出，使血氨降低。谷氨酸还可能参与脑中蛋白质及糖类的代谢，促进氧化分解过程，改善中枢神经系统功能。临床用于肝昏迷和肝昏迷前期。谷氨酸静脉滴注速度过快可引起流涎、面部潮红、呕吐，过量可发生低钾血症、代谢性碱中毒。

乳 果 糖

乳果糖（lactulose）为双糖，在小肠内不被吸收，故能增加肠道渗透压而导泻，利于肠内胺及其他毒性物质的排出。在结肠内，乳果糖可被细菌分解为乳酸和醋酸，使肠道呈酸性，H^+ 与 NH_3 结合成 NH_4^+ 后从肠道排出，降低血氨。主要用于慢性门脉高压及肝性脑病，亦用于导泻。不良反应有腹痛、腹泻、恶心、呕吐等。

三、促进肝细胞膜修复类保肝药

本类药物又称为必需磷脂类保肝药。中毒性肝损伤以肝细胞膜受损为主要病理特征。磷脂作为细胞膜主要成分之一，具有稳定、保护和修复细胞膜的作用。代表性药物为多烯磷脂酰胆碱。

多烯磷脂酰胆碱

多烯磷脂酰胆碱（polyene phosphatidylcholine）是由大豆提取的粗制磷脂精制而成，含胆碱磷酸二甘油酯和不饱和脂肪酸，后者包括亚油酸（约占 70%）、亚麻酸和油酸，能够特异性地与肝细胞膜结合，促进肝细胞膜再生，协调磷脂和细胞膜功能，降低脂肪浸润，增强肝细胞膜的防御能力，是目前疗效较为肯定的肝脏疾病辅助用药，临床用于急慢性肝炎、酒精性肝炎、药物性肝炎、脂肪肝、重金属中毒性肝损伤和肝硬化的辅助治疗。少数患者对制剂中所含的苯甲醇过敏，新生儿和早产儿禁用。静脉滴注时不可用电解质溶液（如生理盐水、林格液等）稀释。

四、解毒类保肝药

本类药物可为肝脏提供巯基和葡萄糖醛酸，增强肝脏对毒物的氧化、还原、水解等解毒作用，使之转化为水溶性代谢物，通过尿液或胆汁排出体外，减轻或消除毒物对肝脏的持续性损害。

还原型谷胱甘肽

还原型谷胱甘肽（reduced glutathione）能结合体内的过氧化物和自由基，保护胞内含巯基的蛋白质和酶不被破坏。参与体内三羧酸循环和糖代谢，激活多种酶，利于肝细胞修复。促进胆汁酸代谢，利于肠道对脂溶性维生素和脂肪的消化吸收。临床作为辅助治疗药物用于病毒性肝病、药物性肝病、中毒性肝损伤、脂肪肝、肝硬化等肝脏疾病。不良反应多见皮肤发红、瘙痒、出疹等过敏反应，胃肠道症状如恶心、呕吐等。滴眼剂有眼痒、刺激感、眼部充血、一过性视物模糊，停药后消失。不宜与磺胺类和四环素类药物合用。

硫 普 罗 宁

硫普罗宁（tiopronim）可提供巯基，具有解毒、抗组胺和清除自由基、保护肝细胞的作用。用于急慢性肝炎，酒精性、药物性肝损伤，脂肪肝及重金属的解毒，放化疗保护，防治老年性白内障和玻璃体混浊。不良反应较多且重，使用本药可能出现过敏性休克，严重者可导致死亡。孕期和哺乳期妇女、儿童、老年人、有本药和青霉素过敏史者、哮喘患者等禁用。

葡 醛 内 酯

葡醛内酯（glucurolactone）在体内可转化为葡萄糖醛酸，与肝内和肠内含羟基、羧基、酚基、氨基的毒物或药物结合，形成无毒的、亲水性的葡萄糖醛酸结合物排出体外。尚有抑制肝淀粉酶的活性，减少糖原分解，使肝糖原增加，脂肪储量减少。临床用于急慢性肝炎、肝硬化、风湿性关节炎的辅助治疗和食物、药物中毒的解救。偶有面红、轻度胃肠不适等不良反应。

五、抗炎类保肝药

目前，临床应用较多的是甘草甜素制剂，有类似激素的抗炎作用。国内外甘草甜素制剂历经了最初的甘草提取物、第 1 代的甘草甜素，第 2 代以 β 体甘草酸单铵盐为主要成分的复方甘草酸苷和第 3 代 α 体和 β 体混合的甘草酸二铵，目前第 4 代是以 α 体占主体的异甘草酸镁。甘草甜素类抗炎药物在肝脏疾病辅助治疗中具有一定的地位。

甘 草 酸 二 铵

甘草酸二铵（diammonium glycyrrhizinate）化学结构与醛固酮的类固醇环相似，可抑制可的松和醛固酮的灭活，发挥类固醇样作用，但无皮质激素样不良反应；抑制磷脂酶 A_2/花生四烯酸信号通路发挥抗炎作用，且呈剂量依赖性。临床用于伴有丙氨酸氨基转移酶升高的慢性迁延性肝炎和慢性活动性肝炎的辅助治疗，宜与其他保肝降酶药联合应用。妊娠期妇女禁用，与利尿药如依他尼酸、三氯甲噻嗪等合用易导致血钾下降，用药期间应注意检测血钾水平。

复 方 甘 草 酸 苷

复方甘草酸苷（compound glycyrrhizin）是由甘草甜素、甘氨酸、DL-蛋氨酸组成的复方制剂，具有抗炎、抗过敏、免疫调节和促进肝细胞增殖等作用。临床主要用于慢性肝病的治疗。禁用于妊娠、哺乳期妇女及高钠血症、高血压、心肾功能不全患者；高龄患者低钾血症发生率高，应慎用。在治疗过程中，注意检测血压、钾、钠水平。还可出现脱力感、肌痛、肌肉痉挛、麻痹等横纹肌溶解症症状。

六、降酶类保肝药

联苯双酯（biphenyl dimethyl dicarboxylate）可是降低血清丙氨酸氨基转移酶（ALT），但对天门冬氨酸氨基转移酶（AST）作用不明显。联苯双酯为我国研制的治疗慢性迁延性肝炎的药物，是合成五味子丙素的一种中间体，服药后 2 周 ALT 即可下降，4~6 周可达正常，但远期疗效差，停药后可反跳。少数患者服药后出现口干、恶心、胃部不适、皮疹、胆固醇增高等不良反应。禁用于妊娠、哺乳期妇女，老年患者和肝脾肿大、肝硬化患者。

该类药物尚有双环醇片（bicyclol），为我国第一个具有自主知识产权的国家一类抗肝炎新药，已应用于临床。

本章小结

消化性溃疡是由于各种原因引起胃肠道侵袭因素（如胃酸、胃蛋白酶、幽门螺杆菌、药物等）增强、保护因素（细胞屏障和黏液 – HCO_3^- 屏障）减弱而导致胃肠道黏膜受损形成的慢性溃疡。治疗药物包括四类：①胃酸分泌抑制药，如 PPI、H_2 受体阻断药、M 受体阻断药及胃泌素受体阻断药；②抗酸药，如氢氧化铝、铝碳酸镁、氢氧化钠等；③胃黏膜保护药，如枸橼酸铋钾、米索前列醇、硫糖铝等；④抗幽门螺杆菌药，如 PPI、铋剂、抗菌药等。常用四联疗法。

消化道功能调节药包括助消化药、泻药和止泻药、止吐药及胃肠动力药。治疗胆道及肝脏疾病的药物包括胆石溶解药、利胆药、治疗肝性脑病药、促进肝细胞膜修复类保肝药、解毒类保肝药、抗炎类保肝药及降酶类保肝药。

思 考 题

题库

1. 抗消化性溃疡药分为几类？各列举几例代表药物。
2. 抑制胃酸分泌药物分为哪几类？各列举一代表药并简述其作用机制。
3. 根除胃内 Hp 代表性治疗方案是什么？

（陈靖京）

PPT

第二十八章

作用于血液及造血系统的药物

学习导引

知识要求

1. **掌握** 肝素和香豆素类、阿尼普酶和阿替普酶、阿司匹林和氯吡格雷、维生素 K、叶酸和促红细胞生长素、非格司亭、罗米司亭的药理作用、临床应用及不良反应。

2. **熟悉** 低分子量肝素、磺达肝癸钠、比伐芦定、利伐沙班、达比加群、链激酶、尿激酶、普拉格雷、替卡格雷、阿昔单抗、铁剂、维生素 B_{12} 的临床应用及不良反应。

3. **了解** 利多格雷葡激酶、蚓激酶、依前列醇、西洛他唑等药物的临床应用及不良反应。

能力要求

1. 通过对本章节各类药物的药理作用、临床应用及不良反应等重点理论知识的学习，使学生在面对血液系统及心血管系统疾病的患者时能合理地选择及应用本类药物。

2. 促抗凝药及抗血小板药在心血管疾病防治中占有非常重要地位，由药物的不良反应、禁忌证及相互作用激发批判性及创新性思维能力。

第一节 抗凝血药

微课

抗凝血药（Anticoagulants）是一类通过影响机体生理性凝血过程，阻止血液凝固的药物，临床上主要是用于防止血栓的形成和阻止已经形成的血栓进一步发展。

知识链接

血液凝固过程

血液凝固是一系列凝血因子按一定顺序相继激活，凝血酶（thrombin）最终使纤维蛋白原（fibrinogen）转变为纤维蛋白（fibrin）的过程。包括内源性凝血途径、外源性凝血途径和共同途径。内源性和外源性凝血途径启动凝血酶原激活物的形成；凝血酶原激活物使凝血酶原激活形成凝血酶；凝血酶将可溶性的纤维蛋白原转变成纤维蛋白，进而形成交联的纤维蛋白凝块（图 28 – 1）。

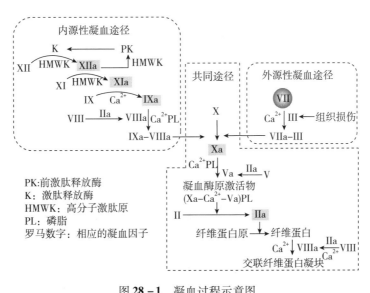

图 28 – 1 凝血过程示意图

一、间接抑制凝血酶的药物

肝 素

肝素（Heparin）最初获得来自肝脏，它存在于许多哺乳动物的脏器中，但以肺和肠黏膜中含量最高。药用肝素多来自猪的肠黏膜或猪、牛的肺，是由 D – 葡糖胺、L – 艾杜糖醛酸和 D – 葡糖醛酸交替组成的黏多糖硫酸酯。普通肝素的分子量为 5 ~ 30kDa，平均分子量大约是 12kDa。肝素呈强酸性，带大量负电荷，与其抗凝作用有关。

【药理作用与机制】

1. 抗凝作用 肝素在体内和体外均有抗凝作用，作用迅速、强大，可延长凝血时间。静脉注射后 10 分钟内血液凝固时间及部分凝血酶时间均明显延长，但对凝血酶原时间影响较弱。凝血作用维持 3 ~ 4 小时。

肝素的生物活性主要取决于抗凝血酶Ⅲ（antithrombin Ⅲ，AT – Ⅲ）。AT – Ⅲ能与Ⅱa（凝血酶）、IX_a、X_a、XI_a、XII_a 等凝血因子通过精氨酸 – 丝氨酸肽键结合形成稳定的 AT – Ⅲ – 凝血因子复合物而灭活这些因子。带负电荷的肝素与带正电荷的 AT – Ⅲ赖氨酸残基结合形成可逆性的复合物，使 AT – Ⅲ构象发生变化，精氨酸活性部位充分暴露，迅速与Ⅱa、IX_a、X_a、XI_a、XII_a 等凝血因子的丝氨酸残基结合，加速 AT – Ⅲ对凝血因子的灭活。肝素对因子Ⅶ也有一定的抑制作用。肝素通过 AT – Ⅲ灭活因子II_a/IX_a时，必须同时与 AT – Ⅲ及II_a/IX_a结合形成三元复合物。肝素和低分子量肝素（LMWH）灭活因子X_a时只需要与 AT – Ⅲ结合（图 28 – 2）。此外，肝素抗凝血作用亦可能与其激活肝素辅助因子Ⅱ（heparin co-factor Ⅱ，HC Ⅱ）和激活纤溶系统等途径有关。高浓度的肝素可抑制血小板聚集，可能是抑制凝血酶的继发性结果。

2. 抗动脉粥样硬化作用 肝素可促进血管内皮细胞释放脂蛋白酯酶，水解血中极低密度脂蛋白和乳糜微粒，降低血脂。肝素亦可保护血管内皮细胞，尤其是低分子量组分与血管内皮细胞有较高的亲和力，阻止血小板及其他物质与血管内皮的黏附。肝素还可以抑制平滑肌细胞增殖，且在较低浓度时就可发生。

3. 抗炎作用 在炎症反应中，肝素能抑制白细胞游走、趋化及黏附，并抑制炎性因子的活性及灭活多种与炎症相关的酶，还可减少氧自由基形成等。

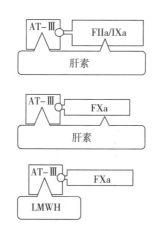

图 28 - 2　肝素、LMWH 和 AT - Ⅲ 与凝血因子的相互作用

【体内过程】肝素是高极性大分子物质，不易通过生物膜，因此口服和直肠给药均无效，而皮下注射后血浆浓度低，肌内注射可发生局部血肿，因此临床多采用静脉给药。注射后约 60% 分布于血管内皮细胞。主要在肝脏经肝素酶代谢为低抗凝活性的尿肝素（uroheparin），部分肝素经肾脏排泄，还有一部分经网状内皮系统等清除。肝素抗凝血活性 $t_{1/2}$ 因给药剂量而异，随剂量增加而延长。肺气肿、肺栓塞及肝肾功能严重障碍患者 $t_{1/2}$ 明显延长。

【临床应用】

1. 防治血栓栓塞性疾病　主要用于防治血栓的形成，如深静脉血栓、肺栓塞、周围动脉血栓栓塞等。对静脉栓塞的患者，连续静脉注射，使血药浓度保持在 0.2U/ml，可以防止肺栓塞的发生。也可用于心肌梗死、脑梗死、心血管手术及外周静脉术后血栓的防治。还可以预防大块前壁性心肌梗死患者发生动脉栓塞。

2. 治疗早期弥散性血管内凝血（DIC）　用于各种原因如脓毒血症、胎盘早期剥离、恶性肿瘤溶解等导致的 DIC，早期应用肝素治疗，可防止由纤维蛋白和凝血因子损耗所致继发性出血。

3. 体外抗凝　如心导管检查、心血管手术、体外循环及血液透析等。

【不良反应】

1. 出血　是肝素最常见的不良反应，发生率为 5% ~ 10%。表现为各种黏膜出血、关节腔积血和伤口出血等。适当控制剂量，同时严密监测患者的凝血时间或部分凝血活酶时间（partial thromboplastin time，APTT）可减少出血的发生。一般老年妇女和肾衰竭患者常发生出血。如果轻度过量，停药后症状即可消失。如出血严重，可缓慢静脉注射特效解救药硫酸鱼精蛋白（protamine sulphate）。急救注射 1.0 ~ 1.5mg 硫酸鱼精蛋白可使 100U 的肝素失活，但每次剂量不超过 50mg。因呈强碱性、带正电荷的鱼精蛋白与弱酸性、带负电荷的肝素结合成稳定复合物使肝素失活。

2. 血小板减少症　发生率在 5% ~ 6%，多发生在药后 1 ~ 4 天，一般较轻，且多为一过性，不需停药即可恢复。如果发生用药后 5 ~ 9 天，可能是患者对其产生了肝素依赖性抗体，引起血小板聚集且伴有新的血栓形成，停药 4 天即可恢复。由于在牛肺制品发生率较高，故选用此类制剂时应注意监测血小板数量。

3. 其他　偶有过敏反应，如荨麻疹、哮喘、结膜炎和发热等。长期应用还可引起脱发、骨质疏松症和骨折等。孕妇应用可致早产及死胎。

【禁忌证】对肝素过敏、有出血倾向、血友病、紫癜、血小板功能不全和血小板减少症、严重高血压、细菌性心内膜炎、肝肾功能不全、溃疡病、颅内出血、活动性肺结核、先兆流产及产后、妊娠期、内脏肿瘤、外伤及术后等患者禁用。

【药物相互作用】肝素与阿司匹林、双嘧达莫、右旋糖酐合用，可增加出血的危险；与肾上腺皮质激素、依他尼酸合用，可导致胃肠道出血；与磺酰脲类或胰岛素合用可导致低血糖；与血管紧张素转化酶抑制剂合用可能引起高钾血症；静脉同时应用肝素和硝酸甘油，可降低活性；与碱性药物同时应用，会使肝素失去抗凝活性。

低分子量肝素

低分子量肝素（Low molecular weight heparins，LMWH）是 20 世纪 70 年代发展起来的一种新型抗凝血药物，由普通肝素中直接分离或由普通肝素降解获得，分子量大约 7kDa。由于 LMWH 分子链较短，不能同时与 AT - Ⅲ 及凝血酶结合形成复合物，因此，LMWH 主要选择性抑制凝血因子 Xa 活性，对凝血酶及其他凝血因子影响较少（图 28 - 2）。与普通肝素比较，LMWH 具有以下特点：①抗凝血因子 Xa 活性/抗凝血因子 Ⅱa 活性比值为 1.5～4.0，普通肝素约 1.0；分子量越低，抗凝血因子 Xa 活性作用越强；抗血栓作用与致出血作用分离，保持了肝素的抗凝血作用而降低了其出血危险。②抗凝血因子性 Xa 活性的半衰期长。

LMWH 个体差异小，抗凝剂量易掌握；一般不需实验室监测抗凝活性，但需监测血浆凝血因子 Xa 活性；毒性低、安全；作用时间长，皮下注射 1～2 次/日；门诊患者可应用。

LMWH 可致低醛固酮血症及高钾血症、过敏反应、短暂性 ALT 和 AST 升高；亦可致出血（解救同肝素），但 LMWH 致血小板减少症为一过性（Ⅰ型），较少发生严重的Ⅱ型血小板减少症。

临床常用制剂包括依诺肝素（enoxaparin）、替地肝素（tedelparin）、弗希肝素（fraxiparin）、洛吉肝素（logiparin）、洛莫肝素（lomoparin）等。由于这些肝素的分子量和硫酸化程度不同，药动学特征不完全相同。临床主要用于深静脉血栓及肺栓塞的预防与治疗、外科手术后预防血栓形成、急性心肌梗死、不稳定型心绞、血液透析和体外循环等。

合成肝素衍生物

磺达肝癸钠（fondaparinux Sodium）是一种选择性凝血因子 Xa 抑制剂，与 AT - Ⅲ 结合抑制凝血因子 Xa 活性，且不影响 AT - Ⅲ 对凝血因子 Ⅱa 的抑制（图 28 - 3）。用途与低分子量肝素相似，血小板减少症少见，肾功能不全患者禁用。其抗凝作用不能被鱼精蛋白中和，但重组Ⅶa因子可以逆转其抗凝作用。

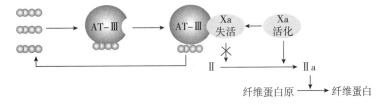

图 28 - 3 磺达肝癸钠的作用方式

二、凝血酶抑制药

（一）凝血酶直接抑制药

水 蛭 素

水蛭素（Hirudin）为天然存在的最强的凝血酶抑制剂，可特异地与凝血酶以 1：1 分子比直接结合形成不可逆复合物，抑制凝血酶活性，减少纤维蛋白形成；也可抑制凝血酶所致的血小板分泌和聚集产生抗血栓形成作用，且对已形成的血栓有溶栓作用。此外，可降血脂、改善血液流变学、抗肿瘤等。主要用于术后预防血栓形成、经皮冠状动脉形成术后再狭窄、不稳定型心绞痛、急性心肌梗死后溶栓的辅助治疗、DIC、血液透析和体外循环等。

来匹卢定（lepirudin）为重组水蛭素，口服不易吸收，需注射给药。主要用于肝素诱导血小板减少性血栓，也用于预防手术后的血栓形成、防治冠状动脉成形术后再狭窄、不稳定型心绞痛、急性心肌梗死后溶栓的辅助治疗、DIC、血液透析中血栓形成等。来匹卢定对血小板影响小，较少引起出血，但存在抗原性。同类药物还有地西卢定（desirudin）。

比 伐 芦 定

比伐芦定（bivaludine）是一种人工合成的抗凝血药物，是水蛭素的 20 肽类似物，于 2000 年获准在美国上市。比伐芦定与凝血酶的催化位点和阴离子外结合位点发生特异性结合，直接抑制凝血酶的活性，从而抑制凝血酶所催化和诱导的反应。对血浆中游离凝血酶及已与纤维蛋白结合的凝血酶均可抑制，抗凝效果更好。对凝血酶的抑制作用可逆、短暂，抗凝效果可预测，不需实验室监测，安全性高。且抗凝活性不受血小板影响，不引起抗体介导的血小板减少症。比伐芦定主要作为抗凝剂用于成人择期经皮冠状动脉介入治疗。

阿 加 曲 班

阿加曲班（Argatroban）不影响凝血酶的生成，但可以与凝血酶的催化部位结合，从而抑制凝血酶的蛋白水解，致纤维蛋白原不被降解，纤维蛋白凝块不能形成；还可抑制某些凝血因子，抑制凝血酶诱导的血小板聚集及分泌作用，最终抑制纤维蛋白交联并促使纤维蛋白溶解。该药半衰期极短，安全范围窄，且过量无解救药，故需监测部分凝血活酶时间（APTT），使之保持在 55～85 秒之间。临床上常与阿司匹林合用于治疗血栓栓塞性疾病。采用使 APTT 平均延长 1.6 倍的剂量，但并不延长出血时间，患者易接受，无不良反应，但仍需不断观察。局部应用时可用于防止移植物上血栓的形成。

（二）维生素 K 拮抗药

香 豆 素 类

香豆素类（Coumarin）抗凝药是一类含有 4 - 羟基香豆素（4 - hydroxycoumarin）的物质，包括有华法林（warfarin）、双香豆素（dicoumarol）、醋硝香豆素（acenocoumarol，新抗凝），其中华法林最常用。因口服吸收有效，故又称口服抗凝血药。

【药理作用与作用机制】 凝血因子 Ⅱ、Ⅶ、Ⅸ、Ⅹ 的前体及抗凝蛋白 C 和抗凝蛋白 S 在 γ - 羧化酶的作用下，使其谷氨酸残基发生 γ - 羧化进而活化。维生素 K 是 γ - 羧化酶的辅酶，香豆素类是维生素 K 的拮抗药，阻止维生素 K 循环，使上述凝血因子停留在无活性状态，从而影响凝血过程（图 28 - 4）。肝脏存在两种维生素 K 的环氧化物还原酶，而香豆素类只能抑制其中一种，如果给予大剂量的维生素 K，就可以逆转香豆素类的作用。此外，对已活化的凝血因子无抑制作用，因此，香豆素类体外无效。体内需待原有凝血因子 Ⅱ、Ⅶ、Ⅸ、Ⅹ 的前体及抗凝蛋白 C 和抗凝蛋白 S 耗竭后才能发挥作用，起效较慢，口服后至少需经 12～24 小时才出现作用，1～3 天达高峰，维持 3～4 天。

【体内过程】 华法林和醋硝香豆素吸收快而安全，华法林口服生物利用度近 100%，血浆蛋白结合率 99.5%，主要与血液中白蛋白结合，分布容积小。主要经肝脏 CYP2C9、CYP2C19、CYP2C8、CYP2C18、CYP1A2 和 CYP3A4 代谢，代谢产物超过 90% 经肾排泄，血浆 $t_{1/2}$ 约 40 小时。双香豆素的吸收受食物的影响，吸收慢且不规则；而醋硝香豆素大部分以原型经肾排出。

【临床应用】 本类药物的应用与肝素相似，主要用于防治血栓栓塞性疾病，如静脉血栓栓塞、外周动

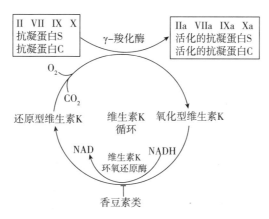

图 28 - 4 香豆素类的抗凝血作用机制

脉血栓栓塞、肺栓塞、心房纤颤伴附壁血栓和冠脉闭塞等。优点是可以口服，作用时间较长。缺点是起效慢，作用持久，不易控制。如果需快速发挥抗凝作用，应先用肝素，再用香豆素类维持疗效。该类药与抗血小板药合用，可降低风湿性心脏病、外科大手术、人工瓣膜置换术的静脉血栓发生率。使用期间必须测定凝血酶原时间，如果用量过大引起出血，应立即停药，同时缓慢静脉注射大量维生素 K 或输新鲜血。

【不良反应】应用过量易致自发性出血，可累及机体的所有脏器，表现为牙龈出血、皮肤黏膜瘀斑、血尿以及胃肠道、呼吸和生殖系统的出血症状。最严重的为颅内出血，应严密观察。此外，还可有胃肠道反应、粒细胞增多等。华法林能通过胎盘屏障，影响胎儿骨骼和血液蛋白质的 γ - 羧化作用，影响胎儿骨骼正常发育。同时，还可能引起肝脏损害，口服抗凝药容易导致胎儿畸形。此类药物禁忌证同肝素。

【药物相互作用】阿司匹林、保泰松等与血浆蛋白结合率高，与香豆素类药物合用能够使后者血浆中游离型药物浓度升高，抗凝作用增强。另外，能降低维生素 K 生物利用度的药物，或因各种原因导致胆汁减少的药物，均可增强此类药物的作用。长期使用广谱抗菌药，可抑制肠道产生维生素 K 的菌群，减少维生素 K 的形成。肝病时，凝血因子合成减少，可增强香豆素类的作用。另一些药物可减弱这类药物的抗凝作用，比如肝药酶诱导剂苯巴比妥和苯妥英钠能加速药物的代谢，使其抗凝作用降低。

枸 橼 酸 钠

枸橼酸钠（sodium citrate）为体外抗凝药，可与 Ca^{2+} 可形成稳定的可溶性络合物，使血中 Ca^{2+} 浓度降低，产生抗凝作用。仅适用于体外抗凝血，体内无效。

（三）新型口服抗凝药

新型口服抗凝药（new oral anticoagulants，NOACs）包括凝血因子 Ⅱa 抑制剂达比加群和凝血因子 Xa 抑制剂如利伐沙班、阿哌沙班、依度沙班等。

达 比 加 群

达比加群（dabigatran）是合成的非肽类凝血酶直接抑制剂，具有能口服、强效、用药无需特殊凝血功能监测、与 CYP450 没有相互作用、与低分子量肝素有相似的效应等特点。一旦发生出血，可使用艾达司珠单抗（idarucizumab）对抗。达比加群酯（dabigatran etexilate）为其前体药物，口服经胃肠道吸收后，在体内转化为具有抗凝血活性的达比加群。目前适应证仅为关节置换术后血栓形成的预防，特别适合需要长期用药时替代肝素，对深静脉血栓的作用并不优于肝素。临床研究用于包括非瓣膜性房颤、急性冠状动脉综合征、急性症状性静脉血栓形成和缺血性脑卒中等血栓形成，主要不良反应为胃肠出血、消化不良，还可增加心肌梗死的风险。肾功能不全者禁用。

利伐沙班

利伐沙班（rivaroxaban）是恶唑烷酮类衍生物，高度选择性竞争抑制游离状态和已与凝血酶原结合的因子Ⅹa，对血小板聚集无直接作用。主要用于预防髋关节和膝关节置换术后患者深静脉血栓和肺栓塞的形成，也可用于预防非瓣膜性心房纤颤患者脑卒中和非中枢神经系统性栓塞，降低冠状动脉综合征复发风险等。常见不良反应有转氨酶升高、贫血、恶心、术后出血等。

第二节 纤维蛋白溶解药

纤维蛋白溶解药（fibrinolytics）可使纤维蛋白溶酶原（plasminogen，又称纤溶酶原）转变为纤维蛋白溶酶（plasmin，又称纤溶酶），纤溶酶迅速水解纤维蛋白和纤维蛋白原，限制血栓形成和溶解已形成的血栓，故又称血栓溶解药（thrombolytics）。

链 激 酶

链激酶（Streptokinase）是从C组β-溶血性链球菌培养液中提取的一种非酶蛋白质，分子量约为47 kDa。现已用基因工程方法制备出重组链激酶（recombinant streptokinase，rSK），在体内半衰期呈双相：快速相为11~13分钟，慢速相约23分钟。

【药理作用与机制】链激酶与内源性纤溶酶原形成复合物，使纤溶酶原转变为纤溶酶，后者迅速水解血栓中纤维蛋白，使血栓溶解。由于链激酶可水解血栓中纤维蛋白、降解纤溶酶原和因子Ⅱ及因子Ⅷ，所以链激酶不可与抑制血小板聚集药或抗凝血药合用。

【临床应用】链激酶主要用于治疗血栓栓塞性疾病，静脉注射可以治疗动、静脉内新鲜血栓的形成和栓塞，如急性肺栓塞和深部静脉血栓等。也用于心肌梗死早期治疗，缩小梗死面积，使病变血管重建血流；冠脉注射可使阻塞冠脉再通，恢复血流灌注。

【不良反应】主要不良反应是易引起出血，局部注射可出现血肿，一般不需治疗。严重出血可注射对羧基苄胺，更严重者可以补充纤维蛋白原或全血。新创伤、出血性疾病、伤口愈合中、消化道溃疡、严重高血压者禁用。此外，链激酶具有抗原性，能引起过敏反应，出现寒战、发热和头痛等症状，还可引起血压降低。

尿 激 酶

尿激酶（Urokinase）是从人尿中分离的一种糖蛋白，也可由基因重组技术制备，分子量约为53kDa。尿激酶可直接激活纤溶酶原转变为纤溶酶。尿激酶还能促进血小板聚集。血浆半衰期约20分钟。适应证、不良反应及禁忌证同链激酶。尿激酶没有抗原性，也不引起链激酶样的过敏反应，对链激酶过敏者可用。

葡 激 酶

葡激酶（staphylokinase）为金葡菌合成的一种单链蛋白，由136个氨基酸组成。药用品为重组葡激酶。作用机制与链激酶相同，主要用于急性心肌梗死等血栓栓塞性疾病。不良反应与链激酶相似。

阿 替 普 酶

组织型纤溶酶原激活剂（tissue plasminogen activator，t-PA）为内源生理性纤溶酶原激活剂。阿替普酶（anistreplase）是基因工程方法生产的人重组 t-PA，为第二代溶栓药。作用机制是激活内源性纤溶酶原转变为纤溶酶，且激活与纤维蛋白结合的纤溶酶原转为纤溶酶，较激活循环中游离型纤溶酶快数倍，因此不产生链激酶常见的出血并发症。急性心肌梗死、肺栓塞和脑栓塞等患者的血管再通。价格昂贵，出血发生率相对较低，可发生过敏反应和低血压。同类药物有西替普酶（silteplase）和那替普酶（nateplase）。

瑞替普酶和替奈普酶

瑞替普酶（reteplase，rPA）为从大肠埃希菌获得的重组单链非糖基化的人组织纤溶酶原激活剂，属第三代溶栓药。该药与纤维蛋白的亲和力小于阿替普酶。适应证和不良反应与阿替普酶相似。替奈普酶（tenecteplase）为从中华仓鼠卵巢细胞获得的含527个氨基酸的修饰的人 t-PA cDNA 糖基化蛋白，与阿替普酶相比，其纤维蛋白选择性更高，更不易受到内源性纤溶酶原激活抑制剂的影响。

蚓 激 酶

蚓激酶（lumbrokinase）是从人工养殖的赤子爱胜蚓中提取的一组蛋白水解酶复合物，可以直接水解纤维蛋白，也可激活纤维蛋白溶酶原变成纤溶酶，间接水解纤维蛋白。主要用于短暂性脑缺血发作、脑梗死恢复期治疗和缺血性卒中二级预防，也可用于心肌梗死、不稳定型心绞痛、糖尿病血管并发症、眼底静脉血栓等血栓性疾病。为口服制剂。不良反应主要为轻度头痛、头晕、便秘、恶心等。

第三节　抗血小板药

抗血小板药（platelet inhibitors）是指能抑制血小板黏附、聚集以及释放等功能，防止血栓形成，用于防治脑缺血性疾病或心脏、外周血栓栓塞性疾病的药物。根据作用机制分为四类。

一、抑制血小板代谢的药物

（一）环氧合酶抑制剂

阿 司 匹 林

小剂量阿司匹林对胶原、抗原抗体复合物、ADP以及某些病毒和细菌引起的血小板聚集都有明显的抑制作用，可预防血栓的形成。阿司匹林还能部分拮抗纤维蛋白原溶解导致的血小板激活及抑制组织型纤溶酶原激活因子（t-PA）的释放。小剂量阿司匹林用于冠状动粥样硬化性疾病、心肌梗死、脑梗死、深静脉血栓形成和肺梗死等疾病。作为溶栓疗法的辅助抗栓治疗，减少缺血性心脏病发作和复发的危险。降低一过性脑缺血发作患者的卒中发生率和病死率。

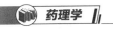

（二）TXA₂抑制剂及受体拮抗药

利 多 格 雷

利多格雷是强效 TXA₂ 合成酶抑制剂和中度 TXA₂ 受体阻断剂。主要用于心肌梗死、心绞痛及缺血性脑卒中的治疗，但有研究表明其对血小板血栓及冠状动脉血栓的作用并不优于阿司匹林及水蛭素。不良反应一般较轻，如轻度胃肠道反应。同类药物有吡考他胺（picotamide）、奥扎格雷（ozagrel），其作用比利多格雷弱，不良反应轻。

伊 非 曲 班

伊非曲班（ifetroban）为选择性 TXA₂ 受体拮抗剂。

二、提高血小板内 cAMP 的药物

依 前 列 醇

内源性 PGI₂ 由血管内皮细胞合成，具有强大的抗血小板聚集及松弛血管平滑肌作用。药用依前列醇（epoprostenol，PGI₂）为其人工合成品，用于急性心肌梗死等。PGI₂ 性质不稳定，作用时间短。静滴过程中常见头痛、眩晕、血压下降、心率加速等不良反应。

双 嘧 达 莫

双嘧达莫又名潘生丁（persantine），为血管扩张药。具有抗血小板作用，双嘧达莫通过多种机制抑制血小板的聚集和黏附，如激活腺苷酸环化酶、抑制磷酸二酯酶、抑制腺苷摄取，增加 cAMP 的浓度；直接刺激血管内皮细胞产生 PGI₂、通过抑制 TXA₂ 合成酶减少血小板 TXA₂ 生成，抑制血小板聚集等。但作用弱，多与阿司匹林、华法林等合用。口服易吸收，由肝代谢，主要经肾脏排出。不良反应有头痛、头晕、呕吐、腹泻、皮疹和瘙痒，罕见心绞痛和肝功能不全。

西 洛 他 唑

西洛他唑（cilostazol）为磷酸二酯酶 – Ⅲ（PDE – Ⅲ）抑制剂，可逆性抑制 PDE – Ⅲ，增加血小板内 cAMP 浓度，产生抗血小板、扩张血管和抗血管增殖作用。对 ADP、胶原、肾上腺素、花生四烯酸和凝血酶诱导的血小板聚集均有抑制作用。口服易吸收，血浆蛋白结合率为 95%，主要在肝经 CYP3A4 和 CYP2C19 代谢，$t_{1/2}$ 为 11～13 小时。临床主要用于外周血管疾病导致的间歇性跛行、慢性动脉闭塞性疾病。不良反应有头痛、腹泻、心率加快等。禁用于心力衰竭，慎用于冠心病。

三、二磷酸腺苷受体拮抗药

人类血小板包括 3 种不同的 ADP 受体：P2Y₁ 和 P2Y₁₂、P2X₁。P2Y₁ 和 P2Y₁₂ 是 ADP 作用的受体，也是 ADP 受体拮抗药的作用靶点。ADP 激活 P2Y₁ 或 P2Y₁₂，使血小板表面 GPⅡ$_b$/Ⅲ$_a$ 空间构象发生改变，纤维蛋白原结合位点充分暴露，促进纤维蛋白原与血小板表面 GPⅡ$_b$/Ⅲ$_a$ 结合，导致血小板聚集。

噻　氯　匹　定

噻氯匹定（ticlopidine）为第一代 $P2Y_{12}$ 受体拮抗药，能不可逆拮抗 $P2Y_{12}$ 受体，选择性和特异性干扰 ADP 介导的血小板活化，抑制血小板聚集和黏附。口服吸收迅速，经肝代谢，经肾排泄。作用缓慢，口服给药 3~5 天见效，5~6 天疗效达高峰，停药后作用可持续 10 天。可用于中风、不稳定型心绞痛继发的心脑血管血栓的预防，主要适用于阿司匹林不能耐受或者需要合用的患者。不良反应主要为过敏、恶心、呕吐、腹泻、出血，可发生严重的中性粒细胞和血小板减少。

氯　吡　格　雷

氯吡格雷（clopidogrel）为继噻氯匹定之后的第二代 $P2Y_{12}$ 受体拮抗药，为前药。抗血小板聚集作用较噻氯匹定强，不良反应较轻，较少发生中性粒细胞减少和血小板减少。但抗血小板作用仍较弱、起效较慢（需要负荷剂量）且个体差异大。主要不良反应是胃肠道反应、栓塞性血小板减少。肝功能不良者慎用。

普　拉　格　雷

普拉格雷（prasugrel）属于新型 $P2Y_{12}$ 受体拮抗药，同样为前药。口服吸收迅速，在肠和血清酯酶、肝 CYP450 的作用下转化为活性产物。不可逆结合 $P2Y_{12}$ 受体，抗血小板聚集作用比氯吡格雷强，起效比噻氯匹定快，能有效降低非致死性心脏病和卒中所致死亡。主要不良反应为出血，威胁生命的出血风险高于氯吡格雷。

替　卡　格　雷

替卡格雷（ticagrelor）亦为新型 $P2Y_{12}$ 受体拮抗药，为活性药。能可逆性地抑制 $P2Y_{12}$ 受体，停药后血小板功能很快恢复，在停药 1~5 天后出血率较低，更适合冠状动脉搭桥患者。作用比氯吡格雷强、快，更具出血可预见性，比氯吡格雷更能有效地降低心血管死亡率，本身具有活性而不依赖肝功能。缺点是 $t_{1/2}$ 短，需要每日两次服药，依从性差，可引起呼吸困难等不良反应。

四、血小板膜糖蛋白 IIb/IIIa 受体阻断药

血小板膜 GP IIb/IIIa 受体在血小板激活时大量表达，是引起血小板聚集的最终共同通路。当血小板激活时，GP II_b/III_a 受体增加并转变为高亲和力的状态，暴露出新的结合位点。GP II_b/III_a 受体的配体有纤维蛋白原、von Willebrand 因子（vWF）和内皮诱导因子，血小板相互通过纤维蛋白原、vWF 及纤维连接蛋白等配体联结而聚集。GP II_b/III_a 受体阻断药可阻断血小板同上述配体的结合，抑制血小板聚集。代表药如阿昔单抗（abciximab）、拉米非班、替罗非班、珍米罗非班、夫雷非班及西拉非班等。

阿　昔　单　抗

阿昔单抗（abciximab）为血小板表面 GP II_b/III_a 的人/鼠嵌合单克隆抗体，可竞争性地阻断纤维蛋白原与血小板表面 GP II_b/III_a 结合，抑制血小板聚集。血浆 $t_{1/2}$ 短，10~30 分钟，血小板结合时间长，停止静脉灌注后抑制作用可持续 18~48 小时。具有作用强、不良反应少的特点。临床用于不稳定型心绞痛，

降低心肌梗死发生率以及冠状动脉形成术后急性缺血性并发症的预防。主要不良反应是出血，特别是胃肠道出血，可见血小板减少。

同类药物替罗非班（tirofiban）为人工合成的非肽小分子特异性 GPII_b/III_a拮抗药，具有起效快、作用时程短的特点。依替巴肽（eptifibatide）为响尾蛇毒液蛋白衍生的环七肽，对 GPII_b/III_a选择性比阿昔单抗高，对玻璃黏附蛋白受体没有作用，血 $t_{1/2}$ 约 2.5 小时，而血小板结合时间短，作用时程较短，为 6~12 小时。

第四节　促凝血药

一、维生素 K

维生素 K（vitamin K，Vit K）为 2-甲基-1,4-萘醌的衍生物，天然存在的 Vit K_1、Vit K_2 为脂溶性维生素。Vit K_1 主要存在于绿色植物中，肠道细菌产生 Vit K_2，并能把 Vit K_1 转变成 Vit K_2。而 Vit K_3、Vit K_4、Vit K_5 由人工合成，主要为水溶性维生素。

【体内过程】口服 Vit K_1、Vit K_2 需胆盐协助吸收。Vit K_3、Vit K_4、Vit K_5 口服吸收不依赖于胆汁，可直接吸收入血。各种维生素 K 肌注均吸收很快，大部分以原型经胆汁或尿中排出。部分存在肝肠循环。

【药理作用及机制】凝血因子 II、VII、IX、X 和抗凝蛋白 C、抗凝蛋白 S 前体在肝脏谷氨酸残基 γ 羧化酶的作用下转变成凝血因子 II、VII、IX、X 和抗凝蛋白 C、抗凝蛋白 S，该羧化酶的辅酶为氢醌型维生素 K。在谷氨酸残基 γ 羧化反应的同时，氢醌型维生素 K 转化为氧化型维生素 K，后者又在维生素 K 环氧化物还原酶的作用下，还原成氢醌型维生素 K 而循环再利用。当维生素 K 环氧化物还原酶被抑制或缺乏维生素 K 时，凝血因子 II、VII、IX、X 合成减少，凝血酶原时间延长引起出血。维生素 K_3 微量脑室注射有明显镇痛作用，该作用可被纳洛酮拮抗，且维生素 K_3 与吗啡镇痛作用有交叉耐受现象。

【临床应用】维生素 K 主要用于梗阻性黄疸、胆瘘、慢性腹泻、早产儿及新生儿出血等患者；香豆素类和水杨酸类等药物导致凝血酶原过低而引起的出血者；也可以用于预防长期应用广谱抗菌药物引起继发性 Vit K 缺乏症。但对于先天性或严重肝病所致的低凝血酶原血症患者无效。维生素 K_1 起效快，持续时间长，常采用肌内注射，严重出血者可采用静脉注射。一般症状口服 Vit K_3、Vit K_4 即可，吸收不良者可肌内注射 Vit K_3。

【不良反应】Vit K_1 不良反应最少，Vit K_3 具有一定毒性。静脉注射速度过快时，可产生面部潮红、血压下降、呼吸困难甚至发生虚脱，一般采用肌内注射。Vit K_3 和 Vit K_4 常致胃肠道反应，引起恶心和呕吐等。较大剂量 Vit K_3 可致新生儿溶血性贫血、高胆红素血症及黄疸。对红细胞缺乏葡萄糖-6-磷酸脱氢酶的患者也可诱发急性溶血性贫血。肝功能不良者慎用，或选用 VitK_1 而不用 Vit K_3。

二、凝血因子制剂

凝血因子制剂主要是从健康人或动物血液中提取，经分离纯化、冻干后制备而成。主要用于凝血因子缺乏时的补充治疗。

凝　血　酶

凝血酶（thrombin）为胰蛋白酶样的丝氨酸蛋白酶，催化血纤蛋白原水解为纤维蛋白；此外也能使 XI 转变为 XIa、VIII 转变为 VIIIa、V 转变为 Va。从猪、牛血提取的无菌制剂，主要用于局部止血，应用于创口使血液凝固而止血；口服或局部灌注也用于消化道止血。必须直接与创面接触，才能起止血作用，严禁注射。遇酸、碱、重金属发生反应而降效，应新鲜配制使用。同类药物巴曲酶注射液（立止血）为注射用蛇毒凝血酶。

纤维蛋白原

纤维蛋白原（fibrinogen）由健康人血浆中获得。主要适用于原发性低纤维蛋白原血症，也可用于由于严重肝损伤、产后并发症、外伤、大手术及内脏出血所致继发性纤维蛋白原缺乏症。

凝血酶原复合物

凝血酶原复合物（prothrombin complex）由健康人血浆分离获得的含凝血因子 Ⅱ、Ⅶ、Ⅸ、Ⅹ 的混合制剂，主要用于先天性凝血因子Ⅸ缺乏的乙型血友病、肝脏疾病、香豆素类抗凝药过量及 Ⅱ、Ⅶ、Ⅸ、Ⅹ 等维生素 K 依赖性凝血因子缺乏所致的严重出血。不良反应有过敏反应，可产生血栓，肝病患者易引起弥散性血管内凝血，应慎用。

抗血友病球蛋白

抗血友病球蛋白（antihemophilic globulin）又名冻干人凝血因子Ⅷ、抗甲种血友病因子，含凝血因子Ⅷ及少量纤维蛋白原。主要用于甲型血友病、溶血性血友病、抗Ⅷ因子抗体所致严重出血的治疗。输注过快可引起发热、头痛、荨麻疹等。

卡巴克络

卡巴克络（carbazochrome）又名卡络抑钠、安特诺新、安络血。为肾上腺素的氧化产物，作用于血小板表面 α 受体，增加细胞内钙离子浓度，促进 5 - HT、ADP 和 TXA_2 的释放，促使受损的毛细血管断端回缩、血小板黏附和聚集而发挥止血作用。用于治疗毛细血管脆性增加所致的出血，如视网膜、出血过敏性紫癜、肠道出血、鼻出血等。不良反应小，因含水杨酸，长期反复应用可产生水杨酸反应；用量过大可诱发精神失常，有精神病史或癫痫病史者慎用。

酚磺乙胺

酚磺乙胺（etamsylate）又名止血敏，通过促进血小板释放、提高毛细血管内皮细胞抵抗力、减少扩张血管和抑制血小板聚集的 PGs 的释放，能收缩血管、降低毛细血管通透性，增强血小板聚集和黏附，缩短凝血时间。静脉注射后可维持 4～6 小时，主要以原形从肾排泄。用于防治手术前后的出血，也可用于血小板功能不良、血管脆性增加而引起的出血。不良反应有皮疹、恶心、头痛、低血压等，可出现过敏性休克。

三、抗纤维蛋白溶解药

氨甲苯酸

氨甲苯酸（Aminomethylbenzoic acid，PAMBA），又名对羧基苄胺、抗血纤溶芳酸、止血芳酸。与纤溶酶原和纤溶酶中的赖氨酸结合位点结合，阻断纤溶酶的作用、抑制纤维蛋白凝块的裂解而止血。临床主要用于治疗各种纤溶亢进所致的出血，如子宫、甲状腺、前列腺、肝、脾、胰、肺、肾上腺、脑等富含纤溶酶原激活物的脏器外伤或手术后的出血，以及鼻、喉、口腔局部止血，抗慢性渗血效果较好。但是对癌症出血、创伤出血以及非纤维蛋白溶解引起的出血无止血效果。氨甲苯酸不良反应少，但应用过量可致血栓，可能诱发心肌梗死。静脉注射过快可引起低血压，肾功能不全者禁用。

同类药物氨甲环酸（tranexamic acid）又名抗血纤溶环酸、止血环酸、凝血酸。生物利用度34%，$t_{1/2}$ 为3.1小时。抗纤溶活性为氨甲苯酸的7～10倍，为临床最常用的制剂，但不良反应较氨甲苯酸多。氨基己酸（aminocaproic acid）的结构、作用特点和应用与氨甲苯酸相似，吸收迅速，12小时内50%以原型从肾清除，$t_{1/2}$ 为2小时。不良反应为胃肠道反应、发热、血栓形成、低血压、肌溶解和肌痛等。

第五节　抗贫血药及造血细胞生长因子

一、抗贫血药

贫血是指血液中红细胞数量或血红蛋白量低于正常。临床常见的贫血类型有：①缺铁性贫血。由于体内用来制造血红蛋白的铁缺乏，红细胞生成障碍造成的贫血。表现为红细胞体积小，血红蛋白含量低于正常水平。通过应用铁制剂可治疗这类贫血。②巨幼红细胞贫血。主要是体内缺乏叶酸、维生素 B_{12} 或其他原因引起DNA合成障碍所致。表现为红细胞体积大，血红蛋白含量高，白细胞及血小板亦有异常。可通过补充叶酸和维生素 B_{12} 来治疗。③再生障碍性贫血。感染、药物、放疗等因素致骨髓造血功能障碍。表现为红细胞、粒细胞及血小板均减少，难以治疗。

铁　制　剂

铁为机体所必需的微量元素。正常成年男子体内铁的总量约为46mg/kg，女子约为35mg/kg。机体所需的铁元素有两个来源：一是内源性铁，即来源于衰老的红细胞所释放出的铁的重新利用，这也是机体铁的重要来源；二是外源性铁，即从食物中获得的铁。当体内铁丰富时，转铁蛋白受体的合成减少而铁蛋白的产生增加；反之铁蛋白产生减少，以此增加铁的摄取利用，减少贮存。正常情况下，由于机体很少排泄或者流失铁，故正常成年男子和绝经后的妇女，每日从食物中只需补偿1mg铁即可满足需求。但是对生长发育期的儿童和孕妇，铁的需要量会相应的增加。因此由于各种原因造成机体铁缺乏时，均可影响血红蛋白的合成而导致贫血，铁制剂可起到补铁的作用。

常用的口服铁剂有硫酸亚铁（ferrous sulfate）、枸橼酸铁铵（ferric ammonium citrate）和富马酸亚铁（ferrous fumarate）。注射铁剂有右旋糖酐铁（iron dextran）和山梨醇铁（iron sorbitex）。

【药理作用及机制】 铁可吸附在骨髓有核红细胞膜上，进入细胞内与线粒体原卟啉结合形成血红素，再与珠蛋白结合形成血红蛋白。铁是组成血红蛋白、肌红蛋白、血红素酶、金属黄素蛋白酶、过氧化氢酶等必需的元素。

【临床应用】 铁制剂用于治疗缺铁性贫血，疗效极佳。尤其是对慢性失血（月经过多、子宫肌瘤、痔疮出血等）、儿童生长发育、营养不良、妊娠等所引起的贫血疗效较好，用药后一般症状可以迅速改善，用药10～15天网织红细胞达高峰，4～8周接近正常。血红蛋白正常后，常需减半继续服药2～3个月，方可使体内铁储存恢复正常。

【不良反应】 铁制剂可刺激胃肠道引起恶心、呕吐、腹泻和上腹部不适等，Fe^{3+} 较 Fe^{2+} 多见。此外，还能引起便秘，这可能是 Fe^{2+} 与肠蠕动生理刺激物 H_2S 结合后，减弱了肠蠕动。注射铁剂可以引起局部刺激及皮肤潮红、发热和荨麻疹等过敏反应。严重者可发生心悸和血压下降。小儿误服铁剂1克以上可发生急性中毒，表现为急性循环衰竭、休克、胃黏膜凝固性坏死。解毒措施包括用碳酸氢钠洗胃，胃内给予去铁铵、去铁敏等。

叶　酸　类

叶酸（folic acid）又称为维生素 B_9，由对氨苯甲酸、蝶啶及谷氨酸三部分组成，广泛存在于动植物中，尤以酵母、肝及绿叶蔬菜中含量较多，人体细胞不能合成叶酸，只能从食物中获得叶酸。叶酸不耐热，食物烹调后可损失 50% 以上。成人每日摄入 200μg，妊娠及哺乳妇女每日摄入 300 ~ 400μg 即可满足需要。

【药理作用与机制】 叶酸为机体细胞生长和分裂所必需的物质。缺乏时可导致巨幼红细胞贫血，较缺乏维生素 B_{12} 引起的巨幼红细胞贫血更为常见。引起叶酸缺乏的主要原因是：需要量增加，如妊娠、婴儿期及溶血性贫血；营养不良、偏食和饮酒；药物引起，如叶酸对抗药甲氨蝶呤、甲氧苄氨嘧啶等；吸收功能不良、胃肠功能紊乱和胃和小肠切除等。

叶酸吸收后，在体内被还原为四氢叶酸，四氢叶酸作为辅酶，传递一碳单位，参与体内多种生化过程，包括嘌呤核苷酸的从头合成，胸腺嘧啶脱氧核苷酸的合成，某些氨基酸的互变如同型半胱氨酸转变为甲硫氨酸、丝氨酸转变为甘氨酸等。如叶酸缺乏最明显的是脱氧胸腺嘧啶核苷酸（dTMP）的合成受阻，导致 DNA 合成障碍。由于对 RNA 及蛋白质合成影响较小，细胞内 RNA/DNA 比率增加。

【临床应用】 叶酸可用于各种原因引起的巨幼红细胞贫血。尤其对营养不良、婴儿期或妊娠期的巨幼红细胞贫血疗效较好。治疗时以叶酸为主，辅助合用维生素 B_{12}。由甲氨蝶呤和乙氨嘧啶等引起的巨幼红细胞贫血，因二氢叶酸还原酶受抑制，导致四氢叶酸（tetrahydrofolic acid）的生成障碍，需用甲酰四氢叶酸钙（calcium leucovorin）进行治疗。此外，对维生素 B_{12} 缺乏导致的恶性贫血，叶酸仅能纠正异常血象，但是不能改善神经损害的症状，在治疗时应以维生素 B_{12} 为主，叶酸为辅。本药对缺铁性贫血无效。

维 生 素 B_{12}

维生素 B_{12}（Vitamin B_{12}，Vit B_{12}）为含钴的水溶性 B 族维生素，仅由微生物合成。具有辅酶活性的天然维生素 B_{12} 为甲钴铵和 5′ - 脱氧腺苷钴胺素。药用品常用氰钴胺，为灰色链霉菌发酵合成，性质稳定，价格较低，在体内转化为甲钴铵和 5′ - 脱氧腺苷钴胺素。另有羟钴胺、甲钴铵、硝钴胺等，价格更昂贵。

【体内过程】 酸性环境有利于食物中维生素 B_{12} 的释放，消化酶使与蛋白结合的维生素 B_{12} 解离，口服维生素 B_{12} 必须与胃黏膜壁细胞分泌的"内因子"结合，形成复合物，免受肠道细菌破坏并进入远端回肠被其受体识别而吸收入门静脉，然后通过钴胺素传递蛋白到达靶器官。维生素 B_{12} 吸收后转运至肝脏后，一部分在肝脏贮存，其余由胆汁排泄，可形成肝肠循环。口服维生素 B_{12} 主要由肠道排出，注射时大部分由肾脏排泄。

【药理作用及作用机制】

维生素 B_{12} 为细胞分裂和维持神经组织髓鞘完整所必需的辅酶，参与体内多种生化代谢。

1. 促进四氢叶酸的循环利用和某些氨基酸互变　维生素 B_{12} 为同型半胱氨酸甲基转移酶的辅酶，催化 N^5 - 甲基四氢叶酸转甲基给维生素 B_{12} 后转化为四氢叶酸和甲基维生素 B_{12}，促进四氢叶酸的利用。如果转甲基反应受阻，会导致叶酸缺乏相同的症状，如巨幼红细胞贫血；同时，甲基维生素 B_{12} 可转甲基给同型半胱氨酸，生成甲硫氨酸。

2. 促进脂肪代谢　维生素 B_{12} 可以转变为脱氧腺苷维生素 B_{12}，后者是甲基丙二酰辅酶 A 变位酶的辅酶，催化甲基丙二酰辅酶 A 变为琥珀酰辅酶 A 进入三羧酸循环而代谢。维生素 B_{12} 不足时，导致甲基丙二酰辅酶 A 堆积。由于其结构与丙二酰辅酶 A 相似，合成的异常脂肪酸与神经鞘膜的类脂结合，造成鞘膜病变，引起周围神经炎。然而，有新的证据表明维生素 B_{12} 缺乏的神经症状可能是由于甲硫氨酸合成障碍所致。

【临床应用】主要用于治疗维生素 B_{12} 缺乏所致的恶性贫血和巨幼红细胞贫血。也可用于氰化物中毒的解救，恶性贫血的辅助诊断，以及神经萎缩、神经炎、神经痛等神经系统疾病、肝脏疾病等的辅助治疗。

【不良反应】维生素 B_{12} 本身没有毒性，但有可能引起过敏反应，包括过敏性休克，应慎用。此外，不可静脉给药。

二、造血细胞生长因子

（一）促红细胞生长药

促红细胞生成素

促红细胞生成素（erythropoietin，EPO）是一种由 166 个氨基酸组成、调控红细胞生成的糖蛋白，分子量为 34kDa。在胎儿、围产期和新生儿期主要由肝脏分泌，而成人主要由肾间质成纤维细胞、皮质管周毛细血管和小管上皮细胞分泌，少量在肝脏产生。现临床应用 EPO 为重组人促血红素（recombinant human erythropoietin，r–HuEPO）。EPO 激动骨髓红祖细胞表面特异性的 EPO 受体，刺激红祖细胞的增殖与分化，并能促进网织红细胞从骨髓释放。还可引起血管收缩性高血压、刺激血管生成、增加铁吸收，保护缺血神经元。EPO 对多种贫血均有效。对慢性肾病及晚期肾病、脊髓发育不良等多种原因所致的贫血，疗效确切。也用于改善肿瘤、化疗、某些免疫性疾病、艾滋病和严重寄生虫病所致的贫血，也能促进骨髓移植患者造血功能的恢复。由于铁是合成血红蛋白的原料，因此伴有铁缺乏的患者不敏感，如果适当补充一定量的铁和叶酸，EPO 的疗效会增加。

常见的不良反应有血红蛋白和红细胞压积增加、血压升高和血栓形成，少见过敏反应。

（二）促白细胞生成药

非 格 司 亭

【药理作用及作用机制】非格司亭（filgrastim）为重组人粒细胞集落刺激因子（recombinant human granulocyte colony–stimulating factor，rhG–CSF）。天然的 G–CSF 是由血管内皮细胞、单核细胞、成纤维细胞以及其他免疫细胞合成的糖蛋白，有 174 和 180 个氨基酸两种形式，前者的重组体为目前药物的靶标。

G–CSF 与靶细胞膜受体结合，刺激已具有中性粒细胞定向分化能力的粒祖细胞增殖与分化，促进粒细胞的释放、增强成熟中性粒细胞的吞噬功能，延长其在循环中的存活时间，增加骨髓造血干细胞动员进入外周血液。对巨噬细胞和巨核细胞影响很小。此外，G–CSF 可能为中枢神经系统的神经营养因子，调节神经可塑性，抑制神经元凋亡。

【临床应用】主要用于治疗严重中性粒细胞减少症，如肿瘤的化疗和放疗、骨髓移植、再生障碍性贫血、骨髓肿瘤浸润、艾滋病等引起的中性粒细胞减少症。可动员骨髓造血干细胞进入外周血液，用于干细胞移植术。

【不良反应】主要为过敏反应，偶有过敏性休克；大剂量长时间应用会致轻、中度骨痛；用于干细胞移植术时可罕见脾破裂。

沙 格 司 亭

【药理作用及作用机制】沙格司亭（sargramostim）为重组人粒细胞-巨噬细胞集落刺激因子（recombinant human granulocyte-macrophage colony timulating factor，rhGM-CSF）。天然存在的GM-CSF为白细胞生成因子，主要由单核细胞、T淋巴细胞、肥大细胞、成纤维细胞、NK细胞、血管内皮细胞合成。

GM-CSF是比G-CSF作用更广的多潜能造血生长因子，具体作用包括：①刺激早期和晚期粒祖细胞的增殖与分化，对红祖细胞和巨核细胞系祖细胞也有作用。②促进中性粒细胞、嗜酸性细胞、嗜碱粒细胞和单核细胞的合成与释放，增强成熟中性粒细胞的功能。③增加骨髓造血干细胞动员进入外周血液，该作用弱于G-CSF。与IL-2共同作用刺激T细胞增殖和炎症部位的激活。

【临床应用】主要用于化疗患者、骨髓移植患者、再生障碍性贫血、艾滋病患者中性粒细胞减少症的治疗。

【不良反应】不良反应比G-CSF多而重。表现为发热、不适、关节痛、肌肉疼痛、过敏反应、组织水肿和胸腔及心包积液。

同类药物还有莫拉司亭（molgramostim）

（三）促血小板生成药

促 血 小 板 生 成 素

【药理作用及作用机制】促血小板生成素（thrombopoietin，TPO）主要为肝实质细胞和窦状隙细胞、肾近曲小管细胞以及骨髓等产生的含322个氨基酸的糖基化蛋白。TPO作用于特异性细胞因子受体，刺激原巨核细胞系祖细胞生长，也刺激成熟巨核细胞和血小板聚集。rhTPO为其重组型。

罗米司亭（romiplostim）为TPO模拟肽，含2个相同单链亚单元，每个单链包含IgG Fc恒定区域。每周1次，皮下注射。

【临床应用】rhTPO主要用于治疗实体瘤化疗药物引起的血小板减少。罗米司亭用于慢性特发性血小板减少症，特别是对甾体药物和免疫球蛋白不敏感患者，以及脾切除患者。

【不良反应】rhTPO可见过敏，偶有发热、肌肉酸痛、头晕等。罗米司亭常见头痛、肌痛、失眠、鼻咽炎、疲劳和鼻衄；可出现骨髓网硬蛋白出现或者增加、严重出血、鼻衄及血栓形成。

艾 曲 波 帕

艾曲波帕（eltrombopag）为口服非肽类小分子TPO受体激动剂，主要用于治疗慢性特发性血小板减少症，特别是对甾体药物和免疫球蛋白不敏感患者，以及脾切除患者。不良反应主要表现为恶心、呕吐、消化不良、肌痛、感觉异常、月经过多等，血转氨酶升高和血栓栓塞是常见的严重不良反应。

（四）促血液成分生成的辅助性药物

氨 肽 素

氨肽素（ampeptideelemente）是从哺乳动物毛爪中提取分离的水溶性蛋白质，能增强机体代谢和抗病能力，有助于血细胞增殖、分化、成熟与释放，增加白细胞和血小板数目。主要用于原发性血小板减少性紫癜、再生障碍性贫血、白细胞减少症；亦可用于银屑病。可见过敏反应。

维 生 素 B₄

维生素 B₄（vitamin B₄，Vit B₄）又名磷酸氨基嘌呤、磷酸腺嘌呤，是核酸和某些辅酶的组成部分，可促进白细胞生成，白细胞减少时作用尤为明显。临床主要用于放疗、化疗、苯中毒等引起的粒细胞减少症。治疗量下未见明显不良反应。

肌 苷

肌苷（inosine hypoxantine riboside）又名次黄嘌呤核苷，可直接透过细胞膜转变为肌苷酸和磷酸腺苷，参与体内蛋白质的合成；活化丙酮酸氧化酶系，提高辅酶 A 的活性，促进肌细胞能量代谢，改善缺氧状态下的细胞代谢。主要用于白细胞减少症及血小板减少症。主要不良反应有胃部不适，静注可引起颜面潮红、过敏反应。

利 可 君

利可君（leucogen）为半胱氨酸衍生物，口服后在十二指肠碱性条件下与蛋白结合形成可溶的物质迅速被肠所吸收，增强骨髓造血系统的功能。主要用于治疗肿瘤放、化疗引起的白细胞减少和血小板减少症。

鲨 肝 醇

鲨肝醇（batyl alcohol）为 α-正十八碳甘油醚，能促进白细胞增生，增强抗放射线的作用，对抗由于苯中毒和细胞毒类药物引起的造血系统抑制。用于治疗各种原因引起的白细胞减少症，如放射性、抗肿瘤药物等所致的白细胞减少症。偶见口干、肠鸣音亢进。

第六节 血容量扩充药

大量失血或大面积烧伤可导致血容量降低，严重者引起休克。迅速扩充血容量是治疗休克的基本疗法。本类药物能扩充血容量和维持重要器官的血液灌注，共同的特点是：无毒性，不具抗原性及热原性，作用持久。

右 旋 糖 酐

右旋糖酐（Dextran）是葡萄糖的聚合物，为高分子化合物。临床上常用的有中分子量（分子量约为75kDa）、低分子量（平均分子量 20~40kDa）及小分子量（平均分子是 10kDa）右旋糖酐，分别称为右旋糖酐 70、右旋糖酐 40、右旋糖酐 20 和右旋糖酐 10。临床上常用的为前两种。

【药理作用和临床应用】①扩充血容量：静脉滴注后可以提高血浆胶体渗透压而起到扩充血容量的作用。中分子量右旋糖酐作用维持时间长，可达 12 小时。低分子量右旋糖酐分子量小，容易自肾脏排出，半衰期约为 3 小时。小分子量右旋糖酐作用更短，仅可维持 3 小时。主要用于低血容量性休克。②

抗血栓作用：右旋糖酐可抑制红细胞和血小板集聚以及纤维蛋白聚合，从而降低血液的黏滞性。中分子量右旋糖酐可抑制某些凝血因子和血小板的活性，可用于防止休克后期 DIC。低分子和小分子右旋糖酐具有改善微循环作用，用于中毒性、外伤性及失血性休克，也用于 DIC 和血栓性静脉炎。③渗透性利尿作用：主要是低分子和小分子右旋糖酐，因分子量较小，易自肾脏排出，渗透性利尿作用强。

【不良反应】偶见过敏反应、发热和荨麻疹等，偶有血压下降和呼吸困难等严重反应。连续使用时，少量大分子右旋糖酐的蓄积会导致凝血障碍和出血。禁用于出血性疾病、血小板减少症、血浆中纤维蛋白原低下等。另外，肺水肿、心功能不全以及肾功能不良者应慎用。

人血白蛋白

人血白蛋白（human serum albumin）能增加血容量和维持血浆胶体渗透压；能结合阴离子和阳离子，输送物质，也可将有毒物质输送到解毒器官；白蛋白还可作为氮源为组织提供营养。

人血白蛋白临床上可用于失血创伤、烧伤引起的休克；脑水肿及损伤引起的颅内压升高；肝硬化及肾病引起的水肿或腹水、低蛋白血症；新生儿高胆红素血症；心肺分流术、烧伤的辅助治疗、血液透析的辅助治疗和成人呼吸窘迫综合征。

不良反应表现为寒战、发热、颜面潮红、皮疹、恶心、呕吐等，输注过快可导致肺水肿，偶见过敏反应。

血液是人类的“生命之源”，凝血功能低下或过强、纤溶功能亢进或低下均会导致出凝血功能异常性疾病；铁、铜、某些维生素或者造血因子等缺乏导致造血功能障碍而出现贫血。这些疾病过度严重且得不到治疗或各种原因引起失血过多都将危及生命。抗凝血药与促凝血药、纤维蛋白溶解药与纤维蛋白溶解抑制药、抗血小板药、抗贫血药及造血细胞生长因子等，可通过改善出凝血功能的异常或刺激骨髓造血机能维持人类生命的健康。而代表新思想、新生力量的“新鲜血液”注入与融合，可很大程度地促进人类社会的进步、发展。

题库

思 考 题

1. 试比较肝素和双香豆素的抗凝血机制和临床应用。
2. 试述纤维蛋白溶解药的临床应用，并比较尿激酶与链激酶的作用与不良反应。
3. 试述维生素 K 促凝血作用机制。

（吴安国）

PPT

第二十九章

作用于子宫平滑肌的药物

学习导引

知识要求

1. **掌握** 子宫平滑肌收缩药缩宫素、麦角新碱和前列腺素的特点、临床应用、不良反应及应用注意事项。

2. **熟悉** 麦角生物碱类的药理作用和临床应用。

3. **了解** 子宫平滑肌舒张药的特点。

能力要求

1. 熟练掌握缩宫素的药理特点及不良反应，明确其剂量和效应的关系，学会鉴别缩宫素和麦角新碱的异同点，能够根据实际情况选用作用于子宫平滑肌的药物。

2. 学会分析解释涉及本章药物使用的合理性，具备提供用药咨询服务的能力。

影响子宫平滑肌的药物，按其对子宫平滑肌的作用分为：子宫平滑肌收缩药和子宫平滑肌舒张药，前者选择性兴奋子宫平滑肌，包括缩宫素、麦角生物碱和前列腺素类，可引起子宫节律性或强直性收缩，用于催产、引产、产后止血或产后子宫复原；后者抑制子宫平滑肌的收缩，包括 β_2 肾上腺素受体激动药（如利托君）、硫酸镁、钙通道阻滞药（如硝苯地平）和前列腺素合成酶抑制药（如吲哚美辛）等，主要用于痛经和早产治疗。

第一节　子宫平滑肌收缩药

子宫平滑肌收缩药是一类选择性兴奋子宫平滑肌引起其收缩的药物，其作用可因子宫生理状态及使用剂量的不同而产生不同的药理作用，如缩宫素小剂量用于催产或引产，其目的是发挥近似生理分娩的节律性收缩作用；而大剂量用于产后止血或子宫复原，其目的是引起强直性收缩，如果使用不当，可能造成子宫破裂与胎儿窒息等严重后果。

常用药物包括缩宫素、麦角生物碱和前列腺素类。

缩　宫　素

微课

缩宫素（oxytocin，催产素）是垂体后叶激素的主要成分，由下丘脑的室旁核、视上核神经元产生的激素原裂解生成的神经垂体激素。

激素原沿下丘脑－垂体束转运至垂体，在转运过程中，激素原转化为两种含有二硫键的 9 肽垂体后叶激素——缩宫素和加压素（vasopressin，抗利尿激素），与同时合成的神经垂体转运蛋白形成复合物，贮存于神经末梢。临床应用的缩宫素为人工合成品（内无加压素）或从牛、猪的垂体后叶提取分离的制剂，其中含有少量的加压素，一个单位相当于 $2\mu g$ 纯缩宫素。

【药理作用】 在适宜的刺激下，缩宫素与其转运蛋白同时释放入血，随血液循环到达靶器官发挥作用。

1. 子宫平滑肌收缩 直接兴奋子宫平滑肌，加强子宫平滑肌收缩力和收缩频率。子宫平滑肌胞浆膜上存在缩宫素特异性 G 蛋白耦联受体；缩宫素与受体结合，激活磷脂酶 C（PLC），三磷酸肌醇（IP_3）生成增多，增加子宫平滑肌细胞内的 Ca^{2+}，从而增强收缩力和收缩频率。

其收缩强度主要取决于子宫所处的生理状态（缩宫素受体数量和雌、孕激素水平的变化）和用药剂量。雌激素能提高子宫平滑肌对缩宫素的敏感性，孕激素则降低其敏感性。在妊娠早期，孕激素水平高，缩宫素受体数量少，缩宫素对子宫平滑肌收缩作用较弱，可保证胎儿安全发育；在妊娠后期，雌激素水平高，缩宫素受体数量增加，对妊娠末期，特别是在临产时，子宫对缩宫素的反应敏感，小剂量（2～5U）缩宫素即可加强子宫的节律性收缩，其收缩性质为促进子宫底部产生节律性收缩，对子宫颈则产生松弛作用，与正常分娩相似，有利于胎儿顺利娩出，可达到引产、催产的目的。而大剂量（5～10U）缩宫素使子宫产生持续强直性收缩，不利于胎儿娩出。

2. 促进排乳 乳腺小叶周围的肌上皮细胞对缩宫素高度敏感，缩宫素可使肌上皮细胞收缩，促进乳汁排泄。

3. 其他 催产剂量下不引起血压下降；大剂量时直接扩张血管，引起血压下降，但易产生快速耐受性。

【体内过程】 缩宫素易被消化酶破坏，故不宜口服；可选择气雾吸入及含服经黏膜吸收；肌内注射 3～5 分钟内起效，维持 20～30 分钟；静脉注射起效快，维持时间更短；故通常以静脉滴注维持疗效，大部分经肝及肾代谢，少部分以结合的形式从肾排泄。

【临床应用】

1. 催产和引产 在妊娠晚期，对无产道障碍、胎位正常及头盆相称的产妇，由于宫缩乏力难产时，可用小剂量（2～5U）缩宫素加强子宫的收缩力和频率，促进分娩。对于死胎、过期妊娠或患有严重心、肺疾病的孕妇需提前终止妊娠者，可用其引产。

2. 产后止血 皮下或肌内注射较大剂量（5～10U）缩宫素，迅速引起子宫平滑肌强直性收缩，压迫子宫肌层内血管而达到止血作用。由于缩宫素维持时间短，应加用麦角生物碱制剂维持子宫平滑肌收缩。

【不良反应】 缩宫素用于催产和引产时，剂量过大或对于缩宫素高敏感产妇，易发生子宫强烈收缩，造成胎儿宫内窒息，甚至子宫破裂及广泛性软组织撕裂；大剂量使用时还可出现抗利尿作用，患者有水潴留和低钠血症体征。

【禁忌证】 缩宫素禁用于高张力型子宫功能障碍、产道异常、胎位不正、头盆不称、前置胎盘、有子宫破裂倾向及经产妇（三次妊娠以上的）或有剖宫产史的产妇。因此，缩宫素用于催产或引产时，需严格掌握剂量和适应证。

知识链接

催产和引产

催产是指孕妇正式临产后出现宫缩弱或者宫缩乏力时采取措施促进宫缩，加速胎儿产出。引产是指妊娠 12 周后，因母体或胎儿方面的原因，须用人工方法诱发子宫收缩而结束妊娠。根据引产时孕周，可分为中期引产（14～28 周）和晚期妊娠引产（28 周以后）。中期妊娠（是指妊娠第 14～27 周末）胎儿较大、骨骼已经形成，宫颈未成熟，故在引产过程中困难较多，易发生严重并发症。晚期妊娠引产与催产的指征包括：①妊娠期高血压疾病；②胎膜早破；③绒毛膜羊膜炎；④胎儿宫内环境不良，这种情况包括严重的胎儿宫内发育迟缓、母儿血型不合、胎儿水肿、羊水过少、可疑胎儿窘迫等。⑤胎死宫内，胎儿畸形；⑥预防过期妊娠，妊娠已达 41 周以上者。⑦母亲合并症，如慢性高血压、慢性肾炎、肾盂肾炎屡次发作、糖尿病等，需提前终止妊娠者等。

垂体后叶素

垂体后叶素（pituitrin）为牛、猪的垂体后叶中提取的粗制品，内含缩宫素及加压素两种成分。本药易被消化液破坏，故不宜口服，肌内注射吸收良好，一般每次 5～10U，静脉滴注吸收更快。半衰期为 1～15 分钟。本药大部分经肝肾代谢，小部分以结合方式从尿排出。

加压素又称抗利尿激素，和缩宫素化学结构相似，均为含有二硫键的 9 肽，只是第三位及第八位氨基酸残基有所不同。主要作用是提高远曲小管和集合管上皮细胞对水的通透性，促进水的重吸收，浓缩尿液；较大剂量时，收缩毛细血管及小动脉，升高血压。

垂体后叶素可用于治疗产后出血、产后子宫复原不全、上消化道出血、肺出血、尿崩症等。因垂体后叶素对子宫的选择性不高，且有升压作用，产科现已很少使用。不良反应主要与过敏有关，过量可引起高血压、心肌缺血和面色苍白、头痛、恶心、呕吐、心慌、胸闷、子宫痉挛等中毒表现。

麦角生物碱

麦角是寄生在禾本科植物（如黑麦）上的一种麦角菌的干燥菌核。其中含有多种生物活性成分，均为麦角酸的衍生物，总称为麦角类生物碱。按化学结构可分为两类：①氨基麦角碱，以麦角新碱（ergonovine）、甲麦角新碱（methylergometrine）为代表，对子宫的兴奋作用强而快，易溶于水，维持时间较短。②氨基酸麦角碱，以麦角胺（ergotamine）及麦角毒（ergotoxine）为代表，作用于 α 肾上腺素能受体，对血管作用显著，难溶于水，起效缓慢，但维持时间较久。部分麦角生物碱还作用于 DA、5－HT 等受体。

【药理作用】 根据其作用的部位和受体，发挥不同作用。①兴奋子宫平滑肌：麦角生物碱类均有选择性兴奋子宫平滑肌的作用，作用强而持久，其中以麦角新碱最为显著。其作用强度取决于子宫的生理状态及药物剂量，妊娠子宫较未孕子宫敏感，在临产前后则更敏感；剂量稍大即引起子宫体和子宫颈在内的子宫平滑肌强直性收缩。因此，适用于产后止血和子宫复原，不宜用于催产和引产。②收缩血管：麦角胺及麦角毒能直接收缩血管，大剂量损伤血管内皮细胞，引起血栓和肢端坏疽。麦角胺亦收缩脑血管，减少脑动脉搏动幅度，可以缓解偏头痛。③阻断 α 受体：氨基酸麦角碱类还有阻断 α 肾上腺素受体的作用，能使肾上腺素的升压作用翻转，同时具有中枢抑制作用，降低血压。

【临床应用】

1. 子宫出血和子宫复旧不全　麦角新碱和甲基麦角新碱主要用于预防和治疗产后、刮宫或其他原因引起的子宫收缩无力或缩复不良造成的子宫出血和子宫复旧不全。

2. 偏头痛　麦角胺能收缩脑血管，减少动脉搏动幅度，可用于偏头痛的诊断和治疗。咖啡因也具有收缩脑血管的作用，且能促进麦角胺的吸收，两药合用有协同作用。

3. 人工冬眠　氢化麦角碱具有阻断 α 受体及中枢抑制作用，可与异丙嗪、哌替啶组成冬眠合剂，用于人工冬眠疗法。

【不良反应】 注射麦角新碱可引起恶心、呕吐及血压升高等，伴有妊娠期高血压的产妇应慎用。偶见过敏反应，严重者出现呼吸困难、血压下降。麦角流浸膏中含有麦角毒和毒角胺，长期应用可损害血管内皮细胞。

【禁忌证】麦角制剂禁用于催产及引产；血管硬化及冠心病患者忌用。

知识链接

子宫复旧不全

子宫复旧不全是产后较常见的并发症。在正常情况下，分娩后，由于子宫体肌纤维收缩及缩复作用，肌层内的血管管腔狭窄甚至栓塞，使局部血液供应明显减少，子宫肌细胞缺血发生自溶而逐渐缩小，胞质减少，因而子宫体积明显缩小，子宫腔内的胎盘剥离面随着子宫的逐渐缩小而相应缩小，加之子宫内膜的再生使剥离面得以修复，子宫通常在产后 5～6 周时恢复到接近非孕时状态，这个过程称为子宫复旧（involution of uterus）。当上述复旧功能受到阻碍时，即发生子宫复旧不全。

前列腺素类

前列腺素（prostaglandins，PGs）是一类广泛存在于体内的活性物质，对心血管、呼吸、消化系统和生殖系统有广泛的生理作用和药理作用。

对子宫平滑肌有收缩作用的 PGs 类药物有地诺前列酮（dinoprostone，PGE_2，前列腺素 E_2）、地诺前列素（dinoprost，$PGF_{2\alpha}$，前列腺素 $F_{2\alpha}$）、硫前列酮（sulprostone）和卡前列素（carboprost，15 - Me - $PGF_{2\alpha}$，15 - 甲基前列腺素 $F_{2\alpha}$）等。

【药理作用】PGs 对子宫有收缩作用，其中以 PGE_2 和 $PGF_{2\alpha}$ 活性最强，其对妊娠各期子宫都有兴奋作用，分娩前的子宫尤为敏感。PGE_2 和 $PGF_{2\alpha}$ 引起子宫收缩的特性与生理性的阵痛相似，在增强子宫平滑肌节律性收缩的同时，尚能使子宫颈松弛。

【临床应用】用于终止早期或中期妊娠和足月引产。其中，PGE_2 在整个孕期可引起子宫收缩，作为阴道栓剂高位送入阴道，应用于 2～3 个月妊娠的流产；$PGF_{2\alpha}$ 静脉注射不良反应发生率较高，注射剂羊膜腔内注入，仅用于过期妊娠、葡萄胎和死胎的引产，对妊娠早期引产需用较大剂量，易导致严重不良反应。15 - Me - $PGF_{2\alpha}$ 活性较 $PGF_{2\alpha}$ 高 10 倍，对下丘脑 - 垂体 - 卵巢轴几乎无影响，作用时间长，副作用小，安全而简便，终止妊娠后能很快恢复月经和生育功能，主要用于终止妊娠和宫缩无力导致的产后顽固性出血。

【不良反应】兴奋胃肠平滑肌，可引起恶心、呕吐、腹痛、腹泻等胃肠道反应。

【禁忌证】PGE_2 能升高眼压，不宜用于青光眼患者。$PGF_{2\alpha}$ 能收缩支气管平滑肌，诱发哮喘，不宜用于支气管哮喘患者。用于引产时的禁忌证与缩宫素相同。

案例分析

【实例】患者，女，31 岁，孕 42 周，体重 65kg。出现下腹部不适，轻微疼痛感，下体有少量液体流出。紧急到医院就诊，妇科检查：子宫大小与停经月份相符，子宫口已开，羊膜囊破裂；妊娠试验阳性；B 超提示妊娠胚胎生长良好，胎儿头已入盆，产道正常。诊断为过期妊娠，给予（2～5U）缩宫素催产。经处理，产妇顺产一健康女婴。产后宫缩乏力，子宫出血约 700ml，治疗给予肌内注射缩宫素 5～10U，同时联合应用麦角新碱治疗产后出血。

【问题】①催产时，缩宫素的作用特点？②对于产后出血，缩宫素发挥怎样的药理作用？其作用特点是什么？

【分析】①对胎位及产道正常的过期妊娠者，在临产时，小剂量缩宫素即可加强子宫的节律性收缩，其收缩性质为促进子宫底部产生节律性收缩，对子宫颈则产生松弛作用，与正常分娩相似，有利于胎儿顺利娩出，可达到催产的目的。②产后出血，采用大剂量皮下或肌内注射缩宫素，使子宫出现持续的强直性收缩，用于产后宫缩无力或子宫收缩复位不良导致的子宫出血，作用短暂。

第二节　子宫平滑肌舒张药

子宫平滑肌舒张药可抑制子宫平滑肌收缩，临床主要用于防治早产和痛经。常用的药物有 β_2 肾上腺素受体激动药、硫酸镁和钙拮抗药，在 β_2 受体激动药及硫酸镁等药物无效时可考虑使用前列腺素合成酶抑制药。

一、β_2 肾上腺素受体激动药

β_2 肾上腺素受体激动药有利托君（ritodrine）、特布他林（terbutaline）、沙丁胺醇（salbutamol）、海索那林（hexoprenaline）等，具有松弛支气管平滑肌的作用，少数同时具有较明显的舒张子宫平滑肌作用，用于防治早产。

利 托 君

【药理作用】利托君（ritodrine）为 β_2 肾上腺素受体激动药，可舒张子宫平滑肌，减弱妊娠和非妊娠子宫的收缩强度，降低收缩频率，并缩短子宫收缩时间。

【体内过程】口服易吸收，但首过消除明显，生物利用度 <30%；可通过胎盘屏障。本药在肝脏代谢后经肾排泄，部分以原型随尿排出。

【临床应用】用于防治早产，早产妇女使用本药后，可延缓分娩，使妊娠时间接近正常，一般先采用静脉滴注，取得疗效后，口服维持疗效。

【不良反应】静脉给药不良反应较严重，可能有震颤、恶心、呕吐、头痛和红斑以及神经过敏、焦虑不适、心率加快，收缩压升高及舒张压下降，多与 β 受体激动有关。部分可见血红蛋白降低、游离脂肪酸升高；升高血糖及降低血钾，故糖尿病患者及使用排钾利尿药的患者慎用。罕见肺水肿发生，危及生命。

【禁忌证】禁止用于妊娠不足 20 周和分娩进行期，如子宫颈扩展 > 4cm 或开全 > 80% 的孕妇。禁止用于有严重心血管疾病的患者。

【药物相互作用】本药与糖皮质激素合用时可使血糖明显升高。与硫酸镁合用可诱发心律失常。

二、其他子宫平滑肌舒张药

硫 酸 镁

硫酸镁（magnesium sulfate）可明显松弛子宫平滑肌；同时抑制中枢神经系统功能，抑制运动神经－肌肉接头乙酰胆碱释放，舒张血管，对高血压和子痫有防治作用。因此，硫酸镁可以用于防治对 β_2 受体

激动药有禁忌的早产、妊娠高血压综合征及子痫发作。

静脉注射常引起潮热、出汗、口干，注射速度过快引起头晕、恶心、呕吐、眼球震颤；极少数病例血钙降低，肺水肿。用量过大引起肾功能不全、心脏和呼吸抑制等。

硝苯地平

硝苯地平（nifedipine）属于钙拮抗药，能减少细胞内 Ca^{2+} 内流，使子宫平滑肌细胞内 Ca^{2+} 浓度下降从而抑制宫缩。

吲哚美辛

吲哚美辛（indomecin）通过抑制前列腺素的合成发挥子宫平滑肌收缩抑制作用。但其可引起胎儿动脉导管提前关闭，进而导致肺动脉高压并损害肾脏，故临床应用受限。仅在 β_2 肾上腺素受体激动药和硫酸镁等药物无效时使用，且只能用于妊娠 34 周之前。

本章小结

影响子宫平滑肌的药物分为子宫平滑肌收缩药和子宫平滑肌舒张药，前者选择性兴奋子宫平滑肌，包括缩宫素、麦角生物碱和前列腺素，由于种类不同、用药剂量不同，以及子宫生理状态的不同，可引起子宫节律性或强直性收缩，用于催产、引产、产后止血或产后子宫复原；后者抑制子宫平滑肌的收缩，包括 β_2 肾上腺素受体激动药（利托君）、硫酸镁、钙通道阻滞药和前列腺素合成酶抑制药（吲哚美辛）等，主要用于治疗痛经、早产。

思 考 题

题库

1. 缩宫素对子宫平滑肌的作用特点是什么？
2. 缩宫素用于催产、引产的禁忌证有哪些？
3. 麦角生物碱有哪些临床应用？
4. 麦角新碱药理作用特点与缩宫素比较有何异同点？

（贾晓益）

第六篇
内分泌系统与代谢系统药理学

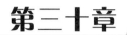

第三十章

肾上腺皮质激素类药物

肾上腺皮质包括球状带、束状带和网状带三层。球状带只能合成盐皮质激素（mineralocorticoids）；束状带是合成糖皮质激素（glucocorticoids）的重要场所；网状带主要合成少量性激素（sex hormones）。肾上腺皮质激素（adrenocortical hormones）是肾上腺皮质分泌的激素总称，属甾体类化合物。盐皮质激素有醛固酮（aldosterone）和去氧皮质酮（desoxycordcosterone）；糖皮质激素有氢化可的松（hydrocortisone）和可的松（cortisone）等，其分泌和生成受促肾上腺皮质激素（corticotrophin，ACTH）的调节（图30 – 1），而 ACTH 的分泌受昼夜节律的影响；性激素类有雌激素、孕激素和雄激素。临床常用的皮质激素主要是糖皮质激素。

知识链接

肾上腺皮质激素的起源

1855 年，Thomas Addison 及其同事报道了 Addison 病（一种肾上腺皮质功能低下的疾病），1920 年，人们才认识到肾上腺皮质对于维持人体功能是极其重要的。自肾上腺皮质提取物中制备了多种固醇化合物结晶，1948 年人工制备了可的松并用于临床研究，1950 年发现可的松本身无生物活性，而其产物氢化可的松具有治疗活性。几乎同时，ACTH 也作为药物开始应用于临床研究。此后，相继合成了大量的固醇类药物供临床使用。

【化学结构与构 – 效关系】 肾上腺皮质激素的基本结构为甾核（固醇核），甾核 A 环 $C_{4~5}$ 之间的双键，C_3 上的酮基，C_{20} 上的羰基系保持其生理功能的必需基团。糖皮质激素的结构特征是甾核 C 环的 C_{11} 有氧（如可的松）或羟基（如氢化可的松），D 环的 C_{17} 上有 α 羟基，由于对糖代谢的作用强，对水盐代谢作用弱，故称为糖皮质激素，同时因其具有明显的抗炎作用，又称甾体类抗炎药。盐皮质激素结构的

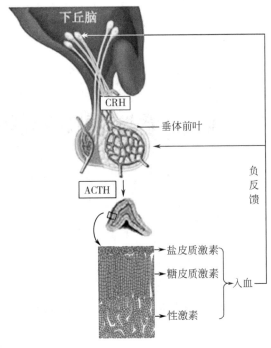

图 30 - 1　肾上腺皮质激素分泌的调节

特征是在甾核 D 环的 C_{17} 无 α 羟基及 C 环的 C_{11} 无氧（如去氧皮质酮）或虽有氧但与 18 位碳结合（如醛固酮），因其对水盐代谢作用较强，对糖代谢作用很弱，故称为盐皮质激素。为了提高临床疗效，降低副作用，对该类药物的结构进行改造，合成了一系列的皮质激素类药物（图 30 - 2）。

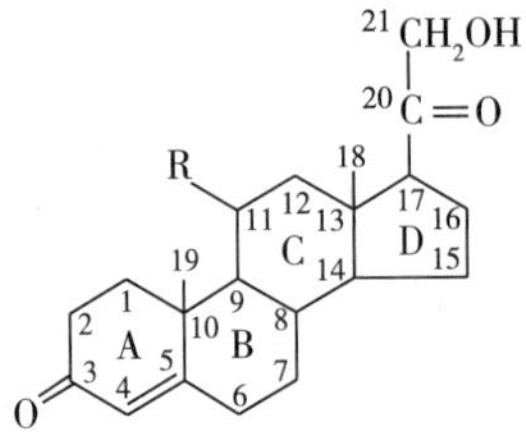

肾上腺皮质激素的基本结构

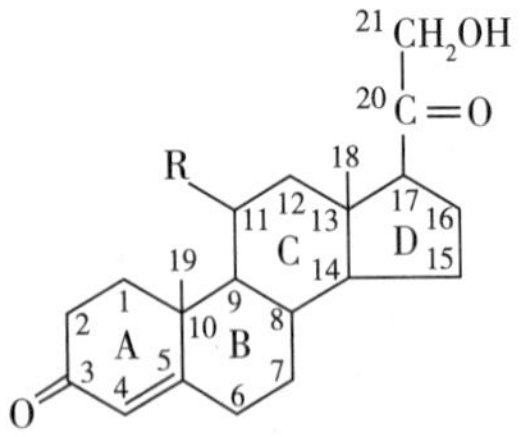

去氧皮质酮desoxycortone

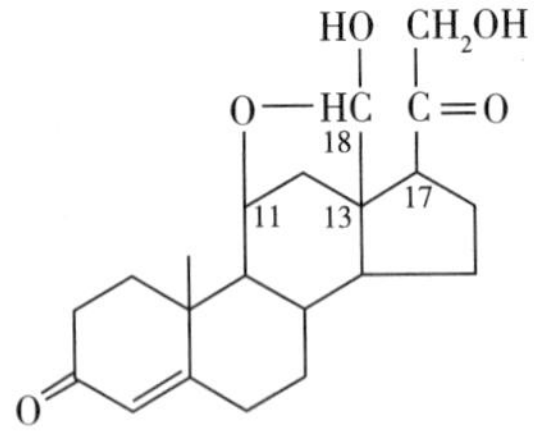

醛固酮aldosterone

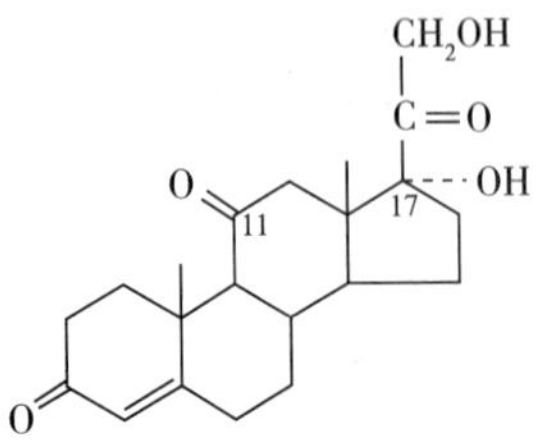

可的松cortisone

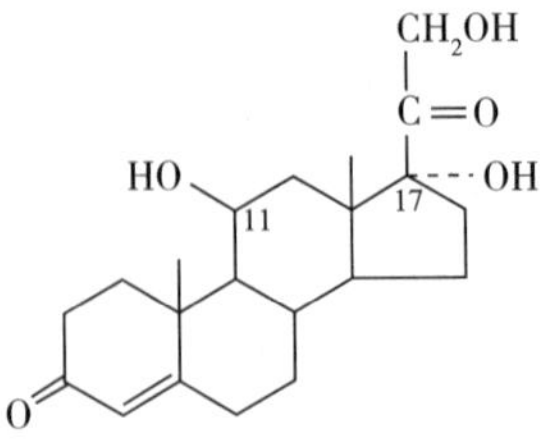

氢化可的松hydrocortisone

图 30 - 2　肾上腺皮质激素类结构图

微课

第一节　糖皮质激素

　　患者，男，47 岁，诊断为类风湿关节炎 8 年余。服用可的松近 7 年。该患者喜饮酒，2 年前，始感肝区不适，但未引起重视。近半年来，患者感肝区不适加重，指间关节、掌指关节及腕关节疼痛、肿胀亦明显加重，且出现活动受限，检查发现肝功能明显减弱。

　　请问：该患者出现类风湿关节炎症状及体征加重的原因是什么？你给予患者的建议及处理方式有哪些，并说明原因。

　　糖皮质激素作用广泛、复杂，且随着剂量的不同而不同。生理情况下分泌的糖皮质激素主要影响正常的物质代谢，缺乏时则引起代谢失调甚至死亡。在应激状态下，机体分泌大量糖皮质激素，通过允许作用等适应内外环境变化所致强烈刺激。药理剂量（超生理剂量）糖皮质激素除影响物质代谢外，还具有抗炎、免疫抑制和抗休克等药理作用。

　　【体内过程】口服或注射均可吸收。口服可的松或氢化可的松后 1～2 小时血药浓度达高峰。氢化可的松吸收进入血液后，约 90% 与血浆蛋白结合，其中 80% 与皮质激素转运蛋白（corticosteroid binding globulin，CBG）结合，10% 与白蛋白结合，结合型药物不易进入细胞，无药理活性。肝是合成 CBG 的场所，肝、肾疾病时 CBG 减少，游离型激素增多。雌激素可促进 CBG 合成，减少游离型激素，但游离型激素减少时，可反馈性增加 ACTH 的释放，使游离型激素达正常水平。

　　糖皮质激素在肝脏转化，经尿排出，肝肾功能不良时可致糖皮质激素类药物血浆半衰期延长。可的松与泼尼松（prednisone）等 C_{11} 上的氧在肝脏转化为羟基，生成氢化可的松（hydrocortisone）和泼尼松龙（prednisolone）方有活性，因此严重肝功能不全的患者只宜用氢化可的松或泼尼松龙。肝药酶诱导剂如苯巴比妥、利福平等与皮质激素类合用时，其分解代谢加快，应增加糖皮质激素类药物的用药剂量。

　　常用糖皮质激素类药物的比较见表 30 - 1。

表 30 - 1　常用糖皮质激素类药物的比较

药物	药理作用			等效口服剂量（mg）
	抗炎	局部应用	水盐代谢	
短效				
氢化可的松（hydrocortisone）	1	1	1	20
可的松（cortisone）	0.8	0	0.8	25
中效				
泼尼松（prednisone）	4	0	0.3	5
泼尼松龙（prednisolone）	5	4	0.3	5
甲泼尼松龙（methylprednisolone）	5	5	0	4
甲基泼尼松（meprednisone）	5	–	0	4
曲安西龙（triamcinolone）	5	5	0	4
对氟米松（paramethasone）	10		0	2
氟泼尼松龙（fluprednisolone）	15	7	0	1.5

药物	药理作用			等效口服剂量（mg）
	抗炎	局部应用	水盐代谢	
长效				
倍他米松（betamethasone）	25 ~ 40	10	0	0.6
地塞米松（dexamethasone）	30	10	0	0.75

注：与氢化可的松比较的相对强度。

【药理作用及机制】

1. 对代谢的影响

（1）糖代谢　糖皮质激素在维持血糖的正常水平和肝脏与肌肉的糖原含量方面具有重要作用。其机制：①促进糖原异生（gluconeogenesis），特别是利用肌肉蛋白质代谢中的一些氨基酸及其中间代谢物作为原料合成糖原；②减慢葡萄糖分解为 CO_2 的氧化过程，有利于中间代谢产物如丙酮酸和乳酸等在肝脏和肾脏再合成葡萄糖，增加血糖的来源；③减少机体组织对葡萄糖的利用。

（2）蛋白质代谢　糖皮质激素能加速胸腺、肌肉、骨等组织蛋白质分解，增加尿氮的排泄量，致负氮平衡；大剂量糖皮质激素还可抑制蛋白质合成。长期用药或大量应用可引起胸腺、淋巴组织萎缩，可导致伤口愈合延迟、皮肤变薄和骨质疏松等。故在用药期间应给予高蛋白、低糖饮食，在严重损失蛋白质的肾病及多种影响蛋白质代谢的疾病中，应用糖皮质激素类药物治疗时，需合用蛋白质同化类激素。

（3）脂质代谢　短期使用对脂质代谢无明显影响。长期大剂量使用可增高血浆胆固醇，激活四肢皮下的脂酶，促使皮下脂肪分解，并重新分布在面部、上胸部、颈背部、腹部和臀部，表现为满月脸、水牛背，形成向心性肥胖。

（4）水电解质代谢　糖皮质激素也有一定盐皮质激素样作用，但较弱。此外，还可通过增加肾小球滤过率，拮抗抗利尿激素的作用及减少肾小管对水的重吸收产生利尿作用。长期用药所致骨质脱钙，可能与减少小肠对钙的吸收和抑制肾小管对钙的重吸收、促进尿钙排泄有关。

2. 允许作用　糖皮质激素对有些组织细胞无直接作用，但可为其他激素发挥作用创造有利条件，称为允许作用（permissive action）。如糖皮质激素可增强儿茶酚胺的缩血管作用及胰高血糖素的升糖作用等。

3. 抗炎作用　糖皮质激素抗炎作用强大，对多种原因所致的炎症反应均有效，如细菌、病毒所致感染性炎症和物理性（烧伤、创伤）、化学性（酸、碱）、免疫性及无菌性（缺血性组织损伤）等非感染性炎症。在炎症初期，糖皮质激素能降低毛细血管的通透性，抑制白细胞的浸润及吞噬反应，减少各种炎性因子释放，减轻渗出和水肿，从而缓解红、肿、热、痛等症状。在炎症后期，糖皮质激素通过抑制毛细血管和成纤维母细胞的增生，抑制胶原蛋白合成和肉芽组织的增生，防止粘连及瘢痕形成，减轻后遗症。由于糖皮质激素抗炎不抗菌，且炎症反应是机体的一种防御机制，炎症后期更是组织修复的重要过程，若使用不当可致感染扩散、创面愈合延迟。因此糖皮质激素在治疗感染性疾病时，必须与足量有效的抗菌药联合使用。

糖皮质激素抗炎作用的主要机制是基因效应。糖皮质激素是一种脂溶性分子，易于通过细胞膜进入细胞，与胞质内的糖皮质激素受体（glucocorticoid receptor，GR）结合。GR 有 GRα 和 GRβ 两种构型，GRα 与激素结合后产生经典的激素效应，GRβ 不具备与激素结合的能力，作为 GRα 拮抗体而起作用。未活化的 GRα 在胞质内与热休克蛋白 90（heat shock protein 90，HSP90）结合形成复合体。糖皮质激素与 GRα – HSP90 复合体结合后，HSP90 与 GRα 分离，随后糖皮质激素 – 受体复合体跨过核膜进入细胞核，与靶基因启动子序列上的糖皮质激素反应成分（GRE）或负性糖皮质激素反应成分（nGRE）结合，调控基因转录，改变炎症相关蛋白的表达水平，进而对炎症细胞和相关分子产生影响而发挥抗炎作用。具体表现如（图 30 – 3）。

（1）对炎症抑制蛋白及某些酶的影响　诱导炎症抑制蛋白如脂皮素 1（lipocortin 1）生成，抑制磷脂

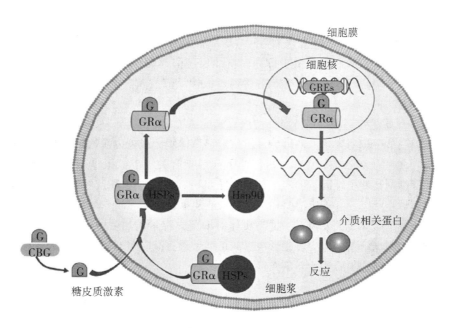

图 30 - 3　糖皮质激素抗炎作用机制图（基因效应）

酶 A_2，影响花生四烯酸代谢，使炎症介质如前列腺素（如 PGE_2、PGI_2）和白三烯类（如 LTA_4、LTC_4、LTB_4、LTD_4）等生成减少；抑制诱导型 NO 合酶（iNOS）和环氧酶 - 2（COX - 2）的表达，阻止 NO 和 PGE_2 等相关炎症介质产生。

（2）对细胞因子及黏附分子的影响　抑制多种炎症相关细胞因子（如 TNF - α、IL - 1、IL - 2、IL - 5、IL - 6、IL - 8）的产生，在转录水平直接抑制黏附分子（如 E - 选择素和 ICAM - 1）的表达，并影响其生物活性。此外，糖皮质激素还可增加多种抗炎相关分子如 NF - κB 抑制蛋白 1（IκB1）、IL - 10、IL - 12、IL - 1RA 的表达。

（3）对炎症细胞凋亡的影响　糖皮质激素可致细胞增殖相关基因如 c - myc、c - myb 等表达下调，而特异性核酸内切酶表达上调，并激活 caspase 凋亡蛋白酶，从而导致细胞凋亡。

糖皮质激素发挥抗炎作用的另一重要机制是非基因快速效应。主要包括非基因的受体介导效应、非基因的生化效应、细胞质受体的受体外成分介导效应。其主要特点是起效迅速、对转录和蛋白质合成抑制剂不敏感。①非基因的受体介导效应：糖皮质激素受体除了存在于胞质内，亦存在于细胞膜上。非基因的受体介导效应与细胞膜受体有关。②非基因的生化效应：直接影响细胞能量代谢；较高浓度糖皮质激素还可嵌入细胞膜，改变其理化性质及膜相关蛋白的活性（如 Na^+，K^+ - ATP 酶及 Ca^{2+} - ATP 酶）导致离子跨膜转运异常，减轻炎症反应。③细胞质受体的受体外成分介导效应：糖皮质激素与 GR 结合后，GR_α 与 HSP90 等成分分离，未进入胞核的 HSP90 等成分激活甾体激素共激活因子（steroid receptor coactivator，Src），Src 从蛋白复合物中解离后激活脂皮质素 1，抑制花生四烯酸释放，减轻炎症反应。这一过程是细胞质 GR 依赖性、转录非依赖性的。

4. 免疫抑制及抗过敏作用

（1）免疫抑制作用　糖皮质激素对免疫系统有多方面抑制作用，但存在动物种属差异。小鼠、大鼠、家兔等较敏感，可缩小胸腺、减少脾淋巴结、溶解血中淋巴细胞；鼠、猴和人的敏感性较差。糖皮质激素对正常人淋巴细胞无破坏作用，亦不会导致免疫球蛋白合成或补体代谢明显下降，更不会抑制特异性抗体的产生。但糖皮质激素能明显减少急性淋巴细胞白血病患者的淋巴细胞数量，也能抑制人体淋巴细胞 DNA 和蛋白的合成，干扰淋巴细胞在抗原作用下的分裂和增殖，还能阻断致敏后 T 细胞所诱发的单核细胞和巨噬细胞的募集，从而抑制皮肤迟发性变态反应。目前认为糖皮质激素抑制免疫系统有多种机制：①诱导淋巴细胞 DNA 降解；②影响淋巴细胞的物质代谢，减少葡萄糖、氨基酸及核酸的跨膜转运，抑制淋巴细胞中 DNA、RNA 和蛋白质的生物合成，减少 ATP 的生成。③诱导淋巴细胞凋亡；④抑制核转录因子 NF - κB 活性：糖皮质激素通过其受体直接与 NF - κB 异源二聚体的 P_{65}（RelA）相互作用，抑制 NF - κB 与 DNA 结合，阻断其调控作用，还能增加 NF - κB 抑制蛋白（$I\kappa B_{\alpha}$）的合成，增强其免疫抑制作用。

（2）抗过敏作用　在免疫过程中，由于抗原 - 抗体反应引起肥大细胞脱颗粒而释放组胺、5 - 羟色胺、过敏性慢反应物质、缓激肽等，从而引起一系列过敏性反应症状。糖皮质激素能减少上述过敏介质的释放，减轻过敏性症状。

5. 抗毒作用　糖皮质激素可提高机体对细菌内毒素的耐受力，改善一系列中毒症状，如高热。其机制可能与其降低体温调节中枢对致热原的敏感性，稳定溶酶体膜，减少内源性致热原的释放有关。

6. 抗休克作用　糖皮质激素抗休克作用机制与下列因素有关：①扩张痉挛收缩的血管和兴奋心脏、加强心脏收缩力。②抑制某些炎性因子的产生，减轻全身炎症反应综合征及组织损伤，使微循环血流动力学恢复正常，改善休克状态。③稳定溶酶体膜，减少心肌抑制因子（myocardial depressant factor，MDF）的释放，有助于中止或延缓休克的发展。④提高机体对细菌内毒素的耐受力。⑤其他。抗休克作用还与其诱导丙酮羟化酶，抑制糖酵解，减少乳酸形成，纠正酸中毒；减轻氧自由脂质过氧化损伤；减少 TXA_2 形成，抑制血小板聚集，防止 DIC 发生等有关。

7. 其他作用

（1）血液及造血系统　糖皮质激素能刺激骨髓造血功能，使红细胞和血红蛋白含量增加；大剂量可使血小板增多，提高纤维蛋白原浓度，缩短凝血酶原时间；刺激骨髓中的中性性细胞释放入血，使血中中性粒细胞数增多，但降低其游走、吞噬、消化及糖酵解等功能，减弱对炎症区的浸润与吞噬活动。糖皮质激素减少淋巴细胞存在明显的动物种属差异。对皮质激素敏感的动物淋巴细胞数量减少归因于细胞的溶解和死亡，而不敏感的种属，则与血液中淋巴细胞向其他组织如骨髓分布有关。

（2）中枢神经系统　氢化可的松可减少脑中 γ - 氨基丁酸浓度，提高中枢的兴奋性，有些患者长期大量应用或对药物的敏感性高，即使很小剂量亦可引起欣快、激动、失眠等，偶可诱发精神失常，且能降低大脑的电兴奋阈，促使癫痫发作，故精神病患者和癫痫患者宜慎用，大剂量对儿童能致惊厥。

（3）消化系统　糖皮质激素能使胃蛋白酶和胃酸分泌增加，提高食欲，促进消化。但大剂量应用可诱发或加重胃及十二指肠溃疡。

（4）骨骼　长期大量应用本类药物时可出现骨质疏松症，特别是脊椎骨，故可有腰背痛，甚至发生压缩性骨折、鱼骨样及楔形畸形。糖皮质激素抑制成骨细胞的活力、减少骨中胶原的合成、促进胶原和骨基质的分解，使骨盐不易沉积，骨质形成发生障碍。此外，大量糖皮质激素还可促进钙从尿中排出，使骨盐进一步减少。

（5）退热作用　糖皮质激素用于严重的中毒型感染如肝炎、脑膜炎、脓毒症及晚期癌症的发热，常具有迅速而良好的退热作用。可能与糖皮质激素能抑制体温中枢对致热原的反应，稳定溶酶体膜，从而减少内源性致热原的释放有关。但是在发热诊断未明前，不可滥用糖皮质激素，以免掩盖症状使诊断发生困难。

（6）增强应激能力　应激状态下，机体对皮质激素的需要量明显增加，当机体分泌量不能满足需要时，则应及时适量补充糖皮质激素。肾上腺皮质受损患者（如艾迪生病），耐受应激的能力下降。糖皮质激素增强应激能力的机制可能与其增强心血管对儿茶酚胺的反应性及其抗炎、抗过敏作用及允许作用有关。

【临床应用】

1. 严重感染或预防炎症后遗症

（1）严重急性感染　主要用于病原体尤其是细菌感染或同时伴有休克者，如中毒性菌痢、暴发型流脑、猩红热等，但必须同时应用足量有效抗菌药物，且糖皮质激素仅作为辅助治疗。

病毒性感染一般不用糖皮质激素，因其降低机体的抗感染能力反使感染扩散、加剧。但对严重传染性肝炎、流行性腮腺炎、麻疹和乙型脑炎等，有缓解症状的作用。此外，恰当应用对糖皮质激素对诸如 COVID - 19 和 SARS 等病毒性疾病具有缓解中毒症状，减轻肺组织渗出、损伤及防止或减轻后期肺纤维化的作用。但大剂量应用所致并发症或不良反应如股骨头坏死、糖尿病危险，使糖皮质激素在病毒性疾病的治疗中存在较多争议。因此，糖皮质激素在严重病毒性疾病治疗中的应用时机、剂量、疗程等更重要。

对多种结核病的急性期，尤其是以渗出为主的结核病，如结核性脑膜炎、胸膜炎、心包炎、腹膜炎等，在早期应用抗结核药的同时辅以短程糖皮质激素，可迅速退热，减轻炎症渗出，使积液消退，减少愈合过程中发生的纤维增生及粘连。但宜小剂量，一般为常规剂量的 1/2～2/3。目前认为，在有效抗结核药物的作用下，糖皮质激素的应用并不会引起结核病灶的恶化。

（2）治疗炎症及防止某些炎症的后遗症　机体重要器官或部位的炎症，如风湿性心瓣膜炎、脑炎、心包炎、损伤性关节炎、睾丸炎以及烧伤后瘢痕挛缩等，因炎症损害或恢复时产生粘连和瘢痕，将引起严重功能障碍。早期应用糖皮质激素可减少炎性渗出，减轻愈合过程中纤维组织过度增生及粘连，防止后遗症的发生。对眼科疾病如虹膜炎、角膜炎、视网膜炎和视神经炎等非特异性眼炎，应用后也可迅速消炎止痛、防止角膜混浊和瘢痕粘连的发生。但有角膜溃疡者禁用。

2. 自身免疫性疾病、过敏性疾病及器官移植排斥反应

（1）自身免疫性疾病　对严重风湿热（累及心脏时）、风湿性心肌炎、风湿性及类风湿关节炎、系统性红斑狼疮、自身免疫性贫血和肾病综合征等，应用糖皮质激素后可缓解症状，但一般采取综合疗法，不宜单用以免引起过多不良反应。多发性皮肌炎应首选糖皮质激素；重症全身系统性红斑狼疮如出现中枢神经受累、肾病综合征、急性脉管炎、溶血性贫血、血小板减少等伴随症状或体征时，应首选糖皮质激素。

此外，与免疫有关的原发性或某些继发性肾小球疾病亦以糖皮质激素治疗为主；对于原发性急进性肾小球肾炎，推荐糖皮质激素加免疫抑制剂治疗。

（2）过敏性疾病　如荨麻疹、血管神经性水肿、支气管哮喘和过敏性休克等。此类疾病一般发作快，消退也快，治疗主要应用肾上腺素受体激动药和抗组胺药物。对严重病例或其他药物无效时，可同时应用糖皮质激素辅助治疗，目的是抑制抗原－抗体反应所引起的组织损害。

近年来，吸入型糖皮质激素已作为治疗哮喘的一线用药，常与长效吸入型 β_2 受体激动药合用，不良反应较少。目前临床常用的吸入型糖皮质激素类药物有曲安西龙、倍氯米松、布地奈德、氟替卡松等。

（3）器官移植排斥反应　糖皮质激素可防治异体器官移植术后的免疫排斥反应，但现在常采用非激素治疗方案。一般术前 1～2 天开始口服泼尼松。若已发生排斥反应，需应用大剂量糖皮质激素类药物静脉滴注，排斥反应控制后再逐步减少剂量至最小维持量，并改为口服。与吗替麦考酚酯、环孢素 A 等免疫抑制剂合用，疗效更好，并可减少两药的剂量。

3. 抗休克治疗　糖皮质激素可用于多种类型的休克。对感染性休克（脓毒症休克），目前不推荐使用大剂量糖皮质激素。糖皮质激素尽可能在抗菌药物之后使用，停药则在撤去抗菌药物之前。对过敏性休克，应早期给予肾上腺素肌内注射，然后根据病情的情况给予糖皮质激素。对低血容量性休克，在补液补电解质或输血后效果不佳者，可辅助使用糖皮质激素。

4. 血液病　糖皮质激素多用于治疗儿童急性淋巴细胞性白血病，现多采取与抗肿瘤药物联合的联合用药方案；此外，还可用于再生障碍性贫血、粒细胞减少症、血小板减少症和过敏性紫癜等的治疗。停药后易复发。

5. 局部应用　对一般性皮肤病如湿疹、肛门瘙痒、接触性皮炎、牛皮癣等均有较好疗效。常采用氢化可的松、氢化泼尼松或氟轻松等软膏、霜剂或洗剂局部用药，当肌肉韧带或关节劳损时，可将氢化可的松或氢化泼尼松混悬液加入 1% 普鲁卡因注射液肌内注射，也可注入韧带压痛点或关节腔内以消炎止痛。

6. 替代疗法（replacement therapy）　用于急、慢性肾上腺皮质功能不全者、脑垂体前叶功能减退及肾上腺次全切除术后。

7. 恶性肿瘤　糖皮质激素对晚期乳腺癌和转移性乳腺癌、骨转移和肝转移引起的疼痛、胸膜和肺转移引起的呼吸困难、脑转移引起的颅内压迫症状均有一定疗效。

【不良反应与注意事项】

1. 长期大剂量应用引起的不良反应

（1）**医源性肾上腺皮质功能亢进症** 又称类肾上腺皮质功能亢进或库欣综合征，是因长期应用过量糖皮质激素致物质代谢和水盐代谢紊乱的结果。表现为满月脸、水牛背、皮肤变薄、浮肿、多毛、痤疮、低钾血症、高血压、高血脂、高血糖等（图30-4）。停药后症状可自行消失。必要时加用抗高血压药、降糖药治疗，并采取低盐、低糖、高蛋白饮食及加用氯化钾等措施。

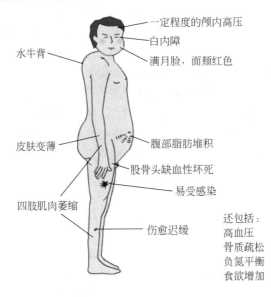

图30-4 库欣综合征的临床表现

（2）**诱发或加重感染** 糖皮质激素可降低机体的免疫功能，长期应用易诱发感染或使潜在的病灶扩散，原有已使抵抗力降低的疾病如白血病、再生障碍性贫血、肾病综合征等患者更易发生；还可使原来静止的结核病灶恶化并扩散。故肺结核、腹膜结核、脑膜结核等应合用有效的抗结核药。

（3）**消化系统并发症** 糖皮质激素刺激胃酸、胃蛋白酶的分泌并抑制胃黏液分泌，降低胃肠黏膜的抵抗力，可诱发或加剧胃、十二指肠溃疡，甚至造成消化道出血或穿孔。对少数患者可致胰腺炎及脂肪肝。

（4）**心血管系统并发症** 长期应用，由于钠、水潴留和血脂升高引起高血压和动脉粥样硬化。

（5）**骨质疏松、肌肉萎缩、伤口愈合迟缓等** 与糖皮质激素促蛋白质分解、抑制其合成及增加钙、磷排泄有关。骨质疏松多见于儿童、绝经妇女和老人，严重者可产生自发性骨折，可补充蛋白质、维生素D和钙盐。由于抑制生长激素的分泌和造成负氮平衡，还可影响生长发育。孕妇应用偶引起胎儿畸形。

（6）**其他** 精神失常，有癫痫或精神病史者禁用或慎用。糖皮质激素还可引起糖皮质激素性青光眼，长期应用其发生率可达40%。

案例分析

【实例】 患者，男，46岁，因发热、心慌、血沉100mm/h，诊断为风湿性心肌炎。曾患肺结核，无高血压及溃疡病史。入院后接受抗风湿治疗，强的松每日30~40mg口服，用药至第13周，突然寒战、高热、咳嗽、呼吸急迫，X线胸片发现：两肺布满大小均匀一致的粟粒状阴影，痰涂片：抗酸杆菌阳性，血沉70mm/h。测血压150/100mmHg，血糖10~11.5mmol/L。

【问题】患者出现血压、血糖升高及急性肺部结核的原因是什么？

【分析】长期应用糖皮质激素致水盐代谢紊乱致血压升高；糖代谢紊乱致血糖升高。此外，脂质及糖代谢紊乱致血脂、血糖升高可加重高血压。长期应用糖皮质激素致机体防御、免疫功能下降，诱发肺部结核。

2. 停药反应

（1）医源性肾上腺皮质功能不全　长期应用尤其是连日给药的患者可出现肾上腺皮质功能不全，为反馈性抑制垂体－肾上腺皮质轴致使肾上腺皮质萎缩所致。减量过快或突然停药，表现为恶心、呕吐、乏力、低血压和休克等，特别是遇到感染、创伤、手术等严重应激情况时更易出现，需及时抢救。防治：缓慢停药；停用激素后需连续应用 ACTH 7 天左右；在停药 1 年内如遇应激情况（如感染或手术等），应及时给予足量的糖皮质激素。

肾上腺皮质功能恢复时间与药物剂量、用药时间和个体差异有关。垂体分泌 ACTH 的功能一般需经 3~5 个月恢复；肾上腺皮质恢复对 ACTH 的反应需 6~9 个月，甚至 1~2 年。

（2）反跳现象　长期应用糖皮质激素的患者对激素产生了依赖性或病情尚未完全控制，突然停药或减量过快而致原病复发或恶化。常需恢复甚至加大剂量再行治疗，待症状缓解后再缓慢减量、停药。

【禁忌证】严重的精神病和癫痫，活动性消化性溃疡病，新近胃肠吻合术，骨折，创伤修复期，角膜溃疡，肾上腺皮质功能亢进症，严重高血压，糖尿病，孕妇，抗菌药物不能控制的感染如水痘、麻疹、霉菌感染等。但禁忌证和适应证并存时，应全面分析，权衡利弊，慎重决定。对病情危急的适应证，虽有禁忌证存在，仍可考虑使用，待危急情况缓解后，尽早停药或减量。

【药物相互作用】糖皮质激素和水杨酸盐均可降低胃黏膜保护能力，两者合用可使消化性溃疡发生的概率加大。糖皮质激素可使水杨酸盐的消除加快，降低其疗效；糖皮质激素与强心苷和利尿药合用，要注意补钾；苯巴比妥和苯妥英钠等肝药酶诱导剂能加速糖皮质激素代谢，合用需要调整剂量；糖皮质激素可升高血糖，因而降低口服降血糖药或胰岛素的作用。糖皮质激素可使口服抗凝血药的效果降低，两药合用时需加大口服抗凝血药的剂量。

【合理用药原则】

（1）严格掌握适应证、禁忌证。

（2）合理选择，足量足疗程。根据疾病的性质、病情严重程度选择合适的药物，并合理安排用法、用量及疗程。在抢救严重危及生命的适应证时，用量要足；对停药后易复发的疾病，疗程一定要足；采用激素治疗的过程中，需要特别观察不良反应和并发症，以便及时调整剂量，早做处理。

（3）应逐步减量停药，以防引起原发病复发或出现肾上腺皮质功能不全。

（4）及时停用其他辅助药物。如果需要长期使用糖皮质激素，应及时给予促皮质激素，以防肾上腺皮质功能减退，同时补钙、补钾，并限制钠盐的摄入量。

第二节　盐皮质激素类药物

盐皮质激素主要有醛固酮（aldosterone）和去氧皮质酮（desoxycorticosterone），对维持机体正常的水、电解质代谢起重要作用。

【药理作用】醛固酮主要作用于肾脏远曲小管，促进 Na^+ 的重吸收及 K^+ 的排出，产生保钠排钾作用。去氧皮质酮在机体内的分泌量小，具有与醛固酮相似的潴钠排钾作用。其潴钠作用只有醛固酮的 1%~3%，但强于氢化可的松。

【体内过程】醛固酮在肠内不易吸收，而肌内注射吸收良好。在体内 70%~80% 与血浆蛋白结合，

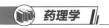

在肝中迅速被代谢失活,因此,无蓄积作用。去氧皮质酮在肠内吸收不良,且易被破坏,现主要应用其油剂注射液作肌内注射。去氧皮质酮在体内转化为孕二醇,从尿中排泄。

【临床应用】去氧皮质酮与糖皮质激素如氢化可的松合用可作为临床替代疗法治疗慢性肾上腺皮质功能减退症,以纠正患者失钠、失水和钾潴留等,恢复水和电解质的平衡。在替代治疗中,单用糖皮质激素即可见效,较重的患者或单用糖皮质激素无效的患者,可加用去氧皮质酮治疗。在应用替代疗法的同时,每日需补充食盐6~10g。

第三节 促皮质素及皮质激素抑制药

一、促皮质素

天然的促皮质素由垂体前叶合成分泌,其合成和分泌受到下丘脑促皮质素释放激素(corticotropin releasing hormone,CRH)的调节,对维持机体肾上腺的正常形态和功能具有重要作用。在生理情况下,下丘脑、垂体和肾上腺三者处于动态平衡,ACTH缺乏将引起肾上腺皮质萎缩、分泌功能减退;此外,ACTH还控制自身释放的短负反馈调节。

ACTH口服后在胃内被胃蛋白酶破坏而失效,只能注射应用。血浆 $t_{1/2}$ 约为15分钟。其主要作用是促进皮质激素的分泌,但必须在皮质功能完好时方能发挥作用。一般在ACTH给药后2小时,肾上腺皮质才开始分泌皮质激素。临床上利用此作用诊断脑垂体前叶-肾上腺皮质功能水平状态及长期使用糖皮质激素停药前后的皮质功能水平。ACTH制剂多从牛、猪、羊的垂体提取,过敏反应发生率高。人工合成的ACTH仅有24个氨基酸残基,免疫原性相对较低,过敏反应发生率低。

二、皮质激素抑制药

盐皮质激素抑制药,如抗醛固酮药物螺内酯。皮质激素抑制药可代替外科的肾上腺皮质切除术,临床常用的有米托坦和美替拉酮等。

米 托 坦

米托坦(mitotane)又称双氯苯二氯乙烷,为杀虫剂滴滴涕(DDT)的同类化合物。能相对选择性地作用于肾上腺皮质细胞,对肾上腺皮质的正常细胞或瘤细胞都有损伤作用,尤其是选择性地作用于肾上腺皮质束状带及网状带细胞,使其萎缩、坏死。用药后血、尿中氢化可的松及其代谢物迅速减少。但不影响球状带,故醛固酮分泌不受影响。

口服约有40%被吸收,分布于全身各部,但主要分布在脂肪,25%的代谢产物经尿中排出,口服量的60%以原型药由粪排出。停止给药后6~9周,血浆中仍能检测到微量的双氯苯二氯乙烷。

临床主要用于无法切除的皮质癌、切除后复发癌以及皮质癌术后辅助治疗。

可有消化道不适、中枢抑制及运动失调等不良反应,减小剂量这些症状可以消失。

美 替 拉 酮

美替拉酮(metyrapone)又称甲吡酮,能抑制11β-羟化反应,干扰11-去氧皮质酮转化为皮质酮,抑制11-去氧氢化可的松转化为氢化可的松,而降低其血浆水平;又能反馈性地促进ACTH分泌,导致11-去氧皮质酮和11-去氧氢化可的松代偿性增加,故尿中17-羟类固醇排泄也相应增加。

临床用于治疗肾上腺皮质肿瘤和产生 ACTH 的肿瘤所引起的氢化可的松过多症和皮质癌，还可用于垂体释放 ACTH 功能试验。

不良反应少而轻，可有眩晕、消化道反应等。

氨 鲁 米 特

氨鲁米特（aminoglutethimide）又称氨基苯哌啶酮，能抑制胆固醇转变成 20α - 羟胆固醇，阻断类胆固醇生物合成的第一个反应，从而对氢化可的松和醛固酮的合成产生抑制作用。

临床主要与美替拉酮合用，治疗由垂体所致 ACTH 过度分泌诱发的库欣综合征。为防止肾上腺功能不足，可给予生理剂量的氢化可的松。

肾上腺皮质分泌的糖皮质激素、盐皮质激素及少量性激素总称为肾上腺皮质激素。肾上腺皮质激素的分泌受垂体前叶分泌的 ACTH 调节，ACTH 分泌具有昼夜节律性，糖皮质激素分泌的昼夜节律性受 ACTH 调控。生理剂量糖皮质激素主要影响糖、蛋白质、脂肪及水盐代谢，药理剂量具有强大抗炎、免疫抑制、抗过敏、抗毒、抗休克作用及对血液和造血系统、消化系统、心血管系统、中枢、骨骼的影响。糖皮质激素可用于替代疗法、炎症性疾病、自身免疫性疾病及过敏性疾病、休克、血液病、某些癌症等治疗。但长期或滥用糖皮质激素可产生医源性肾上腺皮质功能亢进、诱发或加重感染，对消化系统、心血管系统、骨骼及中枢等亦可产生严重不良反应。长期用药后，突然停药可导致肾上腺皮质功能不全、反跳现象等不良反应。

题库

思 考 题

1. 为什么病毒、真菌感染一般不使用糖皮质激素？
2. 试分析糖皮质激素抗炎作用（包括急慢性炎症）的利弊。

（熊玉霞）

PPT　　　微课

第三十一章

甲状腺激素及抗甲状腺药

学习导引

知识要求

1. **掌握** 抗甲状腺药物的分类；各类药物的药理作用、作用机制、临床应用及主要不良反应。
2. **熟悉** 甲状腺激素的药理作用及临床应用。
3. **了解** 甲状腺激素的生物合成、贮存、分泌与调节。

能力要求

1. 熟练掌握有关抗甲状腺激素类药物的药理知识和临床常用药物的分类。
2. 学会辨别甲状腺相关疾病和临床药物的合理应用。

　　甲状腺是人体的重要内分泌腺之一。甲状腺激素（thyroid hormone，TH）是由甲状腺的腺泡细胞合成和分泌的一种激素，是维持机体组织正常细胞代谢、促进机体正常生长发育以及控制基础代谢所必需的激素。甲状腺激素分泌过多或过少均可引起疾病——甲状腺功能亢进症或甲状腺功能减退症。

　　甲状腺功能亢进症（hyperthyroidism），简称甲亢，是临床上很常见的一种内分泌疾病，是指多种原因导致甲状腺功能增强，甲状腺激素分泌过多而出现的机体神经、循环、消化及心血管等多系统的一系列高代谢综合征。治疗甲亢的药物统称为抗甲状腺药（antithyroid drugs）。

　　甲状腺功能减退症（hypothyroidism），简称甲减，是指多种原因引起的甲状腺激素合成、分泌或生物效应不足所致的一组内分泌疾病。一般可采用甲状腺激素替代疗法等。

第一节　甲状腺激素

　　甲状腺重20～30g，是人体内最大的内分泌腺。甲状腺组织主要由甲状腺腺泡细胞组成，是生成和分泌甲状腺激素的场所。甲状腺腺泡细胞有很强的摄取碘的能力，临床上将甲状腺摄取碘的能力作为常规检查甲状腺功能的方法之一。摄取的碘在甲状腺腺泡细胞内合成甲状腺激素。甲状腺激素为碘化酪氨酸的衍生物，包括甲状腺素即四碘甲状腺原氨酸（thyroxine，T_4）和三碘甲状腺原氨酸（triiodothyronine，T_3）。T_4约占分泌总量的90%，可在5′-脱碘酶的作用下转化为T_3，T_3为主要生理活性物质。

【甲状腺激素的合成、贮存、分泌与调节】

1. 碘的摄取　甲状腺腺泡细胞通过碘泵以主动转运方式来摄取血液循环中的碘化物。腺泡细胞有高度摄取碘和浓集碘的能力，正常情况下，甲状腺中碘化物的浓度约为血浆中浓度的25倍，甲亢时则可高达250倍。

2. 碘的活化　进入腺泡细胞的碘化物在过氧化物酶的作用下被氧化成活性碘，可能是分子碘（I_2）或氧化碘的中间产物（I^+）。

3. 酪氨酸的碘化 活性碘与甲状腺球蛋白（thyroglobulin，TG）中的酪氨酸残基结合，生成一碘酪氨酸（monoiodotyrosine，MIT）和二碘酪氨酸（diiodotyrosine，DIT），化学结构见图 31 – 1。

4. 碘化酪氨酸缩合 在过氧化物酶的作用下，一分子的 MIT 和一分子的 DIT 缩合生成 T_3，二分子的 DIT 缩合生成 T_4。合成的 T_3 和 T_4 仍然结合在 TG 上，贮存在腺泡腔中。

5. 分泌 在促甲状腺激素（thyroid-stimulating hormone，TSH）作用下，TG 经蛋白水解酶的作用释放出 T_3 和 T_4 分泌入血液。也有部分 MIT 和 DIT 被从 TG 上水解下来，它们多在细胞内被脱碘酶脱碘，脱下的碘可以被重新利用。

6. 下丘脑 – 垂体 – 甲状腺轴的调节 垂体分泌的 TSH 促进 T_3 和 T_4 的合成和分泌，而 TSH 的分泌受下丘脑分泌的促甲状腺激素释放激素（thyrotropin-releasing hormone，TRH）的调节，血液中高浓度的 T_3 和 T_4 又会对 TSH 和 TRH 产生负反馈调节作用（图 31 – 1）。

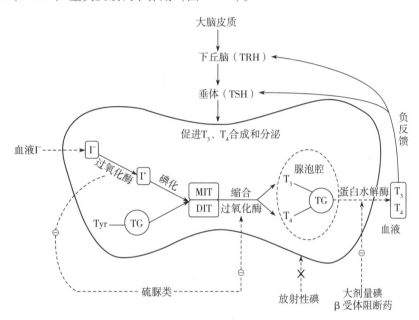

图 31 – 1 甲状腺激素的合成、分泌、调节及抗甲状腺药物作用环节示意图

【生理、药理作用】

1. 维持生长发育，促进蛋白质合成 甲状腺激素可促进蛋白质合成，是人体正常生长、发育、成熟所必需的激素。对儿童期脑和骨的生长发育尤其重要。在神经系统发育期间，如果甲状腺功能先天不足，会引起神经细胞轴突和树突形成障碍，神经髓鞘的形成延缓，甲状腺激素缺乏同时可导致生长停滞，可致呆小病（克汀病），表现为智力低下、身材矮小等。成人甲状腺功能不全时可引起黏液性水肿，表现为中枢神经兴奋性降低、记忆力减退等。

2. 促进代谢，增加产热 甲状腺激素可促进机体的物质氧化，增加耗氧量，提高机体的基础代谢率，使产热增多。甲亢患者有怕热、多汗等症状。甲减时患者基础代谢率降低，产热减少，常畏寒无汗，严重时可产生黏液性水肿。T_3、T_4 可促进单糖吸收、增加糖原分解，促进糖的氧化利用，使血糖不变或略增，由于 Na^+、Cl^- 潴留，细胞间液增加，大量黏蛋白沉积于皮下组织。对脂肪代谢，可促进脂肪分解，增加胆固醇氧化，降低血清胆固醇水平。对蛋白质代谢，正常量可增加蛋白质合成，大剂量会促进蛋白质分解。甲状腺功能低下者，促红细胞生成素分泌减少，减少骨髓生成红细胞，引起贫血。

3. 增强交感 – 肾上腺素系统的敏感性 甲状腺激素可增强机体对儿茶酚胺类物质的敏感性。甲亢时可出现情绪激动、失眠、震颤、心率加快、心输出量增多、血压升高等神经和心血管系统的症状。

【体内过程】 甲状腺激素口服易吸收，T_3 和 T_4 的生物利用度分别为 90% ~95% 和 50% ~75%，但甲状腺功能不良时吸收不佳。吸收入血后，T_3 和 T_4 的血浆蛋白结合率均很高，T_3 为 99.5%，T_4 为 99.95%，因此体内 T_3 游离的总量大于 T_4，且作用较 T_4 快而强。T_3 和 T_4 的 $t_{1/2}$ 均较长，T_3 为 1~2 天，T_4 约为 5 天。

甲状腺激素主要经肝、肾的线粒体脱碘后与葡萄糖醛酸或硫酸结合成酯通过肾脏排泄，可通过胎盘及进入乳汁，妊娠期和哺乳期妇女慎用。

【作用机制】甲状腺激素的作用主要是通过其特异性核受体（甲状腺激素受体）所介导的。该受体分布于垂体、心、肝、肾、骨骼肌、肺、肠等组织细胞的细胞膜、线粒体及核内。T_3 和 T_4 可与核受体结合，或被动转运入胞内，与胞浆结合蛋白（cytosol binding protein，CBP）结合，通过调控核受体所介导的基因表达来发挥生理效应，包括启动、调控基因转录，促进 mRNA 合成，增加蛋白质和各种酶的生成等。T_3 与核受体的亲和力比 T_4 大 10 倍。

【主要药品】

1. 左甲状腺激素　人工合成的 T_4，常用其钠盐，是成人甲状腺功能减退症的主要替代治疗药物。起效较慢，服用几周后达最高疗效，停药后药物作用仍能持续几周。

2. 碘塞罗宁　人工合成的 T_3，作用与 T_4 相似，效应为 T_4 的 3～5 倍。起效快排泄亦快，维持时间较短。

【临床应用】

1. 呆小病　是由于先天性甲状腺激素不足所造成的。若在婴儿出生后不久能及早诊治，发育仍可正常，否则神经系统的缺陷无法恢复，会导致智力低下。因此，小剂量开始应用 T_3 和 T_4，逐渐增加剂量，并根据临床表现来随时调节剂量，有效者应终身治疗。

2. 黏液性水肿　是由于后天性甲状腺激素不足所造成的，可采用甲状腺激素替代疗法。一般服用从小剂量开始，逐渐增至足量。脑垂体功能不良需先用糖皮质激素，再用甲状腺激素，以防止发生急性肾上腺皮质功能不全。黏液性水肿昏迷者则需立即静脉注射大剂量 T_3，清醒后改为口服，同时给予足量氢化可的松。

3. 单纯性甲状腺肿　其治疗取决于病因，明确由缺碘所致者应补碘，临床上未发现明显原因者可补充适量甲状腺激素。

4. T_3 抑制试验　可用于对摄碘率高者作鉴别诊断。患者服用 6 天 T_3，服用后比服用前摄碘率下降 50% 以上者可判断为单纯性甲状腺肿，服用后比服用前摄碘率下降小于 50% 者可判断为甲亢。

【不良反应】甲状腺激素过量可引起甲状腺功能亢进的临床表现，如心率加快、手震颤、多汗、失眠等，严重者伴有呕吐、腹泻、发热等症状，老年人和心血管疾病患者甚至可发生心绞痛、心肌梗死和心衰等，一般情况宜减量观察，严重者应立即停用甲状腺激素，必要时合用 β 受体阻断药。

患有非甲状腺功能减退性心力衰竭和快速型心律失常者、对甲状腺激素过敏者禁用。

【药物的相互作用】左甲状腺激素应避免与咖啡、思维拉姆、雷洛昔芬、碳酸钙合用。慎与辛伐他丁、二甲双胍、戈舍瑞林、伊马替尼、茚地那韦、利福平、硫酸亚铁合用。

知识拓展

关注呆小症的预防与治疗

呆小病发生于地方性甲状腺肿流行地区。主要病因是母亲孕期饮食中缺碘，或因当地水和食物中含钙或氟过高，或饮水受细菌污染以致影响母体碘的吸收和利用。胎儿期第四个月后，其甲状腺虽已能合成甲状腺激素，但因供应胎儿的碘不足，致甲状腺素合成不足，严重地影响胎儿中枢神经系统发育，尤其是大脑的发育。其病因虽主要是由于缺碘引起，但出生后用碘治疗已不甚有效，故预防是最重要而有效的措施。甲状腺肿地区广泛应用碘化食盐（含碘化钾 0.01%）有明显的预防效果。对甲状腺肿妇女要积极进行治疗，孕妇应多食含碘食物如海带等。

第二节　抗甲状腺药

甲亢的治疗除外科甲状腺次全切除术外，还可采用内科药物治疗来达到目的。抗甲状腺药是指能暂时或长期抑制、控制甲亢症状的药物。主要包括硫脲类（thioureas）、碘和碘化物（iodides）、放射性碘（radioiodine）及 β 受体阻断药（β adrenoceptor blocking agents）四类。

一、硫脲类

硫脲类是最常用的一类抗甲状腺药。根据其结构不同可分为两类：硫氧嘧啶类和咪唑类。硫氧嘧啶类包括甲硫氧嘧啶（methlthyiouracil，MTU）和丙硫氧嘧啶（propylthiouracil，PTU），咪唑类包括甲巯咪唑（thiamazole，他巴唑，tapazole）和卡比马唑（carbimazole，甲亢平）。

【药理作用】　主要表现为抑制甲状腺激素的合成。硫脲类不影响碘的摄取及甲状腺激素的释放，对已合成的储存在甲状腺腺泡内的甲状腺激素没有影响，亦不能拮抗甲状腺激素的作用，故该类药物起效较慢，需待体内储存的激素消耗到一定程度方能显效。一般用药后 2 ~ 3 周可见甲亢症状减轻，而基础代谢率则需 1 ~ 2 个月才可逐渐恢复正常。

【体内过程】　硫脲类口服易吸收，口服后 20 ~ 30 分钟起效，2 小时可达血药浓度峰值，生物利用度约为 80%，血浆蛋白结合率约为 75%。吸收后可分布于全身组织，甲状腺组织为浓集分布。本类药物约 60% 在肝脏代谢，其余的与葡萄糖醛酸结合经肾脏排泄。丙硫氧嘧啶作用快而短，$t_{1/2}$ 约为 75 分钟，甲巯咪唑的 $t_{1/2}$ 为 6 ~ 13 小时，卡比马唑则需在体内转化为甲巯咪唑才能发挥作用，起效较慢。

【作用机制】

（1）抑制甲状腺细胞内的过氧化物酶，使碘离子不能氧化为活性碘，则不能进一步生成 MIT 和 DIT 介导酪氨酸的碘化及缩合。硫脲类对过氧化物酶没有直接抑制作用，而是作为过氧化物酶的底物本身被氧化来发挥作用。

（2）丙硫氧嘧啶可抑制外周组织中的 T_4 脱碘转化为 T_3，迅速控制血清中生物活性较强的 T_3 水平，故可首选用于重症甲亢及甲状腺危象。

（3）免疫抑制作用。目前认为，甲亢发病与自身免疫机制异常有关。硫脲类可轻度抑制免疫球蛋白的生成，因而除能控制甲亢一般症状外，对甲亢病因也有一定治疗作用。

【临床应用】

1. 甲亢　适用于轻症、儿童及青少年患者；中、重度患者及年老体弱或合并心、肝、肾、出血性疾患而不宜手术者；手术后复发患者；不宜用 [131]I 治疗者。初始剂量可稍大，以最大程度抑制甲状腺激素的合成，一般 1 ~ 2 个月后基础代谢率下降接近正常水平时，逐渐减至维持量，疗程 1 ~ 2 年，约半数可愈。

2. 甲亢的手术前准备　一般在甲状腺次全切除术前服用硫脲类药物，使甲状腺功能接近正常，以减少麻醉和手术后的合并症，并防止术后发生甲状腺危象。但硫脲类抑制甲状腺激素的合成亦使 TSH 分泌相应增多，使得甲状腺腺体和血管增生，组织变脆充血，因此还需要在手术前 2 周加服大量碘剂，使腺体缩小变硬，以利手术顺利进行及减少出血。

3. 甲状腺危象　是指多种原因导致大量甲状腺激素突然释放入血，使甲亢患者症状急剧恶化，出现高热、虚脱、心力衰竭、肺水肿、电解质紊乱等症状，严重者可致死亡。此时除用大剂量的碘剂抑制甲状腺激素的释放和采用其他措施外，应立即应用大剂量硫脲类（常用丙硫氧嘧啶，2 倍治疗量，疗程不超过一周）抑制甲状腺激素合成。

【不良反应】

1. 过敏反应　最常见，一般为皮肤瘙痒、药疹，少数伴有发热等。

2. 消化道反应　包括厌食、呕吐、腹痛、腹泻等，罕见黄疸和中毒性肝炎。

3. 粒细胞缺乏症　最严重的不良反应，发生率为 0.3% ~ 0.6%，一般发生在用药后2 ~ 3个月内，老年人及大剂量应用甲巯咪唑者较易出现，应定期检查血象。若出现咽痛、发热、感染等疑似前驱症状，应立即停药，并进行相关检查，有情况及时采取治疗措施。

4. 甲状腺肿及医源性甲状腺功能减退　多为剂量过大或长期用药所致。表现为腺体肿大、乏力、畏寒、嗜睡等，应及时发现停药。

【药物相互作用】锂盐、磺胺类、对氨基水杨酸、保泰松、巴比妥类、酚妥拉明、磺酰脲类、维生素 B_{12} 等均对甲状腺功能有不同程度的抑制作用，如与硫脲类药物合用应注意；与抗凝血药物合用时，丙硫氧嘧啶可能使其作用减弱；碘剂可明显延缓硫脲类药物起效时间，一般不应合用。

案例分析

【实例】患儿，女，8岁，约40天前出现低热，体温37.2 ~ 37.8℃，玩耍如常，20天前，发现患儿变得容易发脾气，爱哭，易疲劳，易饥饿，每天需进食500 ~ 750g主粮，大便每日2 ~ 3次，夜间多汗，体重近期减少近3kg，来就诊时体重22kg，体温37.4℃，皮肤有汗，眼裂稍大，甲状腺中度肿大，心率130次/分钟，双手有细微抖动，基础代谢率增加45%，血中甲状腺激素水平升高，经诊断为甲状腺功能亢进症。

【问题】根据患者病情，应建议怎样的治疗措施？

【分析】儿童期甲亢，目前主要应用抗甲状腺药物来缓解症状。初期可选用甲巯咪唑或丙硫氧嘧啶，一般用药2 ~ 3周后症状可得到改善，根据患者情况持续用药1 ~ 3个月后，减量到保持患儿甲状腺功能正常状态的维持量，应使血清 T_3、T_4 维持在正常水平，药物治疗根据具体情况可维持4年或更长时间。对于本病例的治疗一般不采用放射性碘和手术疗法。

二、碘和碘化物

临床常用碘化钾、碘化钠和复方碘溶液（liguor iodine Co，又称卢戈液）。口服后以碘化物形式从胃肠道吸收，以无机碘离子形式存在于血液中，大部分被甲状腺吸收，也可见于唾液、胆汁、泪液、汗液及乳汁中。

【药理作用】碘的剂量不同则药理作用会产生差异。小剂量碘可使甲状腺激素合成增加，用于防治单纯性甲状腺肿。大剂量碘则有抗甲状腺作用，作用快而强，一般1 ~ 2天起效，10 ~ 15天达最大效应。可使甲状腺腺体增生减少，缩小变硬，血管增生减轻，便于手术。

【作用机制】小剂量碘作为甲状腺激素的合成原料增加其合成。大剂量碘抗甲状腺作用的主要机制是抑制甲状腺激素的释放。在TSH作用下，TG经蛋白水解酶的作用释放出 T_3 和 T_4 入血，在TG水解时需要足够的谷胱甘肽还原酶还原TG中的二硫键，而大剂量碘可抑制谷胱甘肽还原酶，使TG对蛋白水解酶不敏感，从而抑制了甲状腺激素的释放。大剂量碘还能拮抗TSH促进激素释放的作用。

此外，大剂量碘还可抑制过氧化物酶，使酪氨酸碘化和碘化酪氨酸缩合过程受阻，从而抑制甲状腺激素的合成。但此种作用有其局限性，当长期使用大剂量碘时会导致甲状腺摄碘能力下降，细胞内碘离子浓度降低，因而失去其抑制甲状腺激素合成的效应，甲亢的症状又可复发，故碘化物不能单独用于甲亢的内科治疗。

【临床应用】

1. 防治单纯性甲状腺肿　缺碘地区一般可在食盐中按 1/100000 ~ 1/10000 的比例加入碘化钾或碘化钠，即可有效防止单纯性甲状腺肿。小剂量应用碘剂可用于治疗早期甲状腺肿，对晚期腺体较大或有压迫症状者治疗效果不佳，应考虑手术疗法。

2. 甲亢的手术前准备　一般在甲状腺次全或部分切除术前首先应用硫脲类药物控制病情，手术前 2 周加服大剂量碘，使腺体缩小变硬，以利手术顺利进行。

3. 甲状腺危象　在应用大剂量硫脲类药物的同时，应立即口服或灌胃复方碘溶液，或在 10% 葡萄糖溶液中加入碘化钠静脉滴注。一般 24 小时即可充分发挥疗效，甲状腺危象症状缓解后应注意及时停用碘剂。碘剂应在 2 周内停服，需同时配合使用硫脲类药物。

【不良反应】

1. 过敏反应　为急性反应，用药后立即或几小时后发生，主要表现为血管神经性水肿、上呼吸道黏膜水肿及喉头水肿等，严重者可致窒息。

2. 慢性碘中毒　表现为口内金属味、口腔及咽喉烧灼感、唾液腺肿大、唾液分泌增多及眼刺激症状等。

3. 诱发甲状腺功能紊乱　长期服用碘剂可诱发甲亢；原有甲状腺炎的患者可诱发甲减或甲状腺肿；碘剂还可通过胎盘或进入乳汁，引起新生儿甲状腺肿，妊娠和哺乳期妇女应慎用。

三、放射性碘

临床应用的放射性碘是 ^{131}I，常用其钠盐（$Na^{131}I$），$t_{1/2}$ 是 8 天，用药后一个月可消除 90% 左右，56 天可消除 99% 以上。

【药理作用】^{131}I 口服或静注后被甲状腺摄取、浓集，^{131}I 主要产生 β 射线（99%），也有少量 γ 射线（1%）。

β 射线在组织内射程为 0.5~2mm，辐射损伤一般仅限于甲状腺内，又因增生组织对辐射作用更为敏感，所以辐射损伤很少波及其他周围组织，故 ^{131}I 起到类似手术切除部分甲状腺的作用。

γ 射线射程较长，在体外能够测得，可用作甲状腺摄碘功能的测定。

【临床应用】

1. 甲亢　适用于各种原因不能进行手术、手术后复发、抗甲状腺药物无效或过敏者。^{131}I 作用缓慢，一般服用后 3~4 周起效，3~4 个月达疗效高峰。

儿童的组织处于生长发育阶段，对放射性较敏感；卵巢的吸碘率相对较高；放射性对遗传可能产生影响。因此 ^{131}I 不宜用于 20 岁以下患者、妊娠及哺乳期妇女、肾功能不良者等。

2. 甲状腺摄碘功能检查　患者口服 ^{131}I 后 1 小时、3 小时、24 小时分别测定甲状腺的放射性，计算摄碘率，画出摄碘曲线，与正常人的摄碘曲线对比观察。甲亢患者摄碘率明显高于正常人，摄碘高峰前移，甲减患者则相反。

【不良反应】^{131}I 剂量过大易致甲状腺功能减退，故应严格掌握用药剂量，并密切观察不良反应发生情况，如出现甲减可使用甲状腺激素对抗。^{131}I 是否会致癌或诱发白血病尚有待确定。

四、β 受体阻断药

【药理作用】甲亢时会出现心率加快、心律失常、震颤等多种交感肾上腺系统兴奋症状，交感神经兴奋亦可致甲状腺激素分泌增多。β 受体阻断药一般选用无内在拟交感活性的药物如普萘洛尔、比索洛尔等，可通过阻断 β 受体改善上述甲亢症状，减少甲状腺激素的分泌，还可抑制 5'-脱碘酶，减少 T_4 在外周组织中脱碘转化为 T_3。

【临床应用】

1. 控制甲亢症状　β 受体阻断药对甲状腺诊断检查没有或很少产生影响，因此在甲亢确诊之前、放射性碘等其他药物发挥疗效之前，均可作为辅助治疗措施，可用于对其他疗法无效的甲亢或与其他抗甲状腺药配伍应用来控制症状。

2. 甲亢的手术前准备　较大剂量应用 β 受体阻断药，约 2 周即可准备好进行手术，适用于需紧急手术的患者。现经常采用 β 受体阻断药与其他抗甲状腺药联合术前准备的方案。

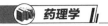

3. 甲状腺危象 配合其他药物使用的同时，静脉注射 β 受体阻断药，可帮助患者度过危险期。

【不良反应】尤其在较大剂量应用时，应密切注意其对心血管系统和支气管平滑肌的 β 受体阻断作用产生的不良影响。

甲状腺激素分泌过多或过少均可导致机体代谢紊乱，引起甲亢或甲减。

甲减一般采用甲状腺激素替代疗法，甲亢的治疗药物包括：①硫脲类，代表药物有丙硫氧嘧啶、甲巯咪唑、卡比马唑等，通过抑制甲状腺激素的合成来发挥作用。②碘和碘化物，大剂量碘抗甲状腺的作用时间短暂，且服用时间过长时可使病情加重，一般不作为常规抗甲状腺药物使用。③放射性碘，因放射性物质对人体影响较复杂，应慎重使用，一般用于不能手术或抗甲状腺药物无效者。④β 受体阻断药，用于甲亢或甲状腺危象等的辅助治疗。

题库

思 考 题

1. 甲状腺激素分泌不足或过多会引起哪些疾病，应用何药治疗？

2. 硫脲类的代表药物有哪些？临床用途有何不同？

3. 甲亢患者术前准备要应用哪些药物？怎样应用？为什么？

（黄 伟）

PPT

第三十二章

胰岛素及口服降血糖药

学习导引

知识要求

1. **掌握** 口服降血糖药物的分类；胰岛素及各类口服降血糖药物的药理作用、作用机制、临床应用及主要不良反应。

2. **熟悉** 糖尿病的临床分型；胰岛素的体内过程及不同制剂作用特点。

3. **了解** 新型降血糖药物的药理作用机制、临床应用及主要不良反应。

能力要求

1. 熟练掌握胰岛素及各类口服降糖药的特点，具备根据临床诊断合理选择降血糖药物的能力。

2. 结合临床知识，具备准确判断低血糖反应的能力。

糖尿病（diabetes mellitus）是一组由于胰岛素分泌缺陷和（或）生物效应降低（胰岛素抵抗）引起的以高血糖为特征的代谢性疾病。

糖尿病主要包括两种类型。1型糖尿病，即胰岛素依赖型糖尿病（insulin-dependent diabetes mellitus，IDDM），患者胰岛B细胞完全丧失合成分泌胰岛素的功能，需补充外源性胰岛素，一旦中止胰岛素治疗则威胁生命，该型约占糖尿病患者总数的10%，常发生于儿童和青少年。2型糖尿病，即非胰岛素依赖型糖尿病（non-insulin-dependent diabetes mellitus，NIDDM），患者体内胰岛素分泌不足和（或）胰岛素抵抗，多数患者在饮食控制及口服降血糖药治疗后可稳定控制血糖，必要时仍需使用胰岛素控制症状，减少并发症；约占糖尿病患者总数的90%，一般在35岁以后发病，但目前有低龄化的趋势。

第一节 胰 岛 素

微课

胰岛素（insulin）由胰腺B细胞分泌，是一种由A、B两条多肽链组成的酸性蛋白质，A链由21个氨基酸残基组成，B链由30个氨基酸残基组成，两链之间通过两个二硫键连接，二硫键断裂，则其生物活性消失。

> **知识拓展**
>
> ### 胰岛素的发现与研究
>
> 胰岛素于1922年由加拿大外科医生F. G. Banting和C. H. Best首先发现，1955年英国科学家Sanger首先确定了牛胰岛素的全部氨基酸序列，1965年9月17日，我国科学家人工合成了具有全部生物活力的结晶牛胰岛素，这是世界上第一个人工合成的蛋白质，标志着人类在认识生命、探索生命奥秘的征途中迈出了关键性的一步，体现了我国科学家勇攀科学高峰、团队协作、艰苦奋斗的精神。

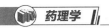

药用胰岛素一般从猪、牛等动物胰腺中提取，动物胰岛素结构与人胰岛素存在种属差异，属于异体蛋白质，可成为抗原，使人体产生相应的胰岛素抗体，妨碍其发挥作用，还能引起过敏反应。20世纪90年代以后，通过基因重组技术利用大肠杆菌或酵母菌可生产人胰岛素，或利用重组DNA技术对人胰岛素的氨基酸序列修饰生成的胰岛素类似物（insulin analogues），还可将猪胰岛素B链第30位的丙氨酸由苏氨酸代替而获得人胰岛素，彻底解决了动物胰岛素容易使人产生抗体的问题。

【生理、药理作用】 胰岛素对体内三大物质代谢均有重要的调节作用，而且是体内唯一的降血糖激素。

1. 对糖代谢的影响 增加葡萄糖的转运，促进外周组织对葡萄糖的摄取；加速葡萄糖的无氧酵解和氧化分解；增加糖原的合成和贮存；抑制糖原分解和糖异生。总的效应是加速全身组织对葡萄糖的摄取和利用，同时减少血糖的来源，从而降低血糖。

2. 对脂肪代谢的影响 增加脂肪酸的转运，使其利用增加；促进脂肪合成并抑制其分解，使游离脂肪酸和酮体的生成减少。

3. 对蛋白质代谢的影响 增加氨基酸的转运，促进mRNA的转录及翻译，增加蛋白质合成，同时抑制蛋白质的分解，与生长激素有协同作用。这对胎儿生长、器官发生、组织的修复和再生具有非常重要的意义和作用。

4. 其他作用 促进K^+内流，增加细胞内K^+的浓度，降低血钾。加快心率，增强心肌收缩力，减少肾血流量。

【体内过程】 胰岛素普通制剂口服易被消化酶所破坏，故口服无效，必须注射给药。皮下注射吸收较快，为最常用的给药途径，腹壁皮下注射吸收最快，其次是上臂、大腿、臀部等。血浆蛋白结合率低于10%，起效迅速，代谢快，血浆半衰期为9~10分钟，但作用时间可维持数小时。胰岛素主要在肝、肾灭活，先是经谷胱甘肽胰岛素转氢酶的作用还原二硫键，再由蛋白水解酶水解成短肽或氨基酸，也可被肾胰岛素酶直接水解。约10%以原型自肾脏排泄。严重肝、肾功能不良者影响胰岛素的灭活。

【作用机制】 胰岛素为大分子多肽类激素，不易进入靶细胞，只作用于特异性膜受体产生生物效应。胰岛素受体（insulin receptor，Ins-R）是跨膜糖蛋白复合物，由2个α亚单位和2个β亚单位组成，普遍存在于各种细胞膜上。α亚单位位于细胞膜外，含胰岛素结合部位，β亚单位是胞内含有酪氨酸蛋白激酶（tyrosine protein kinase，TPK）的跨膜蛋白。胰岛素与α亚单位结合后，激活β亚单位上的TPK，引起胰岛素的自身磷酸化，同时也可依次导致胞内其他蛋白质的一系列磷酸化，从而产生降血糖等生物学效应。Ins-R介导的信号转导机制较为复杂，对代谢的影响主要是通过激活β亚单位上的TPK活性，进而启动激酶和磷酸酶级联反应。

【胰岛素制剂】 向胰岛素制剂中加入碱性蛋白（精蛋白或珠蛋白），可使其等电点接近体液pH，在皮下注射部位易形成沉淀，降低溶解度，延缓吸收，延长作用时间；加入锌可增加制剂的稳定性。但加入的蛋白可增加制剂的抗原性，不可静脉注射。临床上现有多种胰岛素制剂，一般按起效快慢、作用时间长短等进行分类（表32-1）。

表32-1 常用胰岛素制剂的种类及特点

类别	名称	给药途径	起效时间（h）	作用达峰时间（h）	维持时间（h）
超短效	赖脯胰岛素	皮下注射	0.25	0.5~1	2~4
	门冬胰岛素	皮下注射	0.1~0.25	1~2	4~5
短效	正规胰岛素	静脉注射	立即	0.5	2
		皮下注射	0.5~1	1.5~4	5~8
中效	低精蛋白锌胰岛素	皮下注射	3~4	8~12	18~24
	珠蛋白锌胰岛素	皮下注射	1~2	6~12	18~24
长效	精蛋白锌胰岛素	皮下注射	4~6	14~20	24~36

续表

类别	名称	给药途径	起效时间（h）	作用达峰时间（h）	维持时间（h）
超长效	甘精胰岛素	皮下注射	2～5	5～24	＞24
预混	双时相低精蛋白锌单峰胰岛素	皮下注射	0.5	2～8	24

【临床应用】

1. 糖尿病

（1）1 型糖尿病。胰岛素是治疗 1 型糖尿病的唯一药物。1 型糖尿病一旦确诊，需终身胰岛素替代治疗。

（2）2 型糖尿病。经合理的饮食治疗和口服降糖药治疗后血糖未能控制者。

（3）糖尿病发生各种急性或严重并发症者，如酮症酸中毒及非酮症高渗性昏迷和乳酸酸中毒等。

（4）糖尿病合并重度感染、高热、妊娠、分娩、创伤及大手术等。

2. 细胞内缺钾　胰岛素与葡萄糖合用可促使 K^+ 流入胞内，故临床上将葡萄糖、胰岛素和氯化钾组成极化液（GIK）静脉滴注，纠正细胞内缺钾，还可用于防治心梗时的心律失常，降低死亡率。

【不良反应】

1. 低血糖反应　最常见，多因胰岛素剂量过大或进食太少或运动过多所致。其症状因制剂类型而异。普通胰岛素能迅速降低血糖，轻者出现饥饿感、出汗、心悸、焦虑、震颤等症状，严重者会引起昏迷、惊厥及胰岛素休克等，如不及时处理会导致死亡。长效胰岛素降血糖作用缓慢，一般不出现上述症状，而以头痛、精神和情绪紊乱、运动障碍为主要表现。

应严格控制胰岛素剂量，一旦出现症状立即口服糖水或静脉注射 50% 葡萄糖，但须注意鉴别低血糖昏迷、酮症酸中毒昏迷及非酮症高渗性昏迷。

2. 过敏反应　多因使用动物来源的胰岛素或者胰岛素变质所致。用药后可出现皮肤瘙痒、红斑、荨麻疹、血管神经性水肿等，偶见过敏性休克。轻症可用 H_1 受体阻断药，重症须使用糖皮质激素治疗。

3. 胰岛素抵抗　也可称为胰岛素耐受性。主要分为两种情况：一是急性抵抗，因并发感染、创伤、手术等应激状态时，血中拮抗胰岛素的物质（如胰岛素抗体、胰高血糖素）增多，或因酮症酸中毒时，血中大量的游离脂肪酸和酮体妨碍葡萄糖进入组织细胞，需加大胰岛素的剂量。二是慢性抵抗，其原因复杂，可能是体内产生了抗胰岛素抗体，或拮抗胰岛素的物质增多，或胰岛素受体数目减少等。应尽可能选用抗原性小的胰岛素制剂，避免间断使用等。

4. 局部反应　注射部位出现红肿、皮下结节、皮下脂肪萎缩等。应避免同一部位重复注射或换用高纯度胰岛素制剂。

【药物相互作用】水杨酸盐、口服抗凝血药、磺胺类药、甲氨蝶呤可与胰岛素竞争血浆蛋白，使血中游离胰岛素增多，增强胰岛素的作用。蛋白同化激素可降低葡萄糖耐量，增强胰岛素的作用。口服降糖药也与胰岛素有协同作用。

肾上腺皮质激素、甲状腺激素、生长激素合用时可对抗胰岛素的降糖作用。

第二节　口服降血糖药

口服降血糖药包括促胰岛素分泌剂、胰岛素增敏剂、双胍类和 α - 葡萄糖苷酶抑制剂和其他新型降血糖药物。

一、促胰岛素分泌剂

（一）磺酰脲类

磺酰脲类（sulfonylureas）药物具有共同的苯磺酰脲结构，是最早应用且应用时间最长的口服降血糖药物。第一代药物包括甲苯磺丁脲（tolbutamide，D_{860}）和氯磺丙脲（chlotpropamide），因不良反应较大现已少用。第二代药物如格列本脲（glibenclamide）、格列吡嗪（glipizide）、格列齐特（gliclazide）、格列喹酮（gliquidone）和格列美脲（glimepiride）等，是在苯环上连接一带芳香环的碳酰胺，使效价强度增高，不良反应减少，但效能仍与第一代药物类似，格列齐特则是在磺酰脲的尿素部分连接一个二环杂环，降血糖的同时能影响血小板功能。

$$H_3C-\bigcirc-SO_2NHC\overset{O}{\parallel}-NH-(CH_2)_3-CH_3$$

甲苯磺丁脲

$$CL-\bigcirc-SO_2NHC\overset{O}{\parallel}-NH-(CH_2)_2-CH_3$$

氯磺丙脲

格列本脲

格列吡嗪

格列齐特

【药理作用及作用机制】

1. 降血糖作用 可降低正常人及胰岛功能尚存的糖尿病患者的血糖。其机制是：①刺激胰岛 B 细胞释放胰岛素。胰岛 B 细胞膜上存在有磺酰脲受体及与之相耦联的 ATP 敏感钾通道，当磺酰脲类药物与其受体结合后，可阻滞 ATP 敏感钾通道，使 K^+ 外流减少，降低细胞膜电位，继而使电压依赖型钙通道开放，细胞外 Ca^{2+} 内流增多，触发胰岛素的释放。②降低血清糖原水平。③抑制胰高血糖素的分泌，提高靶细胞对胰岛素的敏感性。

2. 对水排泄的影响 氯磺丙脲具有抗利尿作用，可促进抗利尿激素的分泌并增强抗利尿激素的作用。

3. 对凝血功能的影响 格列齐特可抑制血小板的黏附聚集，刺激纤溶酶原的合成。

【体内过程】磺酰脲类药物口服易吸收，食物和高血糖可抑制其吸收，血浆蛋白结合率高，主要在肝脏代谢，然后迅速由肾脏排泄。甲苯磺丁脲血浆 $t_{1/2}$ 约 8 小时，作用持续时间 6~12 小时，每日给药 3 次；氯磺丙脲血浆 $t_{1/2}$ 约 36 小时，部分以原型自肾小管分泌，排泄缓慢，每日只需给药 1 次。格列本脲口服后 30 分钟起效，血浆 $t_{1/2}$ 约 10 小时，作用持续时间 16~24 小时，血浆蛋白结合率 95%。格列吡嗪口服吸收快，血浆 $t_{1/2}$ 2~4 小时，作用可维持约 10 小时，经肾脏一日内可排出药量的 97%，无明显蓄积，较少引起低血糖反应。格列齐特口服达峰时间 2~6 小时，血浆 $t_{1/2}$ 为 10~12 小时。格列喹酮口服吸收快，血浆 $t_{1/2}$ 1~2 小时，作用持续时间约 8 小时，95% 经肝脏代谢，主要经胆汁由粪便排出，较少引起严重持久的低血糖反应。格列苯脲口服后吸收迅速而完全，空腹或进食对吸收影响较小，血浆半衰期 5~8 小时，一日给药一次。

【临床应用】

（1）用于胰岛功能尚存的 2 型糖尿病且单用饮食控制无效者，也可用于胰岛素抵抗的患者，可刺激内源性胰岛素的分泌，减少胰岛素的用量。一般于餐前 30 分钟服用。

（2）尿崩症，只用氯磺丙脲，可使患者尿量明显减少。

【不良反应】不良反应发生率较高。常见的有胃肠道反应如恶心、腹痛、腹泻等；其他如体重增加、口腔金属味、食欲改变等；大剂量氯磺丙脲可引起嗜睡、眩晕、共济失调、精神错乱等中枢神经系统症状；少数患者可出现粒细胞减少、胆汁郁积性黄疸及肝肾损害等；较严重的为持久性低血糖反应，老年人及肝肾功能不良者较易发生。

【药物相互作用】磺酰脲类药物血浆蛋白结合率较高，保泰松、水杨酸钠、吲哚美辛、双香豆素等可与之竞争血浆蛋白，使其游离药物浓度升高，诱发低血糖反应。氯丙嗪、噻嗪类利尿药、口服避孕药、利福平、巴比妥类、糖皮质激素等可使其降血糖作用减弱。

（二）氯茴苯酸类

本类药物结构为苯丙氨酸和氨甲酰甲基苯甲酸衍生物，主要包括瑞格列奈（repaglinide）和那格列奈（nateglinide）。与磺酰脲类相比，具有吸收快、起效快、作用时间短的特点。

瑞格列奈

那格列奈

【药理作用及作用机制】本类药物既可降低空腹血糖，也可降低餐后血糖，其降血糖作用机制与磺酰脲类相似，可与胰岛 B 细胞膜上的磺酰脲受体结合，但结合位点不同于磺酰脲类，与磺酰脲受体结合和解离的速度均较迅速，促进胰岛素分泌的作用快而短，能有效地模拟生理性胰岛素分泌，可餐前即刻服用，被称为"餐时血糖调节剂"。

【体内过程】口服吸收快，瑞格列奈和那格列奈口服后起效时间分别为 30 分钟和 15 分钟，瑞格列奈口服后约 1 小时内达血药浓度峰值，血浆 $t_{1/2}$ 约为 1 小时，肝脏代谢，约 10% 经肾脏排泄，其余随胆汁进入肠道经粪便排泄。

【临床应用】可单独用于经饮食和运动不能有效控制的 2 型糖尿病患者，且适用于老年人和糖尿病肾病者，与二甲双胍合用效果更佳。

【不良反应】常见低血糖反应和体重增加，但低血糖的风险和程度较磺酰脲类轻；其他如咳嗽、呼吸道感染等，均较轻微；心血管不良反应发生率约为 4%；偶见皮疹、瘙痒、发红等；罕见心梗、猝死。

二、胰岛素增敏剂

噻唑烷二酮类（thiazolidinedione derivatives，TZD）药物为一类具有 2,4 - 二酮噻唑烷结构的化合物，能改善胰岛素抵抗和胰岛 B 细胞功能，属于胰岛素增敏剂，主要包括罗格列酮（rosiglitazone）、吡格列酮

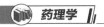

（pioglitazone）等。

【药理作用及作用机制】

1. 改善胰岛素抵抗、降低血糖　作用机制主要是竞争性激活过氧化物酶增殖受体γ（PPAR γ），调节胰岛素反应性基因的转录。PPAR γ激活后可增加骨骼肌、肝脏、脂肪等组织等对胰岛素的敏感性，提高细胞对葡萄糖的利用。

2. 改善脂肪代谢紊乱　对于2型糖尿病患者，罗格列酮能显著降低三酰甘油、增加总胆固醇和HDL－C的水平，吡格列酮还可降低LDL－C水平。

3. 对2型糖尿病患者血管并发症的防治作用　可抑制血小板聚集、炎症反应和内皮细胞的增生，并具有抗动脉粥样硬化作用。

4. 改善胰岛B细胞功能　可增加胰腺胰岛的面积、密度和胰岛中胰岛素含量，通过减少细胞死亡来阻止胰岛B细胞的衰退。并可降低血浆游离脂肪酸水平，保护胰岛B细胞功能。

【体内过程】　罗格列酮口服后约1小时达血药浓度峰值，生物利用度可达99%，血浆半衰期为3~4小时，血浆蛋白结合率约99.8%，部分经肝脏代谢，64%以原型药物经肾脏排泄。吡格列酮口服后约2小时达血药浓度峰值，血浆半衰期为3~7小时，其活性代谢产物的血浆半衰期可达16~24小时，血浆蛋白结合率大于99%，通过羟基化和氧化作用代谢，部分代谢产物有活性。

【临床应用】　主要用于胰岛素抵抗明显的2型糖尿病，也可与磺酰脲类或双胍类合用治疗单用时血糖控制不佳者。

【不良反应】　本类药物安全性和耐受性较好，低血糖反应发生率低。常见不良反应为嗜睡、头痛、背痛、肌痛、贫血、消化道反应等，可增加女性骨折的风险。

三、双胍类

双胍类（biguanides）可显著降低糖尿病患者血糖，但对正常人血糖无影响，主要包括二甲双胍（metformin）和苯乙双胍（phenformin）。苯乙双胍因可引起严重的乳酸酸中毒，已不在临床使用。

【药理作用及作用机制】　双胍类药物对正常人的血糖无影响，对糖尿病患者胰岛B细胞功能完全丧失者，仍有降血糖作用。其作用机制尚未完全阐明，目前研究认为双胍类可抑制葡萄糖在肠道内的吸收和肝糖原异生，促进脂肪组织对葡萄糖的摄取和利用，增加肌肉组织中葡萄糖的无氧酵解，抑制胰高血糖素的释放，改善胰岛素抵抗，提高胰岛素的作用而降低血糖。

【体内过程】　二甲双胍口服易吸收，血浆半衰期约为1.5小时，不与血浆蛋白结合，大部分以原型经肾脏排泄。

【临床应用】　主要用于轻症2型糖尿病，尤其是肥胖及单用饮食控制无效者，也可与磺酰脲类或胰岛素合用，以减少后者给药量。

【不良反应】　二甲双胍单用很少引起低血糖，也不会造成体重增加。不良反应为食欲下降、恶心、腹痛、腹泻等，引起乳酸酸中毒的机会较少，但也应加以预防。禁用于肝肾功能不全及严重心肺疾病者。

四、α-葡萄糖苷酶抑制剂

α-葡萄糖苷酶抑制剂（α-glucosidase inhibitors）主要包括阿卡波糖（acarbose）、伏格列波糖（voglibose）、米格列醇（miglitol）等。其降血糖的作用机制是在小肠上皮竞争性抑制糖苷水解酶（α-葡萄糖苷酶），从而减慢糖类水解及产生葡萄糖的速度，延缓葡萄糖的吸收，降低餐后血糖。

案例分析

【实例】　患者，男性，48岁，肥胖，吸烟，经常喝碳酸饮料，偶尔饮酒，很少锻炼，有高血压家族史。已诊断为2型糖尿病，医嘱改善饮食结构，控制糖分摄入量，增加锻炼，同时服用2~3

种口服降糖药物，经一段时间治疗后，血糖控制效果仍不理想。近期实验室检查数据：空腹血糖（GLU）12.3mmol/L，总胆固醇（TC）12.51mmol/L，三酰甘油（TG）25.42mmol/L，高密度脂蛋白（HDL）1.44mmol/L，低密度脂蛋白（LDL）78.23mmol/L，糖化血红蛋白（HbA1c）10.1%。

【问题】应该怎样调整该患者的治疗措施？

【分析】可改用胰岛素强化治疗。2型糖尿病的治疗观念有由口服降糖药向早期应用胰岛素转变的趋势。主张早期应用胰岛素的理由是：可以纠正内源性胰岛素的相对不足，降低高血糖对胰岛B细胞的毒性作用，保护B细胞功能，提高自身胰岛素分泌能力，还可改善周围组织对胰岛素的敏感性，不仅有利于血糖的良好控制，还可以有效保护血管，减少或延缓各种并发症的发生。

临床上用于各型糖尿病，可与磺酰脲类、双胍类、胰岛素增敏剂或胰岛素合用。

α-葡萄糖苷酶抑制剂单独应用一般不会引起低血糖反应，对体重影响轻微。常见的不良反应为胃肠道反应，如腹胀、腹痛、腹泻等。主要原因是碳水化合物在肠道滞留时间延长导致的细菌酵解产气增多，因此，服药时应从小剂量开始，逐渐增加剂量以减少胃肠道不良反应。伴有轻度肝肾功能异常者慎用。

第三节　其他新型降血糖药

人体胃肠分泌细胞可分泌胰高血糖素样肽-1（glucagons-like peptide 1，GLP-1）和葡萄糖依赖性促胰岛素释放多肽（glucose-dependent insulinotropic polypeptide，GIP），二者均可促进胰岛素分泌，从而控制血糖水平，GLP-1和GIP主要被二肽基肽酶-4（dipeptidyl peptidase 4，DPP-4）迅速降解。餐后胰岛B细胞也会分泌另一种激素胰淀粉样多肽（amylin）通过延缓葡萄糖的吸收，抑制胰高血糖素的分泌等来调节血糖水平。据此临床上开发出几类新型降血糖药物。

一、胰高血糖素样肽-1激动药

GLP-1激动药主要包括艾塞那肽（exenatide）和利拉鲁肽（liraglutide），均需皮下注射用药。本类药物以葡萄糖浓度依赖的方式作用于胰岛B细胞，增加胰岛素的合成与分泌，抑制胰高血糖素的分泌，并能减少食物吸收、减慢胃排空及食物中葡萄糖进入循环中的速度，可降低体重。

临床上用于2型糖尿病。常见不良反应为恶心、呕吐、腹泻、过敏性反应、低血糖反应等，与磺酰脲类降糖药物合用时可出现中度低血糖反应，且呈剂量依赖性。1型糖尿病患者禁用。

二、二肽基肽酶-4抑制剂

DPP-4抑制剂主要包括西他列汀（sitagliptin）、阿格列汀（alogliptin）、维格列汀（vildagliptin）等，可高选择性抑制DPP-4活性，减少GLP-1和GIP的降解，使胰岛素分泌增多，胰高血糖素分泌减少。

本类药物降糖作用强度中等，临床上用于2型糖尿病，可单用或与磺酰脲类、氯茴苯酸类、双胍类、胰岛素增敏剂、胰岛素任意联合应用。1型糖尿病禁用。

DPP-4抑制剂较少发生低血糖反应，也不影响体重。不良反应常见腹泻、肌痛、关节痛、咽炎、鼻炎、上呼吸道感染等，偶见肝功能异常，罕见血管神经性水肿、剥脱性皮炎等。

三、胰淀粉样多肽类似物

天然胰淀粉样多肽在溶液中不稳定、易水解、黏稠性大、易凝集，不能作为药物应用。普兰林肽（pramlintide）是胰淀粉样多肽的一种人工合成类似物，也是迄今为止继胰岛素之后第二个获得FDA批准用于治疗 1 型糖尿病的药物，需皮下注射给药，可延缓葡萄糖的吸收，抑制胰高血糖素的分泌，减少肝糖生成和释放等。单用极少发生低血糖反应，但与胰岛素合用时应注意低血糖风险。

本章小结

　　糖尿病分为 1 型糖尿病和 2 型糖尿病，1 型糖尿病必须终身应用胰岛素治疗，2 型糖尿病多数可以通过口服降血糖药物来控制血糖。这些降血糖药物包括：①促胰岛素分泌剂，主要通过刺激胰岛 B 细胞分泌胰岛素，增加体内的胰岛素水平来降低血糖。代表药物有格列苯脲、格列吡嗪、格列喹酮、格列苯脲和瑞格列奈、那格列奈等。②胰岛素增敏剂，噻唑烷二酮类主要通过改善胰岛素抵抗和胰岛 B 细胞功能来发挥作用，代表药物有罗格列酮、吡格列酮等。③双胍类，代表药物为二甲双胍，可通过抑制葡萄糖的吸收、促进葡萄糖的摄取利用、抑制胰高血糖素的释放等多种途径来降低血糖。④ α-葡萄糖苷酶抑制剂，代表药物有阿卡波糖、伏格列波糖、米格列醇等。其降血糖的作用机制是在小肠上皮竞争性抑制糖苷水解酶，临床上用于各型糖尿病。⑤其他新型降血糖药，临床上使用时间尚短，包括胰高血糖素样肽-1 激动药、二肽基肽酶-4 抑制剂和胰淀粉样多肽类似物，代表药物分别为艾塞那肽和利拉鲁肽、西他列汀和阿格列汀、普兰林肽等。

思 考 题

题库

1. 胰岛素为何不能口服用药？常用的给药途径是什么？有哪些不良反应？
2. 口服降血糖药包括哪几类？各类的代表药物、作用机制及主要不良反应是什么？
3. 什么是胰岛素抵抗？怎样改善胰岛素抵抗？

（李利生）

第三十三章

PPT　　　微课

性激素类与计划生育药

⫿ 学习导引 ⫿

知识要求

1. **掌握** 雌激素类、孕激素类和雄激素类药物的临床应用及不良反应；避孕药的类型。

2. **熟悉** 雌激素、孕激素和雄激素类的药理作用；雌激素拮抗药及同化激素的临床应用；抑制排卵避孕药的药理作用及不良反应。

3. **了解** 性激素的分泌及其调节；其他类型避孕药的特点。

能力要求

1. 熟练掌握有关性激素类药物的基本知识，临床常用药物的选择及作用特点，促进临床合理、安全用药。

2. 结合临床常见相关疾病，培养初步的临床药物服务能力。

性激素是由性腺分泌的激素，主要包括雌激素、雄激素和孕激素，属于类固醇激素，具有促进性器官成熟、促进第二性征发育、调节生殖过程及维持性功能等作用。

【性激素的作用机制】 性激素通过与其受体结合而发挥作用。性激素受体是一类可溶性的 DNA 结合蛋白，是转录因子超家族当中的成员。小分子性激素可透过细胞膜进入细胞中与其受体结合形成复合物，进而作用于 DNA，通过调节靶基因转录和蛋白质合成发挥药理作用。

【性激素的分泌及调节】 性激素的产生和分泌受下丘脑－垂体－性腺轴的调节。下丘脑分泌促性腺激素释放激素（gonadotropin-releasing hormone，GnRH）促进腺垂体分泌促卵泡素（follicle stimulating hormone，FSH）和黄体生成素（luteinizing hormone，LH），FSH 和 LH 作用于性腺促进性激素的合成与释放。对于女性，FSH 刺激卵泡的发育与成熟，促使其分泌雌激素，LH 则刺激黄体生成，促使其分泌孕激素；对于男性，FSH 促进曲细精管的成熟和精子的生成，LH 则促进睾丸间质细胞分泌雄激素。

下丘脑－垂体－性腺轴的反馈调节机制用于维持生理状态下性激素水平的动态平衡（图 33－1）。按照不同的调节层次，可以将反馈分为长反馈、短反馈和超短反馈。①长反馈：是指性激素对下丘脑及腺垂体的反馈作用。例如，女性在排卵前雌激素水平较高，可通过正反馈调节机制作用于下丘脑促进垂体前叶分泌 LH，引发排卵；在排卵后的黄体期，雌、孕激素水平都较高，通过负反馈减少下丘脑 GnRH 的分泌，抑制排卵。绝大多数常用类固醇避孕药就是根据这一负反馈机制设计的。②短反馈：是指腺垂体分泌 FSH、LH 通过负反馈作用使下丘脑的 GnRH 释放减少。③超短反馈：是指腺体内的自行正反馈调节。例如，下丘脑分泌的 GnRH 反作用于下丘脑，可促进 GnRH 分泌；雌激素可局部刺激成熟的卵泡，增加卵泡对促性腺激素的敏感性，从而促进雌激素的合成。

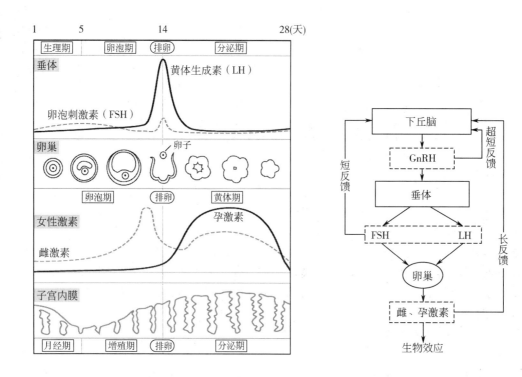

图 33-1 下丘脑-垂体-性腺轴的反馈调节

第一节 雌激素类药及雌激素拮抗药

一、雌激素类药

雌激素具有广泛的生物学活性，在心血管、中枢神经、骨骼系统、生殖系统的生长、发育与功能调节等方面均具有重要意义。卵巢分泌的天然雌激素（estrogens）主要成分为雌二醇（estradiol，E_2）；从孕妇尿中提取出的雌酮（estrone，E_1）、雌三醇（estriol，E_3）等其他雌激素，多数为雌二醇的肝脏代谢产物；其中雌二醇的活性最强。

天然雌激素活性较低，常用的雌激素类药物多是以雌二醇作为母体，人工合成的高效和长效甾体衍生物，主要有口服强效雌激素药-炔雌醇（ethinylestradiol）、口服长效雌激素药-炔雌醚（quinestrol）、一次肌内注射后的药物疗效可持续数周的戊酸雌二醇（estradiol valerate）等，它们均有类固醇样结构。人工合成的类固醇类雌激素还有美雌醇、马烯雌酮等。

【生理、药理作用及机制】雌激素受体（estrogen receptor，ER）有两种亚型，分别为 ERα 与 ERβ。ERα 在女性生殖器官表达最多，另外 ERα 也存在于乳腺、下丘脑、内皮细胞和血管平滑肌；ERβ 表达最多的组织是前列腺和卵巢。雌激素信号转导有经典的核启动的类固醇信号转导，雌激素与 ER 结合后再与特殊序列的核苷酸——雌激素反应因子相结合形成 ER-DNA 复合物。ER-DNA 复合物会征集类固醇受体辅激活因子-1 和其他蛋白，随后引起组蛋白乙酰化，进而引起靶基因启动子区域重新排列，启动转录过程，合成 mRNA 以及相应的蛋白质，发挥其药理作用。

1. 生殖系统

（1）子宫 雌激素可促进子宫肌层和内膜增殖变厚，子宫内膜异常增殖可引起子宫出血；雌激素和孕激素可共同形成月经周期；雌激素可显著增加子宫平滑肌对缩宫素的敏感性；雌激素还可促使子宫颈管腺体分泌黏液，这样有利于精子的穿透和存活。

（2）输卵管　雌激素可促进输卵管肌层发育及收缩，使输卵管管腔上皮细胞分泌增加及纤毛生长。

（3）阴道　雌激素可刺激阴道上皮细胞的增生，使阴道黏膜增厚并且成熟、浅表层细胞角化、细胞内糖原储存，在乳酸杆菌的作用下使阴道环境 pH 呈酸性，维持阴道的自净作用。

2. 发育　在女性，雌激素可促使色素沉着于大、小阴唇，使脂肪在体内呈女性分布，促进性器官的发育和成熟，维持女性第二性征；此外，小剂量的雌激素能刺激乳腺导管及腺泡的生长发育，大剂量的雌激素则能抑制催乳素对乳腺的刺激作用，减少乳汁分泌。在男性，雌激素则能拮抗雄激素，在幼年时雌激素缺乏会显著延缓青春期的发育，在成年时会抑制前列腺的增生。

3. 心血管系统　雌激素可以增加一氧化氮和前列腺素的合成，舒张血管，抑制血管平滑肌细胞的异常增殖和迁移，并且通过减轻心肌缺血 – 再灌注损伤、抗心律失常等发挥心脏保护作用。

4. 排卵　小剂量的雌激素，特别是在孕激素的配合下，刺激促性腺激素分泌，从而促进排卵，但大剂量的雌激素通过负反馈机制可减少促性腺激素释放，从而抑制排卵。

5. 神经系统　雌激素能促进神经细胞的生长、分化、存活与再生，并且促进神经胶质细胞的发育及突触的形成；此外，雌激素还能够促进乙酰胆碱、多巴胺、5 – 羟色胺等神经递质的合成。

6. 代谢　雌激素能够激活肾素 – 血管紧张素系统，使醛固酮分泌增加，促进肾小管对水、钠的重吸收，故可有轻度的水钠潴留和升高血压的作用；雌激素在儿童可显著增加骨骼的钙盐沉积，促进长骨骨骺愈合，在成人则能增加骨量，改善骨质疏松；大剂量的雌激素则能升高血清三酰甘油和磷脂，降低血清胆固醇、磷脂及低密度脂蛋白，增加高密度脂蛋白；雌激素可以减少胆酸的分泌，降低女性结肠癌的发病率；雌激素还可以降低糖耐量。

7. 其他　雌激素可增加凝血因子 Ⅱ、Ⅶ、Ⅸ、Ⅹ 的活性，从而促进血液凝固，还能增加纤溶活性；雌激素可使真皮增厚，结缔组织内胶原分解减慢，使表皮增殖，保持弹性并且改善血供。

【体内过程】雌激素口服后经胃肠道吸收，在肝脏内可以被迅速代谢，使生物利用度低，故需注射给药。雌激素的代谢产物绝大部分会形成葡萄糖醛酸或硫酸酯，随尿排出，小部分可通过胆汁排出，从而形成肝肠循环。血浆中的雌激素与性激素结合球蛋白或白蛋白相结合，临床上常使用的雌二醇透皮贴片可以避免肝脏的首关消除作用。

人工合成的己烯雌酚、炔雌醇等药物在肝脏内代谢速度缓慢，其中炔雌醇吸收后，大量贮存于体内的脂肪组织中，逐渐缓慢释放，不易被肝脏代谢，故口服疗效较好，维持疗效时间长。使用酯类衍生物制剂，肌内注射可使雌激素类药物吸收缓慢，作用时间延长。

【临床应用】

1. 围绝经期综合征　由于卵巢功能的降低，雌激素分泌的不足，垂体促性腺激素的分泌增多，产生内分泌平衡失调所引起的一系列症状，如面颈红热、失眠、情绪不安等，也称更年期综合征。应用雌激素进行替代治疗时，可以抑制垂体促性腺激素的分泌，从而减轻更年期综合征症状；雌激素降低绝经期妇女冠心病的再发生风险率，对于绝经期的妇女，可应用小剂量的雌激素预防冠心病和心肌梗死等心血管疾病。

2. 骨质疏松症　雌激素对骨的作用表现出剂量依赖关系，较高剂量雌激素增加骨密度的效果更明显。并且由于雌激素能阻止绝经早期的骨丢失，在绝经前 5 ~ 10 年内开始应用激素疗法对预防骨质疏松症效果最佳。虽然激素疗法对骨质疏松的保护作用有目共睹，但接受激素疗法的妇女心脏病事件、脑卒中、浸润性乳腺癌的风险分别增加，临床通常采用比标准更小的剂量来预防和治疗骨质疏松症。

3. 乳房胀痛及退乳　大剂量的雌激素则能干扰催乳素对乳腺的刺激作用，使乳汁分泌减少而退乳消痛。

4. 卵巢功能不全和闭经　用雌激素可以对原发性或继发性的卵巢功能低下的患者进行替代治疗，可以促进子宫、外生殖器及第二性征的发育。将雌激素与孕激素合用，则可能产生人工月经。

5. 功能性子宫出血　雌激素可促进子宫内膜增生，修复出血创面而止血，也可以适当配伍孕激素，以调整月经周期。

6. 晚期乳腺癌 乳腺癌的发病与内源性雌酮可能有关，因为绝经期妇女的卵巢会停止分泌雌二醇，此时肾上腺分泌的雄烯二酮在周围组织中可转化为雌酮，持续作用于乳腺则可能引起乳腺癌。大剂量的雌激素可以抑制垂体前叶分泌促性腺激素，进而减少雌酮的产生。但绝经期前乳癌患者禁用，因为雌激素可促进肿瘤的生长。

7. 前列腺癌 高剂量的雌激素可以明显抑制垂体促性腺激素的分泌，使睾丸萎缩和雄激素分泌减少，同时又能拮抗雄激素的作用，故可用于治疗前列腺癌。

8. 痤疮 多见于青年男女，青春期痤疮是由于雄激素分泌过多，刺激皮脂腺分泌，引起腺管阻塞及继发感染所致。雌激素可抑制雄激素的分泌，并可拮抗雄激素的作用。

9. 避孕 雌激素与孕激素合用可避孕。

10. 神经保护作用 小剂量的雌激素对阿尔茨海默病有一定的治疗作用。

【不良反应及注意事项】

（1）常见厌食、恶心及头晕等反应。

（2）大剂量雌激素可引起水、钠潴留而导致水肿；对于肝功能不良者则可引起胆汁淤积性黄疸。

（3）长期大剂量使用雌激素可使子宫内膜过度增生，从而引起子宫出血，故子宫内膜炎患者慎用。

（4）雌激素对前列腺癌及绝经后乳腺癌患者有治疗作用，但禁用于其他肿瘤患者。

（5）中枢神经系统：雌激素可加重偏头痛以及引发抑郁症。

（6）妊娠期间不应使用雌激素，以免引起胎儿的发育异常；本药主要在肝脏代谢，故肝功能不良者需慎用。

案例分析

【实例】 患者，女，52岁，绝经2年，自述无诱因潮热症状严重，情绪不稳定且易怒，夜间失眠，白天精神不振。同时自觉阴道干涩，分泌物少，性生活困难。医生建议患者服用雌激素以缓解症状。

【问题】 医生为何建议该患者服用雌激素？使用该药时应注意什么？

【分析】 ①从病史、症状、体征判断，该患者可能患有围绝经期综合征。围绝经期综合征是由于卵巢功能的降低，雌激素分泌的不足，垂体促性腺激素的分泌增多，而产生的以内分泌平衡失调为主要表现的综合征。主要症状有潮热、失眠、情绪不安等，也称为更年期综合征。该综合征适宜应用雌激素进行替代治疗，使用雌激素治疗后可以抑制垂体促性腺激素的分泌，从而减轻更年期综合征症状。②使用该药时可能出现厌食、恶心、水肿等不良反应，尤其应该注意的是，绝经后雌激素替代疗法可明显增加发生子宫内膜癌的危险性，长期使用雌激素替代治疗的患者应定期进行子宫内膜肿瘤的诊查，已有子宫内膜癌的患者严禁使用该药。

二、雌激素拮抗药

本类药物根据作用机制的不同主要包括选择性雌激素受体调节药、雌激素受体拮抗药和芳香化酶抑制药。

1. 选择性雌激素受体调节药 本类药物与不同组织的雌激素受体亲和力不同，可作为部分激动药或部分拮抗药而发挥作用，也被称为组织特异性雌激素受体调节药。代表药物有他莫昔芬、雷洛昔芬等。他莫昔芬（tamoxifen）又名三氧苯胺，为 ER 的部分激动药，具有拟雌激素活性，但强度仅为雌二醇的1/2。他莫昔芬与雌二醇竞争 ER，抑制雌激素靶基因的活化，从而抑制肿瘤细胞生长。临床主要用于治疗晚期乳腺癌和卵巢癌。主要不良反应包括食欲减退、恶心、呕吐、腹泻等胃肠道反应和月经失调、闭经、阴道出血等生殖系统反应。雷洛昔芬（raloxifene）对乳腺和子宫内膜上的 ER 没有作用，但能特异性拮抗骨组织的 ER 而发挥作用，临床多用于骨质疏松症的治疗。

2. 雌激素受体拮抗药　本类药物是 ER 的完全阻断药，其亲和力与雌二醇相似。本类药物的代表药物为氟维司群（fulvestrant），临床主要用于治疗他莫昔芬辅助治疗后或治疗过程中复发的，或是在他莫昔芬治疗中进展的绝经后 ER 阳性乳腺癌。本药禁用于孕妇、哺乳期妇女及有严重肝功能损害的患者。

3. 芳香化酶抑制药　芳香化酶是细胞色素 P450 含血红蛋白酶复合物超家族的一个微粒体成员，是催化形成雌激素的限速酶，存在于卵巢、脑、脂肪、肌肉、骨骼等组织中。根据作用机制不同可将芳香化酶抑制药分为两类：①非甾体类，通过与亚铁血红素中的铁原子结合，与内源性底物竞争芳香酶的活性位点，从而抑制酶的活性。代表药物有氨鲁米特（aminoglutethimide）、来曲唑（letrozole）等。②甾体类，结构与芳香化酶内源性底物雄烯二酮和睾酮结构相似，以共价键形式与芳香化酶不可逆性结合，引起酶永久性失活，从而抑制雌激素的合成。代表药物为依西美坦（exemestane）。

知识链接

雌激素与乳腺癌内分泌治疗

　　早在 1896 年，Beatson 曾经观察到切除卵巢后可以使进展期的乳腺癌有所消退；此后人们又观察到妊娠期乳腺癌预后差，说明妊娠女性体内雌激素水平增高加速了乳腺癌的生长；人们还发现，乳腺癌治疗后再次妊娠会加速乳腺癌的恶化；绝经后接受外源性雌激素治疗会诱发乳腺癌的发生。这些现象均说明了雌激素与乳腺癌的发病有着密切关系。因此，以抗雌激素为主要目的的内分泌治疗已成为乳腺癌全身治疗重要手段之一。

　　继 19 世纪末采取切除双侧卵巢的方法治疗绝经前晚期乳腺癌之后，20 世纪 70 年代，他莫昔芬的问世成为乳腺癌内分泌药物治疗新的里程碑，20 世纪 90 年代第三代芳香化酶抑制药的问世则使乳腺癌内分泌治疗进入了一个新时代。内分泌治疗对激素依赖性复发转移乳腺癌、早期乳腺癌术后辅助治疗起到非常重要的作用，甚至可以用于高危健康妇女预防乳腺癌发生。

第二节　孕激素类药及抗孕激素类药

一、孕激素类药

孕激素（progestogens）主要指由黄体分泌的黄体酮，一般在妊娠 3～4 个月后，黄体随即萎缩而后由胎盘分泌，直至分娩完成。天然的孕激素为黄体酮（progesterone，又称孕酮），其含量很低，而且口服无效。临床应用的孕激素均系人工合成品或其衍生物。按照化学结构，孕激素类药物可分为两类。

1. 17α-羟孕酮类　由黄体酮衍生而来，如氯地孕酮（chlormadinone）、甲羟孕酮（medroxyprogesterone）、甲羟孕酮（provera）、甲地孕酮（megestrol）等。在此类孕激素的 17 位加上长的酯链则使其治疗作用时间延长。

2. 19-去甲睾酮类　由妊娠素衍生而获得，结构与睾酮相似，如炔诺酮（norethisterone, norlutin）、双醋炔诺酮（ethynodiol diacetate）、炔诺孕酮（norgestrel，18-甲基炔诺酮、高诺酮）等。

【生理、药理作用与机制】黄体酮的受体主要有两种，分别为 PR_A 和 PR_B，黄体酮与其受体结合后，可使受体磷酸化，征集辅助激活因子，或者直接与通用转录因子相互作用，从而引起蛋白构象发生改变，而发挥治疗效应。PR_B介导黄体酮的刺激反应，而PR_A则能抑制其效应。

1. 生殖系统 ①在月经后期，黄体酮在雌激素作用的基础上，促进子宫内膜继续增厚、充血、腺体增生并且产生分支，由增殖期转为分泌期，有利于以后受精卵的着床和胚胎的发育；②黄体酮与缩宫素竞争受体，从而抑制子宫对缩宫素的敏感性，最终抑制子宫平滑肌的收缩作用，使胎儿安全发育，起到保胎作用；③黄体酮可与雌激素一起促进乳腺腺泡的发育，提前为哺乳做准备；④一定量的黄体酮可抑制LH的分泌，从而抑制排卵；⑤黄体酮可抑制子宫颈管腺体分泌黏液，从而减少精子进入子宫；⑥黄体酮可抑制输卵管的节律性收缩和纤毛的生长；⑦黄体酮可加快阴道上皮细胞的脱落。

2. 代谢 黄体酮与醛固酮结构相似，通过竞争性对抗醛固酮的作用，增加Na^+和Cl^-的排泄，从而产生利尿作用；黄体酮促进蛋白质的分解，增加尿素氮的排泄；黄体酮增加血中低密度脂蛋白；此外，黄体酮还是肝药酶的诱导剂。

3. 神经系统 黄体酮可以通过下丘脑体温调节中枢影响散热过程，可轻度升高体温，使月经周期的黄体相的基础体温升再；黄体酮有中枢抑制和催眠的作用，还能增加呼吸中枢对CO_2的通气反应，从而降低CO_2分压。

【体内过程】孕激素类药物经口服后可以在胃肠道和肝脏内被迅速代谢，需注射给药。孕激素类药物血浆蛋白结合率较高，主要在肝脏代谢，代谢产物多与葡萄糖醛酸结合，从肾脏排出。

【临床应用】

1. 功能性子宫出血 由于黄体功能不足，引起子宫内膜不规则的成熟与脱落，导致子宫持续性的出血。应用孕激素类药物则可以使子宫内膜同步转变为分泌期，在行经期有助于子宫内膜的全部脱落。

2. 痛经和子宫内膜异位症 在临床上，一般使用雌、孕激素复合避孕药通过抑制子宫痉挛性收缩而止痛；另外，还可使异位的子宫内膜萎缩退化。

3. 先兆流产和习惯性流产 对于黄体功能不足所导致的流产，可以使用大剂量孕激素类药物来安胎，但是对于习惯性流产，该方法疗效并不确切。

4. 子宫内膜腺癌、前列腺肥大和前列腺癌 大剂量孕激素类药物可以使子宫内膜癌细胞因分泌耗竭而发生退化，还可以反馈地抑制垂体前叶分泌间质细胞刺激激素（ICSH），减少睾酮的分泌，从而促进前列腺细胞的萎缩退化，产生治疗作用。

【不良反应】常见的不良反应为子宫出血、经量的改变，甚至停经。用药过程中偶见恶心、呕吐、头痛、乳房胀痛及腹痛。有些不良反应与雄激素活性有关，如性欲改变、多毛或脱发、痤疮。另外，大剂量使用19－去甲睾酮类还可以引发肝功能障碍等。

二、抗孕激素类药

抗孕激素类药物干扰孕酮的合成和代谢，主要包括：①孕酮受体阻断药，如米非司酮（mifepristone）；②3β－羟甾脱氢酶抑制药，如曲洛司坦（trilostane）。

第三节　雄激素类药和同化激素类药

一、雄激素类药

天然雄激素（androgens）主要是睾酮（testosterone），由睾丸间质细胞分泌。肾上腺皮质、卵巢和胎盘等也能够分泌少量的睾酮。在临床上，多使用人工合成的睾酮衍生物，例如丙酸睾酮（testosterone propionate，丙酸睾丸素）、美睾酮（mesterolone）和氟甲睾酮（luoxymesterone）等。

【生理及药理作用】

1. 生殖系统 睾酮可促进男性生殖器官的发育和成熟，形成并维持男性第二性征，促进精子的生成与成熟。大剂量睾酮可负反馈抑制垂体前叶分泌促性腺激素，对于女性可减少卵巢雌激素的分泌，并有直接抗雌激素的作用。

2. 同化作用 睾酮能明显促进蛋白质的合成（同化作用），减少蛋白质的分解（异化作用），从而造成正氮平衡，促进肌肉的增长，体重的增加，减少尿氮的排泄，同时可有水、钠、钙、磷的潴留作用。

3. 提高骨髓造血功能 骨髓造血功能低下时，大剂量睾酮可促进肾脏分泌促红细胞生成素（erythropoietin），也可直接刺激骨髓细胞的造血功能，使红细胞的生成增加。

4. 免疫增强作用 睾酮可促进免疫球蛋白的合成，增强机体免疫功能和巨噬细胞的吞噬功能，并具有一定的抗感染能力，并且具有与糖皮质激素相似的抗炎作用。

5. 心血管系统调节作用 睾酮可通过激活雄激素受体和耦联 K^+ 通道，对心血管系统进行良好的调节，主要表现为影响脂质代谢，降低胆固醇；调节凝血和纤溶的过程；抑制高胰岛素血症、高糖和代谢综合征的发生；使血管平滑肌细胞舒张，血管张力降低等。

【体内过程】 睾酮口服后极易被肝脏破坏，一般使用睾酮的油溶液进行肌内注射或植入皮下给药。睾酮的酯类化合物吸收缓慢，故作用时间长。睾酮的代谢产物可以在与葡萄糖醛酸结合后，随尿液排出。甲睾酮不易被肝脏破坏，既可口服，也可于舌下给药。

【临床应用】

1. 替代疗法 对无睾症（先天或后天两侧睾丸缺损）或类无睾症（睾丸功能不足）的患者、男子性功能低下的患者，可用睾酮做替代疗法。

2. 围绝经期综合征与功能性子宫出血 通过对抗雌激素的作用，使子宫平滑肌收缩、子宫血管收缩，并逐渐使子宫内膜萎缩而止血。更年期患者更为适用。对于严重出血的患者，可注射己烯雌酚、黄体酮和丙酸睾酮三药的混合物，可以达到止血的目的，停药时应逐渐减少药量，停药后易发生撤退性的出血。

3. 晚期乳腺癌 雄激素能够缓解部分患者的病情。这可能主要与雄激素对抗雌激素的活性作用有关，也可能与雄激素抑制垂体前叶分泌促性腺激素的作用有关，因此雄激素可显著减少雌激素的分泌；另外，雄激素还对抗催乳素对癌组织的刺激作用。其治疗效果与癌细胞中的雌激素受体的含量成正相关。

4. 贫血 丙酸睾酮或甲睾酮可以改善骨髓的造血功能，故可被用于再生障碍性贫血以及其他贫血性疾病。

5. 虚弱 由于雄激素的同化作用，各种消耗性的疾病、骨质疏松、生长延缓、长期卧床、损伤、放疗等身体虚弱状况可用小剂量的雄激素进行治疗，可使患者食欲增加，加快患者体质恢复。

6. 预防良性前列腺增生 雄激素可降低前列腺内双氢睾酮的水平，从而防止良性前列腺的增生，但治疗效果不显著。

【不良反应】

（1）女性长期应用雄激素后，可出现男性化的改变如痤疮、多毛、声音变粗、闭经、乳腺退化等。男性患者则可能发生性欲亢进，也有部分患者可出现女性化，这主要是由于雄激素在性腺外组织转化为雌激素所引起，长期用药后的负反馈作用使睾丸萎缩，精子生成减少。

（2）17α 位由烷基取代的睾酮类药物可干扰肝内毛细胆管的排泄功能，如发现引起黄疸者应立即停止用药。

【禁忌证及应用注意】 孕妇及前列腺癌患者禁用。肾炎、肾病综合征、肝功能不良、高血压及心力衰竭患者也应慎用。

二、同化激素类药

临床应用雄性激素虽有较强的同化作用，但用于女性或非性腺功能不全的男性，常可出现雄激素作用，从而限制了它的临床应用；因此，合成了同化作用较好，而雄激素样作用较弱的睾酮的衍生物，即同化激素（anabolic steroids），如南诺龙（苯丙酸诺龙，nandrolone phenylpropionate）、司坦唑（stanozolol，康力龙）及美雄酮（methandienone，去氢甲基睾丸素）等。

第四节　避　孕　药

生殖过程主要包括精子和卵子的形成、成熟、排放、受精、着床及胚胎发育等，如果阻断了其中任何一个环节均可以达到避孕或终止妊娠的目的。避孕药是目前的避孕方法中一种安全、有效及使用方便、较理想的避孕方法。现有的避孕药多为女用避孕药。

一、主要抑制排卵的避孕药

本类药物中多数药物为不同类型的雌激素和孕激素配伍组成的复方制剂。目前常用的甾体避孕药多属于此类药物，其中最常用的是短效口服的复方甾体避孕药。

【药理作用】甾体避孕药主要通过两方面发挥作用：一是通过对中枢的抑制作用，干扰下丘脑－垂体－卵巢轴，从而抑制排卵；二是通过对生殖器官的直接作用，干扰着床，抗受精。

1. 抑制排卵　甾体避孕药对排卵有显著的抑制作用，用药期间避孕成功率可高达90%以上。外源性的雌激素通过负反馈机制抑制下丘脑 GnRH 的释放，减少 FSH 的分泌，使卵泡的生长成熟过程受到抑制，同时孕激素又可抑制 LH 的释放，两者发生协同作用而进一步抑制排卵的发生。

2. 干扰着床　甾体避孕药可抑制子宫内膜的正常增殖，促使其逐渐萎缩，最终使受精卵着床困难。

3. 增加宫颈黏液的黏稠度　使精子不易于进入宫腔。

4. 其他作用　甾体避孕药还可以影响子宫及输卵管平滑肌的正常生理活动，使受精卵难以在适当的时间到达子宫；另外，还可抑制黄体内甾体激素的生物合成等。

本类药物在排卵前、排卵期及排卵后服用，均可影响孕卵着床。

【分类及用法】现有的几种国内常用的甾体避孕药可分为口服制剂、长效注射制剂、缓释制剂以及多相片剂4类，其成分见表33－1。

表 33 – 1　几种甾体避孕制剂的成分

制剂名称	孕激素	雌激素
短效口服避孕药		
复方炔诺酮片（口服避孕药片Ⅰ号）	炔诺酮 0.625mg	炔雌醇 35μg
复方甲地孕酮片（口服避孕药片Ⅱ号）	甲地孕酮 1mg	炔雌醇 35μg
复方炔诺孕酮甲片	炔诺孕酮 0.3mg	炔雌醇 30μg
长效口服避孕药		
复方炔诺孕酮乙片（长效避孕药）	炔诺孕酮 12mg	炔雌醚 3mg
复方氯地孕酮片	氯地孕酮 12mg	炔雌醚 3mg
复方次甲氯地孕酮片	16 - 次甲氯地孕酮 12mg	炔雌醚 3mg
长效注射避孕药		
复方己酸孕酮注射液（避孕针 1 号）	己酸孕酮 250mg	戊酸雌二醇 5mg
复方甲地孕酮注射液	甲地孕酮 25mg	雌二醇 3.5mg
探亲避孕药		
甲地孕酮片（探亲避孕 1 号片）	甲地孕酮 2mg	－
炔诺酮片（探亲避孕片）	炔诺酮 5mg	－
双炔失碳酯片（53 号避孕针）	双炔失碳酯 7.5mg	－

【不良反应】

1. 类早孕反应 多在用药初期，由雌激素引起，可出现头晕、恶心、择食、乳房胀痛等轻微的类早孕反应。一般在坚持用药 2~3 个月后该症状可减轻或消失。

2. 闭经 少数妇女服药后可发生闭经，如果服药后连续两个月发生闭经，则应立即停止用药。

3. 乳汁减少 少数哺乳期妇女用药后则可引起乳汁减少。

4. 子宫不规则出血 常发生于用药后最初的几个周期，可加服炔雌醇。

5. 凝血功能亢进 甾体避孕药可引起血栓性静脉炎和血栓栓塞，如肺栓塞和脑血管栓塞等。

6. 轻度损害肝功能 可能引起肝脏良性腺瘤及肝脏局灶性结节的增生，用药妇女应定期检查肝脏。

7. 其他 用药后可能出现痤疮、皮肤色素沉着、血压升高等反应。

【禁忌证及应用注意】 充血性心力衰竭或有其他水肿倾向患者需慎用。急慢性肝病、糖尿病患者和需用胰岛素治疗者不宜使用本类药品。避孕药可减少子宫内膜癌、卵巢癌、子宫肌瘤，以及乳腺纤维囊性和纤维腺性病变的发生率，但是可以显著增加子宫颈癌和乳腺癌的发生率。如长期用药后可能出现乳房肿块，此时应立即停止用药。宫颈癌患者绝对禁用此类避孕药。

【药物相互作用】 肝药酶诱导剂，例如苯巴比妥、苯妥英钠等，可加速本类避孕药在肝脏内的代谢速率，影响避孕效果，甚至导致突破性出血。

二、其他避孕药

1. 干扰着床避孕药 此类药物可使子宫内膜发生各种功能和形态的变化，从而阻碍孕卵着床。一般多用大剂量炔诺酮（每次 5mg）或双炔失碳酯（anordrin，又称 53 号抗孕片）等。

2. 男性避孕药 棉酚（gossypol）是棉花根、茎和种子中所含的一种黄色酚类物质。临床应用的制剂有乙酸棉酚、普通棉酚、甲酸棉酚等。棉酚可破坏睾丸细精管的生精上皮，从而使精子数量减少，直至完全无精子生成。但因为棉酚可引起不可逆性精子生成障碍，从而限制了棉酚作为常规避孕药的使用。

环丙氯地孕酮是一种强效孕激素，为抗雄激素药物，可在雄激素的靶器官竞争性对抗雄激素。

孕激素和雄激素在较大剂量时可反馈性地抑制腺垂体促性腺激素的分泌，从而抑制精子的发生。将两者合用，制成孕激素－雄激素的复合制剂，可减少各药的剂量，从而减少其副作用。

3. 抗早孕药 米非司酮口服能拮抗孕激素活性，一般在妊娠早期使用，可破坏子宫蜕膜，使子宫平滑肌的收缩作用增强，宫颈发生软化、扩张，从而诱发流产。在临床上用于抗早孕、房事后紧急避孕，也可以用于诱导分娩。少数用药者可能发生严重出血，应当在医师指导下用本类药物。

此外，本类药物还有前列腺素衍生物（如卡前列素、吉美前列素、硫前列酮等）。

4. 外用避孕药 常用的外用避孕药多是一些具有较强杀精功能的药物，可以被制成胶浆或栓剂等剂型。例如 0.2% 的孟苯醇醚（menfegol）溶液。杀精剂使用简便，但杀精剂的避孕失败率明显高于其他的屏障避孕法。

本章小结

性激素类药物统指影响性激素作用的药物。雌激素是女性体内维持女性特征的主要激素，具有广泛的生理和药理作用，临床主要用于围绝经期综合征、骨质疏松症等疾病。

孕激素对于女性生殖系统的生理性周期形成、哺乳准备等具有重要的生理作用。临床主要用于卵巢功能不全和闭经、功能性子宫出血、先兆流产和习惯性流产的治疗。

雄激素除对男性生殖系统生长发育和功能维持具有重要作用外，还具有增强免疫和同化作用。临床上主要用于男性无睾症或类无睾症的替代疗法。同化激素是同化作用较好，而雄激素样作用较弱的睾酮的衍生物，主要用于蛋白质同化或吸收不足，以及蛋白质分解亢进或损失过多等情况。

目前，临床使用的避孕药主要包括由雌、孕激素复方配伍组成的抑制排卵药、抗着床避孕药、抗早孕药、男性避孕药以及外用避孕药等几类。

题库

思 考 题

1. 雌激素的药理作用、临床应用有哪些?
2. 孕激素的药理作用、临床应用有哪些?
3. 避孕药包括哪几类? 主要药理作用是什么?

（黄　伟）

第三十四章

影响自体活性物质的药物

知识要求

1. **掌握** 影响组胺、5-羟色胺受体及前列腺素类物质代谢类药物的药理作用、临床应用与不良反应。

2. **熟悉** 影响白三烯、一氧化氮的药物的药理作用及应用。

3. **了解** 自体活性物质的分类、来源、生物学活性及其药物研究现状。

能力要求

1. 熟练掌握影响组胺、5-羟色胺受体及前列腺素类物质代谢类药物的药理作用、临床应用与不良反应等基础知识，培养临床对症用药的实践技能。

2. 形成对自体活性物质的多维度认知，具备初步的药学服务能力。

　　自体活性物质（autacoids）又称局部激素，是一大类由体内非特定内分泌腺产生的，以旁分泌方式到达邻近部位发挥作用，而不需进入血液循环的内源性活性物质。因此，它不同于神经递质和激素。这些活性物质广泛存在于体内许多组织，包括组胺、5-羟色胺、前列腺素、白三烯、血管活性肽类（P 物质、激肽类、血管紧张素、利尿钠肽、血管活性肠肽、降钙素基因相关肽和内皮素等）以及一氧化氮和腺苷等。本章所述包括天然和合成的自体活性物质及其拟似药、自体活性物质受体阻断药及影响自体活性物质代谢的药物。

第一节　组胺和抗组胺药

一、组胺及其组胺受体激动药

（一）组胺

　　组胺（histamine）是由组氨酸经特异性的组氨酸脱羧酶脱羧产生，广泛分布于体内的一种自体活性物质。正常状态下，外周组胺主要以无活性形式存在于肥大细胞和血液嗜碱粒细胞颗粒中，在中枢神经系统组胺则由特定的神经细胞合成。在组织损伤、炎症、神经刺激、机体发生变态反应等条件下，以活性形式（游离型）释放，作用于组胺受体而产生效应。药用组胺为人工合成品，本身无治疗用途，但其阻断药却广泛应用于临床。

　　组胺受体有 H_1、H_2、H_3、H_4 四种亚型。各亚型被激动后，通过 G-蛋白介导和不同的第二信使产生效应。组胺受体亚型的分布及其激动后的效应见表 34-1。

表 34 – 1 组胺受体亚型的分布及其效应

受体类型	受体分布	主要效应	激动药	阻断药
H_1	支气管、胃肠、子宫等平滑肌	收缩	组胺	苯海拉明
	皮肤血管、毛细血管	扩张、通透性增加	2 – 甲基组胺	异丙嗪
	心房肌	收缩增强	倍他斯汀	氯苯那敏
	房室结	传导减慢		阿司米唑等
	中枢	觉醒反应		
H_2	胃壁细胞	胃酸分泌增加	组胺	西咪替丁
	血管	扩张	倍他唑	雷尼替丁
	心室肌	收缩增强	4 – 甲基组胺	法莫替丁等
	窦房结	心率加快		
H_3	中枢与外周神经末梢	负反馈调节组胺合成与释放	组胺、α – 甲基组胺	硫丙咪胺
H_4	白细胞（尤其是嗜酸粒细胞、肥大细胞）	趋化反应、分泌细胞因子	4 – 甲基组胺	NJ7777120

【药理作用】

1. 心血管系统

（1）心脏 组胺对心脏的作用种属差异较大。在人体及某些种属动物，组胺通过激动心脏 H_1 受体，减慢房室传导，增强心房肌收缩力。但在豚鼠则表现为 H_1 受体介导的负性肌力作用；激动 H_2 受体，使腺苷酸环化酶活化，心肌细胞内 cAMP 水平增高，使心室肌收缩力增强，心率加快。

（2）血管 组胺对心血管系统最突出的作用就是通过激动血管平滑肌细胞 H_1 受体和 H_2 受体，使小动脉、小静脉扩张，回心血量减少。激动 H_1 受体可快速扩张毛细血管，增加毛细血管通透性，使体液和小分子蛋白进入组织间隙，引起局部水肿和有效循环血量减少；激动 H_2 受体可产生缓慢而持久的扩血管效应。

（3）血小板 血小板膜上存在 H_1 受体和 H_2 受体。组胺激动 H_1 受体，使磷脂酶A_2（PLA_2）活化，介导花生四烯酸释放，调节细胞内 Ca^{2+} 水平从而促进血小板聚集；激动 H_2 受体，增加血小板中 cAMP 含量，抑制血小板聚集。最终对血小板聚集的影响取决于两者功能平衡变化。

2. 腺体 组胺激动胃黏膜壁细胞上的 H_2 受体，使胃酸分泌显著增加，是很强的胃酸分泌刺激剂；作用于胃壁主细胞，使胃蛋白酶分泌增加。组胺促进胃酸分泌的作用可用于诊断真假性胃酸缺乏症。

3. 平滑肌 激动支气管平滑肌细胞 H_1 受体，引起支气管平滑肌收缩，引起呼吸困难，但健康人对此作用不敏感，而支气管哮喘患者对组胺的敏感性比健康人增强 100 ~ 1000 倍；激动胃肠道平滑肌细胞 H_1 受体，引起胃肠道平滑肌收缩，但不同种属的动物对其敏感性不同，其中豚鼠回肠对其最为敏感，常作为组胺相关研究的首选组织标本。对子宫平滑肌的作用也依动物种属不同而表现不同，如人子宫不敏感，豚鼠子宫收缩，而大鼠子宫则松弛。

4. 神经系统 组胺对感觉神经末梢（特别是调节痛和痒的神经）有强烈的刺激作用，激动 H_1 受体，产生瘙痒和疼痛，这是荨麻疹和昆虫叮咬反应的主要原因。激动中枢 H_1 受体产生兴奋作用，参与觉醒的维持。

【临床应用】

1. 胃酸分泌试验 用于鉴别胃癌和恶性贫血患者是否发生真性胃酸缺乏症。晨起空腹皮下注射磷酸组胺，若无胃酸分泌，即为真性胃酸缺乏症。目前临床多用五肽促胃酸激素代替，组胺已少用。

2. 麻风病辅助诊断 皮下注射小剂量组胺，首先在注射部位因毛细血管扩张而出现红斑，随后由于毛细血管通透性增加而在红斑部位形成丘疹，继而组胺刺激神经末梢通过轴索反射引起小动脉舒张出现范围较广的红晕，即所谓红斑、丘疹和红晕三联反应。局部神经受损者，如麻风患者皮内注射组胺不产生三联反应。

【不良反应】常见不良反应有头痛、胃部不适、皮肤瘙痒、体位性低血压和颜面潮红等。消化性溃疡、支气管哮喘患者禁用。

（二）组胺受体激动药

培 他 司 汀

培他司汀（betahistine）是组胺 H_1 受体激动药，具有扩张血管作用，对毛细血管的扩张作用比组胺弱而持久，但不增加毛细血管的通透性。可促进脑干和迷路的血液循环，纠正内耳血管痉挛，减轻膜迷路积水。还有对抗儿茶酚胺的缩血管作用和抗血小板聚集及抗血栓形成作用。临床用于治疗：①内耳眩晕症，能减除耳鸣、眩晕、恶心等症状，近期治愈率高；②缓解各种原因引起的头痛；③慢性缺血性脑血管病。可有口干、恶心、胃部不适、心悸、皮肤瘙痒等不良反应。嗜铬细胞瘤患者及支气管哮喘患者禁用，消化性溃疡患者慎用。

二、组胺受体阻断药

与组胺竞争同一受体，拮抗组胺的药物叫组胺受体阻断药（histamine receptor antagonist），又称抗组胺药（antihistamines）。根据其对组胺受体亚型选择性不同，又分为 H_1、H_2、H_3 和 H_4 受体阻断药。目前仅有 H_1 和 H_2 受体阻断药在临床应用。鉴于 H_3 受体与阿尔茨海默病、注意力缺陷多动症、帕金森病等神经行为失调有关，H_3 受体阻断药已成为当今抗组胺药物研究的一个热点领域，一些 H_3 受体阻断药已进入临床试验。H_4 受体是新发现的组胺受体，主要与炎症反应有关，提示 H_4 受体拮抗药有可能用于治疗炎症和过敏。

（一）H_1 受体阻断药

迄今，已有"第一代"和"第二代"50 余种 H_1 受体阻断药供临床应用。组胺 H_1 受体阻断药具有与组胺分子类似的乙基叔胺结构，这是与组胺竞争结合受体的必需结构。常用的第一代药物如苯海拉明（diphenhydramine）、异丙嗪（promethazine）、曲吡那敏（pyribenzamine）、氯苯那敏（chlorpheniramine）和赛庚啶（cyproheptadine）等，因对中枢的抑制活性强、受体特异性差，故引起明显的镇静和抗胆碱作用，且作用维持时间较短。第二代药物如西替利嗪（cetirizine）、美喹他嗪（mequitazine）、阿司咪唑（astemizole）、阿伐斯汀（acrivastine）、左卡巴斯汀（levocabastine）及咪唑斯汀（mizolastine）、依巴斯汀（ebastine）、非索非那丁（fexofenadline）及氯雷他定（loratadine）等，大多数无明显的中枢抑制和抗胆碱作用，大多具有长效特点。常用 H_1 受体阻断药的特点见表 34 - 2。左西替利嗪是第三代高效、无镇静作用的抗组胺药。

表 34 - 2　常用 H_1 受体阻断药的特点比较

药物	H_1 阻断	镇静催眠	抗晕止吐	抗胆碱	T_{max}（h）	$t_{1/2}$（h）	维持时间（h）
第一代药物							
苯海拉明	++	+++	++	+++	1	4 ~ 24	4 ~ 6
异丙嗪	+++	+++	++	+++	0.5 ~ 1	/	4 ~ 12
氯苯那敏	+++	+	−	++	3 ~ 6	30	4 ~ 6
赛庚啶	+++	++	+	++	0.5	3	/
曲吡那敏	++	++	−	−		−	4 ~ 6
第二代药物							
西替利嗪	+++	−	/	/	1 ~ 2	10 ~ 11	24
阿司咪唑	+++	−	−	−	0.5 ~ 1	24	24 ~ 48

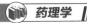

续表

药物	H_1阻断	镇静催眠	抗晕止吐	抗胆碱	T_{max}（h）	$t_{1/2}$（h）	维持时间（h）
特非那丁	+++	−	−	−	2	20~25	>12
氯雷他定	+++	−	−	−	1~1.5	8~11	18~24
左卡巴斯汀	+++	/	/	/	2	35~40	10~12

注：+++强效，++中效，+弱效，−无效，/无资料。

【体内过程】H_1受体阻断药口服或注射均易吸收，大部分经肝代谢，代谢物及少数原型药物从肾脏排出。口服后大多15~30分钟起效，2~3小时达高峰。第一代H_1受体阻断药作用持续时间一般为4~6小时，能透过血-脑屏障。而第二代H_1受体阻断药的作用持续时间可长达12~48小时（表34-2），且不易透过血-脑屏障。特非那丁、阿司咪唑等药物的代谢产物仍有活性，作用持续时间较长。

【药理作用】

（1）阻断H_1受体　可对抗组胺引起的支气管、胃肠道和子宫平滑肌的痉挛性收缩作用。小剂量的组胺即可引起豚鼠因呼吸窒息而死亡，如事先给H_1受体阻断药，可使豚鼠耐受数倍甚至千倍以上致死量的组胺。对组胺引起的毛细血管通透性增加和局部渗出水肿有很强的对抗作用，但对血管扩张和血压降低等全身作用仅有部分对抗作用。对H_2受体兴奋引起的胃酸分泌无影响。

（2）中枢抑制作用　多数H_1受体阻断药可通过血-脑屏障，产生不同程度的中枢抑制作用，尤以第一代药物苯海拉明和异丙嗪为甚，表现为镇静、嗜睡。这可能是由于中枢H_1受体被阻断，拮抗了脑内内源性组胺介导的觉醒反应。第二代H_1受体阻断药分子量大，且脂溶性较低，大多不易透过血-脑屏障，故几乎无中枢抑制作用。

（3）抗胆碱作用　大多数第一代H_1受体阻断药具有抗胆碱作用，其中枢抗胆碱作用产生止吐和防晕效应，苯海拉明、异丙嗪等防晕止吐作用较强。外周抗胆碱作用可引起阿托品样副作用。第二代H_1受体阻断药的抗胆碱作用很弱或没有该作用。

（4）其他　较大剂量的苯海拉明、异丙嗪等尚有局麻作用和奎尼丁样作用。赛庚啶对5-HT受体具有较强的阻断作用。

【临床应用】

1. 变态反应性疾病　H_1受体阻断药对组胺释放引起的荨麻疹、过敏性鼻炎等疗效较好，现多用第二代H_1受体阻断药。对昆虫叮咬所致的皮肤瘙痒和水肿亦有良效。对血清病、药疹和接触性皮炎有一定疗效。抗组胺药不作为治疗哮喘的一线药物，但第二代H_1受体阻断药可用于过敏性哮喘的辅助治疗，对支气管哮喘疗有效。对过敏性休克无效。

2. 晕动病和呕吐　用于晕动病、放射病等引起的呕吐，其中以苯海拉明、异丙嗪、美克洛嗪等镇吐作用较强。

3. 镇静、催眠　某些具有明显镇静作用的H_1受体阻断药如异丙嗪、苯海拉明等可用于防治皮肤变态反应性疾病引起的焦虑性失眠，也可与氨茶碱配伍使用，用于对抗氨茶碱中枢兴奋、失眠的不良反应。

【不良反应】第一代药物常见镇静、嗜睡、眩晕、头痛、乏力、反应迟钝等中枢抑制症状，以苯海拉明和异丙嗪最为明显，驾驶员或高空作业者在工作期间不宜使用。第二代药物多数无中枢抑制作用。多数药物具有抗胆碱作用，可引起视物模糊、便秘、尿潴留等。其他还有胃肠道反应，如恶心、呕吐、腹泻等。偶见粒细胞减少及溶血性贫血。阿司咪唑和特非那丁在高浓度时阻滞心肌细胞钾通道，引起致死性的尖端扭转型室性心动过速（torsades de pointes）。

（二）H_2受体阻断药

H_2受体阻断药能特异性阻断胃壁细胞H_2受体，拮抗组胺或组胺受体激动药所致的胃酸分泌。H_2受体阻断药如西咪替丁、雷尼替丁、法莫替丁和尼扎替丁等的药理作用及临床应用（详见第二十七章相关内容）。

案例分析

【实例】 患者，男，34 岁，出租车司机。咳嗽 2 个月，呈阵发性干咳，无喘鸣及呼吸困难，接触烟雾、冷空气、灰尘可诱发，既往对花粉过敏，咳嗽发作昼夜无差异。查体：心肺无异常。实验室检测：血常规正常。变应原皮试中螨为阳性，血清总 IgE 值增高。肺功能检查无异常，气道激发试验阴性。咳嗽激发试验阳性。诊断为变应性咳嗽。给予口服氯雷他定片和吸入氟替卡松气雾剂治疗。治疗 1 个月后咳嗽症状完全消失。

【问题】 为什么使用氯雷他定片和吸入氟替卡松治疗？可否用氯苯那敏代替氯雷他定？

【分析】 变应性咳嗽由接触过敏物质而诱发，氯雷他定是 H_1 组胺受体阻断药，可对抗组胺等过敏物质引起的过敏反应，氟替卡松是一种糖皮质激素，也具有抗过敏作用，但二者抗过敏机制不同，因此合用治疗有良好效果。

不可以用氯苯那敏代替氯雷他定。因为患者为出租车司机，而氯苯那敏的中枢抑制作用较强，易引起嗜睡，而第二代 H_1 受体阻断药氯雷他定无中枢抑制作用。

第二节 5 - 羟色胺类药物及阻断药

一、5 - 羟色胺及其受体激动药

5 - 羟色胺

5 - 羟色胺（5 - hydroxytryptamine，5 - HT），又名血清素（serotonin），约 90% 的 5 - HT 合成并分布于肠嗜铬细胞颗粒，在刺激因素作用下，5 - HT 从细胞颗粒内释放，弥散到血液中，其中约占全身总量 8% 的被血小板摄取和贮存。中枢神经系统中 5 - HT 作为一种神经递质主要存在于松果体和下丘脑，占全身总量的 1% ~ 2%，可能参与痛觉、睡眠和体温等生理功能的调节。5 - HT 的含量或功能异常可能与精神病、偏头痛等多种疾病的发病有关。

5 - HT 受体非常复杂，有 7 个亚型（5 - HT_{1-7}），每种亚型受体又存在不同的亚亚型。如 5 - HT_1 受体是 5 - HT 受体家族中最庞大的一个，目前有 A、B、D、E、F 5 种亚型，其中没有 5 - HT_{1C} 受体，是因为它被重新分类为 5 - HT_{2C} 受体。5 - HT_3 受体与离子通道相耦联，其余 6 种均与 G 蛋白耦联，进而激活细胞内第二信使。5 - HT 通过激动不同的 5 - HT 受体亚型而产生不同的药理作用，由于其作用广泛，本身无临床应用价值。其发挥的作用主要如下。

1. 心血管系统 作用较复杂，静注 5 - 羟色胺后血压呈三相反应，首先通过 5 - 羟色胺激动 5 - HT_3 受体引起心率减慢、心输出量减少，使血压短暂降低；其次，5 - HT 激动 5 - HT_{2A} 受体，引起多数血管平滑肌收缩，肾、肺血管尤为明显，使血压持续数分钟升高；最后，由于 5 - HT_1 受体介导的骨骼肌血管的舒张作用导致长时间的低血压，此作用需血管内皮细胞参与。此外，5 - HT 激动 5 - HT_2 受体还可引起血小板聚集。

2. 平滑肌 5 - HT 激动胃肠道平滑肌 5 - HT_2 受体或肠壁内神经节细胞 5 - HT_4 受体均可引起胃肠道平滑肌收缩，使胃肠道张力增加，肠蠕动加快；5 - HT 还可兴奋支气管平滑肌，特别是哮喘患者对其非常敏感，但对正常人影响其小。

3. 神经系统　昆虫叮咬和植物刺伤可促使局部 5 - HT 释放，引起痛痒。动物侧脑室注射 5 - HT 后，可引起镇静、嗜睡和一系列行为反应，并影响体温调节和运动功能。影响认知、学习、记忆、情绪和食欲等生物学功能；并调节许多神经递质（包括 γ - 氨基丁酸、谷氨酸、多巴胺、肾上腺素/去甲肾上腺素和乙酰胆碱）和激素（包括催产素、加压素、皮质醇、促肾上腺皮质激素、催乳素和 P 物质等）的释放。

<h2 style="text-align:center">5 - 羟色胺受体激动药</h2>

5 - HT 本身尚无临床应用价值，而几种受体亚型的激动药已应用于临床。

1. 5 - HT$_{1D}$受体激动药　代表药舒马普坦（sumatriptan），是 5 - HT 的衍生物，通过激动 5 - HT$_{1D}$受体，可引起颅内血管收缩，用于偏头痛和丛集性头痛的治疗，是目前治疗急性偏头痛疗效最好的药物，$t_{1/2}$为 2 ~ 4 小时。主要不良反应包括麻刺感、压迫、发热和发紧等感觉异常，冠脉痉挛性胸闷和不适，长期大剂量服用舒马曲坦可使血液变成绿色。与选择性 5 - 羟色胺再吸收抑制剂（SSRIs）或选择性 5 - 羟色胺/去甲肾上腺素重吸收抑制剂（SNRIs）联合应用可能会导致危及生命的血清素综合征。禁用于缺血性心脏病患者，以及以往有过心肌梗死、冠脉痉挛、难治型和重度高血压患者。同类药物还有那拉普坦、阿莫曲坦、氟伐普坦等。

2. 5 - HT$_{1A}$受体激动药　以丁螺环酮（buspirone）为代表的阿扎哌隆类（azapirones）药物是近些年推出的新一类抗焦虑药，同类药物还有伊沙匹隆（ipsapirone）和吉哌隆（gepirone）等，它们选择性部分激动 5 - HT$_{1A}$受体，减低 5 - HT 的神经传递，发挥抗焦虑作用，是一类有效的非苯二氮䓬类抗焦虑药。严重肝肾功能不全、重症肌无力患者禁用。

3. 5 - HT$_1$受体激动药　芬氟拉明（fenfluramine）和右芬氟拉明（dexfenfluramine）通过激动 5 - HT$_1$受体，产生强大的抑制食欲作用，被广泛用于控制体重、单纯性肥胖及伴有糖尿病、高血压、焦虑症、心血管疾病的肥胖患者的治疗。

4. 5 - HT$_4$受体激动药　西沙必利（cisapride）和伦扎必利（renzaprirde）可选择性激动肠壁神经节神经细胞上的 5 - HT$_4$受体，促进神经末梢释放乙酰胆碱（ACh），具有增加胃肠动力的作用，临床用于治疗胃食管反流症等胃肠动力失调病。

二、5 - 羟色胺受体阻断药

1. 赛庚啶（cyproheptadine）和苯噻啶（pizotyline）　选择性阻断 5 - HT$_2$受体，对 H$_1$受体也有阻断作用，同时有较弱的抗胆碱、抗抑郁和中枢镇静作用，此外还有降低血糖和刺激食欲的作用。可用于治疗荨麻疹、湿疹、接触性皮炎等皮肤黏膜过敏性疾病。也可预防偏头痛发作，但对已急性发作的头痛无效。不良反应有口干、嗜睡等。青光眼、前列腺肥大及尿闭患者忌用。

2. 昂丹司琼（ondansetron）　选择性阻断肠道和延髓极后区的 5 - HT$_3$受体，产生强大的镇吐作用，主要用于癌症患者放射治疗和化疗伴发的严重恶心、呕吐。同类药物还有多拉司琼（dolasetron）、格拉司琼（granisetron）等均被证实可有效治疗放、化疗引起的恶心。

3. 酮色林（ketanserin）　是典型的 5 - HT$_{2A}$受体阻断药，兼具较弱的 α$_1$受体和 H$_1$受体阻断作用，对抗 5 - HT 引起的血小板聚集和血管、支气管收缩。同类药物还有利坦色林（ritanserin）。

4. 麦角生物碱类　麦角生物碱按化学结构分为胺生物碱和肽生物碱两类，除了阻断5 - HT受体外，还可作用于 α 肾上腺素能受体和 DA 受体（详见第二十九章相关内容）。

（1）胺生物碱　美西麦角（methysergide，二甲基麦角新碱），阻断 5 - HT$_{2A}$和 5 - HT$_{2c}$受体，用于偏头痛的预防和治疗，可能与其抑制血小板聚集，减少花生四烯酸释放，减轻炎症反应，缓解偏头痛初期的血管强烈收缩有关。

（2）肽生物碱　麦角胺（ergonovine），能明显收缩血管，减少动脉搏动，可显著缓解偏头痛症状，用于偏头痛的诊断和治疗。

5. 氯氮平（clozapine）　是一个 5 - HT$_{2A}$ 和 DA 受体阻断药，代表新一类非经典抗精神病药，它们的锥体外系不良反应轻，对多巴胺受体亚型有高亲和力。同类药还有利培酮（详见第十五章相关内容）。

第三节　膜磷脂代谢产物类药物及拮抗药

一、花生四烯酸的代谢和生物转化

细胞膜磷脂在磷脂酶 A$_2$（PLA$_2$）的作用下可衍生两大类自体活性物质：花生四烯酸（arachidonic acid，AA）和血小板活化因子（platelet activating factor，PAF）。AA 是人体必需的不饱和脂肪酸。释放出的 AA 有四条代谢途径，分别是环氧合酶（cyclooxygenase，COX）途径、脂氧合酶（lipoxygenase，LOX）途径、P450 表氧化酶（epoxygenase）途径和异十二烷（isoeicosanoid）途径。前两条途径分别转化为具有广泛生物活性的前列腺素类（prostaglandins，PGs）、血栓素类（thromboxans，TXs）和白三烯类（leukotrienes，LTs）化合物，后两条途径分别生成环氧二十碳四烯酸（EETs）和异前列烷等异十二烷类。本节重点介绍 COX 途径和 LOX 途径。

1. 环氧合酶（cyclooxygenase，COX）途径　AA 在 COX 催化下形成不稳定的环内过氧化物 PGG$_2$ 和 PGH$_2$，PGH$_2$ 很快被不同酶催化形成各种前列腺素类物质（prostaglandins，PGs）和血栓素类物质（thromboxans，TXs）。由于不同组织所存在的代谢 PGH$_2$ 的酶种类不同，因此，PGH$_2$ 被转化生成的最终代谢产物不同，如血管内皮细胞中 PGI$_2$ 合成酶丰富，主要生成 PGI$_2$；血小板中 TXA$_2$ 合成酶丰富，主要合成 TXA$_2$；而肾脏主要生成 PGE$_2$ 及 PGF$_{2\alpha}$。

2. 脂氧酶（lipoxygenase，LOX）途径　包括 5 - LOX、12 - LOX、和 15 - LOX 三种脂氧酶代谢途径。AA 经三种脂氧酶催化生成羟基过氧化花生四烯酸、白三烯类（leukotrienes，LTs）、羟基花生四烯酸（hydroperoxyeicosatetraenoic acid，HPETE）和脂氧素（lipoxins，LXs）。其中 LTs 是 5 - LOX 的催化产物，包括 LTA、LTB、LTC、LTD 和 LTE 等，LTC$_4$ 和 LTD$_4$ 是收缩支气管平滑肌和引起过敏反应的慢反应物质。5 - LOX 在体内主要分布于白细胞、肺和气管等组织。具体代谢途径见图 34 - 1。

二、前列腺素和血栓素

AA 在 COX 催化下主要生成两大类物质，即前列腺素类物质（prostaglandins，PGs）和血栓素类物质（thromboxans，TXs）。这两类物质的作用复杂多样，对血管、呼吸道、消化道和生殖器官平滑肌均有显著作用，对肾、血小板、内分泌系统和神经系统等也具有广泛影响，见图 34 - 1。

【药理作用】

1. 血管平滑肌　TXA$_2$ 和 PGF$_{2\alpha}$ 能收缩血管，对静脉血管作用更为显著；TXA$_2$ 是平滑肌细胞的有丝分裂原，能促进平滑肌细胞分裂、增殖。主要由内皮细胞合成的 PGI$_2$ 和 PGE$_2$ 共同激活腺苷酸环化酶，升高 cAMP，使小动脉松弛。

2. 内脏平滑肌　多数前列腺素和血栓素都具有收缩胃肠平滑肌的作用，但由于受体的亚型不同，所表现的作用有所不同。PGE$_2$ 和 PGF$_{2\alpha}$ 收缩纵肌，PGI$_2$ 和 PGF$_{2\alpha}$ 收缩环肌，而 PGE$_2$ 松弛环肌。此外，PGF$_{2\alpha}$ 和 PGE$_2$ 都能使子宫平滑肌收缩，而 PGI$_2$ 具有松弛作用。

3. 血小板　PGE$_1$、PGD$_2$ 和 PGI$_2$ 抑制血小板聚集，而 TAX$_2$ 促使血小板聚集。

4. 中枢和外周神经系统　致热原使白细胞介素 - 1（IL - 1）合成和释放增加，IL - 1 促进 PGE$_2$ 合成释放。脑室内给予 PGE$_1$ 和 PGE$_2$ 能使体温升高。多种动物实验表明，脑室内注入 PGD$_2$ 可产生自然睡眠。PGE 能促进生长激素、催乳素、甲状腺刺激素（TSH）、促肾上腺皮质激素（ACTH）、促性腺激素

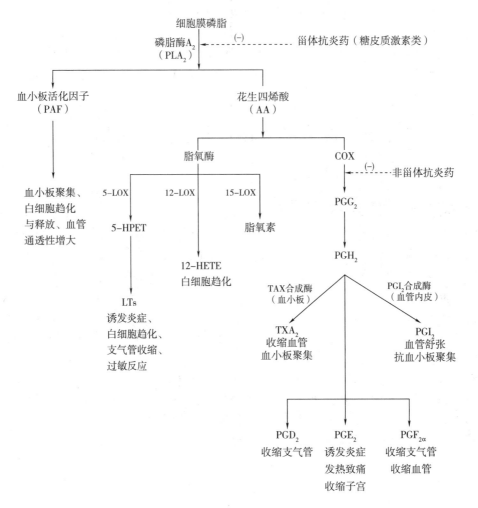

图 34 - 1　膜磷脂、花生四烯酸代谢途径及药物作用环节

（FSH）和黄体生成素（LH）的释放。

【临床应用】PGs 药物具有代谢快、作用广泛、不良反应较多等特点，目前临床主要用于治疗心血管系统、消化系统和生殖系统疾病。

（一）作用于心血管的 PGs 药物

前 列 地 尔

前列地尔（alprostadil，PGE_1）静脉滴注后经肺循环迅速被代谢，经肾脏排泄，血浆 $t_{1/2}$ 为 5～10 分钟。直接扩张血管和抑制血小板聚集，增加血流量，改善微循环；血管内给药可用于动脉导管未闭和急性心肌缺血；与抗高血压药和血小板聚集抑制剂有协同作用。阴茎注射 10～20μg 用于诊断和治疗阳痿。不良反应有头痛、食欲减退、腹泻、低血压、心动过速、可逆性骨质增生和注射局部红肿热痛等。禁用于妊娠和哺乳期妇女。

依前列醇与依洛前列素

依前列醇（epoprostenol，PGI_2）可明显舒张血管和抑制血小板聚集，是目前最强的抗凝血药。PGI_2 的

$t_{1/2}$ 为 2 ~ 3 分钟，经肺循环时不被代谢。静脉滴注较高剂量［20μg／（kg·min）］可使聚集的血小板解聚，替代肝素用于体外循环和肾透析时防止血栓形成。还可以用于缺血性心脏病、多器官衰竭、外周血管痉挛性疾病和肺动脉高压。不良反应有血压下降、心动过缓、颜面部潮红、头痛和胃肠道反应等。

依洛前列素（iloprost）是 PGI_2 的衍生物，作用和应用与 PGI_2 相同，但性质更稳定。

贝 前 列 素

贝前列素（beraprost）抑制血小板聚集与黏附，防止血栓形成；对末梢循环障碍的患者可改善其红细胞的变形能力。用于慢性动脉闭塞症引起的溃疡、疼痛及冷感。

（二）抗消化性溃疡的 PGs 类药物

PGs 在整个消化道均有分布，特别是胃和十二指肠含量较为丰富。人患溃疡病时，黏膜 PGs（主要是PGE）含量或合成能力显著下降，特别在溃疡急性期，胃体及胃窦黏膜以及胃液中 PGE 较正常含量显著减少，而在溃疡愈合时则升高。PGE 对胃有良好的保护作用，但作用时间短，不良反应多。目前临床多用 PGE 衍生物。

米 索 前 列 醇

米索前列醇（misoprostol）为 PGE_1 衍生物，能抑制基础胃酸分泌和组胺、五肽胃泌素等刺激引起的胃酸分泌。口服吸收迅速，用于治疗十二指肠溃疡和胃溃疡，治愈合有良好疗效。它不升高血清胃泌素水平，对防止溃疡复发较其他抗溃疡药佳。常与米非司酮合用终止早期妊娠。米非司酮为新型抗孕激素，能与孕酮受体及糖皮质激素受体结合，对受孕动物各期妊娠均有引产效应。

恩 前 列 素

恩前列素（enprostil）为 PGE_2 衍生物，可抑制胃液分泌，有细胞保护作用。口服每次 35 ~ 70μg，减少胃酸程度与 600mg 西咪替丁相当，治愈率与 H_2 受体阻断药近似，对 H_2 受体阻断药无效者也有效。本品能促进结肠和子宫的收缩，故孕妇慎用。

罗 莎 前 列 醇

罗莎前列醇（rosaprostol）可减少胃酸分泌，保护胃和十二指肠黏膜细胞。临床用于治疗胃和十二指肠溃疡。

（三）作用于生殖系统的 PGs 类药物

PGE_2、$PGF_{2\alpha}$ 及其衍生物具有较强的收缩子宫平滑肌的作用，用于催产、引产和流产（详见第二十九章相关内容）。

地 诺 前 列 酮

地诺前列酮（dinoprostone）在整个孕期均可引起子宫收缩，作为阴道栓剂催产药，可用于中期妊娠引产、足月妊娠引产和治疗性流产。

卡 前 列 素

卡前列素（carboprost，15 - 甲基 - PGF$_{2a}$）为地诺前列素（PGF$_{2a}$）的衍生物，兴奋子宫平滑肌，其活性较 PGF$_{2a}$ 高 10 倍，作用时间长，不良反应小，终止妊娠后能很快恢复月经和生育功能。临床主要用于终止妊娠以及宫缩无力导致的产后顽固性出血。

三、白三烯及其拮抗药

（一）白三烯

白三烯受体在组织分布广泛，但种属间差异较大。近年来，白三烯被公认为体内重要炎症介质，在人体的多种疾病中发挥作用。

1. 呼吸系统　LTs 特别是 LTC$_4$ 和 LTD$_4$ 可引起支气管强烈收缩，黏液分泌增加和肺水肿，其作用是组胺的 1000 倍以上。

2. 心血管系统　静注 LTs 先短暂升压，可能与其收缩冠状动脉、肺和肠系膜血管有关，而后持久降压，可能与其减少冠脉血流量，抑制心肌收缩力和减少血容量有关。LTs 还可加重心肌缺血，加剧心绞痛与心肌梗死。

3. 炎症与过敏反应　LTs 是引起变态反应的重要介质。LTB$_4$ 对单核细胞和巨噬细胞具有趋化作用，促进白细胞向炎症部位游走、聚集。LTs 通过增加血管内皮细胞的通透性，促进炎症细胞向炎症区域移行，从而参与急性炎症反应。LTs 参与了多种炎性疾病的病理过程，与风湿性关节炎、肾小球肾炎、哮喘、缺血性心血管疾病、痛风和溃疡性膀胱炎发病有密切关系。

（二）白三烯拮抗药

白三烯拮抗药主要包括 LTs 受体拮抗药和 LTs 合成抑制药。主要用于支气哮喘患者的预防和治疗。

1. 白三烯受体拮抗药　竞争性阻断 LTD$_4$ 受体，松弛支气管平滑肌，常用于哮喘。目前临床用扎鲁司特（zafirlukast）、孟鲁司特（montelukast）治疗过敏性鼻炎。普鲁司特（pranlukast）主要用于哮喘。

2. 白三烯合成抑制药　5 - LOX 能催化 LTs 的生成，齐留通（zileuton）为 5 - LOX 抑制剂，可预防或减轻支气管哮喘发作，减少糖皮质激素的用量。

四、血小板活化因子及其拮抗药

血小板活化因子（platelet activating factor，PAF）是一类生物活性很强的磷脂，由血小板、白细胞、内皮细胞、肺、肝、肾等多种组织和细胞经 PLA$_2$ 途径或非酶促途径产生，通过作用于 PAF 受体，产生广泛的生理和病理作用。PAF 受体属于 G 蛋白耦联受体家族，PAF 与 PAF 受体结合，激活磷脂酰肌醇、钙信息系统及相关蛋白激酶，使某些蛋白质磷酸化，产生广泛的生物活性。

1. PAF 的生物效应　PAF 具有强烈的扩张血管作用，能增加血管通透性，促进血小板聚集，促进中性粒细胞聚集和释放，产生大量活性氧、白三烯等炎性介质，参与了临床多种疾病的病理过程。可引起低血压、血管通透性增加、肺动脉高压、呼吸抑制、过敏反应和炎症反应等。PAF 也是最强的内源性促溃疡形成介质。在支气管哮喘、中毒性休克、动脉粥样硬化、心脑缺血、肾脏疾病、变态反应、消化道溃疡等疾病的发病过程中具有重要作用。

2. PAF 拮抗药　PAF 拮抗药主要是指 PAF 受体阻断药，因此，对于由于 PAF 过度生成有关的疾病如败血性休克、哮喘等可能具有治疗意义。目前，这类药物在哮喘、脓毒症等动物模型上有较好效果，但在临床研究中疗效有限。根据其来源分为天然和合成两大类：天然 PAF 阻断药主要有由银杏叶提出的一种萜内酯如银杏苦内酯 B（ginkgolide B）、胡椒科胡椒属植物海风藤中提取的木脂体海风藤酮（kadsurenone）。合成的 PAF 阻断药主要有含季铵盐的 PAF 结构类似物、含氮杂环化合物和天然化合物的衍生物。天然化合物的衍生物如以木质素类化合物外拉樟桂脂素（veraguensin）为先导物合成的一系列二芳基四氢呋喃类 PAF 受体阻断药，其中 MK287 特异性高，效用最强。

第四节　多　肽　类

氨基酸彼此以肽键（酰胺键）相互连接的化合物称为肽。含氨基酸多的称为蛋白质，少的称为多肽。多肽类（polypeptides）大多分布于神经组织。本节主要讨论的是一些作为自体活性物质的多肽及其激动药、拮抗药。

一、激肽类

1. 激肽的生成和代谢　激肽（kinin）是一类强的扩血管肽，分为缓激肽（bradykinin）和胰激肽（kallidin）两种。激肽的前体是激肽原（单链糖蛋白），激肽原在激肽释放酶作用下生成激肽。缓激肽由血浆中高分子量激肽原经血浆中激肽释放酶催化裂解而成，主要存在于血浆中；胰激肽由组织中低分子量的激肽原经组织激肽释放酶催化裂解而成，主要存在于组织和腺体内。激肽生成后很快被组织或血浆中的激肽酶降解失活。激肽酶有两种，分为激肽酶 I 和激肽酶 II，其中激肽酶 I 存在于血浆中，激肽酶 II（血管紧张素转化酶）同时存在于血浆和组织中。因此，激肽酶既可使激肽失活，同时也激活血管紧张素，产生缩血管作用。

2. 激肽的生物活性　激肽通过与靶细胞膜表面的激肽受体（B1 和 B2）结合，激活 PLA_2、释放出 AA、产生 PGs 以及对靶组织的直接作用而发挥生物效应。缓激肽和胰激肽具有相似的生物学作用，可扩张血管、收缩平滑肌和提高毛细血管通透性。其扩张心、肾、肠、骨骼肌和肝内血管的作用比组胺强 10 倍。激肽可引起呼吸道平滑肌、子宫平滑肌和大多数胃肠平滑肌收缩，因此激肽是引起哮喘的因素之一。激肽作用于皮肤和内脏感觉神经末梢，可引起剧烈疼痛。PGE 则能增强和延长其致痛作用。激肽还可促进白细胞的游走和聚集，为重要炎症介质之一。

3. 影响激肽释放酶 – 激肽系统的药物

（1）抑肽酶（aprotinin）　提自牛肺的一种激肽酶抑制剂，由 58 个氨基酸组成，使激肽原不能形成激肽。此外，对胰蛋白酶、糜蛋白酶等蛋白水解酶也有抑制作用。临床用于预防和治疗急性胰腺炎、纤维蛋白溶解引起的出血及弥漫性血管内凝血。还可用于抗休克治疗。在腹腔手术后，直接注入腹腔可预防肠粘连。

（2）激肽受体阻断药　第一代激肽受体（B2 受体）阻断药几乎无临床价值。第二代激肽受体（B2 受体）阻断药艾替班特（icatibant）是对 B2 受体选择性高、作用强的阻断药。2011 年 8 月艾替班特获美国 FDA 批准上市，该药为注射剂，用于 18 岁及以上人群治疗遗传性血管水肿（HAE）的急性发作。

（3）激肽酶 II 抑制药　抑制激肽酶 II 的药物如卡托普利等，通过抑制激肽酶 II，减少缓激肽降解，并抑制血管紧张素 I 转化为血管紧张素 II，用于治疗高血压（详见第二十一章相关内容）。

二、内皮素

内皮素（endothelins，ETs）是由内皮细胞释放的由 21 个氨基酸组成的多肽，ETs 有 ET1、ET2 和 ET3 三种异构体。ET1 主要在血管内皮细胞表达；ET2 主要在肾脏和小肠表达；ET3 则多在神经系统和肾小管上皮细胞表达。ETs 主要被中性内肽酶降解。ETs 和 ET 受体结合产生广泛的生物活性。ET 受体分为三种亚型：ETA 受体、ETB 受体及 ETC 受体。心肌和血管平滑肌（动、静脉）以 ETA 受体为主；肝、肾、脑和子宫以 ETB 受体为主；肺和胎盘两种受体亚型表达都很高；ETC 受体仅分布于中枢神经系统，特别是脑垂体细胞，抑制催乳素释放。

（一）内皮素的生物活性

1. 心血管　ET 是至今发现的最强的缩血管物质，在体内外均可产生强而持久的血管收缩作用。静注

ET_1 先出现短暂降压，然后是持久的升压。ET_1 对冠状血管有极强的收缩作用，给动物注入 ET_1 常导致心律失常或死亡。在重度原发性高血压、妊娠期高血压、肺动脉高压和各种高血压动物模型均发现血浆 ETs 浓度的升高，因此 ETs 可能与高血压的产生和维持有关。ETs 的收缩血管作用可能还与其他心血管疾病（心肌缺血、心肌梗死）、脑血管疾病（脑缺血、脑卒中）及肾衰竭等疾病有关。ETs 还可增强心肌收缩力，作用强而持久，使心肌耗氧量增加从而加重心肌缺血。

2. 促进平滑肌细胞分裂 ETs 可促进血管平滑肌细胞 DNA 的合成和有丝分裂，促进血管平滑肌增殖，从而促进动脉粥样硬化的形成。研究发现，血浆 ETs 浓度的高低与动脉粥样硬化灶的数目和动脉硬化患者的症状呈正相关。

3. 收缩内脏平滑肌 ETS 对多种平滑肌（支气管、消化道、泌尿生殖道）有强大收缩作用。ETs 与支气管哮喘的发病密切相关。

知识链接

内皮素的由来

1988 年 3 月日本学者柳泽正史（Masashi Yanagisawa）等从培养的猪主动脉内皮细胞中分离纯化出一种由 21 个氨基酸残基组成的活性多肽，相关研究发表在《Nature》上，命名了"内皮素"，从而使人们对内皮细胞的认识进一步深化，认为内皮不仅是半透膜维持血流与物质交换，亦是一种特化的调节组织，起着信号接收、加工、再输出的作用，对于维持循环稳态起着重要调节作用。内皮素是迄今所知最强的缩血管物质。在心脏和血管上有丰富的内皮素受体。研究表明心绞痛、急性心肌梗死、心肌缺血再灌注损伤、经皮腔内成形术时机体内皮素合成和释放明显增加，或血管对内皮素反应性亢进，都可能促进上述病理过程的发生发展。

（二）内皮素拮抗药

1. 内皮素受体阻断药 根据受体的选择性，内皮素受体阻断药可分为 ET_A 选择性阻断药和 ET_B 选择性阻断药以及非选择性阻断药。ET_A 选择性阻断药的主要代表药物有西他生坦、安贝生坦和达卢生坦，主要用于治疗肺动脉高压；非选择性的阻断药主要代表药有波生坦（bosentan），用于休息或轻微运动时（功能状态评分为Ⅲ级或Ⅳ级），出现呼吸困难症状的肺动脉高血压（pulmonary hypertension，PAH）患者改善运动耐力及相关症状。

2. 内皮素转化酶抑制剂（endothelin converting enzyme inhibitor，ECEI） 是一类具有良好开发前景的心血管类药物，目前还没有疗效满意、选择性高的药物应用于临床，但此类药物正在研究中。

三、P 物质

P 物质（substance P，SP）是由 11 个氨基酸组成的多肽，为速激肽家族成员之一。P 物质作为神经递质或神经调质主要分布于中枢神经系统中，其重要功能是传递痛觉信息。另外，P 物质在脑内也参与感觉、运动、情绪等的调节，并与焦虑症、抑郁症、精神分裂症的发病机制有关；作为局部激素分布于胃肠道、呼吸道、心血管系统等组织发挥作用：舒张小动脉产生降压；引起胃肠道、子宫及支气管平滑肌收缩；刺激唾液分泌，排钠利尿；引起肥大细胞脱颗粒，并刺激巨细胞合成释放溶酶体酶、LTD_4、PGD_2 等 AA 代谢产物。

四、利尿钠肽

利尿钠肽（natriuretic peptides，NPs）主要包括心房利尿钠肽（ANP）、脑利尿钠肽（BNP）和 C 型利尿钠肽（CNP）。ANP 主要在心房细胞分泌；BNP 主要在心室细胞分泌；CNP 主要由血管内皮细胞分泌并在局部发挥血管扩张和抗增殖作用。NPs 具有排钠利尿、舒张血管、降低血压等作用。其中，ANP 可使肾小球滤过率增加、近曲小管 Na^+ 重吸收减少，具有很强的排钠利尿、舒张血管作用，并能抑制肾素、加压素和醛固酮的分泌。

奈西立肽（nesiritide）为重组人 BNP，持续静脉给药用于严重心衰的治疗。主要不良反应是药物剂量依赖性无症状性低血压，对肾功能的影响目前仍存在争议。

五、血管紧张素及影响药物

肾素-血管紧张素系统（RAS）与循环功能的调节密切相关，在心脏、血管壁、肾脏、脑等组织均已发现 RSA 的存在，可导致血管收缩、血压升高、心血管重构。血管紧张素转化酶抑制剂、血管紧张素受体阻断药主要用于高血压、心力衰竭等的治疗（详见第二十一章相关内容）。

第五节　一氧化氮及其供体与抑制剂

一氧化氮（nitric oxide，NO）广泛存在于机体组织器官，由血管内皮细胞产生并释放，是近年来发现的一种新的细胞信使。其结构简单，半衰期短，化学性质活泼，参与机体多种生理及病理过程。1998 年，美国科学家 Louis J. Ignarro 和 Ferid Murad 因在 NO 方面研究做出的突出贡献而获得诺贝尔生理和医学奖。

一、一氧化氮的产生及生物学作用

体内的 L-精氨酸（L-arginine，L-Arg）在一氧化氮合成酶（nitricoxide synthase，NOS）作用下，转变成 L-胍氨酸，并释放出 NO。因此，L-精氨酸是合成 NO 的前体，一氧化氮合成酶是合成 NO 的关键酶。NOS 有三种亚型，即在正常状态下表达的神经元型一氧化氮合成酶（nNOS）和内皮型一氧化氮合成酶（eNOS）以及在损伤后诱导表达的诱导型一氧化氮合成酶（iNOS）。nNOS 主要表达于神经元和骨骼肌细胞，eNOS 主要表达于内皮细胞和神经元，过去一直认为二者均为结构型 NOS，现在认识到它们也可诱导性表达；iNOS 主要表达于巨噬细胞、肥大细胞、中性粒细胞、成纤维细胞、血管内皮细胞、平滑肌细胞等，在生理条件下不表达，只在内毒素和神经因子刺激时表达，而且生成的 NO 量多、释放时间长，不仅能杀灭病原微生物和肿瘤细胞，还具有细胞毒作用，在免疫学上有重要地位，又称病理性 NOS。NO 与相应受体结合后，激活鸟苷酸环化酶（GC），生成 cGMP，作为第二信使，引起如下一系列生理效应。

1. 血管　舒张血管平滑肌，血管内皮释放的 NO，激活平滑肌细胞的 GC，生成 cGMP，使血管平滑肌舒张。内皮细胞保护作用，可对抗缺血再灌注对血管内皮的损伤；抑制血小板和中性粒细胞的黏附，维持血管通透性和血管功能的完整性。抑制血管平滑肌细胞增殖和迁移，减少胶原纤维，阻止血管重构；NO 与血管内皮生长因子（VEGF）存在正反馈，增加 VEGF 表达，促进血管生成。

2. 对动脉粥样硬化的影响　NO 可明显抑制血小板黏附与聚集，减少血栓素 A_2 和血小板生长因子（PDGF）的释放；抑制中性粒细胞与血管内皮细胞的黏附，抑制血管平滑肌细胞增生；另外，NO 还能降低 LDL 的形成；从而产生抗动脉粥样硬化的作用。

3. 心脏　低浓度增强心肌收缩力，高浓度降低心肌收缩力；NO 具有抗凋亡和促凋亡双重效应，取决于细胞类型和状态、NO 浓度等；NO 作为抗氧化剂，抑制低密度脂蛋白的氧化，清除活化的白细胞产生的氧自由基，在缺血-再灌注损伤中具有保护作用。

4. 呼吸系统　NO 能扩张肺血管从而降低肺动脉压，能扩张支气管平滑肌，因此，吸入 NO 可治疗新生儿的肺动脉高压和呼吸窘迫综合征，对成年呼吸窘迫综合征也有效。

5. 神经系统　在中枢神经系统，NO 作为神经递质或调质发挥作用。突触后释放的 NO 使突触前兴奋性谷氨酸释放增加，参与脑的发育和学习记忆过程。高浓度的 NO 也可引起神经元和视网膜感光细胞退化。在外周组织，特别是胃肠道和生殖道，神经元释放的 NO 可舒张阴茎海绵体血管平滑肌，引起阴茎勃起，NOS 抑制剂可抑制勃起反应。某些 NO 供体在治疗阳痿时有一定价值。

6. 炎症 NO 能激活 COX - 2，刺激 PGs 产生；同时，NO 也能扩张血管，增加血管通透性，促进水肿等急性炎症反应；NO 对慢性炎症过程也有明显影响。NO 抑制药对关节炎有治疗作用。

二、一氧化氮供体

一氧化氮供体是指在体内可直接释放 NO 或经转化释放出 NO 发挥作用的药物。内源性 NO 是一种含不成对电子的气体，具有高度脂溶性，易扩散通过细胞膜。其性质活泼，极不稳定，在有氧和水的环境中仅能存在数秒。临床上应用的 NO 供体有硝酸甘油、硝酸异山梨酯、亚硝酸异戊酯等硝酸酯类及亚硝酸酯类药物及硝普钠和 L - 精氨酸。这些药物在体内代谢释放出 NO 而发挥作用。可用于高血压、心绞痛和阳痿等疾病的治疗。

三、一氧化氮合成酶抑制剂

由于许多疾病与 NO 过量有关，因此，NOS 抑制剂能够通过抑制 NOS 调控 NO 水平，对预防和治疗这些疾病有重要临床指导意义。虽然目前 NOS 抑制剂仍处于进一步的研究探索过程中，但其前景是乐观的，特别是新型的抑制炎症的药物如 iNOS 抑制剂被寄予厚望。

第六节 影响腺苷类药物

一、腺苷及其受体

腺苷（adenosine）为内源性嘌呤核苷酸，在细胞内外均由腺苷酸裂解生成。心肌缺血后数秒内，腺苷在缺血区组织中的含量即可上升数倍，并与 ATP 消耗和缺血范围的大小成正比。细胞内腺苷水平升高可作为氧消耗增加和兴奋性递质释放增加的判定指标。腺苷通过腺苷受体发挥作用，腺苷受体存在于机体大多数组织细胞表面，到目前为止已发现 4 种腺苷受体，分别是 A_1、A_{2A}、A_{2B} 和 A_3 四个亚型。A_1 受体主要存在于脑组织、脊髓和心脏中。心脏中的 A_1 受体分布于心房肌、心室肌、窦房结和房室结细胞表面，与 Gi/Go 蛋白耦联，能抑制腺苷酸环化酶（AC），促进外向钾离子流而产生负性变时、变力和负性传导作用；激活磷脂酶 C（PLC），进而激活 ATP 敏感性钾通道（K_{ATP}），K^+ 外流增加，使心肌产生缺血性预处理（PC）作用；A_{2A} 受体主要分布于脑组织中的多巴胺富集区，其次是肾乳头部、血管（主动脉和冠状动脉等）内皮细胞、血小板及多形核白细胞膜。A_{2B} 受体主要分布于消化系统。A_2 受体与 Gs 蛋白耦联，能激活 AC，使环磷酸腺苷（cAMP）形成增加，进而扩张血管平滑肌和抑制中性粒细胞的毒性作用；腺苷 A_3 受体广泛分布于人体的脾、肺、心、肾等脏器以及大脑的不同区域和炎性细胞的表面。

二、腺苷的缺血预适应和药理性预适应

缺血预适应（ischemic preconditioning）是指经短暂缺血之后对随后较长时间缺血的耐受性明显增强的现象。在短暂缺血之后，组织细胞和血管内皮细胞释放出腺苷，腺苷通过激动腺苷受体调节细胞代谢，对随后的缺血损伤产生保护作用，即发挥缺血预适应作用。

药理性预适应是在缺血预适应的基础上发展起来的，通过药物激发或模拟机体自身内源性保护物质而呈现的组织保护作用。它经过了"缺血预适应 - 缺血预适应机制分析 - 药理性预适应"的发展过程。其中，腺苷/腺苷受体机制研究最为深入，被认为十分重要。

双嘧达莫（dipyridamole）能抑制血小板聚集，防止血栓形成，临床常用于防治血栓栓塞性疾病。双嘧达莫为较强的冠状血管扩张药，但由于主要扩张冠状小动脉即阻力血管，缺血区血流量不增加甚至减少，故对心绞痛的疗效不确切。近年发现双嘧达莫也是腺苷转运蛋白抑制剂，通过抑制核腺转运，使心肌细胞内的腺苷浓度增加，发挥缺血预适应样心脏保护作用，缩小心肌梗死面积。但是迄今为止，有实

际治疗意义的药理性预适应治疗药物尚未面市。

 本章小结

自体活性物质是一大类由体内多种组织产生，作用于局部或附近的靶器官，产生特定的生理或病理作用的内源性活性物质。本章所述包括天然和合成的自体活性物质及其拟似药、自体活性物质受体阻断药及影响自体活性物质代谢的药物。

（1）组胺及影响组胺的药物：主要有组胺及受体激动药、组胺受体阻断药（H_1 受体阻断药、H_2 受体阻断药和 H_3 受体阻断药）。

（2）5-羟色胺及影响5-羟色胺的药物：5-HT 受体激动药，如舒马普坦等；5-HT 受体阻断药，如赛庚啶等。

（3）膜磷脂代谢产物：拟似药有 PGs 药物，拮抗药有白三烯拮抗药和 PAF 拮抗药。

（4）多肽类：影响激肽的药物，如抑肽酶、艾替班特等；内皮素受体拮抗药，如西他生坦等；利尿钠肽，如重组人 BNP 奈西立肽。

（5）NO：包括 NO 供体，如硝酸甘油、亚硝酸异戊酯、L-精氨酸等；NO 抑制剂前景。

（6）腺苷类：腺苷转运蛋白抑制药，如双嘧达莫。

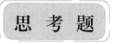 思 考 题

题库

1. 简述第一代 H_1 受体阻断药和第二代 H_1 受体阻断药的区别。
2. 试述 5-HT 各亚型受体激动药及阻断药的药理作用和临床应用。
3. 试述白三烯拮抗药的分类、作用及临床用途。

（任　婕）

第三十五章

影响骨代谢的药物

▶ **学习导引** ◀

知识要求

1. **掌握** 抗骨质疏松药的分类；钙剂、维生素 D、双磷酸盐、雌激素、降钙素的药理作用、作用机制及临床应用。

2. **熟悉** 骨骼代谢的基本过程。

3. **了解** 骨代谢疾病的治疗策略。

能力要求

具备抗骨质疏松药的基本知识，能够根据患者的具体情况合理选用治疗药物。

人体骨骼系统为人体提供支撑和保护，骨代谢疾病累及骨骼功能，使人的运动能力受到限制。骨骼的基本结构是一种叫作羟基磷灰石（hydroxyapatite，$Ca_5[PO_4]_3OH$）的磷酸钙盐沉积在骨基质蛋白上，该沉积过程称作矿化。正常情况下，骨骼通过连续的溶解（脱矿化）与沉积（矿化）进行重建，此过程伴随人一生。骨重建是破骨细胞和成骨细胞共同完成的旧骨退化、等量新骨取代的骨组织更新过程，在此过程中，许多激素和细胞因子通过促进或抑制成骨细胞和破骨细胞的发育、活性，对骨重建起加速或延缓作用。在骨重建过程中，合适的细胞外钙离子浓度影响着骨骼矿化情况，同时钙离子浓度也与神经肌肉功能、腺体分泌、凝血功能、酶活性等生理功能相关。

第一节 钙与骨骼的代谢

微课

体内激素通过调节钙的吸收与排泄控制着血钙浓度，同时也调控钙与骨钙的交换。参与这些过程的体内激素包括维生素 D、甲状旁腺激素（PTH）、降钙素（calcitonin，CT）。

维生素 D 是调节钙吸收与代谢，维持体内钙磷平衡的重要物质。维生素 D 也增加骨的重吸收并与骨形成过程密切相关。PTH 通过四个方面作用增加细胞外基质中的钙离子浓度：促进肾小管对钙离子的重吸收；减少肾小管对磷酸盐的重吸收，相对提高细胞外钙离子浓度；促进维生素 D 的活化；促进破骨细胞活性增加和骨重吸收，释放骨钙。

血钙水平的增加会促使甲状腺滤泡旁细胞释放降钙素，降钙素抑制骨重吸收并降低血浆钙水平。降钙素的生理功能不完全明晰，甲状腺切除者的血钙水平依然能够维持平衡。

不同年龄段人群骨代谢过程不同。儿童期至 20 岁，骨代谢过程主要涉及骨骼的生长和塑建（modeling）过程，骨量不断增加，引起骨的几何形状和大小改变，直到骨成熟。而成年期骨代谢主要涉及骨重建（remodeling），骨重建与骨塑建不同，骨重建仅仅是骨的转换，骨量、骨形状和大小不会改变。骨重建是指去除局部的旧骨、代之以新骨的过程，也就是骨的"更新换代"过程。骨重建可以防止骨骼老化、适应环境、修复损伤、增加骨密度。骨骼重建是破骨细胞与成骨细胞先后作用的过程。骨重建过程平均需要 100 天。通常内部疏松的骨松质年重塑率约为 25%，外表面的致密骨部分年重塑率约为 3%。

骨重建的过程是一个有序的活动。在此过程中，成骨细胞前体细胞开始增殖、分化和成熟。具体过程为：①破骨细胞前体细胞向裸露的骨表面迁移，分化和融合成成熟的破骨细胞；②成熟的破骨细胞开始吸收骨组织，使骨表面形成陷窝；③耦联期由破骨细胞介导的成骨细胞成熟启动了骨形成的过程；④骨形成期，成骨细胞在破骨细胞吸收的表面上出现，首先分泌一层黏合剂而形成黏合线，然后成骨细胞开始分泌类骨质带；⑤类骨质分泌后，其中的胶原纤维相互交联，并在连接处形成孔腔结构而接受矿物质的沉积和结晶。

人 30 ~ 40 岁之前骨重吸收与骨形成维持平衡态，随年龄增长，骨重吸收会超过骨形成，出现骨质疏松，激素与营养等会影响这个过程。

第二节　骨代谢相关疾病

骨质疏松（osteoporosis）是常见的骨代谢病，是以全身骨量逐渐减少、骨组织微观结构退化破坏为特征，致使骨强度降低、骨脆性增加、骨折危险性增加的一种全身性代谢性病。中老年人多见，尤其是绝经后妇女的一种多发病。根据病因，骨质疏松症可分为三大类：原发性骨质疏松症、继发性骨质疏松症和特发性骨质疏松症。原发性骨质疏松症是随着年龄的增长发生的一种生理性退行性变，又可分为两型：Ⅰ型为绝经后骨质疏松症，为高转换型骨质疏松症，常见于绝经后妇女；Ⅱ型为老年性骨质疏松症，为低转换型骨质疏松症，一般发生于 65 岁以上的老年人。继发性骨质疏松症是由于疾病或药物等原因导致的骨质疏松症。特发性骨质疏松症发病原因不明，发患者群以青少年为主，又称青少年骨质疏松。

畸形性骨炎（osteitis deformans）又称 Paget 病，是一种成人骨重建异常所致的慢性进行性代谢性骨病，临床表现为过分的骨反转、骨变形、骨折、疼痛等症状，病因不明。发病率因地区、种族、年龄不同而有很大差异，在欧洲、澳大利亚、新西兰多见，中国人极少发病。

软骨病（osteomalacia）是以维生素 D 缺乏导致钙、磷代谢紊乱和骨骼钙化障碍为主要特征的疾病。致病原因复杂，常见的因素有维生素 D 缺乏、维生素 D 代谢异常、钙磷缺乏、成骨细胞功能异常。幼儿因维生素 D 缺乏所导致的软骨症称为佝偻病（rickets），现在这种疾病已少见。发生在成人则称为软骨病。由于衰老、吸收障碍、慢性肾损伤，以及使用影响维生素 D 吸收的苯妥英或其他抗惊厥药会引起维生素 D 的代谢异常，导致软骨病的发生。

本章重点介绍治疗骨质疏松的药物，主要包括两类：一类是基础治疗药物钙和维生素 D，是骨生长与骨维持所必需的基本营养素，为骨矿化促进药；一类是治疗用药，主要是通过抑制骨吸收、促进骨形成来治疗骨骼疏松。

第三节　钙与维生素 D

充足的钙、维生素 D 的摄入对儿童的骨发育、成人的骨质疏松预防有举足轻重的作用。我国营养学会发布的中国居民膳食营养素参考摄入量（DRIs）可以作为个人日常营养素摄入的参考标准，见表 35 – 1。富含钙的食物如奶制品可以满足日常需要，额外的钙片或者维生素片可以弥补膳食摄取的不足。

表 35 – 1   中国居民每人每日钙与维生素 D 建议摄入量

年龄/岁	钙（mg）	维生素 D（μg）
0 ~	300	10
0.5 ~	400	10
1 ~	600	10
4 ~	800	10
11 ~	1000	5
18 ~	800	5
50 ~	1000	10
孕妇		
早期	800	5
中期	1000	10
晚期	1200	10
乳母	1200	10

钙制剂和维生素 D 为治疗骨质疏松的基础药物，能够补充骨矿物质并促进骨矿物质沉积，促进骨的形成，属于骨矿化促进药。钙是构成人体矿物质的重要元素，而维生素 D 可以调节钙的吸收和代谢。

一、钙

钙（calcium）是人体维持神经、肌肉、骨骼系统、细胞膜和毛细血管通透性正常功能所必需的元素。

【药理作用】常用的钙制剂是各种形式的钙盐，如磷酸钙（calcium phosphate）、枸橼酸钙（calcium citrate）、葡萄糖酸钙（calcium gluconate）等。钙是骨骼的主要组成元素。是构成人体矿物质的重要因素，在预防和治疗骨质疏松时主要发挥补充骨矿物质、促进骨的矿化的作用，利于骨和牙齿的形成；也能防止缺钙引起的骨吸收增加。绝经期妇女补充钙剂可以有效降低骨折的风险，与维生素 D 联用效果更佳。绝经后和老年性骨质疏松患者，补充的适量的钙剂可以有效地抑制骨量减少，改善骨矿化。钙制剂还可维持神经、肌肉的正常兴奋性，增强心肌收缩力。

【体内过程】钙经消化道吸收不完全，即使体内有充足的维生素 D，奶制品中的钙只有 30% 可以被吸收，一般钙片的吸收则不足 30%。碳酸钙的吸收需要胃酸协助，柠檬酸钙则不需要胃酸协助。胃酸分泌减少的老年人以及使用质子泵抑制剂（如奥美拉唑）的患者更适宜使用柠檬酸钙。

【临床作用】预防和治疗各种原因所致的骨质疏松症、佝偻病、骨软化症、低钙血症、手足抽搐症、甲状旁腺功能减退等。还可作为镁中毒的解毒剂。钙可通过口服或静脉注射给药。

【不良反应与相互作用】常见不良反应是便秘，可通过增加蔬菜与水果的摄入来缓解。过量可引起高钙血症。一些药物如环丙沙星、氟化物、苯妥英、左甲状腺素、四环素等可以减少钙的吸收，因此与这些药同用应间隔 2 小时。钙剂有增加心肌梗死的风险，因此应该严格按照建议量摄取。

二、维生素 D

维生素 D（vitamin D）是维持高等动物生命所必需的营养素，有两种形式：维生素 D_2（ergocalciferol，麦角钙化醇）与维生素 D_3（cholecalciferol，胆钙化醇）。维生素 D 的活性形式为 $1,25-(OH)_2D_3$。活性维生素 D 及其类似物临床常用骨化三醇和阿法骨化醇。前者不需要活化就有活性，后者需要在肝脏中转变为 $1,25-(OH)_2D_3$ 而发挥作用。

【药理作用】活性维生素 D 在体内能增加小肠、肾及肾小管对钙和磷的吸收，维持钙磷的平衡。由于其具有预防和治疗佝偻病的作用，又被称作抗佝偻病因子。维生素 D 可与甲状旁腺激素（PTH）共同维持血钙水平的稳定，有利于新骨的形成及矿化。在骨重建过程中，活性维生素 D 可增加成骨细胞活性。适量维生素 D 的摄入能够补充钙矿物质，预防骨量丢失、减少骨折的发生。长期大剂量应用维生素 D，可导致高钙血症和高钙尿症，加重骨质疏松，也会出现便秘、头痛、呕吐等症状，重者可有心律失常、肾衰竭等，需定期测量血钙以及时调整药量。

【体内过程】维生素 D 是一种脂溶性物质，可以从食物中摄取，也可以在皮肤中经紫外线照射合成，在热、碱条件下稳定。维生素 D_3 是 $1,25-(OH)_2D_3$ 的前体物质，$1,25-(OH)_2D_3$ 是维生素 D 的活性形式，又叫骨化三醇（calcitriol）。内源或外源的维生素 D 可在肝脏内转化为 $25-(OH)_2D_3$，进一步在肾脏内转化为 $1,25-(OH)_2D_3$ 而起作用。当肾功能不好时，需要直接应用活性维生素 D。

【临床应用】维生素 D 可用于预防佝偻病、骨质疏松；治疗维生素 D 依赖性佝偻病、维生素 D 抵抗性佝偻病、甲状旁腺功能减退所致的低钙血症、术后或先天的手足抽搐。

慢性肾衰竭的患者需要服用骨化三醇替代维生素 D，预防慢性肾衰竭患者的维生素 D 缺乏，因为患者缺乏所需要的催化 1 位加羟基的酶。

【副作用与相互作用】维生素 D 每天摄入量超过 5000IU 可导致高钙血症和高钙尿症。消胆胺（cholestyramine）抑制维生素 D 的吸收，二者同服时需间隔 2 小时以上。苯妥英与巴比妥类药物能诱导肝药酶加快维生素 D 的代谢，同时，服用此类药物需加大维生素 D 剂量。

第四节　骨代谢疾病的治疗药物

本类药物主要通过抑制破骨细胞的骨吸收作用或促进成骨细胞的骨形成作用来治疗骨质疏松。其中，抑制破骨细胞骨吸收是主要的治疗措施，常用药物主要包括双膦酸盐、降钙素、雌激素类药物、核因子 κB 受体活化因子配体（RANKL）抑制剂等；骨形成促进药主要有甲状旁腺激素及其类似物特立帕肽、氟化物等；锶（strontium）表现为双向调节作用，既促进骨形成又抑制骨重吸收。

一、双膦酸盐类

双膦酸盐（diphosphonate）是目前最重要的一类骨吸收抑制药。此类药物的化学结构与机体内源性骨代谢调节物质焦磷酸盐相似，与焦磷酸盐有共同的性能，可抑制破骨细胞介导的骨吸收。与焦磷酸盐不同的是，双磷酸盐可抵抗酶的水解，牢固地吸附于骨表面，不但能抑制内源性的骨吸收，还可抑制甲状旁腺激素（PTH）、前列腺素（PG）等诱导的骨吸收。此类药物的发展已经历三代。第一代药物是依替膦酸二钠（etidronate disodium），也称羟乙磷酸钠，药物活性和骨结合力比较弱，因长期使用会引起软骨病而退出临床。第二代双膦酸盐代表药物为帕米膦酸钠（pamidronate sodium）和氯屈膦酸二钠（clodronate disodium），其抑制骨吸收的能力比第一代强 10～100 倍，对骨矿化干扰小。第三代的药物包括阿伦膦酸钠（alendronate sodium）和唑来膦酸（zoledronic acid），作用更强，不良反应发生率更低，其中唑来膦酸 1 年仅需给药一次，第三代比第一代的抑制骨吸收能力强 1000 倍左右。第一代双磷酸盐可阻滞正常的骨矿化，抑制骨形成；第二、三代无骨矿化抑制作用，可促进骨形成。

【药理作用】双膦酸盐通过抑制破骨细胞的活性来预防抑制骨吸收。主要的作用机制是阻碍破骨细胞在骨上的黏附，直接降低破骨细胞的活性，减少其破骨能力。例如阿伦膦酸钠可进入破骨细胞内，减少溶酶体酶的释放，干扰破骨细胞的骨吸收作用。也可促使破骨细胞脱离骨面、缩小，与周围组织的黏附力下降，骨吸收能力大大下降，最终细胞凋亡。

【体内过程】双膦酸盐结构上与焦磷酸类似，是以磷－碳－磷（P－C－P）化合键（膦化合物）代替了磷－氧－磷（P－O－P）化合键（磷化合物），因此在体内不容易被酶解。氨羟丙二膦酸盐、唑来膦酸以静脉注射给药，伊班膦酸可口服或静脉给药，其他为口服给药。空腹口服时药物吸收不足 5%，在食物、药物或非水液体影响下吸收率更低。因此，建议患者在进食之前半小时以水送服双膦酸盐药物。吸

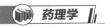

收后近半药物沉积进骨骼里，其余部分由尿排出体外。双膦酸盐成为骨骼里的一部分后，在骨骼重建过程中被缓慢替代，其半衰期可能超过 10 年。

【临床应用】各种原因所致的骨质疏松症、佩吉特骨病、高钙血症以及肿瘤骨转移引起的骨溶解、骨痛。双膦酸盐药物治疗的一个附加作用是可以减少女性罹患乳腺癌的风险。

【不良反应】口服双膦酸盐可引起食管侵蚀，服用后需直立至少 30 分钟。双膦酸盐可以引起程度不同的胃肠道不适。氨羟丙二膦酸盐对胃肠道作用大，不能口服给药。阿伦膦酸盐和利塞膦酸盐除了大剂量使用，一般不会损伤胃肠道。阿伦膦酸盐耐受性良好，偶尔会引起恶心、消化不良、便秘和腹泻等胃肠道反应。长时间使用（5 年以上）双膦酸盐可以增加不常见股骨骨折的发生，一种是骨折部位在股骨头下面，一种部位在股骨长骨部分，两种骨折发生率占全部股骨骨折的 1%，多数患者有长时间大腿、腹股沟麻木隐痛症状，因此建议出现这些症状时停止双膦酸盐药物的使用。双膦酸盐还可以增加颌骨坏死的风险，尤其是大剂量与口腔卫生不好的患者。

【药物相互作用】钙片与抗酸药可以降低双膦酸盐药物的吸收，因此需要间隔 2 个小时以上服用。

阿伦膦酸钠

阿伦膦酸钠（alendronate）有第三代治疗骨质疏松症的双膦酸盐药物，是目前常用的抗骨质疏松症药，抗骨吸收能力强，对骨矿化没有抑制作用，也可促进成骨细胞骨形成。主要用于绝经后的骨质疏松症，预防髋部和脊柱骨折，也适用于治疗男性骨质疏松症以增加骨量。阿伦膦酸钠还可以减少已有椎骨骨折的患者新发椎骨骨折。阿伦膦酸钠可以提供日服一次或周服一次的剂型。本药对食管有刺激性，服用本药应在清晨用 200ml 温开水送服，服用本药后 30 分钟内应避免平卧，30 分钟后方可进食。少数患者可见胃肠道反应，如恶心、腹胀、腹痛、便秘、消化不良、食管溃疡等，偶有血钙降低，短暂白细胞升高，尿红细胞、白细胞升高。

伊班膦酸钠

伊班膦酸钠（ibandronate）和利塞膦酸钠（risedronate）这两种药物也用于绝经后女性治疗骨质疏松症。伊班膦酸钠有每月一次和每季一次的剂型，利塞膦酸钠则有日、周、月服一次等剂型。佩吉特骨病经影像与实验室确诊后，可以用阿伦膦酸钠、氨羟丙二膦酸钠、利塞膦酸钠和替鲁膦酸钠来进行治疗。此类药物可以抑制异常的破骨细胞活性，帮助骨骼重塑过程恢复正常。需要治疗的患者应该尽早使用药物以阻止病程进展。替鲁膦酸钠日服一次约在 3 个月内显效，其他双膦酸盐则可能需要 6 个月显效。复发的患者可以在间隔 6 个月后开始服药治疗。骨癌患者因溶骨性疾病导致高钙血症时，可以用双膦酸盐治疗，常用方法是静脉给氨羟丙二膦酸盐或唑来膦酸。用药可以抑制骨重吸收，减少骨痛，减少骨折。例如氨羟丙二膦酸钠可以减少女性晚期乳腺癌骨转移的骨并发症，抑制男性前列腺癌细胞在骨骼上的黏附。唑来膦酸则可以预防前列腺癌患者的骨流失，增加骨矿化比重。

二、降钙素

降 钙 素

降钙素（calcitonin，CT）是由甲状腺滤泡旁细胞（又称 C 细胞）分泌的一种单链多肽激素，由 32 个氨基醇组成。目前临床常用降钙素有鲑鱼降钙素（salmon calcitonin）和鳗鱼降钙素（elcatonin），给药途径多为注射给药或鼻腔吸入。鲑鱼降钙素已经使用多年，重组人降钙素也有供应。鲑鱼降钙素的活性比人的高 50 ~ 100 倍。

【药理作用】降钙素在体内主要参与骨质及钙的代谢。降钙素可与破骨细胞上的降钙素受体结合，增加环磷腺苷水平，激活蛋白激酶，迅速抑制破骨细胞的活性。短期使用降钙素，破骨细胞活性受到抑制，减少骨吸收，降低血钙浓度。长期使用可抑制破骨细胞的增殖，减少破骨细胞的数目，强烈抑制破骨细胞的骨吸收和骨破坏作用，保护骨组织。降钙素可与甲状旁腺激素共同调节血钙水平，降钙素能对抗甲状旁腺激素引起的血钙水平增高，抑制骨钙释放入血，减少肾小管近曲小管对钙、磷的重吸收，降低血钙、磷浓度。降钙素还能缓解骨痛，对骨质疏松、骨折以及肿瘤骨转移等原因引起的骨痛均有效。但目前机制未明。

【临床作用】降钙素可用于骨质疏松症、佩吉特骨病和高钙血症。骨质疏松患者用降钙素两年左右的，可以观察到多处骨骼的骨重增加。降钙素通常用于不能耐受其他治疗的女性。降钙素可以增加椎骨密度，对髋骨影响则不确定。骨质疏松症患者可以通过皮下或者鼻腔给药。对于骨折患者，可以有效减轻骨痛。用降钙素治疗期间，患者需要摄入充分的钙与维生素 D。佩吉特骨病患者每 1~3 天皮下或肌内给药，不采用鼻腔喷雾给药方式。使用降钙素 2~8 周后骨痛会减轻。高钙血症可以通过每 12 小时皮下或肌内注射降钙素的方式治疗。

三、雌激素及选择性雌激素受体调节药

雌　激　素

雌激素是用于预防和治疗绝经后骨质疏松症的药物。绝经后妇女由于雌激素缺乏，易引起破骨细胞的骨吸收和成骨细胞的骨形成之间的不平衡，出现骨质疏松、骨折。绝经后补充雌激素可以有效预防或减少骨量的丢失或骨质疏松，缓解骨关节疼痛，减少骨折，并能纠正与雌激素减少有关的其他症状，如潮热、更年期综合征等。雌激素治疗骨质疏松的机制有：①直接作用于破骨细胞的雌激素受体，增加破骨细胞的凋亡而减少破骨活动，亦可作用于成骨细胞雌激素受体，刺激成骨细胞增生和胶原合成。②雌激素通过抑制骨细胞吸收因子如 IL-1、IL-6 和 TNF-α 的生成而减少破骨细胞骨吸收。③通过对钙调节激素的影响，如促进降钙素分泌、抑制 PTH 分泌等，间接减少骨吸收。雌激素还可增强肝脏 25-羟化酶、肾脏 1α-羟化酶的活性，提高 1α，25-（OH)$_2$D$_3$水平，促进肠钙吸收。

雌激素替代治疗是绝经后妇女骨质疏松的主要有效治疗措施之一，但是长期的雌激素治疗会增加患者乳腺癌和子宫内膜癌的发病风险，出现乳房触痛、阴道流血、情绪波动及血栓栓塞等一系列不良反应。为了降低这些不良反应，雌激素常与孕激素合用。近年来也开发了兼有雌激素受体激动和拮抗作用的人工合成的非激素类化合物如雷洛昔芬，可以有效消除生殖系统的不良反应并保留药物对骨组织的作用。目前常用的雌激素类药物有天然雌激素雌二醇（estradiol）、戊酸雌二醇（estradiol valerate）等以及人工合成雌激素尼尔雌醇、替勃龙、雌激素激动/拮抗药等。

尼　尔　雌　醇

尼尔雌醇（nylestriol）是我国研制的雌激素类药物，为雌三醇衍生物，是雌二醇与雌酮的代谢物，属长效缓释雌激素类药物，药理作用与雌二醇相似。雌二醇为母体人工合成的雌激素类药物。尼尔雌醇口服吸收良好，在体内分解为乙炔雌三醇和雌三醇而起作用。本品长期使用有使子宫内膜增生的危险，故如需用药应使用最低有效剂量或每两个月给予孕激素 10 天以抑制雌激素的内膜增生作用，一般孕激素停用后可产生撤药性子宫出血。如使用者已切除子宫，则不需加用孕激素。

雷　洛　昔　芬

雷洛昔芬（raloxifene）是人工合成的选择性的非激素类雌激素受体调节剂，该药对雌激素受体兼

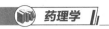

有激动和拮抗双重作用。因不同组织雌激素受体的种类和数目不同，雷洛昔芬对不同组织会表现出雌激素激动药或抑制药的作用。在骨组织中雷洛昔芬具有拟雌激素样作用，可减少骨的重吸收，调节过快的骨转化率，保护骨量和骨组织。在乳腺和子宫内膜中有雌激素拮抗样作用，抑制乳腺上皮和子宫内膜的增生。雷洛昔芬还能降低血清总胆固醇，对心血管也有保护作用。临床主要用于预防和治疗绝经后妇女的骨质疏松症，但不适用于潮热症状明显的患者，因其对绝经期常见的血管舒缩无缓解作用。常见的主要不良反应有小腿痉挛、潮热、外周水肿等，严重的不良反应为静脉血栓栓塞和致死性卒中，禁用于有静脉血栓、有血栓倾向和长期卧床的患者。

植物雌激素

植物雌激素是从植物尤其豆类植物中提取的具有弱雌激素作用的天然杂环多酚类化合物，分子结构与哺乳动物雌激素结构相似，能够发挥雌激素样作用，但其本身并非激素。植物雌激素通过与甾体雌激素受体以低亲和度结合而发挥弱的雌激素样效应。根据化学结构，植物雌激素主要分为 4 大类：异黄酮类（isoflavones）、木脂素类（lignans）、香豆素类（coumestans）和二苯乙烯类（two styrene）。异黄酮类的流行病学调查、动物实验、体外试验及人体试验发现，植物雌激素通过促进骨形成、抑制骨吸收，维持骨代谢的动态平衡，在防治雌激素缺乏所致的骨质疏松中有重要作用。同时能够抑制肿瘤发生、保护心血管系统，有效避免雌激素替代疗法对子宫、乳腺和血管的副作用。机制为由于植物雌激素的活性比较低，与雌激素受体结合后，可以阻断雌激素的作用，减轻雌激素的促细胞增殖作用，减少乳腺癌和子宫癌的发生。

依普黄酮（ipriflavone，依普拉芬）为人工合成的异黄酮衍生物，属于非甾体植物雌激素类药物，其代谢产物之一为黄豆苷元。目前在临床主要用于改善原发性骨质疏松症的症状，提高骨量减少者的骨密度。其作用机制为促进成骨细胞增生、骨胶原合成及骨基质矿化；减少破骨细胞的活性，降低骨吸收。少数患者可见胃部不适、食欲缺乏、口干、舌炎、腹泻、便秘等。

四、RANK 配体抑制剂

狄诺塞麦

狄诺塞麦（denosumab）是一种核因子 κB 受体活化因子配体抑制剂，是 FDA 批准的人源性单克隆抗体。该药为强效的骨吸收抑制剂，是以破骨细胞调控通路为靶点的骨质疏松靶向治疗药物。

【药理作用】核因子 κB 受体活化因子（receptor activator of nuclear factor kappa-B，RANK）及其配体（receptor activator of nuclear factor kappa-B ligand，RANKL）途径和破骨细胞功能和活性有关。RANKL 是一跨膜蛋白，与 RANK 结合后可刺激破骨细胞的分化和活性，参与骨骼吸收。狄诺塞麦作为一种针对 RANKL 的人源性单克隆抗体，可通过与 RANKL 特异性结合，抑制 RANKL-RANK-NF-κB 信号通路，抑制破骨细胞的增殖、分化及活性，从而减少破骨细胞作用下的骨吸收，增加骨密度和骨强度。

【临床作用】高骨折风险的妇女绝经后骨质疏松，男性骨质疏松症、前列腺癌的雄激素剥夺治疗导致的骨量流失以及乳腺癌的芳香化酶抑制剂治疗导致的骨量流失。治疗前若患者有低钙血症需先纠正。

【不良反应】狄诺塞麦的常见不良反应有背部、四肢疼痛，肌骨痛。皮炎、皮疹发生率高。用药可能会加重低钙血症，因此使用此药的患者需要补足钙与维生素 D。另外，该药还可能会增加罹患肿瘤的风险。

五、甲状旁腺激素及其类似物

甲状旁腺激素

甲状旁腺激素（parathyroid hormone，PTH）是由甲状旁腺主细胞分泌的一种单链多肽激素，由 84 个氨基酸组成。PTH 是当前促进骨形成的代表性药物，其作用与降钙素相反，能够升高血钙、降低血磷、促进骨转换。PTH 作用的靶器官主要是骨、肾和小肠。其分泌受血 Ca^{2+} 水平调控。当血 Ca^{2+} 水平较低时，可促进 PTH 分泌，升高血 Ca^{2+}；反之，降低血 Ca^{2+}。

　　PTH 是在骨形成及钙盐沉积过程中起重要调节作用的激素。PTH 对成骨细胞和破骨细胞均有作用，与给药剂量有关。成骨细胞和破骨细胞表面均存在 PTH 受体，小剂量药物通过作用于成骨细胞细胞 PTH 受体，通过活化 cAMP 依赖的蛋白激酶 C 及钙离子依赖的蛋白激酶 C 信号途径发挥生物学作用。增加成骨细胞数目，促进成骨细胞释放骨生长因子，促进骨矿化和骨形成；大剂量药物则激活破骨细胞 PTH 受体，激活磷脂酶 C 系统，增加破骨细胞功能，使骨吸收超过骨形成，导致骨量丢失。因此，PTH 促进骨形成的作用是基于小剂量和间歇给药的方式。对于骨质疏松症的治疗，破骨细胞抑制药不能使已经被破坏的骨重建，联合应用 PTH 可增加骨量、提高骨强度。

　　PTH 的活性片段甲状旁腺激素 1-34，亦具有 PTH 相同的生理功能。目前临床常用药物包括重组人 PTH1-84（recombinant human PTH1-84，rhPTH1-84）和 PTH1-34（recombinant human PTH1-34，rhPTH1-34），其中 rhPTH1-34 也称特立帕肽。PTH 适应证为有骨折高发风险的绝经后妇女骨质疏松的治疗。

特 立 帕 肽

　　特立帕肽（teriparatide）为重组人 PTH1-34，是第一个被美国 FDA 批准的骨形成促进药。该药是治疗骨质疏松的新型药物，不同于抑制骨吸收的药物，促同化剂特立帕肽增加骨骼的形成，可以逆转骨质流失。特立帕肽是人甲状旁腺激素（PTH）的重组多肽，保留了 34 个活性部位的氨基酸。特立帕肽对骨骼的影响与服药频率、时长有关。少于 2 年的皮下注射给药能够刺激密质骨和松质骨部分的形成，这与特立帕肽优先活化成骨细胞有关。特立帕肽通过增加椎骨与股骨颈的骨密度（BMD），可以减少绝经后女性、性机能退化后男性骨质疏松症患者的椎骨与非椎骨骨折的风险。绝经后的女性骨质疏松症患者可以通过使用特立帕肽减少骨折。快速停止使用特立帕肽，可能会导致骨质流失加快，为避免这种情况，需要补加双膦酸盐或其他抑制骨吸收的药物。特立帕肽可以增加实验动物大鼠的骨肉瘤风险，对于高风险的患者要避免使用此药，例如佩吉特骨病或不明原因的血清碱性磷酸酶浓度的患者。

六、其他

氟 化 物

　　氟（fluorin）是维持人体生理功能，保证骨骼、牙齿正常生长所必需的一种微量元素。氟化物可用于治疗骨质疏松症与预防龋齿。氟化物具有强烈的亲骨性，可以形成氟磷灰石取代羟磷灰石，氟磷灰石不易被破骨细胞吸收溶解，从而增加骨的强度。氟化物也具有刺激骨形成的作用，通过作用于成骨细胞可增进骨基质合成。但大量的新生骨基质需矿化后才可变为成熟的骨，因此，会出现明显的钙缺乏，必须补充足够的钙剂和适量的活性维生素 D_3，以免发生低钙血症、应力性骨折、骨关节疼痛和继发性甲亢等不良反应。氟化物对骨呈现双重作用，低浓度时能促进骨形成，促进成骨细胞有丝分裂，降低骨折率；但高浓度时对成骨细胞有毒性作用，减弱骨矿化，使骨形成异常，反而增加骨脆性，尤其是会增加骨皮质骨折。

　　长期应用可出现胃肠道反应，还可出现肢体疼痛综合征，多由过量引起，减量或停药数周后可改善症状。应用时应同时补钙或者维生素 D。儿童或生长发育期、妊娠或哺乳期妇女及骨软化症及严重肾衰竭、高钙血症者禁用本品。

雷 奈 酸 锶

雷奈酸锶（strontium ranelate）是合成锶盐，可以用来预防骨质疏松症。口服给药。锶可以沉积在新形成的骨表面，降低破骨细胞活性，减少骨重吸收。同时，该药能诱导未分化的前成骨细胞向成骨细胞分化，增加骨形成。综合效应是该药可以增加骨重和骨强度，减少25%的新发椎骨骨折与15%的非椎骨骨折。雷奈酸锶仅用于治疗骨折高危的绝经后女性的严重骨质疏松症及骨折风险增高的男性严重骨质疏松症。该药可能会因此轻微的胃肠道反应。

奥 达 卡 替

奥达卡替（odanacatib）可以选择性地抑制组织蛋白酶 K，从而降低骨吸收。组织蛋白酶（cathepsin）是细胞器溶酶体内一组蛋白水解酶，与多种组织器官的纤维化和肿瘤的发生有密切关系。组织蛋白酶 K 是破骨细胞中表达量最高、溶骨活性最强的一种蛋白酶，是骨吸收过程的一个关键酶，其抑制剂已经成为治疗骨质疏松症的一种新型治疗方法。奥达卡替疗效不会受到食物的影响，无需在空腹时服用。奥达卡替的不良反应较低。

第五节 骨代谢疾病的治疗策略

一、骨质疏松症

从年幼到成年，保证一生期间钙与维生素 D 的充足供应是保障骨生长、维持骨量的基本要求。负重锻炼可以减少骨流失帮助提高骨强度、维持骨平衡。女性雌激素与男性雄激素也可以减少骨吸收。绝经后女性因雌激素减少加速了骨质流失，患骨质疏松的风险增加。测量骨密度可以筛选高风险患者、指导药物治疗。

多数绝经后女性的骨质疏松可以通过增加钙、维生素 D 的摄取，锻炼，抗骨吸收药来预防。口服的双膦酸盐药常用于此种情况，其疗效确切、副作用小。长期使用双膦酸盐需要更换药物的患者和不能耐受双膦酸盐的患者，可以选择鼻腔给药的降钙素作为替代。一些情况下可以用特立帕肽或者狄诺塞麦进行治疗，例如骨密度过低、骨密度下降迅速的，发生骨折的女性患者。一些有潜在发生骨质疏松症的情况也可以服用，例如因某种需要长期服用糖皮质激素的患者、因手术或自然停经过早的女性患者。

二、变形性骨炎

变形性骨炎的治疗目的是控制骨痛、防止骨畸形等，临床常采用降钙素与双膦酸盐的唑来膦酸来防治，二者配伍使用在很多情况下有效。

三、高钙血症

高钙血症的用药需要根据病因与病情来决定。病因通常因为肿瘤或甲状旁腺功能亢进。

采用生理盐水利尿的方法可以减少急性高血钙症的症状，该法可以增加钙的肾排出与避免脱水。生理盐水中加入利尿药呋塞米（furosemide）可以增加钙排出。

双膦酸盐可以用于肿瘤引起的高钙血症，有时联合降钙素使用。作为最后手段，静脉输注膦酸盐可以控制高血钙症，但是患者需承担急性低钙血症、低血压、肾衰竭、组织钙化等风险。

　　西那卡塞（cinacalcet）是在机体内起类似于钙作用的药物，用于治疗需要透析的肾衰竭患者并发的甲状旁腺功能亢进，用于治疗甲状旁腺肿瘤患者的高钙血症。该药增加甲状旁腺中钙敏感受体的反应性，使细胞外钙更易产生生物效应，降低了甲状旁腺激素的分泌与血钙浓度。

本章小结

　　维生素 D、甲状旁腺激素（PTH）和降钙素调节细胞外钙浓度。维生素 D 促进消化道对钙的吸收。PTH 增加肾小管对钙的重吸收、骨吸收。降钙素降低骨吸收。

　　人的一生都应保持充足的钙与维生素 D 摄入以优化骨骼、预防骨质疏松症。

　　经肝肾羟基化维生素 D 转化成活性最高的形式——骨化三醇，肾功能不全的骨病患者需要直接给予这种活性药物。儿童应注意膳食摄入或额外补充维生素 D 以预防佝偻病。

　　骨质流失的骨质疏松症容易造成骨折，可以用双膦酸盐、降钙素、特立帕肽、雌激素、雷洛昔芬、狄诺塞麦、雷奈酸锶等药治疗，多数药通过减少骨吸收起作用，而 PTH 和特立帕肽通过刺激骨形成起作用，雷奈酸锶则同时有两方面作用。

　　双膦酸盐也用于佩吉特骨病、高钙血症、肿瘤相关溶骨病的治疗。降钙素用于治疗佩吉特骨病与高钙血症。

题库

思 考 题

1. 骨质疏松症常用哪些药物治疗？
2. 抗骨吸收药与骨形成促进药的药理作用有何异同？各有何优缺点？
3. 抗骨吸收药有哪些？骨形成促进药有哪些？你认为哪一种用于骨质疏松最有前景？为什么？
4. 单纯补充钙剂和活性维生素 D_3 是否可防治骨质疏松？为什么？

（陈靖京）

第七篇

病原生物药理学

第三十六章

抗菌药物概论

学习导引

知识要求

1. **掌握**　常用术语的概念、含义；抗菌药物的作用机制；细菌耐药性的产生机制。

2. **熟悉**　抗菌药物的合理应用的基本原则；抗菌药物联合应用后的可能效果与原因。

3. **了解**　机体、药物、病原微生物三者关系；细菌耐药性的传播方式。

能力要求

1. 熟练掌握描述抗菌药物常用术语的概念、抗菌药物的作用机制、细菌耐药性的产生机制。

2. 学会应用常用术语的概念来评价抗菌药物的合理应用情况及其效果。

化学治疗（chemotherapy，化疗）指的是对病原生物包括细菌和其他微生物、寄生虫以及癌细胞所致疾病的药物治疗。化学治疗药物包括抗菌药物、抗真菌药物、抗病毒药物、抗寄生虫药物等抗病原生物药物和抗肿瘤药物，狭义的化疗则专指针对肿瘤的药物治疗。在本章中涉及的化疗药物主要是针对病原生物尤其是细菌的抗菌药物。

抗菌药物的作用是制止感染的发生和发展、为机体彻底消灭或清除病原体创造有利条件，但是使用不当可导致不良反应的产生、危害机体健康，而细菌在和药物的接触中也会产生耐药性、使药物失去抗菌效果，因此在使用抗菌药物的过程中应注意机体、病原体与药物三者之间的关系（图 36-1），合理使用抗菌药物。理想的抗菌药物应该具有对病原体的高度选择性、对宿主无害甚至少害、可提高机体抵抗力的特点。

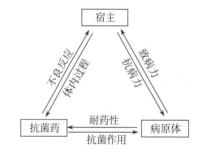

图 36-1　机体、病原体与药物三者的相互关系

第一节　常　用　术　语

化疗指数（chemotherapeutic index，CI）是化疗药物导致动物的半数死亡量（LD_{50}）和治疗感染动物的半数有效量（ED_{50}）的比值（LD_{50}/ED_{50}）。CI 是评价化疗药物疗效、安全性的重要指标。一般情况下，化疗指数愈大，表明药物的安全性愈高，临床应用价值也愈高。但 CI 高者并不表示绝对安全，如几无毒性的青霉素仍有引起过敏性休克的可能。

抗菌药物（antimicrobial agents）是具有抗菌活性的化学物质，包括来自于自然界中的抗生素和人工合成的化合物。抗菌活性包括抑制或杀灭细菌能力，因此抗菌药物可分为抑菌药和杀菌药。

抗生素（antibiotics）是来自真菌、细菌或其他生物的具有干扰细菌生长繁殖过程中必需的某些重要结构与生理生化过程的化合物。包括天然和半合成的抗生素。

抗菌活性（antimicrobial activity）是抗菌药物的抗菌活性。体外抗菌活性常用最低抑菌浓度（minimal inhibitory concentration，MIC）和最低杀菌浓度（minimal bactericidal concentration，MBC）表示。

抑菌药（bacteriostatic drugs）是仅能抑制细菌生长繁殖而无杀灭作用的药物，若需清除细菌需要机体免疫系统配合。如四环素、氯霉素、磺胺类等。

杀菌药（bactericidal drugs）是既能抑制细菌生长繁殖且又有杀灭作用的药物，如 β - 内酰胺类、氨基糖苷类等。机体免疫功能低下尤其是免疫功能丧失的患者，应选用此类药物。

抗菌谱（antimicrobial spectrum）是抗菌药物的抗菌范围，包括窄谱（narrow spectrum）和广谱（broad/extended spectrum）两种。窄谱抗菌药物如异烟肼只对分枝杆菌属的结核杆菌有效，青霉素主要对革兰阳性菌有效；广谱（broad/extended spectrum）抗菌药物如四环素和氯霉素、广谱青霉素、第三和第四代头孢菌素，不仅对革兰阳性菌也有效，对革兰阴性菌有效，甚至对某些原虫也有效。

抗生素/抗菌药物后效应（postantibiotic effect，PAE）指的是将细菌暴露于高于 MIC 的某种抗菌药物后，再去除抗菌药物后的一定时间内，细菌繁殖不能恢复正常的现象。该效应可能与药物仍然与靶位结合、细菌生长仍然受到抑制有关。

首次接触效应（first expose effect）指的是抗菌药物与细菌首次接触时有强大的抗菌作用，但是再度或连续与细菌接触后抗菌作用并不明显增加，或再次出现此效应需要相隔较长时间（数小时）的现象。

抗菌效应与药物浓度、使用时间的关系

杀菌药又可以分为浓度和时间依赖性两种：浓度依赖性杀菌药的作用随着药物浓度的增加而增加，如氨基糖苷类抗生素。时间依赖性杀菌药的作用取决于血药浓度高于 MBC 的时间；对缺乏 PAE 的抗生素而言，血药浓度在整个治疗过程中应高于 MIC，如 β - 内酰胺类和糖肽类抗生素。

第二节 抗菌药物的作用机制

目前抗菌药物的作用机制包括抑制细菌细胞壁合成、抑制核酸的复制与修复、抑制蛋白质合成、增加胞浆膜的通透性等四种（图 36 - 2）。

一、抑制细菌细胞壁合成

革兰阳性细菌有一层坚韧的细胞壁，能够承受菌体内强大的渗透压以保护和维持细菌正常形态和功能，细胞壁允许水分及直径小于 1nm 的可溶性小分子自由通过。

革兰阳性菌细胞壁的主要结构成分是肽聚糖，其骨架为 N - 乙酰葡萄糖胺（GlcNAc）和与 N - 乙酰胞壁酸（MurNAc）经 β - 1,4 糖苷键交叉联结而成的多糖支架，在 GlcNAc 上连接多肽侧链，多肽侧链之间再经肽键交联，形成一个韧性非常强的空间交叉网状结构。革兰阳性菌肽聚糖层次多、交联程度高，故网状结构紧密；革兰阴性菌的肽聚糖层次少、交联程度低，故网状结构疏松。

肽聚糖的生物合成分为胞质内、胞质膜与胞质外三个阶段。金黄色葡萄球菌的肽聚糖合成的第一阶段为在细胞质中合成胞壁酸五肽；第二阶段为在细胞膜上由 MurNAc 五肽与 GlcNAc 合成肽聚糖单体——双糖肽亚单位；第三阶段为已合成的双糖肽插在细胞膜外的细胞壁生长点中并交联形成肽聚糖，在此阶段青霉素结合蛋白（penicillin-binding protein，PBP）所具有的转肽酶（transpeptidase，TP）功能通过其转肽作用使相邻多糖的多肽侧链进行交联，形成空间交叉网状结构。

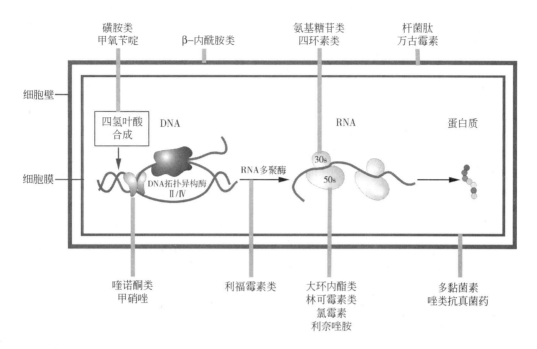

图 36 - 2　抗菌药物作用机制示意图

肽聚糖胞质内合成过程可被磷霉素和环丝氨酸所阻碍，胞质膜阶段的肽聚糖合成可被万古霉素和杆菌肽所破坏，胞质外阶段的肽聚糖合成可被糖肽类抗生素和 β - 内酰胺类抗生素所抑制。由于细菌胞内渗透压高，因此细菌细胞壁合成受到抑制后，可导致胞外水分进入胞内，菌体破裂、死亡，因此抑制细菌细胞壁合成的药物均为杀菌药（图 36 - 3）。

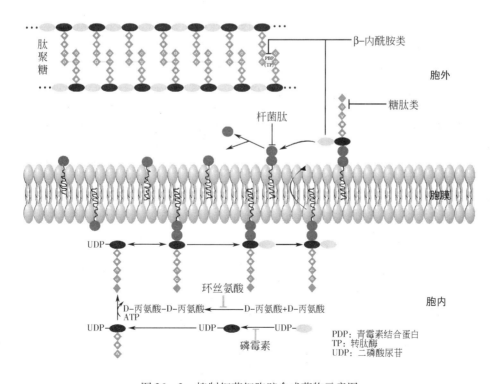

图 36 - 3　抑制细菌细胞壁合成药物示意图

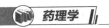

由于人和动物细胞无细胞壁结构，也无肽聚糖，故抑制细菌细胞壁合成的药物对人体细胞无明显毒性作用。

二、抑制核酸的复制与修复

1. 抗叶酸代谢　磺胺类可抑制细菌二氢叶酸合成酶，阻滞嘌呤、嘧啶的合成，从而影响核酸合成和复制、抑制细菌的生长和繁殖。

2. 抑制 RNA 合成　利福平抑制以 DNA 为模板的 RNA 多聚酶的作用，从而影响 RNA 合成。

3. 抑制 DNA 合成　喹诺酮类抑制拓扑异构酶 II（topoisomerase II /gyrase，DNA 回旋酶）和拓扑异构酶 IV（topoisomerase IV）的作用，影响 DNA 的解聚和复制。喹诺酮类影响革兰阴性菌的主要靶位是拓扑异构酶 II，影响革兰阳性菌的主要靶位是拓扑异构酶 IV。

三、抑制蛋白质合成

核糖体为蛋白质的合成场所。细菌的核糖体为 70S 核糖体复合物，由 30S 和 50S 亚基组成；哺乳动物的核糖体为 80S 复合物，由 40S 与 60S 亚基构成。

抑制细菌蛋白质合成的抗菌药物有大环内酯类和林可霉素类、达托霉素、四环素类、氯霉素类、氨基糖苷类，但它们的作用靶点有所不同。多数抑制细菌蛋白质合成的药物为抑菌药，但是氨基糖苷类为杀菌药。

大环内酯类和林可霉素、氯霉素类、达托霉素能与细菌核糖体 50S 亚基结合，抑制蛋白质合成。四环素能与核糖体 30S 亚基结合，阻止氨基酰 tRNA 与 30S 亚基的 A 位结合，从而抑制蛋白质合成。氨基糖苷类影响蛋白质合成的起始、延伸、终止阶段，并且能导致密码子的错配，对蛋白质合成的整个过程都有影响。

四、增加胞浆膜的通透性

革兰阴性菌有一层厚厚的外膜，含有丰富的带负电荷的脂多糖。

多黏菌素类带正电荷，通过静电作用与脂多糖结合，导致细菌外膜的通透性增加，导致菌体内的蛋白质、核苷酸、氨基酸、糖和盐类等外漏，细菌死亡。达托霉素与胞浆膜上的 Ca^{2+} 结合；或通过静电作用与细胞膜上的酸性的脂质结合而插入细胞膜，导致细胞膜脂质寡聚化，形成离子通道，使细胞内离子如 K^+ 外溢，导致细胞死亡。

真菌细胞膜含有大量固醇类物质，抗真菌药物制霉菌素和二性霉素等多烯类抗生素能与固醇类物质结合，使真菌细胞胞浆膜通透性增加，导致菌体内的重要生命物质外漏，从而使细菌死亡。

知识链接

细菌细胞膜是新抗菌药物的主要作用靶位

由于细菌胞浆膜是多种细菌主要功能分子的存在部位，因此胞浆膜是目前研发新的抗菌药物关注的重要部位。最新上市和在研的作用于细胞膜的药物具有多靶点和细菌不易产生耐药等特点。2013 年上市的特拉万星（telavancin）包括两种主要抗 MRSA 机制：①通过与五肽末端的 D - 丙氨酰 - D 丙氨酸结合，干扰肽聚糖的交联，抑制细菌细胞壁合成；②直接作用于细菌细胞膜，使膜电位快速去极化，同时增加膜通透性，使胞内大量 ATP 和钾离子外漏导致细菌死亡。上述机制不易诱导细菌耐药性。

第三节　细菌耐药性

细菌的耐药性（resistance）是指在常规治疗剂量下细菌对药物的敏感性下降甚至消失，导致药物的疗效降低或无效的现象。对化疗指数高的药物，提高药物剂量可能仍然能取得满意的疗效。

超级细菌（superbug）泛指对许多抗菌药物都耐药的细菌。如耐甲氧西林金黄色葡萄球菌（methicillin-resistance staphylococcus aureus，MRSA）和产金属 β - 内酰胺酶的大肠埃希菌和肺炎克雷伯菌。由于对许多抗菌药物都耐药，因此超级细菌的治疗已成为现代社会公共卫生问题的焦点。

一、细菌耐药性的种类

根据其发生原因可分为天然耐药性/固有耐药（intrinsic resistance）和获得耐药性（acquired resistance）两种。

在自然界中，天然耐药菌株和敏感菌株同时存在。在抗生素的选择压力下，敏感菌株被杀灭，耐药菌株则大量繁殖。若耐药菌株感染人和动物则表现出对抗菌药物的耐药，导致抗菌药物的疗效降低。在抗生素的诱导下，耐药菌株对抗菌药物的耐药程度不断提高，直至抗菌药物完全无效。从遗传学角度看，存在耐药菌株丢失耐药基因从而恢复对抗菌药物敏感性的可能性，但在人类持续使用抗生素的情况下，此种可能性几乎没有。因此，合理使用抗菌药物对延长抗菌药物的使用周期具有重要意义。

二、耐药基因的转移方式

耐药基因的转移方式包括垂直和水平转移两种方式。

存在于细菌染色质的耐药基因可通过细菌的繁殖传给下一代细菌，即垂直转移。存在于染色质外的耐药基因通过可转移的 DNA 片段如质粒（plasmid）、转座子（transposon，jumping gene）、整合子（integron）将耐药基因在细菌间传播，即水平转移。

天然耐药菌株的耐药基因存在于细菌的染色质，该基因可通过细菌繁殖传给下一代。如链球菌对氨基糖苷类天然耐药，肠道杆菌对青霉素 G 天然耐药，铜绿假单胞菌对多数抗生素均不敏感。

获得性耐药菌株的耐药基因多存在于染色质外的质粒。耐药基因通过水平转移在细菌间传播，从而导致耐药性的播散。如许多细菌产生的水解 β - 内酰胺酶类的 β - 内酰胺酶基因则通过该方式传播。质粒上的耐药基因可通过转移到染色体上从而成为固有耐药。

三、细菌耐药性产生的分子机制

细菌耐药性的产生机制包括产生灭活酶、改变或保护药物靶点、减少药物积聚、改变代谢途径、出现牵制机制、形成生物膜等。细菌耐药机制复杂，多种耐药机制可能同时存在于一种细菌。

1. 产生灭活酶　包括水解酶和合成酶两种，基因存在于质粒或染色质上。灭活酶通过破坏抗菌药物的结构，使得抗菌药物在到达作用靶点之前即被酶破坏而失去抗菌作用，是细菌产生耐药性的最常见机制。

（1）水解酶　目前发现的水解酶均为水解 β - 内酰胺类，因此该类酶统称为 β - 内酰胺类酶（β - lactmase），水解青霉素的酶称为青霉素酶，水解头孢菌素的酶则称为头孢菌素酶，该类酶破坏 β - 内酰胺类抗生素的 B 环的 β - 内酰胺键，导致结构破坏而丧失抗菌作用。

（2）合成酶/钝化酶　可催化某些基团结合到抗生素的—OH 基或—NH_2 基上，使抗生素失活，如乙酰化酶、腺苷化酶和磷酸化酶、酯酶。如对氯霉素耐药的革兰阳性和阴性杆菌能产生乙酰转移酶，使氯霉素转变为无活性分子的乙酰氧化氯霉素。

2. 改变或保护药物靶点　抗菌药物的作用靶点是细菌生长繁殖中重要的和必需的结构和分子，抗菌药物通过干扰上述结构和分子发挥抗菌作用。耐药菌通过基因表达的改变，从而导致上述结构和分子结构和（或）数量的变化，使得抗菌药物的作用降低。

（1）药物靶点改变　包括药物靶点（蛋白质）数量（量）和结构（质）的改变。

1）数量的改变　细菌高表达靶蛋白，使得原剂量或浓度的抗菌药物不足以完全与靶蛋白结合，表现为即使在抗菌药物存在时仍有足够量的靶蛋白可以维持细菌的生长繁殖。如对甲氧苄啶（TMP）耐药的大肠埃希菌可产生大量与 TMP 亲和力较低的二氢叶酸还原酶，以继续维持细菌的生长。

2）结构的改变　细菌靶蛋白的结构发生突变或细菌产生新的蛋白质替代以前靶蛋白的功能。①结构突变的靶蛋白与抗菌药物的亲和力低，导致药物抗菌作用降低。如细菌的拓扑异构酶Ⅱ和拓扑异构酶Ⅳ发生突变，导致药物靶点与喹诺酮类药物的结合力降低而耐药。②产生新的蛋白以替代和（或）补充被抗菌药物抑制的蛋白质分子的功能。如耐甲氧西林金黄色葡萄球菌（MRSA）获得并表达敏感金黄色葡萄球菌所没有的青霉素结合蛋白 2a（PBP2a），由于 PBP2a 与常规使用的抗菌药物亲和力均很低，而且可替代和（或）补充原被 β-内酰胺类抗生素抑制的 PBP2 的转肽酶活性，因此可继续维持细菌的生长繁殖，表现为抗菌药物作用的完全丧失。

（2）保护药物靶点蛋白质的产生　细菌产生新的蛋白质阻碍药物与靶分子的结合。例如，耐氟喹诺酮类的革兰阴性菌表达 Qnr 蛋白，Qnr 可阻挡氟喹诺酮类与拓扑异构酶Ⅱ和Ⅳ的结合。

3. 减少药物积聚　包括药物进入减少和外排增加。

（1）减少药物进入　表现为细菌外膜通透性降低或细胞壁增厚。敏感细菌可通过改变外膜通道蛋白（outer membrane porin，OMP）的数量和结构来降低外膜通透性。例如，革兰阴性菌外膜以 OmpF 和 OmpC 组成非特异性跨膜通道，允许抗生素等药物进入菌体，当细菌多次接触药物如四环素后，其 OmpF 通道蛋白表达减少甚至不表达，导致药物进入菌体减少。金黄色葡萄球菌肽聚糖合成增加，细胞壁增厚，阻止糖肽类与靶点结合。

（2）增强主动外排系统　主动外排系统又称外排泵，可将有害物质包括药物排出菌体。由于外排泵的底物选择性很低，因此常导致细菌的多重耐药性。例如，大肠埃希菌 AcrAB-TolC 外排泵的过度表达可导致大肠埃希菌对多种抗生素产生耐药性。

4. 其他

（1）改变代谢途径　对磺胺类耐药的细菌可自行摄取外源性叶酸，或产生对氨基苯甲酸增多。

（2）出现牵制机制（trapping mechanism）　β-内酰胺酶与 β-内酰胺类药物牢固结合，使其停留在胞质外间隙，导致药物不能发挥作用。

（3）形成生物膜（biofilm）　细菌生物膜是众多细菌在生长过程中附着于固体表面而形成的特殊膜状结构，可阻止抗菌药物进入细菌发挥抗菌作用。生物膜与细菌群体耐药性有关。

第四节　抗菌药物合理应用原则

抗菌药物的临床应用包括治疗性和预防性应用两种。

合理应用现有的抗菌药物是提高疗效、降低不良反应发生率、减少或减缓细菌耐药性发生的关键，也是延缓药物使用周期的有效手段。抗菌药物不合理应用主要表现在无指征的预防和治疗用药、抗菌药物品种和剂量的错误选择、给药途径和给药次数及疗程的不合理等。因此，抗菌药物临床应用是否正确、合理，基于以下两方面：①有无指征应用抗菌药物；②选用的品种及给药方案是否正确、合理。

一、抗菌药物治疗性应用的基本原则

1. 诊断为细菌性感染者，方有指征应用抗菌药物　经验性诊断为细菌性感染者或经病原检查确诊为细菌性感染者方有指征应用抗菌药物；由真菌、结核分枝杆菌、非结核分枝杆菌、支原体、衣原体、螺旋体、立克次体及部分原虫等病原微生物所致的感染亦有指征应用抗菌药物。缺乏细菌及上述病原微生物感染的证据和病毒性感染者，均无指征应用抗菌药物。

2. 根据病原菌种类及细菌药敏试验结果、抗菌药物的特点和患者的情况选用抗菌药物　尽早查明感染病原菌，了解病原菌种类及病原菌对抗菌药物的敏感（药敏）情况，综合考虑抗菌药物的抗菌谱和抗菌活性、药代动力学（吸收、分布、代谢和排泄过程）特点以及患者的脏器功能和生理状态后选择恰当的抗菌药物。

二、抗菌药物预防性应用的基本原则

抗菌药物预防性应用根据预防用药的目的而不同。

1. 外科手术预防用药　用药原则为根据手术野有无污染或污染可能，决定是否预防用药。清洁手术通常不需预防用药，除非手术范围大、时间长、污染机会增加或者重要脏器和组织手术或者患者是高龄或免疫缺陷者等高危人群才需预防用药。清洁 - 污染手术或者污染手术需预防用药。外科预防用抗菌药物为预防术后切口感染，应针对金黄色葡萄球菌选药。预防手术部位感染或全身性感染，则需依据手术野污染或可能的污染菌种类选用。选用的抗菌药物必须是疗效肯定、安全、使用方便及价格相对较低的品种。

2. 内科及儿科　内科及儿科预防用药对预防一种或两种特定病原菌在某段时间内引起的感染可能有效，如长期预防用药以防止任何细菌入侵则往往无效。患者原发病可治愈或缓解者，预防用药可能有效，而原发病不能治愈或缓解者（如免疫缺陷者），预防用药应尽量不用或少用。普通感冒、麻疹、水痘等病毒性疾病以及昏迷、休克、中毒、心力衰竭、肿瘤、应用肾上腺皮质激素等患者通常不宜常规预防性用药。

三、抗菌药物在特殊病理、生理状况患者中应用的基本原则

根据患者的肝肾功能情况选择药物，对肝肾功能损害者应选择无肝肾毒性的药物。

老年人肾功能呈生理性减退，应选用毒性低并具杀菌作用的抗菌药物。接受主要自肾排泄的抗菌药物时，应按轻度肾功能减退情况减量给药，可用正常治疗量的 1/2 ~ 2/3。

新生儿和小儿的肝、肾器官均未发育成熟，因此此类患者感染时应避免应用对组织、器官毒性大的抗菌药物。

四、抗菌药物的联合应用

（一）抗菌药物联合应用的指征

多数细菌感染只应使用单一药物，单一药物可有效治疗的感染不需联合用药，否则将导致药物毒性的增加、治疗费用的增加甚至药物拮抗效应的出现。仅在下列情况时有指征联合用药。

（1）原菌尚未查明的严重感染，包括免疫缺陷者出现的严重感染。

（2）单一抗菌药物不能控制的需氧菌和厌氧菌混合感染，两种或两种以上病原菌感染。

（3）单一抗菌药物不能有效控制的感染性心内膜炎或脓毒症等重症感染。如 β - 内酰胺类与氨基糖苷类抗生素联合治疗感染性心内膜炎。

（4）需长程治疗，而且病原菌易对某些抗菌药物产生耐药性的感染，如结核病、深部真菌病。联合用药通常采用两种药物联合，仅结核病的治疗需要三种及三种以上药物联合用药。

（5）为减少药物的毒副反应，采用联合用药。如两性霉素 B 与氟胞嘧啶联合治疗隐球菌脑膜炎时，前者的剂量可适当减少，从而减少其毒性反应。

（二）联合用药可能产生结果

两种或两种以上抗菌药物联合用药可能产生协同、相加、无关、拮抗四种效果。

抗菌药物依其作用性质可分为四大类：一类为繁殖期杀菌剂，如 β - 内酰胺类、万古霉素类等；二类为静止期杀菌剂，如氨基糖苷类、多黏菌素等，它们对静止期、繁殖期细菌均有杀灭作用；三类为速效抑菌剂，如四环素类、氯霉素类、大环内酯类等；四类为慢效抑菌剂，如磺胺类等。一类和二类合用常可获得协同作用，例如青霉素、氨苄西林与链霉素、庆大霉素合用治疗草绿色链球菌或肠球菌心内膜炎。一类与三类合用可能出现拮抗作用，如青霉素类与氯霉素、四环素类合用。二类和三类合用可获得相加作用。四类与一类也可以合用，如复方磺胺甲恶唑与万古霉素或去甲万古霉素联合治疗甲氧西林耐药的金黄色葡萄球菌肺炎。

五、抗菌药物临床应用的管理

为加强抗菌药物的临床应用，国家要求医疗机构要按照《抗菌药物临床应用指导原则》中"非限制使用""限制使用"和"特殊使用"的分级管理原则，建立健全抗菌药物分级管理制度，明确各级医师使用抗菌药物的处方权限。

"特殊使用"类药物的使用应严格掌握临床应用指征，经抗感染专家或有关专家会诊同意后，由具有高级专业技术职务任职资格的医师开具处方。

"特殊使用"使用的药物如下。

（1）第四、五代头孢菌素 头孢吡肟、头孢匹罗、头孢噻利、头孢他洛林酯、头孢托罗酯等。

（2）碳青霉烯类抗菌药物 亚胺培南、美罗培南、帕尼培南、比阿培南等。

（3）糖肽类与其他抗菌药物 万古霉素、去甲万古霉素、替考拉宁、利奈唑胺等。

（4）抗真菌药物 卡泊芬净，米卡芬净，伊曲康唑（口服液、注射剂），伏立康唑（口服剂、注射剂），两性霉素 B 含脂制剂等。

本章小结

抗菌药物是控制细菌感染的主要手段。现有抗菌药物的作用机制包括抑制细菌细胞壁合成、抑制核酸的复制与修复、抑制蛋白质合成、增加胞浆膜的通透性等四种，细菌的耐药机制包括产生灭活酶、改变或保护药物靶点、减少药物积聚、改变代谢途径、出现牵制机制、形成生物膜等。

掌握抗菌药物的作用机制、细菌的耐药机制，有助于抗菌药物的合理应用，对提高药物疗效、降低不良反应发生率、减少或减缓细菌耐药性产生、延缓药物使用周期具有重要意义。

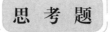

题库

1. 评价抗菌药物抗菌活性的指标有哪些？

2. 在临床实践中如何防止细菌耐药性的产生？

3. 联合用药的指征是什么？其可能产生的结果是什么？

（周 红）

PPT

第三十七章

人工合成抗菌药

学习导引

知识要求

1. **掌握** 氟喹诺酮类药物的抗菌谱、作用机制、临床应用和不良反应。
2. **熟悉** 磺胺类、噁唑烷酮类药物的抗菌特点及临床应用。
3. **了解** 硝基呋喃和硝基咪唑类抗菌药物的用途。

能力要求

1. 熟练掌握氟喹诺酮类抗菌药物的作用特点和指导临床合理应用的技能。
2. 学会根据不同适应证正确选择磺胺类药物的方法。

微课

第一节 喹诺酮类抗菌药

一、共性

喹诺酮类抗菌药是一类含 4 - 喹诺酮（4 - quinolone）基本结构的人工合成的药物。发展至今，已陆续开发出四代产品，由于第三、四代产品抗菌谱广、抗菌活性强，口服吸收好，不良反应少等诸多特点，至今仍广泛应用于泌尿生殖系统、肠道、呼吸道、皮肤软组织等部位感染的治疗。

> ### 知识链接
>
> #### 喹诺酮类药物的发展
>
> 喹诺酮类药物按开发先后及其抗菌特点的不同，目前共分为四代。第一代喹诺酮类药物有萘啶酸等，于 1962～1969 年上市应用，只对大肠埃希菌等有抗菌作用，现已少用。第二代喹诺酮类药物有吡哌酸等，于 1969～1979 年上市应用，在抗菌谱方面有所扩大，由于副作用仍较大，现很少应用。第三代喹诺酮类代表药物有诺氟沙星等，此类药物的化学结构分子中均有氟原子，因此称为氟喹诺酮，于 1980～1996 年上市应用。和前两代药物相比，第三代药物对革兰阴性菌的抗菌作用进一步加强，同时对革兰阳性菌、结核杆菌、军团菌、支原体和衣原体也有抗菌作用。第四代喹诺酮类药物有莫西沙星等，于 1997 年开始上市应用，保留了第三代喹诺酮抗菌的优点，还对肺炎支原体、衣原体、军团菌以及结核分枝杆菌的作用增强。

【抗菌机制】喹诺酮类药物主要通过抑制细菌 DNA 拓扑异构酶（topoisomerase），阻碍 DNA 合成而导致细菌死亡。DNA 拓扑异构酶兼具 DNA 内切酶和 DNA 连接酶的功能，催化 DNA 链断开和结合的耦联反应。革兰阴性菌拓扑异构酶Ⅱ（又称 DNA 回旋酶）和革兰阳性菌拓扑异构酶Ⅳ是喹诺酮类药物的主要作用靶点（图 37 - 1）。细菌 DNA 拓扑异构酶Ⅱ的功能则在于切断 DNA 的一条或两条链中的磷酸二酯键，然后重新缠绕和封口，控制 DNA 的拓扑状态，使其恢复负超螺旋结构。喹诺酮类药物能与 DNA 回旋酶结合，形成喹诺酮类 - DNA - 回旋酶复合物，进而抑制回旋酶对 DNA 的断裂和再连接的功能，干扰 DNA 超螺旋结构的解旋，导致细菌死亡。真核细胞也含有生物活性与细菌 DNA 回旋酶相似的拓扑异构酶Ⅱ，治疗浓度的喹诺酮类对真核细胞拓扑异构酶Ⅱ影响较小，但在高浓度时有一定的抑制作用。拓扑异构酶Ⅳ具有解除 DNA 结节、解开 DNA 连环体等功能，从而使染色体分配至子代细菌。喹诺酮类药物通过抑制该酶活性，影响细菌 DNA 的复制。

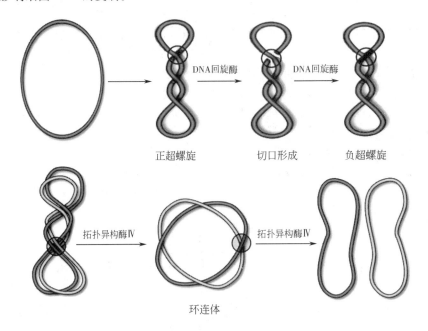

图 37 - 1　喹诺酮类药物抗菌机制

【体内过程】多数氟喹诺酮类药物口服吸收良好，给药后 1~2 小时内达到血药峰浓度。诺氟沙星生物利用度为 30%~40%，环丙沙星生物利用度为 38%~60%，其余氟喹诺酮类药物生物利用度达 80%~95%。体内分布广泛，组织体液内浓度高。主要由肝脏代谢并通过胆汁排泄或以原型经肾脏排出。

【临床应用】目前临床应用较多的是第三、四代具有广谱抗菌活性的氟喹诺酮类药物，主要用于治疗以下感染。

1. 泌尿生殖系统感染　氟喹诺酮类药物可用于治疗由敏感大肠埃希菌、变形杆菌、铜绿假单胞菌等引起的急性膀胱炎、急性肾盂肾炎和慢性细菌性前列腺炎。由于淋病奈瑟菌对氟喹诺酮类药物耐药性增高，对淋菌性尿道炎、宫颈炎的治疗作用受到限制，但由沙眼衣原体等所致的非淋菌性感染，氧氟沙星和左氧氟沙星仍可作为多西环素或阿奇霉素等首选药的替代选用药物。

2. 肠道感染　用于治疗大肠埃希菌、志贺菌、非伤寒沙门菌、副溶血弧菌等所致腹泻、胃肠炎和细菌性痢疾，但细菌性痢疾的主要病原菌福氏志贺菌近年来对氟喹诺酮类药物耐药率有增高趋势。

3. 呼吸系统感染　肺炎链球菌、流感嗜血杆菌、卡他莫拉菌和肺炎支原体、肺炎衣原体等对左氧氟沙星、莫西沙星等氟喹诺酮类药物高度敏感，这类药物常用于社区获得性肺炎的治疗，对于上述细菌导致的急性鼻窦炎，可选用阿莫西林 - 克拉维酸治疗。另外，左氧氟沙星和环丙沙星可有效治疗金黄色葡萄球菌和非典型分枝杆菌引起的呼吸系统感染。

4. 皮肤及软组织感染　可用于治疗甲氧西林敏感的金黄色葡萄球菌、肠杆菌科和化脓性链球菌等导致的皮肤软组织感染。对于需氧菌及厌氧菌混合感染导致的糖尿病足，可联合应用氟喹诺酮类药物和克林霉素或甲硝唑。

5. 其他 氟喹诺酮类药物在骨和关节中药物浓度较高，可用于治疗甲氧西林敏感的金黄色葡萄球菌、肠杆菌科、铜绿假单胞菌等导致的骨和关节感染。伤寒沙门菌株对氟喹诺酮类药物敏感，可首选氟喹诺酮类药物作为经验性治疗成年人伤寒。

【不良反应】

1. 胃肠道反应 是最常见的不良反应，可见胃部不适、恶心、呕吐、腹痛、腹泻等症状，一般程度较轻，只有少数患者需因此停药，不宜空腹使用本类药物。

2. 中枢神经系统不良反应 轻症者表现失眠、头昏、头痛，重症者出现精神异常、抽搐、惊厥等，主要是由于兴奋中枢引起的。中枢神经系统疾病患者应避免应用。喹诺酮类药物引起中枢神经系统反应从大到小依次为：氟罗沙星＞诺氟沙星＞司帕沙星＞环丙沙星＞依诺沙星＞氧氟沙星＞培氟沙星＞左氧氟沙星。

3. 光敏反应 症状为光照部位皮肤出现瘙痒性红斑，严重者出现皮肤糜烂、脱落。在治疗过程中及治疗结束后数天内应避免过长时间暴露于阳光照射。司帕沙星、洛美沙星、氟罗沙星诱发的光敏反应最为常见，其他药物光敏反应的发生率依次为：依诺沙星＞氧氟沙星＞环丙沙星＞莫西沙星、加替沙星。

课堂互动

某公司职员小芳因感冒服用左氧氟沙星，在节假日与同事一起去郊外旅游。美丽的风景和明媚的阳光让她流连忘返，但晚上开始前臂、手背和颈部等部位出现红斑，有瘙痒和灼热感，面部潮红。请问小芳出现上述症状的原因可能是什么？应该如何避免？

---

4. 心脏毒性 罕见但后果严重。可见心慌、心悸等临床症状。有些喹诺酮类药物还可导致 Q - T 间期延长、尖端扭转型室性心动过速、室颤等。对心律不齐的患者，在临床应用时应密切注意，应避免与引起 Q - T 间期延长的药物合用。

5. 肝脏毒性 大剂量或长期应用喹诺酮类药物可对肝脏有轻度损害。少数患者可发生血清氨基转移酶升高、血尿素氮增高及血白细胞降低，呈一过性，停药后可缓解。

6. 肌肉、骨骼系统不良反应 喹诺酮类药物引起的肌腱炎偶见，但严重者可导致肌腱断裂，特别是运动员。虽然在人类尚无明确证据，但喹诺酮类药物在幼龄动物中可影响软骨的生长，临床研究发现儿童用药后可出现关节痛和关节水肿，所以应避免应用于 18 岁以下的未成年人群，特别是婴幼儿。

二、常用喹诺酮类药物

诺 氟 沙 星

诺氟沙星（norfloxacin，氟哌酸）为第一个用于临床的氟喹诺酮类药物。空腹时口服吸收迅速但不完全；广泛分布于各组织和体液中，如肝、肺、肾、前列腺、睾丸、子宫及胆汁、尿液等，但中枢神经系统分布较少。血浆蛋白结合率为 10% ~15%，$t_{1/2}$ 为 3 ~4 小时，肾功能减退时可延长至 6 ~9 小时。肾脏和肝胆系统为主要排泄途径，26% ~32% 以原型自尿中排出，28% ~30% 从胆汁和（或）粪便排出。尿液 pH 影响诺氟沙星的溶解度。

诺氟沙星具有广谱抗菌作用，在体外尤其对需氧革兰阴性杆菌的抗菌活性高，对大肠埃希菌、克雷伯菌属、枸橼酸杆菌属、沙门菌属、变形菌属、志贺菌属、弧菌属、耶尔森菌等具有良好抗菌作用。对青霉素耐药的淋病奈瑟菌、流感嗜血杆菌和卡他莫拉菌亦有良好抗菌作用。常用于上述敏感菌所致的尿路感染、淋病、前列腺炎、肠道感染和伤寒及其他沙门菌感染。

环丙沙星

环丙沙星（ciproflocacin，环丙氟哌酸）可用于口服或静脉给药。口服后 0.5～2 小时可达血药峰浓度，主要分布于胆汁、黏液、唾液、骨以及前列腺中。血浆蛋白结合率为 20%～40%，$t_{1/2}$ 血浆消除半衰期约为 4 小时，部分在肝脏被代谢后经肾脏由尿液排出，可在尿中保持较高药物浓度。

环丙沙星杀菌效果好，抗菌活性较诺氟沙星强 2～4 倍，对金黄色葡萄球菌、肠杆菌、铜绿假单胞菌、流感嗜血杆菌、淋病奈瑟菌、链球菌、军团菌均具有抗菌作用，对青霉素类，头孢菌素类，氨基糖苷类和四环素类耐药菌株均显较高抗菌活性。临床应用于尿路感染、肠道感染、淋病等，还可治疗由铜绿假单胞菌、葡萄球菌属等引起的骨和关节感染、皮肤软组织感染和肺炎、脓毒症等。口服制剂的适应证同诺氟沙星，静脉给药可用于较重感染的治疗，如肠杆菌科细菌脓毒症、肺部感染、腹腔、胆道感染等。由于在幼龄动物能导致软骨病，18 岁以下儿童或青少年禁用环丙沙星。

氧氟沙星

氧氟沙星（ofloxacin，氟嗪酸）服后吸收完全，相对生物利用度达 95%～100%。血药达峰时间约为 1 小时，$t_{1/2}$ 为 4.7～7.0 小时，蛋白结合率为 20%～25%。吸收后广泛分布至各组织和体液中，可通过胎盘屏障。主要以原型自肾脏排泄，口服 24 小时内尿中排出给药量的 75%～90%，且尿中药物浓度在服药后 48 小时后仍能维持在杀菌水平，碱化尿液可减低氧氟沙星在尿中的溶解度，导致结晶尿和肾毒性。少量在肝内代谢，或以原型自粪便中排出。

氧氟沙星对青霉素耐药的淋病奈瑟菌、甲氧西林敏感葡萄球菌、铜绿假单胞菌、产酶流感嗜血杆菌和莫拉菌属均具有高度抗菌活性。对肺炎链球菌、溶血性链球菌和粪肠球菌具有中等抗菌活性。对沙眼衣原体、支原体、军团菌具有良好抗微生物作用，对结核分枝杆菌和非典型分枝杆菌也有一定抗菌活性。临床常用于治疗上述病原体导致的尿路感染、细菌性前列腺炎、淋菌性尿道炎、宫颈炎、支气管和肺部感染、胃肠道感染、伤寒、骨和关节感染、皮肤软组织感染以及脓毒症等全身感染。

左氧氟沙星

左氧氟沙星（levofloxacin）为氧氟沙星的左旋光学异构体，其抗菌活性约为氧氟沙星的 2 倍，水溶性较好，可制成注射剂。口服后吸收完全，广泛分布至各组织和体液。绝对生物利用度接近 100%。达峰时间约为 1 小时，$t_{1/2}$ 为 5～7 小时，蛋白结合率为 30%～40%。在体内代谢较少，主要以原型自肾脏排泄，口服 48 小时内尿中排出量约为给药量的 80%～90%，少量以原型自粪便中排出。

左旋氧氟沙星对葡萄球菌属、肺炎球菌、化脓性链球菌、溶血性链球菌、肠球菌属、淋病奈瑟菌、大肠埃希菌、除伤寒沙门菌和副伤寒沙门菌外的沙门菌属、志贺氏菌属、变形杆菌属、霍乱弧菌、铜绿假单胞菌、流感嗜血杆菌、沙眼衣原体等都有抗菌作用，其中对葡萄球菌属和链球菌的活性是环丙沙星的 2～4 倍，对肠杆菌科的活性与环丙沙星相当。常用于治疗上述细菌导致的急、慢性下呼吸道感染、复杂性和单纯性尿路感染以及皮肤软组织感染。

洛美沙星

洛美沙星（lomefloxacin）口服吸收完全，在体内分布广泛。$t_{1/2}$ 为 6～8 小时，主要自尿中以原型排出。对繁殖期和静止期细菌具有迅速杀菌作用，对大肠埃希菌、肺炎克霉伯菌、铜绿假单胞菌和金黄色葡萄球菌的作用均明显优于诺氟沙星。临床适应证与诺氟沙星相似，主要用于治疗敏感菌导致的呼吸系统、泌尿系统、消化系统、皮肤和软组织等感染。

莫 西 沙 星

莫西沙星（moxifloxacin）口服后吸收良好，生物利用度约 90%。$t_{1/2}$ 为 12 小时。同服二、三价阳离子抗酸药可影响其吸收。主要在肝脏和肾脏代谢。对革兰阳性菌、革兰阴性菌、厌氧菌、支原体、衣原体和军团菌具有广谱抗菌活性。主要用于治疗患有呼吸道感染，如急性鼻窦炎、慢性支气管炎急性发作、社区获得性肺炎以及皮肤和软组织感染。但该药可导致严重皮肤反应和肝损害等，近年来欧洲药品管理局建议应限制性临床使用莫西沙星，只能用于其他抗菌药物无法使用或治疗无效的情况。

加 替 沙 星

加替沙星（gatifloxacin）口服易吸收，$t_{1/2}$ 为 8~12 小时，蛋白结合率约为 20%。生物利用度高，组织浓度是血浆浓度的 1.5 倍以上，主要以原型经肾脏从尿液排出。临床用于治疗由敏感菌所致的各种感染性疾病，包括慢性支气管炎急性发作、急性鼻窦炎、社区获得性肺炎、单纯性尿路感染（膀胱炎）和复杂性尿路感染、急性肾盂肾炎、淋球菌性尿路炎和宫颈炎等。加替沙星能引起血糖异常，包括症状性低血糖和高血糖，一旦发现异常应立刻停药，糖尿病患者禁用。

第二节 磺胺类抗菌药物

一、概述

磺胺类药物（sulfonamides）是一类具有对氨基苯磺酰胺结构的人工合成药物。1932 年，德国科学家 Gerhard Domagk 发现"百浪多息"（prontosil）能有效治疗溶血性链球菌感染，随后巴斯德研究所的 Daniele Bovet 发现其在体内分解成对氨基苯磺酰胺发挥抗菌作用，为磺胺类药物的研发奠定了基础；在 1935~1944 年，磺胺噻唑、磺胺嘧啶、二甲基胺嘧啶等大批磺胺类药物问世；1945~1954 年，磺胺异恶唑和磺胺二甲基异嘧啶等药物应用于临床；20 世纪 60 年代，易吸收、毒副作用小的新型磺胺类药物如磺胺甲基异恶唑、磺胺苯吡唑等相继问世；20 世纪 70 年代中期，磺胺类药物与甲氧苄啶的协同抗菌作用被发现，磺胺甲基异恶唑、磺胺嘧啶等与甲氧苄啶合用后，抗菌活性明显增强，抗菌范围增大。

知识拓展

百浪多息的发现

Domagk 凭借百浪多息的发现荣获了 1939 年诺贝尔生理学或医学奖，但在发现百浪多息之前，他带领的研究团队先后合成并试验了 3000 多种偶氮染料化合物都未能获得理想抗菌药物，后转变思路在此基础上连上磺胺基团，最终成功研制出第一个人工合成抗菌药物——prontosil"百浪多息"。

【药理作用】磺胺类药物抗菌谱较广，对革兰阳性和阴性细菌皆有效，包括金黄色葡萄球菌、化脓链

球菌、脑膜炎奈瑟菌、肺炎链球菌、大肠埃希菌、流感嗜血杆菌、霍乱弧菌、鼠疫耶尔森菌、肉芽肿鞘杆菌，以及放线菌、诺卡菌属和恶性疟原虫等。但磺胺类药物对结核分枝杆菌、麻风分枝杆菌、钩端螺旋体和立克次体等病原体无效。

【体内过程】 全身应用的磺胺类药物多数口服易吸收，吸收率超过 90%。短、中效类口服后 2~4 小时达血药浓度高峰，长效类 4~6 小时达血药浓度高峰。用于肠道感染的磺胺类药物能够在肠道内保持较高浓度而发挥抑菌作用。磺胺类药物与血浆蛋白结合率大多在 90% 左右。可广泛分布于全身各组织和体液，渗入胸腔、腹腔、滑膜腔和眼房中，还可通过血 - 脑屏障进入中枢神经系统，以及通过胎盘屏障进入胎儿体内。磺胺类药物主要在肝脏中被乙酰化代谢，其乙酰化代谢物溶解度低，故可在肾小管内沉积造成肾脏损害。大部分药物从肾小球滤过，小部分经肾小管分泌，经尿排泄。少数磺胺类药可自胆汁、乳汁、唾液、支气管中排出，难吸收磺胺则主要经肠道排出。

【抗菌机制】 磺胺类药物是抑菌药，它通过干扰细菌叶酸代谢而抑制其生长繁殖。对磺胺类药物敏感的细菌不能直接利用周围环境中的叶酸，而是利用对氨基苯甲酸（PABA）和二氢蝶啶、谷氨酸在菌体内的二氢叶酸合成酶催化下合成二氢叶酸，二氢叶酸在二氢叶酸还原酶的作用下形成四氢叶酸，四氢叶酸作为一碳单位转移酶的辅酶，参与核酸前体物（嘌呤、嘧啶）的合成。磺胺类药物的化学结构与 PABA 类似，能与 PABA 竞争二氢蝶酸合成酶，障碍细菌利用 PABA 合成二氢叶酸，同时磺胺类药物为二氢蝶酸合成酶竞争性抑制剂，最终影响核酸的生成，抑制细菌生长繁殖（图 37 - 2）。

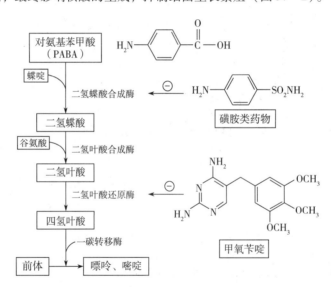

图 37 - 2 磺胺类药物抗菌机制

【临床应用】 磺胺类药物毒副作用相对较大，且许多细菌对其产生抗药性，但磺胺类药物价格便宜，使用方便，不会产生类似广谱抗生素引起的肠道菌群失调，故临床仍选用磺胺类药物来治疗敏感菌导致的感染，主要应用于以下方面。

1. 流行性脑膜炎 由于磺胺嘧啶渗入脑脊液的浓度最高，故首选磺胺嘧啶用于治疗脑膜炎奈瑟菌所致的脑膜炎。轻症可口服给药，重症用其钠盐作静脉注射。

2. 肠道感染 一般选用胃肠道难吸收的磺胺类药物如柳氮磺吡啶，可较长时间停留在肠壁组织中，通过抑制大肠埃希菌和梭状芽孢杆菌等病原微生物治疗慢性肠道感染和炎症。

3. 尿道感染 一般选用溶解度较大、多以原型从尿中排出的磺胺类药物如磺胺甲恶唑（sulfamethox-azole，SMZ，新诺明）。大剂量应用时宜与碳酸氢钠同服。与增效剂甲氧苄啶（trimethoprim，TMP）合用，其抗菌作用可增数倍到数十倍。

4. 局部感染 磺胺醋酰钠可有效治疗细菌性结膜炎和沙眼，磺胺嘧啶银或磺胺嘧啶锌具抗铜绿假单胞菌作用，可用于治疗烧伤和创伤感染，但其耐药菌株已有报道。

【不良反应】

1. 泌尿系统损害 磺胺类药物及其乙酰化代谢产物在尿中浓度高，且在酸性尿液中溶解度降低，可形成结晶沉淀，出现结晶尿、血尿、管型尿、尿频、尿痛、尿少等症状，导致尿路阻塞和肾脏损伤。因此，在服用溶解度较低的磺胺类药物时需注意多饮水，并同时服用碳酸氢钠，碱化尿液以增加药物的溶解度。

2. 过敏反应 以发热和皮疹较为常见，多在用药后 5~10 天出现，一般不严重，停药后可逐渐恢复，偶可出现严重反应，如剥脱性皮疹、多形性渗出性红斑。磺胺类药物之间存在交叉过敏反应，一旦过敏，应换用其他类型抗菌药。

3. 血液系统反应 对葡萄糖-6-磷酸脱氢酶缺乏者易引起急性溶血性贫血。偶见粒细胞缺乏症、再生障碍性贫血及血小板减少症；磺胺药可与胆红素竞争蛋白结合部位，使游离胆红素增高，进入中枢神经系统导致核黄疸。新生儿肝功能发育不全，易发生胆红素血症，故不宜作为婴幼儿及孕妇用药。

4. 其他 消化道反应、肝功能减退以及头痛、乏力、眩晕等中枢神经系统症状。

二、常用磺胺类药物

（一）全身应用磺胺类药物

根据口服吸收的难易程度和血浆消除半衰期不同，全身应用磺胺类药物可分为三类。①短效类：$t_{1/2} <$ 10 小时，如磺胺异恶唑和磺胺二甲嘧啶。②中效类：$t_{1/2}$ 在 10~24 小时，如磺胺嘧啶和磺胺甲恶唑。③长效类：$t_{1/2} > 24$ 小时，如磺胺对甲氧嘧啶和磺胺邻二甲氧嘧啶。

磺 胺 嘧 啶

磺胺嘧啶（sulfadiazine，SD）口服易吸收但较缓慢。血药浓度达峰时间为 3~6 小时，可透过血-脑屏障，脑膜无炎症时，脑脊液中药物浓度约为血药浓度的 50%，脑膜有炎症时，脑脊液中药物浓度约可达血药浓度的 80%，血浆蛋白结合率约 45%，$t_{1/2}$ 为 17 小时，24 小时后 30%~40% 以原型、15%~30% 以乙酰化形式随尿排出，药物在尿中溶解度低，容易形成结晶。临床应用时需服用等量碳酸氢钠碱化尿液，减少对肾脏的损害。磺胺嘧啶为防治流行性脑膜炎的首选药物，也用于治疗诺卡菌引起的局部和全身感染，联合甲氧苄啶可提高疗效。

（二）局部应用磺胺类药物

柳 氮 磺 吡 啶

柳氮磺吡啶（sulfasalazine）口服后少部分在胃肠道吸收，未吸收的药物被回肠末段和结肠的细菌分解为有抗菌活性的 5-氨基水杨酸与磺胺吡啶，5-氨基水杨酸基本以原型自粪便排出，其少量 N-乙酰衍生物可见于尿液中。临床用于治疗节段性回肠炎、溃疡性结肠炎或肠道术前预防感染。不良反应主要有过敏反应和光敏反应，表现为发热、药疹、关节及肌肉疼痛，严重可见渗出性多型红斑和剥脱性皮炎等症状。

（三）复方磺胺类药物

复 方 新 诺 明

复方新诺明（compound sulfamethoxazole）是磺胺甲恶唑与甲氧苄啶的复方制剂，对金黄色葡萄球菌、化脓性链球菌、肺炎链球菌、大肠埃希菌、肺炎克雷伯菌、沙门菌属、变形杆菌属、摩根菌属、志贺菌

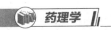

属、淋病奈瑟菌、脑膜炎奈瑟菌、流感嗜血杆菌均具有良好抗菌作用，尤其对大肠埃希菌、流感嗜血杆菌、金黄色葡萄球菌的抗菌作用较磺胺甲恶唑单药明显增强。机制是由于磺胺甲恶唑和甲氧苄啶的协同抗菌作用，磺胺甲恶唑抑制二氢蝶酸合成酶，甲氧苄啶选择性抑制二氢叶酸还原酶，二者合用可使细菌的叶酸代谢受到双重阻断（图37-2），并使抑菌作用转为杀菌作用。

复方新诺明口服后自胃肠道吸收完全，吸收可达给药量的90%以上，血药达峰时间为1~4小时，吸收后广泛分布至全身组织和体液中，并可穿透血-脑屏障和胎盘屏障。磺胺甲恶唑与甲氧苄啶的$t_{1/2}$约为10小时，且两者排泄过程互不影响，主要自肾小球滤过和肾小管分泌，尿药浓度明显高于血药浓度。

临床主要用于治疗大肠埃希菌、肺炎克雷伯菌、肠杆菌属等细菌所致的尿路感染；肺炎链球菌或流感嗜血杆菌所致的成人慢性支气管炎急性发作或2岁以上小儿急性中耳炎；志贺菌敏感菌株所致的肠道感染；产肠毒素大肠埃希杆菌所致旅游者腹泻；以及卡氏肺孢子虫肺炎的预防。不良反应主要以过敏反应和光敏反应较为常见，可表现为发热和药疹，严重者可发生渗出性多形红斑、剥脱性皮炎和大疱表皮松解萎缩性皮炎等，偶见过敏性休克；还可见中性粒细胞减少或缺乏症、血小板减少症及再生障碍性贫血；在缺乏葡萄糖-6-磷酸脱氢酶的患者应用后易发生溶血性贫血及血红蛋白尿，在婴幼儿中较成人为多见。

案例分析

【实例】患者，男，65岁，农民。因咳嗽、咳痰、胸闷及发热前往当地卫生院就诊，遵照医嘱服用复方新诺明2片，一天2次，同时服用维生素C，但服药期间饮水较少。服用药物3天后，症状明显减轻，又继续服用一周，咳嗽等症状全部消失，但患者开始出现血尿。

【问题】复方新诺明的药用成分是什么？出现血尿的可能原因是什么？如何避免？

【分析】复方新诺明由磺胺甲恶唑和磺胺增敏剂甲氧苄啶按5:1的比例制成的复方制剂，因抗菌谱广、疗效确切、价格便宜等优点，在中小城市及农村仍广泛用于感染性疾病的治疗。由于磺胺甲恶唑和甲氧苄啶主要自肾小球滤过和肾小管分泌，长期或大剂量服用可发生结晶尿、血尿和管型尿，尤其与酸性药物如维生素C同服时易导致泌尿系统损伤。长期服用复方新诺明时应多饮水，保持高尿流量，宜同服碳酸氢钠，避免结晶物对肾脏的损害。

第三节 其他人工合成抗菌药物

一、恶唑烷酮类

利奈唑胺

利奈唑胺（linezolid）为全球第一个人工合成的恶唑烷酮类抗菌药，于2000年获得美国FDA批准用于治疗革兰阳性球菌引起的感染。利奈唑胺口服吸收快速、完全。组织穿透力强，能迅速分布于全身组织中，易通过血-脑屏障。服药后1~2小时达血药峰浓度，血浆蛋白结合率约为31%，$t_{1/2}$为3.6~6.0小时。在体内主要代谢为无活性的氨基乙氧基乙酸代谢物和羟乙基氨基乙酸代谢物。约有30%药物以原型、50%以代谢产物的形式从肾脏随尿液排泄，约10%的药物以代谢产物形式从粪便中排出。

利奈唑胺通过与细菌 50S 亚基上核糖体 RNA 的 23S 位点结合，阻止形成 70S 始动复合物，从而抑制细菌蛋白质的合成。临床主要用于敏感微生物引起的感染、包括耐万古霉素的屎肠球菌引起的感染、MRSA 或多药耐药肺炎链球菌导致的院内获得性肺炎感染、MRSA 或化脓链球菌引起的复杂性皮肤和皮肤软组织感染。

不良反应较少，常见有腹泻、恶心和头痛，偶见呕吐、失眠、便秘、皮疹、头晕、发热、真菌感染、味觉改变、舌变色、瘙痒等。用药时间过长的患者有骨髓抑制（包括贫血、白细胞减少、各类血细胞减少和血小板减少）、周围神经病和视神经病、乳酸性酸中毒等不良事件发生。随着利奈唑胺广泛应用，耐药性菌株逐渐增多，须严格把握其适应证和用量，积极预防及减少交叉感染。

二、甲氧苄啶

甲氧苄啶（trimethoprim，TMP）口服吸收完全，约 2 小时达血药峰浓度，脂溶性强，易渗入细胞内，吸收后广泛分布于全身组织和体液中，可通过血 – 脑屏障和胎盘屏障。TMP 脱甲基化为其主要代谢途径，$t_{1/2}$ 为 8 ~ 10 小时，主要以原型经肾排泄。抗菌谱和磺胺药基本相似，但单独使用易引起耐药性。

TMP 是二氢叶酸还原酶抑制剂，使二氢叶酸不能还原成四氢叶酸，阻止细菌核酸的合成。TMP 与磺胺药合用时，从两个不同环节双重阻断叶酸代谢，使磺胺药的抗菌作用增强数倍至数十倍，还可减少耐药菌株的产生。TMP 对哺乳动物的二氢叶酸还原酶的抑制作用较弱，故在人体毒性较小。

由于 TMP 与 SMZ 作用于细菌叶酸合成通路的不同环节，且药代动力学参数基本一致，临床上常与 SMZ 制成复方制剂使用，常用于呼吸道、泌尿生殖道、胃肠道感染，以及脑膜炎、脓毒症等。TMP 不良反应较少，但可引起恶心、过敏性皮疹等，复方制剂偶可引起结晶尿；大剂量或长期应用可干扰叶酸代谢，出现贫血、血小板减少、粒细胞减少，可服用四氢叶酸治疗。严重肝、肾功能不全，骨髓造血功能不全者禁用。

三、硝基呋喃类

硝基呋喃类（nitrofurans）药物是一类广谱抗菌药物，对多种革兰阳性菌和革兰阴性菌、真菌和原虫等病原体均有抑制作用。主要通过干扰细菌氧化还原酶系统影响 DNA 合成，使细菌代谢紊乱而发挥抑菌作用。口服后在体内代谢快，血药浓度低，故一般不用于全身性感染的治疗。

呋喃妥因

呋喃妥因（nitrofuradantion，呋喃坦啶）口服易吸收，蛋白结合率为 60%，$t_{1/2}$ 为 0.3 ~ 1 小时，血药浓度低。主要以原型从尿液排出，少量自肾小管分泌和重吸收。

抗菌谱广，对金黄色葡萄球菌、大肠埃希菌及化脓性链球菌等大多数革兰阳性菌及阴性菌均有抗菌作用。口服常用剂量时血药浓度低于有效水平，而尿液中药物浓度高，临床常用于敏感菌所致的泌尿系统感染，如肾盂肾炎、尿路感染、膀胱炎及前列腺炎等。肾功能不全者和新生儿的药物排泄率低，血药浓度升高可产生严重毒性反应。不良反应以胃肠道反应最为常见，偶见皮疹、药热等过敏反应，葡萄糖 – 6 – 磷酸脱氢酶缺乏者可出现溶血性贫血。

呋喃唑酮

呋喃唑酮（furazolidone，痢特灵）口服吸收差，吸收率仅为 5%，故肠道内药物浓度高，主要用于肠炎和菌痢的治疗，近年来也用于幽门螺杆菌所致的胃窦炎。不良反应同呋喃妥因。

四、硝基咪唑类

甲 硝 唑

甲硝唑（metronidazole）口服后吸收迅速完全，广泛分布于各组织和体液中，且能通过血-脑屏障，药物有效浓度能够出现在唾液、胎盘、胆汁、乳汁、尿液和脑脊液中。口服后 1~2 小时血药浓度达高峰，有效浓度能维持 12 小时。主要以原型或代谢产物经肾脏从尿中排出，其余随粪便排泄或从皮肤排出。

目前广泛用于治疗厌氧菌引起的系统或局部感染，如口腔、腹腔、消化道、女性生殖系统、下呼吸道、皮肤及软组织、骨和关节等部位的厌氧菌感染；对脓毒症、心内膜炎、脑膜感染以及使用抗生素引起的结肠炎也有效；亦用于治疗肠道和肠外阿米巴病（如阿米巴肝脓肿、胸膜阿米巴病等）、阴道滴虫病和皮肤利什曼病等感染。

恶心、呕吐、食欲不振等消化道反应为最常见的不良反应；神经系统症状有头痛、眩晕，偶有感觉异常、肢体麻木、共济失调、多发性神经炎等；少数患者发生荨麻疹、潮红、瘙痒、膀胱炎、排尿困难、口中金属味及白细胞减少等，均属可逆性，停药后自行恢复。

奥 硝 唑

奥硝唑（ornidazole）易经胃肠道吸收，口服后约 2 小时达血药峰浓度。$t_{1/2}$ 为 14 小时，血浆蛋白结合率小于 15%，广泛分布于全身组织和体液中。在肝中代谢，主要以代谢产物从尿中排出，少量在粪便中排泄。

主要用于治疗厌氧菌感染，预防各种手术后厌氧菌感染；也用于治疗原虫、毛滴虫引起的泌尿生殖感染，阿米巴原虫感染（肠、肝阿米巴虫病、阿米巴痢疾、阿米巴脓肿）和贾第鞭毛虫病等。不良反应有轻度头晕、头痛、嗜睡、胃肠道反应、肌肉无力等。

本章小结

本章所述及的药物均为人工合成抗菌药物，主要有喹诺酮类药物和磺胺类药物。第三代氟喹诺酮类药物除对革兰阴性菌的作用进一步增强外，抗菌谱扩大到金黄色葡萄球菌、肺炎球菌、溶血性链球菌、肠球菌等革兰阳性球菌及结核分枝杆菌；第四代产品除了保留第三代抗菌谱广、抗菌活性强、组织渗透性好等优点外，抗菌谱进一步扩大到衣原体、支原体、军团菌等病原体，且对革兰阳性菌和厌氧菌的活性作用显著强于第三代。磺胺药物可分为全身应用类药物、局部应用类药物、复方磺胺类药物。

其他人工合成类抗菌药物有噁唑烷酮类、甲氧苄啶、硝基呋喃类和硝基咪唑类等。甲氧苄啶常与磺胺甲噁唑制成复方制剂使用；硝基呋喃类对多种革兰阳性菌和革兰阴性菌、真菌和原虫等病原体均有抗菌作用；硝基咪唑类广泛用于治疗厌氧菌引起的系统或局部感染。

思 考 题

题库

1. 氟喹诺酮类药物的药理学共同特性有哪些？
2. 磺胺类药物主要有哪些方面的不良反应？
3. 呋喃妥因、甲硝唑的抗菌作用特点及临床应用是什么？

（李明凯）

第三十八章

β-内酰胺类抗生素

学习导引

知识要求

1. **掌握** 重要与常用青霉素类药物的药理作用、临床应用、不良反应及抢救措施；各代头孢菌素的特点、临床应用；碳青霉烯类的特点与临床应用；β-内酰胺酶抑制剂与β-内酰胺类抗生素联合用药的药理学基础。

2. **熟悉** 头霉素类、氧头孢烯类、单环类代表药物的名称、抗菌谱特点、临床应用。

3. **了解** β-内酰胺类抗生素的共同结构特点；青霉素过敏反应、β-内酰胺类抗生素交叉过敏的物质基础。

能力要求

1. 熟练掌握β-内酰胺类抗生素的作用机制、细菌耐药性的产生机制，具有抢救青霉素过敏性休克的基本知识和技能。

2. 学会应用β-内酰胺类抗生素合理应用的基本知识解决临床上抗菌药物的选择难题。

β-内酰胺类抗生素（β-lactam antibiotics）是临床上最常用一类抗生素，包括青霉素、头孢菌素、碳青霉烯类、单环类、头霉素类、氧头孢烯类，具有杀菌活性强、毒性低、适应证广及临床疗效好的优点。该类药物除单环类外，均具有β-内酰胺环和噻唑环两个环。青霉素类的母核结构为6-氨基青霉烷酸（6-aminopenicilanic acid，6-APA），头孢菌素母核结构为7-氨基头孢烷酸（7-aminocephalosporanic acid，7-ACA），其侧链的改变形成了许多不同抗菌谱、抗菌作用的半合成抗生素。

6-APA   7-ACA

第一节 青 霉 素 类

微课

青霉素类是最早应用于临床的β-内酰胺类抗生素，由于它具有杀菌力强、毒性低、使用方便、价格低廉等优点，迄今仍是治疗敏感菌所致各种感染的首选药物。该类药物包括天然青霉素和半合成青霉素。

青霉素类　　　　头孢菌素类

碳青霉稀类　　　　单环类

一、天然青霉素类

青霉素 G（penicillin G），又名苄青霉素（benzylpenicillin）。常用其钠盐或钾盐，其晶粉在室温中稳定，易溶于水。但是青霉素应现配现用，原因在于其水溶液在室温中不稳定，20℃放置 24 小时后抗菌活性迅速下降，且可生成具有抗原性的降解产物。

【抗菌作用与机制】通过抑制细菌青霉素结合蛋白（penicillin-binding protein，PBPs）的转肽酶活性发挥抑制细菌细胞壁合成的作用，为繁殖期杀菌药。

主要作用于革兰阳性菌、革兰阴性球菌、嗜血杆菌属以及各种螺旋体等。青霉素对溶血性链球菌、草绿色链球菌、肺炎球菌等作用强，肠球菌敏感性较差。不产生青霉素酶的金黄色葡萄球菌及多数表皮葡萄球菌对青霉素敏感，但产生青霉素酶的金黄色葡萄球菌对之高度耐药。革兰阳性杆菌中白喉棒状杆菌、炭疽芽孢杆菌及革兰阳性厌氧杆菌如产气荚膜杆菌、破伤风梭状杆菌、难辨梭菌、丙酸杆菌、真杆菌、乳酸杆菌等皆对青霉素敏感。革兰阴性菌中脑膜炎奈瑟菌对青霉素高度敏感，耐药者少见；对青霉素敏感的淋病奈瑟菌日益少见。百日咳鲍特杆菌对青霉素敏感。致病螺旋体，如梅毒螺旋体、钩端螺旋体对之高度敏感。

【耐药机制】细菌主要通过产生青霉素酶破坏青霉素的结构产生耐药性。此外，其他机制如牵制机制等也参与耐药性的产生。

【体内过程】青霉素遇酸易被降解，口服吸收差；肌注 100 万单位后吸收快且甚完全，0.5 小时达血药浓度峰值，约为 20U/ml，$t_{1/2}$ 为 1/2 小时。6 小时内静滴 500 万单位青霉素钠，2 小时后的血药浓度是 20～30U/ml。血浆蛋白结合率为 46%～58%。青霉素的脂溶性低，进入细胞量较少，主要分布于细胞外液，并能广泛分布于各种关节腔、浆膜腔、间质液、淋巴液、胎盘、肝、肾、肺、横纹肌、中耳液等，但是房水与脑脊液内的药物浓度较低，然而炎症时青霉素透入脑脊液和眼的量可略提高，并能达有效浓度。青霉素几乎全部以原型迅速经尿排泄，约 10% 经肾小球过滤，90% 经肾小管分泌。无尿患者青霉素 $t_{1/2}$ 可延长达 10 小时。丙磺舒可与青霉素竞争肾小管分泌，两药合用时能提高青霉素血药浓度，延长其半衰期。

【临床应用】青霉素为治疗 A 组和 B 组溶血性链球菌感染、敏感葡萄球菌感染、气性坏疽、梅毒、鼠咬热等感染的首选药。肺炎球菌感染和脑膜炎时也可采用。当上述病原菌耐药时可改用万古霉素或利福平。青霉素与氨基糖苷类联合使用是治疗草绿色链球菌心内膜炎的首选药。还可作为放线菌病、钩端螺旋体病、梅毒、回归热等的治疗以及预防感染性心内膜炎发生的首选药。破伤风、白喉患者采用青霉素时应与抗毒素合用。

【不良反应】青霉素的毒性很低，除其钾盐大量静脉注射易引起高钾血症、肌内注射疼痛外，最常见的为过敏反应，包括过敏休克、药疹、血清病型反应、溶血性贫血及粒细胞减少等。

青霉素制剂中的青霉噻唑蛋白、青霉烯酸等降解物、青霉素或 6 - APA 高分子聚合物均可成为致敏原。为防止各种过敏反应，应详细询问病史，包括用药史尤其是药物过敏史、家族过敏史，并进行青霉素皮肤过敏试验。应用青霉素及皮试时勿空腹进行，并应作好急救准备，如肾上腺素、地塞米松等药物和注射器材。

在青霉素治疗梅毒或钩端螺旋体病时可有症状加剧现象，称为赫氏反应（Herxheimer reaction），此反应一般发生于青霉素开始治疗后 6～8 小时，于 12～24 小时消失，表现为全身不适、寒战、发热、咽痛、心率加快等；同时可有病情加重现象，甚至危及生命。此反应与螺旋体被杀灭后在短时间内大量释放内毒素等致热原有关。

【注意事项】肌内注射局部可发生周围神经炎，鞘内注射和全身大剂量应用可引起青霉素脑痛。严重感染者宜静脉滴注给药，大剂量静脉注射应监测血清离子浓度，以防发生高钠血症、高钾血症。

二、半合成青霉素类

由于青霉素有不耐酸而不能口服、不耐青霉素酶、抗菌谱窄和容易引起过敏反应等缺点，其临床应用受到一定限制。为了克服上述缺点，根据临床细菌流行病学和细菌耐药性的变化，对青霉素进行化学改造得到许多半合成的青霉素。

1. 耐酸青霉素　抗菌谱与青霉素 G 相似，抗菌作用略弱于青霉素 G。包括青霉素 V（penicillin V）和非奈西林（pheneticillin），可口服。

2. 耐酸耐酶青霉素　抗菌谱与青霉素 G 相似，但对耐青霉素的金黄色葡萄球菌有一定作用，可口服。包括甲氧西林（methicillin）、萘夫西林（nafcillin）、苯唑西林（oxacillin）、氯唑西林（cloxacillin）等。

3. 广谱青霉素　抗菌谱较青霉素 G 扩大，对革兰阴性杆菌有较强作用，可口服或注射。包括氨苄西林（ampicillin）、阿莫西林（amoxicillin）等。

4. 抗铜绿假单胞菌青霉素　其特点为对革兰阴性杆菌尤其是铜绿假单胞菌有较强作用，部分药物可口服。包括羧苄西林（carbenicillin）、磺苄青霉素（sulbenicillin）、替卡西林（ticarcillin）、酰脲类青霉素（ureidopenicillins），酰脲类青霉素包括哌拉西林（piperacillin）、美洛西林（mezlocillin）、阿洛西林（azlocillin）。

5. 抗革兰阴性杆菌青霉素　其特点为对革兰阴性杆菌有较强作用，对革兰阳性菌作用较弱。包括美西林（mecillinam）、替莫西林（temocillin）等。

甲 氧 西 林

甲氧西林（methicillin）的抗菌作用机制与青霉素相同，对青霉素酶稳定。对革兰阳性菌和奈瑟菌属有抗菌活性，对耐青霉素金黄色葡萄球菌的抗菌活性强，但对青霉素敏感的葡萄球菌和各种链球菌的抗菌作用则较青霉素为弱。

可口服、肌内注射。口服后吸收良好，食物可影响药物在胃肠道的吸收。血浆蛋白结合率高，约93%；分布广泛，在肝、肾、肠、脾、胸腔积液和关节腔液均可达有效治疗浓度，但腹水和脑脊液中浓度低。一半在肝脏代谢，代谢产物通过肾脏排出体外；也可经胆汁排泄，排泄量较其他异恶唑组青霉素者为多。健康人 $t_{1/2}$ 为 0.5～0.7 小时。

甲氧西林耐药金黄色葡萄球菌（MRSA）最主要的耐药机制是细菌表达青霉素结合蛋白 2a（PBP2a）。由于 MRSA 常表现为对多种不同种类抗菌药物的耐药，因此甲氧西林可作为严重金黄色葡萄球菌耐药的标志药物。此外，β-内酰胺类酶、外排系统均与耐药性密切相关。

甲氧西林主要用于耐青霉素葡萄球菌所致的各种感染，如脓毒症、呼吸道感染、脑膜炎、软组织感染等，也可用于化脓性链球菌或肺炎球菌与耐青霉素葡萄球菌所致的混合感染。对青霉素敏感的细菌感染则不推荐使用该药。

不良反应与青霉素 G 相似。但可引起肝功能损伤；静脉注射大剂量甲氧西林（每日达 18g）可引起抽搐等神经毒性反应，尤多见于肾功能减退患者；偶见有中性粒细胞减少症或粒细胞缺乏症。

苯唑西林、萘夫西林和氯唑西林

半合成的异恶唑组青霉素包括苯唑西林（oxacillin，新青霉素Ⅱ）、萘夫西林（nafcillin，新青霉素Ⅲ）、氯唑西林（cloxacillin），可口服、注射给药。

其抗菌作用机制与青霉素相同，但对青霉素酶稳定，为耐青霉素酶的青霉素类药物。

对革兰阳性球菌和奈瑟菌属菌有抗菌活性。对产酶金黄色葡萄球菌有效（氯唑西林强于苯唑西林），对青霉素敏感的阳性球菌的抗菌作用不如青霉素 G。主要用于耐青霉素葡萄球菌所致的各种外周感染，如脓毒症、心内膜炎、烧伤、骨髓炎、呼吸道感染、脑膜炎、软组织感染等，也可用于化脓性链球菌或肺炎球菌与耐青霉素金黄色葡萄球菌所致的混合感染，但一般不用于中枢感染。萘夫西林可作为治疗耐青霉素金黄色葡萄球菌引起骨髓炎的首选药物，但对 MRSA 无效。

氨苄西林和阿莫西林

氨苄西林（ampicillin）和阿莫西林（amoxicillin）均为广谱半合成青霉素。氨苄西林系青霉素苄基上的氢被氨基取代，阿莫西林为对位羟基氨苄西林，二者易透过革兰阴性杆菌的细胞外膜而进入细胞内、阻止肽聚糖的合成，因此对革兰阴性杆菌有较强的抗菌作用。

可口服、肌内或静脉注射给药。口服吸收好，但受食物影响。血浆蛋白结合率为 20%～25%；体内分布广泛，胸腹水、关节腔积液、眼房水、胆汁、乳汁中皆可达较高浓度，脑膜炎患者脑脊液中浓度高。12%～50% 在肝内代谢。肾清除率较青霉素略缓，部分通过肾小球滤过，部分通过肾小管分泌。口服 $t_{1/2}$ 为 1.5 小时，新生儿和早产儿 $t_{1/2}$ 为 1.7～4 小时。

抗菌作用机制与青霉素相同，抗菌谱相似。氨苄西林对溶血性链球菌、肺炎链球菌和不产青霉素酶葡萄球菌具有较强抗菌作用，与青霉素相仿或稍逊于青霉素；对草绿色链球菌亦有良好抗菌作用，对肠球菌属和李斯德菌属的作用优于青霉素；对白喉棒状杆菌、炭疽芽孢杆菌、放线菌属、流感嗜血杆菌、百日咳鲍特杆菌、奈瑟菌属和除脆弱拟杆菌外的厌氧菌均具有抗菌活性，对部分奇异变形杆菌、大肠埃希菌、沙门菌属和志贺菌属细菌也有效。

主要用于敏感菌所致的泌尿系统、呼吸系统、胆道、肠道感染以及脑膜炎、心内膜炎、脓毒症等，对伤寒、副伤寒的治疗效果好。对革兰阴性菌有效，但易产生耐药性。对其他能产生青霉素酶的细菌感染无效。

注射给药的不良反应发生率高于口服者。过敏反应发生率较高，以皮疹最为常见，偶可发生过敏性休克。

羧苄西林

羧苄西林（carbenicillin）为广谱半合成青霉素，尤其对铜绿假单胞菌具有显著的抗菌活性，但目前耐药性较严重。

口服不吸收，肌肉或静脉注射给药，但肌内注射局部疼痛感强。部分透过血-脑屏障，在胆汁中的浓度约与血清浓度相等；约 90% 以原型由肾脏排泄，尿药浓度很高。$t_{1/2}$ 约 1 小时。

抗菌谱较氨苄西林广，对普通变形杆菌、普罗威登菌和摩氏摩根菌有较好的抗菌作用且优于氨苄西林，对大肠埃希菌、沙门菌属和志贺菌属等的作用与氨苄西林相当；对革兰阳性菌的作用较弱。

主要用于治疗敏感铜绿假单胞菌、奇异变形杆菌属以及某些大肠埃希菌、沙雷菌属、肠杆菌属感染，如中耳炎、肺炎、心内膜炎、膀胱炎、肾盂肾炎、脑膜炎、脓毒症、胆道感染、皮肤及软组织感染。

哌 拉 西 林

哌拉西林（piperacillin）抗菌谱广，与羧苄西林相似，但抗菌作用强于羧苄西林，对各种厌氧菌均有作用。与氨基糖苷类合用对铜绿假单胞菌和某些脆弱拟杆菌、肠杆菌科细菌有协同抗菌作用。除产青霉素酶的金黄色葡萄球菌外，对其他革兰阴性球菌和炭疽芽孢杆菌等作用较强。不良反应较少，可肌注及静脉给药。

替 卡 西 林

替卡西林（ticarcillin）对革兰阳性球菌及革兰阳性杆菌、螺旋体、梭状芽孢杆菌、放线菌以及部分拟杆菌有抗菌作用，对铜绿假单胞菌有显著的抗菌活性。

静脉给药。血浆蛋白结合率为50%～60%；分布广泛，肝、肾组织中浓度较高，可透过血－脑屏障、胎盘屏障、血－眼屏障，脑膜炎时脑脊液浓度可达血药浓度的45%～89%，可分泌至乳汁中。大部分在肝脏代谢。24小时内5%～10%以原型由肾小球滤过排泄，80%以无活性的代谢产物由肾小管分泌排泄。

临床上主要用于敏感菌所致脓毒症、泌尿系统感染、呼吸道感染、腹内感染、皮肤和软组织感染。

阿洛西林和美洛西林

阿洛西林（azlocillin）、美洛西林（mezlocillin）的抗菌谱和羧苄西林相似，但抗菌活性强于羧苄西林，与哌拉西林相近。对多数肠杆菌科细菌和肠球菌、铜绿假单胞菌均有较强作用。对耐羧苄西林和庆大霉素的铜绿假单胞菌作用强。用于铜绿假单胞菌、大肠埃希菌及其他肠杆菌科细菌感染的治疗。

案例分析

【实例】患者，男，18岁，因上呼吸道感染到镇卫生院就诊，做了青霉素皮试，结果为阴性，但未在该院使用青霉素。随后，其来到某村卫生室要求输注青霉素，值班医生要求遭重做皮试，遭拒绝皮试后，值班医生仍然同意给其进行青霉素输液。输液后不久患者即感不适，自行拔出针头后出门，随即倒地，经抢救无效死亡。

【问题】①是何原因导致患者输液后不适以致死亡的？②对于上述导致患者死亡的原因有何预防措施？③假如你是值班医生在处置患者的过程中应如何实施？

【分析】①青霉素过敏性休克。②防治青霉素过敏性休克及各种过敏反应，应详细询问病史，包括用药史、药物过敏史、家族过敏史，并进行青霉素皮肤过敏试验。应用青霉素及皮试时应作好急救准备，如肾上腺素、地塞米松等药物和注射器材，以便一旦发生过敏休克，能及时治疗。③应坚持做皮试，同时做好急救准备，并在输液结束后至少观察30分钟方可允许患者离开。不论是皮试还是正规治疗过程中，切忌口服给药。因为使用青霉素更换生产厂家或批号后，应当重新做皮试。一旦皮试呈阳性，或患者在输液过程中或输液后出现过敏反应立即快速施救。

第二节　头孢菌素类

头孢菌素类（cephalosporins）是从冠头孢菌培养液中分离得到的有效成分头孢菌素 C 后，经结构改造后得到的一系列衍生物，产品约 60 种，是世界上使用最广泛的抗生素。按其发明年代和抗菌性能将其分为一、二、三、四、五代。

头孢菌素各代抗菌谱和抗菌活性特点与克服上代药物的缺点以及细菌流行病学、耐药性情况密切相关，因此代数的增加并不表示新一代产品各方面都比上代好，临床选药应根据病原菌种类及细菌药敏试验结果、抗菌药物的特点和患者的情况综合考虑后决定。

头孢菌素类与青霉素类结构相似，因此抗菌作用机制相似，但相比之下其抗菌谱更广，耐青霉素酶，具有疗效高、毒性低、过敏反应少等优点。需注意的是，头孢菌素类具有与青霉素类似的 β - 内酰胺环，但其母核结构为 7 - ACA。虽然与青霉素相比，其过敏反应少，但与青霉素存在部分交叉过敏性。一代、二代由肾排泄，可致肾损害，其中头孢噻啶的肾损害作用最显著。长期应用三代、四代广谱头孢菌素也可引起二重感染如假膜性肠炎、念珠菌感染以及凝血功能障碍；与乙醇联合应用产生戒酒硫样反应。

一、第一代头孢菌素

19 世纪 60 年代初开发。代表药物为头孢噻吩，其抗金黄色葡萄球菌作用在第一代中最强。

该代药物的特点：①抗菌谱与广谱青霉素相似。头孢噻吩、头孢唑林、头孢氨苄、头孢拉定等对革兰阳性细菌抗菌作用较二、三代强，如对链球菌（某些青霉素耐药株除外）、金黄色葡萄球菌（MRSA 除外）有效；对革兰阴性杆菌效果差，但对大肠埃希菌、肺炎克雷伯菌的抗菌作用较广谱青霉素强。②铜绿假单胞菌、耐药肠杆菌和厌氧菌不敏感。③对青霉素酶稳定，但易被头孢菌素酶分解。④部分药物对肾脏有一定毒性，头孢噻啶的肾损害显著。⑤与青霉素有交叉过敏。⑥主要治疗耐青霉素金黄色葡萄球菌感染，口服用于轻、中度感染和尿路感染（表 38 - 1）。

表 38 - 1　世界各国使用的各代头孢菌素

	口服剂	注射剂
第一代	头孢噻吩（cephalothin）	头孢噻肟（cefotaxime）
	头孢唑林（cefazolin）	头孢氨苄（cephalexin）
	头孢拉定（cephradine）	头孢羟氨苄（cefadroxail）
	头孢替唑（ceftezole）	头孢拉定（cephradine）
	头孢噻啶（cephaloridine）	头孢沙定（cefroxadine）
	头孢硫脒（cefathiamidin）	头孢来星（cephaloglycin）
第二代	头孢孟多（cefamandole）	头孢丙烯（cefprozil）
	头孢替安（cefotiam）	头孢克洛（cefaclor）
	头孢尼西（cefonicide）	头孢替安酯（cefotiam hexctif）
	头孢呋辛（cefuroxime）	头孢呋辛酯（cefuroxime axetil）
		氯碳头孢（loracarbef）
第三代	头孢噻肟（cefotaxime）	头孢克肟（cefixime）
	头孢米诺（cefminox）	头孢地尼（cefdinir）
	头孢曲松（ceftriaxone）	头孢布烯（ceftibutin）
	头孢他啶（ceftazidime）	头孢拉姆酯（cefteram pivoxil）

续表

	口服剂	注射剂
第三代	头孢哌酮（cefoperazone）	头孢帕肟酯（cefpodoxim proxetil）
	头孢甲肟（cefmenoxime）	头孢托仑酯（cefditoren pivoxil）
	头孢咪唑（cefpimizole）	头孢他美酯（cefetamet pivoxil）
	头孢地嗪（cefodizime）	
	头孢唑喃（cefuzoname）	
	头孢拉腙（cefbuperazone）	
	头孢唑肟（ceftizoxime）	
第四代		头孢吡肟（cefepime）
		头孢唑兰（Cefozopran）
		头孢噻利（Cefoselis）
		头孢匹罗（cefpirome）
第五代	头孢他洛林酯 （ceftaroline fosamil） 头孢托罗酯（ceftobiprole）	

二、第二代头孢菌素

19 世纪 70 年代中期开发，代表品种为头孢呋辛。

该代药物的特点为：①抗革兰阳性菌活性类似于第一代或稍弱，但抗革兰阴性杆菌活性比第一代强，对大肠埃希菌、肺炎克雷伯菌、奇异变形杆菌、流感嗜血杆菌、卡他布兰汉菌属有效；②对革兰阴性杆菌 β-内酰胺酶稳定性高于第一代；③对厌氧菌有一定作用；④对铜绿假单胞菌无效；⑤肾脏毒性比第一代头孢菌素低；⑥主要治疗敏感菌所致肺炎、胆道感染、菌血症、尿路感染等。

三、第三代头孢菌素

19 世纪 70 年代中期至 80 年代初开发，代表药物为头孢他定、头孢曲松。

该代药物的特点为：①对革兰阴性杆菌抗菌作用超过第一、二代，但对革兰阳性球菌抗菌作用不如第一、二代；②抗菌谱宽，对铜绿假单胞菌和厌氧菌有不同程度的抗菌作用，其中头孢他啶对铜绿假单胞菌作用很强；③对大部分 β-内酰胺酶稳定，但可被超广谱 β-内酰胺酶分解；④体内分布很广；⑤对肾脏基本无毒性；⑥用于治疗严重全身感染。

四、第四代头孢菌素

1980 年代中期后开发，品种较少，包括头孢吡肟、头孢匹罗、头孢噻利、头孢唑兰。该类药物按照"特殊使用"类别管理使用。

该代药物的特点为：①抗菌谱比第三代更宽；②对革兰阴性杆菌、革兰阳性球菌和部分厌氧菌的抗菌作用比第三代更强，对多数耐药菌株抗菌作用超过第三代，但对 MRSA、耐甲氧西林表皮葡萄球菌等无效；③对多种青霉素结合蛋白有高度亲和力；④极低的 β-内酰胺酶亲和性和诱导性；⑤无肾毒性；⑥用于治疗敏感球菌引起的严重感染。

五、第五代头孢菌素

第五代头孢菌素包括头孢他洛林酯（ceftaroline fosamil）、头孢托罗酯（ceftobiprole）。

该代药物的特点为：①抗菌谱主要针对 MRSA 和多重耐药的肺炎链球菌，但对革兰阴性菌如铜绿假单胞菌等抗菌活性较弱；②作用靶点为 PBP2a；③对大部分 β-内酰胺酶稳定，但可被超广谱 β-内酰胺

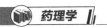

酶或金属 β - 内酰胺酶分解；④主要用于 MRSA 或耐万古霉素金黄色葡萄球菌（VRSA）引起的感染，如社区获得性肺炎、糖尿病足部感染在内的复杂性皮肤和皮肤软组织感染。

第三节　碳青霉烯类

碳青霉烯类（carbapenems）包括亚胺培南（imipenem）、美罗培南（meropenem）、帕尼培南（panipenem）、法罗培南（faropenem）、厄他培南（ertapenem），均为非口服制剂。按照"特殊使用"类别管理使用。

碳青霉烯类的抗菌作用机制与青霉素相似，但与 PBP 的亲和力更高。亚胺培南与 PBP_2 具有很高亲和力，美洛培南与 PBP_2 和 PBP_3 均具有高亲和力，帕尼培南与铜绿假单胞菌的 PBP_{1a}、PBP_{1b}、PBP_2、PBP_3、PBP_4 均具有一定亲和力。

碳青霉烯类具有超广谱的、强效的抗菌活性，对 β - 内酰胺酶具有高度的稳定性，而且具有抗生素后效应。因其具有对 β - 内酰胺酶稳定以及毒性低等特点，已经成为治疗严重细菌感染最主要的抗菌药物之一。细菌对碳青霉烯类的耐药机制包括产生灭活酶、孔道蛋白的丢失以及外排泵的表达增加等。

碳青霉烯类不良反应较少。超剂量使用时可出现神经系统毒性，如头痛、耳鸣、听觉暂时丧失、肌肉痉挛、神经错乱、癫痫等。

亚 胺 培 南

临床使用的亚胺培南制剂是亚胺培南与西司他丁（cilastatin）制成的复方制剂，二者摩尔比为 1 : 1。亚胺培南的代谢酶为肾脱氢肽酶，西司他丁的作用则为抑制肾脱氢肽酶。

亚胺培南为目前抗菌药物中抗菌谱最广、抗菌作用最强、对 β - 内酰胺酶最稳定的抗生素（包括耐第三代头孢菌素的超广谱酶）。主要用于多重耐药菌感染、第三、四代头孢菌素及复合制剂疗效不理想的细菌引起的重症感染，包括院内脓毒症、获得性肺炎、腹膜炎以及中性粒细胞减少的发热患者等，但对支原体、衣原体、军团菌感染无效。

课堂互动

由于丢失体液过多、机体抵抗力下降，严重烧伤患者常出现创面或全身严重的革兰阴性杆菌如铜绿假单胞菌感染，临床医生常选择使用第三代头孢菌素或者碳青霉烯类抗生素。

请问：为何临床医生常不选择青霉素类、第一代或第二代头孢菌素，而选择使用第三代头孢菌素或者碳青霉烯类抗生素？

第四节　其他 β - 内酰胺类抗生素

一、头霉素类

头霉素类（cephamycins）为头霉素 C 经半合成改造侧链而获得，包括头孢西丁、头孢美唑、头孢替坦等。

组织分布广泛，头孢西丁较头孢美唑更易透过血-脑屏障，以原型自肾脏排泄。抗菌作用和抗菌谱类似第二代头孢菌素（因此也被列入第二代头孢菌素类），抗菌作用均较头孢菌素弱，但对厌氧菌如脆弱拟杆菌有较强的作用。主要用于敏感菌感染以及腹腔、盆腔、口腔、肺部厌氧菌与需氧菌的混合感染。

二、氧头孢烯类

氧头孢烯类（oxacephems）的结构与第三代头孢菌素相似，包括拉氧头孢（latamoxef, moxalactam）、氟氧头孢（flomoxef）。

组织分布广泛，但拉氧头孢更易透过血-脑屏障，在脑脊液中的浓度可达有效水平。

抗菌作用和抗菌谱均类似于第三代头孢菌素（因此也被列入第三代头孢菌素类），但对厌氧菌有较强作用。拉氧头孢、氟氧头孢对厌氧菌和需氧革兰阴性菌的抗菌作用相似，但前者对革兰阳性菌作用稍强。主要用于敏感菌感染以及厌氧菌与需氧菌的混合感染。

需注意的是，拉氧头孢分子可抑制维生素 K 和凝血酶原合成，导致凝血功能障碍，饮酒后可产生戒酒硫样作用；但是氟氧头孢并无凝血功能异常和戒酒硫样反应。

三、单环类

单环类（monobactam）的结构中只有 β-内酰胺环，包括氨曲南（aztreonam）和卡芦莫南（carumonam），二者抗菌谱和抗菌作用相似。

本类药可通过肌内、静滴或吸入给药，肌内或静滴给药能分布到全身组织和体液中，脑膜炎时脑脊液内可达有效浓度，60% ~70% 以原型从肾脏排泄，12% 从肠道排出。临床主要用于敏感的革兰阴性菌所致呼吸道、肺部感染、尿路感染、腹腔感染、骨和关节感染、脑膜炎、皮肤和软组织炎症及妇科感染、淋病等；吸入给药用于铜绿假单胞菌感染导致的囊肿性纤维化患者的治疗，以缓解患者的呼吸系统症状，但在 7 岁以下儿童的安全性和有效性尚未确定。

抗菌作用机制与抑制 PBP$_3$ 的作用密切相关。该类药物的特点为仅对革兰阴性菌有作用，对革兰阳性菌无效。氨曲南对革兰阴性菌如大肠埃希菌、克雷伯杆菌、变形杆菌、铜绿假单胞菌、黏质沙雷杆菌、流感嗜血杆菌、枸橼酸杆菌均具有强大杀菌作用，对铜绿假单胞菌的作用与庆大霉素相近，但低于头孢他啶。

该类药物对细菌产生的大多数 β-内酰胺酶高度稳定，而且不诱导细菌产生 β-内酰胺酶，与青霉素等无交叉过敏反应，可用于青霉素过敏患者。主要用于革兰阴性菌感染，并常作为氨基糖苷类的替代品使用。

第五节　β-内酰胺酶抑制药及其复方制剂

β-内酰胺酶抑制药（β-lactamase inhibitor）是一类具有抑制 β-内酰胺酶活性的药物，本身几乎无抗菌活性，但与青霉素类、头孢菌素制成复方制剂，可增强青霉素类、头孢菌素的抗菌作用，甚至拓展其抗菌谱。

β-内酰胺酶抑制药在临床使用的已有四代，代表药物分别为克拉维酸（clavulanic acid，棒酸）、舒巴坦（sulbactam，青霉烷砜）、三唑巴坦（tazobactam）、阿维巴坦（avibactam），常用的制剂有棒酸+阿莫西林、棒酸+替卡西林、舒巴坦+氨苄西林、他唑巴坦+哌拉西林、舒巴坦+头孢哌酮、阿维巴坦+头孢他啶等。

本章小结

β-内酰胺类抗生素是临床上最常用一类抗生素，包括青霉素类、头孢菌素类、碳青霉烯类、单环

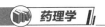

类、头霉素类、氧头孢烯类，所有的 β-内酰胺类抗生素均通过抑制细菌细胞壁合成发挥作用，是繁殖期杀菌药。细菌对 β-内酰胺类耐药与细菌产生水解酶、外排系统表达增加有关。

β-内酰胺类抗生素具有杀菌活性强、毒性低及临床疗效好的优点，碳青霉烯类、第四代和第五代头孢菌素在临床上按照"特殊使用"类别管理使用。

题库

思 考 题

1. 青霉素类抗生素的临床应用特点有哪些？在临床使用过程中的主要注意事项有哪些？

2. 半合成青霉素类抗生素的分类以及特点是什么？

3. 亚胺培南与西司他丁、β-内酰胺类抗生素与 β-内酰胺酶抑制药联合应用的原理各是什么？

4. 可用于 MRSA、铜绿假单胞菌、厌氧菌感染的 β-内酰胺类抗生素有哪些？

（周　红）

第三十九章

氨基糖苷类及多黏菌素类抗生素

PPT

> **学习导引**
>
> **知识要求**
> 1. **掌握** 氨基糖苷类抗生素的抗菌作用、抗菌机制、临床应用、不良反应及共性特点。
> 2. **熟悉** 常用氨基糖苷类抗生素的主要特点及氨基糖苷类抗生素的耐药机制。
> 3. **了解** 多黏菌素的主要特点。
>
> **能力要求**
> 1. 熟练掌握氨基糖苷类与多黏菌素类抗生素的基本知识，具备初步的运用本类药物指导临床用药的能力。
> 2. 学会建立课程知识与实践技能联动学习的观念，具备解决细菌感染合理选择用药的技能。

第一节　氨基糖苷类

微课

氨基糖苷类抗生素（aminoglycosides）是由氨基醇环和氨基糖分子通过配糖键连接而成的苷类，故名氨基糖苷类，是临床较常用的一类抗生素，包括天然和半合成两大类。天然品由链霉菌和小单孢菌产生，人工半合成品由天然氨基糖苷经结构改造获得。

氨基糖苷类抗生素在 20 世纪 60~70 年代曾被广泛应用于敏感的需氧革兰阴性（G⁻）杆菌所导致的感染，由于较严重的耳毒性和肾毒性，近年来其应用受到了一些限制。但由于氨基糖苷类抗生素具有较长的抗生素后效应，对铜绿假单胞菌、克雷伯杆菌等 G⁻ 杆菌抗菌活性强，目前依然在抗菌药的市场上与 β - 内酰胺类抗生素、大环内酯类抗生素、喹诺酮类人工合成抗菌药一起作为临床上抗感染的主要药物。

一、氨基糖苷类抗生素的共性

本类药物结构相似，具有一定的共性特点，如：均为有机碱，临床制剂为其硫酸盐，易溶于水，除链霉素外其余药物水溶液性质均稳定；极性大，口服难吸收，多采用注射给药用于全身感染的治疗；抗菌谱较广，对需氧的 G⁻ 杆菌有杀灭作用；具有较强的耳毒性、肾毒性和神经肌肉麻痹等不良反应。

【抗菌作用】氨基糖苷类抗生素抗菌谱广，对多数需氧的 G⁻ 杆菌包括大肠埃希菌、铜绿假单胞菌、肠杆菌属、志贺菌属、变形杆菌属、克雷伯菌属、枸橼酸杆菌属具有强大的抗菌活性；对沙雷菌属、不动杆菌属、沙门菌属、嗜血杆菌属具有一定的抗菌活性；对耐甲氧西林的金黄色葡萄球菌、表面葡萄球菌也有较好的抗菌活性；部分药物（如链霉素、卡那霉素、阿米卡星）对结核杆菌有效。氨基糖苷类抗生素对 G⁻ 球菌作用较差，对各组链球菌作用微弱，对肠球菌、厌氧菌不敏感。

氨基糖苷类抗生素为静止期速效杀菌药，本类药物的杀菌特点为：①杀菌的速率和持续时间与浓度成正相关；②仅对需氧菌有效，尤其对需氧的 G⁻杆菌抗菌作用强，且抗菌活性显著强于其他类药物，对厌氧菌无效；③具有明显的抗生素后效应；④具有典型的初次接触效应；⑤在碱性环境中抗菌活性增强。

【抗菌作用机制】 氨基糖苷类抗生素的抗菌机制主要是抑制细菌蛋白质合成和增加细菌胞浆膜通透性。

1. 抑制细菌蛋白质合成 氨基糖苷类抑制细菌蛋白质合成的全过程如下（图 39 – 1）。

起始阶段：与 30S 亚基结合，抑制 70S 始动复合物形成。

肽链延长阶段：选择性地与细菌体内核糖体 30S 亚基上的靶蛋白结合，使 A 位扭曲，造成 mRNA 上的"三联密码"翻译错误，导致异常的、无功能的蛋白质合成。

终止阶段：阻止肽链释放因子"R"进入 A 位，使合成好的肽链无法释放，并阻止 70S 核糖体的解离，使菌体内核糖体循环受到阻碍。

2. 增加细胞膜通透性 氨基糖苷类抗生素可通过吸附作用插入并结合到菌体胞膜内，使菌体胞膜发生断裂，导致胞膜通透性增加，胞体内大量重要物质外漏。

通过上述综合机制最终使细菌迅速死亡。

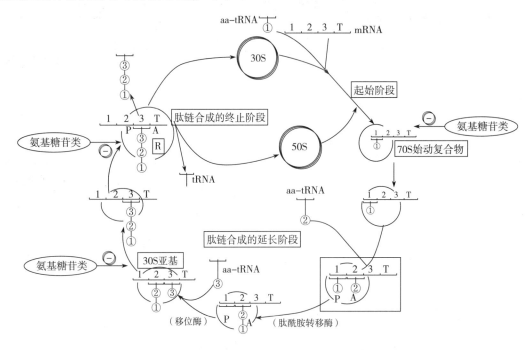

图 39 – 1 细菌核糖体循环及氨基糖苷类作用机制

【体内过程】

1. 吸收 氨基糖苷类药物极性大，解离度较高，口服给药在胃肠道极少吸收（<1%），临床多采用肌内注射给药，吸收迅速而完全，达峰时间为 0.5 ~ 2 小时。通常不主张静脉给药，以避免血药浓度过高导致严重不良反应。

2. 分布 氨基糖苷类药物血浆蛋白结合率均较低，除链霉素为 35% 左右外，其他药物均低于 10%。本类药物穿透力弱，主要分布在细胞外液，多数组织中的浓度低于血药浓度。该类药物在肾皮质和内耳内、外淋巴液中高浓度蓄积，且药物浓度下降很慢，半衰期长，耳毒性和肾毒性明显。可透过胎盘屏障聚集在胎儿血浆和羊水中，但不易渗入机体细胞内，也不能透过血 - 脑屏障，甚至脑膜炎时也难在脑脊液中达到有效浓度。

3. 代谢及排泄 氨基糖苷类在体内不被代谢，除奈替米星外，约 90% 以原型通过肾小球滤过而排出，故尿药浓度高，约为血药浓度的 30 ~ 100 倍。消除 $t_{1/2}$ 为 2 ~ 3 小时，肾功能衰竭患者的 $t_{1/2}$ 可延长 20 ~

30 倍以上，易造成药物蓄积，毒性反应加重，故肾功能不良患者应降低剂量或延长服药间隔时间。

【耐药性】细菌对氨基糖苷类易产生耐药性。其产生耐药的机制如下。

1. 产生钝化酶　细菌产生修饰氨基糖苷类的钝化酶，使药物灭活。包括乙酰化酶、磷酸化酶、腺苷化酶，可分别将乙酰基、磷酸、腺苷连接到氨基糖苷类抗生素的氨基或羟基上，使氨基糖苷分子中的游离氨基乙酰化、游离羟基磷酸化等，不能与核糖体结合而失效。不同氨基糖苷类抗生素可被同一种酶所钝化，而同一种抗生素也可被多种酶所钝化。此为该类药物耐药性的主要机制。

2. 胞膜通透性降低　细菌通过改变外膜膜孔蛋白的结构，降低对药物的通透性，使菌体内药物浓度下降而产生耐药。如铜绿假单胞菌对链霉素耐药。

3. 靶位结构改变　细菌核糖体 30S 亚基上 A 位点的某个或某几个碱基甲基化，致使氨基糖苷类抗生素不能与其作用靶点结合，从而导致细菌耐药。

【临床应用】

（1）用于敏感需氧 G⁻ 杆菌所导致的全身感染，如脑膜炎、呼吸道、泌尿道、皮肤软组织、胃肠道、烧伤、创伤及骨关节感染等。对于脓毒症、肺炎、脑膜炎等 G⁻ 杆菌引起的严重感染需联合应用其他抗G⁻ 杆菌的抗菌药，如广谱半合成青霉素、第三代头孢菌素及氟喹诺酮类等。

（2）口服用于治疗敏感菌导致的消化道感染，肠道术前准备。

（3）外用软膏、眼膏或冲洗液治疗局部感染。

【不良反应】氨基糖苷类均具有可逆或不可逆的耳毒性和肾毒性，儿童、老人、肾功能不良者更易发生。毒性反应与用药剂量及疗程有关，因此监测氨基糖苷的血药浓度有助于避免毒性反应的发生。

1. 耳毒性　由于药物在内耳蓄积，影响了内耳柯氏器内、外毛细胞的能量产生和利用，使感觉毛细胞发生退行性和永久性改变，导致前庭功能损害和耳蜗神经损害。前庭神经损害的表现包括眩晕、恶心、呕吐、眼球震颤、平衡失调等。发生率依次是：新霉素 > 卡那霉素 > 链霉素 > 西索米星 > 阿米卡星 > 庆大霉素 > 妥布霉素 > 奈替米星等。耳蜗神经损害的表现有耳鸣、听力减退或耳聋，重者可致永久性耳聋。一旦听力丧失，即使停止用药也不能恢复。其发生率依次为：新霉素 > 卡那霉素 > 阿米卡星 > 西索米星 > 庆大霉素 > 妥布霉素 > 链霉素。

为防止和减少本类药物耳毒性的发生，应嘱患者用药过程中注意是否出现耳鸣、眩晕等早期症状，一旦发生及早停药。对老年人、儿童、肾功能不良患者用药更要谨慎，宜通过血药监测调整剂量。避免与其他有耳毒性的药物如万古霉素、甘露醇等合用。孕妇禁用。

知识链接

药源性耳聋

大量临床观察和研究资料证实，药物可引起 100 多种药源性疾病和（或）综合征，有的可以给患者造成不可逆性损害，甚至死亡，如药源性肾衰竭、药源性耳聋等。其中药源性耳聋已经成为发展中国家耳聋的主要原因之一。

药源性耳聋就是指使用某些药物治病或人体接触某些化学制剂所引起的听神经系统中毒性损害。耳毒性药物有很多，包括临床上常用的氨基糖苷类抗生素，如链霉素、庆大霉素、卡那霉素等，此外还有某些利尿药、化疗药、抗疟药等。通常耳毒性药物经血液循环到达内耳，引起内耳神经感受器中毒，导致耳聋。其中对听力损害最严重的要以氨基糖苷类抗生素为首，故应对这些药物引起足够的重视。

---

2. 肾毒性　氨基糖苷类可诱发药源性肾衰竭。由于氨基糖苷类主要经肾排泄，尿药浓度高，并易在肾蓄积，导致肾小管，尤其是近曲小管上皮细胞溶酶体破裂、线粒体损害、钙调节转运过程受阻，引起

肾小管肿胀，甚至出现急性坏死。临床表现为血尿、蛋白尿、管型尿，严重时可导致无尿甚至肾衰竭，程度与剂量大小和疗程长短成正相关。在常用剂量下，各药肾毒性发生率依次为：新霉素 > 卡那霉素 > 庆大霉素 > 妥布霉素 > 阿米卡星 > 奈替米星 > 链霉素等。

为减少肾毒性的发生，临床用药需定期检查肾功能，尿量每小时少于25ml或出现蛋白尿、管型尿等情况应立即停药。另外，肾功能减退可使氨基糖苷类排泄减慢，进一步加重肾损伤和耳毒性，因此老年人及肾功能不良者慎用或调整给药方案。本类药物应避免与其他有肾毒性的药物，如第一代头孢菌素、万古霉素、高效利尿药等合用。

3. 神经肌肉麻痹 氨基糖苷类抗生素可引起神经肌肉传导阻滞，严重者可发生肌肉麻痹甚至呼吸暂停，与给药剂量和给药途径有关。常见于静脉滴注速度过快或大剂量腹膜内、胸膜内用药。其发生机制为氨基糖苷类药物与突触前膜上的钙结合部位结合，从而阻止Ach释放，影响正常神经 – 肌肉传递功能。一旦发生，应注射钙剂或用新斯的明等进行抢救。不同氨基糖苷类抗生素引起神经肌肉麻痹的严重程度，依次顺序为：新霉素 > 卡那霉素 > 庆大霉素 > 妥布霉素 > 阿米卡星 > 奈替米星 > 链霉素。临床用药时应避免与全麻药物或肌肉松弛药合用，血钙过低、重症肌无力患者禁用或慎用。

4. 过敏反应 临床表现为皮疹、药热、血管神经性水肿甚至过敏性休克，其中链霉素易引起过敏性休克，发生率仅次于青霉素G，应高度警惕。一旦发生，需立刻皮下或肌内注射肾上腺素进行抢救，并静脉注射10%葡萄糖酸钙。

二、常用氨基糖苷类抗生素

链 霉 素

链霉素（streptomycin）是美国科学家瓦克斯曼1943年从灰链霉菌的培养液中获得，是第一个用于临床的氨基糖苷类抗生素，也是第一个用于治疗结核病的药物。临床常用其硫酸盐。

【抗菌作用】链霉素抗菌谱较广，对多种G⁻杆菌具有强大杀灭作用，如大肠埃希菌、变形杆菌属、肠杆菌属、克雷伯菌属、沙门菌属、志贺菌属、布鲁菌属均具有抗菌活性；对鼠疫杆菌、结核杆菌等有良效；G⁺球菌中除少数敏感金黄色葡萄球菌有效外，各类链球菌对链霉素均耐药。链霉素是氨基糖苷类中对铜绿假单胞菌和其他的G⁻杆菌的抗菌活性最低的药物。

【体内过程】链霉素口服吸收极少，肌内注射吸收良好，T_{max}为30~60分钟，血浆蛋白结合率为35%。主要分布于细胞外液，容易渗入胸腔、腹腔、结核性脓腔及干酪样组织，达到有效浓度，但不易通过血 – 脑屏障，仅在患脑膜炎时才进入脑脊液。本品体内不代谢，90%以上以原型经肾小球滤过，尿液中药物浓度高，消除$t_{1/2}$为2~3小时，老年及肾功能不全患者的药物排泄时间延长，故应根据患者具体情况调整用药剂量。

【临床应用】链霉素是治疗鼠疫和土拉菌病的首选药，联合四环素类可产生协同作用，是目前治疗鼠疫的最有效手段；链霉素可与其他抗结核药联用于各种结核病的初治病例或多重耐药病例的治疗；该药与青霉素合用还可用于溶血性链球菌、草绿色链球菌等引起的心内膜炎的治疗。

【不良反应】最常见的不良反应是耳毒性，易发生前庭功能损害，可出现头晕、呕吐、耳鸣、平衡失调和眼球震颤等。耳蜗神经损害较少，发生较晚，严重者可致永久性耳聋，应避免长期应用；过敏反应发生率较高，易出现皮疹、药物热和血管神经性水肿，甚至过敏性休克；也可发生神经肌肉麻痹，肾毒性较低。

庆 大 霉 素

庆大霉素（gentamicin）是1969年从小单胞菌的培养液中分离获得，是治疗各种G⁻杆菌感染的常用药，临床常用其硫酸盐。

【抗菌作用】庆大霉素对铜绿假单胞菌、大肠埃希菌、变形杆菌属、肠杆菌属、克雷伯菌属、沙雷菌属及金黄色葡萄球菌等均具有强大抗菌作用；对结核杆菌、各类链球菌、肠球菌、厌氧菌等不敏感。

【体内过程】口服吸收极少，肌内注射吸收良好，T_{max} 为 1 小时，血浆蛋白结合率低，主要分布于细胞外液。本品体内不代谢，多数以原型经肾小球滤过，尿药浓度高，消除 $t_{1/2}$ 为 2～3 小时，该药可在肾脏皮质大量蓄积，其中药物浓度为血浆浓度的 10～100 倍，停药 20 天后仍能在尿中检测到本品。老年及肾功能不全患者的药物排泄时间延长，故应根据患者具体情况调整用药剂量。

【临床应用】庆大霉素是治疗各种 G⁻ 杆菌感染的主要抗菌药，尤其对沙雷菌属作用更强，因其疗效确切，价格便宜，在氨基糖苷类中常作为首选药物。该药口服不吸收可用于治疗敏感菌如大肠埃希菌等引起的肠炎或术前肠道清洁；也可与青霉素或其他抗生素合用治疗肺炎球菌、铜绿假单胞菌、葡萄球菌引起的严重感染。β-内酰胺类能使庆大霉素的抗菌活性降低，应避免混合静滴。

【不良反应】不良反应主要有肾毒性、耳毒性，也可发生神经肌肉麻痹，过敏反应发生率较低。耳毒性前庭功能损害为主，但较链霉素少，也可出现耳蜗神经损害，少数儿童可发生迟发性耳聋；肾毒性较多见，常表现为少尿、蛋白尿，停药后可恢复，极个别患者可出现肾衰竭。本药口服还可引起恶心、呕吐、食欲减退等胃肠道反应。

妥 布 霉 素

妥布霉素（tobramycin）是 1967 年从链霉菌的培养液中分离获得，也可由卡那霉素 B 脱氧制备，临床制剂为其硫酸盐。

【抗菌作用】抗菌谱与庆大霉素相似，对铜绿假单胞菌、大肠埃希菌、变形杆菌属、肠杆菌属、克雷伯菌属、沙雷菌属及金黄色葡萄球菌等均具有较强的抗菌作用；其中对肺炎杆菌、变形杆菌、肠杆菌属的抗菌作用强于庆大霉素，对铜绿假单胞菌的抗菌活性是庆大霉素的 2～5 倍，且对耐庆大霉素的菌株仍有效；结核杆菌、各类链球菌、厌氧菌等对本品耐药。

【体内过程】口服吸收极少，肌内注射吸收快而完全，T_{max} 为 0.5～1 小时，血浆蛋白结合率低，主要分布于细胞外液。本品体内不代谢，多数以原型经肾脏排泄，尿药浓度高，$t_{1/2}$ 约为 2 小时，该药可在肾脏皮质大量蓄积，在肾皮质中的 $t_{1/2}$ 可达 74 小时。

【临床应用】主要用于治疗铜绿假单胞菌及其他敏感菌所致的各种感染，通常与 β-内酰胺类合用。对其他 G⁻ 杆菌的抗菌活性不如庆大霉素，一般不作为首选药物。

【不良反应】主要有肾毒性、耳毒性，但较庆大霉素轻，偶见神经-肌肉麻痹、二重感染和转氨酶升高。

阿 米 卡 星

阿米卡星（amikacin）是卡那霉素的半合成衍生物，临床应用广泛，所用制剂为其硫酸盐。

【抗菌作用】抗菌谱最广，其抗菌特点有：①对 G⁻ 杆菌及金黄色葡萄球菌均有较强的抗菌活性，但作用较庆大霉素弱；②对肠道 G⁻ 杆菌和铜绿假单胞菌产生的多种钝化酶稳定，对耐药菌株感染仍有效；③对结核杆菌有效；④与 β-内酰胺类联合有协同作用。

【体内过程】口服不吸收，肌内注射吸收快而完全，T_{max} 约为 1 小时，血浆蛋白结合率低，主要分布于细胞外液。本品体内不代谢，多数以原型经肾脏排泄，正常成人 $t_{1/2}$ 为 2.5 小时，肾衰竭患者 $t_{1/2}$ 可达 56～150 小时。

【临床应用】主要用于对庆大霉素、妥布霉素耐药的 G⁻ 杆菌所致的各种感染，如呼吸道、腹腔、泌尿道、生殖道、骨、关节和软组织等部位的感染及脓毒症等

【不良反应】不良反应主要有肾毒性、耳毒性。耳毒性强于庆大霉素，表现为耳蜗神经损害；肾毒性较庆大霉素轻，较少引起神经肌肉麻痹，偶见头痛、恶心、呕吐等。

依替米星

依替米星（etimicin）是一种半合成氨基糖苷类抗生素。抗菌谱广，抗菌活性强，毒性低。对大多数 G^+ 及 G^- 菌有良好的抗菌活性，尤其对大肠埃希菌、变形杆菌属、肠杆菌属、肺炎克雷伯菌、沙雷菌属及葡萄球菌属等均有较强的抗菌活性；对部分耐庆大霉素和头孢唑林的金黄色葡萄球菌、大肠埃希菌、肺炎克雷伯菌体外抗菌仍有效。本药不良反应主要有肾毒性、耳毒性，但在现有本类药物中发生率最低。

案例分析

【实例】 患者，男，65 岁。因尿频、尿急、尿痛 1 周伴发热来院就诊。病史：尿频、尿不尽 3 年，当地医院诊断为"慢性前列腺炎"，经静滴抗菌药物（不详）及尿道微波等方法治疗，症状可缓解，但经常复发加重。体检：体温 38.3℃，肛门指诊双侧前列腺明显增大、压痛。化验检查：前列腺液常规白细胞满视野、红细胞 +++，可见大肠埃希菌生长，药敏试验结果显示此大肠埃希菌对阿米卡星和头孢哌酮钠敏感。诊断：慢性细菌性前列腺炎。

治疗：阿米卡星每次 0.5g，加入 5% 葡萄糖生理盐水 500ml 中静滴，每日 2 次，联合头孢哌酮钠每次 2g 加入 0.9% 生理盐水 500ml 中静滴，每日 1 次。第 8 天患者尿道刺激症状消失，停用头孢哌酮钠。为巩固疗效继续阿米卡星每次 0.5g 肌内注射，每日 2 次，但在用药第 12 天患者出现眩晕、耳鸣、听力减退。

【问题】 ①根据患者病情，该患者用药是否合理？②患者出现眩晕、耳鸣、听力减退是什么原因？氨基糖苷类抗生素有哪些不良反应？

【分析】 该患者诊断明确，化验检查发现前列腺液中大肠埃希菌生长，因此需要选择有效的抗菌药物治疗。首先大肠埃希菌为 G^- 杆菌，氨基糖苷类是临床治疗大肠埃希菌感染的常用药物，且与 β-内酰胺类联合有协同作用。其次，该患者慢性前列腺炎反复发作，反复应用抗菌药物，易出现耐药菌株，阿米卡星对肠道 G^- 杆菌产生的多种钝化酶稳定，对耐药菌株感染仍有效，而且药敏试验结果显示此大肠埃希菌对阿米卡星和头孢哌酮钠敏感，因此选择阿米卡星和头孢哌酮钠的联合治疗是合理的。但患者后期出现眩晕、耳鸣、听力减退是由于阿米卡星应用过久造成的耳毒性，处理办法即是立即停药。除耳毒性外，氨基糖苷类抗生素还有肾毒性、神经-肌肉麻痹、过敏反应等。

第二节　多黏菌素类

多黏菌素类（polymyxins）是多黏杆菌（bacillus polymyxa）培养液中分离获得的一组多肽类抗生素，含有 A、B、C、D、E、M 多种类型。临床常用的是多黏菌素 B（polymyxin B）、多黏菌素 E（polymyxin E；colistin）及多黏菌素 M（polymyxin M）。临床制剂多为其硫酸盐。由于静脉给药可致严重肾毒性和神经毒性，现已少用，随着细菌耐药性日益严重，多黏菌素 B 和多黏菌素 E 又被重新重视。

【抗菌作用】 多黏菌素类为窄谱慢效杀菌药，对生长繁殖期和静止期细菌均有杀菌作用。本类药物对多数 G^- 菌有杀灭作用，如对大肠埃希菌、克雷伯菌属、铜绿假单胞菌呈高度敏感，而对沙门菌属、肺炎杆菌、流感杆菌、志贺菌属、真杆菌属等较为敏感。与利福平、磺胺类、甲氧苄啶联用具有协同抗菌作用。

【抗菌机制】多黏菌素的化学结构类似阳离子表面活性剂，能解聚破坏 G⁻ 菌的外膜结构，导致细菌外膜的通透性增加，使菌体内的重要物质如蛋白质、核苷酸、氨基酸等外漏，从而造成细菌死亡。

【体内过程】除多黏菌素 M 外，其他药物口服均不易吸收。肌内注射给药后约 2 小时达峰浓度。本类药物的穿透力弱，胸腔、腹腔、关节腔，脑脊液中药物浓度低而影响药物的疗效。多黏菌素 E 在肺、肝、肾及脑组织中的浓度高于多黏菌素 B。药物代谢较慢，主要经肾缓慢排泄，$t_{1/2}$ 约 6 小时，连续给药可导致药物蓄积。

【临床应用】临床主要用于治疗耐药或难以控制的 G⁻ 杆菌（包括铜绿假单胞菌）引起的脓毒症、泌尿道和烧伤创面感染。亦可用于大肠埃希菌、肺炎杆菌等引起的全身感染，如脑膜炎、脓毒症等。口服可用于肠道术前准备和消化道感染。局部外用可治疗敏感菌引起的五官、皮肤、黏膜感染及烧伤铜绿假单胞菌所致的创面感染。

【不良反应】本类药毒性较大，治疗量即可出现明显的不良反应，多黏菌素 B 较多黏菌素 E 更明显。主要表现在肾毒性及神经毒性方面。肾损害症状为血尿、蛋白尿、管型尿，严重时可出现急性肾小管坏死、肾衰竭等，及时停药可部分恢复。大剂量、快速静脉滴注时，可出现神经毒性，轻者表现为面部麻木、周围神经炎，重者出现昏迷、共济失调、神经 – 肌肉麻痹，部分严重者由于神经 – 肌肉麻痹可导致呼吸抑制。部分患者可出现皮疹、药物热等过敏反应，偶见粒细胞减少和肝毒性。

本章小结

　　氨基糖苷类抗菌谱较广，对需氧的 G⁻ 杆菌有强大杀灭作用，属于静止期杀菌药。氨基糖苷类抗生素的抗菌机制主要是抑制细菌蛋白质合成的三个阶段，并能增加细菌胞浆膜通透性，使细菌迅速死亡。临床上主要用于治疗敏感需氧 G⁻ 杆菌所导致的全身感染；也可口服用于敏感菌导致的消化道感染或肠道术前准备；其中链霉素是治疗鼠疫和土拉菌病的首选药，链霉素和卡那霉素还可用于结核的治疗。主要的不良反应有耳毒性、肾毒性、神经 – 肌肉麻痹和过敏反应。

　　多黏菌素增加细菌外膜的通透性，使菌体内的重要物质外漏，造成细菌死亡，对多数 G⁻ 菌有杀灭作用，属于窄谱慢效杀菌药。由于严重肾毒性和神经毒性现已少用，临床主要用于治疗耐药或难以控制的 G⁻ 杆菌引起的感染。

思 考 题

题库

1. 简述氨基糖苷类抗生素是如何引起耳聋的？如何防治？
2. 简述氨基糖苷类抗生素与 β – 内酰胺类联合应用的意义及注意事项。
3. 简述氨基糖苷类抗生素的抗菌机制。

（李红艳）

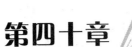

第四十章

大环内酯类、林可霉素类及糖肽类抗生素

PPT

学习导引

知识要求

1. **掌握** 大环内酯类抗生素的抗菌作用、作用机制和临床应用；阿奇霉素和克拉霉素的作用特点和临床应用。

2. **熟悉** 红霉素的作用特点和临床应用；林可霉素类和糖肽类抗生素的主要代表药、作用机制、临床应用和主要的不良反应。

3. **了解** 大环内酯类抗生素的耐药机制。

能力要求

1. 熟练掌握大环内酯类抗生素的常用药物及临床应用。

2. 学会通过抗菌机制对抗生素联合用药进行指导。

第一节　大环内酯类抗生素

微课

　　大环内酯类（macrolides）抗生素是一类从链霉菌培养液中提取或再经加工的，以含有大环内酯环（通常为 14～16 元环）为结构特征的抗生素。20 世纪 70 年代后随着对该类药物抗菌机制、抗菌谱（特别是对支原体、衣原体、嗜肺军团菌、弓形虫等具有特殊疗效）及其衍生物的深入研究，陆续开发了许多新型大环内酯类抗生素，与 β-内酰胺类、氨基糖苷类、氟喹诺酮类抗生素一起成为目前临床抗感染治疗中最为常用的抗菌药物。然而，随着使用的普及，对大环内酯类的耐药性也日益严重，促使人们进一步研发新一代大环内酯类抗菌药。

一、大环内酯类抗生素的共性

　　【抗菌作用】大环内酯类抗生素多为碱性亲脂性化合物，在碱性环境中抗菌活性较强。第一代大环内酯类抗菌谱较窄，与青霉素 G 相似，主要对多数 G⁺菌如金黄色葡萄球菌、表面葡萄球菌、乙型溶血性链球菌、肺炎链球菌、厌氧球菌、白喉棒状杆菌作用强大；对部分 G⁻菌如奈瑟菌、嗜血杆菌等也有强大抗菌活性；对嗜肺军团菌、弯曲菌、支原体、衣原体、弓形虫、非典型分枝杆菌等具有较强抑制作用；对产生 β-内酰胺酶的葡萄球菌和耐甲氧西林金黄色葡萄球菌（MRSA）也有一定抗菌活性。第二代大环内酯类的抗菌谱扩大，抗菌活性增强，不仅对流感杆菌、卡他莫拉菌和淋球菌的抗菌活性强，抗支原体等非典型病原体的活性也有明显增强。第三代大环内酯类抗菌谱广，具有较强的抗耐药菌活性，包括对目前发现的大环内酯类耐药菌。

　　【抗菌作用机制】大环内酯类抗生素的抗菌机制是不可逆地与细菌核糖体 50S 亚基结合，阻断肽酰基

t‑RNA 移位（14 元环），或是抑制肽酰基的转移反应（16 元环），从而抑制细菌蛋白质合成。对哺乳动物核糖体（由 60S 和 40S 亚基构成）几乎无影响。

林可霉素、克林霉素和氯霉素在细菌核糖体 50S 亚基上的结合位点与大环内酯类抗生素相同或相近，故合用时可能发生竞争性拮抗作用而降低药效，也容易诱导细菌产生耐药，因此这些药物不宜合用。

【耐药机制】 细菌对大环内酯类抗生素耐药的机制主要有以下几种。

1. 药物靶点结构改变　细菌可以在大环内酯类抗生素的作用下产生耐药基因，由其编码合成一种甲基化酶，使核糖体的药物结合位点甲基化，进而影响药物与结合位点的接触或影响结合位点的形成而产生耐药。如肺炎链球菌对红霉素的耐药机制主要是 erm 基因介导的药物结合位点结构改变。也可能是由于与药物结合的位点本身出现基因突变，引起结构改变，导致与抗生素结合力下降而产生耐药。

2. 产生灭活酶　大环内酯类的耐药菌酯酶、磷酸化酶、甲基化酶、葡萄糖酶、核苷转移酶和乙酰转移酶，使该类抗生素发生水解、磷酸化、甲基化、核苷化或乙酰化而失活。

3. 减少药物积聚

（1）减少药物进入　对大环内酯类抗生素耐药的细菌膜成分改变或出现新的成分，使菌体内药物的浓度显著低于敏感菌，但药物与核糖体的亲和力不变。对大环内酯类抗生素耐药的 G^- 菌是由于其脂多糖的外膜屏障作用增强，使药物难以进入菌体内而导致耐药。

（2）增强主动外排系统　某些细菌可以通过基因编码产生针对性的外排泵，通过耗能过程将大环内酯类药物泵出菌体外，比如膜蛋白编码基因 Mef 与 Msr 可分别使链球菌、葡萄球菌和粪肠球菌通过产生主动外排系统，出现对 14、15 元大环内酯类抗生素耐药。

大环内酯类抗生素之间存在部分交叉或完全交叉耐药性，如耐红霉素菌株也对阿奇霉素耐药；而且，细菌耐药性正在由单一耐药向多药耐药发展，如出现可同时对大环内酯类‑林可霉素类‑链阳菌素耐药（macrolides‑lincomycins‑streptogramins resistance，MLSR）的细菌，简称 MLS 耐药菌。

【临床应用】

（1）支原体、衣原体感染　该类药物可作为支原体肺炎及衣原体引起的泌尿生殖道感染治疗的首选药物。

（2）军团菌病　目前大环内酯类抗生素是多种军团菌肺炎及社区获得性肺炎治疗的首选药物。

（3）作为青霉素的替代品　用于治疗耐青霉素的金黄色葡萄球菌感染者、白喉杆菌带菌者和对青霉素过敏的葡萄球菌、链球菌或肺炎球菌感染者，也可用于气性坏疽、炭疽、梅毒等的治疗。

（4）常见的链球菌感染　如急性扁桃体炎、咽炎、鼻窦炎、猩红热、蜂窝织炎等。

（5）首选用于治疗百日咳、空肠弯曲菌肠炎。备选用于隐孢子虫病及弓形虫病等。

【长期应用注意事项】

（1）该类药物在肝脏代谢，肝功异常时应慎用，建议在血清转氨酶升高超过正常高限三倍时避免使用或停用。

（2）该类药物经细胞色素 C 氧化酶 P450 同工酶 CYP3A 代谢，是其强效抑制剂，会增加受此酶代谢的其他药物血清浓度，如他汀类药物、钙离子拮抗药、华法林等，合用时需谨慎。该类药物也可抑制 P‑糖蛋白活性，进而增加地高辛毒性。

（3）本类药物可引起 QT 间期延长，并可能导致尖端扭转性室速，甚至室颤或猝死，其发生率虽属罕见，但具致命性。因此，对包括充血性心力衰竭、脑血管病和周围血管病在内的基础心血管病风险较高患者，应避免使用。

（4）长期使用该类药物可能导致听力损害、平衡不佳和耳鸣，但这类不良反应少见，且呈剂量依赖性。临床应用时，应定期观察心电图和听力改变。

> **知识链接**
>
> 　　我国是养猪和猪肉消费大国，养猪业的健康发展不仅关乎老百姓国计民生的"菜篮子"，也关乎人民健康。大环内酯类抗生素被证实在应对猪瘟疫，如蓝耳病和喘气病等多种疾病有良好的效果，广泛应用于养殖场。由于大环内酯类抗生素的耐药性问题日益严重，在养殖场内的抗生素使用也吸引了越来越多的关注。应避免猪肉抗生素超标，进而防治抗生素耐药的产生。

二、常用药物

红 霉 素

　　红霉素（erythromycin，EM）是第一个大环内酯类药物，从链霉菌分离而得，属 14 元环结构。因在酸性溶液中不稳定，输液配伍一般在 5%～10% 葡萄糖注射液 500ml 中添加维生素 C 注射液（抗坏血酸钠）1g 或 5% 碳酸氢钠注射液 0.5ml，使 pH 升高到 5 以上，以维持其抗菌活性。

　　【体内过程】 红霉素价格低廉，可口服，经肠道吸收。因其不耐酸，临床上口服多采用肠溶或酯化衍生物制剂以增加吸收，如琥乙红霉素、硬脂酸红霉素等。本品血药浓度较低，可广泛分布于各组织，在痰、皮下组织及胆汁中浓度明显超过血药浓度，不易透过血 - 脑屏障，主要在肝脏代谢，大部分以胆汁排泄，存在肝肠循环，$t_{1/2}$ 约为 1.7 小时。

　　【抗菌作用与临床应用】 红霉素抗菌谱与青霉素近似，临床上可作为青霉素替代品应用于链球菌引起的扁桃体炎、猩红热、白喉及带菌者、淋病、李斯特菌病、肺炎链球菌下呼吸道感染等。对于军团菌病、支原体肺炎、空肠弯曲菌肠炎及耐药金黄色葡萄球菌和溶血性链球菌感染有特殊疗效。也可应用于流感杆菌引起的上呼吸道感染、厌氧菌引起的口腔感染以及肺炎衣原体、溶脲脲原体等引起的呼吸道和泌尿生殖系统的感染等。

　　但由于其耐药问题，现今主要用于眼部、皮肤等局部敏感菌感染的治疗。

　　【不良反应】 主要是胃肠道反应，有腹泻、恶心、呕吐、中上腹痛、口舌疼痛、胃纳减退等，其发生率与剂量大小有关。有潜在的肝毒性，还可致耳鸣、听觉减退，注射给药较易引起。

阿 奇 霉 素

　　阿奇霉素（azithromysin，AM）是唯一半合成的 15 元大环内酯类抗生素，属于第二代制剂。

　　【抗菌作用】 与红霉素比较，主要特点是抗菌谱较广，尽管对链球菌和葡萄球菌的抗菌活性弱于红霉素，但对 G^- 菌的抗菌作用强，对某些细菌可呈现快速杀菌作用，而其他大环内酯类为抑菌药；对嗜肺军团菌、流感嗜血杆菌、支原体、衣原体、包柔螺旋体的抗菌活性均高于红霉素；对肺炎支原体的作用是目前大环内酯类中最强者。

　　阿奇霉素对于耐红霉素的革兰阳性菌包括粪链球菌（肠球菌）以及大多数耐甲氧西林的葡萄球菌菌株（MRSA）呈交叉耐药性。

　　【体内过程】 阿奇霉素对酸稳定，口服吸收快，可与食物同时服用，血浆蛋白结合率低、组织分布广，细胞内游离浓度比血药浓度高 10～100 倍，$t_{1/2}$ 为大环内酯类中最长者（血浆 $t_{1/2}$ 可达 35～48 小时，组织 $t_{1/2}$ 约 68 小时），每日仅需给药一次，疗程一般不超过 5 天。

　　【临床应用】 主要用于敏感病原菌所引起的呼吸道、皮肤和软组织感染。对支原体肺炎、沙眼衣原体所致的尿道炎、宫颈炎及直肠炎等治疗，可作为首选药物。

【不良反应】患者对本品的耐受性良好，其不良反应明显低于红霉素，轻中度肝、肾功能不良者也可以应用，且药代动力学特征无明显改变。

罗 红 霉 素

罗红霉素（roxithromycin，RM）为半合成的 14 元环第二代大环内酯类抗生素。

【抗菌作用】与红霉素相比，罗红霉素对 G^+ 菌的作用略差，对嗜肺军团菌的作用较强，对肺炎衣原体、肺炎支原体、溶脲脲原体的作用相似或略强。

【体内过程】本品为脂溶性药物，食物会降低药物吸收，故应饭前 1 小时或饭后 4 小时服用。与牛奶同服可增加吸收。注意不与特非那定、麦角胺、二氢麦角胺、溴隐亭、酮康唑及西沙必利配伍。

【临床应用】用于敏感菌株所引起的感染，尤其呼吸道感染、耳鼻喉感染、生殖器（淋球菌感染除外）及皮肤软组织感染。

【不良反应】主要为腹痛、腹泻、恶心、呕吐等胃肠道反应，但发生率明显低于红霉素。可偶见头昏、头痛、皮疹、皮肤瘙痒、肝功能异常（ALT 及 AST 升高）、外周血细胞下降等。

克 拉 霉 素

克拉霉素（clarithromycin，CM）属 14 元环第二代大环内酯类抗生素。

【抗菌作用】抗菌谱与红霉素相似，但对多种 G^+ 菌、嗜肺军团菌、肺炎支原体、沙眼衣原体、溶脲脲原体等以及对脆弱类杆菌的抗菌活性明显强于红霉素，且对诱导产生的红霉素耐药菌株也具一定抗菌活性。本品对金葡菌、化脓性链球菌、流感杆菌等的抗生素后效应明显强于红霉素。

【体内过程】本品对酸稳定，口服吸收迅速，且不受进食影响；体内分布广泛，组织中的浓度明显高于血中浓度。其在体内的代谢产物 14 - 羟克拉霉素与克拉霉素具有协同抗菌作用。

【临床应用】用于敏感菌致的鼻咽部、下呼吸道、皮肤软组织感染及急性中耳炎、肺炎支原体肺炎、沙眼衣原体引起的尿道炎与宫颈炎等；本品与阿莫西林和质子泵抑制剂联合用于根除幽门螺杆菌感染，在有效地治疗消化性溃疡和预防胃癌中发挥了重要作用；也常与其他药联合用于鸟型分枝杆菌的治疗。

【不良反应】不良反应发生率和对细胞色素 P450 影响均比红霉素低。可见恶心、胃灼热、腹痛腹泻、头痛，一般程度较轻。可引起暂时性转氨酶升高，停药后可恢复。本品与红霉素之间有交叉耐药性。

泰 利 霉 素

泰利霉素（telithromycin，TLM）属酮内酯类抗生素，为第三代大环内酯类制剂。

【抗菌作用】泰利霉素抗菌谱与红霉素相似，但对野生型细菌核糖体的结合力更强，分别为红霉素和克拉霉素的 10 倍及 6 倍；对肺炎球菌、流感、黏膜炎莫拉菌作用强。此外，对副流感、酿脓链球菌、衣原体、支原体、军团菌等也具有较高的活性。对耐青霉素类和耐大环内酯类的菌株也有抗菌活性，优于其他所有大环内酯类、克林霉素和青霉素类药物。

【体内过程】本品口服后 1 小时达峰浓度，进食不影响吸收，生物利用度 57%，血浆蛋白结合率为 66%～89%。具有较好的组织渗透性，在白细胞、呼吸道组织及上皮组织中有较高的浓度。

【临床应用】目前主要适应证是社区获得性肺炎（community acquired pneumonia，CAP）。

【不良反应】临床研究表明，每天口服泰利霉素 800mg 后的不良反应较少（约 4%），且为轻中度，常见腹泻、恶心、头晕和呕吐。对重症肌无力患者，由于泰利霉素可能使病情加重甚至发生死亡的危险，应禁用。可导致罕见的视力损害，新近出现肝脏毒性报道。

赛 红 霉 素

赛红霉素（cethromycin，ABT-773）是继泰利霉素之后的酮内酯类抗生素，为大环内酯类抗生素新星。本品口服后的吸收不受进食影响，体内分布广泛，在大多数组织中的浓度高于血药浓度（除大脑外），以肺中浓度最高。主要在肝、肺代谢，消除迅速，$t_{1/2}$为 3.6~6.7 小时。赛红霉素的抗菌谱同泰利霉素，但抗菌活性更强。目前，赛红霉素主要用于治疗社区获得性肺炎和呼吸道感染。

案例分析

【实例】 患儿，女，7 岁。因发热，咳嗽 5 天就诊。患儿 5 天前无明显诱因出现发热，体温最高 40℃，伴有阵发性单声咳嗽，有痰不易咳出，在家自服"头孢克肟、止咳药及四季抗病毒合剂"4 天，效果欠佳。为求进一步治疗入院。体格检查：T 37.4℃，咽充血，双肺呼吸音略粗，闻及粗湿啰音，余未见异常。辅助检查：肺炎支原体抗体 1:160（＋）。

【问题】 根据患者病情，建议使用哪类抗菌药物？请说明理由。

【分析】 建议使用阿奇霉素。根据患者症状和体征，结合辅助检查"肺炎支原体抗体阳性"，诊断为肺炎支原体肺炎。目前治疗支原体感染常用大环内酯类和氟喹诺酮类，但考虑后者对生长期骨骼系统的不良影响，应该为患儿选择大环内酯类，其中阿奇霉素是对肺炎支原体的作用最强的，故建议使用阿奇霉素。但需注意，阿奇也是该类药中 $t_{1/2}$ 最长者，每日一次即可，一般疗程不超过 5 天。如果一个疗程未治愈，则可在停药 3 天后继续下一个疗程，避免药物蓄积中毒。

此外，大环内酯类还有 14 元的地红霉素（dirithromycin）、竹桃霉素（oleandomycin）和 16 元的乙酰螺旋霉素（acetylspiramycin）、麦迪霉素（medecamycin）、交沙霉素（josamycin）、罗他霉素（rokitamycin）、吉他霉素（kitasamycin）等。

第二节　林可霉素类抗生素

林可霉素类抗生素包括林可霉素（lincomycin）和克林霉素（clindamycin）。林可霉素由链丝菌产生，克林霉素是以氯离子取代林可霉素分子中第 7 位羟基的半合成品。二者抗菌谱和抗菌机制相同，但由于口服吸收好、抗菌活性强（比林可霉素强 4~8 倍）与毒性低的优越性，临床上常用克林霉素。

【抗菌作用及机制】 抗菌谱与红霉素类似，属于抑菌药，高浓度时对某些敏感菌可达到杀菌作用。最主要特点是对大多数厌氧菌的抗菌作用强大，特别是产气荚膜梭菌、黑素类杆菌、消化球菌、消化链球菌以及梭杆菌的抗菌活性突出。对需氧 G⁺ 菌，如金葡菌（包括耐青霉素者）、肺炎球菌等有显著活性。对部分需氧 G⁻ 球菌、人型支原体和沙眼衣原体也有抑制作用，但肠球菌、G⁻ 杆菌、MRSA、肺炎支原体对本类药物不敏感。

作用机制与大环内酯类相同，能不可逆性结合到细菌核糖体 50S 亚基上，抑制细菌蛋白质合成。易与 G⁺ 菌的核糖体形成复合物，而难与外膜通透性低的 G⁻ 需氧杆菌核糖体结合，故对 G⁻ 杆菌几乎无作用。因为在 50S 亚基的结合位点与红霉素、氯霉素相同或相近，同时使用会产生竞争性拮抗作用，故不宜合用。

【体内过程】 林可霉素口服吸收较差；克林霉素口服吸收好，且不受食物影响。二者的血浆蛋白结合率都高，在体内分布广泛，特别是在骨组织中的药物浓度较高，因而是治疗敏感菌引起的骨髓炎的首选药物。两药虽然都不能透过血 - 脑屏障，但在弓形体脑炎患者，脑组织中可达到有效治疗浓度。也可透过胎盘屏障，克林霉素在胎儿血中的浓度比林可霉素大，在乳汁中的浓度也可达 3.8μg/ml，孕妇及哺乳期妇女使用本品应注意其利弊。主要在肝脏代谢，部分代谢产物仍具有抗菌活性。克林霉素可经胆汁和粪便排泄，原型药物在尿液中排泄仅占约 10%，难以达到有效治疗浓度。

【临床应用】

1. 需氧 G⁺ 球菌感染　如对金黄色葡萄球菌引起的骨髓炎为首选药；金黄色葡萄球菌、肺炎链球菌、溶血性链球菌等引起的扁桃体炎、呼吸道、软组织、胆道感染及心内膜炎等疗效好。多作为青霉素过敏患者的替代药物。

2. 厌氧菌感染　尤其是对脆弱类杆菌、产气荚膜梭菌、放线杆菌等引起的口腔、腹腔和妇科感染的疗效较好。对除产气荚膜梭菌以外的梭状芽孢杆菌属和消化球菌引起的感染无效。

3. 其他　可口服或局部应用治疗普通粉刺。对于艾滋病患者，静脉注射本品与口服乙胺嘧啶合用治疗鼠弓形体引起的脑炎；也可与伯氨喹共同静脉注射治疗轻、中度卡氏肺囊虫性肺炎。

【不良反应】 发生率较低。①胃肠道反应：常见恶心、呕吐、腹泻等，口服给药比注射给药多见。长期口服可引起二重感染，如不敏感的难辨梭状芽孢杆菌大量繁殖，产生坏死性毒素而引起假膜性肠炎，表现为发热、腹胀、腹痛、腹泻等，多见于林可霉素，一旦发生，可口服应用万古霉素或甲硝唑治疗。②变态反应：可引起轻度皮疹、瘙痒、药热或剥脱性皮炎，也可出现一过性皮疹及白细胞减少等。③其他：偶见转氨酶升高及黄疸，肝功不良者慎用。也可出现耳鸣、眩晕等反应。

第三节　糖肽类抗生素

糖肽类抗生素（glycopeptide antibiotics）在结构上具有高度修饰的七肽骨架，作用靶点在细菌胞壁成分 D - 丙氨酰 - D - 丙氨酸上，是目前人类对付顽劣耐药菌的重要药物。

一、万古霉素和去甲万古霉素

万 古 霉 素

万古霉素（vancomycin）是 Micormick 等于 1956 年从东方链霉菌培养液中分离出的一种三环糖肽抗生素，化学性质稳定，但由于其不良反应和 β - 内酰胺类抗生素的广泛应用，在其问世后的前 20 年内使用较少，后来随着 β - 内酰胺类的耐药问题日益严重，万古霉素类抗生素在临床上的应用越来越受到重视。

【抗菌作用及机制】 万古霉素抗菌谱较窄，仅对 G⁺ 菌和部分厌氧菌有效。对大多数 G⁺ 菌产生强大杀菌作用，尤其是 MRSA 和 MRSE，对肠球菌起抑菌作用，具有一定抗菌后效应。所有 G⁻ 菌、明串珠菌、分枝杆菌对万古霉素类天然耐药，对支原体、衣原体、立克次体和真菌均无效。

抗菌作用机制主要是干扰细菌细胞壁合成而最终使细菌胞体发生溶解。对正在分裂增殖的细菌呈现快速杀菌作用，但比青霉素杀菌速度慢。

【耐药性】 细菌对万古霉素类不易产生耐药性，但由于滥用和过度使用，目前临床耐药问题也日趋增多，如耐万古霉素的青霉素耐药肺炎链球菌（penicillin resistant streptococcus pneumoniae，PRSP）、耐万古霉素肠球菌（vancomycin resistant enterococcus，VRE）正在增多。发生耐药的原因是通过诱导耐药菌株产生一种能修饰细胞壁前体肽聚糖的酶，使其不能与前体肽聚糖结合而产生耐药性。

万古霉素与其他类别抗生素无交叉耐药性。

【体内过程】 万古霉素口服几乎不吸收，肌内注射可引起局部剧痛和组织坏死，只能静脉给药。可分布到各个组织和体液，包括胸腔液、心包液、腹水、滑膜液、尿液等，可透过胎盘，难以通过血－脑屏障和血－眼屏障，但炎症时万古霉素会透入脑脊液增多，可达到有效治疗浓度，因此中枢感染应选择万古霉素。在体内几乎不被代谢，90%以上由肾排泄，$t_{1/2}$为 4～6 小时，在儿童的 $t_{1/2}$ 为 5～11 小时，肾功能不全者 $t_{1/2}$ 可显著延长（无尿患者平均可长达7.5 天）。

【临床应用】是目前耐甲氧西林葡萄球菌（MRS）感染的首选药物。常用于耐β－内酰胺类的 G^+ 菌引起的严重的致命性感染，如耐青霉素肺炎球菌和肠球菌属所致脓毒症、心内膜炎、骨髓炎、呼吸道感染和软组织脓肿等，也可用于对β－内酰胺类过敏的患者严重的葡萄球菌感染。口服给药的适应证仅限于难辨梭杆菌性伪膜性结肠炎和消化道感染。

【不良反应】毒性较大。早期生产的万古霉素主要由于制剂纯度低（约70%），不良反应发生率较高且严重，目前由于纯度大大提高（92%～95%），严重不良反应的事件报告也大大减少。

常见的不良反应有静注时注射区域疼痛，或者血栓性静脉炎。所以静脉滴注时应注意避免药液外漏，控制滴速，并应注意经常更换注射部位。

耳毒性与肾毒性是早年纯度较低的万古霉素发生率较高且较为严重的不良反应。目前肾功能损害的发生率为 1%～5%，以损伤肾小管为主，可表现为蛋白尿和管型尿、少尿、血尿、氮质血症，甚至肾衰竭。万古霉素的耳毒性与药物纯度和血药浓度有关，当血药浓度超过 80mg/L 才可引起耳毒性，可表现为耳鸣、听力减退，甚至耳聋，及早停药基本可恢复正常，临床应用时应避免与氨基糖苷类抗生素、呋塞米或利尿酸等有耳毒性的药物合用。

红人综合征（red man syndrome）是万古霉素引起的一种特殊的变态反应，通常发生在输液后 4～10 分钟，或刚刚输液完成后，表现为颜面部、颈部、上肢躯干部充血为主的反应，严重者可能导致喘憋、呼吸困难、血管神经性水肿、血压下降等。这些症状是因为药物引起肥大细胞脱颗粒，组胺释放所致，可以用抗组胺药如苯海拉明治疗或预防。红人综合征的发生与药物纯度和输注速率有关，由于药物纯度提高，如果1g万古霉素输注速率不少于60分钟，一般不会发生这种反应。

其他不良反应还包括胃肠道反应（恶心、呕吐、金属异味感）、斑块皮疹和过敏性休克、血小板减少、白细胞减少、嗜酸粒细胞增加等，但发生率都很低。

去甲万古霉素

去甲万古霉素（norvancomycin）是我国科研人员从诺卡菌属培养液中分离获得的，由于结构末端氨基上比万古霉素少了一个甲基而得名。其抗菌作用机制、药代动力学、临床应用与万古霉素几乎相同，但抗菌活性略强（大约10%），耳毒性、肾毒性较万古霉素轻，发生红人综合征的概率也相对较低。

二、替考拉宁

替考拉宁（teicomycin）是特定的游动放线菌经发酵、提取而得，在治疗上表现出比万古霉素更多的优势：抗菌活性更强、半衰期长、给药方便、毒性低等。

【抗菌作用】对金黄色葡萄球菌、链球菌（包括肺炎链球菌）、梭状芽孢杆菌和肠球菌的抗菌活性优于万古霉素。对凝固酶阴性葡萄球菌和厌氧菌的作用弱于万古霉素。VanB、VanC 等耐万古霉素的肠球菌（VRE）对本品仍敏感。

【体内过程】替考拉宁可肌内注射。因其脂溶性较万古霉素高 50～100 倍，更容易渗入组织和细胞，体内分布比万古霉素广泛，但炎症时也不能透入血－脑屏障，因此对中枢感染无效。其 $t_{1/2}$ 可长达 47 小时，每天仅需给药 1 次，也具有更长的抗菌后效应。

【临床应用】基本同万古霉素。对青霉素联合氨基糖苷类抗生素耐药或治疗失败的肠球菌、链球菌心内膜炎，替考拉宁与庆大霉素合用可以增强疗效。口服给药治疗抗生素相关性感染，替考拉宁的疗效优于万古霉素。

【不良反应】替考拉宁毒性较小，几乎不出现红人综合征。可引起血小板减少、神经系统头痛头晕、听力丧失及前庭功能紊乱。

三、新一代糖肽类抗生素

雷 莫 拉 宁

雷莫拉宁（ramcplanin）也是从游动放线菌发酵液分离获得的一种新型糖肽类抗生素。体外试验表明，雷莫拉宁对葡萄球菌的抗菌活性比万古霉素和替考拉宁更强（4~8 倍），而对链球菌、肠球菌、棒状杆菌、梭菌等多种 G⁺菌都有很强的抗菌活性，特别是对许多具有耐药性的病原菌如 VRE 有很好的抑菌效果。

泰 拉 万 星

泰拉万星（telavancin）对 MRSA、MRSE 等抗菌活力均高于万古霉素和替考拉宁，对 PRSP 和 VRE 也有抗菌活性，在新一代糖肽类抗生素中活力中等。亲水性强，肝肾组织分布低，半衰期比万古霉素长，临床上可每日 1 次给药。

达 巴 万 星

达巴万星（dalbavancin）在第二代糖肽类抗生素中，其活性最强。半衰期长达 174 小时，临床上可一周给药 1 次。用于治疗复杂的皮肤软组织感染与导尿管引起的血液感染，耐受性良好。

本章小结

大环内酯类和林可霉素类均作用于细菌核糖体 50S 亚基，抑制蛋白质合成。大环内酯类代表性药物是红霉素，目前常用阿奇霉素、罗红霉素、克拉霉素等，是军团菌病、支原体肺炎、衣原体感染等感染的首选药，也常作为 β－内酰胺类药物的替代品。不良反应主要是胃肠道反应。林可霉素类主要用于厌氧菌感染，是治疗金黄色葡萄球菌性骨髓炎的首选药物。以万古霉素为代表的多肽类抗生素，通过干扰细胞壁合成，对大多数 G⁺菌的杀菌作用强大，尤其是 MRSA 和 MRSE。在治疗抗生素相关性感染中具有重要地位。耳毒性与肾毒性是早年低纯度万古霉素发生率较高且严重的不良反应，红人综合征是其特殊的一种变态反应。

题库

思 考 题

1. 请简要说明大环内酯类、林可霉素类及万古霉素类各自的抗菌机制。
2. 试举例（具体药物）说明大环内酯类、林可霉素类及万古霉素类各自主要的临床用途和不良反应。
3. 大环内酯类的耐药机制涉及哪些？

（齐 琦）

第四十一章

四环素类抗生素及氯霉素

第一节　四环素类抗生素

微课

一、共性

四环素类（Tetracyclines）抗生素是由链霉菌产生或经半合成制取的一类碱性广谱抗生素，因具有氢化骈四苯基本母核而得名。四环素类在碱性水溶液中易降解，在酸性水溶液中则较稳定，因此临床一般用其盐酸盐（表41–1）。

表41–1　四环素类药物的分类

	时间	代表药物
第一代	20世纪40年代	金霉素，土霉素，四环素
第二代	20世纪70年代	去甲金霉素，甲烯土霉素，多西环素，米诺环素
第三代	20世纪90年代	甘氨米诺环素，替加环素

【抗菌作用及机制】抗菌谱广，属快速抑菌药，对肺炎链球菌、葡萄球菌、溶血性链球菌、草绿色链球菌、破伤风杆菌、脑膜炎奈瑟菌、大肠埃希菌、痢疾杆菌、流感嗜血杆菌、炭疽杆菌、巴氏杆菌属、布氏杆菌等及某些厌氧菌（如拟杆菌、梭形杆菌、放线菌）都有效。此外，对肺炎支原体、立克次体、螺旋体、放线菌也有抑制作用，还能间接抑制阿米巴原虫。

抗菌机制主要是抑制细菌蛋白质的合成，分为跨膜吸收和核糖体结合两个过程。

1. 跨膜吸收 四环素以中性亲脂分子形式穿过革兰阳性菌外膜孔蛋白通道，或以四环素–阳离子复合物形式穿过革兰阴性菌外膜孔蛋白通道，再主动泵入细菌细胞内。

2. 核糖体结合 进入细菌后，其与细菌核蛋白体 30S 亚单位 A 位特异性结合，阻止氨酰基 tRNA 在该位置上的联结，从而阻止肽链延伸和细菌蛋白质合成（图 41 - 1）。

另外，四环素类还可引起细胞膜通透性改变，使胞内的核苷酸和其他重要成分外漏，从而抑制 DNA 复制。细菌对四环素类的耐药性在体外发展较慢，但四环素类药物之间有交叉耐药性。大肠埃希菌和其他肠杆菌科细菌的耐药性主要通过耐药质粒介导，并可传递、诱导其他敏感细菌转成耐药细菌。

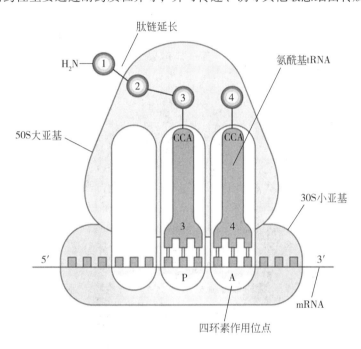

图 41 - 1 四环素类抗生素抗菌机制

【体内过程】 口服易吸收，但不完全，吸收后广泛分布于全身各组织，并能沉积于骨及牙组织内。四环素给药后 2～4 小时可达血药峰浓度，$t_{1/2}$ 约为 8.5 小时；土霉素血药浓度较低，$t_{1/2}$ 为 9.6 小时。由于四环素类能与多价阳离子如 Mg^{2+}、Ca^{2+}、Al^{3+} 及 Fe^{2+} 等起络合作用，因而含这些离子的药物或食物均可妨碍其吸收。饭后服盐酸四环素较空腹服用时血药浓度低 50% 左右。胃液中酸度高时，药物溶解完全，吸收较好。本类药物经肝浓缩排入胆汁，形成肝肠循环。主要以原型经肾小球过滤排出，故尿药浓度较高，有利于治疗尿路感染。四环素排泄量较少，20%～30%；土霉素排泄快且较完全，排泄量可达 60%～70%。

【临床应用】 可首选用于对立克次体、支原体、衣原体以及某些螺旋体感染，以多西环素使用较多。还可用于治疗鼠疫、布鲁菌病、霍乱、幽门螺旋杆菌感染引起的消化性溃疡，肉芽肿鞘杆菌感染引起的腹股沟肉芽肿以及牙龈卟啉单胞菌引起的牙周炎。

【不良反应】

1. 胃肠道反应 四环素类口服后直接刺激胃肠道引起恶心、呕吐、腹胀、上腹不适、腹泻等症状，反应的严重程度与服药剂量相关，尤以土霉素多见。小剂量多次服用或与食物同服可以减轻此症状。

2. 二重感染（superinfection） 又称菌群交替症，是指长期使用四环素类等广谱抗生素，使药物敏感菌群受到抑制，不敏感菌群趁机生长繁殖而产生新的感染的现象。二重感染多见于老幼和体质衰弱的患者，合并应用肾上腺皮质激素、抗代谢或抗肿瘤药物时更易诱发二重感染。常见的二重感染有葡萄球菌引起的假膜性肠炎，白色念珠菌等致病菌导致的真菌病等。

3. 对骨骼和牙齿发育的影响 四环素类药物不仅可以影响婴幼儿时期发育的恒牙牙色，而且妊娠五个月以上的妇女服用还可通过胎盘影响胎儿期发育的乳牙牙色。此外，四环素类能与新形成的骨骼中所沉积的钙相结合，引起骨骼生长抑制和畸形，造成暂时性生长障碍。

4. 变态反应 多为斑丘疹和红斑，少数患者可出现荨麻疹、血管神经性水肿、过敏性紫癜、心包炎以及系统性红斑狼疮皮疹加重，少见表皮剥脱性皮炎。偶有过敏性休克和哮喘发生。某些患者服用四环素类后日晒时会有光敏现象，应建议患者服药期间不要直接暴露于阳光或紫外线下，一旦皮肤有红斑应立即停药。

5. 其他 长期大量口服或静脉给予（每日超过 1 ~ 2g）四环素类药物时，因药物沉积于肝细胞线粒体，干扰脂蛋白合成和三酰甘油输出，可造成严重肝脏损害。肾功能不全患者服用此类药物后，能在体内聚积达到中毒浓度，影响氨基酸代谢而增加氮质血症。本类药物还聚积在内耳淋巴液可影响前庭功能，出现头昏、眼花、恶心呕吐等症状，停药后可恢复。

二、常用四环素类药物

四 环 素

四环素（tetracycline，阿克罗霉素）最初是从放线菌金色链丛菌培养液中分离出来的抗菌物质，对革兰阳性菌、革兰阴性菌、立克次体、螺旋体以及原虫都有很好的抑制作用，是一种广谱抗生素。由于目前常见致病菌对四环素耐药现象严重，尤其是溶血性链球菌和葡萄球菌对四环素呈现高度耐药，不宜用于治疗上述致病菌引起的感染。临床主要用于治疗斑疹伤寒、落基山热、恙虫病和 Q 热等立克次体病、支原体感染、鹦鹉热、性病、淋巴肉芽肿、沙眼等衣原体感染、回归热、布鲁菌病、霍乱、兔热病、鼠疫等细菌性感染，治疗布鲁菌病和鼠疫时需与链霉素等氨基糖苷类联合应用。

每日口服剂量较大时可出现恶心、呕吐、上腹不适等胃肠道刺激症状。长期服药易发生二重感染。四环素可与牙本质和牙釉质中的磷酸盐结合，可致牙齿黄染，牙釉质发育不良及龋齿，并可导致骨骼发育不良。大剂量口服或静脉注射可造成肝毒性或加重肾功能损害。偶可引起溶血性贫血、血小板减少、中性粒细胞减少和嗜酸粒细胞减少以及良性颅内压增高。

多 西 环 素

多西环素（doxycycline，强力霉素）是土霉素的脱氧物，属长效半合成四环素类。抗菌谱和四环素相似，但抗菌活性比四环素强 2 ~ 10 倍，具有强效、速效、长效的特点。口服吸收良好，对组织穿透性强。$t_{1/2}$ 达 12 ~ 22 小时，可维持有效血药浓度 24 小时以上。大部分药物随胆汁进入肠腔排泄，少量药物经肾脏排泄，肾功能减退时粪便中药物排泄增多，故肾功能不良患者的肾外感染也可使用。临床用于呼吸道感染，也用于泌尿道感染及胆道感染等。

常见不良反应主要为胃肠道刺激性反应，如恶心、呕吐、腹泻、舌炎、口腔炎及肛门炎等，宜饭后服药。在静脉注射过程中可出现舌头麻木及口内特殊气味。皮疹及二重感染少见，易致光敏反应。

米 诺 环 素

米诺环素（minocycline，二甲胺四环素）属长效半合成四环素类。口服吸收迅速且良好，2 ~ 3 小时后血药浓度即可达到峰值。药物在体内长时间存留于脂肪组织，给药后 10 天尿中仍可测出，脑脊液中的浓度高于其他四环素类，$t_{1/2}$ 为 16 ~ 22 小时。在体内代谢较多，经尿与粪排泄量远低于其他四环素类。

抗菌谱和四环素相近，抗菌活性强，对四环素或青霉素耐药的金黄色葡萄球菌、链球菌和大肠埃希菌对米诺环素仍敏感。主要用于治疗上述耐药菌引起的泌尿道、胃肠道、呼吸道、骨髓等感染，以及酒糟鼻、痤疮和沙眼衣原体所致的性传播疾病，对疟疾也有一定效果。除四环素类共有的不良反应外，米诺环素主要的不良反应为前庭功能改变，出现恶心、呕吐、眩晕、共济失调等症状，首剂可迅速出现，女性多于男性，老年人多于年轻人，停药后 24～48 小时后症状可消失，用药期间不宜从事高空、驾驶和精密作业。长期服药者还可出现皮肤色素沉着，需停药数月后消退。

美他环素

美他环素（metacycline，甲烯土霉素）口服可吸收，在体内分布较广，$t_{1/2}$ 约为 16 小时，血浆蛋白结合率为 80%。主要以原型自尿液排泄，约占给药量的 50%，72 小时内经粪便排泄者仅占 5%。抗菌谱和四环素相似，对多数 G^+ 菌、G^- 菌、立克次体、支原体、衣原体、放线菌均有抑制作用，且抗菌活性强于四环素。可用于治疗青霉素类过敏患者的破伤风、气性坏疽、梅毒、淋菌性尿道炎、宫颈炎和钩端螺旋体病以及放线菌属和李斯特菌感染。不良反应与四环素相似，多见光敏性皮炎，长期应用可引起二重感染及肝脏损害。

替加环素

替加环素（tigecycline）为米诺环素的衍生物，是第一个被批准的新型静脉注射用甘氨酰四环素类药物，有广谱抗微生物活性。替加环素组织穿透力强，静脉给药后在体内分布较广，$t_{1/2}$ 约为 40 小时，血浆蛋白结合率为 71%～89%。在体内较少代谢，主要以原型排出，少量以葡萄糖醛酸苷代谢物和 N - 乙酰代谢物排出，约 59% 通过胆道经粪便清除，33% 通过尿液排出。

替加环素不但具有早期四环素类的抗菌活性，并且对四环素类耐药的病原菌也具抗菌活性，主要因为与核糖体 30S 小亚基上的 A 位点亲和力是四环素的 50 倍，对甲氧西林耐药葡萄球菌、青霉素耐药肺炎链球菌、万古霉素耐药肠球菌及多数革兰阴性杆菌均具有良好的抗菌活性。替加环素可用于成人复杂性皮肤软组织感染与复杂性腹腔感染。不良反应与四环素相似，最常见的不良反应为恶心和呕吐，常发生在用药后 1～2 天，程度一般较轻。其他还包括腹泻、头痛、发热、失眠、头晕、血压上升和贫血等。

知识拓展

替加环素于 2005 年成为全球第一个被批准的新型静脉注射用甘氨酰四环素类抗生素，能快速有效地控制多重耐药菌感染，显著降低患者死亡率，迅速占领了我国高端抗生素市场。自 2007 年起，由我国海正药业与军事医学科学院毒物药物研究所 5 年内经过上百次试验，共同研发成功了国产替加环素（海正力星），成为我国自主研发的第一个用于治疗超级细菌的药物，为我国应对耐药细菌感染、保障国家公共卫生安全提供了重要的战略性药品保障，为我国新药研发做出了新贡献。

第二节　氯　霉　素

氯霉素（chloromycetin）于 1947 年从委内瑞拉链霉菌分离获得，是世界上首个完全由合成方法大量制造的广谱抗生素，被用于治疗伤寒、立克次体病及其他感染性疾病。随后因对造血系统有严重不良反应限制了其临床应用。自 20 世纪 70 年代以来，对氨苄青霉素耐药的流感嗜血杆菌和脆弱拟杆菌引起的感染逐渐增多，而氯霉素对这类感染疗效较好，因此，在临床治疗中的地位又有了新的评价。

【药理作用】氯霉素为广谱抑菌剂，对 G⁻ 菌抑菌活性较 G⁺ 菌强，在高药物浓度时对某些细菌亦可产生杀菌作用，对流感嗜血杆菌甚至在较低浓度时即可产生杀菌作用。敏感菌有肠杆菌科细菌（如大肠埃希菌、产气肠杆菌、克雷伯菌、沙门菌等）、炭疽杆菌、肺炎链球菌、李斯特菌、葡萄球菌等。也能有效抑制衣原体、钩端螺旋体、立克次体，对厌氧菌如破伤风梭菌、产气荚膜杆菌、放线菌及乳酸杆菌、梭杆菌等也有作用，但对结核分枝杆菌、病毒、真菌和原虫无效。

【体内过程】口服后吸收迅速而完全，0.5 小时可达治疗浓度，2~3 小时达血药峰浓度。血浆蛋白结合率为 50%~60%，给药后广泛分布于全身组织和体液，在肝、肾组织中浓度较高。可透过血-脑屏障进入脑脊液中，也可透过胎盘屏障进入胎儿循环，还可透过血-眼屏障进入房水、玻璃体液，并可分泌至乳汁、唾液、腹水、胸水以及滑膜液中。在肝内游离药物的 90% 与葡萄糖醛酸结合为无活性的氯霉素单葡萄糖醛酸酯。成人 $t_{1/2}$ 为 1.5~3.5 小时，肾功能损害者为 3~4 小时，严重肝功能损害者延长至 12 小时，在 24 小时内 5%~10% 以原型由肾小球滤过排泄，80% 以无活性的代谢产物由肾小管分泌排泄，在尿液中能达到有效抗菌浓度，可用于治疗泌尿系统感染。氯霉素为肝药酶抑制剂，与经肝药酶代谢的药物合用时，可增加后者的血药浓度。

【抗菌机制】氯霉素与 50S 亚基可逆结合，阻断转肽酰酶的作用，干扰带有氨基酸的胺基酰-tRNA 终端与 50S 亚基结合，从而使新肽链的形成受阻，抑制蛋白质合成。由于哺乳动物线粒体的 70S 核糖体与细菌 70S 核糖体相似，氯霉素还可与人体线粒体的 70S 核糖体结合，抑制线粒体蛋白的合成，因此，对人体骨髓产生抑制等毒性反应。

细菌对氯霉素的耐药性发展缓慢，其中以大肠埃希菌、痢疾杆菌、变形杆菌等较为多见，伤寒沙门菌及葡萄球菌较少见。耐药机制主要产生由 R 因子编码的特异性乙酰转移酶，使氯霉素转化成无抗菌活性的乙酰基代谢物，此类耐药性可通过 R 因子质粒传递而获得。另外，铜绿假单胞菌、变形杆菌、肺炎克雷伯菌等细菌能通过改变细菌胞壁通透性，使氯霉素不能进入菌体而耐药。

【临床应用】氯霉素目前几乎很少用于全身治疗。由于其脂溶性高、对细胞内致病菌抑菌活性高，故临床仍选用氯霉素来治疗某些严重感染。

1. 伤寒和其他沙门菌属感染　氯霉素是伤寒和副伤寒沙门菌等沙门菌属所致感染的选用药物，但不作首选。沙门菌属感染导致的胃肠炎若合并脓毒症时可选用。

2. 细菌性脑膜炎　对于耐氨苄西林的 B 型流感嗜血杆菌脑膜炎或对青霉素过敏患者的肺炎链球菌、脑膜炎奈瑟菌敏感的 G⁻ 杆菌脑膜炎，氯霉素可作为选用药物之一。

3. 脑脓肿　耳源性脑脓肿常为需氧菌和厌氧菌混合感染，氯霉素和青霉素合用是治疗的首选方案。

4. 立克次体感染　可用于伯纳特立克次体导致的 Q 热、落基山斑点热、地方性斑疹伤寒等的治疗。

5. 细菌性眼部感染　氯霉素局部用药能达到有效治疗浓度，是治疗敏感菌导致眼部感染的有效药物。

6. 严重感染　可用于治疗严重厌氧菌感染，如脆弱拟杆菌所致感染，尤其适用于病变累及中枢神经系统的患者，可与氨基糖苷类抗生素联合应用治疗腹腔感染和盆腔感染，以控制同时存在的需氧和厌氧菌感染；在无其他低毒性抗菌药可选用时，氯霉素可用于治疗敏感细菌所致的各种严重感染，如流感嗜血杆菌、沙门菌属及其他 G⁻ 杆菌所致脓毒症及肺部感染等，常与氨基糖苷类联合。

案例分析

【实例】患者，男，57 岁。因化脓性中耳乳突炎、发热、昏睡 5 日余入院治疗。体温 38.7℃，血常规 WBC 23.7×10⁹/L，N 0.94，L 0.06；对脓性标本进行细菌培养明确为流感嗜血杆菌；CT 扫描发现颅内有化脓性病灶；脑脊液常规检查：外观混浊。检验结果诊断为"嗜血杆菌性脑脓肿"。给予氯霉素 1.0g 和头孢曲松钠 0.5g 溶于 0.9% 氯化钠溶液 500ml 静脉滴注。

【问题】请判断用药配伍是否合理，需要注意哪些事项？

【分析】该患者所患流感嗜血杆菌导致的耳源性脑脓肿，并发症严重，可危及生命。在治疗时可选用氯霉素和头孢类抗菌药物可以合用。但当两者合用时，氯霉素为快速抑菌药，能使细菌进入静止期而减弱头孢类药物的抗菌活性，故在临床使用中应加大头孢曲松钠的剂量。另外，氯霉素由于稳定性原因不宜与其他药物混合，应根据输注液体的药液性质，合理安排液体的输注顺序，联合使用时，两者应间隔给药，或采用不同途径给药为宜。

【不良反应】

1. 造血系统毒性 主要不良反应是抑制骨髓造血功能，表现为可逆的各类血细胞减少或不可逆的再生障碍性贫血。在血细胞减少过程中粒细胞首先下降，这一反应与剂量和疗程有关，一旦出现应立即停药，2~3 周后可以恢复。再生障碍性贫血虽然少见，但死亡率高，与剂量疗程无直接关系，可能与氯霉素抑制骨髓造血细胞线粒体中与细菌相同的 70S 核蛋白体有关，或患者骨髓造血细胞存在某种遗传性代谢缺陷。为了防止造血系统的毒性反应，在使用时疗程避免过长，既往有药物引起血液学异常病史的患者应禁用。患者在开始应用氯霉素时须检查白细胞、网织细胞与血小板，并每 3~4 天复查一次，若出现白细胞减少应立即停药。

课堂互动

一位妈妈抱着刚满两个月的婴儿前往医院就诊。妈妈告诉儿科医生孩子平时全母乳喂养，这几天突然不吃母乳，出现腹泻、呕吐。检查发现孩子呼吸不均匀，皮肤发灰。妈妈前些天有腹痛、腹泻、脓血等症状，自认为是痢疾便服用了氯霉素。请问婴儿出现上述症状的可能原因。

2. 灰婴综合征 早产儿和新生儿由于肝脏酶系统未发育成熟，缺乏对氯霉素的代谢能力，且肾脏排泄功能尚未发育完善，易导致氯霉素蓄积，出现呕吐、低体温、呼吸抑制、发绀和休克，40% 的患者在症状出现后 2~3 天内死亡。较大的儿童和成人在用药剂量过大或肝功能不全时也可发生。由于氯霉素可透过胎盘屏障，因此妊娠期和哺乳期妇女、早产儿及出生两周以下新生儿应避免使用。

3. 其他 葡萄糖 -6- 磷酸脱氢酶缺乏的患者服用氯霉素容易诱发溶血性贫血。长期口服氯霉素可因肠道菌群被抑制而阻碍维生素 K 的合成，诱发出血倾向。氯霉素可产生恶心、呕吐和腹泻等胃肠道反应和二重感染，少数患者可出现皮疹及血管神经性水肿等过敏反应，但都比较轻微。还可引起末梢神经炎、球后视神经炎、视力障碍、视神经萎缩及失明。也可引起失眠、幻视、幻听和中毒性精神病。

本章小结

本章所述及的药物主要有四环素类药物和氯霉素。四环素类属快速抑菌药。由于耐药性和毒副作用，四环素已不再作为本类药物的首选药；土霉素仍可用于治疗肠阿米巴病，疗效优于其他四环素类药物，但对细菌感染临床已很少使用；金霉素仅保留外用制剂用于治疗结膜炎和沙眼等疾患；米诺环素抗菌活性强，主要用于治疗酒糟鼻、痤疮和沙眼衣原体所致的性传播疾病；替加环素用于成人复杂性皮肤软组织感染与复杂性腹腔感染。

氯霉素属广谱抗生素，对 G^+ 菌和 G^- 菌具有快速抑菌作用，对立克次体、支原体和衣原体也具有较强的抑制作用。但对造血系统可产生严重毒性反应，应严格掌握适应证，一般不作首选药物，用药期间定期检查血象。

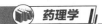

题库

思 考 题

1. 四环素类药物的主要抗菌谱及其临床应用范围有哪些?
2. 四环素类药物耐药性产生的机制是什么?
3. 氯霉素对骨髓造血功能有何影响?

（李明凯）

第四十二章

抗结核病药及抗麻风病药

学习导引

知识要求

1. **掌握** 一线抗结核病药的抗菌作用特点、抗菌机制、体内过程、临床应用和不良反应。
2. **熟悉** 二线抗结核病药和抗结核病药的用药原则。
3. **了解** 新一代抗结核病药的作用特点；抗麻风病药砜类的作用特点。

能力要求

1. 熟练掌握一线抗结核病药的作用特点。
2. 学会应用微生物相关知识，对结核杆菌和麻风杆菌生长特点有深刻认识，理解抗结核病药和抗麻风病药的作用机制。并根据抗结核病药的应用原则指导临床合理用药。

第一节 抗结核病药

结核病（tuberculosis）是由分枝杆菌属的结核杆菌感染所致的慢性传染性疾病，可累及全身各组织器官，如肺结核、肾结核、肠结核、骨结核、结核性胸膜炎和脑膜炎等，以肺结核最为常见。飞沫传播是肺结核最重要的传播途径，临床表现为咳嗽、咳痰、咯血，肺外表现可表现为低热、乏力、盗汗、食欲减退、体重减轻等。

由于结核杆菌生长缓慢，可处于休眠状态而对药物不敏感；且结核杆菌的细胞壁富含脂质，使许多药物不易穿透；同时，结核杆菌经常生活在巨噬细胞内，或结核纤维化（或干酪样或厚壁空洞）病灶内而使药物不易接近，因此导致结核杆菌感染对药物的治疗反应缓慢，需要长期治疗。

抗结核药能抑制或杀灭结核杆菌，是结核病综合治疗的主要措施之一。按疗效、毒性及临床应用将抗结核病药分为"一线药""二线药""新一代药"。一线药一般为疗效高、不良反应小、患者易接受的常规应用的首选药，包括异烟肼（isoniazid）、利福平（rifampicin）、吡嗪酰胺（pyrazinamide）、乙胺丁醇（ethambutol）、链霉素（streptomycin），适用于初治病例；二线药一般疗效较差、毒性较大，不能作常规用药，仅在一线药物产生耐药或患者不能耐受时，方可选用，包括对氨基水杨酸（aminosalicylate）、氨硫脲（thiosemicarbazone）、卷曲霉素（capastatin）、阿米卡星（amikacin）、卡那霉素（kanamycin）、乙硫异烟胺（ethionamide）和丙硫异烟胺（prothionamide）等；此外，近几年又开发出一些疗效较好、毒副作用相对较小的"新一代"的抗结核病药，包括利福喷汀（rifapentine）、司帕沙星（sparfloxacin）、罗红霉素（roxithromycin）等。

一、一线抗结核病药

异 烟 肼

异烟肼（isoniazid，INH，H）又名雷米封（rimifon），1952 年发现其有抗结核作用，为目前治疗各种结核病的首选药。与其他抗结核病药相比较，异烟肼有口服方便、价格低廉、疗效高、毒性小等多方面的优点。

【药理作用】异烟肼对结核杆菌有高度选择性，抗菌作用强，对细胞内、外的结核杆菌均有效。体外实验证明，本药对结核杆菌的最小抑菌浓度为 0.025～0.05μg/ml，10μg/ml 具有杀菌作用；异烟肼在体内的抗结核杆菌强度与结核杆菌所接触的药物浓度成正相关，增殖期结核杆菌较静止期的结核杆菌对异烟肼敏感。

异烟肼抗菌机制尚未完全阐明，可能是与菌体的 β-酮脂酰载体蛋白合成酶结合成复合物，抑制结核杆菌细胞壁所特有的重要成分——分枝菌酸（mycolic acid）的生物合成，使细菌丧失耐酸性、疏水性和增殖力而死亡。由于分枝菌酸只存在于分枝杆菌中，因此异烟肼仅对结核分枝杆菌有高度特异性，而对其他细菌无作用。还可能通过抑制结核杆菌的 DNA 合成而发挥抗菌作用，或抑制菌体的某些酶，引起结核杆菌代谢紊乱而死亡。

异烟肼单用易产生耐药性，停用一段时间后可恢复对药物的敏感，联合用药可延缓耐药性产生，并增强疗效，缩短疗程。异烟肼与其他抗结核病药无交叉耐药性。耐药机制可能是分枝菌酸生物合成的关键酶基因发生突变，使异烟肼不能与靶位结合。另外，异烟肼作为一种前体药物，需要在菌体内经过过氧化氢酶-过氧化物酶的氧化作用才能变得有活性，该酶基因突变可能使异烟肼活性下降而产生耐药。

【体内过程】

吸收：异烟肼穿透能力（跨膜转运能力）强，口服吸收快而完全，生物利用度可达 90%，用药后1～2 小时血药浓度达峰值浓度（3～5μg/ml）。

分布：体内分布广，吸收后迅速分布于全身体液和各组织器官。该药在肾脏组织、胸腹水、关节腔、脑脊液中均有较高含量，脑膜炎时脑脊液中异烟肼浓度与血浆中接近；易穿透细胞膜，可作用于细胞内的结核杆菌；能渗入结核的纤维化或干酪样病灶内，作用于该部位的结核杆菌。

代谢：异烟肼主要在肝脏经 N-乙酰转移酶 2（N-acetyltransferase 2，NAT2）的乙酰化作用生成无活性的乙酰异烟肼，后者在酰胺水解酶的作用下水解为异烟酸和乙酰肼，乙酰肼可进一步水解为肼，也可在 NAT2 酶作用下生成无毒的物质二乙酰肼。目前已证实肼和乙酰肼是具有肝毒性的物质，可以导致药物性肝损害的发生。

排泄：二乙酰肼最后与少量原型药物经过肾脏排出。

知识链接

异烟肼代谢类型

乙酰化酶的表现型与人种和个体差异有明显关系，NAT2 基因表型可分为快代谢型、中间型和慢代谢型三种。在中国人中快代谢型约占 50%，慢代谢型约占 26%，中间代谢者占 24%，欧美白种人则相反。快代谢型的 $t_{1/2}$ 为 0.5～1.5 小时，慢代谢型 $t_{1/2}$ 为 2～3 小时。连续每日给药情况下，两种代谢型疗效无大差异，如用间歇疗法每周给药一次时，则代谢快者血药浓度较低，疗效相对较差。慢代谢型不良反应较多，发生肝损害的风险较高，可能与 NAT2 酶活性低，从乙酰肼形成无毒性衍生物二乙酰肼的过程受阻有关。由于异烟肼在肝脏的代谢快慢不同，临床应注意调整给药方案。

【临床应用】异烟肼为目前治疗各种类型结核病的首选药，适用于初治、复治及各种肺外结核和浆膜结核。临床上常与其他抗结核病药联合应用治疗结核病，单用时可预防结核病。为了增强疗效和延缓耐药性的产生，异烟肼应与其他一线抗结核药联合应用。对急性粟粒性结核和结核性脑膜炎应增大剂量，多药联合，延长疗程，必要时采用静脉滴注。

【不良反应】异烟肼在治疗量时不良反应较少，使用大剂量时或慢代谢型患者较易出现不良反应。

1. 神经系统毒性　异烟肼可引起周围神经炎，表现为手脚麻木、针刺感、烧灼感或手指疼痛、震颤、步态不稳等；也可引起中枢神经系统症状，如头痛、眩晕、神经兴奋，严重时导致中毒性脑病和精神病；极少发生视神经炎，表现为视物模糊或视力减退，合并或不合并眼痛等。其原因是异烟肼的化学结构与维生素 B_6 相似，两者竞争同一酶系或结合成腙，由尿排泄增加，降低了维生素 B_6 的利用，引起氨基酸代谢障碍，而产生周围神经炎。维生素 B_6 缺乏，还可使中枢抑制性递质 GABA 减少，产生中枢兴奋、失眠、烦躁不安，甚至惊厥、诱发精神分裂症和癫病发作。同服维生素 B_6 可治疗或预防这些症状。异烟肼大剂量中毒也可用等剂量的维生素 B_6 对抗。

2. 肝损伤　异烟肼的肝毒性以 35 岁以上及慢代谢型患者较多见，用药期间可出现深色尿、眼或皮肤黄染、食欲不佳、异常乏力或软弱、恶心或呕吐、转氨酶升高、黄疸、多发性肝小叶坏死等表现。与利福平、吡嗪酰胺、乙硫异烟胺、乙醇等合用时，肝毒性明显增加，因此，用药期间应定期检查肝功能，慎重选择保肝治疗，禁饮酒，肝功不良者慎用。

3. 其他　还可出现皮疹、发热、嗜酸性粒细胞增加、血小板减少、粒细胞减少以及口干、上消化道不适、男性乳房发育等不良反应。

【药物相互作用】抗酸药氢氧化铝可干扰异烟肼的吸收；异烟肼具有肝药酶抑制作用，可减慢香豆素类抗凝血药、苯妥英钠、卡马西平、丙戊酸钠等抗癫痫药、降压药、抗胆碱药、三环类抗抑郁症药、茶碱等药的代谢，增强其作用；与环丝氨酸同服可增加中枢神经系统不良反应；与肾上腺皮质激素（尤其是泼尼松）合用时，可导致后者血药浓度降低；与阿芬太尼合用时，可延长阿芬太尼作用；与双硫仑合用可增强其中枢神经系统作用；与对乙酰氨基酚合用时可增加肝毒性和肾毒性。

利　福　平

利福平（rifampin，RFP，R）又名甲哌利福（力复）霉素，是半合成的利福霉素类衍生物，橘红色结晶，难溶于水，对热稳定，具有高效低毒、口服方便等优点。1966 年用于临床，是常用的第一线抗结核病药。

【药理作用】利福平抗菌谱广，对结核杆菌、麻风杆菌、革兰阳性菌尤其是耐药性金黄色葡萄球菌有强大的抗菌作用；对革兰阴性菌、某些病毒和沙眼衣原体也有抑制作用。利福平抗菌作用强，对结核杆菌的抗菌强度与异烟肼相当，对繁殖期和静止期的细菌均有效；可渗入吞噬细胞而杀灭细胞内的结核杆菌，对细胞内、外的结核杆菌均有抗菌作用。

利福平的抗菌机制为：与依赖 DNA 的 RNA 多聚酶（DNA - dependent RNA polymerase，DDRP）的 β 亚单位牢固结合，阻止该酶与 DNA 连接，阻断 RNA 的转录过程，从而抑制细菌 mRNA 的合成。利福平对人体细胞的 DDRP 无影响。

微生物对单用利福平可迅速产生耐药性，这与其作用靶点 RNA 多聚酶的基因突变有关。但利福平与其他抗结核病药之间无交叉耐药，联合用药时，利福平在体内可增强异烟肼、乙胺丁醇、链霉素的抗结核杆菌作用，并延缓耐药性的产生。一旦结核杆菌对利福平产生耐药后，也会很快对异烟肼产生耐药，从而形成耐多药结核病（multidrug resistant tuberculosis，MDR - TB），一旦形成 MDR - TB，患者需要使用二线抗结核药，大多二线抗结核药疗效差，毒性大，治疗周期长且价格昂贵，从而加重了结核病的治疗难度。

【体内过程】

吸收：利福平口服吸收良好，生物利用度可达 90% 以上，2～4 小时血药浓度达峰值，但有较大的个体差异性，食物可减少吸收，应空腹服用。

分布：血浆蛋白结合率为80%～90%，在体内大部分组织和体液（包括脑脊液、唾液等）中均能达到有效的抗菌浓度，穿透力强，杀灭细胞内、外的结核杆菌和敏感细菌。也可穿透胎盘屏障，进入胎儿血液循环。

代谢：在肝脏代谢，利福平主要在肝微粒体氧化酶的作用下，去乙酰化生成具有抗菌活性的代谢物25－去乙酰利福平，进一步水解后形成无活性的代谢物由尿排出。

排泄：利福平及其代谢物可经多种途径排出。经胆汁排泄时，胆汁中原型药物浓度较高，可形成肝肠循环。药物中约60%从粪便排出，约30%随尿排出体外，也可经乳汁分泌。利福平的 $t_{1/2}$ 为 1.5～5 小时。利福平有肝药酶诱导作用，可促进自身代谢，多次用药可使药物本身的 $t_{1/2}$ 缩短，如服药2周时利福平的 $t_{1/2}$ 可缩短40%左右。因药物及代谢产物呈橘红色，故患者的尿、大便、唾液、泪液、痰和汗也带有这种颜色，应预先告知患者。

【临床应用】

1. 各种类型的结核病　利福平是目前治疗结核病的主要药物之一，常与其他抗结核病药合用以增强疗效，防止或延缓耐药性的产生。

2. 麻风病　本药也是目前治疗麻风病的最重要的药物之一。

3. 胆道感染　利福平在胆汁中浓度高，对严重的胆道感染也有效。

4. 眼部感染　局部用于沙眼、急性结膜炎及病毒性角膜炎的治疗。

5. 其他　利福平还可用于治疗耐药金葡菌及其他敏感菌的感染。

【不良反应】

1. 胃肠道反应　常见不良反应为恶心、呕吐等胃肠反应，多不严重。

2. 过敏反应　少数人可出现皮疹、药物热等过敏反应。

3. 肝毒性　可引起肝损伤，出现黄疸等，肝功正常者较少见，老年人、慢性肝病者、酒精中毒者或合用异烟肼时较易出现肝损伤，用药期间应定期检查肝功能，禁用于严重肝功能不全、胆道阻塞者。

4. 致畸　利福平在动物实验时表现有致畸作用，故禁用于妊娠早期。

5. 流感样综合征　大剂量间隔疗法偶见流感样综合征，表现为发热、寒战、头痛、嗜睡、肌肉酸痛、发生频率与剂量大小及间隔时间有明显关系，故间隔疗法也很少使用。

【药物相互作用】　对氨基水杨酸可使利福平的吸收减慢，故二者合用时服药间隔时间应为8～12小时；利福平具有肝药酶诱导作用，加速许多药物代谢，降低肾上腺皮质激素、口服避孕药、双香豆素和甲苯磺丁脲等的作用；利福平可增加抗肿瘤药物达卡巴嗪、环磷酰胺的代谢；利福平可引起美沙酮撤药症状；丙磺舒可使利福平血药浓度增高并产生毒性反应；利福平与抗凝药合用时，促进抗凝药代谢，使其药效减弱，应每日或定期测定凝血酶原时间，据以调整剂量。

乙 胺 丁 醇

乙胺丁醇（ethambutol，EMB，E）是人工合成的抗结核药，为乙二胺的衍生物，其右旋体抗结核作用最强。易溶于水、耐热。1961年Wilkinson首先报道该药的抗结核作用。

【药理作用】本品对繁殖期结核杆菌具有较强的抑制作用，对静止期结核杆菌无效，对其他细菌无效。抗结核杆菌作用比异烟肼、利福平和链霉素弱，疗效优于对氨基水杨酸。单用可产生耐药性，但较缓慢，且与其他抗结核病药之间无交叉耐药现象，对异烟肼和链霉素耐药的菌株仍有效。

乙胺丁醇的抗菌机制可能是其与菌体内二价离子 Mg^{2+} 结合，干扰细菌的 RNA 合成；还能抑制分枝菌酸的阿拉伯糖基转移酶，影响分枝杆菌细胞壁分枝菌酸－阿拉伯半乳聚糖－肽聚糖复合物的形成，导致细胞壁结构改变而发挥抗菌作用。

耐药机制与阿拉伯糖基转移酶的编码基因embABC操纵子突变有关。

【体内过程】

吸收：口服生物利用度约 80%，2~4 小时血药浓度达峰值。

分布：分布广泛，肾、肺、唾液、泪液内的药物浓度高，但胸水和腹水中的浓度则很低。不易透过血-脑屏障，脑脊液浓度较低，但当脑膜炎时可达有效抑菌浓度。

代谢：少部分在肝内转化为醛及二羧酸衍生物。

排泄：约 75% 的药物以原型或肝内代谢产物形式经尿排出，肾功能减退者有蓄积中毒的危险。还有约 20% 以原型从粪便排出。$t_{1/2}$ 约为 3 小时。

【临床应用】临床常与其他抗结核病药联合应用治疗各型肺结核和肺外结核病，尤适用于对异烟肼和链霉素治疗效果不好的结核病患者。

【不良反应】目前常用量（15mg/kg/d），不良反应发生率低于 2%。

1. 球后视神经炎 表现为弱视、视野缩小、红绿色盲等，其发生率与剂量和用药持续时间相关，大剂量（每日剂量超过 25mg/kg）持续用药 2~6 个月易发生，停药并加服维生素 B_6 可恢复。

2. 过敏反应 少数患者可出现皮疹、药热等。

3. 高尿酸血症 约半数患者用药后血中尿酸盐水平增高，患者有畏寒、关节肿痛等，因此痛风患者慎用。

【药物相互作用】氢氧化铝可减少乙胺丁醇的吸收；乙胺丁醇与维拉帕米合用可减少后者的吸收；与可能引起神经系统不良反应的药物合用可增加乙胺丁醇的神经毒性，如视神经炎或周围神经炎；与乙硫异烟胺合用可增加不良反应。

吡 嗪 酰 胺

吡嗪酰胺（pyrazinamide，PZA，Z）是人工合成的烟酰胺的吡嗪衍生物，1952 年被 Kirchner 等证实有抗结核作用。

【药理作用】吡嗪酰胺作为前体药物，需经菌体内酰胺酶作用脱去酰胺基，转化为吡嗪酸而发挥作用，在酸性环境中其抗菌作用较强。仅对分枝杆菌有抑制或杀灭作用，对其他细菌无效。该药抗结核杆菌作用弱于异烟肼、利福平和链霉素。抗菌机制涉及多个途径和靶点，如抑制能量产生、抑制反式翻译及抑制持续生存所需的泛酸盐/辅酶 A 等。

结核杆菌对吡嗪酰胺易产生耐药性，6~8 周即可发生，故仅在对其他一线抗结核病药产生耐药性时与其他抗结核病药合并应用。与其他抗结核病药无交叉耐药现象。耐药机制可能与吡嗪酰胺酶的 pncA 基因突变有关。

【体内过程】口服易吸收，体内分布广泛，其脑脊液中浓度与血清浓度相近。主要以其代谢物 5-羟吡嗪酸由肾脏排泄，部分由胆汁排出，血浆 $t_{1/2}$ 为 9~10 小时。

【临床应用】主要用于治疗对其他抗结核病药产生耐药的复治患者。与异烟肼和利福平合用有显著的协同作用，可作为一线低剂量、短疗程的三联或四联强化治疗方案中的组成药物，其对吞噬细胞内缓慢繁殖菌群的杀灭作用，可防止或减少停药后复发。

【不良反应】现用低剂量、短程疗法，不良反应可明显减少。大剂量长疗程疗程应用出现如下不良反应。

1. 肝脏损害 是常见的严重毒性反应，出现转氨酶升高、黄疸等。肝功能损害者不宜使用。

2. 急性痛风发作 抑制尿酸盐排泄，引起高尿酸血症，出现轻度、有自限性的关节痛。

3. 过敏反应 偶见皮疹、发热、异常乏力。还可出现交叉过敏，对异烟肼、乙硫异烟胺过敏者也对吡嗪酰胺过敏。

4. 排尿困难 肾功能损害者慎用。

【药物相互作用】与别嘌呤醇、秋水仙碱、丙磺舒、磺吡酮合用时，可增加血尿酸浓度；与乙硫异烟胺合用可增强不良反应；环孢素与吡嗪酰胺合用时，环孢素的血药浓度可能降低，因此需检测血药浓度，以调整剂量。

链 霉 素

链霉素（streptomycin，SM，S）是第一个被发现并应用到临床的抗结核病药物。体外实验表明，$0.4\mu g/ml$ 即可抑制结核杆菌，高浓度时可杀菌，但在临床允许的剂量范围内难于达到杀菌浓度，仅呈抑菌效果。对病灶和细胞的穿透力弱，不易透入结核的纤维化、干酪样化及厚壁空洞等病灶内，因而不易对这些病灶中的结核杆菌发挥抗菌作用，主要对细胞外结核杆菌有效；不易透过血－脑屏障，对结核性脑膜炎效果差。

链霉素适用于各型活动性结核病，如浸润性肺结核、粟粒性肺结核、肾结核等。结核杆菌对链霉素易产生耐药性，应与其他抗结核病药联用。

链霉素不良反应较严重，且由于长期应用使耳毒性加重，使得该药在抗结核病治疗中的地位逐渐下降。

氨基糖糖苷类药物阿米卡星也常与其他抗结核病药合用，是治疗耐多药结核（MDR－TB）的主要药物之一。

二、二线抗结核病药

对氨基水杨酸

对氨基水杨酸（para－Aminosalicylic acid，PAS）为二线抗结核病药。水溶性低且不稳定，遇光分解，注射剂应新鲜配制，避光保存，变色者不能再用。临床常用其钠盐及钙盐。

【药理作用】对结核杆菌仅有抑菌作用，单用价值不大，其作用远比链霉素、异烟肼或利福平为弱。

PAS的化学结构与对氨基苯甲酸（PABA）相似，抗菌作用可被PABA对抗，其作用机制是竞争性抑制细菌二氢蝶酸合酶，阻止二氢叶酸合成，从而使细菌蛋白质合成受阻，抑制结核杆菌的繁殖。

结核杆菌对PAS耐药性产生缓慢，且停药后可恢复其敏感性；尤其是与其他抗结核病药联用，既可增强疗效，又可延缓耐药性产生。

【体内过程】口服吸收快而完全，1～2小时达血药浓度高峰，分布全身组织和体液，但不易透入细胞和脑脊液（除脑膜炎时）。血浆蛋白结合率为50%～60%，在肝内乙酰化灭活，迅速从肾排出。与异烟肼合用，可竞争肝脏的乙酰化酶，使后者游离浓度增高，因而产生协同作用。

【临床应用】临床上PAS常与异烟肼合用，治疗各种结核病。

【不良反应】PAS不良反应多，但毒性小，严重毒性反应更为少见。

1. **胃肠道反应** 宜饭后服用或加服抗酸药可以减轻反应。
2. **肾损害** 易在尿中析出结晶而损害肾脏，碱化尿液可防止肾毒性，肾功能不良者慎用。
3. **甲状腺肿大** PAS可干扰甲状腺摄碘，使甲状腺腺体肿大，停药后可恢复正常。
4. **剂量过大** 可抑制凝血酶原生成，与口服抗凝血药合用时应注意出血，宜用维生素K防治。
5. **肝功能损害** 长期大量应用可出现。

卷 曲 霉 素

卷曲霉素（capreomycin，卷须霉素）卷曲霉素是从链霉菌属分离得到的多肽类抗生素，抗结核作用仅为链霉素、乙胺丁醇、对氨基水杨酸等的1/2，为异烟肼的1/10。结核杆菌对本品可耐药，但较缓慢。与紫霉素、卡那霉素和新霉素之间有部分交叉耐药性。本品口服吸收差，肌内注射迅速分布于全身，

70%～80% 从尿中排出。对肾脏和听神经有毒性，不宜与链霉素、卡那霉素或紫霉素等合用，以免加重毒性反应。其他不良反应为注射部位疼痛、过敏反应、肝功能异常、嗜酸性粒细胞增多、低钾血症等。临床用于一线药物产生耐药性或不良反应太大时，须与其他抗结核药合用。

氨 硫 脲

氨硫脲（thioacetazone）氨硫脲抗结核杆菌作用与 PAS 相近，对浸润性肺结核、淋巴结核、支气管内膜结核、黏膜结核等均有一定的疗效，但对粟粒性结核和结核性脑膜炎无效。

本品口服后自胃肠道缓慢吸收，$t_{1/2}$ 为 12 小时。以原形经肾缓慢排泄。氨硫脲毒性大，最常见的是胃肠道刺激症状，较严重的反应有溶血性贫血、粒细胞减少、紫癜、神经炎、肝肾损害及过敏反应等，仅作为二线药物，与其他抗结核病药配合应用。还可用于防治麻风病，多用于结核型麻风神经炎者。

卡 那 霉 素

卡那霉素（kanamycin）对结核杆菌作用弱于链霉素，但对链霉素、异烟肼耐药者仍然有效。耐药性产生慢。但由于毒性较大，尤其对第八对脑神经和肾脏损害严重，故本品仅作为二线药，用于耐药的结核病患者。应定期检查听力和肾脏功能，对肾功能不全及老年患者应减量、慎用。

丙硫异烟胺

丙硫异烟胺（prothionamide）系异烟酸的衍生物。不易溶于水，遇光颜色由黄变黑，应避光贮存于阴凉处。

本品对结核杆菌的抑制作用与 PAS 相近。口服易吸收，$t_{1/2}$ 为 2～4 小时。广泛分布于全身体液及脑脊液中，对渗出性、浸润性干酪样病变的效果较好。单用对结核菌易抗药，故常与其他抗结核药合用。本品毒性较大，常见为胃肠道反应，少数有肝损害、周围性神经炎、精神症状及男性乳房增大、阳痿，女性月经过多、脱发等。精神患者、癫痫患者、糖尿病患者、妊娠早期妇女及 12 岁以下儿童忌用。临床仅作为二线抗结核病药，适用于对一线抗结核病药产生耐药性或不能耐受的患者。

三、新一代抗结核病药

利福喷汀（rifapentine）是利福霉素的衍生物，抗菌强度为利福平的 8 倍。其特点为 $t_{1/2}$ 长，为 26 小时，每周只需给药两次。利福喷汀还具有一定的抗艾滋病（AIDS）能力，应用前景较好。

司帕沙星（sparfloxacin）为第三代氟喹诺酮类的代表药物，抗菌谱广，对 G^+ 菌、G^- 菌、厌氧菌、支原体、衣原体、分枝杆菌均有较强的杀灭作用。抗菌机制为抑制细菌 DNA 回旋酶。对于有多种耐药性的菌株（MDR－TB）均有效，被认为是一类有发展前景的新型抗结核病药。其严重不良反应为光敏反应，宜慎用。第三代氟喹诺酮类的氧氟沙星、左氧氟沙星、莫西沙星、加替沙星也具有较强的抗结核活性。

罗红霉素（roxithromycin，RXM）新大环内酯类均有抗结核杆菌作用，与异烟肼或利福平合用，有协同作用。新大环内酯类的阿奇霉素、克拉霉素等均有抗结核病作用。

布洛芬可用于结核病患者发热的治疗；泼尼松可用于急性血行播散型肺结核或伴有高热等严重毒性症状或高热持续不退者；氨甲环酸主要用于肺结核引起的咯血，抑制纤维蛋白溶解。

案例分析

【实例】 患者，女，52 岁，农民。因 2 个月来咳嗽、咳痰，夜间较重；午后低热，伴面颊潮红，疲乏无力，夜间盗汗，有吸烟史 30 余年。

查体：午后体温 37.8℃，脉搏 90 次/分，呼吸 20 次/分，身高 165cm，体重 55kg，痰涂片阳性，胸部 X 线检查发现右上肺野有一直径 3cm 的空洞，洞壁较厚，外周有浸润病灶。诊断：继发性肺结核（空洞性）。

【问题】 ①根据患者病情，建议使用哪类药物？②用药后注意哪些问题？

【分析】 空洞型肺结核主要是在活动期传染性强，与其他的结核病一样，要用抗结核的药物，一般要 6~9 个月，开始 3 个月是强化期，规律、全程彻底进行治疗。建议使用一线药物：利福平，异烟肼、乙胺丁醇。

用药同时要注意保护肝脏，每隔三个月拍胸部 CT 复查一次，待空洞闭合之后，病灶大多吸收稳定，再考虑停药。

四、抗结核病药的应用原则

1. 早期用药 结核病不论是初治病例或是复发病例，都应早期治疗。因为：①早期病灶结核杆菌生长繁殖旺盛，对药物敏感（静止期效差）。②早期多为浸润性病灶，病灶内血流供应充分，药物易于渗入病灶内，达到高浓度。③早期患者机体抵抗力强，有助于控制病变的进展，故临床主张早期用药。

2. 联合用药 临床治疗结核病多采用联合用药。目的是：①发挥协同作用，提高疗效；②减少每种药物的用量，降低毒性；③延缓耐药性的产生，杀灭耐药菌。联合用药一般采用二联、三联或四联。具体取决于病变的程度，以往用药情况及结核杆菌对药物的敏感性。抗结核病药联合治疗才能达到较好的疗效。

3. 适量用药 用药剂量要适当。药量不足，组织内药物难以达到有效浓度，且易诱发细菌产生耐药性使治疗失败；药物剂量过大则易产生严重不良反应而使治疗难以继续。

4. 规律用药 严格按照治疗方案要求规律用药，不漏服，不擅自停药，以避免耐药菌的产生。

5. 全程用药 结核杆菌受药物、机体抵抗力的影响，可长期处于静止状态，也可处于药物不易到达的组织细胞内，同时结核是一类易复发的疾病，过早停药会使已经被抑制的细菌再度繁殖或迁延，导致治疗失败。按照选定的治疗方案，全程完成治疗期，是提高治愈率和减少复发率的重要措施。

目前常采用短期疗法（6~9 个月），主要采用利福平和异烟肼联合，用于单纯性结核病的初治，如病灶广泛，病情严重则可采用三联甚至四联，配合应用乙胺丁醇、链霉素、吡嗪酰胺等。

知识链接

结核病治疗方案

（1）一般分为强化治疗阶段（强化期）和巩固治疗阶段（巩固期），标准短程化疗方案中强化阶段以 4 种药物联合应用 2 个月，巩固阶段以 2~3 种药物联合应用 4 个月。

（2）初治肺结核推荐治疗方案 2HRZE/4HR（H：异烟肼，R：利福平，Z：吡嗪酰胺，E：乙胺丁醇）。强化期使用 HRZE 方案治疗 2 个月，继续期使用 HR 方案治疗 4 个月。疗程一般 6 个月。对于病情严重或存在影响预后的并发症的患者，可适当延长疗程。

（3）复治肺结核推荐治疗方案 2SHRZE/6HRE 或 3HRZE/6HRE（S：链霉素）。强化期使用

SHRZE 方案治疗 2 个月，继续期使用 HRE 方案治疗 6 个月；或强化期使用 HRZE 方案治疗 3 个月，继续期使用 HRE 方案治疗 6 个月。获得患者抗结核药物敏感试验结果后，根据耐药谱以及既往治疗史选择合理治疗方案。疗程一般 8 个月。对于病情严重或存在影响预后的并发症的患者，可适当延长疗程。(4) 耐多药肺结核推荐治疗方案 6ZAm（Km，Cm）Lfx（Mfx）Cs（PAS）Pto/18 Z Lfx（Mfx）Cs（PAS）Pto 方案（Lfx：左氧氟沙星，Mfx：莫西沙星，Am：阿米卡星，Km：卡那霉素，Cm：卷曲霉素，Pto：丙硫异烟胺，PAS：对氨基水杨酸，Cs：环丝氨酸）。强化期使用 ZAm（Km，Cm）Lfx（Mfx）Cs（PAS）Pto 方案 6 个月，继续期使用 ZLfx（Mfx）Cs（PAS）Pto 方案 18 个月（括号内为可替代药品）。疗程一般 24 个月。对于病情严重或存在影响预后的并发症的患者，可适当延长疗程。特殊患者（如儿童、老年人、孕妇、使用免疫抑制以及发生药物不良反应等）可以在上述方案基础上调整药物剂量或药物。

(5) 肺外结核病 疗程可适当延长，淋巴结核、结核性脓胸、支气管结核必要时加局部用药；骨关节结核推荐 9 个月疗程；结核性脑膜炎疗程不短于 12 个月，除非怀疑有耐药，推荐辅助激素治疗，E 应当以 S 代替；妊娠和授乳期妇女结核应予标准化治疗，在妊娠初三个月不应使用 R，避免使用氨基糖苷类和硫胺类，禁止使用喹诺酮类。全程治疗期都推荐加用 VitB$_6$。

第二节 抗麻风病药

麻风病又称汉森病（Hensen disease），是由麻风分枝杆菌（mycobactrium leprae）引起的慢性传染病，临床表现为麻木性皮肤损害、神经粗大，严重者甚至出现肢端残废。麻风病在世界上流行甚广，我国主要流行于广东、广西、四川、云南及青海等地，新中国成立后，经过积极的防治，本病得到有效控制，发病率显著下降。

麻风病的治疗要早期、及时、足量、足疗程、规则，可使健康恢复较快，减少畸形残废及出现复发。抗麻风病药物（antileprotic drugs）中应用较多的是以氨苯砜为代表的砜类化合物、利福平、氯苯吩嗪、氧氟沙星、米诺环素、克拉霉素等。其中最常用的是氨苯砜，可作为首选药。

砜类的其他药物有苯丙砜（solasulfone）、二乙酰氨苯砜（acedapsone，DADD）、单乙酰胺苯砜（monoacetyl diaminodiphenyl sulfone，MADD）、二甲酰氨苯砜（diformyl diaminodiphenl sulfone，DFDD）等，均需在体内转化成氨苯砜后才能显效，疗效与氨苯砜相似。

氨 苯 砜

氨苯砜（dapsone，DDS）为砜类（sulfones）抗麻风病药，是目前治疗麻风病最重要的一类药物。

【药理作用】氨苯砜选择性地作用于麻风杆菌，对麻风杆菌有较强的抑制作用，对其他微生物几无作用。其抗菌机制类似于磺胺类药物，通过抑制细菌的二氢蝶酸合酶，干扰四氢叶酸的合成，从而发挥抑制细菌生长繁殖的作用。这一抗菌作用可被二氢蝶酸的底物——对氨基苯甲酸对抗。

【体内过程】氨苯砜口服吸收较慢但完全，吸收率为 93%，用药后 4~8 小时血药浓度达峰值，常规量氨苯砜的血药浓度为 10~15μg/ml，蛋白结合率约为 50%，$t_{1/2}$ 约为 28 小时。其抑菌浓度可维持 10 天左右。吸收后可广泛分布于全身组织和体液中，皮肤、肌肉、肝脏和肾脏的药物浓度均较高，药物可选择性浓集于有病变的皮肤部位，该部位的药物浓度远高于正常皮肤部位。本药主要在肝脏经乙酰化被代谢，随胆汁排入肠腔后可形成肝肠循环。大部分药物以代谢物形式从尿排出。

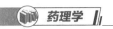

【临床应用】 氨苯砜是治疗麻风病的首选药。单用三个月内临床症状即可改善。黏膜病变好转较快，但皮肤、神经病变需较长时间才可获改善。由于麻风杆菌可存在于周围神经、肌肉及内脏，为了巩固疗效，防止复发，在临床症状好转后尚需继续用药数年。一般结核杆型麻风需 1~5 年，界线型麻风需 3~7 年，瘤型麻风需 5~10 年，必要时需终身给药。在长期用药治疗麻风病的过程中，为防止耐药性的产生，氨苯砜常需与利福平或氯苯吩嗪联合应用。

【不良反应】

（1） 氨苯砜较易引起溶血和发绀，偶尔可出现溶血性贫血，G-6-PD 缺乏者尤易出现。

（2） 有时引起胃肠反应、头痛、药热、药疹等。剂量过大尚可出现剥脱性皮炎

（3） 肝损害。

（4） 治疗早期或增量过快可出现麻风病症状加重反应，即"砜综合征"，表现为发热、周身不适、剥脱性皮炎、肝坏死和贫血等。一般认为这是一种免疫反应。出现时一般不停药，症状严重者可酌情减量或停药，"砜综合征"可用沙利度胺或糖皮质激素类药物治疗。

利 福 平

利福平（rifampin）杀灭麻风杆菌的作用较氨苯砜快，毒性小，一般与氨苯砜联合应用。利福平对麻风杆菌包括对氨苯砜耐药的菌株有快速杀菌作用，用药数日至数周，可使菌体碎裂呈粒变现象。临床应用 600mg 或 1200mg 后，在 4 天内即可杀灭 99.9% 的活菌，但仍需坚持长期治疗，单独使用易致耐药性，临床常作为治疗麻风病联合疗法中的必要组成药物，用于麻风病治疗。

知识链接

麻风病药物治疗方案

（1） 成人少菌型患者治疗方案　利福平+氨苯砜100mg，疗程 6 个月。

（2） 成人多菌型患者治疗方案　利福平+氨苯砜+氯法明，疗程 12 个月。

（3） 14 岁以下儿童麻风病患者各种药物用量要酌情加以调整。

（4） 特殊情况下的抗麻风病原体治疗　因药物过敏或肝功能损害者不能服用利福平者，氯法齐明加以下两种药物（氧氟沙星或米诺环素或克拉霉素）治疗 6 个月，然后以氯法齐明加以下一种药物（米诺环素或氧氟沙星），至少再治疗 18 个月。因对氨苯砜过敏的患者，多菌型患者可直接将氨苯砜停掉，服用利福平和氯法齐明两个药即可，疗程 12 个月。对于少菌型患者，可将氧氟沙星或米诺环素替代氨苯砜治疗，疗程 6 个月。因治疗后导致皮肤色素沉着而不接受氯法齐明者，可用米诺环素或氧氟沙星替代氯法齐明，疗程不变。

氯 苯 吩 嗪

氯苯吩嗪（clofazimine，氯法齐明，B663）为吩嗪衍生物，药物与细菌 DNA 结合，干扰麻风杆菌的核酸代谢，对麻风杆菌有弱的杀菌作用，又有抗炎作用，故应用时较少引起麻风反应。适用于其他抗麻风病药引起急性麻风反应者，以及对砜类药物有过敏者或对砜类药物产生抗药性者。副作用较小，常见有胃肠道刺激症状、头晕、急性电解质紊乱、皮肤瘙痒等。本品为深红色结晶，用药后可见皮肤红染、色素加深及尿、痰、汗液等呈淡红色。

沙 利 度 胺

沙利度胺（thalidomide）又称反应停，是 20 世纪 50 年代由德国研制的非巴比妥类中枢镇静药，最初用于治疗早孕反应，60 年代初期因著名的"反应停事件"而被停用。近年来的基础研究和临床试验均证实，沙利度胺具有免疫调节作用、稳定溶酶体膜作用及非特异性抗炎作用，本药对麻风病并无治疗作用，但与抗麻风药合用可以缓解发热、结节红斑、神经痛等 I 型麻风反应及某些皮肤反应。作用机制不清，可能与其免疫抑制、免疫调节作用有关，通过稳定溶酶体膜，抑制中性粒细胞趋化性，产生非特异性抗炎作用等发挥治疗作用。研究表明该药尚有抗前列腺素、组胺及 5 - 羟色胺的作用。

该药有强的致畸作用，妊娠早期服用可致胎儿畸形，表现为短肢的海豹儿，故禁用于孕妇。其他不良反应有胃肠道不适、头昏、倦怠、偶有过敏反应而发生药疹，可引起多发性神经炎，严重者需停药并给予对症治疗。

麻风反应应尽可能查明诱因，如并发感染、精神创伤、过度疲劳、手术、分娩等，并予以去除或适当处理，一般不必停用抗麻风药。沙利度胺和泼尼松为常用的治疗药物，对使用泼尼松有禁忌者也可选用雷公藤总苷。

知识链接

麻风病治疗原则

（1）一旦确诊即给予治疗。及时治疗可消除麻风传染性，防止病情发展，减少畸残。

（2）正确对麻风临床分型，凡是皮肤查菌阳性，均归为多菌型麻风，采用多菌性方案治疗，对于皮损数目大于或等于 6 块，损伤神经数目大于等于 2 条也采用多菌型方案治疗。凡是皮肤查菌阴性，则归为少菌型，采用少菌型方案治疗。

（3）为了增强疗效，防止耐药，应采用世界卫生组织推荐的包含高效、速效杀菌药物利福平的联合化疗。必须强调足量与规则治疗，疗程结束后，每年需要进行一次临床和细菌学检查，直到临床治愈。

（4）对患者同时存在的麻风反应要及时处理，减轻患者痛苦，避免发生新的畸残或原有畸残加重。

（5）加强麻风科普知识健康教育，做好患者的思想工作，帮助其树立治愈信心。

（6）注意观察药物治疗不良反应，特别是警惕氨苯砜引起的威胁生命的剥脱性皮炎。用药期间还应定期检查血常规和肝功能。

本章小结

抗结核病药将疗效高、不良反应少、患者较为耐受的药物作为为一线抗结核药，如异烟肼、利福平、乙胺丁醇、吡嗪酰胺、和链霉素。将抗菌作用相对较弱、不良反应较多的药物作为二线抗结核药，是对一线药产生耐药性或毒性反应，使患者不能耐受或复治的替代药，如对氨基水杨酸、卷曲霉素、氨硫脲、卡那霉素等。此外，新一代抗结核病药也以其抗菌作用强、抗菌谱广而受到临床的认可，如利福喷汀、司帕沙星、罗红霉素和利奈唑胺等。

由于抗结核药不良反应较多，为取得较好的疗效，临床用药需遵循早期、联合、适量、规律和全程用药的原则。

对麻风杆菌有较强抑制作用的抗麻风药有氨苯砜和利福平。

题库

思 考 题

1. 治疗结核病时为什么常采用联合用药？为什么要早期用药？
2. 利福平的临床用途有哪些？
3. 异烟肼的抗结核作用的特点和临床用途是什么？其主要不良反应有哪些？如何防治？
4. 简述抗结核病药的用药原则。

（李艳蓉）

第四十三章

抗 病 毒 药

　　病毒是最简单的微生物，不具备细胞结构，主要由核酸（DNA 或 RNA）组成核心，外包以蛋白质外壳。病毒分 DNA 病毒和 RNA 病毒两类，病毒吸附并穿入宿主细胞后，利用宿主细胞代谢系统进行增殖复制，病毒颗粒装配成熟并从细胞内释放出来。有效的抗病毒药物应能进入宿主细胞，抑制病毒复制的同时不损害宿主细胞的功能。由于病毒具有严格的胞内寄生特性，而且在复制时需要依赖宿主细胞的许多功能，以及在其不断的复制过程中会因出现的错误而形成新的变异体。病毒的这些分子生物学的特点，使得理想抗病毒药物的发展速度相对缓慢。尽管病毒感染对人类的威胁大，抗病毒药研究也一直为热点，但现有的抗病毒药多毒性大，临床疗效不太满意，远远满足不了临床的需要。

　　根据抗病毒药物的主要用途可将抗病毒药分为抗艾滋病药、抗疱疹病毒药、抗流感病毒和呼吸道病毒药及抗肝炎病毒药物。

第一节　抗艾滋病药

　　人类免疫缺陷病毒（human immunodeficiency virus，HIV）是一种反转录病毒，主要有两型 HIV – 1 和 HIV – 2。HIV – 1 致病力强，是引起艾滋病的主要病原体。一旦 HIV 进入 CD4$^+$细胞，病毒 RNA 即被用做模板，在反转录酶（reverse transcriptase，RNA 依赖性 DNA 多聚酶）催化下产生互补，然后病毒 DNA 进入宿主细胞核，并在 HIV 整合酶（integrase）催化下掺入宿主基因组。最后，病毒 DNA 被转录和翻译成一种称为多聚蛋白的大分子非功能多肽，其再经 HIV 蛋白酶（protease）裂解成小分子功能蛋白。

　　当前抗 HIV 药主要通过抑制反转录酶或 HIV 蛋白酶发挥作用（图 43 – 1），包括核苷反转录酶抑制剂（nucleoside reverse transcrlptase inhibitors，NRTIs）、非核苷反转录酶抑制剂（non-nucleoside reverse transcriptase inhibltors，NNRTIs）和蛋白酶抑制剂（protease inhibitors，PIs）三类。

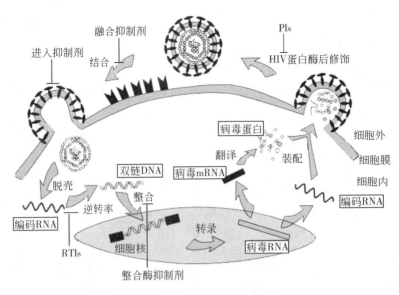

图 43 - 1   HIV 病毒复制过程及抗 HIV 病毒药物作用环节

艾滋病药物治疗仍处于发展阶段。1995 年以后相继推出"鸡尾酒疗法""高效抗反转录病毒疗法"（highly active antiretrovirual therapy，HAART）。研究证明，在临床上 1 种 PI 和 1 种 NNRTI 或 2 种 NRTI 药物同时或序贯联合应用，较单一用药可更好的减缓病程的发展并降低死亡率。联合用药的优点在于：联合用药持续抑制病毒复制的作用，具有相加或协同作用；同时也延缓或阻断因 HIV 变异而产生的耐药性，对药物引起的同种病毒变异，有制约作用。

一、核苷反转录酶抑制剂

核苷反转录酶抑制剂（nucleoside reverse transcrlptase inhibitors，NRTIs）是第一类临床用于治疗 HIV 阳性患者的药物，包括嘧啶衍生物如齐多夫定、扎西他滨、司他夫定和拉米夫定等和嘌呤衍生物如去羟肌苷和阿巴卡韦（abacavir，ABC），均为天然核苷类的人工合成品。NRTIs 具有相同的作用机制，NRTIs 首先需被宿主细胞的胸苷酸激酶磷酸化成它的活性三磷酸代谢物，与相应的内源性核苷三磷酸盐竞争反转录酶，并被插入病毒 DNA，进而导致 DNA 链合成终止。也可抑制宿主细胞 DNA 多聚酶而表现细胞毒作用。HIV - 1 病毒可逐步获得耐药性，仅用单一药物进行长期治疗时更易发生。主要与编码反转录酶的基因产生 4 ~ 5 处突变有关。由于病毒可遭受频繁的突变，故避免耐药的唯一途径是联合用药以防止 HIV 复制。

齐 多 夫 定

齐多夫定（zidovudine，AZT）为脱氧胸苷衍生物，是第一个上市的抗 HIV 药，也是治疗 AIDS 的首选药。对 HIV 感染有效，既有抗 HIV - 1 活性，也有抗 HIV - 2 活性。可降低 HIV 感染患者的发病率，并延长其存活期；可显著减少 HIV 从感染孕妇到胎儿的子宫转移发生率，为防止这种转移，需从怀孕第 14 周给药到第 34 周；除了抑制人和动物的反转录病毒外，齐多夫定也能治疗 HIV 诱发的痴呆和血栓性血小板减少症。常与拉米夫定或去羟肌苷合用，但不能与司他夫定合用，因为二者互相拮抗。治疗无效者可改用去羟肌苷，吸收迅速。

生物利用度为 52% ~ 75%，血浆蛋白结合率约为 35%，可分布到大多数组织和体液，在脑脊液可达血清浓度的 60% ~ 65%。在肝脏与葡萄糖醛酸结合后，主要经肾脏排泄，$t_{1/2}$ 为 1 小时。不良反应最常见骨髓抑制、贫血或中性粒细胞减少症；也可引起胃肠道不适、头痛；剂量过大可出现焦虑、精神错乱和震颤。肝功能不全患者服用后更易发生毒性反应。由于骨髓抑制的不良反应，使其应用受限。

扎 西 他 滨

扎西他滨（zalcitabine，ddC）为脱氧胞苷衍生物，与其他多种抗 HIV 感染药物有协同抗 HIV-1 作用。可有效治疗 HIV 感染，单用时疗效不如齐多夫定。常被推荐与齐多夫定和一种蛋白酶抑制剂三药合用。适用于 AIDS 和 AIDS 相关综合征，也可与齐多夫定合用治疗临床状态恶化的 HIV 感染患者。生物利用度大于 80%，但与食物或抗酸药同服时可降低到 25%～39%，血浆蛋白结合率低于 4%，脑脊液浓度约为血清浓度的 20%，主要经肾脏排泄，血浆 $t_{1/2}$ 仅 2 小时，但细胞内 $t_{1/2}$ 可长达 10 小时。肾功能不全患者应减少服药剂量。主要不良反应是剂量依赖性外周神经炎，发生率为 10%～20%，但停药后能逐渐恢复。应避免与其他能引起神经炎的药物同服，如司他夫定、去羟肌苷、氨基苷类和异烟肼。也可引起胰腺炎，但发生率低于去羟肌苷。

司 他 夫 定

司他夫定（stavudine，d4T）为脱氧胸苷衍生物，对 HIV-1 和 HIV-2 均有抗病毒活性，常用于不能耐受齐多夫定或齐多夫定治疗无效的患者。但不能与齐多夫定合用，因为齐多夫定能减少本品的磷酸化。与去羟肌苷或拉米夫定合用可产生协同效应。口服生物利用度为 80%，且不受食物影响。血浆蛋白结合率极低，脑脊液浓度约为血清浓度的 55%。主要经肾脏消除，血 $t_{1/2}$ 为 1.2 小时，细胞内 $t_{1/2}$ 为 3.5 小时。主要不良反应为外周神经炎，当与扎西他滨和去羟肌苷等其他易引起外周神经炎的药物合用时，此不良反应发生率明显增加。也可见胰腺炎、关节痛和血清转氨酶升高。

拉 米 夫 定

拉米夫定（lamivudine，3TC）为胞嘧啶衍生物，抗病毒作用及机制与抗 HIV 药物齐多夫定相同。在体内外均具显著抗 HIV-1 活性，且与其他核苷反转录酶抑制剂有协同作用，通常与司他夫定或齐多夫定合用治疗 HIV 感染。也能抑制 HBV 的复制，有效治疗慢性 HBV 感染，成为目前治疗 HBV 感染最有效的药物之一。口服生物利用度已超过 80%，且不受食物影响。血浆蛋白结合率小于 36%，$t_{1/2}$ 为 2.5 小时，其活性三磷酸代谢物在 HIV-1 感染的细胞内 $t_{1/2}$ 可长达 11～16 小时，在 HBV 感染的细胞内 $t_{1/2}$ 可长达 17～19 小时。主要以原型经肾脏排泄，肾功能不良患者应减少服药剂量。不良反应主要为头痛、失眠、疲劳和胃肠道不适等。

去 羟 肌 苷

去羟肌苷（didanosine，ddI）为脱氧腺苷衍生物，可作为严重 HIV 感染的首选药物，特别适合于不能耐受齐多夫定或齐多夫定治疗无效者。与齐多夫定或米多夫定合用，再加上一种蛋白酶抑制剂或一种 NNRTs 效果最好。生物利用度为 30%～40%，食品干扰其吸收，与更昔洛韦同服可增加去羟肌苷吸收，却降低更昔洛韦吸收。血浆蛋白结合率低于 5%，脑脊液浓度约为血清浓度的 20%。主要经肾脏消除，血浆 $t_{1/2}$ 为 0.6～1.5 小时，但细胞内 $t_{1/2}$ 可长达 12～24 小时。不良反应发生率也较高，儿童发生率高于成人，包括外周神经炎、胰腺炎、腹泻、肝炎、心肌炎及消化道和中枢神经反应。

二、非核苷反转录酶抑制剂

非核苷反转录酶抑制剂（non-nucleoside reverse transcriptase inhibltors，NNRTIs）包括地拉韦啶

（delavirdine）、奈韦拉平（nevirapine）和依法韦恩茨（efavirenz）。NNRTIs 不需细胞内磷酸化代谢激活，可直接与反转录酶结合并破坏催化位点，从而抑制反转录酶活性；在反转录酶上有与 NRTIs 不同的结合点；也可抑制 RNA 或 DNA 依赖性 DNA 多聚酶活性，但不插入病毒 RNA。由于作用机制不同，故与 NRTIs 和 PI 合用可协同抑制 HIV 复制。NNRTI 类可有效预防 HIV 从感染孕妇到胎儿的子宫转移发生率，也可治疗分娩后 3 天内的新生儿 HIV 感染。但从不单独应用于 HIV 感染，因单独应用时 HIV 迅速产生耐药性。

NNRTI 类均口服给药，且有较好口服生物利用度，在体内经 CYP3A 广泛代谢形成羟化代谢产物，主要经尿排泄。皮疹为最常见不良反应，出现轻微皮疹患者可以继续服药，严重且危及生命的皮疹应立即停药。其他不良反应包括药热、恶心、腹泻、头痛、疲劳和嗜睡。也需注意监测患者肝功能。

三、蛋白酶抑制剂

蛋白酶抑制剂（protease inhibitors，PIs）包括利托那韦（ritonavir）、奈非那韦（nelfinavir）、沙奎那韦（saquinavir）、英地那韦（indinavir）和安普那韦（amprenavir）。在 HIV 增殖周期后期，基因产物被翻译成蛋白前体，形成无感染性的未成熟病毒颗粒，HIV 编码的蛋白酶能催化此蛋白前体裂解，形成最终结构蛋白而使病毒成熟。因此，蛋白酶是 HIV 复制过程中产生成熟感染性病毒所必需的，抑制此蛋白酶则可阻止前体蛋白裂解，导致未成熟的非感染性病毒颗粒堆积，进而产生抗病毒作用。可有效对抗 HIV，与 NRTI 类或 NNRTI 类联合用药可显著减少 AIDS 患者病毒量并减慢其临床发展。蛋白酶抑制剂主要经肝细胞色素 P450 代谢，可与其他许多药物通过抑制细胞色素 P450 酶发生相互作用，甚至一种蛋白酶抑制剂可以抑制另一种蛋白酶抑制剂的代谢。

英 地 那 韦

英地那韦（indinavir）是整合酶抑制剂。口服吸收迅速，生物利用度 60%，$t_{1/2}$ 为 1.8 小时。主要用于成人 HIV-1 感染。可与抗反转录病毒制剂（如核苷和非核苷类反转录酶抑制剂）合用治疗成人的 HIV-1 感染。单独应用治疗临床上不适宜用核苷或非核苷类反转录酶抑制剂治疗的成年患者。不良反应可见虚弱、疲劳、眩晕、头痛、感觉迟钝、失眠、味觉异常；胃肠道反应；皮肤干燥、瘙痒、药疹等皮肤过敏反应；肾结石；肝、肾功能异常；血友病患者的自发出血增加；急性溶血性贫血；血糖升高或者糖尿病加重；血清甘油三酯增高。

四、整合酶抑制剂

拉替拉韦是第一个 FDA 批准的整合酶抑制剂（intergraes inhibiter）。它通过抑制病毒复制所需的 HIV 整合酶，可防止感染早期 HIV 基因组共价插入或整合到宿主细胞基因组。

拉 替 拉 韦

拉替拉韦（raltegravir）口服给药后迅速吸收，在 2~10μM 的浓度范围内，大约有 83% 的与人体血浆蛋白结合。拉替拉韦半衰期约为 9 小时，口服给药后，约 51% 和 32% 的给药量分别经粪便和尿液排泄。拉替拉韦可抑制 HIV 整合酶的催化活性，整合失败的 HIV 基因组无法引导生成新的感染性病毒颗粒，因此抑制整合可预防病毒感染的传播。拉替拉韦对包括 DNA 聚合酶 α、β 和 γ 在内的人体磷酸转移酶无明显抑制作用。适用于与其他抗反转录病毒药物联合使用，用于治疗人类免疫缺陷病毒Ⅰ型（HIV-1）感染。与其他活性药物联合使用时产生治疗应答的可能性更大。患者用药后可表现为血小板减少症；潜在肝疾病和（或）合并用药患者的肝功能衰竭；横纹肌溶解症；小脑性共济失调；抑郁（尤其是在原先存在精神疾病史的患者中），甚至自杀观念和行为；Stevens-Johnson 综合征，伴有嗜酸粒细胞增多和全身症状的药物性皮炎。

五、进入抑制剂

进入抑制剂（entry inhibiter）马拉维若（maraviroc）是新一类抗 HIV 药，它阻断宿主 CD4 细胞上的 CCR5 蛋白，该蛋白是 HIV－1（R5 嗜性病毒）入侵 CD4 细胞的共同受体。马拉维若与其他作用于细胞内病毒的抗 HIV 病毒药不同，能阻止 R5 病毒进入 T 细胞内。

六、融合抑制剂

恩夫韦肽（enfuvirtide）为 HIV 融合抑制药（HIV fusion inhibitor），为 HIV－1 跨膜融合蛋白 GP41 内高度保守序列衍生而来的一种合成肽类物质，它可与病毒包膜糖蛋白的 GP41 亚单位上的第一个七肽重复结构（HR1）相结合，以阻止病毒与细胞膜融合所必需的构象改变，可防止病毒融合进入细胞内。

案例分析

【实例】某科研人员建立了一个无细胞的反转录酶抑制剂高通量筛选方法，希望从大量的天然和合成的化合物中筛选出新的 HIV 反转录酶抑制剂。这个方法的反应体系包括 HIV 反转录酶、一段 RNA 模板、一段 DNA 引物以及四种脱氧核糖核酸。为了验证这个筛选方法的正确性，他用 HIV 反转录酶抑制剂齐多夫定作为阳性对照药物，用 HIV 蛋白酶抑制剂奈非那韦作为阴性对照药物。但他发现，奈非那韦不能抑制 HIV 反转录酶的活性，齐多夫定也不能抑制 HIV 反转录酶活性，他百思不得其解。

【问题】你能解释一下原因吗？

【分析】齐多夫定是前体药物，体外无活性，需要在宿主细胞内经胸苷酸激酶的磷酸化作用，形成活化型齐多夫定三磷酸，才能发挥抑制反转录酶活性，而在无细胞体系中，不存在激活的条件，所以不能抑制反转录酶活性。

第二节　抗疱疹病毒药物

阿 昔 洛 韦

阿昔洛韦（aciclovir，ACV，无环鸟苷）为人工合成的嘌呤核苷类衍生物。

【药理作用】阿昔洛韦是广谱高效的抗病毒药。是目前最有效的抗 Ⅰ 型和 Ⅱ 型单纯疱疹病毒（herpes simplex virus，HSV）药物之一，对水痘－带状疱疹病毒（varicella－zoster virus，VZV）和 EB 病毒（Epstein-Barr virus）等其他疱疹病毒有效。对正常细胞几乎无影响，而在被感染的细胞内的病毒腺苷激酶和细胞激酶的催化下，转化为三磷酸无环鸟苷，对病毒 DNA 多聚酶呈强大的抑制作用，阻滞病毒 DNA 的合成。HSV 或 VZV 可通过改变病毒疱疹胸苷酸激酶或 DNA 多聚酶而对阿昔洛韦产生耐药性。

【体内过程】口服生物利用度仅为 15%～20%，可分布到全身各组织，包括皮肤、脑、胎盘和乳汁等。阿昔洛韦血浆蛋白结合率低，主要经肾小球滤过和肾小管分泌排泄，$t_{1/2}$ 为 2～4 小时。局部应用后可在疱疹损伤区达到较高浓度。

【临床应用】阿昔洛韦为 HSV 感染的首选药。局部应用治疗疱疹性角膜炎、单纯疱疹和带状疱疹，口服或静注可有效治疗单纯疱疹脑炎、生殖器疱疹、免疫缺陷患者单纯疱疹感染等。

【不良反应】最常见的不良反应为胃肠道功能紊乱、头痛和斑疹。静脉输注可引起静脉炎、可逆性肾功能紊乱包括血尿素氮和肌酐水平升高以及神经毒性包括震颤和谵妄等。与青霉素类、头孢菌素类和丙磺舒合用可致其血浓度升高。

伐昔洛韦

伐昔洛韦（valacyclovir）为阿昔洛韦二异戊酰胺酯，口服后可迅速转化为阿昔洛韦，所达血浓度为口服阿昔洛韦后的5倍。其抗病毒活性、作用机制及耐药性与阿昔洛韦相同。可治疗原发性或复发性生殖器疱疹、带状疱疹及频发性生殖器疱疹。肾功不良患者应减少剂量，其优点仅仅在于减少服药次数。偶见恶心、腹泻和头痛。

利巴韦林

利巴韦林（ribavirin，virazole，三唑核苷、病毒唑）是一种人工合成的鸟苷类衍生物，对多种RNA和DNA病毒有效。

【药理作用】体外具有抑制呼吸道合胞病毒、流感病毒、甲肝病毒、丙肝病毒、疱疹病毒、腺病毒等多种病毒生长的作用，其机制不全清楚。利巴韦林并不改变病毒吸附、侵入和脱壳，也不诱导干扰素的产生。药物进入被病毒感染的细胞后迅速磷酸化，其产物作为病毒合成酶的竞争性抑制剂，抑制肌苷单磷酸脱氢酶、流感病毒RNA多聚酶和mRNA鸟苷转移酶，从而引起细胞内三磷酸鸟苷的减少，损害病毒RNA和蛋白合成，使病毒的复制与传播受到抑制。

【体内过程】口服吸收迅速，生物利用度约45%，少量可经气溶吸入。口服后1.5小时血药浓度达峰值，C_{max}为1~2mg/L。药物在呼吸道分泌物中的浓度大多高于血药浓度。药物能进入红细胞内，且蓄积量大。长期用药后脑脊液内药物浓度可达同时期血药浓度的67%。可透过胎盘，也能进入乳汁。在肝内代谢。$t_{1/2}$为0.5~2小时。主要经肾排泄。

【临床应用】对急性甲型和丙型肝炎有一定疗效，治疗呼吸道合胞病毒肺炎和支气管炎效果最佳，通常以小颗粒气雾剂给药，流感也用气雾剂给药，而其他大多数病毒感染则通过静脉注射进行治疗。

【不良反应】常见的不良反应有贫血、乏力等，停药后即消失。动物实验有致畸作用。本品与齐多夫定同用时有拮抗作用，因本品可抑制齐多夫定转变成活性型的磷酸齐多夫定。

膦甲酸

膦甲酸（foscarnet）为焦磷酸衍生物，可通过与病毒DNA多聚酶焦磷酸盐解离部位结合，防止核苷前体连接到DNA，从而抑制病毒生长。其与核苷类治疗疱疹病毒感染不同，不需要激活病毒或宿主疱疹胸苷酸激酶。由于膦甲酸盐对病毒DNA多聚酶选择性高，对人体细胞毒性小。膦甲酸可有效对抗CMV、VZV和HSV，但口服吸收差，必须静脉给药。可用于治疗AIDS患者的CMV性视网膜炎和耐阿昔洛韦的HSV感染。也可与更昔洛韦合用治疗对二者单用耐药的患者。膦甲酸也非竞争性抑制HIV反转录酶，可用于治疗AIDS和HIV感染患者并发的鼻炎、肺炎、结膜炎和CMV性视网膜炎，与齐多夫定联合可抑制HIV复制。不良反应包括肾损伤、急性肾衰竭、低钙血症、心律失常和心衰、癫痫及胰腺炎等。

案例分析

【实例】患者，女，58岁，因左肩背酸痛、疱病就诊。主诉3天前长时间在电脑前工作，左肩背开始酸痛，自用伤湿止痛膏贴于患处，但疼痛并没有好转反而加重，后又以为是颈椎病，采用按摩等治疗，仍不能缓解。1天后在患处附近出现红色疱疹，起初以为是膏药过敏，但今日因疱疹有破溃遂来就诊。经门诊皮科检查，确诊为带状疱疹。

给予膦甲酸钠氯化钠注射液每次3g，每天1次，静脉缓慢滴注；腺苷钴胺每次1mg，每天1次，肌内注射；口服伐昔洛韦每次0.3g，每天3次；外用青鹏软膏，每日涂于患处，共用7天。约10余天后患者疼痛以及皮损完全好转。

【问题】上述治疗的处方依据是什么？抗病毒药物的作用机制是什么？

【分析】诊断为带状疱疹，膦甲酸钠和伐昔洛韦联合抗病毒治疗。两药联合应用具有协同作用，可以缩短病程。膦甲酸钠通过与病毒DNA多聚酶焦磷酸盐解离部位结合，防止核苷前体连接到DNA，从而抑制病毒生长。对病毒DNA多聚酶选择性高，对人体细胞毒性小。伐昔洛韦在被感染的细胞内在病毒腺苷激酶和细胞激酶的催化下，转化为三磷酸无环鸟苷，对病毒DNA多聚酶呈强大的抑制作用，阻滞病毒DNA的合成。而对正常细胞几乎无影响。辅用腺苷钴胺（维生素B_{12}的活性代谢物）具有神经营养保护作用；青鹏软膏为藏药外用，具有明显的止痛作用也能促进疱疹消退。

阿 糖 腺 苷

阿糖腺苷（vidarabine，ara-A）为嘌呤类衍生物。具有强大的抗HSV活性，也能抑制乙型肝炎病毒（hepatitis B virus，HBV）和某些RNA病毒，抗病毒谱较广。在体内可在腺苷脱氨酶作用下脱去6位氨基，被迅速代谢成阿糖次黄嘌呤核苷，使其抗病毒活性显著降低。局部应用可有效地治疗HSV-1和HSV-2引起的急性角膜结膜炎、表皮结膜炎和反复性上皮结膜炎。静脉注射可有效治疗HSV脑炎、新生儿疱疹感染。尽管阿糖腺苷仍能有效抑制对阿昔洛韦耐药的HSV，但它疗效低、毒性大，现已少应用。不良反应主要表现为神经毒性，发生率可达10%，也常见胃肠道反应。

碘 苷

碘苷（idoxuridine）又名疱疹净，竞争性抑制胸苷酸合成酶，使DNA合成受阻，故能抑制DNA病毒，如HSV和牛痘病毒的生长，对RNA病毒无效。该药全身应用毒性大，临床仅限于局部用药，治疗眼部或皮肤疱疹病毒和牛痘病毒的感染，对急性上皮型疱疹性角膜炎疗效最好，对慢性溃疡性实质层疱疹性角膜炎疗效很差，对疱疹性角膜虹膜炎无效。长期应用可出现角膜混浊或染色小点；局部有瘙痒、疼痛、水肿，甚至睫毛脱落等症状。孕妇、肝病患者或造血功能不良者禁用或慎用。

曲 氟 尿 苷

曲氟尿苷（trifluridine）为卤代嘧啶类核苷，在细胞内磷酸化成三磷酸曲氟尿苷活化形式，可掺入病毒的DNA分子从而抑制其合成，主要抑制HSV-1、HSV-2、牛痘病毒和某些腺病毒。局部应用治疗眼部感染，是治疗疱疹性角膜结膜炎和上皮角膜炎应用最广泛的核苷类衍生物，通常对阿糖胞苷和碘苷治

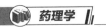

疗无效的感染仍有效。滴眼时可能引起浅表眼部刺激和出血。

第三节　抗流感病毒药物

金刚乙胺和金刚烷胺

金刚乙胺（rimantadine）是金刚烷胺（amantadine）的 α-甲基衍生物，均可特异性抑制 A 型流感病毒，大剂量也可抑制 B 型流感病毒、风疹和其他病毒。金刚乙胺抗 A 型流感病毒的作用优于金刚烷胺，抗病毒谱也较广。主要作用于病毒复制早期，通过防止 A 型流感病毒进入宿主细胞，干扰宿主细胞中 A 型流感病毒 RNA 脱壳和病毒核酸到宿主胞质的转移而发挥作用。主要用于预防 A 型流感病毒的感染。金刚烷胺尚具有抗震颤麻痹作用。金刚烷胺和金刚乙胺口服生物利用度较高，分别为 75% 和 90%。在体内不被代谢，90% 以原型经肾排泄。两药 $t_{1/2}$ 约 24 小时。不良反应包括紧张、焦虑、失眠及注意力分散，有时可在老年患者出现幻觉、癫痫。金刚乙胺脂溶性较低，不能通过血-脑屏障，故中枢神经系统副作用较少。

奥斯米韦

磷酸奥司他韦（oseltamivir）是前体药，其体内活性代谢产物奥司他韦羧酸盐是强效的选择性的流感病毒神经氨酸酶抑制剂，神经氨酸酶是病毒表面的一种糖蛋白酶，其活性对新型成的病毒颗粒从被感染细胞中释放和感染性病毒在人体内进一步播散至关重要。通过抑制 A 型和 B 型流感病毒的神经氨酸酶，抑制病毒从被感染的细胞中释放，从而减少甲型或乙型流感病毒的传播，用于流行性感冒。报告最多的不良反应是恶心和呕吐。症状是一过性的，常在服用第一剂时发生，绝大多数无需停用。其他临床不良反应还有腹泻、头晕、疲劳、鼻塞、咽痛和咳嗽。

> **课堂互动**
>
> 2020 年，新冠病毒感染并全球大流行，请问：如果感染，可以用什么药物治疗？

扎那米韦

扎那米韦（zanamivir）通过抑制流感病毒的神经氨酸酶，改变了流感病毒在感染细胞内的聚集和释放。临床用于成年患者和 12 岁以上的青少年患者，治疗由 A 型和 B 型流感病毒引起的流感。不良反应包括引起支气管痉挛导致哮喘或慢性阻塞性肺疾病患者治疗无效，甚至可能引起危险。服用此药的其他不良反应包括头痛、腹泻、恶心、呕吐、眩晕等，发生率低于 2%，多为轻度反应。

第四节　抗肝炎病毒药物

病毒性肝炎是一种世界性常见病，西方国家以丙型肝炎为多，我国主要流行乙型肝炎。

肝炎病毒感染是当今国际公认的治疗学难题，肝炎病毒被分为甲、乙、丙、丁、戊五型以后，人们发现尚有 10% ~ 20% 的临床上表现为病毒性肝炎的患者不能分型，尚待进一步研究。其中的乙型（HBV）、丙型（HCV）和丁型（HDV）在急性感染后有 80% 以上会转为慢性，其中 20% 若持续感染有可能发展成肝硬化，其中的 1% ~5% 转为肝癌，国际卫生组织已把乙型肝炎列为世界第九死因，故而国内外医药学家积极探索与开发抗病毒措施。

目前除丙型肝炎外，对其他类型病毒性肝炎的抗病毒治疗还未有特效药。急性肝炎一般无需使用抗病毒药物，尤其是甲型肝炎和戊型肝炎，两者都不会转为慢性，只需使用一般和对症治疗即可，对重型肝炎一般也不需要使用抗病毒药物，特别是干扰素，因为它可加重病情。所以抗病毒治疗的主要对象仅为慢性病毒性乙型肝炎和丙型肝炎，而目前抗病毒药物对乙型肝炎只能达到抑制病毒的目的，对丙型肝炎可达到根治作用。临床上治疗慢性病毒性肝炎的药物主要有干扰素、利巴韦林等；治疗乙肝的核苷类似物，如拉米夫定；特异性靶向 HCV 抗病毒药，如索非布韦。

（一）抗乙肝病毒药物

干 扰 素

干扰素（Interferon，IFN）是美国食品与药品管理局批准的第一个抗肝炎病毒药物，与利巴韦林联合应用较单用效果更好。在临床上主要用于治疗乙型肝炎、丙型肝炎和丁型肝炎。

干扰素是机体细胞在病毒感染受其他刺激后，体内产生的一类抗病毒的糖蛋白物质。在病毒感染的各个阶段都发挥一定的作用，在防止再感染和持续性病毒感染中也有一定作用。已被证明有抗病毒作用的 IFNs 有三种，即 IFN-α、β 和 γ。几乎所有细胞均能在病毒感染及多种其他刺激下产生 IFN-α 和 β，而 IFN-γ 的产生仅限于 T 淋巴细胞和自然杀伤细胞。IFN-α 和 β 具有抗病毒和抗增生作用，可刺激淋巴细胞、自然杀伤细胞和巨噬细胞的细胞毒作用。IFN-γ 的抗病毒和抗增生作用较弱，但免疫调节作用较强。

【药理作用及机制】IFNs 为广谱抗病毒药，对病毒穿透细胞膜过程、脱壳、mRNA 合成、蛋白翻译后修饰、病毒颗粒组装和释放均可产生抑制作用。对不同病毒，IFNs 的主要作用环节有所不同，不同病毒对 IFNs 的敏感性差异较大。IFNs 与细胞内特异性受体结合，进而影响相关基因，导致抗病毒蛋白的合成。已知 IFNs 诱导的酶有三种：①蛋白激酶，抑制病毒肽链启动；②寡异腺苷酸（oligoisoadenylate）合成酶，激活 RNA 酶，降解病毒 mRNA；③磷酸二酯酶，降解 tRNA 末端核苷，抑制病毒肽链延长，即抑制蛋白的合成，翻译和装配。IFNs 通过抗病毒作用和免疫调节作用而发挥抗病毒感染效应。目前临床所用的 IFNs 有重组型、自然型和 pegylated（长效）型。

【临床应用】干扰素具有广谱抗病毒活性，临床应用主要用于急性病毒感染性疾病如流感，及其他上呼吸道感染性疾病、病毒性心肌炎、流行性腮腺炎、乙型脑炎等和慢性病毒性感染如慢性活动性肝炎、CMV 性感染等。另外还广泛用于肿瘤治疗。

【不良反应】全身用药最常见的不良反应为一过性发热、恶心、呕吐、倦怠、食欲减退等流感样反应，偶有骨髓抑制、肝功能障碍，但反应为一过性，停药后即消退。反应在治疗初期较明显，随着疗程的进行会减轻，大多数患者都能耐受。如果中止治疗，疗效将迅速消失。

拉 米 夫 定

拉米夫定（lamivudine）除了用于 HIV 治疗外，也能抑制 HBV 的复制，有效治疗慢性 HBV 感染，成为目前治疗 HBV 感染最有效的药物之一。

阿德福韦酯

阿德福韦酯（adefovir dipivoxil）是一种无环腺嘌呤核苷同系物。口服后为体内酯酶水解，释放出阿德福韦而起作用。阿德福韦在细胞内被磷酸激酶转化为具有抗病毒活性的二磷酸盐，通过对天然底物二脱氧腺苷三磷酸的竞争作用，抑制 HBV DNA 多聚酶（反转录酶），并吸收及渗入到病毒 DNA，中止 DNA 链的延长，从而抑制 HBV 的复制。促进 ALT 复常、改善肝组织炎症、坏死和纤维化。阿德福韦二磷酸盐能迅速进入宿主细胞，乙肝病毒对本品不易产生耐药性，与拉米夫定无交叉耐药性。本品联合拉米夫定，对于拉米夫定耐药的慢性乙肝患者能有效抑制 HBV DNA，促进 ALT 复常，且耐药率更低。适用于 HBeAg 和 HBV DNA 阳性，ALT 增高的慢性乙肝患者，特别是对拉米夫定耐药的患者。

恩 替 卡 韦

恩替卡韦（entecavir）为鸟嘌呤核酸同系物，用于治疗慢性乙型肝炎患者。其在肝细胞内转化为三磷酸恩替卡韦，在细胞内的 $t_{1/2}$ 为 15 小时，对 HBV DNA 的聚合酶和反转录酶有明显抑制作用，其抑制乙肝病毒的作用较拉米夫定强 30 ~ 1000 倍。连续服用 2 年或以上可增加 HBeAg 血清转换率和 HBsAg 消失。

恩替卡韦剂量为口服 0.5mg，每日 1 次。

（二）抗丙肝病毒药

丙型肝炎是治疗比较棘手的传染病，既往治疗主要采用干扰素 + 利巴韦林治疗，但往往治疗时间长，副作用多，很昂多患者难以坚持完成治疗疗程。近来随着对丙型肝炎的研究的深入，终于有了重大的突破。这就是丙型肝炎治疗新药——特异性靶向 HCV 抗病毒治疗药，因其可以特异性、直接作用于 HCV 而被称为直接抗病毒药物（direct – actingantiviral agent，DAA）。这类药物用于治疗丙型肝炎，使其疾病又治愈的可能。

第一代直接作用于丙肝病毒的药物

博 赛 匹 韦

HCV 基因组编码的 NS3 丝氨酸蛋白酶是参与 HCV 复制的关键酶，它在 HCV 加工成熟过程中起重要作用，能催化 NS3 之后所有剪切位点的剪切，依次为 NS3 – NS4A、NS4ANS4B、NS4B – NS5A、NS5A – NS5B。而博赛匹韦（boceprevir）是第一款批准上市的直接作用于 NS3 丝氨酸蛋白酶的抗 HCV 药物，它可以有效地抑制病毒的复制。此外，最近的研究表明，宿主细胞通过对聚乙二醇干扰素的应答，可降低其敏感性。NS3 丝氨酸蛋白酶能抑制宿主细胞的应答，从而修复聚乙二醇干扰素的敏感度。因此，博赛匹韦具有直接抑制病毒复制作用和修复干扰素活性的双重作用，但因价格昂贵，限制其应用。

特 拉 匹 韦

特拉匹韦（telaprevir）是一种可逆性的 HCV 基因 1 型 NS3/4A 蛋白酶抑制剂，能直接攻击 HCV，阻断其复制。药理学研究表明，在体外，特拉匹韦能浓度和时间依赖性地降低 HCV 的 RNA 和蛋白数量，与病毒共同孵育 48 小时后，对病毒 RNA 的 50% 抑制浓度（IC_{50}）和 95% 抑制浓度（IC_{95}）分别为 0.35 和 0.83 μmol/L；而经过 72 小时或 120 小时的共孵育，则 IC_{50} 分别能达到 0.210 和 0.139 μmol/L。而在 40% 人血白蛋白存在的情况下，其抑制浓度的数值增加 10 倍左右。与 α – 干扰素和利巴韦林联合使用，可有效地抑制 HVC 的复制，用于慢性丙型肝炎的治疗。

第二代直接作用于丙肝病毒的药物

索 非 布 韦

索非布韦（sofosbuvir）是治疗丙肝划时代的药物，由美国吉利德生产，2013 年 12 月 6 日经美国食品药品监督管理局（FDA）批准在美国上市，2014 年 1 月 16 日经欧洲药品管理局（EMEA）批准在欧盟各国上市。2017 年 9 月 21 日，批准在国内上市。

【药理作用及机制】索非布韦是针对 HCV NS5B RNA 聚合酶的第一个药物。NS5B RNA 聚合酶是 HCV 复制过程中的关键酶，是从单链病毒 RNA 合成双链 RNA 所必需的。研究表明，索非布韦是一种核苷酸前药，在细胞内代谢形成的活性尿苷三磷酸类似物，它通过 NS5B 聚合酶可掺入 HCV RNA，从而导致 HCV 基因组复制终止该聚合酶负责 HCV 的 RNA 链的复制，在病毒基因复制、HCV 在宿主细胞中的增殖是绝对必需的。

【临床应用】索非布韦联合利巴韦林用于治疗基因 2 型和 3 型慢性丙型肝炎成人患者，索非布韦联合 PEG‐INFα 和利巴韦林，则可用于基因 1 型和 4 型慢性丙型肝炎初治成人患者的治疗。

【不良反应】不良反应较少，最常见是头痛、疲乏、恶心、失眠和中性粒细胞减少。

哈 瓦 尼

哈瓦尼（harvoni），由美国吉利德生产，为索非布韦（sofosbuvir）与雷迪帕韦（ledipasvir）的复合制剂，针对于 1、4、5、6 型慢性丙型肝炎的治疗。既可以单药使用，也可以和其他口服制剂比如利巴韦林联合使用。而中国国内的丙肝患者主要是 1 型，所以，第二代直接作用于丙肝病毒的药物的出现使治疗丙肝彻底地摆脱了干扰素治疗。最常见的不良反应是无力（18%）、头痛（14%）及疲惫感（10%）。

本章小结

病毒是最简单的微生物，不具备细胞结构，主要由核酸（DNA 或 RNA）组成核心，外包以蛋白质外壳。抗病毒药物的主要用途可将抗病毒药分为治疗艾滋病的抗 HIV 药、抗疱疹病毒药、抗流感病毒和呼吸道病毒药及抗肝炎病毒药。

当前抗 HIV 药主要通过抑制反转录酶或 HIV 蛋白酶发挥作用，包括核苷反转录酶抑制剂、非核苷反转录酶抑制剂和蛋白酶抑制剂三类。抗疱疹病毒药物多为嘌呤或嘧啶类似物，如阿昔洛韦、利巴韦林、阿糖腺苷、碘苷、曲氟尿苷等，影响病毒 DNA 合成。抗流感病毒药包括防止流感病毒进入宿主细胞的金刚乙胺和金刚烷胺，抑制流感病毒神经氨酸酶从而抑制病毒释放的磷酸奥司他韦和扎那米韦。病毒性肝炎的抗病毒治疗不理想，目前有抑制 HBV DNA 多聚酶的阿德福韦、恩替卡韦。对于丙型肝炎病毒有完全治愈的药物索非布韦和哈瓦尼。

题库

思 考 题

1. 简述利巴韦林的药理作用及临床应用。
2. 简述阿昔洛韦的抗病毒作用机制。
3. 简述齐多夫定的作用机制及不良反应。

（周黎明）

第四十四章

抗 真 菌 药

　　真菌感染在人群中十分普遍，一般分为两类：浅部真菌感染和深部真菌感染。前者常由各种癣菌引起，主要侵犯皮肤、毛发、指（趾）甲、口腔、阴道黏膜等，发病率高。后者多由白色念珠菌和新型隐球菌引起，主要侵犯内脏器官和深部组织，虽发生率低，但病情严重，危害性大。近年来，深部真菌病的发病率呈持续上升趋势，这与长期不合理应用广谱抗菌药物、免疫抑制剂、肾上腺皮质激素及抗肿瘤药物等有关。

　　抗真菌药物（antifungal agents）是指具有抑制或杀灭真菌生长或繁殖的药物。根据化学结构的不同，可将常用抗真菌药分为：抗生素类（antibiotic）抗真菌药，如两性霉素 B、制霉菌素等；唑类（azole）抗真菌药，如酮康唑；嘧啶类（pyrimidine）抗真菌药，如氟胞嘧啶；丙烯胺类（allylamine）抗真菌药，如特比萘芬等。作用机制包括：①影响真菌细胞膜，如两性霉素 B、酮康唑、特比萘芬等；②影响真菌细胞壁，如卡泊芬净；③抑制 DNA 和 RNA 多聚酶，如氟胞嘧啶。

第一节　抗生素类抗真菌药

　　本类药物以多烯类（polyenes）抗生素两性霉素 B 和制霉菌素常用，其中两性霉素 B 抗真菌活性最强，是唯一可用于治疗深部和浅部真菌感染的多烯类药物，其他多烯类只限于局部应用治疗浅表真菌感染。

两性霉素 B

　　两性霉素是由链丝菌培养液中提取出的多烯大环内酯类抗生素，其结构由嗜脂性和嗜水性两个部分组成，故称两性霉素。它含有 A、B 两种成分，B 成分的抗菌作用较强，称两性霉素 B（amphotericin B）。自 20 世纪 50 年代以来，两性霉素 B 已成为治疗各种严重真菌感染的首选药之一，但因毒性较大而限制了其在临床的广泛应用。

【抗菌作用及机制】 两性霉素 B 为广谱抗真菌药，几乎对所有真菌均有抗菌活性。对新型隐球菌、皮炎芽生菌、组织胞浆菌属、球孢子菌属、孢子丝菌属、念珠菌属等有较强抑菌作用，高浓度时有杀菌作用。本药的作用机制为选择性与敏感真菌细胞膜中的麦角固醇结合，在细胞膜上形成"微孔"而使膜通透性增加，引起细胞内重要物质如钾离子、核苷酸等外漏，导致真菌细胞生长停止或死亡。由于本药对真菌细胞膜通透性的影响，使一些药物（如氟胞嘧啶）易进入真菌细胞内，产生协同抗菌作用。而细菌细胞膜不含类固醇，故无抗细菌作用。哺乳动物红细胞、肾小管上皮细胞的胞浆膜含有类固醇，故可致溶血、肾损害等毒性反应。但本品与真菌细胞膜上的麦角固醇的亲和力大于对哺乳动物细胞膜固醇的亲和力，故对哺乳动物细胞的毒性相对较低。

【体内过程】 两性霉素 B 的口服生物利用度仅 5%，肌内注射也难吸收，且局部刺激性较大，故临床主要采用静脉滴注给药。90% 以上与血浆蛋白结合，体内分布以肝、脾为最高，其次为肺、肾，不易透过血 - 脑屏障。主要在肝脏代谢，每日有 2% ~5% 的原型药物随尿排出，停药数周后仍可在尿液中检出。

【临床应用】 两性霉素 B 是目前治疗深部真菌感染的首选药物。可缓慢静脉滴注或鞘内、腹膜内和胸膜内给药。用于治疗：①隐球菌病（尤其是新型隐球菌脑膜炎），常与氟胞嘧啶同用，可减少本药的用量，也相应减少不良反应。治疗脑膜炎时，可采用鞘内注射。②念珠菌病，治疗该类所致肺部、尿路感染和脓毒症。③球孢子菌病的播散型、脑膜感染或慢性球孢子病，需静脉滴注给药。④组织胞浆菌病的全身播散型以及危及脑膜者，可用本药静脉滴注。⑤皮炎芽生菌病。⑥孢子丝菌病的全身播散型。⑦侵袭性曲霉菌病。本药口服仅用于治疗肠道念珠菌感染。局部应用治疗皮肤、指甲及黏膜等浅表真菌感染。

【不良反应及注意事项】 两性霉素 B 不良反应较多，主要包括以下方面。

（1）常见寒战、高热，多出现在静脉滴注后 1 ~2 小时内，可持续 3 ~4 小时；还可出现严重头痛、恶心、呕吐，有时伴血压下降、眩晕等。

（2）肾毒性，取决于剂量，且可逆，约 80% 患者可发生氮质血症。

（3）低钾血症、低镁血症，一般是由于肾小管酸化使大量 K^+、Mg^{2+} 排出所致。

（4）血液系统毒性反应，贫血最常见，偶见血小板减少、粒细胞减少等。

（5）肝毒性虽较少见，但可致肝细胞坏死；急性肝功能衰竭亦有发生。

（6）静脉滴注过快可致心室颤动或心搏骤停，另电解质紊乱亦可导致心律失常。因两性霉素 B 刺激性大，静脉滴注部位易发生血栓性静脉炎。

（7）神经系统毒性反应，可见感觉神经障碍，如眩晕、抽搐等，尤其在滴注速度过快时易发生。

（8）罕见过敏性休克、皮疹等变态反应。

注意事项：①如预先给予解热镇痛抗炎药、抗组胺药及糖皮质激素等，可减少治疗初期寒战、发热的发生。②治疗期间应定期检查血尿常规、肝肾功能和心电图等，以便及时调整剂量。③本药是治疗危重深部真菌感染的经典药物，但毒性大，不良反应多见，选用本药时必须权衡利弊。原有肾功能损害者应减量或延长给药间隔；肝病患者禁用。

制 霉 菌 素

制霉菌素（nystatin）又叫制霉素，也属多烯类抗真菌药，其体内过程、抗菌作用和机制与两性霉素 B 基本相同，对念珠菌属的抗菌活性较高，且不易产生耐药性。本品毒性更大，不做注射用，主要局部外用治疗皮肤、黏膜浅表真菌感染。口服吸收很少，仅适用于肠道白色念珠菌感染。局部应用时不良反应少见，口服后可引起暂时性恶心、呕吐、食欲不振、腹泻等胃肠道反应。

第二节　唑类抗真菌药

唑类抗真菌药可分成咪唑类（imidazoles）和三唑类（triazoles），均为广谱抗真菌药。咪唑类包括酮康唑、咪康唑、益康唑、克霉唑和联苯苄唑等。三唑类包括伊曲康唑和氟康唑等。

两类药物的作用机制相似，都可干扰真菌细胞膜麦角固醇的生物合成，致使细胞膜缺损、通透性增加，细胞内重要物质外漏，进而抑制真菌生长或使其死亡。与咪唑类相比，三唑类与真菌细胞膜上麦角固醇的亲和力大于对人体细胞膜固醇的亲和力，因此毒性较小，抗菌活性更高，是目前抗真菌药中最有发展前途的一类。

酮　康　唑

酮康唑（ketoconazole）是第一个广谱抗真菌药物，对各种浅部和深部真菌均有抗菌活性。

【体内过程】本药口服生物利用度个体差异较大，酸性环境有助于药物溶解和吸收，餐后服用可使吸收增加。血清蛋白结合率在80%以上，吸收后在全身分布广泛，但难以穿透血 - 脑屏障。经肝代谢，主要由胆汁排泄，仅13%由肾排出。$t_{1/2}$为6.5~9小时。

【临床应用】口服可有效治疗各种浅部和深部真菌感染，亦可局部用药治疗表浅部真菌感染。可治疗芽生菌病、组织胞浆菌病、类球孢子菌病；口腔和皮肤黏膜念珠菌感染。也可治疗酵母菌和皮肤真菌所致的花斑癣、皮肤真菌病等。对免疫缺陷或脑膜炎患者效果差，对曲霉菌病的疗效亦不佳。

【不良反应与注意事项】口服酮康唑不良反应较多，常见有恶心、呕吐等胃肠道反应，以及皮疹、头晕、嗜睡等，偶见肝毒性。也可引起高血压和体液潴留。极少数人发生内分泌异常，表现为男性乳房发育及性欲下降，可能与本品抑制睾丸素和肾上腺皮质激素合成有关。对动物有致畸作用，孕妇慎用。本药可分泌至乳汁，使新生儿核黄疸发生的可能性增加，哺乳期妇女亦需慎用。

【药物相互作用】抑制胃酸分泌药如西咪替丁、抗酸剂等可减少本药的吸收；肝药酶诱导剂利福平可加速本药代谢，使血药浓度降低；本药抑制细胞色素P450，可使环孢素血药浓度升高。

克　霉　唑

克霉唑（clotrimazole）为广谱抗真菌药，对深部真菌的作用不及两性霉素B。口服不易吸收，消化道反应多见，连续给药时因肝药酶的诱导作用使其血药浓度降低。也有肝毒性和抑郁、幻觉、定向障碍等精神神经系统反应。目前仅局部给药，用于浅部真菌病或皮肤黏膜念珠菌感染，也可治疗阴道念珠菌感染。

伊　曲　康　唑

伊曲康唑（itraconazole）属三唑类抗真菌药，其化学结构与酮康唑类似，对浅部、深部真菌感染均有抗菌作用，且抗菌谱较酮康唑更广，抗真菌活性较酮康唑更强。

【体内过程】伊曲康唑为高度脂溶性化合物，口服吸收良好，生物利用度约55%，与食物同服可增加药物吸收。药物进入体内后90%以上与血清蛋白结合，分布全身，在脂肪丰富的组织中药物浓度远高于血药浓度，但在脑脊液中浓度低。主要在肝内代谢，可代谢为有抗菌活性的羟基伊曲康唑，且血药浓度是原型药的2倍，约35%的无活性代谢物和少于1%的药物原型自尿中排出。肾功能不全对药物代谢无明显影响，单次给药后 $t_{1/2}$ 为 30～40 小时，多次给药后 4 天才能达到稳态血药浓度，因此临床采用负荷剂量给药。

【临床应用】 伊曲康唑抗真菌作用强，抗菌谱广。是治疗罕见真菌如组织胞浆菌感染和芽生菌感染的首选药物。另对侵入性曲霉菌病有明显治疗作用，对新型隐球菌感染也有效，但效果不如两性霉素 B 和氟康唑。伊曲康唑可用于治疗口腔、食道及阴道等处的念珠菌感染，但由于尿中活性成分较少，不宜用于治疗念珠菌所致尿路感染。口服治疗皮肤癣病，因停药后药物仍可在甲床处保持良好的后效应长达 6 个月之久，故治疗甲癣效果较好。

【不良反应与注意事项】 不良反应发生率低，主要为胃肠道反应、头痛、头晕、低钾血症、高血压、水肿和皮肤瘙痒等。肝毒性明显低于酮康唑。由于不抑制雄激素合成，也可避免酮康唑所致内分泌异常。

【药物相互作用】 H_2 受体阻断药、质子泵抑制药等因降低胃酸浓度，可减低伊曲康唑血药浓度；同时服用利福平、苯巴比妥和苯妥英钠可使伊曲康唑血浓度降低；伊曲康唑因抑制细胞色素 P450，与环孢素同用时可使后者血药浓度升高。与特非那定和阿司咪唑合用时可发生危及生命的心律失常。

氟 康 唑

氟康唑（fluconazole）是 1990 年上市的三唑类广谱抗真菌药物，抗菌谱与酮康唑相似，抗菌活性比酮康唑强。其作用机制是抑制真菌细胞膜必要成分麦角甾醇合成酶，使麦角甾醇合成受阻，破坏真菌细胞壁的完整性，抑制其生长繁殖。对白色念珠菌、大小孢子菌、新型隐球菌、表皮癣菌及荚膜组织胞浆菌等均有强力抗菌活性。

【体内过程】 口服和静脉给药均有效。口服吸收迅速而完全，生物利用度为 95%，不受食物或胃酸 pH 的影响。血浆蛋白结合率仅 11%，可广泛分布于全身各组织和体液中，对正常和炎症脑膜均具有强大穿透力，脑脊液药物浓度达血药浓度的 50%～60%。极少在肝脏代谢，70% 以上药物以原型自尿中排出。$t_{1/2}$ 为 25～30 小时，肾功能减退时明显延长。

【临床应用】 氟康唑具有广谱抗真菌活性，对隐球菌属、念珠菌属和球孢子菌属等都有效，体内抗真菌活性较酮康唑强 5～20 倍。临床主要用于阴道念珠菌病、鹅口疮、萎缩性口腔念珠菌病、真菌性脑膜炎及肺部、腹部、泌尿道及皮肤真菌感染等。

【不良反应与注意事项】 氟康唑的不良反应较其他抗真菌药物少见，患者多可耐受，常见有恶心、腹痛、腹泻、胃肠胀气、皮疹等。因氟康唑可能导致胎儿缺陷，故孕妇禁用。

【药物相互作用】 氟康唑与异烟肼或利福平合用时，可使本品的浓度降低。与甲苯磺丁脲、氯磺丁脲和格列吡嗪等磺酰脲类降血糖药合用时，可使此类药物的血药浓度升高，可能导致低血糖，因此需监测血糖，并减少磺酰脲类降血糖药的剂量。高剂量本品和环孢素合用时，可使环孢素的血药浓度升高，致毒性反应发生的危险性增加，因此必须在监测环孢素血药浓度并调整剂量的情况下方可谨慎应用。与氢氯噻嗪合用，可使该品的血药浓度升高。与茶碱合用时，茶碱血药浓度约可升高 13%，可导致毒性反应，故需监测茶碱的血药浓度。与华法林等双香豆素类抗凝药合用时，可增强双香豆素类抗凝药的抗凝作用，致凝血酶原时间延长，故应监测凝血酶原时间并谨慎使用。与苯妥英钠合用时，可使苯妥英钠的血药浓度升高，故需监测苯妥英钠的血药浓度。

其他咪唑类

咪康唑（miconazole）为广谱抗真菌药。口服吸收甚少，生物利用度低，静脉给药后不良反应多见，因此目前主要制成 2% 霜剂和 2% 洗剂，用于皮肤癣菌或念珠菌所致皮肤黏膜感染。因皮肤和黏膜不易吸收，故无明显不良反应。

益康唑（econazole）的抗菌作用和临床应用均与咪康唑相似。

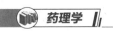

第三节　丙烯胺类抗真菌药

本类抗真菌药包括萘替芬和特比萘芬，为角鲨烯环氧酶的非竞争性、可逆性抑制药。本类药物中首先应用于临床的是萘替芬（naftifine），仅供局部外用，口服无效。将其侧链上苯基改变为特丁乙炔基，则制成口服有效、活性更高、毒性更低的特比萘芬。

特 比 萘 芬

【抗菌作用与机制】特比萘芬（terbinafine，TBF）对各种浅部真菌如毛癣菌属、小孢子癣菌属、表皮癣菌属均有明显的抗菌活性，体外抗皮肤真菌活性比酮康唑高 20～30 倍，比伊曲康唑高 10 倍。对酵母菌、白色念珠菌也有抑菌效应。其作用机制为抑制角鲨烯环氧化酶，该酶是催化角鲨烯合成真菌细胞壁的主要成分麦角固醇的关键酶。抑制该酶使麦角固醇不能合成，真菌胞壁合成受损，进而发挥抑菌或杀菌效应。

【体内过程】特比萘芬口服吸收良好且迅速，亲脂性极强，表观分布容积巨大，进入血液循环后广泛分布于全身各组织，很快弥散并聚集于皮肤、指（趾）甲和毛发等处。连续服药在皮肤中的浓度比血药浓度高 75%，停药后在毛囊、毛发和甲板等处维持高浓度的时间较长，如在甲板高浓度可达 3 个月，尤其适用于治疗皮肤癣菌。主要在肝脏代谢，经肾脏排泄，无蓄积作用。$t_{1/2}$ 为 17 小时，肝、肾功能不全者药物清除时间明显延长。

【临床应用】用于治疗皮肤癣菌引起的甲癣、体癣、股癣、手癣、足癣等，效果较好。

【不良反应】发生率低且轻微，主要为胃肠道反应，其次为皮肤瘙痒、荨麻疹、皮疹等，较少发生肝功损害，但肝肾功能严重减退者宜减量。

第四节　嘧啶类抗真菌药

氟 胞 嘧 啶

氟胞嘧啶（flucytosine）为化学合成的抗真菌药物。

【抗菌作用与机制】本药抗菌谱窄，只对隐球菌属、念珠菌属和球拟酵母菌等具有较高抗菌活性，对着色真菌、少数曲霉菌属有一定抗菌活性，而对其他真菌抗菌活性差。氟胞嘧啶为抑菌剂，高浓度时有杀菌作用。作用机制为通过真菌细胞的渗透酶系统进入细胞内，脱去氨基转换为 5 - 氟尿嘧啶（5 - fluo-rocytosine），替代尿嘧啶掺入 RNA 中，或代谢为 5 - 氟尿嘧啶脱氧核苷，抑制胸腺嘧啶核苷合成酶，最终结果均为阻断 DNA 的合成。哺乳动物细胞无法将氟胞嘧啶转变为 5 - 氟尿嘧啶，因此人体组织细胞代谢不受该药影响。

【体内过程】氟胞嘧啶口服吸收迅速而完全，生物利用度达 80% 以上，口服 2～3 小时后血药浓度达高峰，血浆蛋白结合率不到 5%。药物在体内分布广泛，可透过血 - 脑屏障，炎症脑脊液中药物浓度约可达血药浓度的 65%～90%。本药约 80% 以原型自尿中排泄，$t_{1/2}$ 为 3.5 小时。肾功能不全患者 $t_{1/2}$ 可延长至 200 小时。

【临床应用】主要用于隐球菌感染、念珠菌感染和着色霉菌感染，疗效不如两性霉素 B。由于易透过血 - 脑屏障，对隐球菌性脑膜炎有较好疗效。本药单独应用时真菌易对其产生耐药性，故需与两性霉素 B 等抗真菌药物联合应用。如两性霉素 B ［0.3mg/（kg·d）］合用氟胞嘧啶 ［100～150mg/（kg·d）］具有协同抗菌作用，是治疗隐球菌脑膜炎的有效方案。

【不良反应与注意事项】本药有骨髓抑制作用，可致白细胞或血小板减少，偶见全血细胞减少；因此骨髓抑制、再生障碍性贫血及同时接受骨髓抑制药物者需慎用本药。肝毒性反应也可发生，表现为一过性血清转氨酶的升高，偶有发生肝坏死者，因此应定期检查周围血象和肝功能。其他不良反应包括恶心、呕吐、腹痛、腹泻等消化道反应，皮疹、嗜酸性粒细胞增多等变态反应。在艾滋病和氮质血症患者，以上毒性反应更易发生。动物实验有致畸作用，孕妇禁用。

案例分析

【实例】患儿，男，6 岁，确诊为急性淋巴细胞性白血病，化疗后合并真菌性肺炎。痰液培养检出白色念珠菌，对两性霉素 B 敏感。治疗：停用化疗药，在保肝、对症及营养支持治疗等基础上，给两性霉素 B 脂质体静脉滴注 ［第一日 0.1mg/（kg·d），第二日 0.25mg/（kg·d），以后逐日递增至 1～3mg/（kg·d），疗程 2 个月）。用药 5 天后肺炎症状开始缓解，1 个月后复查胸片肺部病灶已消失。继续抗真菌治疗，同时进行化疗。两性霉素 B 治疗过程中出现轻微胃肠道反应和低钾血症，补钾后未影响治疗，无其他明显不良反应及肝肾功能损害。

【问题】根据上述描述，请判断患者临床用药是否合理，需要注意哪些事项？

【分析】两性霉素 B 是治疗深部真菌感染的首选药，但因毒性较大，尤其是严重肾毒性而限制了其临床应用。脂质体作为药物载体，静脉滴注后可较多分布在肝、脾、肺，而在其他组织尤其肾内浓度较低，显著降低了两性霉素 B 的肾毒性。本例患儿经治疗后肺炎痊愈，且无严重不良反应，说明两性霉素 B 脂质体治疗真菌性肺炎安全有效，但应严格控制其用量，同时预防不良反应的发生。关于抗真菌治疗的同时是否可以化疗，目前还存争议。

本章小结

抗真菌药可通过影响真菌细胞膜和细胞壁、抑制 DNA 和 RNA 多聚酶及影响微管蛋白的聚合而发挥抗真菌作用。本章所述及的抗真菌药包括主要用于深部真菌感染的两性霉素 B、氟胞嘧啶、氟康唑，主要用于浅表真菌感染的特比奈芬、咪康唑、灰黄霉素，及可用于深部和浅表真菌感染的酮康唑、伊曲康唑等。两性霉素 B 是广谱抗真菌药，能选择性地抑制真菌细胞膜麦角固醇的合成而导致真菌死亡，是治疗全身性真菌感染的首选药。酮康唑也是广谱抗真菌药，可治疗多种浅部真菌病及全身性真菌感染；氟康唑的体内抗真菌作用比酮康唑强 10～20 倍，主要用于深部真菌病。

思 考 题

1. 试述两性霉素 B 的作用、作用机制和临床应用。
2. 根据化学结构的不同可将常用抗真菌药分为几类？各包括哪些药物？各自的临床应用有哪些？

（李红艳）

第四十五章

抗寄生虫药

寄生虫病包括原虫病和蠕虫病两大类，疟疾、阿米巴病等属于原虫病，而吸虫、丝虫和线虫等引起的则是蠕虫病。根据疾病的不同，可将抗寄生虫病药物分为抗原虫药（antiprotozoal drugs）和抗蠕虫药（anthelmintic drugs）。

第一节 抗 疟 药

微课

疟疾是由疟原虫所引起的由雌性按蚊传播的寄生虫传染病。临床以间歇性寒战、高热、大汗后缓解为特征。疟疾共有四种：间日疟、三日疟、卵形疟和恶性疟。前三者又称为良性疟，其中间日疟、卵形疟常复发，三日疟症状较轻微且不常见；恶性疟发病急且症状严重，甚至危及生命。在我国主要是间日疟和恶性疟，其他两种少见。现有抗疟药中无一种药可对疟原虫生活史中各个环节均有杀灭作用，不同生长阶段的疟原虫对不同抗疟药敏感性不同。了解疟原虫的生活史和抗疟药的作用环节，才能合理使用该类药物，更好地发挥抗疟作用。

一、疟原虫的生活史与抗疟药的作用环节

寄生于人体的疟原虫有4种，即间日疟原虫、三日疟原虫、恶性疟原虫和卵形疟原虫，分别引起间日疟、三日疟、恶性疟和卵形疟。4种疟原虫的生活史基本相同，可分为在人体内的无性生殖阶段和在雌性按蚊体内的有性生殖阶段，前者又可进一步分为红细胞外期和红细胞内期。各种抗疟药（antimalarial drugs）可通过影响疟原虫生活史的不同发育阶段而发挥其抗疟作用。

（一）人体内的无性生殖阶段

1. 红细胞外期 受感染的雌性按蚊叮咬刺吸人血时，子孢子随唾液进入人体血液，随即侵入肝细

胞，发育、繁殖形成数以万计的裂殖体。间日疟原虫和卵形疟原虫的子孢子在遗传学上有两个类型，即速发型子孢子和迟发型子孢子。两种类型的子孢子同时进入肝细胞后，速发型子孢子在较短时期内发育、繁殖成裂殖体；而迟发型子孢子则可进入数月或年余的休眠期，称为休眠子，经过一段时间的休眠期后再被激活，成为良性疟治疗后复发的根源。恶性疟和三日疟不存在迟发型子孢子，故都不引起复发。乙胺嘧啶对红细胞外期速发型子孢子发育繁殖而形成的裂殖体有杀灭作用，可作为病因性预防。伯氨喹对红细胞外期迟发型子孢子（休眠子）有杀灭作用，与氯喹配合应用，可以根治间日疟。

2. 红细胞内期　裂殖体进入红细胞后发育成滋养体，并破坏红细胞释放出大量裂殖子及其代谢产物，被破坏的红细胞产生大量变性蛋白，共同刺激机体引起寒战、高热等临床症状。裂殖子又可重新进入红细胞进行发育，如此循环往复，每完成一个无性生殖周期，引起一次症状发作。不同疟原虫完成无性生殖周期所需时间不同：恶性疟 36～48 小时，间日疟 48 小时，三日疟 72 小时。对此期疟原虫有杀灭作用的药物有氯喹、奎宁、青蒿素等。

（二）按蚊体内的有性生殖阶段

红细胞内期疟原虫经过不断裂体增殖，部分裂殖子发育成雌、雄配子体。当按蚊吸取疟原虫感染者的血液时，雌、雄配子体随血液进入按蚊体内，结合成合子，再进一步发育成子孢子，并移行至唾液腺内，成为感染人的直接传染源。乙胺嘧啶能抑制雌、雄配子体在蚊体内的发育，有控制疟疾传播和流行的作用。

二、抗疟药的分类

1. 主要用于控制症状的药物　代表药为氯喹、奎宁、甲氟喹、青蒿素等，均能杀灭红细胞内期裂殖体，控制症状发作和预防性抑制疟疾发作。

2. 主要用于控制远期复发和传播的药物　代表药为伯氨喹，能杀灭肝脏中的休眠子，控制疟疾的复发；并能杀灭各种疟原虫的配子体，控制疟疾传播。

3. 主要用于疟疾预防的药物　代表药为乙胺嘧啶，能杀灭红细胞外期的子孢子，发挥病因性预防作用。

三、常用的抗疟药

（一）主要用于控制症状的抗疟药

氯　喹

氯喹（chloroquine）是人工合成的 4 - 氨基喹啉类衍生物。

【药理作用及作用机制】氯喹对各种疟原虫的红细胞内期裂殖体均有较强的杀灭作用，能迅速有效地控制疟疾的临床发作，是控制疟疾症状的首选药物。氯喹具有在红细胞内尤其是被疟原虫入侵的红细胞内浓集的特点，有利于杀灭疟原虫，其特点是起效快、疗效高、作用持久，通常用药后 24～48 小时内临床症状消退，48～72 小时血中疟原虫消失。对红细胞外期无效，因此不能用于病因预防以及控制远期复发和传播。本药大量分布于肝、肺等内脏组织，缓慢释放入血，加之在体内代谢与排泄缓慢，故作用持久。

氯喹的抗疟作用机制复杂尚未完全阐明，可能如下：①疟原虫生长发育所需的氨基酸主要来自宿主红细胞内的血红蛋白。疟原虫摄取血红蛋白，在酸性食物泡内被蛋白酶分解，释放出氨基酸供虫体利用。氯喹为弱碱性药物，进入疟原虫体内后能升高食物泡 pH，影响蛋白酶的活性，降低疟原虫利用血红蛋白的能力，从而抑制疟原虫的生长繁殖。②疟原虫在消化血红蛋白时释放的血红素是一种毒性化合物，具有膜溶解作用。疟原虫血红素聚合酶能催化血红素转变为无害的疟色素。氯喹能抑制血红素聚合酶活性，使有毒的血红素转化为无毒的疟色素受阻，血红素堆积，使疟原虫细胞膜溶解破裂而死亡。③氯喹可插入疟原虫 DNA 双螺旋结构中，形成稳固的 DNA - 氯喹复合物，干扰 DNA 复制和 RNA 转录，从而抑制疟原虫的生长繁殖。

【体内过程】 氯喹口服吸收快而完全，抗酸药可干扰其吸收。血药浓度达峰时间为 1 ~ 2 小时，血浆蛋白结合率为 55%，在全身各组织广泛分布。在被疟原虫入侵的红细胞内浓度比在正常红细胞内高约 25 倍，对杀灭红细胞内期裂殖体有利。氯喹可透过血 - 脑屏障进入脑组织，在脑组织中的浓度为血浆中浓度的 10 ~ 30 倍。因分布容积大，在治疗急性发作时必须给予负荷剂量才能达到有效杀灭裂殖体的浓度。主要在肝脏代谢，代谢产物去乙基氯喹仍有抗疟作用。少部分以原型药物经肾脏排泄。$t_{1/2}$ 数天至数周，并随用药剂量增大而延长。后遗效应持续数周或数月。

【临床应用】

1. 抗疟作用　临床主要用于控制疟疾的急性发作和恶性疟的根治。

2. 抗肠道外阿米巴病作用　氯喹在肝脏中浓度高，能杀灭阿米巴滋养体。可用于治疗阿米巴肝炎或肝脓肿。

3. 免疫抑制作用　大剂量氯喹能抑制免疫反应，偶尔用于类风湿关节炎、系统性红斑狼疮等免疫功能紊乱性疾病。

【耐药性】 世界大部分地区的恶性疟原虫都对氯喹产生耐药性。耐药机制为细胞多药耐药载体 P - 糖蛋白的表达增加，使药物从疟原虫小囊泡中的主动外排增多。氯喹对间日疟原虫的耐药也在世界很多地区有逐渐发展趋势。

【不良反应与注意事项】 氯喹用于预防疟疾时不良反应罕见。稍大剂量用于治疗疟疾急性发作时，不良反应偶尔发生，包括恶心、呕吐、头晕、目眩以及荨麻疹等，停药后可消失。长期大剂量应用可引起角膜浸润，少数可致不可逆性视网膜病，应定期进行眼科检查。少见不良反应包括葡萄糖 - 6 - 磷酸脱氢酶缺乏患者产生溶血、精神症状等。大剂量或快速静脉给药时可致低血压、心功能受抑、心电图异常、心搏骤停等，给药剂量大于 5g 可致死。有致畸作用，孕妇禁用。

奎　宁

奎宁（quinine）是从金鸡纳树皮中提取的一种生物碱，为奎尼丁的左旋体，喹啉类的衍生物。

【药理作用及作用机制】 本药与氯喹作用相似，对各种疟原虫的红细胞内期裂殖体均有杀灭作用，能有效控制临床症状，但疗效不及氯喹，对红细胞外期疟原虫和恶性虐的配子体无明显作用。其抗疟机制和氯喹相似，可能与抑制血红素聚合酶活性而致血红素堆积有关。此外，奎宁以氢键与 DNA 双螺旋结合形成复合物，抑制转录与蛋白合成。

【体内过程】 口服吸收迅速而完全，蛋白结合率约 70%。吸收后广泛分布于全身组织，以肝脏浓度最高，$t_{1/2}$ 为 8.5 小时。奎宁于肝中被氧化分解而迅速失效，其代谢物及少量原型药物经肾排出，服用 15 分钟后药物即出现于尿中，24 小时后几乎全部排出，故无蓄积性。

【临床应用】

1. 抗疟作用　主要用于耐氯喹或对多种药物耐药的恶性疟，尤其是脑型疟。奎宁对红细胞外期无效，不能根治良性疟，对恶性疟的配子体无直接作用。危急病例静脉滴注给予负荷量，之后口服维持血药浓度。

2. 其他作用　奎宁对心脏有抑制作用，能减弱心肌收缩力、减慢传导、延长不应期。对妊娠子宫平滑肌有轻微兴奋作用，有微弱的解热作用。

【耐药性】 疟原虫对奎宁的耐药与氯喹相似，通过增加 P - 糖蛋白的表达而促使药物从疟原虫中排出。

【不良反应与注意事项】

1. 金鸡纳反应　奎宁治疗剂量时可引起一系列不良反应，称为金鸡纳反应（cinchonism），表现为恶心、头痛、耳鸣、视力减退等，停药后一般能恢复。个别患者对奎宁具有高敏性，小剂量单用即可出现上述反应。

2. 心血管反应 用药过量或静脉滴注速度过快时，可致低血压、心律失常和严重的中枢神经系统反应，如谵妄和昏迷等。因此静脉滴注奎宁时应慢速，并密切观察患者心脏和血压的变化。

3. 特异质反应 少数恶性疟患者尤其是葡萄糖－6－磷酸脱氢酶缺乏患者，应用很小剂量奎宁即能引起急性溶血，发生寒战、高热、血红蛋白尿和急性肾功能衰竭等，甚至死亡。某些过敏患者可出现皮疹、瘙痒、哮喘等。

4. 其他 奎宁能刺激胰岛 B 细胞释放胰岛素，引起高胰岛素血症和低血糖。对妊娠子宫有兴奋作用，故孕妇忌用。

【药物相互作用】抗凝药与奎宁合用能增强抗凝血作用；肌松药如琥珀胆碱与奎宁合用能引起呼吸抑制；奎尼丁与奎宁合用可增加金鸡纳反应；维生素 K 与奎宁合用可增加奎宁的吸收；硝苯地平与奎宁合用可增加游离奎宁的浓度。

甲 氟 喹

甲氟喹（mefloquine）是人工合成的 4－喹啉－甲醇衍生物，安全、高效，能杀灭耐药恶性疟原虫。

【药理作用及作用机制】本药能有效杀灭红细胞内期裂殖体，特别是对成熟滋养体和裂殖体有强效杀灭作用。对红细胞外期疟原虫和配子体无效。抗疟机制尚未完全明了，许多方面与氯喹相似，但不能嵌入 DNA 中；能升高疟原虫食泡 pH；能与游离血红素形成有毒复合物，损伤膜的结构，使疟原虫细胞膜溶解破裂而死亡。

【体内过程】甲氟喹口服吸收良好，血药浓度达峰时间约 17 小时，血浆蛋白结合率 98%，可广泛分布于全身各个组织，在红细胞内浓度高。半衰期较长（约 30 天），存在肝肠循环，主要由粪便排泄。

【临床应用】主要用于耐氯喹或对多种药物耐药的恶性疟。与乙胺嘧啶合用可增强疗效，延缓耐药性的发生。

【不良反应与注意事项】常见胃肠道反应，如恶心、呕吐、腹痛、腹泻等，呈剂量相关性。半数患者可出现神经精神系统不良反应，如眩晕、头痛、忧虑、失眠、幻觉等，通常较轻微，与血药浓度高低无关。有神经精神病史者禁用。孕妇及两岁以下幼儿禁用。

咯 萘 啶

咯萘啶（malaridine）是我国研制的一种抗疟药，为苯并萘啶衍生物。对红细胞内期疟原虫有杀灭作用，对耐氯喹的恶性疟也有效。可用于治疗各种类型的疟疾，包括脑型疟患者。作用机制与破坏疟原虫复合膜及食泡结构有关。治疗剂量时不良反应轻微而少见，主要表现为食欲减退、恶心、头痛、头晕、皮疹和精神兴奋等。一般病例可口服给药，脑型或危重患者采用缓慢静脉滴注。

青 蒿 素

青蒿素（artemisinin）是从黄花蒿及其变种大头黄花蒿中提取的一种倍半萜内酯类过氧化物，是我国科技工作者根据"青蒿截疟"的记载而发掘出的新型抗疟药。由于对耐药疟原虫有效，受到国内外广泛重视。

【药理作用及作用机制】青蒿素对各种疟原虫红细胞内期裂殖体均有快速杀灭作用，48 小时内疟原虫从血中消失。对红细胞外期疟原虫无效。青蒿素的抗疟作用机制尚未完全阐明，可能是血红素或 Fe^{2+}

催化青蒿素形成自由基，破坏疟原虫表膜和线粒体结构，导致疟原虫死亡。青蒿素较其他抗疟药起效快，可能是因作用于疟原虫红细胞裂殖体增殖中的环形体和早期滋养体，而其他大多数抗疟药则作用于后期滋养体。

【体内过程】口服吸收迅速，1 小时后血药浓度达峰值，存在首过效应。广泛分布于全身各组织，在胆汁中浓度较高。该药为脂溶性物质，可透过血－脑屏障进入脑组织。体内代谢快，代谢产物主要从肾及肠道排出。由于代谢与排泄均较快，有效血药浓度维持时间短，难以杀灭疟原虫达到根治效果，故停药后复发率较高。

【临床应用】主要用于治疗耐氯喹或多药耐药的恶性疟，包括脑型疟的抢救。青蒿素与奎宁合用抗疟作用相加，与甲氟喹合用为协同作用，与氯喹或乙胺嘧啶合用则表现为拮抗作用。因有效血药浓度维持时间短，杀灭疟原虫不彻底，因而复发率高达 30%，与伯氨喹合用可使复燃率降至 10%。

【耐药性】目前已发现疟原虫对仅含青蒿素的抗疟药物易产生耐药，而复方青蒿素制剂对疟疾的治愈有效率达 95%，且产生耐药的可能性极小。

【不良反应与注意事项】本药不良反应罕见，少数患者出现轻度恶心、呕吐、腹泻等，偶有血清转氨酶轻度升高。动物实验发现有胚胎毒性，孕妇慎用。

蒿甲醚和青蒿琥酯

蒿甲醚（artemether）是青蒿素的脂溶性衍生物，而青蒿琥酯（artesunate）则是青蒿素的水溶性衍生物。前者溶解度大，可制成油针剂注射给药；后者可经口服、静脉、肌肉、直肠等多种途径给药。两药抗疟作用机制与青蒿素相同，抗疟效果强于青蒿素，可用于治疗耐氯喹的恶性疟以及危急病例的抢救。

双氢青蒿素

双氢青蒿素（dihydroartemisinin）为上述 3 种青蒿素及其衍生物的有效代谢产物，近年来已发展为抗疟药。治疗有效率 100%，复发率约 2%。不良反应较少，偶有见皮疹、一过性网织红细胞下降。

（二）主要用于控制疟疾复发和传播的药物

伯 氨 喹

【药理作用及作用机制】伯氨喹（primaquine）对红细胞外期及各型疟原虫的配子体均有较强的杀灭作用，能阻止疟疾传播，防治疟疾远期复发。对红细胞内期的疟原虫无效，不能控制疟疾临床症状的发作。伯氨喹抗疟原虫作用的机制尚未明了，可能是其损伤线粒体以及代谢产物 6－羟衍生物，促进氧自由基生成或阻碍疟原虫电子传递而发挥作用。

【临床应用】可作为控制复发、阻止疟疾传播的首选药。对间日疟红细胞外期迟发型子孢子有较强的杀灭作用，与红细胞内期裂殖体杀灭剂如氯喹合用，可以根治良性疟。

【体内过程】伯氨喹口服吸收快，2 小时内血药浓度达高峰，体内分布广泛，以肝脏中浓度较高。在体内代谢完全，代谢产物由尿中排出，$t_{1/2}$ 为 3～6 小时。有效血药浓度维持时间短，需每天给药。

【不良反应与注意事项】

1. 一般性反应　可引起头晕、恶心、呕吐、腹泻等剂量依赖性胃肠道反应，偶见白细胞减少，停药后可恢复。

2. 特异质反应　红细胞内缺乏 G－6－PD 的患者可发生急性溶血和高铁血红蛋白血症，应立即停药并给予地塞米松静滴，碱化尿液可缓解症状。服用伯氨喹前应仔细询问有关病史并检测 G－6－PD 脱氢酶的活性。

（三）主要用于预防的抗疟药

乙 胺 嘧 啶

乙胺嘧啶（pyrimethamine）是人工合成的非喹啉类抗疟药，常作为病因性预防的首选药。

【药理作用及作用机制】乙胺嘧啶能杀灭各种疟原虫红细胞外期速发型子孢子发育繁殖而成的裂殖体，可用于病因性预防。乙胺嘧啶不能直接杀灭配子体，但含药血液随配子体被按蚊吸食后，能阻止疟原虫在蚊体内的发育，起阻断传播的作用。

乙胺嘧啶为二氢叶酸还原酶抑制药，阻止二氢叶酸转变为四氢叶酸，阻碍核酸的合成，从而抑制疟原虫的繁殖。磺胺类或砜类为二氢叶酸合成酶抑制药，乙胺嘧啶与这些药物合用，可在两个环节上双重阻断叶酸代谢，增强疗效，延缓耐药性的产生。

【体内过程】口服吸收慢而完全，4~6小时血药浓度达峰值，主要分布于肾、肺、肝、脾等。$t_{1/2}$ 为 80~95 小时，服药一次有效血药浓度可维持约两周。代谢产物从尿排泄，可经乳汁分泌。

【临床应用】对恶性原虫疟和间日疟原虫的红细胞外期有抑制作用，是较好的病因性预防药；对已发育的裂殖体无效，仅对各种疟原虫红细胞内期未成熟的裂殖体有抑制作用。

【不良反应与注意事项】治疗剂量毒性小，偶可致皮疹。长期大量服用可能干扰人体叶酸代谢，引起巨幼细胞贫血、粒细胞减少，及时停药或用甲酰四氢叶酸治疗可恢复。乙胺嘧啶过量引起急性中毒，表现为恶心、呕吐、发热、发绀、惊厥，甚至死亡。严重肝肾功能损伤者慎用，孕妇禁用。

磺胺类和砜类

磺胺类和砜类能与PABA竞争二氢叶酸合成酶，抑制疟原虫二氢叶酸的合成，从而使疟原虫的生长繁殖受抑。仅抑制红细胞内期疟原虫，对红细胞外期无效。单用时疗效差，常与乙胺嘧啶等二氢叶酸还原酶抑制剂合用，增强疗效。常用药物为磺胺多辛和氨苯砜，主要用于治疗和预防耐氯喹的恶性疟。

四、抗疟药的合理应用

1. 抗疟药的选择　①控制症状：对氯喹敏感疟原虫选用氯喹。②脑型疟：选用氯喹、奎宁、青蒿素类注射给药以提高脑内药物浓度。③耐氯喹的恶性疟：选用奎宁、甲氟喹、青蒿素类。④休止期：选用乙胺嘧啶和伯氨喹合用。⑤预防用药：乙胺嘧啶能预防发作和阻止传播，氯喹能预防性抑制症状发作。

2. 联合用药　现有抗疟药尚无一种对疟原虫生活史的各个环节都有杀灭作用，因此宜联合用药。氯喹与伯氨喹合用于发作期的治疗，既控制症状，又防止复发和传播。乙胺嘧啶与伯氨喹合用于休止期患者，可防止复发。不同作用机制的药物联合应用，可增强疗效，减少耐药性的发生，如乙胺嘧啶与磺胺可协同阻止叶酸合成，对耐氯喹的恶性疟使用青蒿素与甲氟喹联合治疗。有些抗疟药合用则表现为拮抗作用，如青蒿素和氯喹或乙胺嘧啶合用会降低药效。

第二节　抗阿米巴病药及抗滴虫病药

一、抗阿米巴病药

阿米巴病（amebiasis）是由溶组织内阿米巴原虫所引起的肠道内和肠道外感染。溶组织内阿米巴有两个发育时期，即包囊和滋养体。阿米巴包囊经消化道进入小肠下段，包囊壁被肠液破坏，虫体脱囊而出并迅速分裂成小滋养体，寄居在回盲部，在肠液中与细菌共生。当人体免疫力低下或肠壁受损时，小滋养体侵入肠壁组织，发育成大滋养体，不断破坏肠壁黏膜和黏膜下层组织，引起肠阿米巴病。滋养体也可随肠壁血液或淋巴迁移至肠外组织（肝、肺、脑等）引起肠外阿米巴病，如阿米巴肝、肺、脑脓肿等。当宿主环境不适宜时，小滋养体转变为包囊，排出体外，此时被感染者无症状，称为排包囊者，是阿米巴病的传染源。目前的治疗药物有甲硝唑、二氯尼特等，主要作用于滋养体，而对包囊无作用。

甲　硝　唑

甲硝唑（metronidazole）为人工合成的 5 - 硝基咪唑类化合物。同类药物还有替硝唑（tinidazole）、尼莫唑（nimorazole）和奥硝唑（omidazole）等，药理作用与甲硝唑相似。

【药理作用和临床应用】

1. 抗阿米巴作用　甲硝唑对肠内、肠外阿米巴滋养体有强大的杀灭作用，对重症急性阿米巴痢疾和肠道外阿米巴感染治疗效果显著，是治疗阿米巴病的首选药物。对轻症阿米巴痢疾也有效，但对无症状排包囊者疗效差。

2. 抗滴虫作用　甲硝唑是治疗阴道毛滴虫感染的首选药物，口服后可分布于阴道分泌物、精液和尿液中，对阴道毛滴虫有直接杀灭作用，但不影响阴道内正常菌群的生长，对感染阴道毛滴虫的患者有较高的治愈率。

3. 抗厌氧菌作用　对 G^+ 或 G^- 厌氧杆菌和球菌都有较强的抗菌作用，常用于厌氧菌引起的产后盆腔炎、脓毒症和骨髓炎等的治疗，也可与抗菌药合用防止妇科手术、胃肠外科手术时的厌氧菌感染。

4. 抗贾第鞭毛虫作用　甲硝唑是治疗贾第鞭毛虫病的有效药物，治愈率达 90%。

甲硝唑的作用机制未明，可能是其甲基被还原后生成细胞毒性还原物，作用于细胞中大分子物质，包括 DNA、蛋白质或膜结构，抑制 DNA 合成，促进 DNA 降解，从而干扰病原体的生长与繁殖，最终导致细胞死亡。

【体内过程】 口服吸收迅速良好，血药浓度达峰时间为 1～3 小时，生物利用度达 95% 以上，血浆蛋白结合率为 20%，$t_{1/2}$ 为 8～10 小时。在体内分布广泛，可渗入全身组织和体液，能通过胎盘屏障和血 - 脑屏障，脑脊液中可达有效药物浓度。主要在肝脏代谢，经肾脏排泄，亦可经乳汁排泄。

【不良反应与注意事项】 治疗量不良反应轻微，口服有口干、金属味感。偶有腹痛、腹泻。极少数患者出现头昏、眩晕、惊厥、共济失调和肢体感觉异常等神经系统症状，一旦出现，应立即停药。服药期间饮酒可出现恶心、呕吐、腹痛、腹泻甚至头痛，因甲硝唑干扰乙醛代谢，导致急性乙醛中毒，故服药期间和停药后不久都应严格禁止饮酒。急性中枢神经系统疾病者禁用。肝、肾疾病者应酌情减量。动物实验证明，长期大剂量使用有致癌作用，对细菌有致突变作用，妊娠早期禁用。

案例分析

【实例】 患者，女，38 岁，已婚，自农村来上海做保姆 2 年。自觉劳累后腰酸、阴道较多白带流出，色微白，有时伴淡黄色泡沫样黏液，有腥臭味，阴部经常搔痒，月经量较大。妇科检查见宫颈糜烂Ⅱ度，阴道涂片见大量阴道毛滴虫，诊断为滴虫性阴道炎。治疗：口服灭滴灵片每次 0.25g，3 次/天，连用 7 天（一疗程）；另每晚以灭滴灵栓剂 0.2g 放入阴道内，连用 7 天。一个疗程后症状好转并逐渐消失。但年终回乡探亲返沪后不久，症状又复出现，再次用上述药物治疗 7～10 天后得以痊愈。

【问题】根据上述描述，请判断用药是否合理、需要注意哪些事项？

【分析】患者所处的环境卫生及个人防护相对较差，易得滴虫感染；工作劳累后促使阴道炎症加重；其丈夫更可能是传染源，促使其感染反复迁延。甲硝唑（灭滴灵）具有强大的杀灭滴虫作用，是治疗阴道滴虫病的首选药物；同时也有抗阿米巴原虫和抗厌氧菌作用，可治疗阿米巴病及厌氧菌感染。该患者口服灭滴灵片可取得较好疗效，同时加用栓剂外用能进一步增强疗效。患者应注意加强个人卫生，特别是其配偶也应同时进行药物治疗，从根本上阻止由其配偶带来重新感染的可能。

依米丁和去氢依米丁

依米丁（emetine）为从茜草科吐根属植物中提取的异喹啉生物碱，其衍生物去氢依米丁（dehydro-emetine）的药理作用与依米丁相似，但毒性略低。

【药理作用及作用机制】 两种药物对溶组织内阿米巴滋养体都有直接杀灭作用，能治疗急性阿米巴痢疾与阿米巴肝脓肿，迅速控制临床症状。对肠腔内阿米巴滋养体和包囊无效，不适用于症状轻微的慢性阿米巴痢疾及无症状的阿米巴包囊携带者。其作用机制为抑制肽酰基 tRNA 的移位，抑制肽链的延伸，阻碍蛋白质合成，从而干扰滋养体的分裂与繁殖。本药选择性低，也能抑制真核细胞蛋白质的合成。

【临床应用】 能迅速控制肠外阿米巴病与急性阿米巴痢疾的症状，但根治作用差，且毒性大，仅限用于甲硝唑治疗无效或禁用的患者。

【不良反应有】 本药排泄慢，易蓄积中毒，不易长期连续使用。用药后期常出现以下情况。①心脏毒性：常表现为心前区疼痛、心动过速、低血压、心律失常，甚至心力衰竭，心电图改变为 T 波低平或倒置、Q-T 间期延长，如有心电图改变应立即停药。②神经-肌肉阻断作用：表现为肌无力、疼痛、震颤等。③局部刺激：注射部位可出现肌痛、硬结或坏死。④胃肠道反应：恶心、呕吐、腹泻等。应在医师监护下进行治疗。孕妇、儿童和有心、肝、肾疾病者禁用。

二 氯 尼 特

二氯尼特（diloxanide）为二氯乙酰胺类衍生物，通常用其糠酸酯（diloxanide furoate），是目前最有效的杀包囊药。口服吸收迅速，1 小时血药浓度达高峰，分布全身。单用对无症状的包囊携带者有良好效果；对于急性阿米巴痢疾，可用甲硝唑控制症状后再用本品肃清肠腔内包囊，有效防止复发。对肠外阿米巴病无效。本药不良反应轻，偶有恶心、呕吐和皮疹等。大剂量时可导致流产，但无致畸作用。

巴 龙 霉 素

巴龙霉素（paromomycin）为氨基糖苷类抗生素，口服不易吸收，肠道浓度高。可通过抑制蛋白质合成直接杀灭阿米巴滋养体，也可通过抑制共生菌群的代谢，间接抑制肠道阿米巴原虫的生存与繁殖。对肠外阿米巴病无效。临床用于治疗急性阿米巴痢疾与肠炎。

氯 喹

氯喹为抗疟药，也有杀灭肝和肺阿米巴滋养体的作用。口服吸收迅速，肝中浓度高于血浆浓度200～

700 倍，肠壁的分布量很少。仅用于甲硝唑治疗无效或禁忌的阿米巴肝炎或肝脓肿。对肠内阿米巴病无效。

二、抗滴虫病药

抗滴虫病药用于治疗阴道毛滴虫所引起的阴道炎、尿道炎和前列腺炎。目前治疗滴虫病最有效的药物为甲硝唑，简便、经济、安全，适合集体治疗。但目前抗甲硝唑虫株正在增多。替硝唑为甲硝唑的衍生物，也是高效低毒的抗滴虫病药。

乙 酰 砷 胺

乙酰砷胺（acetarsol）为五价砷剂，能直接杀灭滴虫。对耐甲硝唑滴虫株感染时，可改用乙酰砷胺局部给药。此药有轻度局部刺激作用，可使阴道分泌物增多。阴道毛滴虫可通过性直接传播和使用公共浴厕等间接传播，故应夫妇同时治疗以保证疗效。治疗过程中也必须注意个人卫生，每日洗换内裤，消毒洗具。

第三节　抗血吸虫病药和抗丝虫病药

一、抗血吸虫病药

寄生于人体的血吸虫有日本血吸虫、曼氏血吸虫、埃及血吸虫等，在我国流行的是日本血吸虫病。由皮肤接触含尾蚴的疫水而感染，疫区主要分布于长江流域及其以南十三个省、市、自治区。血吸虫病是严重危害人类健康的寄生虫病，药物治疗是消灭该病的重要措施之一。70 年代中期吡喹酮问世，使血吸虫病的药物治疗进入一个新阶段。吡喹酮具有安全有效、使用方便等特点，是当前治疗血吸虫病的首选药物。

吡 喹 酮

吡喹酮（praziquantel，环吡异喹酮）是人工合成的吡嗪异喹啉衍生物，具有广谱、高效、低毒、疗程短、口服有效等优点。

【药理作用及作用机制】 吡喹酮是广谱的抗吸虫和绦虫药物，对日本血吸虫、埃及血吸虫、曼氏血吸虫的单一感染或混合感染均有良好疗效，对血吸虫成虫有迅速而强效的杀灭作用，对幼虫也有作用，但较弱；对其他吸虫如华支睾吸虫、姜片吸虫、肺吸虫有显著杀灭作用；对各种绦虫感染和其幼虫引起的囊虫病、包虫病也有不同程度的疗效。

吡喹酮可使宿主体内的虫体产生痉挛性麻痹而失去吸附能力，虫体脱离宿主组织，随血流转移至肝脏，被吞噬细胞吞噬消灭。作用机制可能是通过影响虫体细胞钙通道，使钙离子内流增加，引起虫体兴奋、收缩和痉挛，最终被网状内皮细胞吞噬灭活。

【体内过程】 口服吸收快而完全，2 小时左右血药浓度达高峰，首关消除多，生物利用度低，$t_{1/2}$ 为 0.8～1.5 小时，血中代谢物的浓度高于原药 100 余倍。24 小时内 70% 以羟化代谢物形式从尿中排出，余下大部分被肝脏代谢后从胆汁排泄。

【临床应用】

（1）治疗各型血吸虫病。是临床防治各型血吸虫病的首选药物，适用于急性、慢性、晚期以及有并

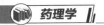

发症的血吸虫患者，多数患者也能顺利完成疗程。

（2）抗绦虫病、囊尾蚴病。

（3）其他寄生虫病，如华支睾吸虫病、肠吸虫病（如姜片虫病、异形吸虫病、横川后殖吸虫病）、肺吸虫病等。

【不良反应与注意事项】 少且短暂。口服后可出现腹部不适、腹痛、腹泻、头痛、眩晕、嗜睡等，服药期间避免驾车和高空作业。偶见发热、瘙痒、荨麻疹、关节痛等，与杀死虫体后释放的异体蛋白有关。少数出现心电图异常。未发现该药有致突变、致畸和致癌作用，但大剂量使大鼠流产率增高，故孕妇禁用。

二、抗丝虫病药

丝虫病是由丝状线虫引起的一种流行性寄生虫病。寄生于人体的丝虫有 8 种，在我国流行的有班氏丝虫和马来丝虫两种。丝虫的生长繁殖分为两阶段：幼虫在蚊体内发育和成虫在人体内发育。丝虫寄生于人体淋巴系统，早期表现为淋巴管炎和淋巴结炎，晚期出现淋巴管阻塞所致的症状。20 世纪 40 年代出现的乙胺嗪（diethylcarhamazine）兼有杀微丝蚴和成虫的作用，对班氏丝虫和马来丝虫都有效，是目前最常用的抗丝虫病药物。20 世纪 70 年代我国研制的呋喃嘧酮（furapyrimidone）的杀虫活性和疗效均优于乙胺嗪。

乙 胺 嗪

【药理作用及作用机制】 乙胺嗪（diethylcarhamazine，海群生）对班氏丝虫和马来丝虫的成虫和微丝蚴均有杀灭作用，且对马来丝虫的作用优于班氏丝虫，对微丝蚴的作用胜于成虫。乙胺嗪分子中的哌嗪部分可使微丝蚴的肌组织超极化，产生弛缓性麻痹而从寄生部位脱离，迅速随血流入肝脏并易被网状内皮系统捕获杀灭。此外，乙胺嗪也可破坏微丝蚴表膜的完整性，暴露抗原而使其易遭宿主防御机制的破坏，产生杀虫作用。

【体内过程】 口服吸收迅速，2~3 小时后血药浓度达峰值。$t_{1/2}$ 为 8 小时。在体内各组织分布广泛，大部分在体内氧化失活，原型药及代谢物主要经肾脏排泄，4%~5% 经肠排泄。反复给药无蓄积性，酸化尿液可促进其排泄，而碱化尿液则减慢其排泄，增高血浆浓度、延长半衰期，因此在肾功能不全或碱化尿液时应减少用量。

【临床应用】 适用于班氏丝虫和马来丝虫的感染。

【不良反应与注意事项】 不良反应轻微，常见厌食、恶心、呕吐、头痛、乏力等，通常在几天内消失。但因成虫和微丝蚴死亡释出的大量异体蛋白，引起较明显的过敏反应，表现为皮疹、淋巴结肿大、血管神经性水肿、畏寒、发热、哮喘、肌肉关节酸痛、心率加快以及胃肠功能紊乱等，可用地塞米松缓解症状。

伊 维 菌 素

【药理作用及作用机制】 伊维菌素（ivermectin）能较好地杀灭微丝蚴，对成虫无效。对微丝蚴的作用比乙胺嗪缓慢而持久。作用机制为促进虫体神经突触前 GABA 的释放，与突触后 GABA 受体结合后增强 GABA 效应，从而影响虫体神经细胞间的信息传递，使虫体麻痹。

【临床应用】 抗丝虫和其他蠕虫。

【不良反应与注意事项】 轻微，常见厌食、恶心、呕吐、头痛、乏力等，通常在几天内消失。治疗丝虫病时，因微丝蚴死亡后释出的异体蛋白，常引起过敏反应，表现为皮疹、瘙痒、发热、淋巴结肿大、肌肉关节酸痛等，可用地塞米松缓解症状。

呋喃嘧酮

呋喃嘧酮（furapyrimidone）为硝基呋喃类化合物，是近年我国研制的一种抗丝虫病新药。对马来丝虫和班氏丝虫的成虫和微丝蚴均有强大的杀灭作用，尤其对成虫的作用更强。杀虫活性和疗效均优于乙胺嗪。口服吸收迅速，30 分钟血药浓度达峰值，$t_{1/2}$ 约为 1 小时。吸收后分布于全身各组织，代谢迅速，代谢物随尿液排泄，无蓄积作用。不良反应与乙胺嗪相似。

第四节　抗肠蠕虫药

寄生在肠道的蠕虫有线虫、绦虫和吸虫，在我国肠蠕虫病以线虫感染最为普遍（如蛔虫、蛲虫、钩虫、鞭虫）。抗肠蠕虫药是驱除或杀灭肠道蠕虫类的药物。近几年来，高效、低毒、广谱抗肠蠕虫药不断问世，使多数肠蠕虫病得到有效治疗和控制。

一、常用药物

甲苯达唑

【药理作用及作用机制】甲苯达唑（mebendazole）是广谱驱肠虫药，对蛔虫、钩虫、蛲虫、鞭虫、绦虫和粪类圆线虫等肠道蠕虫均有显著疗效。该药影响虫体多种生化代谢途径，可与虫体微管蛋白结合抑制微管聚集，抑制虫体对葡萄糖的摄取，导致糖原耗竭而引起虫体死亡；抑制虫体线粒体延胡索酸还原酶系统，减少 ATP 生成，干扰虫体生存及繁殖而使其死亡。这种干扰需要一定的时间才能产生，因此，甲苯达唑药效缓慢，给药后需要数日才能将虫体排出。甲苯达唑还对蛔虫卵、钩虫卵、鞭虫卵及幼虫有杀灭和抑制发育作用，可用于治疗上述肠蠕虫单独感染或混合感染。

【体内过程】口服吸收少，首关消除明显。血浆蛋白结合率 95%，大部分在肝脏代谢，生成极性强的羟基及氨基代谢物，通过胆汁由粪便排出。未吸收部分在 24~48 小时内以原型从粪便排泄。

【临床应用】主要用于蛔虫、蛲虫、钩虫、鞭虫、绦虫等寄生虫感染患者。

【不良反应与注意事项】本品口服吸收少，无明显不良反应。驱虫后由于大量虫体排出可引起短暂的腹痛和腹泻。大剂量偶见转氨酶升高、粒细胞减少、血尿、脱发等。动物实验有胚胎毒性和致畸作用。孕妇及肝、肾功能不全者禁用；2 岁以下儿童不宜用。

阿苯达唑

阿苯达唑（albendazole，丙硫咪唑）为甲苯达唑的同类物，是高效、低毒的广谱驱肠虫药。作用与甲苯达唑相似，能杀灭多种肠道线虫、绦虫和吸虫的成虫及虫卵，可用于多种线虫混合感染，疗效优于甲苯达唑。作用机制与甲苯达唑相似，主要是抑制蠕虫对葡萄糖的摄取，导致虫体糖原耗竭。对感染蛔虫、蛲虫、钩虫、鞭虫、绦虫及囊尾蚴者均有良好效果。对感染华支睾吸虫及并殖吸虫亦有效。不良反应较少，偶有腹痛、腹泻、恶心、头痛、头晕等。少数患者出现血清转氨酶升高，停药后可恢复正常。孕妇、两岁以下儿童以及肝肾功能不全者禁用。

哌　嗪

哌嗪（piperazine）为常用驱蛔虫和蛲虫药，临床常用其枸橼酸盐。对蛔虫、蛲虫具有较强的驱虫作用，对钩虫、鞭虫作用不明显。其抗虫作用机制主要是通过改变虫体肌胞膜的离子通透性，引起膜超极化，阻断神经－肌肉接头处的传导而致虫体弛缓性麻痹，随粪便排出体外；也能抑制琥珀酸合成，干扰虫体糖代谢，使肌肉收缩的能量供应受阻。本品对虫体无刺激性，可减少虫体游走移行，主要用于驱除肠道蛔虫，治疗蛔虫所致的不完全性肠梗阻和早期胆道蛔虫。

哌嗪不良反应轻，大剂量时可出现恶心、呕吐、腹泻、上腹部不适，甚至可见神经症状如嗜睡、眩晕、眼球震颤、共济失调、肌肉痉挛等。动物实验有致畸作用，孕妇禁用。有肝、肾功能不良和神经系统疾病者禁用。

左 旋 咪 唑

左旋咪唑（levamizole）为四咪唑的左旋异构体，对多种线虫有杀灭作用，其中对蛔虫的作用较强。作用机制为抑制虫体琥珀酸脱氢酶活性，阻止延胡索酸还原为琥珀酸，从而减少能量生成，使虫体肌肉麻痹，失去附着能力而排出体外。用于治疗蛔虫、钩虫、蛲虫感染，对丝虫病和囊虫症也有一定疗效。本药治疗剂量偶有恶心、呕吐、腹痛、头晕等。大剂量或多次用药个别患者出现粒细胞减少、肝功能减退等。妊娠早期、肝肾功能不全者禁用。

噻 嘧 啶

噻嘧啶（pyrantel）为人工合成四氢嘧啶衍生物，是广谱抗肠蠕虫药。本药是去极化神经－肌肉阻滞药，可抑制虫体胆碱酯酶，使神经－肌肉接头处乙酰胆碱堆积，神经－肌肉兴奋性增强，肌张力增高，虫体痉挛性麻痹，不能附壁而排出体外。对钩虫、绦虫、蛲虫、蛔虫等均有抑制作用，用于蛔虫、钩虫、蛲虫单独或混合感染，常与另一种抗肠蠕虫药奥克太尔（oxantel）合用增强疗效。本药不良反应较少，偶有发热、头痛、皮疹和腹部不适。少数患者出现血清转氨酶升高，故肝功能不全者禁用。孕妇及两岁以下儿童禁用。与哌嗪有拮抗作用，故不宜合用。

恩波吡维胺

恩波吡维胺（pyrvinium embonate）为青铵染料，口服不吸收，胃肠道内浓度高，曾作为蛲虫单一感染的首选药。抗虫作用机制为选择性干扰虫体呼吸酶系统，抑制虫体需氧代谢，同时抑制虫体运糖酶系统，阻止虫体对外源性葡萄糖的利用，从而减少能量生成，导致虫体逐渐衰弱、死亡。本药不良反应少，仅见恶心、呕吐、腹痛、腹泻等。服药后粪便呈红色，需事先告知患者。

氯 硝 柳 胺

氯硝柳胺（niclosamide）为水杨酰胺类衍生物，对多种绦虫成虫均有杀灭作用，对牛肉绦虫、猪肉绦虫、鱼绦虫、阔节裂头绦虫、短膜壳绦虫感染都有效。药物与虫体接触后，杀死虫体头节和近端节片，使虫体脱离肠壁，随肠蠕动排出体外。抗虫机制为抑制虫体细胞内线粒体氧化磷酸化过程，使能量物质ATP生成减少，妨碍虫体生长发育。对虫卵无效，死亡节片易被肠腔内蛋白酶消化分解，释放出虫卵，有致囊虫病的危险。本品对钉螺和日本血吸虫尾蚴亦有杀灭作用，可防止血吸虫传播。不良反应少，仅见胃肠不适、腹痛、头晕、乏力、皮肤瘙痒等。

吡 喹 酮

吡喹酮为广谱抗吸虫药和驱绦虫药，不仅对多种吸虫有强大的杀灭作用，对绦虫感染和囊虫病也有良好效果，是治疗各种绦虫病的首选药，治愈率可达90%以上。治疗囊虫病有效率为82%～98%。治疗脑型囊虫症时可因虫体死亡后的炎症反应引起脑水肿、颅内压升高，宜同时使用脱水药和糖皮质激素以防止意外。

二、抗肠蠕虫药的合理选用

选用抗肠蠕虫药时除根据药品的疗效、安全性外，还应考虑药品的价格、来源及病情特点等，可参考表45-1。

表45-1　常用抗肠蠕虫药的选用

	首选	次选
蛔虫感染	甲苯达唑、阿苯达唑	噻嘧啶、哌嗪、左旋咪唑
蛲虫感染	甲苯达唑、阿苯达唑	噻嘧啶、哌嗪、恩波吡维胺
钩虫感染	甲苯达唑、阿苯达唑	噻嘧啶
鞭虫感染	甲苯达唑	
绦虫感染	吡喹酮	氯硝柳胺
囊虫病	吡喹酮、阿苯达唑	
包虫病	阿苯达唑	吡喹酮、甲苯达唑

本章小结

本章所述及的抗寄生虫药物包括四类。①抗疟药：氯喹、奎宁、甲氟喹、青蒿素等主要用于控制疟疾症状，均能杀灭红细胞内期裂殖体，控制疟疾症状发作和预防性抑制疟疾发作；伯氨喹主要用于控制复发和传播；乙胺嘧啶主要用于疟疾预防。②抗阿米巴病药和抗滴虫病：首选甲硝唑，并具有抗厌氧菌的作用。③抗血吸虫病药和抗丝虫病药：临床治疗各型血吸虫病首选吡喹酮；乙胺嗪是目前最常用的抗丝虫病药物，适用于班氏丝虫和马来丝虫的感染。④抗肠蠕虫药：甲苯咪唑是广谱驱肠虫药，对蛔虫、钩虫、饶虫、鞭虫、绦虫和粪类线虫等多种肠道寄生虫都有显效；阿苯达唑的抗虫作用及不良反应都与甲苯咪唑类似，但血药浓度高；左旋咪唑具有驱虫及免疫调节作用；噻嘧啶为广谱驱虫药。

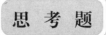

题库

1. 奎宁的临床应用和不良反应是什么？
2. 治疗血吸虫时为何首选吡喹酮，其作用机制是什么？
3. 治疗阿米巴痢疾及阿米巴肝脓肿应首选何药，为什么？若要根治阿米巴痢疾应加用何药，为什么？

（来丽娜）

第八篇

肿瘤与免疫系统药理学

第四十六章

抗恶性肿瘤药物

知识要求

1. **掌握** 抗恶性肿瘤药物的分类；常用抗恶性肿瘤药物的药理作用、作用机制和临床应用。
2. **熟悉** 常用抗恶性肿瘤药物毒性反应及耐药机制。
3. **了解** 非细胞毒类抗肿瘤药物；抗恶性肿瘤药物联合应用原则。

能力要求

1. 熟练掌握常用抗恶性肿瘤药物的药理作用、临床应用及不良反应，促进临床安全、合理用药，提高临床治疗水平。
2. 学会应用抗恶性肿瘤药物应用原则筛选药物组合，能够针对不同种类的恶性肿瘤设计出合理的给药方案。

恶性肿瘤常称癌症（cancer），是一类严重威胁人类健康的疾病。全世界每年死于恶性肿瘤的患者达数百万之多。目前治疗恶性肿瘤的主要手段有化学治疗、外科手术、放射治疗和其他治疗等。抗肿瘤药物（antineoplastic drugs）在肿瘤综合治疗（synthetic therapy）中发挥重要作用。传统细胞毒类抗肿瘤药对肿瘤细胞选择性低，在杀伤肿瘤细胞的同时，对正常的组织细胞也有不同程度的损伤，因此毒性反应是肿瘤化疗时药物剂量受限的关键因素；此外，在化疗过程中肿瘤细胞也会对药物产生耐药性，这也是肿瘤化疗失败的重要原因。

近二十余年，随着对肿瘤生物学认识的深入，分子生物学技术以及新药研究的不断发展，抗恶性肿瘤药正从传统的细胞毒作用向针对机制多环节作用发展，如以细胞信号转导过程的关键调控分子为靶点的分子靶向药物、单克隆抗体、新生血管抑制剂、细胞凋亡诱导剂、细胞分化诱导剂、肿瘤耐药逆转剂以及基因治疗药物等不断进入临床。此外，肿瘤免疫治疗药物近年来得到很大发展，主要是应用免疫学原理和方法，增强机体抗肿瘤免疫应答反应，提高肿瘤细胞对效应细胞杀伤的敏感性。如表达嵌合抗原受体的自体T细胞疗法（chimeric antigen receptor T-Cell therapy，CAR-T），是将患者自体T细胞重新编程获得大量肿瘤特异性CAR-T细胞的个体化治疗方法；利用免疫检查点的抗体激活患者免疫系统的T细胞，如细胞毒T淋巴细胞相关抗原4（cytotoxic T lymphocyte-associated antigen 4，CTLA-4）、程序性细胞死亡蛋白1（programmed death-1，PD-1）及其配体（programmed death ligand 1，PD-L1）等。

第一节 抗恶性肿瘤药的药理学基础

一、抗恶性肿瘤药物的分类

目前临床应用的抗肿瘤药种类繁多且发展迅速，分类方法尚未完全统一。

依据药物作用方式可分为细胞毒类药物和非细胞毒类药物两大类。其中细胞毒类药物是指传统化疗药物，非细胞毒类药物是指针对机制多环节型的具有新的作用机制的药物，如分子靶向药物和肿瘤免疫治疗药物。

依据药物的化学结构和来源分类，可以分为烷化剂、抗代谢药、抗肿瘤抗生素、抗肿瘤植物药、杂类（铂类配合物和酶等）和其他（靶向治疗、生物反应剂和基因治疗药物等）6 大类。

依据药物作用生化机制分类，可以分为干扰核酸生物合成的药物、直接影响 DNA 结构与功能的药物、干扰转录过程和阻止 RNA 合成的药物、影响蛋白质合成的药物和其他类型的药物等。

二、抗恶性肿瘤药物的作用机制

（一）细胞毒类抗肿瘤药物的作用机制

几乎所有肿瘤细胞都具有一个共同的特点，即与细胞增殖有关的基因被开启或激活，而与细胞分化有关的基因被关闭或抑制，从而使肿瘤细胞表现为不受机体约束的无限增殖状态。因此能够抑制肿瘤细胞增殖和（或）诱导肿瘤细胞凋亡的药物均能发挥抗肿瘤作用。

肿瘤细胞群由增殖细胞群、静止细胞群及无增殖能力细胞群组成。增殖细胞群指处于不断按指数分裂增殖的细胞，这部分细胞占肿瘤全部细胞群的比例称为生长比率（growth fraction，GF）。GF 值大的肿瘤增长较为迅速，对药物敏感，如急性白血病。肿瘤体积增大 1 倍所需的时间称为倍增时间（doubling time，DT）。GF 值大，DT 短的肿瘤，对药物的敏感性较高，化疗效果好；非增殖细胞群（G_0 期细胞），又称静止细胞群，这类细胞有潜在增殖能力，但暂不分裂。当增殖周期中的细胞被大量杀灭后，G_0 期细胞即可进入增殖周期，成为肿瘤复发的根源。G_0 期细胞对药物敏感性较低，也是肿瘤化疗中的主要障碍；无增殖能力细胞群不进行分裂，最后老化死亡。

知识链接

细胞周期

肿瘤细胞从一次分裂结束到下一次分裂结束的时间称为一个细胞周期，期间经历 4 个时相：①DNA 合成前期（G_1 期），主要为 DNA 合成做准备；②DNA 合成期（S 期），进行 DNA 复制，也合成 RNA 和蛋白质；③DNA 合成后期（G_2 期），合成 RNA 和蛋白质，为细胞分裂做准备；④有丝分裂期（M 期）。细胞周期进程的实现依赖于各级调控因子对细胞周期精确而严密的调控。

抗肿瘤药物通过影响细胞周期的生化事件或细胞周期调控，对肿瘤细胞产生细胞毒作用并延缓细胞周期的时相过渡。依据药物对处于各周期（或时相）肿瘤细胞的敏感性不同，可将抗恶性肿瘤药物分为细胞周期非特异性药物（cell cycle nonspecific agents，CCNSA）和细胞周期特异性药物（cell cycle specific agents，CCSA）两大类。

细胞周期非特异性药物能抑制或杀灭增殖周期各时相的细胞，甚至包括 G_0 期的细胞。如烷化剂、抗肿瘤抗生素和铂类化合物等。此类药物抗肿瘤细胞的作用较强，其杀伤作用具有明显的剂量依赖性，在机体能够耐受的药物毒性限度内，其杀伤作用随剂量增加而增强（图 46-1）。

细胞周期特异性药物仅对处于增殖周期的某些时相

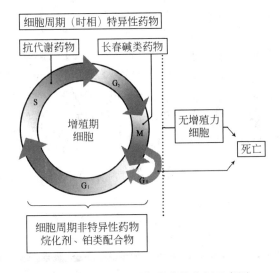

图 46-1　细胞增殖周期和药物作用示意图

的细胞敏感，而对 G_0 细胞不敏感，如主要作用于 S 期的抗代谢药物、作用于 M 期细胞的干扰微管蛋白功能药物。此类药物抗肿瘤细胞的作用较弱，其杀伤作用呈时间依赖性，需要一定的时间才能发挥作用，达到一定剂量后即使剂量再增加其作用也不再增强（图 46-1）。

（二）非细胞毒类抗肿瘤药物的作用机制

随着分子水平对肿瘤发生、发展机制，细胞分化增殖和凋亡调控机制认识的深入，针对肿瘤分子病理过程的关键基因和调控分子等为靶点的治疗药物发展迅速，如调节激素平衡的某些激素或其拮抗药；抗某些与增殖相关受体的单克隆抗体；以细胞信号转导通路关键分子为靶点的蛋白酪氨酸激酶抑制剂、MAPK 信号转导通路抑制剂、法尼基转移酶抑制剂和细胞周期调节剂；以端粒酶为靶点的抑制剂；诱导肿瘤细胞凋亡的诱导剂；诱导恶性肿瘤细胞分化的分化诱导剂；肿瘤新生血管生成抑制剂；抑制肿瘤细胞脱落、黏附和基底膜降解的抗侵袭转移药物；逆转肿瘤细胞耐药性的药物；增强放疗和化疗疗效的增敏剂及免疫治疗药物等。

第二节 细胞毒类抗肿瘤药

细胞毒类抗肿瘤药物是指能够直接杀灭或抑制肿瘤细胞生长增殖的化疗药物，根据抗肿瘤作用的生化机制（图 46-2），包括影响核酸生物合成的药物，影响 DNA 结构与功能的药物，干扰转录过程、阻止 RNA 合成的药物和干扰蛋白质合成与功能的药物。

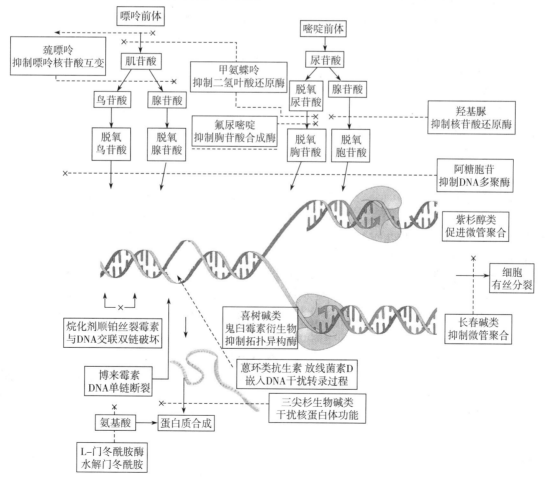

图 46-2 抗肿瘤药物作用靶位图

一、影响核酸生物合成的药物

这类药物又称抗代谢药，化学结构和核酸代谢的必需物质如叶酸、嘌呤碱、嘧啶碱等相似，可以通过特异性干扰核酸的代谢，抑制细胞的分裂和增殖。此类药物属于细胞周期特异性药物，主要作用于 S 期细胞。

（一）二氢叶酸还原酶抑制剂

甲氨蝶呤

【药理作用】甲氨蝶呤（methotrexate，MTX）其化学结构与叶酸相似，与叶酸竞争结合二氢叶酸还原酶，它与该酶的结合力比叶酸大 106 倍，对二氢叶酸还原酶有强大而持久的抑制作用，使二氢叶酸（FH_2）不能转变为四氢叶酸（FH_4），致使 5,10 - 甲酰四氢叶酸不足，从而使脱氧胸苷酸（dTMP）合成受阻，最终影响 DNA 合成；MTX 也可阻止嘌呤核苷酸的合成，因为嘌呤环上的第 2 和第 8 碳原子是由 FH_4 携带的一碳基团（如—CHO—，＝C—）所供给，故能干扰 RNA 和蛋白质的合成。肿瘤细胞对 MTX 产生耐药性主要是细胞产生更多二氢叶酸还原酶所致，也与 MTX 进入细胞减少有关。

【体内过程】口服吸收良好。1 小时内血中浓度达峰值，3~7 小时后已不能测到。与血浆蛋白质结合率为 50%；$t_{1/2}$ 约 2 小时。由尿中排出的原型药约 50%；少量通过胆道从粪排出。MTX 不易透过血 - 脑屏障。

【临床应用】临床主要用于儿童急性淋巴性白血病，与长春新碱、泼尼松、巯嘌呤合用效果好，90% 患者可以完全缓解，且部分可长期缓解。与氟尿嘧啶、放线菌素 D 合用治疗绒毛膜上皮癌可使部分患者长期缓解。对乳腺癌、膀胱癌、睾丸癌也有一定疗效。

【不良反应】较多，常见骨髓抑制和胃肠道毒性，骨髓抑制表现为白细胞和血小板减少，以至全血象下降。胃肠道反应主要是口腔炎、胃炎、腹泻、便血等。甲酰四氢叶酸钙在一定程度上可预防和逆转其不良反应。孕妇应用可致畸胎、死胎，故禁用。其他不良反应包括皮炎、脱发和肝、肾损害等。

（二）胸苷酸合成酶抑制剂

氟尿嘧啶

【药理作用】氟尿嘧啶（fluorouracil，5 - FU）为尿嘧啶 5 位的氢被氟所取代而产生的衍生物，为嘧啶类拮抗药，在细胞内转化为氟尿嘧啶核苷和氟尿嘧啶脱氧核苷，后者可抑制胸腺嘧啶核苷合成酶，从而阻断尿嘧啶脱氧核苷转变为胸腺嘧啶脱氧核苷，干扰 DNA 的生物合成。也可掺入 mRNA 中，干扰其功能，影响蛋白质的合成。主要杀灭细胞增殖周期中的 S 期细胞，但对其他周期细胞亦有一定的作用，故不是典型的周期特异性药物。与其他常用抗肿瘤药物无交叉耐药性。

【体内过程】口服吸收不规则，生物利用度低。通常静脉给药。静脉注射后迅速分布于全身体液，在肿瘤组织中浓度较高，也可通过血 - 脑屏障。主要经肝代谢灭活，代谢产物为 CO_2 和尿素，分别由肺和尿排出，肝功能不良者其毒性增强。

【临床应用】抗瘤谱较广，是治疗消化道肿瘤和乳腺癌的基本药物。

【不良反应】主要为消化道反应，重者可致血性泄泻等，可并发结膜假肠炎。本品因刺激性可致静脉炎或动脉内膜炎，少数有肝损害和黄疸。孕妇用药可致畸或死胎，故应慎用。

替加氟

替加氟（tegafur，FT - 207）为氟尿嘧啶的衍生物，在肝内转变为 5 - FU 而发挥抗癌作用。口服吸收好，作用持续时间可达 12 ~ 20 小时。其脂溶性较高，毒性仅为 5 - FU 的 1/7 ~ 1/4，化疗指数是 5 - FU 的 2 倍。临床主要用于胃癌、结肠癌、直肠癌、胰腺癌、乳腺癌、肝癌的治疗。不良反应与 5 - FU 相似，但程度明显减轻。

（三）嘌呤核苷酸互变抑制剂

巯 嘌 呤

【药理作用】巯嘌呤（mercaptopurine，6 - MP）是腺嘌呤 6 位上的—NH_2 被—SH 取代的衍生物。在体内先经酶催化变成硫代肌苷酸，竞争性阻断肌苷酸转变为腺嘌呤核苷酸和鸟嘌呤核苷酸，干扰嘌呤代谢、阻碍核酸合成。主要作用于 S 期细胞，对其他各期细胞也有作用。

【体内过程】口服生物利用度 5% ~ 37%，有首过效应。静注可分布到全身，脑脊液中较少。静脉注射后的 $t_{1/2}$ 约为 90 分钟。在体内转变为 6 - 硫尿酸（6 - thiouric acid）与原型物一起由尿排泄。

【临床应用】急性淋巴细胞白血病维持治疗，大剂量用于绒毛上皮癌的治疗。对恶性葡萄胎有一定的疗效。还可用于自身免疫性疾病的治疗。

（四）DNA 多聚酶抑制剂

阿 糖 胞 苷

【药理作用】阿糖胞苷（cytarabine，AraC）在体内经脱氧胞苷酸激酶催化成二磷酸胞苷或三磷酸胞苷，进而抑制 DNA 多聚酶的活性而影响 DNA 合成，也可掺入 DNA 中干扰其复制，使细胞死亡。S 期细胞对之最为敏感，属周期特异性药物。

【体内过程】阿糖胞苷在胃肠道易被破坏，口服仅有 20% 进入血液循环，通常为注射给药。连续静脉滴注后，脑脊液中浓度可达血浓度的 50%。鞘内注射可维持较长时间。本品在肝中被胞苷酸脱氨酶催化为无活性的阿糖尿苷后迅速由尿排出。

（五）核苷酸还原酶抑制剂

羟 基 脲

【药理作用】羟基脲（hydroxycarbamide，hydroxyurea，HU）可以抑制核苷酸还原酶，阻止胞苷酸转变为脱氧胞苷酸，从而抑制 DNA 合成，能选择性地作用于 S 期细胞。

【体内过程】羟基脲口服吸收好，服后 1 ~ 2 小时血浓度达高峰，$t_{1/2}$ 约为 2 小时，很易透过红细胞膜，亦能透过血 - 脑屏障，12 小时内尿回收率约为 80%。主要经肾排出。

【临床作用】用于慢性粒细胞性白血病。对转移性黑色素瘤有暂时缓解作用。本品常作为同步化药物以提高肿瘤对化疗药物的敏感性，因其可使肿瘤细胞集中处于 G_1 期。

【不良反应】主要为骨髓抑制，尚有胃肠道反应、致畸等。孕妇忌用，肾功能不良者慎用。

二、影响 DNA 结构与功能的药物

（一）烷化剂

烷化剂（alkylating agents）是一类化学性质活泼的化合物。其结构中含有一个或两个烷基，分别称为单功能或双功能烷化剂，所含烷基能与细胞的 DNA、RNA 或蛋白质中的亲核基团发生烷化反应，形成交叉联结，从而抑制 DNA 复制和转录；也会导致基因错码，或引起咪唑环开裂、鸟嘌呤脱落、DNA 链断裂

等，造成 DNA 功能和结构的损害，甚至引起细胞死亡。这类药物属于细胞周期非特异性药物。虽对肿瘤细胞的作用较强，但选择性低，对人体正常生长较快的组织影响较大。烷化剂能选择性地抑制 B 淋巴细胞，大剂量也能抑制 T 淋巴细胞，所以对体液免疫和细胞免疫有抑制作用。

环 磷 酰 胺

【药理作用】环磷酰胺（cyclophosphamide, endoxan, cytoxan, CTX）由氮芥与磷酸胺基结合而成的化合物。CTX 在体外无活性，吸收后经肝酶 P450 水解成中间产物 4 - 醛基环磷酰胺（aldophosphamide），后者在组织内形成具有强大烷化作用的磷酰胺氮芥（phophamidemustard），与 DNA 发生烷化，形成交叉联结，破坏其结构和功能，可杀死各期细胞，抑制肿瘤细胞的生长繁殖，属周期非特异性药物。

【体内过程】口服吸收良好，口服 100mg 时生物利用度可达 97%，1 小时后血药浓度达高峰，在肝内和肿瘤组织细胞中分布较多。主要经肝代谢为丙烯醛及磷酰胺氮芥。丙烯醛与抗肿瘤活性无关，但有膀胱刺激作用。口服 $t_{1/2}$ 为 4~6 小时。

【临床应用】CTX 抗肿瘤作用强且广谱，对恶性淋巴瘤疗效显著，对急性淋巴性白血病、慢性粒细胞性白血病、多发性骨髓瘤、卵巢癌、乳腺癌等也有效。也用作免疫抑制剂治疗自身免疫性疾病。

【不良反应】主要包括胃肠道反应、骨髓抑制、尿路刺激和脱发。用药期间应补充足量液体和碱化尿液，亦可与巯乙基磺酸钠（uromitexan）合用以减轻 CTX 的毒性。

噻 替 哌

噻替哌（thiotepa, thiophosphoramide, TSPA）为乙酰亚胺类抗肿瘤药物，在体内转变为三亚乙基磷酰胺，含有三个烷化基团，经活化后能与细胞内 DNA 碱基结合，影响肿瘤细胞分裂。虽属于周期非特异性药物，但选择性高。TSPA 口服完全不吸收，可注射给药，局部刺激小。TSPA 抗瘤谱较广，主要用于乳腺癌、卵巢癌、肝癌和恶性黑色素瘤的治疗等。不良反应主要是骨髓抑制，可引起白细胞和血小板减少，但个体差异较大。

白 消 安

白消安（busulfan）属磺酸酯类。其在体内解离后起烷化作用。小剂量即可明显抑制粒细胞生成，对慢性粒细胞白血病有显著疗效，但对慢性粒细胞白血病急性病变和急性白血病无效，对其他肿瘤的疗效也不明显。口服吸收良好，组织分布迅速，$t_{1/2}$ 为 2~3 小时。绝大部分代谢成甲烷磺酸，经尿排出。胃肠道反应小，对骨髓有抑制作用，久用可致闭经或睾丸萎缩，偶见出血、再生障碍性贫血及肺纤维化等严重反应。

司 莫 司 汀

司莫司汀（semustine, Me-CCNU）为亚硝脲类抗瘤谱较广的药物，进入体内解离后对 DNA、蛋白质和 RNA 起烷化作用。为细胞周期非特异性药物，但对 M 期及 G_1/S 期的细胞有较大杀伤力。Me-CCNU 与一般烷化剂无交叉耐药性。主要用于恶性淋巴瘤、脑瘤、黑色素瘤、肺癌等治疗。口服吸收迅速，分布广泛，脑脊液的药物水平为血浆的 15% ~ 30%。大部分代谢产物从尿中排出，少量经胆汁、粪便及呼气道排出。不良反应常见胃肠道反应和骨髓抑制，其他反应包括肾毒性、口腔炎、脱发及肝功能指标升高，偶见肺纤维化。

（二）抗生素类

丝 裂 霉 素

【药理作用】丝裂霉素（mitomycin C，MMC）自链霉菌培养液中分离，性质稳定。丝裂霉素化学结构中含有亚乙基亚胺及氨甲酰酯基团，具有烷化作用。能与 DNA 的双链交叉联结，抑制 DNA 复制，也能使部分 DNA 链断裂。属周期非特异性药物，对增殖及静止期细胞选择性不高。

【体内过程】口服吸收不规则。静脉注射后迅速由血中消失，35% 的药物在数小时内由尿排出。

【临床应用】抗瘤谱广，可用于胃癌、肺癌、乳腺癌、慢性粒细胞白血病、恶性淋巴肉瘤等。

【不良反应】主要毒性是骨髓抑制，血小板下降尤为明显，一般停药 2~4 周后恢复；其他为消化道反应、肾毒性、肺毒性；偶见乏力、脱发及肝肾功能障碍。

博 来 霉 素

【药理作用】博来霉素（bleomycin）为含多种糖肽的复合抗生素，博来霉素可以与铜、铁离子络合，使氧分子转成氧自由基，使 DNA 单链断裂，阻止 DNA 复制，干扰细胞分裂繁殖。属周期非特异性药物，作用于 G_2 期及 M 期，延缓 S/G_2 边界期及 G_2 期时间。

【体内过程】给药后广泛分布到各组织，在皮肤、肺、淋巴等组织浓度较高，而其他组织的水解酶能使之迅速失活。主要由肾排泄，24 小时排出原型药约 20%。

【临床应用】主要用于鳞状上皮癌，包括皮肤、鼻咽、食管、阴茎、肺、外阴部和宫颈癌等，另对淋巴瘤和黑色素瘤也有一定疗效。

【不良反应】最严重者为肺纤维化，而且与剂量有关。少数患者有皮肤色素沉着，约有 1/3 患者用药后可有发热、脱发反应等。

（三）铂类配合物

顺 铂

1969 年首次发现顺铂的抗癌活性，现已合成了 2000 多种铂类金属配合物，已有几种铂类药物用于临床。顺铂等对某些肿瘤细胞有较强的抑制作用，为广谱抗肿瘤药。新一代铂类药物的研究方向是在保持疗效的基础上，进一步降低毒性、可口服给药，并解决耐药性的问题。

【药理作用】顺铂（cisplatin）为二价铂同两个氯原子和两个氨基结合成的金属配合物。进入体内后，先将所含氯解离，然后与 DNA 链上的碱基形成交叉联结，从而破坏 DNA 的结构和功能。属细胞周期非特异性药物。

【体内过程】口服无效，注射后在肾、肝、肠和睾丸等组织中有较高浓度，不易通过血 - 脑屏障。与蛋白的结合率约为 90%。药物在体内消除缓慢，主要经肾脏排泄，用药后 5 天内仅排出 43%。

【临床应用】顺铂抗瘤谱广，对卵巢癌、睾丸癌、肺癌、鼻咽癌、食管癌、膀胱癌等有效。与博来霉素及长春碱联合化疗，可根治睾丸肿瘤。

【不良反应】主要不良反应有消化道反应、骨髓抑制、周围神经炎、耳毒性，大剂量或连续用药可致严重的肾毒性。

卡　铂

卡铂（carboplatin，CBP）为第二代铂类化合物，作用机制同顺铂，但抗瘤活性较强，毒性较低。主要用于治疗小细胞肺癌、头颈部鳞癌、卵巢癌及睾丸肿瘤等。主要不良反应为骨髓抑制。

草　酸　铂

草酸铂（oxaliplatin，L-OPH）是第一个用于临床的与顺铂无交叉耐药性的铂类药物，对黑色素瘤、卵巢瘤、胶质瘤、淋巴瘤、乳腺癌、胃癌有效，可单用或与氟尿嘧啶（5-FU）、亚叶酸（folinic acid）合用（FOLFOX化疗方案）治疗晚期结肠癌等。L-OPH的作用机制和毒性与顺铂和卡铂不同，临床试验未显示肾毒性，且骨髓抑制和听力毒性较小，最明显的毒性是神经毒性，患者四肢和口周感觉异常，大剂量时可致吞咽困难，一般在注射中出现，持续几分钟至数天不等。

（四）抑制拓扑异构酶的药物
拓扑异构酶 I 抑制剂——喜树碱及其衍生物

喜树碱和羟喜树碱

喜树碱（camptothecin，CPT）是从我国特有的珙桐科植物喜树中提取的生物碱，1966年Wall等发现CPT有抗癌活性，但因膀胱炎及下泻等毒性而少用，而喜树碱的羟基衍生物羟喜树碱（hydroxycamptothecin，HCPT）毒性较低。喜树碱类主要作用靶点为DNA拓扑异构酶 I （topoisomerase I，Topo I）。真核细胞DNA的拓扑结构由两类关键酶DNA Topo I 和DNA Topo II 调节，这两类酶在DNA复制、转录、重组和修复有关的代谢过程中起重要作用。喜树碱类能特异性抑制Topo I 活性，从而干扰DNA结构和功能。属细胞周期非特异性药物，对S期作用强于G_1期和G_2期。喜树碱类对胃癌、绒毛膜上皮癌、恶性葡萄胎、急慢性粒细胞性白血病等有一定疗效，对膀胱癌、大肠癌及肝癌等也有一定疗效。

依　立　替　康

依立替康（irinotecan，CPT11）为半合成喜树碱的衍生物。可抑制Topo I ，使DNA单链断裂，从而阻断DNA复制，由此产生细胞毒性，并特异性作用于S期。主要用于晚期直肠癌的治疗。可作为二线药物用于治疗5-FU化疗失败的患者，与5-FU/FA联合治疗既往未接受化疗的晚期大肠癌患者。主要不良反应为骨髓抑制及迟发型腹泻等。

拓扑异构酶 II 抑制剂——鬼臼毒素衍生物

1880年从美洲鬼臼树脂中首次得到鬼臼毒（podophyllotoxin），后发现其可引起皮肤明显的细胞学改变，对微管和肿瘤细胞具有抑制作用，但毒性较大。1950年开始对鬼臼毒素进行结构改造，合成并筛选了一系列鬼臼衍生物，其中依托泊苷和替尼泊苷等已用于临床。

依　托　泊　苷

依托泊苷（etoposide，鬼臼乙叉苷，VP-16）为植物鬼臼的有效成分鬼臼毒素的半合成衍生物。VP-16抗瘤谱广，为细胞周期特异性抗肿瘤药物，口服吸收率约为50%，一般采用静脉滴注。静脉给药后

74% ~90%的药物与血浆蛋白结合，主要以原型和代谢产物从尿中排出，近15%由粪中排出。$t_{1/2}$为7小时。VP-16与DNA Topo Ⅱ形成复合物，可干扰Topo Ⅱ修复DNA断裂链作用，致DNA链断裂，对S期与G_2期有较大杀伤作用，使细胞阻滞于G_2期。临床用于治疗肺癌及睾丸肿瘤，有良好效果。也用于恶性淋巴瘤治疗。不良反应有骨髓抑制及消化道反应等。

三、干扰转录过程和阻止RNA合成的药物

（一）放线菌素

放线菌素D

【药理作用】放线菌素D（actinomycin D）为多肽抗生素。化学结构包括一个三环发色基团，其上连接2个环状五肽，为一典型的DNA嵌合剂。其在细胞内能够嵌入DNA双螺旋链中相邻的鸟嘌呤和胞嘧啶碱基（G-C）之间，与DNA结合成复合体，阻碍RNA多聚酶（转录酶）的功能，阻止RNA特别是mRNA的合成，干扰蛋白质合成而抑制肿瘤细胞生长。属细胞周期非特异性药物，但对G_1期作用较强，也可阻止G_2期向S期转变。

【体内过程】口服疗效较差。静脉注射后迅速分布到组织内。肝、肾中药物浓度较高，少量自尿中排出，50% ~90%由胆汁排出，本品不易透过血-脑屏障。

【临床应用】抗瘤谱较窄。主要用于恶性葡萄胎和绒毛膜上皮癌的治疗，对霍奇金病和恶性淋巴瘤、肾母细胞瘤、骨骼肌肉瘤及神经母细胞瘤也有一定疗效，与放疗联合应用，可提高肿瘤对放射线的敏感性。

【不良反应】常见有消化道反应，骨髓抑制先呈血小板减少、后出现全血细胞减少，少数患者可出现脱发、皮炎和致畸作用等。

（二）蒽环类抗生素

多 柔 比 星

【药理作用】多柔比星（doxorubicin）是链霉菌的发酵产物。化学结构由一个蒽环平面通过糖苷键附着于一个柔红糖胺上，属醌类抗生素。ADM有一个蒽环平面，能嵌入DNA碱基对之间，并紧密结合到DNA上，阻止RNA转录过程，抑制RNA合成，也能阻止DNA复制。属细胞周期非特异性药物，但S期细胞对其更敏感。

【体内过程】口服无效。静脉注射后药物迅速自血浆中消失，在心、肾、肺、肝和脾中浓度较高，但脑脊液中少，主要在肝内代谢，约50%由胆汁中排出，其余30%以结合物的形式排出，从尿液中排出的只有5%。

【临床应用】抗瘤作用强，抗瘤谱广，可用于多种联合化疗。常用于治疗各种实体瘤如乳腺癌、小细胞肺癌、卵巢癌、胃癌、肝癌、膀胱癌等。

【不良反应】最严重的毒性反应为心脏毒性，可引起心肌退行性病变和心肌间质水肿。此外有骨髓抑制、消化道反应、皮肤色素沉着及脱发等。

柔 红 霉 素

柔红霉素（daunorubicin）抗肿瘤作用和机制同多柔比星，临床主要用于耐常用抗肿瘤药的急性淋巴

细胞白血病或粒细胞白血病的治疗，但缓解期短。常见毒性反应为骨髓抑制、消化道反应和心脏毒性等。

四、抑制蛋白质合成与功能的药物

（一）抑制微管蛋白活性的药物

长 春 碱

【药理作用】长春碱（vinblastine sulfate，VLB）是一种抗肿瘤生物碱，可使细胞有丝分裂停止于中期。其与纺锤丝微管蛋白结合，使其变性而影响微管的装配和纺锤丝的形成。抑制细胞的有丝分裂，VLB 强于长春新碱。

【体内过程】VLB 口服吸收差，静脉注射后迅速分布各组织，进入肝脏较多，难以透过血-脑屏障。在肝内代谢，通过胆汁排泄，少量自尿中排出。VLB 在血中与血浆、血小板、红细胞及白细胞结合。

【临床应用】主要用于治疗恶性淋巴瘤、绒毛膜上皮癌和霍奇金淋巴瘤。

【不良反应】可引起消化道反应、骨髓抑制及脱发等。静脉注射因刺激可导致血栓性静脉炎。

长 春 新 碱

长春新碱（vincristine，VCR）药理作用同长春碱。口服吸收差，静脉注射后迅速分布到各组织，进入肝内较多，瘤组织可选择地浓集药物，浓集于神经细胞较血细胞多，故神经毒性较重。主要应用于急慢性白血病、恶性淋巴瘤，也用于乳腺癌、肺癌等。长春新碱骨髓抑制作用轻微，与多种抗肿瘤药物有协同作用。不良反应主要是长期使用时的神经毒性，表现为指（趾）麻木、外周神经炎等，也有局部刺激、脱发、消化道反应等。

紫 杉 醇

【药理作用】紫杉醇（paclitaxel，taxol，PTX）是从紫杉（红豆杉）的树皮中提取出来的具有独特抗癌活性的二萜类化合物，主要作用于微管蛋白，紫杉醇类能促进微管聚合，同时抑制微管的解聚，使纺锤体失去正常功能，从而影响染色体分离，细胞有丝分裂停止，达到抗肿瘤的目的。

【体内过程】静脉给予紫杉醇，药物血浆浓度呈双相曲线。蛋白结合率89%～98%，主要在肝脏代谢，随胆汁进入肠道，经粪便排出体外（>90%）。经肾清除只占总清除的1%～8%。

【临床应用】对卵巢癌、乳腺癌、宫颈癌、肺癌、黑色素瘤、肝癌和白血病细胞系等有细胞毒作用。对抗铂性卵巢癌有效；与环磷酰胺、多柔比星或顺铂联合化疗，治疗小细胞肺癌；对食管癌、尿路移行上皮癌、头颈部鳞癌等有效。

【不良反应】一些患者可出现严重的急性过敏反应，可能与赋形剂聚氧乙基蓖麻油（cremophor EL）有关，可先用地塞米松和组胺 H_1、H_2 受体阻断药防治。紫杉醇的毒性为骨髓抑制，较大剂量时可见神经系统毒性，其他有心脏毒性、脱发及局部静脉炎等。

紫 杉 特 尔

【药理作用】紫杉特尔（taxotere，多西紫杉醇，docetaxel）是由欧洲紫杉叶中提取前体化合物经半合成而得的。其作用机制与紫杉醇基本相似，体外对多种癌细胞株作用强于紫杉醇，其对微管解聚的抑制亦比紫杉醇强 2 倍，两药之间无完全的交叉抗药性。

【体内过程】给药后可分布全身各脏器，肝、胆汁、肠、胃中含量较高，中枢神经系统中极少，血浆蛋白结合率为76%～89%，主要从胆汁排泄，24小时尿中排泄不及9%。

【临床应用】本品对于抗铂卵巢癌及乳腺癌疗效等于或优于紫杉醇，对多柔比星耐药的乳腺癌亦有效。其他可用于头颈癌、非小细胞肺癌、黑色素瘤等。

【不良反应】毒性方面包括骨髓抑制、神经毒性、胃肠道反应和过敏反应，但严重过敏反应较少见。其他反应有肌肉关节痛、感染、液体潴留等。未见心脏毒性。

（二）影响氨基酸供应的药物

L-门冬酰胺酶

L-门冬酰胺酶（L-asparaginase，左旋门冬酰胺酶）为取自大肠埃希菌的酶制剂类抗肿瘤药物，能将血清中的门冬酰胺水解为门冬氨酸和氨，而门冬酰胺是细胞合成蛋白质及增殖生长所必需的氨基酸。正常细胞有自身合成门冬酰胺的功能，而急性白血病等肿瘤细胞则无此功能，因而当用本品使门冬酰胺急剧缺失时，肿瘤细胞因既不能从血中取得足够门冬酰胺，亦不能自身合成，使其蛋白合成受阻，不能继续生长。对急性淋巴细胞白血病的疗效较好，对急性粒细胞白血病、急性单核细胞白血病、恶性淋巴瘤也有一定疗效。单独应用时缓解期较短，而且容易产生耐药性，故多与其他化疗药物组成联合方案应用，以提高疗效。常见的不良反应有胃肠道反应、精神及神经毒性、肝毒性和过敏反应。

（三）干扰核蛋白体功能的药物

高三尖杉酯碱

【药理作用】高三尖杉酯碱（homoharringtonine，HRT）是从三尖杉属植物中提取的生物碱。抑制真核细胞蛋白质合成的起始阶段，抑制DNA聚合酶的活性。本品还有诱导细胞分化，提高cAMP含量，抑制糖蛋白质合成的作用。HRT为细胞周期非特异性药物，但对S期作用明显，对G_1期亦有作用。

【体内过程】口服与肌内注射吸收慢且不完全。静脉注射15分钟后肾脏浓度最高，肝、骨髓、肺、心、胃肠等脏器次之，肌肉及脑中浓度最低。24小时后各脏器中药物浓度下降很快，但骨髓中下降较慢。主要经肾和胆道排泄，经肝肠循环，24小时尿中排出原型药为12.9%，粪中原型为1.6%。

【临床应用】对急性粒细胞性白血病疗效较好，对急性单核细胞白血病亦有效。

【不良反应】有骨髓抑制、胃肠道反应及心脏毒性等。

案例分析

【实例】患者，男，36岁，下腹部胀痛并双下肢进行性肿胀2月余，下腹部疼痛，行走时明显，夜间无法入睡。同时逐渐出现排尿困难、尿线变细、尿程变短、大便困难、变细。入院诊断：前列腺癌。

治疗经过：血液透析共三次。氟他胺内分泌治疗。第一期化疗应用紫杉醇210mg/d，卡铂100mg/d，10天后双下肢及阴囊肿胀消失，大腿根部周径缩小为63cm。化疗15天后复查CT：原肿物明显缩小为5.1cm×6.7cm，但盆壁及周围肌肉仍肿胀。1个月后按原方案行第二周期化疗，之后20天复查CT：盆腔内可见前列腺形态，大小约5.7cm×2.3cm，盆壁结构及周围肌肉显示较前清楚。血清尿素氮4.8mmol/L、肌酐78μmol/L、总前列腺特异性抗原1.15g/L。入院治疗2个月后患者出院，之后几年生存情况良好。

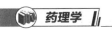

【问题】①紫杉醇、卡铂的抗肿瘤作用机制各是什么？②合用紫杉醇、卡铂是出于怎样的考虑？

【分析】紫杉醇类能促进微管聚合，同时抑制微管的解聚，使纺锤体失去正常功能，细胞有丝分裂停止，属于细胞周期特异性药物，主要作用于 M 期，抗瘤谱广；顺铂进入体内后将所含氯解离，然后与 DNA 链上的碱基形成交叉联结，从而破坏 DNA 的结构和功能，属细胞周期非特异性药物，抗瘤谱广。

首先二者均为广谱抗恶性肿瘤药物。其次，二者联合应用符合以下原则：①序贯给药原则，即先用细胞周期非特异性药物顺铂，促使 G_0 期细胞进入增殖期，然后用周期特异性药物紫杉醇，以杀灭进入增殖周期的癌细胞。②同步化原则，即先用紫杉醇使细胞停止于 M 期，经 6～24 小时后，癌细胞同步进入 G_1 期，再用顺铂提高疗效。第三，二者作用机制不同，可以在不同环节抑制肿瘤细胞的生长。最终达到提高疗效、降低毒性、延缓耐药的目的。

第三节　细胞毒类抗肿瘤药存在的问题和应用原则

一、细胞毒类抗肿瘤药的毒性反应

由于肿瘤细胞与正常细胞之间缺乏根本性的结构与代谢差异，因此药物在杀伤肿瘤细胞的同时，对某些正常的组织也有一定程度的损害，这就是抗恶性肿瘤药物的毒性反应。毒性反应不仅限制了药物的使用剂量，同时亦影响了患者的生命质量。抗恶性肿瘤药物的毒性反应可分为近期毒性和远期毒性两种。

（一）近期毒性反应

近期毒性可分为共有的毒性反应和特有的毒性反应。共有的毒性反应出现较早，大多发生于增殖迅速的组织，如骨髓、胃肠道黏膜和毛囊等，因此出现了骨髓抑制、消化道反应及脱发等。骨髓抑制通常先出现白细胞减少，然后出现血小板降低，一般不会引起严重贫血；消化道反应主要表现为恶心和呕吐，高度或中度致吐者可应用地塞米松和 $5-HT_3$ 受体阻断药（如昂丹司琼），轻度致吐者可应用甲氧氯普胺或氯丙嗪。

特有的毒性反应发生较晚，常发生于长期大量用药后，可累及肺、心、肝、肾等重要器官。心脏毒性以多柔比星最常见，可引起心肌退行性病变和心肌间质水肿，可能与多柔比星诱导生成自由基有关；呼吸系统毒性以博来霉素常见，主要表现为间质性肺炎和肺间质纤维化，可能与肺内皮细胞缺少使博莱霉素灭活的酶有关；肝脏毒性以 L-门冬酰胺酶、放线菌素 D、环磷酰胺等常见，可引起肝细胞损害及肝区疼痛；肾和膀胱毒性以环磷酰胺常见，可引起出血性膀胱炎，可能与大量代谢物丙烯醛经泌尿道排泄有关，同时应用巯乙磺酸钠可预防其发生。

（二）远期毒性

远期毒性主要见于长期生存的患者，包括第二个原发恶性肿瘤、不育和致畸。烷化剂具有致突变和致癌性，以及免疫抑制作用，在化疗并获得长期生存的患者中，可能会发生与化疗相关的第二原发恶性肿瘤；烷化剂也可影响生殖细胞的产生和内分泌功能，产生不育和致畸作用。男性患者表现睾丸生殖细胞的数量明显减少，女性患者可产生永久性卵巢功能障碍和闭经，孕妇则可引起流产或畸胎。

二、抗恶性肿瘤药的耐药性

肿瘤化学治疗最大的障碍之一就是肿瘤细胞对药物的耐受性。有些肿瘤细胞对某些抗肿瘤药物具有天然耐受性（natural resistance），即从开始就对药物不敏感，如处于静止期的 G_0 期肿瘤细胞往往对多数抗恶性肿瘤药物不敏感。亦有的肿瘤细胞开始对药物敏感，经过一段时间治疗后才产生不敏感现象，称之为获得性耐药性（acquired resistance）。其中最常见的耐药性是多药耐药性（multidrug resistance，MDR）或称多向耐药性（pleiotropic drug resistance），是指肿瘤细胞对一种药物产生耐药性后，同时对多种结构不同、作用机制各异的其他抗肿瘤药物也产生了耐药性。MDR 多出现于分子质量介于 300 ~ 900kDa 的亲脂性药物，如长春花碱类、鬼臼毒素类、紫杉醇类、蒽环类抗生素、丝裂霉素、放线菌素 D 和米托蒽醌，这些药物通过被动扩散进入细胞，药物在耐药细胞中积聚较少，细胞内的药物浓度不足以产生细胞毒作用，并且耐药细胞膜上多出现一种称为 P - 糖蛋白（P-glucoprotein，P-gp）的跨膜蛋白。肿瘤细胞的遗传学变化是其耐药性产生的基础，肿瘤细胞在增殖过程中有较为固定的突变率，每次突变均可导致耐药性瘤株的出现。因此，分裂次数越多（即肿瘤越大），耐药瘤株出现的机会越大。肿瘤干细胞学说认为肿瘤干细胞的存在是肿瘤化疗失败的主要原因之一，而耐药性是肿瘤干细胞的特性之一。

三、细胞毒类抗肿瘤药的应用原则

应用抗肿瘤药物进行恶性肿瘤的治疗能否发挥疗效，受到肿瘤、宿主、药物三个方面的影响。合理用药是肿瘤化疗成败的关键，近年来，根据患者的机体状况、肿瘤类型、侵犯范围（分期）和发展趋向，结合细胞增殖动力学和抗肿瘤药物的作用机制，合理、有效地设计患者的用药方案，可以较大程度地提高疗效、降低毒性、延缓或避免耐药性产生以及提高患者的存活率。

（一）抗肿瘤药物的给药方法

在恶性肿瘤的化疗治疗中，多采用机体能够耐受的最大剂量进行给药治疗。这种给药方法对病期较早、健康状况较好的肿瘤患者，能取得较好疗效，病情明显缓解，延长生存期，部分患者甚至可能得到根治。

1. 大剂量间隙给药 对于大多数化疗药物（特别是周期非特异性药物）来说，常主张在最大耐受量下采用大剂量间隙给药的方法治疗。临床实践表明，环磷酰胺、氮芥、多柔比星、丝裂霉素、羟基脲、洛莫司汀、喜树碱等许多抗癌药，采用大剂量间隙疗法比每日连续小剂量给药疗法疗效好。一次大剂量给药杀灭的癌细胞数，远远超过了小剂量分次用药杀灭的癌细胞数的总和。且一次性给予大剂量药物不仅能杀死较多增殖期细胞，还可继续诱导 G_0 期细胞转入增殖期，增加患者对抗癌药物的敏感性，提高后续治疗的疗效。此外，大剂量间隙用药还有利于机体造血系统功能的恢复，减轻抗癌药的毒性反应。小剂量连续用药会导致残存的癌细胞较多，剩余肿瘤细胞容易产生耐药性，复发的危险也较大。

2. 短期连续给药 这种给药方法适于处在体积倍增时间段的肿瘤的化疗，如对绒毛膜上皮癌、霍奇金病及弥漫性淋巴瘤等的治疗，一般相当于细胞增殖的 1 ~ 2 个周期（5 ~ 14 天）为一个疗程，间隔 2 ~ 3 周重复疗程，反复 6 ~ 7 个疗程后可收效。泼尼松和 6 - MP 等药物常用此方法，往往毒性较大，但也会获得较长时间的缓解期。

3. 序贯给药 肿瘤的生长并非呈线性增加，而是随着时间的延长，生长比率下降，即增殖细胞数量相对减少。抗癌药对增殖细胞较非增殖细胞敏感，因此在对生长比率不太高的肿瘤的治疗中，应先用细胞周期非特异性药物，然后用周期特异性药物，促使 G_0 期细胞进入增殖期，以杀灭进入增殖周期的癌细胞。如先用大量 CTX，杀灭增殖期细胞，再用 MTX 等进行治疗，连续 2 个疗程对肺未分化癌的疗效较佳；对鼻咽癌先用 DDP，然后用 5 - FU 疗效亦较好。有些依照序贯给药的方法重复数个疗程后，有可能消灭 G_0 期细胞，获得根治。对于生长比率高的癌瘤，如急性白血病等，则先用周期特异性药物，如 Ara - C 加巯嘌呤或 VCR 加泼尼松，先杀灭大比率的细胞后，再继续用周期非特异性药物。

4. 同步化后给药 这是一种特殊的序贯给药法，是先用作用 S 期的周期特异性药物，如 Ara - C，使癌细胞集中于 G_1 期，然后再使用作用于 G_1 期的药物以提高疗效，如先用 VCR 使细胞停止于 M 期，经 6 ~ 24 小时后，使癌细胞同步进入 G_1 期，再用 CTX 提高疗效。

（二）抗恶性肿瘤药的联合应用

联合用药是肿瘤化疗中极为常用的方法，按照化疗药物杀灭肿瘤细胞遵循"一级动力学"即按比率杀灭的原理，根治性化疗必须由作用机制不同、毒性反应各异、单药使用有效的药物组成联合化疗方案，运用足够的剂量和疗程，尽量缩短间隙期，以求完全杀灭体内的肿瘤细胞。其他不能根治的恶性肿瘤也需要在局部治疗（手术治疗和放射治疗）的基础上联合用药，以期提高患者的生存率，或达到延长寿命的目的。

联合用药有先后使用几种不同药物的序贯疗法，也有同时采用几种药物的联合疗法。虽然通常认为联合用药疗效较好，但并非所有用药都比单一药物疗效好。联合用药一般考虑以下的治疗原则。

1. 从抗肿瘤作用生化机制考虑 ①序贯阻断，即阻断同一代谢物合成的各个不同阶段，可以增加抗肿瘤疗效，如 MTX 与 6 - MP 合用治疗可增效，且对 6 - MP 有抗药性的白血病细胞对 MTX 更敏感。②同时阻断（阻断产生同一代谢物的几条不同途径），如 Ara - C 与 6 - MP 合用，前者阻断 DNA 多聚酶，后者可阻断嘌呤核苷酸互变，又能掺入 DNA 中，已证明此两种药合用治疗急性粒细胞白血病疗效好。③互补性阻断（直接损伤生物大分子的药物与抑制核苷酸生物合成的药物合用），如 Ara - C 与烷化剂合用，在临床上观察到有明显的增效。

2. 从药物的敏感性考虑 不同的肿瘤对不同的药物具有不同的敏感性，因此可利用这点来设计恶性肿瘤的治疗方案。如胃肠癌宜用 5 - FU，也可用喜树碱、噻替哌、CTX、丝裂霉素、羟基脲；鳞癌可用 BLM、消瘤芥、MTX 等；肉瘤类可用 CTX、DDP、ADM 等。

3. 从细胞周期增殖动力学考虑 设计细胞周期非特异性药物和细胞周期特异性药物的序贯应用方案。如选用 VCR（主要作用于 M 期），与作用于 S 期的 5 - FU 及周期非特异性药物 CTX 合用，分别有针对性地杀灭处于细胞周期的各个时相的肿瘤细胞，可提高疗效。另外可以进行同步化治疗，先用细胞周期特异性药物，将肿瘤细胞阻滞于某个时相，当药物作用消失时，肿瘤细胞即同步进入下一个时相，再应用作用于下一时相的药物。

4. 从药代动力学关系考虑 抗肿瘤药物要进入肿瘤细胞才能发挥抗肿瘤作用，其疗效与细胞内浓度密切相关。如 VCR 可减少 MTX 从细胞内外流，使 MTX 在细胞内浓度增加，停留时间延长，因此可提高 MTX 的疗效，临床上在使用大剂量 MTX 之前常使用 VCR。

5. 从降低药物毒性考虑 一是要减少药物毒性的重叠，如大多数抗恶性肿瘤药物有骨髓抑制作用，而强的松和博莱霉素等无明显骨髓抑制作用，可将它们与其他药物合用；二是联合化疗以降低药物的毒性，如用巯乙硫酸钠可预防环磷酰胺引起的出血性膀胱炎，用甲酰四氢叶酸钙可预防或逆转甲氨蝶呤的骨髓毒性。

第四节　非细胞毒类抗肿瘤药

一、调节体内激素水平药物

一些肿瘤如乳腺癌、前列腺癌、甲状腺癌、宫颈癌、卵巢肿瘤、睾丸肿瘤等均与相应的激素失调有关，应用某些激素或其拮抗药改变失调状态，对特定的肿瘤可抑制其生长。但本类药物作用较慢，不能消灭肿瘤细胞，仅抑制其生长，用于晚期恶性肿瘤的姑息治疗，可改善生活质量，延长缓解期。激素作用广泛，使用中可见激素生理作用的过量表现。激素治疗的临床应用和不良反应见表46 - 1。

（一）糖皮质激素类药

糖皮质激素能作用于淋巴组织，诱导淋巴细胞溶解。对急性淋巴细胞白血病及恶性淋巴瘤的疗效较好，作用迅速而短暂，易产生耐药性，对慢性淋巴细胞白血病不但能降低淋巴细胞数目，还可缓解伴发的自身免疫性贫血。本品因抑制患者机体的免疫功能而可能导致肿瘤的扩散，仅在发热不退、毒血症状明显时可少量短期应用以改善症状等。

常用的有泼尼松、泼尼松龙、地塞米松等。

表46-1 激素类药物的临床应用和不良反应

药物	不良反应	临床应用
抗雌激素类：他莫昔芬	潮红、短暂和中等程度的血栓性血细胞减少和白细胞减少；阴道出血；皮疹；高钙血症；高剂量长期治疗后视网膜病变和角膜混浊；子宫癌	乳腺癌
孕激素类：甲羟孕酮	液体潴留；增重；高钙血症；胆汁阻塞性黄疸；低血压	转移性乳腺癌；子宫内膜癌
雌激素类：氟羟甲睾酮、丙酸睾酮、丙酸甲雄烷醇酮	女性男性化；潴留；高钙血症；胆汁阻塞性黄疸	进行性乳腺癌
抗雄激素类：氟他米特、氯羟及甲烯孕酮	男性女性型乳房；阳痿；肝功能上升	转移性前列腺癌
抗肾上腺素类：氨基苯己哌啶酮	斑丘疹；恶心；嗜睡；血栓性血细胞减少	转移性乳腺癌
黄体激素释放激素类似物：亮甲瑞林 瑞林	男性女性型乳房；阳痿；潮红；恶心腹泻肿瘤；脱发	转移性前列腺癌和乳腺癌

（二）雌激素类及雌激素受体拮抗药

1. 雌激素类 常用的雌激素有炔雌醇（ethinylestradiol）、炔雌醚（quinestrol）、戊酸雌二醇（estradiolvalerate）及乙烯雌酚（diaethylstilbestrol，乙底酚）等。用于前列腺癌治疗，可抑制垂体，减少促间质细胞激素的分泌，从而减少睾丸间质细胞及肾上腺皮质分泌雄激素。本类药物对绝经期5年以上的妇女乳腺癌，可起到姑息疗效，延缓癌瘤的发展。其作用可能与绝经期后的妇女接受大量雌激素起负反馈，使卵泡刺激素（FSH）分泌减少，因而改变了乳腺癌的生长条件，阻止其发展；或大量雌激素对于乳腺癌细胞的雌激素受体起封闭作用，干扰癌瘤的生长。绝经前的乳腺癌患者禁用本类药物。

2. 雌激素受体拮抗药

他 莫 昔 芬

他莫昔芬（tamoxifene，TAM）通过拮抗雌激素与雌激素受体（ER）结合，阻止肿瘤细胞DNA和mRNA合成，抑制肿瘤细胞增殖。主要用于治疗乳腺癌，雌激素受体阳性患者疗效好。也用于卵巢癌、子宫内膜癌和内膜异位症的治疗。常见不良反应有胃肠道反应、阴道出血、月经失调、骨髓抑制和过敏反应等。

托 瑞 米 芬

托瑞米芬（toremifene，fareston）结构与疗效与他莫昔芬相近，是一个选择性的雌激素受体调节剂（SERM），竞争性结合雌激素受体，抑制雌激素受体阳性的乳腺癌生长，托瑞米芬与雌激素竞争性与乳腺癌细胞质内雌激素受体相结合，阻止雌激素诱导肿瘤细胞DNA合成及细胞增殖。主要用于治疗绝经妇女雌激素受体阳性转移性乳腺癌。

（三）芳香化酶抑制药

本类药抑制芳香化酶，减少雌激素的生物合成，多用于抗雌激素（他莫昔芬）治疗失败的绝经后晚期乳腺癌患者。第一代的芳香化酶抑制药氨鲁米特（氨基导眠能，aminoglutethimide，AG），对芳香化酶的选择性不高，在治疗乳腺癌的同时，还会干扰肾上腺皮质激素的合成及诱导其他细胞色素P450酶系的产生，因而会引起共济失调、甲状腺功能抑制等严重的不良反应，服用的同时需加用氢化可的松；第二

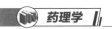

代产品主要有福美司坦（formestane）和普洛美坦（plomestane），二者在选择性上均较 AG 增强，副作用减少。第三代产品主要包括非甾体类的阿纳曲唑（anastrozole）、来曲唑（letrozole）及甾体类的依西美坦（exemestane），对酶的抑制作用明显高于前两代产品，且作用持久，选择性强，几乎不影响肾上腺皮质激素代谢。

（四）雄激素类和雄激素拮抗药

雄 激 素 类

临床上常用于恶性肿瘤治疗的雄激素有甲睾酮（methyltestosterone）、丙酸睾丸酮（testosterone propionate）和氟羟甲睾酮（fluoxymesterone），可抑制脑垂体前叶分泌促卵泡激素，减少卵巢分泌雌激素，并可对抗雌激素作用。雄激素对晚期乳腺癌，尤其是骨转移者疗效较佳。主要不良反应为女性用后男性化，还可因水钠潴留致水中毒。

雄 激 素 拮 抗 药

氟他胺（flutamide，氟硝丁酰胺）是一种非甾体类雄性激素拮抗药，口服给药。氟他胺及其代谢产物 2 - 羟基氟他胺可以特异性地与精囊、前列腺上的雄激素受体结合，进入细胞核，与核蛋白结合，抑制雄激素依赖性的前列腺癌细胞生长。同时氟他胺还能抑制睾丸微粒体17 - α - 羟化酶和17、20 裂合酶的活性，因而能抑制雄性激素生物合成。主要用于前列腺癌的治疗。

二、细胞信号转导抑制药

信号转导（signal transduction）对多细胞机体的细胞生长、分化及各种细胞功能的协调是必需的。目前已克隆了几百种编码各种受体、蛋白激酶、磷酸酶及其他调节蛋白的基因。理论上影响信号传导通路的任一环节都有可能开发出新的抗肿瘤药，其中代表药物是酪氨酸激酶抑制剂（TKIs），可通过以下途径实现抗肿瘤作用：抑制肿瘤细胞的损伤修复，使细胞分裂阻滞在某一时相，诱导和维持细胞凋亡，抗新生血管生成等。

伊 马 替 尼

【药理作用】伊马替尼（imatinib）是表皮生长因子信号传导抑制剂。是一种苯胺喹唑啉（anilino-quinazoline）的衍生物，属于蛋白酪氨酸激酶抑制剂。95% 左右的慢性粒细胞白血病为 Ph 染色体阳性，即 9 号染色体的原癌基因 Abl 异位到 22 号染色体的一段癌基因（bcr）上。两种基因重组在一起，产生融合蛋白 P - 210，P - 210 酪氨酸激酶活性较高，可以刺激白细胞增殖导致白血病。而伊马替尼能选择性地抑制 Bcr - Abl 酪氨酸激酶，抑制 Bcr - Abl 阳性细胞系和 Ph 染色体阳性的慢性粒细胞白血病患者的新鲜白血病细胞增殖，并诱导其凋亡。同时伊马替尼也是血小板源性生长因子（PDGF）和干细胞因子（SCF）、c - kit（CD117）的酪氨酸激酶抑制剂，并且抑制 PDGF 和 SCF 介导的细胞事件。体外试验证实，伊马替尼能够抑制 c - kit 突变的胃肠道间质肿瘤细胞增殖，并诱导其凋亡。

【体内过程】口服后迅速吸收，达峰时间为 1 ~ 2 小时。$t_{1/2}$ 约为 2 小时。平均生物利用度为 97% 以上。进入人体后，96% 与血浆蛋白结合，81% 的伊马替尼或其代谢物在给药 7 天内被清除，主要通过粪便排泄（68%），少数从肾脏排泄（13%）。

【临床应用】用于治疗 Ph 染色体阳性的慢性白细胞白血病，或者干扰素无效的慢性期患者；适于治疗 c-kit 阳性不能手术切除的和（或）转移性恶性胃肠道间质瘤（GIST）。

【不良反应】

（1）近期不良反应 伊马替尼的耐受性良好。大多数患者的不良反应为轻度。包括消化道反应，可以通过进餐或饮一大杯水以减轻反应。最常见不良反应是下肢水肿（19%）、皮疹（15%）和消化不良（12%）。约11%的患者可有头痛、头晕、味觉障碍、失眠等，少数患者有眼耳结膜炎。

（2）长期应用的患者可有血压异常（高血压或低血压）、心动过速、心力衰竭、肺水肿等。另可导致血小板、粒细胞减少和贫血。内分泌失调导致体液潴留、体重增加、低钾血症等。消化道功能障碍导致恶心、呕吐、腹泻、腹痛等。罕见病例有血肌酐升高，甚至肾功能衰竭。35%的患者可以出现皮疹、肌肉疼痛等。

吉 非 替 尼

【药理作用】 吉非替尼（gifitnib）为苯胺喹唑啉化合物，是一种很强的表皮生长因子受体（epidermal growth factor receptor，EGFR）酪氨酸激酶抑制剂，对癌细胞的增殖、生长、存活的信号传导通路起阻断作用。EGFR 在调节肿瘤细胞增殖、分化和存活上有重要作用，它的过度表达常与预后差、转移快、生存期短等相关。EGFR 抑制剂可能是通过促凋亡、抗血管生成、抗分化增殖和抗细胞迁移等方面来实现抗癌作用，它们常可与化疗和放疗起协同作用。EGFR 在相当一部分肿瘤中都有不同程度的表达。如结直肠癌、头颈鳞癌、胰腺癌、肺癌、乳腺癌、肾癌和脑胶质母细胞瘤等。

【体内过程】 单次口服生物利用度为59%。血浆蛋白结合率为90%，进入血浆后转变为 5 种代谢物（M_{1-5}），经肝酶代谢，与 CYP3A4 酶的活性相关。吉非替尼口服给药后，血浆峰浓度出现在给药后的 3～7 小时。进食对吉非替尼吸收的影响不明显。主要通过粪便排泄，约4%通过肾脏以原型和代谢物的形式清除。

【临床应用】 用于晚期非小细胞肺癌（NSCLC）铂类药品失败后的二线治疗。

【不良反应】 最常见的药物不良反应为腹泻、皮疹、瘙痒、皮肤干燥和痤疮，发生率20%以上，一般见于服药后 1 个月内，通常是可逆性的。此外，呕吐、口腔黏膜炎、肝功能异常、乏力、结膜炎和睑炎等也比较常见；偶尔可发生出血事件、角膜糜烂；急性间质性肺病总的发生率在日本以外的患者大约0.3%，在日本约为2%，部分患者可因此死亡。罕见的不良反应包括过敏反应、胰腺炎、血管性水肿和风疹，毒性表皮坏死溶解和多形红斑仅有个案报道。

索 拉 非 尼

【药理作用】 索拉非尼是一种多激酶抑制剂，能同时抑制多种存在于细胞内和细胞表面的激酶。索拉非尼能同时抑制 RAF 激酶、血管内皮生长因子受体 - 2（VEGFR - 2）、血管内皮生长因子受体 - 3（VEGFR - 3）、血小板衍生生长因子受体 - β（PDGFR - β）、KIT 和 KLT - 3。索拉非尼具有双重抗肿瘤效应，一方面，它可以通过抑制 RAF/MEK/ERK 信号传导通路，直接抑制肿瘤生长；另一方面，它又可通过抑制 VEGFR 和 PDGFR 而阻断肿瘤新生血管的形成，间接抑制肿瘤细胞的生长。

【体内过程】 索拉非尼口服的相对生物利用度为38%～49%；高脂饮食可使索拉非尼生物利用度降低29%。索拉非尼达峰时间约为 3 小时，平均消除半衰期为 25～48 小时，血浆蛋白结合率约为99.5%。索拉非尼主要通过肝脏代谢酶 CYP3A4 进行氧化代谢，以及通过 UGT1A9 进行葡萄糖苷酸化代谢。目前已知索拉非尼有 8 种代谢产物，其中 5 种可在索拉非尼达到稳态后的患者血浆中检测到。索拉非尼主要以原型物（占总剂量51%）和代谢物方式随粪便排泄，有部分葡萄糖苷酸化代谢产物（占总剂量19%）随尿液排泄。

【临床应用】 用于治疗晚期肾细胞癌（最常见的肾癌类型）。

【不良反应】 常见有皮疹、腹泻、血压升高，手掌或足底部发红、疼痛、肿胀或出现脱发、恶心、呕吐、食欲减退等。

三、抗肿瘤单克隆抗体

抗肿瘤单克隆抗体作用机制主要有以下几种方式：直接靶向肿瘤细胞表面抗原，抑制或杀灭肿瘤细胞；调节宿主免疫反应，增强机体对肿瘤细胞的抵抗作用；向肿瘤细胞靶向递送细胞毒成分。

利妥昔单抗

【药理作用】利妥昔单抗（rituximab）为一种人源化单克隆抗体，能和人 B 淋巴细胞表面抗原 CD20 高度专一地紧密结合，通过补体依赖的细胞毒作用和抗体依赖细胞的细胞毒作用介导发挥细胞毒效应，从而破坏肿瘤细胞。此外，本品还能在体外诱导细胞凋亡。体外研究表明，利妥昔单抗可使耐药的 B 淋巴细胞对某些化疗药物再次敏感。

【体内过程】静脉给药利妥昔单抗的平均血浆半衰期为 68.1 小时，在病情缓解的患者体内，利妥昔单抗的浓度显著高于治疗无效的患者。通常 3~6 个月后仍可检测到利妥昔单抗。首次治疗后，外周血 B 淋巴细胞计数的中位值显著下降，低于正常水平，并于 6 个月后开始恢复。在完成治疗后 9~12 个月恢复到正常水平。

【临床应用】主要用于治疗 CD20 阳性的非霍奇金淋巴瘤。非霍奇金淋巴瘤有 75%~80% 来自 B 淋巴细胞，15%~20% 来自 T 淋巴细胞。CD20 蛋白是一种 B 淋巴细胞群体表达的表面抗原。所以 90% 以上的 B 淋巴细胞瘤细胞均有 CD20 的表达，这些患者都可以成为该药物治疗的对象。

【不良反应】常有不同程度的过敏反应，如发热、寒战、发抖，主要发生于首次滴注后 30~120 分钟内，一般在以后注射时减轻，绝大多数患者均可比较顺利完成疗程。不良反应主要是全身反应，如发热、寒战、虚弱、头痛、腹痛、咽痒等；心血管系统，如低血压；消化系统反应，如恶心、呕吐；血液系统反应，如白细胞减少、血小板减少、中性粒细胞减少等；血管性水肿；肌肉和骨骼系统反应，如肌痛；呼吸系统，鼻炎、支气管痉挛；另外还可能有瘙痒、潮红、荨麻疹等反应。无明显造血系统和肝肾功能毒性。

曲妥珠单抗

【药理作用】曲妥珠单抗（trastuzmab），能高选择性结合到人表皮生长因子受体蛋白 2（HER－2 蛋白）的细胞外区域，抑制 HER－2 过度表达的肿瘤细胞增殖。一般认为 HER－2 的过度表达标志着肿瘤细胞增殖迅速。本品是 ADCC（antibody-dependent cell-mediated cytotoxicity，抗体依赖细胞介导的细胞毒作用）的潜在介质，本身具有抗肿瘤作用，此外还可以提高肿瘤细胞对化疗的敏感性，从而提高化疗的疗效。

【体内过程】10mg 和 500mg 的半衰期分别为 1.7 天和 12 天。分布容积大致和血浆容积相近（44ml/kg）。每周给药 1 次时，血浆平均峰值为 319~435μg/ml。本品与常用抗癌药同时应用，对其半衰期及清除无影响。

【临床应用】主要用于治疗有人类表皮生长因子受体（EGFR－2，HER－2）过度表达的晚期肿瘤，如乳腺癌、卵巢癌、肺癌、胃癌等，以及早期乳腺癌的辅助治疗。

【不良反应】过敏反应，表现为发热、寒战、头痛、皮疹等，在首次给药比较明显。在给药 30~60 分钟前给予对乙酰氨基酚和苯海拉明可以缓解症状。滴注开始时应缓慢，并密切观察。心脏毒性：曲妥珠单抗本身心脏毒性并不显著，但和多柔比星同时应用时心脏毒性比较明显，表现为呼吸困难、水肿、左室射血减少，甚至可以导致心力衰竭。血液学毒性：少部分患者有贫血、白细胞和血小板减少，但一般较轻，如与其他抗肿瘤药物联合应用，需注意血液学毒性有可能加重。对肝肾功能无明显影响。

西妥昔单抗

西妥昔单抗（cetuximab），可与正常细胞及肿瘤细胞的 EGFR 的胞外激酶特异性结合，竞争性抑制 EGFR 和其他配体的结合，从而阻断受体相关激酶的磷酸化作用，抑制细胞生长，诱导凋亡，减少金属蛋白激酶和血管内皮生长因子的产生。临床作为二线药物用于 EGFR 阳性的晚期大肠癌，复发或转移性头颈部鳞癌、胰腺癌。推荐的用药方法：静脉滴注首次 400mg/m²，以后 250mg/m² 每周一次。

不良反应常见有皮疹、疲倦、腹泻、恶心、呕吐、腹痛、便秘等，少数可发生严重不良反应，包括输液反应、肺毒性和皮肤毒性等。

贝伐单抗

贝伐单抗（bevacizumab，avastin）是一种重组的人源化 IgG1 单克隆抗体，可与血管内皮生长因子（VEGF）结合，阻碍 VEGF 与其位于血管内皮上的受体相互作用，抑制肿瘤血管生成，从而抑制肿瘤生长。还可以使残存的肿瘤血管正常化。与化疗联合可以显著地提高有效率并延长无进展生存，用于晚期大肠癌、非小细胞癌、肾癌及乳腺癌的治疗。临床建议贝伐单抗 5~10mg/kg 静滴，每 2~3 周 1 次。用药前可以给予苯海拉明预防过敏反应。

不良反应见高血压和出血。高血压，半数的舒张压升高超过 110mmHg。出血有两种形式，一种为少量出血，以鼻出血常见；另一种为严重的致命性的肺出血，但有关脑转移患者出现脑出血的情况尚不明确。此外还有胃肠道穿孔、充血性心衰、肾病综合征以及输液反应等。

泽娃灵

泽娃灵（ibritumomab，zevalin）是世界上第一个放射性标记的单克隆抗体，由放射性同位素钇 90 和 CD20 单抗组成，与其他放射性同位素相比，钇 90 放射纯 β 射线具有更强的射线能量，且对医护人员及患者家属非常安全。临床用于难治复发 B 细胞非霍奇金淋巴瘤的治疗。泽娃灵结合了单克隆抗体出色的靶向性和放射性同位素强大的放射治疗作用，因此可以最大程度地杀灭肿瘤细胞。

四、细胞分化诱导剂

这类药物一般对肿瘤细胞无杀伤作用，而是诱导肿瘤细胞分化为正常或接近正常的细胞，或恢复正常细胞的某些功能。其分子机制主要与端粒酶和转录因子有关。细胞分化诱导剂的种类很多，其中研究最广泛且在临床取得较好疗效的主要是维生素 A 的天然及合成衍生物，其他应用较多的有干扰素、粒细胞集落刺激因子等。

维 A 酸

维 A 酸（tretinoin）是维生素 A 的代谢中间体，包括全反式维 A 酸（all-trans retinoic acid，ATRA）、13-顺式维 A 酸（13-cis retinoic acid，13-CRA）和 9-顺式维 A 酸（9-CRA）。其中 ATRA 能够明显下调在急性早幼粒细胞白血病（acute promyelocytic leukemia，APL）发病中起关键作用的 PML-PARa 融合蛋白的维 A 酸受体（RARα）结构域，重新启动髓系细胞的分化基因调控网络，诱导白细胞分化成熟继而凋亡。ATRA 可使部分 APL 完全缓解，但短期内易复发，与其他化疗药物联合用药可获得较好疗效。维 A 酸也能通过调节表皮细胞的有丝分裂促进表皮细胞正常角化，临床可用于治疗鳞状细胞癌和黑色素瘤。不良反应主要为厌食、恶心、呕吐、头痛、关节痛、肝损害、皮炎等，可致畸，孕妇禁用。

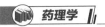

五、新生血管抑制剂

重组人血管内皮抑素

血管内皮抑素（rh-endostatin）是内源性肿瘤新生血管抑制剂，通过抑制肿瘤内皮细胞的生长抑制肿瘤血管生成，诱导肿瘤细胞凋亡，防止肿瘤侵袭转移。血管内皮抑素联合化疗能够克服肿瘤化疗过程中产生的耐药性，临床研究证实可使非小细胞肺癌患者生存率提高一倍。

六、肿瘤免疫治疗药物

肿瘤免疫治疗药物可激发和增强机体抗肿瘤免疫应答，提高肿瘤细胞对效应细胞杀伤的敏感性。

伊匹单抗

伊匹单抗（ipilimumab）是人源细胞毒性 T 淋巴细胞相关抗原4（CTLA－4）单克隆抗体，通过阻断 CTLA－4 与其配体结合，增强 T 细胞的活化与增殖。适用于不可切除或转移性黑色素瘤。常见不良反应有疲乏、腹泻、瘙痒和皮疹，免疫介导的不良反应可能累及多个器官系统，如结肠炎、肝炎等。

尼伏单抗

尼伏单抗（ nivolumab）是针对程序性死亡受体－1（ PD－1）的单克隆抗体，通过阻断 PD－1 及其配体 PD－L1 和 PD－L2 间相互作用，从而阻断 PD－1 介导的免疫抑制作用。用于治疗黑色素瘤、非小细胞肺癌。最常见的不良反应是皮疹，免疫介导的不良反应包括肺炎、肝炎、肾炎和肾功能不全等，治疗过程中需监测肝、肾、甲状腺功能变化。妊娠期、哺乳期妇女禁用。

派姆单抗

派姆单抗（pembrolizumab）是人源化 PD－1 单克隆抗体，适用于不可切除或转移性黑素瘤的治疗。常见的不良反应包括疲劳、咳嗽、恶心、瘙痒、皮疹、食欲减低、便秘、关节痛和腹泻。免疫介导的不良反应和尼伏单抗类似，根据反应的严重程度可给予皮质激素。

阿替珠单抗

阿替珠单抗（ atezolizumab）是人源化 PD－L1 单克隆抗体，阻断 PD－L1 与 PD－1 的相互作用，用于治疗有局部晚期转移性尿路上皮癌。常见的不良反应有疲劳、食欲减退、恶心、尿路感染、发热和便秘。

七、其他抗肿瘤药物

亚 砷 酸

亚砷酸（arsenious acid）作为重金属毒物已被知晓数个世纪，抗肿瘤的主要机制是通过降解 PML/RARa 融合基因、下调 *Bcl*－2 基因表达，选择性诱导白血病细胞凋亡。临床用于治疗慢性髓性白血病。

不良反应包括疲劳、可逆性高血糖和肝酶升高等，还可引起 QT 间期延长，治疗期间应密切监察。

甲酰四氢叶酸钙

甲酰四氢叶酸钙（calcium folinate），又名亚叶酸钙。甲氨蝶呤的主要作用是在细胞内与二氢叶酸还原酶结合，拮抗二氢叶酸转变为四氢叶酸（THF），从而抑制 DNA 的合成。该药进入体内后通过四氢叶酸还原酶转变为 THF，从而能有效地拮抗甲氨蝶呤的作用，即高剂量甲氨蝶呤 – 亚叶酸钙解救疗法。注射给药用于大剂量甲氨蝶呤的解毒治疗；与氟尿嘧啶联用使其增效，临床上常用于结直肠癌与胃癌的治疗。也可用于口炎性腹泻、营养不良、妊娠期或婴儿期引起的巨幼红细胞贫血。不良反应很少见，偶见皮疹、荨麻疹或哮喘等过敏反应，大剂量给药时胃部有不适感。

本章小结

本章主要包括细胞毒类的抗恶性肿瘤药物、非细胞毒类的抗恶性肿瘤药物以及抗肿瘤药物的毒性反应等内容。

细胞毒类的抗恶性肿瘤药物包括影响核酸生物合成的药物（甲氨蝶呤、氟尿嘧啶、巯嘌呤、羟基脲、阿糖胞苷等），影响 DNA 结构与功能的药物（环磷酰胺、博来霉素、顺铂、卡铂、喜树碱类等），干扰转录过程、阻止 RNA 合成的药物（放线菌素 D、多柔比星等），干扰蛋白质合成与功能的药物（长春碱、紫杉醇、L – 门冬酰胺酶和三尖杉酯碱）。

非细胞毒类的抗恶性肿瘤药物包括激素类药物（糖皮质激素、雌激素类和雄激素类），针对细胞信号转导小分子药物（伊马替尼、吉非替尼），单克隆抗体（利妥昔单抗、曲妥珠单抗），细胞分化诱导剂维A酸、肿瘤新生血管抑制剂血管内皮抑素，亚砷酸，肿瘤免疫治疗药物等。

抗恶性肿瘤药物近期共有毒性反应表现为骨髓抑制、消化道反应及脱发等；远期毒性主要包括第二个原发恶性肿瘤、不育和致畸。

题库

思 考 题

1. 试述细胞毒类抗恶性肿瘤药物的生化作用机制，并举例。
2. 试述非细胞毒类抗恶性肿瘤药物的作用机制。
3. 简述抗恶性肿瘤药物的毒性反应及联合应用原则。

（周维英）

第四十七章

影响免疫功能的药物

学习导引

知识要求

1. **掌握** 免疫抑制药和免疫增强药的概念；代表药物环孢素、干扰素的药理作用、临床应用和主要不良反应。

2. **熟悉** 其他影响免疫功能的药物的药理作用与临床应用。

3. **了解** 免疫抑制剂的应用原则。

能力要求

1. 熟练掌握代表药物的环孢素、干扰素药理作用与作用机制，具备临床合理使用本类药物的能力。

2. 学会应用本章药物药理学作用与不良反应等知识，具备从事影响机体免疫功能药物的药理学研究的基本知识与思路，培养基本科研能力。

免疫系统由参与免疫反应的器官、组织、细胞和分子构成，执行免疫稳定、免疫监视、免疫防御三大功能。免疫稳定是指机体通过免疫机制清除损伤或衰老细胞，以维护机体的生理平衡；免疫监视是指机体通过免疫机制防止体内细胞发生突变或消除体内发生突变的异常细胞；免疫防御则是指机体对抗病原微生物感染的防御能力。免疫器官、组织、细胞、分子的协调工作是机体发挥正常免疫功能的基础，其中任何因素的异常都可能导致免疫功能障碍。

第一节　免疫抑制药

免疫抑制药（immunosuppressant）是一类具有免疫抑制作用的药物。临床主要用于抑制器官移植的抗排斥反应和治疗自身免疫性疾病。大多数免疫抑制药主要作用于免疫反应的感应期，抑制淋巴细胞增殖，也有一些作用于免疫反应的效应期（图 47-1）。免疫抑制药可分为以下几类：①抑制 IL-2 生成及其活性的药物，如环孢素、他克莫司等；②抑制细胞因子基因表达的药物，如糖皮质激素；③抑制嘌呤或嘧啶合成的药物，如硫唑嘌呤等；④阻断 T 细胞表面信号分子的药物，如单克隆抗体等。

一、概述

（一）作用特点

免疫抑制药的作用特点包括：①选择性差。多数免疫抑制药既能抑制病理免疫反应，又能抑制正常免疫反应，既能抑制细胞免疫，也能抑制体液免疫。②对初次和再次免疫应答反应的抑制强度不同。由于免疫抑制药对处于增殖、分化期的免疫细胞作用强，而对已分化成熟的免疫细胞作用弱，因此，免疫

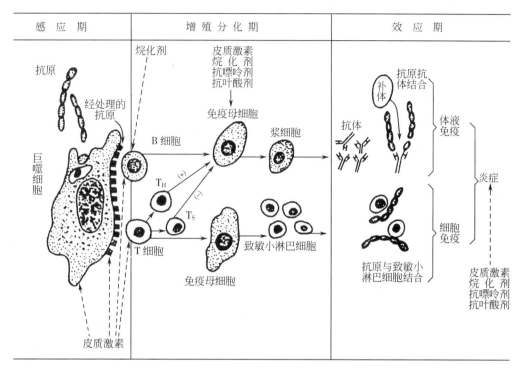

图 47 - 1 免疫反应的基本过程和药物作用环节

抑制药对初次免疫应答反应的抑制作用较强，而对再次免疫应答反应的抑制作用较弱。③不同类型的免疫病理反应对免疫抑制药的敏感性不同。例如 I 型超敏反应对细胞毒类药物不敏感，因为此类药物对已形成的 IgE 却无效。④不同类型的免疫抑制药对病理免疫反应的阶段不同。故给药时应选择最佳的给药时机，方可获得最佳免疫抑制作用。例如硫唑嘌呤在抗原刺激后 24 ~ 48 小时给药，抑制作用最强，因为该药主要影响处于增殖期的淋巴细胞，而糖皮质激素在抗原刺激前 24 ~ 48 小时给药，免疫抑制作用最强，可能与其干扰免疫应答反应的感应期有关。⑤多数免疫抑制药具有非特异性抗炎作用。

（二）应用原则

（1）免疫抑制药的基本用药原则是在有效预防排斥反应的前提下，尽量减少毒副作用。

（2）一般采用免疫抑制药联合用药方法，利用免疫抑制药之间的协同作用，增强药物的免疫抑制效果，同时减少各种药物的剂量，降低其毒副反应。

（3）遵循个体化的用药原则，制定个体化用药方案，即根据不同的个体，或同一个体不同时段以及个体对药物的顺应性和毒性作用调整用药种类和剂量。

（4）由于存在个体内和个体间的药动学差异，某些药物（如环孢素、他克莫司）需要通过监测血药浓度及时调整免疫抑制药的用量。

（5）避免过度使用免疫抑制药以减少免疫功能降低导致感染、肿瘤的发生。

（三）不良反应

由于免疫抑制药选择性和特异性的限制，在治疗的同时会不可避免的损伤患者的免疫能力，导致患者抗感染能力下降，损伤造血系统、免疫系统以及肝、肾、消化道功能，造成神经和内分泌功能紊乱，并引发某些过敏反应等，在临床上需要慎重使用。

知识链接

同种异体移植的免疫排斥反应

在同种异体移植中，排斥反应有两种基本类型：宿主抗移植物反应和移植物抗宿主反应，临床上以前者最多见。根据发生的机制、时间、速度和临床表现，可将宿主抗移植物反应分为以下3种类型。

1. 超急排斥反应：发生在移植物与受者血管接通的数分钟到数小时内，出现坏死性血管炎为主的表现，移植物功能丧失，患者有全身症状。发生该型排斥反应的基本原因是受者血液中存在抗移植物抗体。超急排斥发生迅速，反应强烈，不可逆转；一旦出现需立即切除移植物，否则会导致受者死亡。

2. 急性排斥反应：是排斥反应最常见的一种类型，多发生在移植后数周到1年内，发生迅速，临床表现多有发热、移植部位胀痛和移植器官功能减退等；急性排斥出现的早晚和反应的轻重与供-受者HLA相容程度有直接的关系，相容性高则反应发生晚、症状轻、有些可迟至移植后2年才出现。采用及时恰当的免疫抑制治疗多可缓解急性排斥反应的发生发展。

3. 慢性排斥反应：属于迟发型变态反应，发生于移植后数月甚至数年之后，表现为进行性移植器官的功能减退直至丧失。本型反应虽然进展缓慢，但采用免疫抑制治疗效果不明显。

二、常用的免疫抑制药

环 孢 素

环孢素（cyclosporin），又名环孢菌素A（cyclosporin A，CsA），是由真菌的代谢产物中提取得到的由11个氨基酸组成的环状多肽，现已能人工合成，具有潜在的免疫抑制活性但对急性炎症反应无作用。

【药理作用】环孢素的免疫抑制作用主要有：选择性抑制T细胞活化，使Th细胞明显减少并降低Th与Ts的比例；抑制效应T细胞介导的细胞免疫反应如迟发型超敏反应；对B细胞的抑制作用弱，可部分抑制T细胞依赖的B细胞反应；对巨噬细胞的抑制作用不明显，对自然杀伤（NK）细胞活力无明显抑制作用，但可间接通过干扰素（IFN-γ）的产生而影响NK细胞的活力。当抗原与Th细胞表面受体结合时，引起细胞内Ca^{2+}浓度增加，Ca^{2+}与钙调蛋白结合从而激活钙调磷酸酶（calcineurin），进而活化相关转录因子，调节IL-2、IL-3、IL-4、TNF-α、IFN-γ等细胞因子的基因转录。此外，环孢素能进入淋巴细胞和环孢素结合蛋白（cyclophilin）结合，进而与钙调磷酸酶结合形成复合体，抑制钙调磷酸酶活性，抑制Th细胞的活化及相关基因表达。此外，环孢素还可增加T细胞内转化生长因子（transforming growth factor-β，TGF-β）的表达，进而抑制IL-2所诱导的T细胞增殖，抑制抗原特异性细胞毒性T细胞的产生。

【体内过程】口服吸收慢而不完全，绝对生物利用度为20%~50%，首过消除可达27%。单次口服后2~4小时血药浓度达峰值。在血中约50%被红细胞摄取，4%~9%与淋巴细胞结合，约30%与血浆脂蛋白和其他蛋白质结合，血浆中游离药物仅为5%左右。$t_{1/2}$为14~17小时。大部分在肝脏被P4503A代谢，自胆汁排出，0.1%药物以原型经尿排出。

【临床应用】环孢素主要应用于抑制器官移植中的排异反应和自身免疫性疾病。环孢素可使器官移植排异反应及感染发生率降低，增加存活率。可单独应用于肾、肝、心、肺、角膜和骨髓等组织器官的移植手术，亦可与小剂量糖皮质激素联合应用。环孢素可用于治疗自身免疫性疾病，如系统性红斑狼疮、狼疮性肾炎、骨髓增生异常综合征、肾病综合征等。用于治疗大疱性天疱疮及类天疱疮，能抑制皮肤损害，使自身抗体水平下降。环孢素也可局部用药，治疗接触性过敏性皮炎，对牛皮癣亦有效。

【不良反应】环孢素的不良反应发生率较高，其严重程度与用药剂量、用药时间及血药浓度有关。

1. 肾毒性 是该药最常见的不良反应，发生率高达70%。用药期间应控制剂量，并密切监测肾脏功能，血清肌酐水平超过用药前的30%时，应减量或停用。

2. 肝损害 多见于用药早期，表现为高胆红素血症、转氨酶、乳酸脱氢酶、碱性磷酸酶升高。大部分肝毒性病例在减少剂量后可缓解。

3. 神经系统毒性 一般在治疗移植排异或长期用药时发生，表现为震颤、惊厥、癫痫发作、神经痛、瘫痪、精神错乱、共济失调，甚至昏迷，减量或停用后可缓解。

4. 诱发肿瘤 有报道器官移植患者使用该药后，肿瘤发生率高达一般人群的30倍。用于治疗自身免疫性疾病，肿瘤发生率亦明显增高；故应注意定期进行体格检查。

5. 继发感染 长期用药可诱发病毒感染、肺孢子虫属感染或真菌感染。治疗中如出现上述感染应及时停药，并进行有效的抗感染治疗。

6. 其他 可引起嗜睡、齿龈增生、厌食、恶心、腹泻等。

他 克 莫 司

他克莫司（tacrolimus）又名FK506，从链霉素属（streptomyces）分离提取的二十三元环大环内酯类抗生素。为强效免疫抑制性大环内酯类抗生素。

【药理作用】作用机制与环孢素相似。对T细胞有选择性抑制作用，与细胞内结合蛋白（FK506 binding protein，FKBP）结合，形成复合物，抑制IL-2基因转录，产生强大免疫抑制作用。

【体内过程】他克莫司可口服或静脉注射给药。口服吸收很快，口服生物利用度在25%左右，达峰时间1~2小时，$t_{1/2}$为7小时，99%药物在肝脏代谢后排出体外。

【临床应用】已用于临床抗移植排斥反应，其存活率、排异时间较环孢素为优。对自身免疫性疾病有一定的疗效，可用于类风湿关节炎、肾病综合征、胰岛素依赖型糖尿病等的治疗，也可用于治疗系统性红斑狼疮。肝脏及肾脏移植后产生排斥反应且对传统免疫抑制方案耐药者，可选用该药物。

【不良反应】不良反应同环孢素大致相似。肾毒性及神经毒性不良反应的发生率更高，而多毛症的发生率较低。胃肠道反应及代谢异常均可发生。此外，尚可引起血小板生成及高脂血症，降低剂量时可以逆转；大剂量可产生生殖毒性。

肾上腺皮质激素类

肾上腺皮质激素（adrenocortical hormone）作用广泛而复杂。生理情况下糖皮质激素主要影响物质代谢过程，超生理剂量则发挥抗炎、免疫抑制等药理作用。

【药理作用】作用于免疫反应的各期，对免疫反应多个环节都有抑制作用。与环孢素相似，肾上腺皮质激素主要通过抑制IL-2基因转录从而抑制T细胞的克隆增殖而发挥作用。此外，其还可抑制AP-1等转录因子的活性，抑制免疫反应感应期及效应阶段IFN-γ、TNF-α、IL-1等多种细胞因子基因表达。

【体内过程】口服、注射均可吸收。口服可的松或氢化可的松后1~2小时血药浓度可达峰值。一次给药持续8~12小时。药物吸收后，在肝分布较多。主要在肝中代谢，与葡萄糖醛酸或硫酸结合，经肾脏排出。可的松和泼尼松在肝中分别转化为氢化可的松和泼尼松龙而生效，故严重肝功能不全的患者只宜应用氢化可的松或泼尼松龙。

【临床应用】用于器官移植时对抗排异反应和治疗自身免疫性疾病。

【不良反应】本品较大剂量易引起的血糖升高、消化道溃疡和类库欣综合征，对下丘脑-垂体-肾上腺轴抑制作用较强。并发感染为主要的不良反应。

抗代谢药类

硫唑嘌呤（azathioprine，Aza）、甲氨蝶呤与 6 - 巯嘌呤等是常用的抗代谢药。其中 Aza 最为常用，它通过干扰嘌呤代谢的所有环节，抑制嘌呤核苷酸合成，进而抑制细胞 DNA、RNA 及蛋白质的合成而发挥抑制 T、B 细胞及 NK 细胞的效应，故能同时抑制细胞免疫和体液免疫反应，但不抑制巨噬细胞的吞噬功能。T 细胞较 B 细胞对该类药物更为敏感，但不同亚群 T 细胞敏感性亦有差别。主要用于肾移植的排异反应和类风湿关节炎、系统性红斑狼疮等多种自身免疫性疾病的治疗。最主要的不良反应为骨髓抑制，此外尚有其他一些毒性效应包括胃肠道反应恶心、呕吐，口腔、食管溃疡，皮疹及肝损害等。

环磷酰胺

环磷酰胺（cyclophosphamide，CTX）是一种常用的烷化剂，其免疫抑制作用强而持久，抗炎作用较弱。

【药理作用】CTX 不仅杀伤增殖期淋巴细胞，亦影响某些静止细胞，故使循环中淋巴细胞数目减少；B 细胞比 T 细胞对 CTX 更为敏感，CTX 能选择性地抑制 B 淋巴细胞；CTX 还可明显降低 NK 细胞的活性，从而抑制初次和再次体液与细胞免疫反应。但在免疫抑制药量下不影响已活化巨噬细胞的细胞毒性。

【体内过程】口服易吸收，服后 1 小时血药浓度达峰值。粪便中有相当量的原型药排出，$t_{1/2}$ 约 7 小时。与别嘌醇合用时，$t_{1/2}$ 可明显延长。环磷酰胺可经肝中混合功能氧化酶系转化为活性代谢物，后者经去毒可形成无活性代谢物迅速由尿排出。

【临床应用】常用于防止排斥反应与移植物抗宿主反应，还用于糖皮质激素不能长期缓解的多种自身免疫性疾病。与其他抗肿瘤药物合用时对一些恶性肿瘤有一定的疗效。此外，尚可用于流行性出血热的治疗，通过减少抗体产生，阻断免疫复合物引起的病理损伤，控制病情的发展。

【不良反应】骨髓抑制、胃肠道反应、出血性膀胱炎及脱发等，偶见肝功能障碍。肝功能不良者慎用。

霉酚酸酯

霉酚酸酯又名麦考酚吗乙酯（mycophenolate mofetil），是一种真菌抗生素的半合成衍生物，在体内可转化成霉酚酸（mycophenolic acid，MPA）。MPA 是次黄嘌呤单核苷磷酸脱氢酶（inoslne 5 - monophosphate dehydrogenase，IMPDH）的抑制药，可抑制 T 细胞和 B 细胞的增殖和抗体生成，抑制细胞毒性 T 细胞的产生；能快速抑制单核 - 巨噬细胞的增殖，减轻炎症反应；减少细胞黏附分子，抑制血管平滑肌的增生。免疫抑制作用的主要机制与 MPA 选择性、可逆性地抑制次黄嘌呤单核苷脱氢酶，从而抑制经典途径中嘌呤的合成，导致鸟嘌呤减少有关。口服给药吸收迅速，生物利用度较高，血浆药物浓度在 1 小时左右达峰值，有明显的肝肠循环，$t_{1/2}$ 为 16 ~ 17 小时，氢氧化铝能抑制其吸收，而考来烯胺可降低药物血药浓度。主要用于肾移植和其他器官的移植。不良反应为腹泻，减量或对症治疗可消除，无明显的肝、肾毒性。

单克隆抗体

巴利昔单抗（basiliximab）是一种鼠/人嵌合的单克隆抗体，能定向结合 IL - 2 受体 α 链，阻断 T 淋巴细胞增殖，产生免疫抑制作用及抗排斥反应。治疗肾移植后的急性排斥反应和预防同种骨髓移植时并发的移植物抗宿主效应，效果较好。

达珠单抗（daclizumab）为 IL－2 受体（CD25）人源性单克隆抗体，阻断 Th 细胞 IL－2 受体发挥免疫抑制效应。可降低多发性硬化症的活动性，缓解病情。

单克隆抗体－CD3 是利用杂交技术制备的具有专一特异性的单克隆抗体，是鼠的 IgG2 的免疫球蛋向，能特异地与在急性排斥反应中起重要作用的 T 细胞膜上的抗原（CD3 抗原）相结合，阻止 CD3 信号转导及其功能，产生免疫抑制作用及抗排斥反应。

单克隆抗体可静脉注射给药，偶可引起严重的超敏反应。不良反应主要表现为寒战、发热、呕吐、呼吸困难等。

抗淋巴细胞球蛋白

抗淋巴细胞球蛋白（antilymphocyte globulin，ALG）采用人淋巴细胞或胸腺细胞、胸导管淋巴细胞或培养的淋巴母细胞免疫动物（马、羊、兔等）获得抗淋巴细胞血清，经提纯得到抗淋巴细胞球蛋白，其中，用人的胸腺细胞免疫动物得到的制品又称抗胸腺细胞球蛋白（antithymocyte globulin，ATG）。

【药理作用】 本药为一种细胞毒抗体。选择性地与 T 淋巴细胞结合，在血清补体参与下，使外周血淋巴细胞裂解，对 T、B 细胞均有破坏作用，但对 T 细胞的作用较强；或封闭淋巴细胞表面受体，使受体失去识别抗原能力。能有效抑制各种抗原引起的初次免疫应答，对再次免疫应答作用较弱。

【临床应用】 防治器官移植的排斥反应，可与硫唑嘌呤或糖皮质激素等合用预防肾移植排斥反应，可延迟排斥反应，减少糖皮质激素的用量，提高器官移植的成功率。临床还试用于白血病、多发性硬化症、重症肌无力及溃疡性结肠炎、类风湿关节炎和系统性红斑狼疮等疾病。

【不良反应】 常见不良反应有寒战、发热、血小板减少、关节疾病和血栓性静脉炎等。静脉注射可引起血清病及过敏性休克，还可引起血尿、蛋白尿，停药消失。长期应用使机体的免疫监视功能降低。注射前需做皮肤过敏试验，发生变态反应或过敏体质者禁用，有急性感染者慎用。

案例分析

【实例】 患者，女，53 岁，被诊断为类风湿关节炎，就诊时医师为其开具处方为：来氟米特 10mg 每日 3 次口服；糖皮质激素类药物一日 1 次清晨顿服，或隔日 1 次清晨顿服。药师在调配处方时认为用法不妥，经与医师沟通后，调整为来氟米特 20mg 每日 1 次口服。

【问题】 请回答，药师为何建议医师调整用药方案？糖皮质激素类药物用药时间确定的原理是什么？

【分析】 来氟米特半衰期较长，推荐每 24 小时给药一次。处方医师对此药的药动学不熟悉，依常规每日 3 次用药。若用药间隔时间过短，易引起药物蓄积，产生不良反应。人体糖皮质激素的分泌具昼夜节律性，每日上午 8～10 时为分泌高峰，此种给药方式可减少对下丘脑－垂体－肾上腺皮质轴的抑制。

来 氟 米 特

来氟米特（leflunomide）是一种具有抗增殖活性的异恶唑类免疫抑制药。口服吸收后，在胃肠黏膜与肝内迅速转变为活性代谢产物 A_{771726}。A_{771726} 抑制二氢乳清酸脱氢酶（DHODH）的活性，阻断嘧啶的从

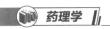

头合成途径，影响 DNA 和 RNA 的合成，使活化的淋巴细胞处于 G_1/S 交界处或 S 期休眠。来氟米特选择性抑制活化 T 细胞的功能，阻断活化的 B 细胞增殖，减少抗体生成，并减轻病灶局部炎症反应。不仅有免疫抑制作用，还有明显的抗炎作用。主要用于治疗类风湿关节炎、抗移植排斥反应及其他自身免疫性疾病。口服生物利用度约 80%，半衰期约 9 天，由于其半衰期较长可引起机体蓄积毒性。主要有腹泻、可逆性转氨酶升高、皮疹等不良反应。

第二节 免疫增强药

微课

免疫增强药（immunostimulants）是指单独或同时与抗原使用时能增强机体免疫应答的物质，主要用于免疫缺陷病、慢性感染性疾病，也常作为肿瘤的辅助治疗药物。免疫增强药种类繁多，包括提高巨噬细胞吞噬功能的药物如卡介苗等，提高细胞免疫功能的药物如左旋咪唑、转移因子及其他免疫核糖核酸、胸腺素等，提高体液免疫功能的药物如丙种球蛋白等。

一、免疫佐剂

卡介苗（bacille calmette guerin，BCG）是牛型结核杆菌的减毒活菌苗，为非特异性免疫增强药。

【药理作用】具有免疫佐剂作用，即增强与其合用的各种抗原的免疫原性，加速诱导免疫应答，提高细胞和体液免疫水平。能增强巨噬细胞的吞噬功能，促进 IL-1 产生，促进 T 细胞增殖，增强抗体反应和抗体依赖性淋巴细胞介导的细胞毒性，增强 NK 细胞的活性。

【临床应用】除用于预防结核病外，主要用于肿瘤的辅助治疗，如白血病、黑色素瘤和肺癌。近年来，也用于膀胱癌术后灌洗，可预防肿瘤的复发，也用于麻风病、艾滋病、严重的口疮等防治研究。

【不良反应】接种部位红肿、形成溃疡、发生过敏反应。瘤内注射偶见过敏性休克，甚至死亡。剂量过大可降低免疫功能，甚至可促进肿瘤生长。

二、干扰素

干扰素（interferon，IFN）是一族可诱导的分泌性糖蛋白，主要分为 IFN-α、IFN-β、IFN-γ，是由单核细胞和淋巴细胞产生的细胞因子。现已能够采用 DNA 重组技术生产重组人干扰素。

【药理作用】干扰素具有抗病毒、抗肿瘤和免疫调节作用。IFN-α 和 IFN-β 的抗病毒作用强于 IFN-γ。IFN-γ 具有免疫调节作用，能活化巨噬细胞，表达组织相容性抗原，介导局部炎症反应。

【体内过程】肌内或皮下注射，IFN-α 吸收率在 80% 以上，而 IFN-β 和 IFN-γ 的吸收率较低。一般在注射后 4~8 小时达血药浓度峰值。IFN-γ 吸收不稳定，全身给药后，可再分布至呼吸道分泌物、脑脊液、眼和脑；IFN-α、IFN-β 和 IFN-γ 的血浆消除 $t_{1/2}$ 分别为 2 小时、1 小时和 0.5 小时，主要在肝和肾发生生物转化。

【临床应用】对感冒、乙型肝炎、带状疱疹和腺病毒性角膜炎等感染有预防作用。已试用于人肿瘤的治疗，对成骨肉瘤患者的疗效较好，对其他肿瘤（如多发性骨髓瘤、乳癌、肝癌、肺癌、各种白血病）也具有一定的临床辅助疗效，可改善患者的血象和全身症状。

【不良反应】主要有发热、流感样症状、神经系统症状（嗜睡、精神紊乱）、皮疹及肝功能损害。大剂量可致可逆性白细胞和血小板减少等。5% 患者用后产生抗 IFN 抗体，原因不明。

三、左旋咪唑

左旋咪唑（levamisole，LMS）作为一种广谱驱虫药，系一种口服有效的免疫调节药物，属于合成噻唑类化合物的衍生物。

【药理作用】无佐制作用，对正常人和动物几乎不影响抗体的产生，但对免疫功能低下者，促进抗体生成。可使低下的细胞免疫功能恢复正常，如增强或恢复免疫功能低下或缺陷者的迟发型皮肤过敏反应，促进植物血凝素（PHA）诱导的淋巴细胞增殖反应等；还能增强巨噬细胞的趋化和吞噬功能。其机制可能与提高淋巴细胞内环鸟苷酸（cGMP）水平，降低环腺苷酸（cAMP）水平有关。

【体内过程】口服易吸收，主要在肝内代谢，经肾排泄的原型不到 5% 口服量。本品及其代谢物的消除 $t_{1/2}$ 分别为 4 小时和 16 小时。但单剂量的免疫药理作用往往可持续 5~7 天，故目前常用每周一日的治疗方案。

【临床应用】主要用于免疫功能低下者恢复免疫功能，可增强机体抗病能力。与抗癌药合用治疗肿瘤，可巩固疗效，减少复发或转移，延长缓解期。可改善多种自身免疫性疾病如类风湿关节炎、系统性红斑狼疮等免疫功能异常症状。

【不良反应】主要有恶心、呕吐、腹痛等，少数有发热、头痛、乏力等现象，偶见有肝功能异常、白细胞、血小板减少等。

四、胸腺素

胸腺素（thymosin）是由胸腺分泌的一类促细胞分裂的含 28 个氨基酸残基的具有生理活性的多肽激素，现已成功采用基因工程生物合成。可诱导 T 细胞分化成熟，调节成熟 T 细胞的多种功能，从而调节胸腺依赖性免疫应答反应。用于治疗胸腺依赖性免疫缺陷疾病（包括艾滋病）、肿瘤及某些自身免疫性疾病和病毒感染。常见的不良反应为发热，少数出现过敏反应。

五、转移因子

转移因子（transfer factor，TF）又称传输因子，是从健康人白细胞中提取制得的一种多核苷酸和低分子量多肽，无抗原性。可以将供体的细胞免疫信息转移给未致敏受体，使之获得供体样的特异性和非特异的细胞免疫功能，其作用可持续 6 个月。本品可起佐剂作用，但不转移体液免疫，不起抗体作用。临床用于先天性和获得性细胞免疫缺陷病如胸腺发育不全、免疫性血小板减少性紫癜，某些抗生素难以控制的病毒性和真菌感染，对恶性肿瘤可作为辅助治疗。不良反应较少，少数患者可出现皮疹，注射部位产生疼痛。

六、异丙肌苷

异丙肌苷（isoprinosine）为肌苷与乙酰基苯甲酸和二甲胺基异丙醇酯以 1:3:3 组成的复合物。主要增强细胞免疫功能。可诱导 T 细胞分化成熟，并增强其功能；增强单核 - 巨噬细胞和 NK 细胞的活性，促进 IL - 1、IL - 2 和干扰素的产生，恢复低下的免疫功能；对 B 细胞无直接作用，但可增加 T 细胞依赖性抗原的抗体产生。此外，兼有抗病毒作用。临床用于急性病毒性脑炎和带状疱疹等病毒性感染及某些自身免疫性疾病，还可用于肿瘤的辅助治疗、改善艾滋病患者的免疫功能。不良反应少，安全范围较大。

七、其他

白细胞介素 -2

白细胞介素 - 2（interleukin - 2，IL - 2）也称 T 细胞生长因子，系辅助性 T 细胞（Th）产生的细胞因子。现已能应用基因工程生产，称人重组白细胞介素 - 2。IL - 2 与反应细胞的 IL - 2 受体结合后，可诱导 Th，Tc 细胞增殖；激活 B 细胞产生抗体，活化巨噬细胞；增强 NK 细胞和淋巴因子活化的杀伤细胞（LAK）的活性，诱导干扰素的产生。临床主要用于治疗黑色素瘤、肾细胞癌、霍奇金病等，可控制肿瘤发展，减小肿瘤体积及延长生存时间。本品尚可与抗艾滋病药物合用治疗艾滋病，使患者的卡氏肉瘤缩小，并暂时增加 Th 细胞的绝对数，使部分病例的迟发型过敏反应增至正常水平。IL - 2 的全身性不良反应有发热、寒战等；胃肠道不良反应有厌食、恶心、呕吐等；可出现弥漫性红斑等皮肤反应。此外尚有心肺反应、肾脏反应、血液系统反应及神经系统症状等。

依 他 西 脱

依他西脱（etanercept）是由肿瘤坏死因子（tumor necrosis factor，TNF）受体的 P_{75} 蛋白的膜外区与人 IgG 的 Fc 段融合构成的二聚体。依他西脱与血清中可溶性 TNF－α 和 TNF－β 有较高的亲和力，可结合 TNF－α 和 TNF－β，并由此阻断二者与细胞表面的 TNF 受体的结合，抑制由 TNF 受体介导的异常免疫反应及炎症过程。$t_{1/2}$ 较长，为 115 小时。主要用于治疗类风湿关节炎。不良反应主要是局部注射的刺激反应，其他仍有待于进一步观察。

免 疫 核 糖 核 酸

免疫核糖核酸（immunogenic RNA，IRNA）是动物经抗原免疫后从其免疫活性细胞，如脾细胞、淋巴结细胞中提取的核糖核酸，作用类似于转移因子，可以传递对某抗原的特异免疫活力，使未致敏的淋巴细胞转为免疫活性细胞，传递细胞免疫和体液免疫。主要用于恶性肿瘤的辅助治疗，试用于流行性乙脑和病毒性肝炎的治疗。

本章小结

免疫系统在机体维持内环境稳态和对外防御中发挥重要作用。免疫系统通过免疫应答发挥功能。影响免疫功能的药物和生物制品的作用或者抑制免疫应答，或者增强免疫应答，因此可分为免疫抑制药和免疫增强药两大类。

免疫抑制药的主要特点是选择性较差，不同制剂对不同类型、不同阶段的免疫病理反应的作用存在着明显的差异。免疫抑制药主要包括环孢素、糖皮质激素等，临床主要用于器官移植的抗排斥反应和治疗自身免疫性疾病。尽管免疫抑制药的不良反应相对较多，但仍有相当重要的临床应用价值，低毒高效的免疫抑制药是新药开发的热点。

免疫增强药是指能够增强机体免疫应答的物质，常用的免疫增强药包括卡介苗、干扰素等，主要用于免疫缺陷病、慢性感染性疾病，也常作为肿瘤的辅助治疗。

题库

思 考 题

1. 免疫抑制药的作用特点有哪些？
2. 环孢素、干扰素的药理作用、临床应用与主要不良反应有哪些？
3. 糖皮质激素、抗代谢药类、烷化剂除作为免疫抑制药外，还具有哪些药理作用？发挥这些药理作用的机制是否和发挥免疫抑制药作用的机制一致？

（钱海兵）

第九篇

特殊条件药理学

第四十八章

解 毒 药

学习导引

知识要求

1. **掌握** 常用解毒药的作用原理、选择和临床应用。
2. **了解** 重金属、氰化物、亚硝酸盐和有机氟的中毒机制和中毒症状。

能力要求

1. 熟练掌握针对不同中毒类型选择解毒药的技能。
2. 学会应用中毒机制进行解毒操作。

根据《2013 年中国卫生统计年鉴》统计，1990～2012 年损伤和中毒外部原因位于死因顺位的第 5 位，成为威胁人身健康的主要危险因素之一，并且没有随医疗条件的改善而变化。治疗中毒性疾病在常采取综合治疗措施，包括清除毒物、阻止吸收、促进排泄以及针对中毒症状所进行的对症治疗等。而解毒药（antidote）则是针对中毒原因进行对因治疗，在解救中毒性疾病中起着重要的作用。

知识拓展

　　酸汤子是用玉米水磨发酵后做的一种粗面条样的酵米面食品，是东北的一种传统食物。2020 年 10 月 5 日，黑龙江鸡东县发生一起因食用被致病菌污染的酸汤子引发的食物中毒事件，9 名中毒者全部死亡。这是一起由椰毒假单胞菌污染产生米酵菌酸引起的食物中毒事件。国家卫生健康委员会提示，夏秋季节制作发酵米面制品容易被椰毒假单胞菌污染，该菌能产生致命的米酵菌酸，高温煮沸不能破坏毒性，中毒后没有特效救治药物，病死率达 50% 以上。因此，对有毒物质和解毒措施及解毒药知识的普及需要大力推广。

对解毒药的分类，国内多按照药物的作用特点和用途将其分为一般解毒药（universal antidote）和特殊解毒药（special antidote）。按治疗中毒的种类分为重金属中毒的解毒药、氰化物中毒的解毒药、亚硝酸盐中毒药、有机氟中毒的解毒药、有机磷酸酯类中毒的解毒药、镇静催眠中毒解毒药和麻醉性镇痛药中毒解毒药。本章将简要阐述各类中毒的特点、解救和解毒药的选择。

第一节　重金属中毒解救药

一、中毒机制和临床表现

汞、铅、铜、银、锰、铬、锌等重金属，砷、锑、磷、铋等类金属，多数以有机物或无机物的形式存在于药物或农药中，由于某种原因进入人体或动物体内即能引起中毒。重金属中毒中以汞铅中毒最常见。儿童在接触汞污染的玩具、食物，服用含汞中药，或接触打碎的水银温度计等可致汞中毒，汞易挥发，可透过肺泡壁含脂质的细胞膜，与血液中的脂质结合，很快分布到全身各组织。汞中毒主要临床表现以精神－神经症状、口腔炎和震颤等为主。另外，汞亦可造成肾脏损害，诱发肾病综合征或肾小球肾炎。

儿童亦可因啃食玩具、床架、油漆地板、墙壁等的脱落物等含铅的漆层而致中毒，成年人食入含铅器皿内的酸性食物或被铅污染的水或食物等亦可发生铅中毒。误食过量含铅药物如羊痫风丸、铅丹等致急性中毒。铅毒亦可由呼吸道吸收，如含铅的爽身粉、燃烧电池筒等所产生的含有铅的烟尘均可导致吸入中毒。铅中毒主要临床表现为中枢神经病变、精神智能障碍、神经行为异常，影响儿童智力发育，贫血、溶血、高血压、痛风、慢性肾衰竭等。重金属毒性作用的机制是重金属与组织细胞内氧化还原酶系统中的巯基酶，特别是丙酮酸脱氢（氧化）酶体系的巯基（—SH）结合，抑制酶的活性，阻碍细胞的呼吸作用。

> **知识拓展**
>
> **丙酮酸脱氢（氧化）酶复合物**
>
> 丙酮酸脱氢（氧化）酶复合物是一种位于线粒体基质的多酶复合物，催化丙酮酸不可逆的氧化脱羧转化成乙酰辅酶 A，将糖的有氧氧化与三羧酸循环和氧化磷酸化连接起来，在细胞线粒体呼吸链能量代谢中起至关重要的作用。丙酮酸脱氢（氧化）酶复合物由 6 种酶组成，丙酮酸脱羧酶、二氢硫辛酸转乙酰化酶和二氢硫辛酸脱氢酶是其中 3 种主要的酶，其中二氢硫辛酸转乙酰化酶含有两个相邻的巯基，易与重金属结合，使酶活性受到抑制，阻碍细胞的呼吸作用。

二、解毒药及解毒机制

常用的解毒药有含巯基解毒药和金属络合解毒药两类，它们与重金属或类金属离子结合形成比较稳定的络合物，从而消除其生物活性，并能迅速随尿排出，达到解毒的目的。

（一）含巯基解毒药

二巯基丙醇

二巯基丙醇（dimercaprolum，BAL）为无色透明的黏稠液体，有强烈的蒜臭味。溶于水、醇和苯甲酸苄酯中，在脂肪油中不溶，但在苯甲酸苄酯中溶解后再加入脂肪油稀释，则可以任意比例混合。水溶液不稳定，一般用其灭菌油溶液进行肌内注射。

【药理作用】系竞争性解毒。二巯基丙醇所含巯基（—SH）易与重金属或类金属离子络合生成无毒的、难以解离的环状化合物，然后由尿液排出。因二巯基丙醇与重金属或类金属离子的亲和力较重金属或类金属离子与巯基酶的结合力强，所以二巯基丙醇不仅可以阻止重金属或类金属离子与巯基酶结合，

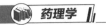

而且还能夺取已与巯基酶结合的重金属或类金属离子，使被抑制的巯基酶恢复活性。

主要用于解救汞、砷、锑的中毒，也可用于解救铋、锌、铜等中毒。但对铅中毒疗效较差，不如依地酸钙钠。

二巯基丙醇虽能使抑制的巯基酶恢复活性，但也能抑制机体的其他酶系统（如过氧化氢酶、碳酸酐酶等）的活性和细胞色素 C 的氧化活性；而且其氧化产物也能抑制巯基酶；对肝脏也有一定的毒性；局部用药具有刺激性，可引起疼痛、肿胀。

二巯基丙磺酸钠

二巯基丙磺酸钠（sodium dimercaptosulphonate）作用原理及临床应用均与二巯基丙醇相同，对汞中毒的解救效果较二巯基丙醇好，而且毒副作用也比较小。

二巯基丁二酸钠

二巯基丁二酸钠（sodium dimercaptosuccinate，DMS）为我国创制的解毒药。解毒原理与二巯基丙醇相似，对锑中毒的解救效果较二巯基丙醇强 10 倍，而且毒性也较二巯基丙醇小。也可用于解救汞、砷、铅等中毒，对汞、砷的解救效果与二巯基丙磺酸钠相似。对铅中毒的解救效果与依地酸钙钠相似。

青 霉 胺

青霉胺（penicillamine，PCA）系青霉素的分解产物，又名二甲基半胱氨酸，是含巯基的氨基酸，为白色结晶性粉末，易溶于水。临床上常用 D－青霉胺。

青霉胺是铜、汞、锌、铅的有机络合剂，其与金属离子的络合物可随尿迅速排出，故可促进金属毒物的消除。青霉胺的解毒效果较二巯基丙醇和依地酸钙钠稍差，但毒性比二巯基丙醇低。常用于铜、铅、汞等慢性中毒的解救。

案例分析

【实例】患儿，女，10 岁，学生。无明显诱因突然出现抽搐，意识障碍，幻听、幻视、头晕、乏力、多汗，双手掌变红、手指出现"手套样"脱皮，灼热疼痛。入院检查，上肢皮肤活检示"真皮层内小血管周围散在淋巴细胞为主的慢性炎细胞浸润"，肌肉活检示"大部分肌纤维间质内散在分布炎症细胞，少数肌纤维结构不清，可疑肌源性损害"。脑电图广泛中度异常，顶枕及后颞区为著，右侧为著，右侧顶枕及后颞区棘慢波发放。进一步追问病史，患儿自述在学校玩过水银，查患儿尿汞浓度最高达 1.408mg/L，空白尿汞浓度 0.171mg/L（参考值 <0.01mg/L），尿铅、尿砷正常。

诊断：隐匿性汞中毒。入院后，给予二巯基丙醇磺酸钠驱汞治疗 5 个疗程，症状逐渐消失，末次尿汞浓度为 0.017mg/L，出院。

【问题】汞中毒对哪些系统有损伤？二巯基丙醇治疗汞中毒的机制是什么？

【分析】汞中毒后，对肝脏、肾脏、神经系统等造成损害，出现舌及四肢震颤、精神障碍、中毒性皮炎等。二巯基丙醇所含之巯基（—SH）易与汞络合生成无毒的、难以解离的环状化合物，然后由尿液排出，还能夺取已与巯基酶结合的汞离子，使被抑制的巯基酶恢复活性，因而可用于解救汞中毒。

（二）金属络合解毒药

依地酸钙钠

【药理作用】依地酸、依地酸钠和依地酸钙钠（sodium calcium edetate）均为强有力的金属络合解毒药，能与多种金属离子形成无毒的、稳定的、不易离解但易溶解的络合物，由尿排出。

由于依地酸和依地酸钠进入机体后，可与血中的钙离子络合，使血钙下降，严重时可引起抽搐或心搏停止，甚至造成死亡，因此临床上不使用依地酸或依地酸钠作为解毒药，而较常用的是依地酸钙钠。在铜、钴、铅等重金属中毒时，可用依地酸钙钠进行解救，对解救铅中毒有特效，故又名解铅乐。此外，依地酸钙钠还可促进原子弹爆炸后烟灰中某些放射性物质如钇、锆、钚等由机体排出，尤其早期应用效果更好。

第二节　氰化物中毒解救药

氰化物（CN^-）和氢氰酸（HCN）是强毒性化合物，农业上用的除莠剂石灰氮［氰氨化钙 $Ca(CN_2H)$］、熏蒸仓库用的杀虫剂氰化钠、工业用的氰化钾等均可引起氰化物中毒；另外，多种植物，如桃仁、杏仁、枇杷仁、甜菜渣、高粱苗、玉米苗等含氰苷，过量食用易在胃肠道内水解释放氢氰酸，引起中毒。

一、中毒机制和临床表现

氰离子（CN^-）能与体内的多种酶结合，其中最重要的是与细胞线粒体内氧化型细胞色素氧化酶（呼吸酶）中的三价铁离子（Fe^{3+}）结合，形成比较稳定的氰化细胞色素氧化酶，抑制细胞利用氧气，导致细胞内缺氧和乳酸酸中毒。

氰化物中毒的症状包括呼吸困难、低血压、心动过速、视黏膜鲜红、四肢无力，进而发生惊厥、昏迷，亦有严重的代谢性酸中毒。因为氧气不被细胞摄取，静脉血氧含量升高，血液鲜红为其主要特征，最后可因窒息而死亡。

二、解毒药及解毒机制

氰化物中毒的治疗包括支持性治疗和快速给予活性炭。活性炭与氰化物结合力较差，但仍可减少其吸收。解毒药包括亚硝酸盐（亚硝酸钠）、亚甲蓝和硫代硫酸钠。亚硝酸盐和亚甲蓝引起高铁血红蛋白症，与 CN^- 结合生成毒性较低的氰化高铁血红蛋白；硫代硫酸盐则将 CN^- 转化为低毒硫氰酸盐（SCN^-）。

亚 硝 酸 钠

亚硝酸钠为白色结晶性粉末，有潮解性，易溶于水，水溶液不稳定，须临用前配制。

【药理作用】亚硝酸钠（sodium nitrite）能使亚铁血红蛋白氧化为高铁血红蛋白，后者的 Fe^{3+} 可与 CN^- 结合，生成氰化高铁血红蛋白，从而阻止氰化物继续与组织细胞色素氧化酶结合产生毒性；而且，高铁血红蛋白还能夺取已经与细胞色素氧化酶结合的氰离子，从而产生较好的解毒效果。但如用量过大，可因高铁血红蛋白生成过多而导致亚硝酸盐中毒，因此必须严格控制用量。若发生严重缺氧而致黏膜发绀时，可用亚甲蓝解救。

硫代硫酸钠

硫代硫酸钠（sodium thiosulfate）又名大苏打、次亚硫酸钠。为无色透明结晶性粉末，易溶于水，不溶于醇。

【药理作用】 硫代硫酸钠在体内转硫酶的作用下，可游离出硫原子，后者可与游离的或已与高铁血红蛋白结合的氰离子结合，生成无毒且比较稳定的硫氰酸盐（SCN^-），由尿排出，常配合亚硝酸钠解救氰化物中毒。应注意，硫代硫酸钠须在给予高铁血红蛋白形成剂之后才能缓慢静脉注射，或与亚甲蓝交替使用，但不能与亚硝酸钠混合应用。

此外，硫代硫酸钠具有还原性，在体内能与多种金属或类金属离子结合形成无毒的硫化物随尿排出，故也可用于解救汞、砷、铅、铋等中毒，但疗效不及二巯基丙醇。另外，硫代硫酸钠还能提高机体的一般解毒功能，因其吸收后能增加体内硫的含水量，增强肝脏的解毒功能，故可用于一般中毒的解救。

羟钴胺

2006年美国FDA批准了一种新的氰化物解毒药——羟钴胺（hydroxocobalamin），用于治疗氰化物中毒，其在市场上的商品名为羟钴胺试剂盒（cyanokit）。羟钴胺（维生素B_{12}的一种形式）迅速结合CN^-形成氰钴胺（cyanocobalamin）（维生素B_{12}的另一种形式），随尿排出，起到解毒作用。

第三节　亚硝酸盐中毒解救药

某些蔬菜（如青菜）中硝酸盐含量较高，如果贮存、加工处理过程不当，腌制咸菜、酸菜后，硝酸盐转化为亚硝酸盐，另外过量的硝酸盐在消化道内可转变为亚硝酸盐，引起中毒。此外也有误食硝酸铵（钾）化肥而发生中毒。

一、中毒机制和临床表现

亚硝酸盐可抑制血管运动中枢，使血管扩张，血压下降。更加重要的是，亚硝酸盐能将含有Fe^{2+}的亚铁血红蛋白氧化为Fe^{3+}的高铁血红蛋白，失去运氧能力。如果产生高铁血红蛋白的速度超过红细胞还原它的速度，则会因血液不能对组织供氧而导致中毒。

中毒后主要表现为呼吸加快、心率加快、黏膜发绀、流涎、呕吐、运动失调，严重者可因呼吸困难、窒息死亡，中毒血液呈酱油色为其主要特征。

二、解毒药及解毒机制

亚甲蓝

亚甲蓝（methylene blue）又名美蓝、甲烯蓝，为深绿色有光泽的柱状结晶性粉末，易溶于水和醇。

【药理作用】 亚甲蓝既有氧化作用，又有还原作用，其作用与剂量相关。小剂量（1~2mg/kg）亚甲蓝在体内脱氢辅酶的作用下，还原为无色亚甲蓝（甲烯白），后者能将高铁血红蛋白还原为亚铁血红蛋白，恢复血红蛋白的运氧功能，因此用于亚硝酸盐中毒。

大剂量（10mg/kg）亚甲蓝则产生氧化作用，将亚铁血红蛋白氧化为高铁血红蛋白，后者能结合

CN⁻生成氰化高铁血红蛋白，以阻止 CN⁻对细胞色素氧化酶产生抑制作用。因此，大剂量亚甲蓝在临床上用于解救氰化物中毒。

也可用于苯胺、乙酰苯胺中毒以及氨基比林、磺胺类药物等引起的高铁血红蛋白血症。必须注意剂量。

第四节　有机氟中毒解救药

农作物杀虫剂经常使用氟乙酸钠、氟乙酰胺和甲基氟乙酸等有机氟制剂，可能造成中毒。另外，在有机氟化工厂、炼铝场附近的牧地和水源由于存在有机氟污染，也易致中毒。

一、中毒机制和临床表现

有机氟中毒的主要原因是破坏机体的三羧酸循环，进而造成机体能量代谢障碍。组织中存留的过量柠檬酸可致组织细胞损害，引起心脏和中枢神经系统机能紊乱，表现为不安、厌食、步态失调、呼吸心率加快等。

二、解毒药及解毒机制

乙　酰　胺

乙酰胺（acetamidum）又名解氟灵，是有机氟中毒最常用的解毒药。其解毒机制可能由于乙酰胺分子结构中的酰胺键在体内可与氟乙酰胺竞争酰胺酶，使氟乙酰胺不能继续转变为氟乙酸破坏三羧酸循环。而且乙酰胺竞争酰胺酶后可进一步脱氨生成乙酸，升高体内乙酸浓度，后者竞争性地对抗氟柠檬酸对顺乌头酸酶的抑制作用。

第五节　药物中毒解救药

一、有机磷酸酯类中毒解救药

有机磷和氨基甲酸酯等胆碱酯酶抑制药广泛用于农业杀虫剂。

有机磷酸酯类中毒症状包括 M 样症状、N 样症状和中枢症状。M 受体激动引起腹部绞痛、腹泻、流涎、多汗、尿频、支气管分泌增加等；N 受体激动导致肌兴奋和神经节兴奋，血压升高、心率过快、肌肉抽搐、肌震颤进而发展为肌无力甚至呼吸肌麻痹；中枢神经系统症状包括焦虑、谵妄和惊厥。检测红细胞乙酰胆碱酯酶和血浆丁酰胆碱酯酶可以帮助诊断。

解毒药包括阿托品（atropine）和胆碱酯酶复活药。阿托品是 M 受体竞争性阻断药。阿托品早期、足量、反复应用是有机磷酸酯类中毒急救成功的关键。但对 N 受体没有影响。解磷定（pralidoxime iodide）可恢复胆碱酯酶活性，对 M 受体和 N 受体症状均有效（详见第五章相关内容）。

二、镇静催眠药中毒解救药

镇静催眠药如苯二氮䓬类、巴比妥酸盐等过量使用可导致中毒。镇静催眠药中毒症状表现为中枢神经系统症状和呼吸循环系统症状，包括嗜睡、神志恍惚、共济失调、腱反射减弱或消失，甚至昏迷（"宿醉"），并可能伴有呼吸循环抑制症状，严重时呼吸浅慢甚至停止，血压下降甚至休克。

一般应进行对症治疗、催吐、促药物排泄等支持性治疗，注意保持呼吸道通畅，必要时气管插管和呼吸机辅助呼吸以维持呼吸功能，可使用多巴胺维持血压。苯二氮䓬类中毒可静脉注射氟马西尼（flumazenil）唤醒，氟马西尼是苯二氮䓬类受体的特异拮抗药，因此为苯二氮䓬类中毒的特效解毒药。使用时需注意，该药剂量过大可导致抽搐甚至惊厥，尤其是苯二氮䓬类依赖的患者，或患者同时摄入致惊厥药（如三环抗抑郁症药）。巴比妥酸盐或其他镇静催眠药没有特效解毒药（详见第十二章相关内容）。

三、麻醉性镇痛药中毒解救药

麻醉类镇痛药（鸦片、吗啡、海洛因、哌替啶、美沙酮等）主要药理作用是作用于中枢神经系统，抑制和缓解疼痛，但也引起欣快感觉，易致成瘾性。其中毒常见于药物滥用（详见第十六章相关内容）。

麻醉性镇痛药的中毒症状主要表现为以昏迷、针尖样瞳孔和呼吸抑制的三联症状，亦可出现血压剧降、休克等症状。

对于急性吗啡中毒，无论口服或注射，均应尽早洗胃，清除消化道内的毒物。肾为排泄吗啡的主要器官，故应尽力保持其功能，促进解毒，排泄。保持呼吸道通畅，如呼吸中枢已经发生障碍或昏迷时，必须迅速给氧、人工呼吸、使用呼吸中枢兴奋药。

纳洛酮（naloxone）是阿片类中毒的解毒药，是阿片受体的竞争性拮抗药，对 μ 受体亲和力最强，但对 κ、δ 受体也有拮抗作用。在治疗阿片类药物中毒时，可迅速改善呼吸，使意识清醒，亦能拮抗阿片类药物的其他中毒效应，解除喷他佐辛引起的焦虑、幻觉等精神症状，但对阿片类药物依赖者，亦可促进戒断症状产生，应注意区别（详见第十六章相关内容）。

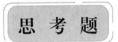

本章小结

解毒药是指能消除或对抗进入机体的某种有害物质，从而对解救该种中毒性疾病起特殊治疗作用的药物。重金属中毒的解毒药有含巯基解毒药（二巯基丙醇和青霉胺）和金属络合解毒药（依地酸钙钠）。

氰化物中毒的解毒药包括亚硝酸钠、亚甲蓝和硫代硫酸钠。亚硝酸盐中毒解救药有亚甲蓝、维生素C等。有机氟中毒的解毒药是乙酰胺。有机磷酸酯类中毒解毒药包括 M 受体阻断药阿托品和胆碱酯酶复活剂解磷定。苯二氮䓬类镇静催眠药中毒的解毒药是氟马西尼。麻醉类镇痛药中毒的解毒药是纳洛酮。

题库

思考题

1. 重金属、氰化物、亚硝酸盐和有机氟中毒解毒药的作用机制和选择原则是什么？
2. 重金属、氰化物、亚硝酸盐和有机氟的中毒机制是什么？
3. 亚甲蓝大、小剂量的解毒作用和机制是什么？

（齐　琦　盛　瑞）

PPT

第四十九章

酒精、药物滥用及成瘾

第一节 酒精滥用与成瘾

流行病学调查显示，近年来我国酒精中毒发病率有增高趋势。小到中等剂量饮酒（不同浓度的乙醇）可一定程度上缓解焦虑，使饮用者产生舒适感甚至欣快感。但长期、过度饮酒则导致生理、心理及社会多方面严重问题。一般而言，酗酒是遗传和环境因素共同作用的结果，可引起人体各器官、系统的功能紊乱。

一、乙醇药理学

【体内过程】乙醇（alcohol）是水溶性的小分子物质，可快速被胃肠道吸收，30 分钟内达峰浓度（C_{max}）。口服等量乙醇，女性峰浓度高于男性。乙醇分布迅速而广泛，组织浓度水平和血液中相似，且易透过血 – 脑屏障。

进入体内的乙醇 90% 以上在肝脏氧化，2% ~10% 的乙醇经呼吸道、尿液和汗液以原型排泄，亦可分布于唾液或乳汁中。因此，交通警察常根据汽车驾驶员呼出气中的乙醇测试数据作为是否酒驾的法律依据。

乙醇在体内的消除一般按零级动力学进行，成人每小时可代谢 7 ~10g。乙醇在肝中代谢的示意过程如下：

$$乙醇 \xrightarrow{\text{乙醇脱氢酶}} 乙醛 \xrightarrow{\text{乙醛脱氢酶}} 乙酸 \longrightarrow CO_2 + H_2O$$

乙醇在体内代谢分三步进行。

第一步，在乙醇脱氢酶（alcohol dehydrogenase，ADH）的催化下，乙醇被氧化成乙醛，乙醇脱氢酶主要在肝脏分布，其他器官如脑、胃也有少量分布。

$$CH_3CH_2OH + NAD^+ \longrightarrow CH_3CHO + ANDH + H^+$$

第二步，在乙醛脱氢酶（aldehyde dehydrogenase，ALDH）的催化作用下，乙醛进一步生成乙酸。

$$CH_3CHO + NAD^+ + H_2O \longrightarrow CH_3COOH + NADH + H^+$$

以上两步也是乙醇代谢的限速步骤。由于人群中乙醇脱氢酶和乙醛脱氢酶的基因存在多态性，因此，乙醇代谢的快慢存在个体差异，不同个体对乙醇的代谢能力亦不同，体现为不同个体对乙醇（酒精）代谢能力的差异。

第三步，由乙酸氧化形成二氧化碳和水。

$$CH_3COOH \longrightarrow CO_2 + H_2O$$

在乙醇的代谢过程中，不论是第一步乙醇在 ADH 的作用下转变成乙醛，还是第二步乙醛经 ALDH 催化转变成乙酸，烟酰胺腺嘌呤二核苷酸（NAD$^+$）都会获得 H$^+$，使 NAD$^+$ 变成 NADH。经常饮酒可使肝细胞内烟酰胺腺嘌呤二核苷酸还原态（NADH）和 H$^+$ 增加。而 NADH 可作为丙酮酸盐转变为乳酸盐的氢载体，所以饮酒后可引起乳酸盐及尿酸浓度升高，可诱发痛风发作。

【急性乙醇摄取的药效学】 乙醇是一种亲神经性物质，对中枢神经系统具有抑制作用。人对乙醇的反应个体差异很大，敏感性不同，因此会表现出不同的行为和情绪反应。一般来说，血液乙醇浓度的不同，其抑制程度、范围及临床症状也不同（表 49 - 1）。

乙醇影响参与信号转导的多种膜蛋白，包括神经递质受体、酶及离子通道等。较低浓度乙醇能特异性增强 GABA 受体功能，抑制 N - 甲基 - D - 天门冬氨酸（NMDA）受体；高浓度乙醇可抑制许多配体或电压门控离子通道，如 NMDA 亚型谷氨酸受体相关的阳离子通道开放。NMDA 受体参与认知功能的很多方面，包括学习和记忆，这是摄入过量乙醇时丧失记忆的原因。

乙醇是血管扩张剂，这与中枢性抑制作用及其代谢产物乙醛的平滑肌松弛作用有关。当血液中的乙醇浓度大于 1.0g/L，会直接抑制心肌收缩力。

表 49 - 1 血液乙醇浓度与临床症状关系

血液乙醇浓度（BAC）	临床症状
<100mg/100ml	大脑皮层抑制，皮层下神经核团去抑制，表现为欣快、健谈、约束力和判断力下降、反射迟缓、精细运动逐渐受损等
100～200mg/100ml	皮层下神经核团抑制，表现为行为轻率、举止轻浮、运动障碍、言语逐渐含糊不清和无逻辑性，会有飘飘然的感觉，且嗜睡
200～300mg/100ml	中枢神经系统抑制加深，表现为口齿不清、行走困难、行为不能自控。尚可有眼球震颤、短暂性记忆丧失等
400～500mg/100ml	皮层下严重抑制累及延髓，会产生呼吸麻痹、意识障碍、深睡、昏迷，可能会导致死亡
>500mg/100ml	死亡

【慢性乙醇摄取的药效学】 长期摄入乙醇会对肝、神经系统、胃肠道系统、心血管系统、免疫系统产生损伤。其损伤机制复杂，包括氧化应激增加、谷胱甘肽消耗、线粒体损伤等。具体影响如下。

1. 损伤肝脏 肝病是乙醇滥用最常见的并发症，长期酗酒的人有 15%～30% 最终会发展成严重肝病。

2. 引起胰腺炎 慢性乙醇摄入是慢性胰腺炎最主要的病因。乙醇除了对胰腺腺泡直接的毒性作用外，还可改变胰腺表皮的渗透性，促进胰液蛋白沉淀堵塞胰管及碳酸钙结石形成。

3. 耐受和依赖 长期大量饮酒者会对乙醇产生耐受性和依赖性。酒精依赖包括生理依赖和精神依赖。慢性饮酒者，如果被迫减量或中断饮酒会产生撤药症状，轻度表现为过度兴奋，重度则表现为精神症状和震颤性谵妄，此为生理依赖。同时，如果慢性饮酒者被迫减量或中断饮酒，在主观上会产生强烈的愿望去获得乙醇的奖赏效应，对酒精的渴望如同对食物或水的需求一样强烈，此为精神依赖。这是由于乙醇在中脑边缘的多巴胺奖赏环路调节神经活动，增加伏隔核多巴胺的释放；乙醇也影响参与脑奖赏系统的递质 5 - HT 和阿片的量，对这些神经递质的受体表达、信号通路也有影响。

4. 神经毒性 长期酗酒可诱发神经元的慢性退化，最常见的是多发性外周神经损伤，患者的感觉神经、运动神经及自主神经受损，神经髓鞘发生病变，且多发性神经病变区域两侧对称，表现为从手和脚的远端感觉异常开始。中枢神经元的损伤会导致共济失调、步态紊乱、震颤、智力减退、记忆力减退甚至痴呆，视神经也会受到不同程度的损伤。

5. 心血管系统 乙醇对心血管作用比较复杂，适度饮酒有助于改善心血管功能，降低心血管疾病的发病率。而长期大量摄入乙醇，则易发生心室肥大和纤维化。重度饮酒会引发房性和室性心律失常，可能与钾、镁代谢异常及儿茶酚胺释放增加有关。

6. 致畸 乙醇有致畸作用，智障和先天性畸形的首要原因就是孕期滥用乙醇。

7. 致癌 慢性乙醇摄入会增加消化道和肝癌的发病风险，也会增加女性乳腺癌的发病风险。

二、急性乙醇中毒的处理

急性乙醇中毒俗称醉酒，是指短期内饮入过量乙醇而出现的中枢神经系统先兴奋后抑制的症状。治疗最重要的目标是维持生命脏器的功能，如：①维持气道通畅，供氧充足，必要时人工呼吸，气管插管。②维持循环功能，注意血压、脉搏，静脉输入5%葡萄糖盐水溶液。③心电图监测有无心律失常和心肌损害。④保暖，维持正常体温。⑤维持水、电解质、酸碱平衡，血镁低时补镁。治疗Wernicke脑病，可肌注维生素$B_1$100mg。⑥保护大脑功能，应用纳洛酮0.4~0.8mg缓慢静脉注射，有助于缩短昏迷时间，必要时可重复给药。血乙醇含量>108mmol/L，伴酸中毒或同时服用甲醇或其他可疑药物时，可用血液透析促使体内乙醇排出。

三、酗酒的治疗

到目前为止，没有特别有效的药物用于酗酒的治疗，除下列几种方法外，心理治疗也是主要的乙醇依赖治疗手段。

1. 控制戒断症状 可用镇静催眠药或抗焦虑药如地西泮等对抗戒酒引起的兴奋、焦虑、失眠、震颤等症状；有幻觉等精神症状者，可用小剂量泰尔登等抗精神病药物治疗；纳曲酮也可用于戒酒治疗。2004年，美国FDA批准上市的阿坎酸（acamprosate）用于酒精依赖患者的戒断、替代治疗，与心理疗法共同治疗能够短期及长期（6个月以上）降低乙醇再摄入率。

2. 防止再次饮酒 1940年，Voegtin应用阿扑吗啡和依米丁（吐根碱）的厌恶疗法，以此产生条件性厌恶反射而达到戒酒的目的。1948年，丹麦学者首先使用双硫仑戒酒，服用此药期间再饮酒，将会出现乙醇－双硫仑反应，产生厌恶反射，使酗酒者对酒敬而远之，由此达到戒酒的效果，这也是一种厌恶疗法。

第二节 运动兴奋剂

一、运动兴奋剂的概念及分类

兴奋剂在英语中称"Dope"，原意为"供赛马使用的一种鸦片麻醉混合剂"。由于运动员为提高成绩而最早服用的药物大多属于兴奋剂药物（刺激剂类），所以尽管后来被禁用的其他类型药物并不都具有兴奋性如利尿药，甚至有的还具有抑制性如β受体阻断药，国际上对禁用药物仍习惯沿用兴奋剂的称谓。目前国际奥林匹克运动委员会（International Olympic Committee，IOC）规定："竞技运动员使用任何形式的药物和以非正常量或通过不正常途径摄入生理物质，企图以人为的或不正常的方式提高竞技能力即被认为使用了兴奋剂"。因此，如今通常所说的兴奋剂不再是单指那些起兴奋作用的药物，而实际上是对禁用药物和方法的统称，即一切运动训练和正常的营养方法以外的，旨在提高技能和运动成绩的人工合成的物质与特殊手段，统称为兴奋剂。

使用运动兴奋剂不仅损害奥林匹克精神，破坏运动竞赛的公平原则，而且严重危害运动员身心健康。因此，国际奥林匹克委员会为了维护奥林匹克公平竞争的原则和道德规范，保护运动员的身体健康，禁止使用兴奋剂。

根据运动员的服药情况和药物性质，历届奥运会禁用药物的品种和数量都有增加。1968 年反兴奋剂运动刚开始时，国际奥委会规定的违禁药物只有 8 种，随后逐渐增加，到 2015 年已达 200 余种、7 大类，包括刺激剂、麻醉止痛药、合成类固醇、利尿药、β_2 受体激动药、内源性物质（包括血液和肽类物质）、遮蔽剂。

二、兴奋剂的药理效应和不良反应

在充分的营养和高强度训练条件下，兴奋剂对运动员的体能有一定增强作用，对某些专项运动能力有一定的提高和辅助作用。然而，这种作用仅仅是单一性的，不具有协调性和整体性。有时，某种兴奋剂对某一种体能有正性作用，而对另一种体能则起负性作用。使用兴奋剂，对运动员身体健康和体能造成的副作用和慢性伤害却是长期的、恶性的，甚至对运动员的远期健康和体能将产生摧毁性危害。由于兴奋剂种类较多，不同种类的兴奋剂对人体产生的危害程度也不相同。但集中起来危害主要表现在两个方面，一是危害运动员的生理，二是导致运动员心理和人格变化。

1. 刺激剂（stimulants） 是对中枢神经系统有强烈兴奋作用的药物。此类药物是最早使用，也是最早禁用的一批兴奋剂，也是最原始意义上的兴奋剂。这类药物按药理学特点和化学结构可分为：①精神刺激药，包括苯丙胺及其衍生物和盐类；②拟交感神经胺类药物，这是一类仿内源性儿茶酚胺的肾上腺素和去甲肾上腺素作用的物质，以麻黄碱及其衍生物和盐类为代表；③咖啡因类，因其带有黄嘌呤基团，此类又称为黄嘌呤类；④杂类中枢神经刺激物质，如胺苯唑、戊四唑、尼可刹米和士的宁等。

刺激剂可提高神经系统的兴奋性，增加机体新陈代谢，使运动者的行为和能力得到迅速调整，常用于力量速度和耐力性项目。事实上，这些药物能够促进葡萄糖、糖原和脂肪酸代谢，导致能量更快地消耗，并掩盖疲劳所致的过度兴奋与焦虑，影响运动者的判断能力，而使运动中受伤的概率大大增加，造成致命性心律失常、心肌梗死、脑梗死等，甚至会引起猝死。另外，大量服用还可引起短期或长期的行为改变，包括失眠、焦虑、神经过敏、慌乱、攻击行为、偏执狂和幻觉等。

2. 麻醉止痛药（narcotis and analgesics） 是指通过激活内源性吗啡样作用，阻滞或干扰痛觉的接收、传导与感受，对身体起麻醉与止痛效应的一类药物。这类药物按药理学特点和化学结构可分为两大类：①哌替啶类，盐酸哌替啶、安诺丁、二苯哌己酮和美沙酮及其盐类和衍生物，其主要功能性化学基团是哌替啶。②阿片生物碱类，包括吗啡、可待因、乙基吗啡、海洛因、羟甲左吗南和喷他佐辛及其盐类和衍生物，化学核心基团是从阿片中提取出来的吗啡生物碱。

此类药物使用后能提高运动员神经感觉的痛阈，强制性地抑制或消除痛觉的感受、传导和分析，常被用于身体直接碰撞的易损伤的剧烈运动项目中。由于此类兴奋剂降低运动员机体的损伤预警系统，给运动员造成能超越体能的幻觉；因而造成运动员在运动中盲目地承受过大的负荷强度，做出超越自己能力范围的动作，造成机体损伤，或过分消耗体能，导致后来的运动能力下降和身体的虚弱。大剂量使用麻醉止痛剂会出现中毒症状，如中枢过度兴奋，转为昏迷和呼吸抑制。麻醉止痛剂是典型的成瘾性物质。

3. 合成类固醇（anabolic steroids） 作为兴奋剂使用的合成类固醇，其衍生物和商品剂型品种繁多，多数为雄性激素的衍生物。这是目前使用范围最广、使用频度最高的一类兴奋剂，也是药检的重要对象。国际奥委会只是禁用了一些主要品种，但其禁用谱一直在不断扩大。常用的有美雄酮、羟甲烯龙、苯丙酸诺龙、癸酸诺龙等，常被用于力量或爆发力项目中。

所有合成雄性激素类固醇都有与睾酮相似的化学结构，因而具有与睾酮类雄性激素相似的生理作用：①促进肌肉蛋白质合成，抑制蛋白质的分解。因而肌肉发达，体重增加；②对红细胞和血红蛋白的生成有强烈的刺激作用，有助于 O_2 运输，进而增加耐力；③使肌糖原储量增多；④改善神经 - 肌肉接头的营养状况，使神经末梢的 ACh 更容易释放，加速神经与肌肉间的信息传递。服用该类兴奋剂一段时间后的运动员韧带和肌腱失去弹性，一旦过度拉长就会造成撕裂；几乎所有的服用此类制剂者都可引起肝、肾功能受损；降低血中 HDL 水平，升高三酰甘油和 LDL 水平，增加冠心病风险；干扰运动员体内自然激素的平衡，使女运动员男性化，甚至产生过度的攻击行为；对男性性征的影响虽不像对女子性征的影响那样严重，但会使男性性欲增强或低下、睾丸萎缩、精子生成减少、乳房增大、阴囊痛、肌肉痉挛、皮脂腺分泌增多和皮疹。

4. 利尿药（diuretics） 利用其利尿作用，加速其他兴奋剂及其代谢产物的排泄，使其他禁用药物在尿中浓度较小而不易被检出或减轻其副作用。运动员参加有体重级别的比赛时，利用其快速脱水，迅速减轻体重，以达到体重要求。但会破坏体内的电解质平衡，引起腹部和小腿肌肉痉挛，还有可能因导致心律失常或心脏衰竭而危及生命。

5. β受体激动药及阻断药 从 1992 年 IOC 开始将第一个 β_2 受体激动药克仑特罗（clenbuterol）列入禁用药物表，到现在又新增了许多。由于 β_2 受体激动药同时具有神经系统兴奋和蛋白同化作用，因而可作为兴奋剂使用。但长期使用或剂量过大会引起胸闷、心慌等心血管系统疾病。

β受体阻断药可减轻焦虑水平和赛前激动，改善由紧张引起的心率加快，缓解肌肉紧张，起到镇静作用，有时用于参加稳定性要求较高的运动项目，如射击、射箭、跳台、滑雪等项目运动员，但可引起严重的心血管疾病和诱发哮喘。

6. 内源性物质 包括血液和肽类激素。

（1）血液兴奋剂（blood doping） 血液兴奋剂又称血液回输，是采用输血的手段使红细胞数量增多，从而使血液携氧能力增强，提高运动能力的一种手段。这种兴奋剂的危害是加重心血管的血液循环负担，引起代谢性休克，也可引起过敏反应、溶血反应等，还可能导致感染肝炎、艾滋病等的危险。

（2）肽类激素及其衍生物 目前，国际奥林匹克委员会禁用的此类药物约有 30 种，如绒毛膜促性腺激素（human choionic gonadotophin，hCG）、生长激素（growth hormone，GH）、促红细胞生成素（erythropoietin，EPO）、促肾上腺皮质激素（adrenocorticotropic hormone，ACTH）等。

hCG 是胎盘合体滋养层分泌的一种糖蛋白激素，其主要生理功能是主导类固醇激素（睾酮、表睾酮）的分泌，在妊娠早期维持黄体继续发育。临床上多用于治疗男性生殖腺功能不足症、发育不全及女性无排卵性不孕症。运动员使用 hCG 是为了刺激睾丸中睾丸激素形成，使体内睾酮及表睾酮增加，使其比值接近正常，又无法被检验出是否使用类固醇药物。副作用包括可能加重原有心力衰竭、肾功能不全、高血压、癫痫或偏头痛，青春期前男性使用 hCG 会引起性早熟。

GH 是由垂体前叶分泌的促生长因子，有促进肌肉、骨骼、结缔组织生长，并有加速脂肪燃烧、强壮肌肉、增加力量的作用，因此人们将它作为兴奋剂使用。实际上，GH 可提高运动能力的作用令人怀疑，被列为"强壮作用不明确的激素类药物"。但长期使用可对人体健康造成危害，如皮肤粗糙、颌骨增厚、肢端肥大、末梢神经病、高血压、心力衰竭、诱发肿瘤、导致糖尿病等。

EPO 作为兴奋剂使用源于其一方面能够刺激骨髓造血功能，及时有效地增加红细胞的数量，从而提高血液的携氧能力。另一方面能够增强机体对氧的结合、运输和供应能力，有利于在高强度竞技时，改善缺氧状态，增强耐力。但 EPO 使用后可能出现头痛、低热、乏力、过敏反应等不良反应。长期使用可引起血压升高、使原有高血压恶化和因高血压性脑病而出现的头痛、意识障碍、甚至引起卒中和心脏病突发。

ACTH 用于短时间运动的运动员，可使血中睾酮的浓度上升，提高运动员训练或比赛时的情绪，降低睡意及疲惫感。ACTH 还具有减轻肌腱和关节炎症、止痛消炎的作用。但滥用的危害是引起头痛、精神异常，女性月经障碍甚至闭经、痤疮、多毛症，长期使用导致骨质疏松症等。

7. 遮蔽剂 这类违禁物质包括利尿药、表睾酮、丙磺舒和羟己基淀粉等血浆膨胀剂。表睾酮使用后可使睾酮与表睾酮的比值变小；利尿药可加快禁用药物的排泄，稀释尿样中药物的浓度；丙磺舒在服用后可抑制合成类固醇类药物的排泄；血液膨胀剂可以扩充血容量，稀释血液，进而改变血球压积等血检指标。

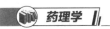
> **知识拓展**
>
> **基因兴奋剂**
>
> 　　随着基因治疗药物和转基因食品的出现，预计在未来基因兴奋剂将成为兴奋剂发展的主流。基因兴奋剂的导入方法，目前主要是依靠病毒，基因兴奋剂的隐蔽性和检测的困难性使其成为奥运会兴奋剂检测的一项新挑战。
>
> 　　滥用基因兴奋剂可能导致一些严重的疾病，如人工增加正常人 EPO 水平将会增加血液红细胞数量和黏滞性，最终会导致心脏病及麻痹等疾病发生的概率增加。同样，使用 *IGF - I* 基因、*Myostatin* 基因兴奋剂也会带来健康风险，肌肉可能会变得强大，就会牵引周围的韧带和骨，导致韧带撕裂或骨折。也可能导致基因突变并传给下一代，引起一些遗传性疾病。

微课

第三节　药物滥用与成瘾

一、药物滥用与成瘾的基本概念

1. 药物滥用（drug abuse）　是指非医疗目的地过度使用具有依赖性药物的行为。药物滥用区别于药物误用，药物误用是指不适当用药引起的医疗问题，如不合理应用抗菌药、抗肿瘤药、激素等。药物滥用者会对药物成瘾，身心健康遭受摧残，家庭正常生活被破坏，更可促发犯罪行为，耗竭社会经济，阻碍社会发展。

2. 药物依赖与成瘾　药物依赖性（drug dependence）是药物与机体相互作用所造成的一种精神状态，有时也包括身体状态。这些特殊的精神或身体状态表现出一种强迫要连续或定期使用该药的行为和其他反应，以期体验用药后的精神效应或避免由于停药所引起的严重身体不适和痛苦。药物依赖性又分为生理依赖性和精神依赖性两种。精神依赖性（psychological dependence）是指使人产生一种对药物欣快感的渴求，这种精神上不能自制的强烈欲望驱使滥用者周期性或连续地用药。生理依赖性（physical dependence）是指大多数具有依赖性特征的药物经过反复使用所造成的一种适应状态，用药者一旦停药，将发生一系列生理功能紊乱，称戒断综合征。

药物成瘾（drug addiction）是指强迫性、失去控制的用药行为，是药物的精神依赖性和生理依赖性共同造成的结果。一般成瘾规律是先产生精神依赖性，后产生不同程度的生理依赖性。

二、药物成瘾的神经机制

（一）成瘾与脑内奖赏系统

1. 强化效应和奖赏　强化效应是指药物或其他刺激引起动物的强制性行为，分正性和负性强化效应。引起强化效应的药物或刺激称为强化因子，根据强化效应性质分为以下两种。

（1）正性强化因子　能引起欣快或精神愉快舒适的感受，造成人或动物主动觅药行为的强化效应，正性强化因子又称为奖赏。

（2）负性强化因子　能引起精神不快或身体不适，促使人或动物为避免或逃避这种不适而采取被动觅药行为的强化效应，又称厌恶。

2. 奖赏效应与奖赏系统　正性强化因子所产生的强化效应称为奖赏效应。大量研究表明，脑内存在奖赏系统。脑内奖赏系统是脑内产生奖赏效应的神经结构，它是生物体在不断适应外部环境，维持机体存活和种族繁衍的进化过程中形成的。所有天然的奖赏性刺激如食物、性及药物性奖赏如吗啡、酒精成瘾等都是通过作用于这个系统而引起奖赏效应。中脑边缘多巴胺系统（mesolimbic dopamine system, MLDS）是介导奖赏效应的关键回路。胞体位于腹侧被盖区（VTA），属于 A10 群胞体，神经纤维上行投射至伏隔核（NAc）、嗅结节、杏仁核和前额叶。此外，该类奖赏系统还包括从前额叶、杏仁核、海马、NAc 介导 VTA 的长程的谷氨酸能回路和抑制性的 γ-氨基丁酸（GABA）神经回路（图 49-1）。

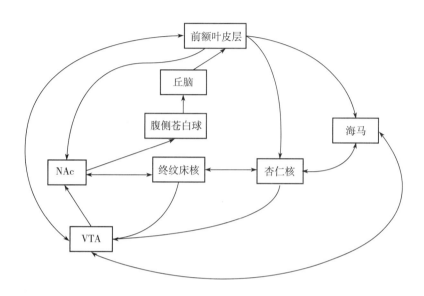

注：NAc：伏隔核　　VTA：腹侧被盖区

图 49-1　中脑-边缘多巴胺奖赏系统回路示意图

药物成瘾过程中，药物刺激中脑边缘多巴胺系统为主的神经结构，激活 MLDS 中 NAc 的 DA 神经通路，使 DA 释放增加，引起人的欣快等精神效应，或动物的主动觅药行为等正性强化效应（奖赏效应），如人们通过对 NAc 的微透析研究发现，可卡因、苯丙胺、海洛因的急性作用能使 NAc 的 DA 水平增加 100%～400%。吗啡等药物刺激蓝斑核去甲肾上腺素系统，抑制去甲肾上腺素神经元放电，停药后放电增加，引起戒断综合征，可迫使人或动物为了减轻症状而再次觅药，称为负性强化效应，是生理依赖性的基础。

除了上述 DA 和去甲肾上腺素系统外，杏仁对情感刺激物有定向和记忆作用，NAc 和杏仁之间的投射对连接刺激-奖赏有重要作用。损伤动物的杏仁核，虽然能识别奖赏的相关刺激，但不能形成记忆与奖赏的相关联系，也不能形成动物对于天然奖赏相关的条件性强化作用。杏仁中央核与成瘾药物戒断时的厌恶反应有关。此外，前额皮层的 DA 神经与工作记忆等功能有关，在成瘾药物相关刺激的记忆和注意中起重要作用。

（二）药物成瘾机制

致成瘾药物的药理作用各不相同，因此成瘾机制也复杂多样。药物成瘾过程中的耐受性、依赖性和敏感化，是不同脑区的不同神经元在用药的不同时期发生的神经元适应变化，包括受体、离子通道、细胞信号蛋白和基因表达的调节，最后形成神经可塑性变化。长期反复接触成瘾药物，建立起药物存在状态下新的内稳态，即适应（adaptation）过程。机体在新的内环境中行使正常或近似正常的生理功能，此时主要表现为耐受性。如果这种适应机制形成后突然停药，机体功能不能立即恢复到原来的状态而表现为一些生理功能紊乱（戒断综合征）。药物成瘾的特征性变化是长期保持对药物的渴求，这是脑内奖赏系统神经环路可塑性变化的适应性反应，表现为觅药和用药行为的敏感化。参与可塑性变化的分子很多，随着研究的不断深入，发现了长时间持续表达 Fos 转录因子家族成员之一的 ΔFosB。

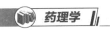

ΔFosB 是即早基因 Fos 家族成员。与其他成员不同的是，该基因表达在运用成瘾药物后轻度缓慢增高，但是可以逐步积累，且仅对成瘾药物有反应。在急性给予成瘾药物如可卡因等，均可引起 FosB 家族的多种转录因子在 NAc 暂时性高表达，并短时间内下降；但反复给予以上药物，则表现为 ΔFosB 蛋白在 NAc 及背侧纹状体中间棘突神经元长时间的高水平表达，并可在脑内维持数周甚至几个月。因此，ΔFosB 的高水平持续存在可能是药物成瘾的关键性分子转换机制，被称为分子开关（molecular switch）。

三、药物成瘾与药物滥用

（一）能成瘾的药物种类

联合国签订的《1961 年麻醉药品单一公约》和《1971 年精神药物公约》，把成瘾药物分为两大类，即麻醉药品和精神药物。1972 年世界卫生组织还将精神活性物质如酒精、烟草类和挥发性有机溶剂归为成瘾药物范畴。

1. 麻醉药品（narcotic drugs） 按照国务院颁布的《麻醉药品管理办法》规定，麻醉药品是指连续使用后能产生生理依赖性，能成瘾癖的药品。麻醉药品包括下列三类。

（1）阿片类（opioise） 包括天然来源的阿片；从阿片中提取出的有效成分，如吗啡、可待因；将有效成分加工所得的产品，如海洛因等；人工合成品，如哌替啶、美沙酮、芬太尼等。

（2）可卡因类（cocaines） 包括可卡因碱、盐酸可卡因、古柯叶、古柯糊等。

（3）大麻类（cannabinoids） 大麻植物中最广泛被滥用的品种是印度大麻（cannabins sativa），其制品一般统称（marihuana）。大麻的有效成分是大麻酚，有多种异构体，最主要的是 Δ9 - 四氢大麻酚。

2. 精神药品（psychotropic substances） 根据我国《精神药品管理办法》规定，精神药品是指作用于中枢神经系统，能使之兴奋或抑制，反复应用，能产生精神依赖性的药品。这类药品包括下述三类。

（1）镇静催眠药及抗焦虑药（sedative hypnotics and anxiolytics） 包括巴比妥类、苯二氮䓬类等。

（2）精神兴奋剂（psychostimulants） 如苯丙胺类、哌甲酯、咖啡因等。本类药物中最普遍被滥用的是苯丙胺类的甲基苯丙胺，俗称冰毒。

（3）致幻剂（hallucinogens） 如麦角酸二乙胺、麦司卡林、氯胺酮等。

根据产生依赖性和对人体健康损害的严重程度，也可将精神药物分为两类，第一类依赖性和危害程度重，包括致幻剂、大部分精神兴奋药和镇静催眠药中的甲喹酮、司可巴比妥、复方制剂的安钠咖和复方樟脑酊。第二类包括镇静催眠药中的大部分药物、精神兴奋药中的哌苯甲醇、苯丙醇胺和吡咯戊酮等以及喷他佐辛、氨酚待因等。

3. 其他 包括酒精、烟草类、挥发性有机溶剂等精神活性物质。

（二）药物成瘾的临床表现

1. 渴求与强迫性觅药行为 为了追求药物的精神效应和避免戒断症状的痛苦，引起强迫性觅药行为。对用药的欲望可分为动机驱使的欲望和为了享受的爱好。欲望和爱好可以同时并存，也可以由于药物不良反应和耐受而分离，即爱好消失，而欲望保留。

2. 戒断综合征 长期滥用药物，除了引起毒性反应外，还能形成适应性。一旦中断用药，会引起生理功能紊乱的反应，常常发生在药物减量或者突然停药后。各种成瘾性药物的戒断综合征表现程度和症状亦有所不同，戒断反应也是成瘾者难以戒除药物的原因。主要成瘾药物的药理学特征、戒断症状见表49 - 2。

表 49 – 2　主要成瘾药物的药理学特征、中毒特征和戒断症状

药品名称	作用持续时间（h）	精神依赖	生理依赖	耐受性	戒断症状
阿片	3 ~ 6	强 ~ 最强	严重	明显	心率加快、体温上升、瞳孔扩大、流涕、
吗啡	3 ~ 6				震颤、腹泻、呕吐、肌肉和骨骼疼痛、

续表

药品名称	作用持续时间（h）	精神依赖	生理依赖	耐受性	戒断症状
可待因	3~6				焦虑、发冷发热、渴求药物等
海洛因	3~6				
派替啶	3~6				
美沙酮	12~24				
可卡因	1~2	最强	轻微或无	无	失眠昏睡、抑郁、心动过缓、淡漠、焦虑、疲乏、定向障碍等
苯丙胺类	2~4	强	轻微或无	弱	焦虑、抑郁、疲乏、失眠或睡眠增多、激越行为等
大麻	2~4	中等	轻微或无	中等	情绪淡漠、精神不能集中、记忆障碍、思维联想障碍、心率快、血压高等
Δ9~四氢大麻酚	2~4				
苯二氮䓬类	4~8	中等	严重	弱	失眠、焦虑、异常的激动状态和神经质、惊厥、精神异常、恶心、呕吐等
巴比妥类	1~6			中等	
麦角酸二乙胺	8~12	弱	无	中等	未见报告

四、药物依赖及药物滥用的临床治疗

（一）阿片类药物依赖的临床治疗

阿片类药物依赖的治疗是一个长期过程。实践证明，在停药初期的脱瘾阶段，若没有一定的强制和医疗措施，单纯依靠依赖者自己完全脱瘾是极为困难的。目前，对阿片类药物依赖的治疗，推荐采用医学、心理学、社会学等综合措施，即通过停止滥用药物、针对戒断症状给予脱毒治疗；针对精神依赖及其他躯体、心里、社会功能损害进行康复治疗，最终实现吸毒人员回归社会。目前，主要的治疗方法有以下几种。

1. 美沙酮（methadone）替代法 美沙酮是合成麻醉药，激动 μ 受体，具有吗啡样药理作用，其药物依赖性和戒断症状较轻。自 20 世纪 60 年代中期开始，用于阿片类药物依赖性的治疗，目前已成为欧美国家的主要戒毒方法。美沙酮脱瘾有助于阿片类药物依赖者在较短时间内，在痛苦较小的情况下进入无毒状态。接受美沙酮治疗可使患者能够忍受戒断反应，而不是控制所有戒断反应。在使用较大剂量的美沙酮时可出现不同程度的不良反应如恶心、呕吐、头痛、乏力，个别可能出现直立性晕厥。在不良反应严重的情况下，必须减少美沙酮的用量，并密切观察以确定下一步治疗方案。

2. 可乐定（clonidine）疗法 可乐定可兴奋蓝斑核 α₂ 受体，减少 NA 的释放，对阿片类药物的戒断症状有较好的控制作用。可乐定能有效抑制戒断后产生的自主神经症状，但对戒断后出现的心里不适则疗效不佳。有嗜睡和直立性低血压等副作用，因此对于患有低血压、冠状动脉供血不足的患者应慎用。除此之外，可乐定还有中枢抑制性作用，服药期间不适宜驾车或者操作机器以免发生意外。

3. 丁丙诺啡（buprenorphine）疗法 丁丙诺啡是阿片受体的部分激动药，可有效拮抗阿片类药物的戒断症状，而且其自身的依赖性较低，同时在治疗中能阻断阿片类药物的致欣快作用。常见的不良反应有恶心、呕吐、眩晕等。呼吸系统疾病、严重肝病患者、孕妇以及哺乳期妇女慎用。

4. 东莨菪碱（scopolamine）综合戒毒法 戒断反应时，往往表现为迷走神经亢进症状，故用东莨菪碱浅麻醉戒毒。随着研究的深入，人们发现东莨菪碱不仅可控制猴、大鼠吗啡戒断症状，同时还可促进吗啡排泄，较美沙酮和可乐定存在明显优势，具有控制戒断症状快、不成瘾的特点。经心理和焦虑量表评分，表明可部分减轻精神依赖，并且住院治疗脱失率低。脱瘾的同时或之后，立即给予纳曲酮维持。主要不良反应为口干、视物模糊等。

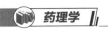

5. 纳曲酮（naltrexone）治疗 纳曲酮是人工合成的长效阿片受体拮抗药，可以完全阻断自我使用阿片类的所有效应。纳曲酮本身无任何内在生物活性，可阻断阿片类物质产生躯体依赖，使已戒断阿片瘾者保持正常生活，不会成瘾。药物脱毒治疗以后在门诊开始用纳曲酮治疗，为了防止出现阿片类戒断症状，患者必须在药物脱毒和停用阿片类几周后，才能使用纳曲酮，疗程可持续半年。纳曲酮具有肝脏毒性，可导致转氨酶的一过性升高，在服药期间应密切关注肝功能，若出现异常应立即暂停使用。

6. 心理干预和其他疗法 成瘾者伴有不同程度的心理障碍和精神紊乱，通过厌恶、认知治疗和心理矫治治疗等有助于脱瘾，预防复吸。

（二）可卡因和苯丙胺类依赖的临床治疗

本类药物戒断症状较轻，一般不需治疗戒断反应。可用 5 – HT 受体阻断药昂丹司琼（ondansetron）和丁螺环酮（布斯哌酮，buspirone）抑制觅药渴求，但疗效不满意。对出现精神异常症状，可用 D_2 受体阻断药氟哌啶醇治疗。停药后的抑郁症状可用地西帕明（desipramine）治疗。

（三）镇静催眠药依赖的临床治疗

镇静催眠类药物产生成瘾可以用弱效类催眠药或抗焦虑药进行替代治疗，也可用剂量递减法逐渐脱瘾。短效的苯二氮䓬类药物依赖性可用长效地西泮替代治疗。长效作用的苯二氮䓬类可用苯巴比妥替代递减。苯巴比妥对各种作用时间的苯二氮䓬类药物脱瘾安全有效。

近年来出现了一些新型的毒品，如 4 – 甲基甲卡西酮，俗称"丧尸药"，主要成分为甲苯喹唑酮和麻黄碱的"忽悠悠"及产于东非和阿拉伯半岛地区的植物阿拉伯茶（又称巧茶）等。因此，制止药物滥用与成瘾任重而道远。

本章主要介绍了乙醇及其他成瘾性药物的滥用与成瘾以及在当今体育赛事中兴奋剂的滥用及产生的相关不良后果。关于乙醇滥用及成瘾，主要介绍了乙醇在体内的代谢过程、急性中毒与慢性中毒的临床表现及药物治疗；关于运动兴奋剂介绍了概念、目前在运动赛事中使用的运动兴奋剂和长期使用对运动员身体造成的伤害；并进一步介绍了药物滥用与成瘾的包括强化效应与奖赏的概念、奖赏及奖赏系统、神经元的适应性变化等药物成瘾的分子机制。同时也介绍了能成瘾药物的种类、临床表现及阿片类药物、可卡因和苯丙胺类、镇静催眠类药物的依赖治疗。

题库

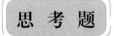

1. 简述血液乙醇浓度与临床症状的关系。
2. 简述药物成瘾与脑内奖赏系统。
3. 阿片类药物的依赖性治疗方法有哪些？
4. 镇静催眠药出现依赖性该如何治疗？
5. 使用频度最高的运动兴奋剂是哪类？其对运动员身体的危害主要有哪些？

（贾晓益）

第五十章

PPT

基因治疗药物

学习导引

知识要求

1. **掌握** 基因治疗的概念。

2. **熟悉** 基因治疗的常见策略。

3. **了解** 基因治疗的现状，针对的疾病分类；基因治疗的前景。

能力要求

具备分析重点上市基因疗法所用策略的能力。

生物体的一切生命活动，从出生、成长，到出现疾病、衰老及死亡都与基因有关，基因调控着细胞的各种功能。人类某基因如果发生变化，机体就可能随之发生变化并导致疾病，人类大多数难治性疾病都是"基因病"。基因治疗是随着 DNA 克隆技术成熟而发展起来的一种新型治疗手段，为多种疾病治疗提供了可能，如恶性肿瘤、遗传性疾病和某些生活方式病。基因治疗的概念形成于 20 世纪 70 年代，1990 年美国食品药品管理局批准了第一个基因治疗的临床试验，近三十年来，基因治疗是生物医学发展最快领域之一，到 2020 年，全球各地开展基于基因、细胞的临床试验约有 1000 个。

基因治疗（gene therapy）分为转基因（transgene）和改基因（gene editing）两类。转基因是将正常的外源基因导入生物体内，以纠正、补偿基因缺陷，或者抑制致病基因的表达，达到疾病防治的目的。基因治疗的策略分为两种：一种是体内治疗，即将外源基因通过载体输送到体内，这也是基因治疗的经典概念，目前已经有 7 种上市产品，分别是中国"今又生"（Gendicine，2003 年）、Rexin－G（菲律宾，2007 年）、Neovasculgen（俄罗斯，2011 年）Glybera（欧洲，2012 年，已退市）、Luxturna（美国，2017 年）和 Zolgensma（美国，2019 年）、Collategene（日本，2019 年）；第二种是离体治疗，即将患者或他人的细胞在体外进行外源基因导入，经培养增殖后回输患者体内，这种策略更像是针对患者提供的定制服务，目前有 5 种方案获批上市，分别是 Strimvelis（欧洲，2016 年）、Kymriah（美国，2017 年）、Yescarta（美国，2017 年）、Zynteglo（欧洲、2019 年）和 Tecartus（美国，2020 年）。更广泛的基因治疗概念还包括使用不携带或携带外源基因的溶瘤病毒进行恶性肿瘤的治疗，获批的产品有 Rigvir（拉脱维亚，2004 年）、"安柯瑞"（中国，2005 年）和 Imlygic（美国、欧洲，2015 年）。

基因编辑技术的出现使基因治疗的概念再次扩大。采用体内或离体的方法，将基因编辑工具导入患者细胞内，修改基因用于疾病的治疗。这种改基因的策略有望针对遗传病的病因进行治疗。

第一节　基因治疗概论

一、基因治疗中靶细胞的类型

根据基因治疗中的靶细胞不同，可将基因治疗分为生殖系细胞基因治疗（germ line gene therapy,

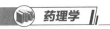

GGT）和体细胞基因治疗（somatic cell gene therapy，SCGT）2 种类型。

生殖系细胞基因治疗是操作生殖系细胞（精子、卵子或者受精卵）的基因，将正常外源基因转入患者的生殖系细胞，或者修改生殖系细胞基因，使患者的后代不再患某种遗传病，这将产生人工制造的基因转变的人类个体。生殖系细胞的基因改变可以遗传给下一代，因此可能会导致未知的风险，另外由于某些社会文化的作用，一些国家禁止此类研究试验。因此，一般以体细胞作为靶细胞，目前获批的基因治疗均为体细胞基因治疗。

体细胞基因治疗是针对体细胞（自体或异体）进行操作，转入外源基因或者修改细胞自身基因，用于治疗本人或他人的疾病。体细胞是指精子、卵子、受精卵、未分化干细胞之外的细胞。体细胞基因治疗只涉及局部体细胞内的遗传型改变，与常规外科手术的组织器官移植没有本质差别，不涉及对子代的影响。转移或者修改的基因可能以基因组整合或者游离的形式发挥作用。

目前开展的基因治疗临床试验中，单一基因病是主要的热点领域，涉及的疾病有免疫缺陷、眼遗传病、血友病、地中海贫血和神经－肌肉疾病等。恶性肿瘤，特别是非实体瘤是另外一个热点领域，如淋巴瘤和白血病。

二、基因治疗的途径

转基因治疗中的关键困难是如何将应用于治疗的基因转移到靶细胞并发挥所希望的作用。基因治疗有 2 种途径，即离体法（ex vivo）和体内法（in vivo）。

离体法是将患者的细胞在体外培养，转入外源基因，经过适当的选择培养系统，再把修改过的细胞回输到患者体内，让外源基因表达以改善患者症状。这种方法相对安全且易操作，是目前基因治疗较常采用的方法。这种方法的风险有：细胞回输之前，可能发生意外的遗传性改变，大部分培养基中生长的遗传工程细胞输入体内后不能长期生存，实施治疗方案的医院需要较高的条件。

体内法不需要细胞移植而是直接将外源遗传物质注射至体内。如 DNA 可以单独注射，也可以与辅助物如脂质体一起注射，使其在体内转录、表达而发挥治疗作用。常用的体内转基因手段有病毒介导、受体介导、脂质体介导、寡核苷酸直接注射和体内基因直接注射等。体内法与离体法都需要先制备临床用的质粒或者重组病毒，体内法直接将质粒或重组病毒施用于人体，而离体法则需要额外的离体细胞培养过程，因此体内法更容易实施。体内基因治疗的缺点是靶细胞接近障碍造成的低基因转移效率，注入的 DNA 稳定整合的水平也较低。

三、基因治疗条件

基因治疗的实施条件是：疾病的发病机制及相应基因结构功能清楚；获得目的基因，且明确该基因表达与调控机制；导入的目的基因具有合适的靶细胞，并能有效表达；具有安全有效的基因转移的载体和方法。

（一）目的基因的获得

在了解疾病发生的分子机制基础上，选择对疾病有治疗作用的特定基因，用来弥补遗传缺陷的外源性正常基因称为目的基因。用于基因治疗的目的基因常用分子生物学技术分离克隆获得，例如用限制性内切酶酶切含目的基因的 DNA 片段，或者是人工合成的 DNA 片段，或者采用反转录法得到的 cDNA。供转移的目的基因必须保持结构和功能的完整性，而且导入细胞后，能够稳定地存在于靶细胞并表达目的产物。

（二）基因转移的载体

基因治疗关键步骤之一，是将治疗基因高效转移入患者体内或者离体细胞内，并能调控其适度表达。向动物细胞进行基因转移有物理学、化学和生物学方法。

运载或携带治疗性遗传物质的工具称之为载体（vector），基因治疗的载体分为病毒载体及非病毒载体 2 类。生物学方法主要是以病毒载体进行基因转移，常用的病毒载体有反转录病毒、腺病毒、慢病毒、疱疹病毒、牛痘病毒及腺相关病毒等。病毒载体是将病毒基因改造，去除部分或大部分基因，然后与外源基因重组成工程病毒基因组，将重组病毒基因组转移到包装细胞内，并由其他辅助质粒或者细胞提供病毒包装需要的衣壳蛋白、包膜蛋白等成分的基因，借助细胞内的生化机制生产蛋白，组装成有感染活性的重组病毒颗粒。多数的病毒载体的设计策略是保留病毒的细胞感染能力，去除病毒的再复制组装能力。重组病毒将外源基因导入细胞，其导入基因的效率一般高于化学方法，而且较少降解。病毒载体的开发历程直接影响了基因治疗的发展，早期多用反转录病毒、腺病毒，但最近多用腺相关病毒。

（三）靶细胞的选择

靶细胞是指接受外源基因或者基因被修改的细胞，基因治疗的靶细胞仅限于体细胞，基因治疗中应根据不同疾病选择靶细胞。可作为基因治疗的靶细胞有淋巴细胞、骨髓细胞、皮肤成纤维细胞、肌肉细胞、肝细胞、血管内皮细胞、角化细胞和上皮细胞等。离体法中常用的靶细胞是淋巴细胞，因为淋巴细胞可从骨髓或外周血中分离出来，用植物性凝集素（PHA）和 IL－2 刺激，可以在体外培养增殖，且转导效率较高，可经静脉注射重返体内。

第二节　基因转移方法

基因治疗的关键是将基因精确地修改或将外源性重组基因转移入人体靶细胞内并有效表达。基因治疗的过程包括基因操作和基因转移。其基本方法主要有以下几种。

1. 基因置换（gene replacement）　指用正常基因在原位替换病变细胞内的致病基因，使致病基因全部除去，细胞内的 DNA 完全恢复正常状态。这种治疗方法最为理想，但目前由于技术原因尚难实现。

2. 基因修正（gene correction）　是指将致病基因的突变碱基序列纠正，而将正常部分予以保留的方法，使致病基因得到完全恢复，但操作技术难度较大。

3. 基因增强（gene augmentation）　指将目的基因导入病变细胞或其他细胞，目的基因的表达产物能特异性地修补细胞的功能缺陷或使原有的功能得到加强，但致病基因仍然存在于细胞内。与基因置换相比，基因增强较易实现，目前基因治疗多采用这种方法。

4. 基因失活（gene inactivation）　是指应用反义技术（antisense technology）或基因编辑技术特异性地抑制或去除某些基因表达特性，以减少一些有害基因的表达，从而达到治疗疾病的目的。如利用反义 RNA、CRISPR 相关酶等抑制或去除一些癌基因的表达，可抑制肿瘤细胞的增殖及诱导肿瘤细胞的分化。用此技术还可抑制肿瘤细胞的耐药基因的表达。

5. 基因抑制（gene inhibition）　指通过导入外源基因，干扰、抑制有害基因的表达。如向肿瘤细胞导入抑癌基因，以抑制癌基因的表达。

6. 免疫细胞基因疗法（immune cell gene therapy）　是通过转基因（如 CAR－T 疗法）或者改基因（如基因编辑失活 T 细胞的 PD1 基因）产生"重编程"的免疫细胞，这些修饰改造后的细胞改变了患者免疫状态，主要用于肿瘤治疗。

以上方法中最常用的是基因增强和免疫细胞基因疗法，其次是基因抑制和基因失活。

第三节　基因治疗中的载体

微课

在转基因的疗法中，将基因转移到靶细胞中是治疗的核心与难点。主要分两大类方法：病毒载体和非病毒载体，实践中以病毒载体为主，这是因为病毒具有强大的感染细胞、进入细胞的能力，其缺点是病毒感染人体所带来的不可避免地免疫反应，因此也有用质粒载体来避免这种副作用的疗法，但是质粒进入细胞的能力很小，实践中应用不多。在改基因的基因编辑疗法中，传送到靶细胞的主要载荷是编辑工具，少数需要转移模板 DNA，实践中倾向于电转移方法，也有用病毒载体的。

所有病毒都与其宿主细胞结合，并将其遗传物质引入细胞。宿主细胞将遵遗传物质的指令生产蛋白。某些类型的病毒只是将其遗传物质注入宿主细胞里，而有些则伪装成蛋白，穿透细胞膜进入细胞。用于基因治疗、疫苗开发的病毒载体一般是经过改造后的病毒，这种改造后的病毒不再具有严重的致病性，但保留了感染细胞的能力，装载了治疗疾病的目的基因，病毒进入细胞后一般不能再产生新病毒。不同的应用常伴有针对性的病毒载体设计，每一个都是有自身的特色，一些通用的要求如下。

安全性：一些病毒载体如慢病毒是由病原性病毒产生的，需要对其进行修饰，尽可能减少操作它们的风险。一般是删除对病毒复制至关重要的一部分基因，即病毒载体没有自我复制能力，制备病毒时需要辅助质粒来提供缺失的蛋白质用来制造重组病毒颗粒。

低毒：病毒载体对其感染细胞的生理影响小。

稳定性：避免使用某些在遗传上不稳定病毒作为载体。有些病毒可以快速产生突变体，为了工作的可预测性和可重复性，应避免使用。

细胞类型特异性：一般情况下，人们改造病毒载体，使其可以感染尽可能多的细胞类型。但有时情况相反，修饰病毒使得病毒靶向特定种类的细胞，例如某种类型（向性）的腺相关病毒靶向神经细胞。

筛选标记：通常给病毒载体加上某些基因，以帮助鉴定哪些细胞感染了病毒，这些基因称为筛选标记。一个常见的筛选标志是对某种抗生素的抵抗力，未转染细胞不具有抗性，无法在相关抗生素培养基中生长，这样可以去除无抗性的细胞。

一、腺病毒

腺病毒（adenovirus）是基因治疗研发中的主要载体之一，它是双链 DNA 的病毒，具有 7.5kb 的荷载能力。这类病毒本身会导致人类呼吸道、肠道和眼睛感染。当这些病毒感染宿主细胞时，它们会将其 DNA 分子引入宿主。腺病毒的遗传物质不整合到宿主细胞的遗传物质中，这与反转录病毒不同。其 DNA 分子在宿主细胞的细胞核中保持自由状态，能像其他基因一样被转录。唯一的区别是，当细胞即将进行细胞分裂时，这些额外的基因不会被复制，因此该细胞的后代将不会具有额外的基因，因此，腺病毒的治疗需要在不断增长的细胞群中重新给药，这是一个缺点，优点是非基因组整合特性可以防止诱发癌症。

腺病毒载体常用于治疗癌症，世界首个获批上市的"今又生"就是用一种腺病毒载体，重组了 *p*53 基因，于 2003 年被中国食品药品监督管理局批准用于治疗头颈癌。类似的来自 Introgen 的 Advexin，在 2008 年未能获得美国食品和药物管理局的批准，其原因主要是腺病毒载体相关的临床试验发生了意外的参试者死亡事件，这引起了对腺病毒载体安全性的担忧。目前有一些研发依然基于腺病毒，第二、三代的腺病毒载体的免疫原性已经有所降低，目前针对新冠疫情研发的疫苗就有多个是基于腺病毒载体的品种。

二、反转录病毒

反转录病毒（retrovirus）的遗传物质为 RNA 分子，而宿主细胞的遗传物质为 DNA，当反转录病毒感染宿主细胞时，它把 RNA 与某些酶（反转录酶和整合酶）一起引入细胞。反转录病毒的 RNA 分子必须先反转录成 DNA，才能整合到宿主细胞的遗传物质中。从 RNA 分子产生 DNA 拷贝的过程被称为反转录，它是由病毒携带的反转录酶进行。DNA 拷贝产生后有机会整合到宿主细胞的基因组中，该过程由病毒携带的整合酶完成。整合到宿主基因组里的病毒基因将长久存在并能传给子代细胞。长久表达外源基因是反转录病毒载体的优点。

反转录病毒的缺点是，病毒的遗传物质插入宿主基因组中的位置是随机的，如果遗传物质恰好插入宿主细胞某个基因的中间，则该基因将被破坏（插入诱变）；如果该基因恰好是一种调节细胞分裂的基因，那么就有可能引发癌症。最近已经开始尝试利用锌指核酸酶或通过包括某些序列（例如 β - 球蛋白基因座控制区）引导整合事件至特定的染色体位点来解决此问题。逆反录病毒载体主要源自两类病毒，

一个是 γ - 反转录病毒（gammaretrovirus），一个是艾滋病病毒（HIV）。前者一般被简化称作反转录病毒载体（retrovirus），后者一般被称作慢病毒载体（lentivirus）。反转录病毒载体成功应用于一些严重联合免疫缺陷症（SCID）的基因治疗，如腺苷脱氨酶缺乏症引起的 ADA - SCID 和 X 连锁的 X - SCID。慢病毒载体除了用于转基因，还用来表达 RNA 干扰分子（如 shRNA）用于下调目标基因表达水平。Lentivirus 和 Retrovirus 之间的主要区别在于，Lentivirus 能够感染非分裂和分裂的细胞，而 Retrovirus 只能感染有丝分裂活跃的细胞。反转录病毒载体的荷载能力约是 8.5kb。

三、腺相关病毒

腺相关病毒（adeno - associated viruses，AAV）是一种小型病毒，基因组为单链 DNA，可感染人类和其他一些灵长类动物。它们具有一些理想型基因治疗载体的特征：①复制缺陷型，本身不具有复制能力。②无致病性，AAV 不会引起人的疾病。③非整合性，重组 AAV 可以感染分裂细胞和静止细胞，并以外染色体状态持续存在，而不会整合到宿主细胞的基因组中。野生型 AAV 病毒虽有整合性，但整合位点固定且无危害性。AAV 的缺点是其携带外源基因的能力有限，一般不超过 4.7kb。目前 AAV 病毒载体是基因治疗载体的主要选择。

基因治疗载体除了上述的以外，还有一些病毒也被改造成载体，应用于转基因或治疗恶性肿瘤，例如：单纯疱疹病毒（HSV），甲病毒（塞姆利基森林病毒 SFV、辛德毕斯病毒 SIN、委内瑞拉马脑炎病毒 VEE、M1），黄病毒（西尼罗河病毒、登革热病毒），弹状病毒（狂犬病毒、水疱性口炎病毒 VSV），麻疹病毒，新城疫病毒，痘病毒等。

第四节　基因治疗的代表性疾病及获批药品

自从 1990 年 9 月美国国立卫生研究院正式批准第一个基因治疗临床试验以来，世界各国都掀起了基因治疗的研究热潮。中国是世界上较早开展基因治疗临床试验的国家，基因治疗基础研究和临床试验基本与世界同步。早在 20 世纪 70 年代，吴旻院士就对遗传性疾病的防治提出了基因治疗的设想。1985 年，他再次撰文指出基因治疗的重要目标是肿瘤。复旦大学从 1987 年就开展了血友病 B 的基因治疗研究，1991 年，对两例血友病 B 患者进行了世界首次基因治疗特殊临床试验，这也是我国第一个、世界第二个基因治疗临床试验方案。之后，我国对单基因遗传病、恶性肿瘤、心血管疾病、神经性疾病、艾滋病等多种人类重大疾病开展了基因治疗基础和临床试验研究。早期的尝试有 TK 转基因治疗脑恶性胶质瘤，VEGF 治疗梗塞性心血管病等。深圳赛百诺基因技术有限公司从 1998 年开始进行重组腺病毒——p53 抗癌注射液的临床试验，至 2003 年完成全部临床试验，获得了药监部门批准的新药生产批文（商品名"今又生"，Gendicine）。2020 年，我国约有 20 项基因治疗方案进入了临床试验阶段，其中有些进展在世界上具有领先性。

基因治疗不仅是一种新的治疗手段，同时也是一种新的建立在基因技术上的药物学，这种药物与传统药物学有很大的不同。传统药物多是化学上的小分子，通过理化性质、受体作用、信号通路等影响机体的生理代谢过程。而基因治疗则是将遗传分子 DNA 转移到了机体内，利用 DNA 在生命过程中的核心作用影响生理活动，对抗疾病。

基因治疗从早期用于一些罕见病、遗传病，慢慢扩展到肿瘤等常见病治疗，主要应用于以下几个领域。

一、基因疗法应用于遗传性疾病

遗传性疾病，是指父母的生殖细胞，也就是精子和卵子里所携带的有病基因传给子女引起发病，这些子女结婚后还会把疾病传给下一代。这种代代相传的疾病，医学上称之为遗传病。遗传病可以分为 3

类。①单基因遗传病，指由单个基因发生突变所引起的疾病。②多基因遗传病，指由多个基因与环境因子共同作用所引起的遗传性疾病。③染色体异常病，遗传物质的突变涉及染色体上的很大一部分，如染色体部分断裂后出现的染色体易位、缺失、倒位和重复等染色体畸变，均导致遗传物质偏离正常状态，引起疾病。

单基因病相对简单，一般来说，治疗这种疾病仅需将某个基因导入特定类型的细胞即可。实际操作中，单基因病的治疗还有很多需要克服的困难，比如，怎样获得足够高效的基因传递以及如何在不干预的情况下长久维持适当的基因表达水平。在不断努力下，单基因病一些基因治疗方法得到了政府监管部门的上市批准，具体介绍如下。

（一）严重复合型免疫缺乏症

严重复合型免疫缺乏症（severe combined immunodeficiency，SCID）是一种罕见的遗传性疾病，是原发性免疫缺陷的最严重形式，相当于人体没有免疫力，这样的个体需要生活在无菌环境中，轻微的感染都可能有致命的后果。目前知道至少有9种基因突变可导致了SCID。1990年9月14日，美国用经改造的腺病毒为载体，将正常腺苷脱氨酶（adenosine deaminase，ADA）基因导入了一位患腺苷脱氨酶严重复合型免疫缺乏症（ADA‐SCID）的患者体内，成为世界首例基因治疗案例。这次试验使用了患者的白细胞作为靶细胞接受重组病毒感染，后续的试验则改进了靶细胞的选择，使用的细胞有造血干细胞，甚至脐带干细胞。

X连锁严重复合型免疫缺乏症（X‐SCID）是由白细胞介素受体共用伽马链（CD132，IL2RG）基因缺陷引起，该基因位于X染色体上，故称为X‐SCID。早期针对X‐SCID的临床试验常被两个问题困扰，一是受试者不能获得完全的免疫力，二是诱发白血病。2010年，一种新的策略取得较大的突破，该方法采用慢病毒载体感染患者的造血干细胞，在改造细胞回输之前用化疗药物白消安消除患者原有干细胞，因此，改造后的造血干细胞更容易在患者体内存活并发挥作用。

Strimvelis

2016年，欧洲药监部门批准世界首例离体疗法Strimvelis上市，用于治疗ADA‐SCID，该病为罕见病，据葛兰素史克估计，欧洲每年只有14例，美国只有12例。该药的批准是基因治疗的一个里程碑。

【药理作用】Strimvelis通过转移*ADA*基因到患者的造血干细胞，使患者能够表达ADA蛋白，ADA是一种参与嘌呤代谢作用的酶，作用是拆解食物中核酸里的腺苷基团。在人体中，它参与了免疫细胞的制造。若该酶突变，会造成SCID。Strimvelis通过转移正常ADA基因从而修复患者的免疫功能。

【临床应用】该疗法首先分离患者的造血干细胞（CD34+），然后经含细胞因子、生长因子的培养基培养，再用γ‐反转录病毒载体荷载ADA正常基因的重组病毒感染细胞，然后在有资质的医疗基地回输给患者。该疗法用于无法获得骨髓移植的ADA‐SCID患者。

【不良反应】常见的不良反应有流鼻涕或鼻塞、喘息呼吸困难、皮炎、发热、甲状腺功能低下、高血压、贫血、肝酶增加等。

（二）遗传缺陷眼病

眼睛是基因治疗的理想器官。因为受到视网膜屏障的保护，眼睛是免疫特特殊部位。靶细胞，例如感光细胞和视网膜色素上皮细胞一般不分裂，这意味着细胞一旦接受转基因则可能持续一生。另外眼球是透明的，方便实施部位操作。两只眼睛还方便做对照研究。由于这些原因，基因治疗一大类目标选定的是眼病。遗传性视网膜营养不良（inherited retinal dystrophies，IRDs）和遗传性视神经病变（inherited optic neuropathies，IONs）是影响全世界1/4000～1/2000人的慢性和致残性疾病。它们在遗传、症状和解剖等方面都有所不同。有超过250个基因可以导致IRDs和IONs。IRDs包括色素性视网膜病变、斑病变和固定性视网膜病变。色素性视网膜病变患者常伴有夜盲、隧道视觉和畏光，而斑病变则导致视力的辨色及准确性丧失。突变基因的产物可使睫状体发育恶化或线粒体功能下降，进而引起综合性疾病。

目前有 50 多种眼病的基因治疗在开展临床试验，多数（30 多种）使用腺相关病毒载体。除了 RPE65 基因之外，还有 10 多种基因也是研发的方向。中国开展了针对 NADH 亚基 4 基因（ND4）突变引起的眼病，利用腺相关病毒做载体，携带了正常的 ND4 基因，试验结果显示患者的视力得以保持或有所改善。

Luxturna

2017 年，美国批准 Luxturna（Voretigene neparvovec）用于治疗 RPE65 双等位基因缺陷的莱伯氏黑蒙症，这是美国批准的第一个基因治疗药物，标志着基因治疗领域的突破性进展。

莱伯氏黑蒙症是种罕见眼遗传病，发病率约四万分之一，表现为眼结构正常但视力缺损，患者需借助强光才能看到物体。至少有 19 种基因突变会引起这种疾病。Luxturna 只针对其中一种类型，它采用腺相关病毒作载体，携带正常的 RPE65 基因，由 HEK293 细胞包装制备成重组病毒颗粒，目前该产品已获得很好的效果。

【药理作用】本品是重组了正常 RPE65 基因的 2 型腺相关病毒。RPE65 是视网膜色素上皮（retinal pigment epithelial，RPE）细胞中产生的，其功能是将全反式视黄醇转化为 11 – 顺 – 视黄醇，其随后在视循环中形成 11 – 顺 – 视黄醛。视循环在光转导中至关重要，光转导是指将光子转化为视网膜中的电信号。RPE65 基因的突变导致 RPE65 水平降低或缺失，阻断视循环并导致视力障碍。局部注射给药后，重组病毒感染 RPE 细胞，并产生 RPE65 蛋白，重建患者视力。

【临床应用】本品用于 RPE65 基因突变型莱伯氏黑蒙症。每只眼睛推荐剂量为 1.5×10^{11} 病毒基因组（vg），经视网膜下注射，总体积为 0.3ml。每只眼睛间隔给药，间隔不少于 6 天。给药前后建议使用皮质类固醇。正常情况下，患者的视力将逐渐增强，摆脱强光依赖，并有望保持长久疗效。

【不良反应】最常见的不良反应有结膜充血、白内障、眼内压增高、视网膜撕裂、角膜基质变薄、黄斑裂孔、视网膜下沉积物、眼睛发炎、眼刺激、眼痛和黄斑病。

（三）神经 – 肌肉疾病

基因治疗应用于神经 – 肌肉代表疾病有脊髓性肌萎缩症（spinal muscular atrophy，SMA）、杜兴氏肌营养不良（dunchenne muscular dystrophy，DMD）以及 X 连锁肌管肌病。

1. 脊髓性肌萎缩症　这是一类由脊髓前角运动神经元变性导致肌无力、肌萎缩的疾病。多数是由于 SMN 基因缺陷引起的，这个基因存在于 5q13 上，一个 50 万个碱基的倒置重复区域，由于重复序列的存在，导致这个区域特别容易发生重排或者删除。这个区域的 SMN 基因有 SMN1 和 SMN2 两种，二者编码同一蛋白 SMN，SMN1 基因失活导致 SMA 这个疾病，该病是常染色体隐性遗传。根据起病年龄和临床的情况由重到轻分成四型。其特点是脊髓前角细胞变性，临床表现为进行性、对称性、肢体近端为主的广泛性、弛缓性麻痹与肌肉萎缩，但智力发育及感觉均正常。该病临床上并不少见，没有人种差异，发生率为 1/10000 ~ 1/6000。SMA 1 型最多且最为严重，患儿出生 6 个月内发病，进展迅速，多数在 2 岁内死亡，最大的运动能力发育不能达到独自坐立。

SMN1 和 SMN2 两者之间的差异只是一个碱基，而这个碱基差异并没有引起氨基酸的变化，也就是说，两个基因编码蛋白是一样的。SMA 患者的病因是 SMN1 基因的失活，可能是点突变、基因缺失或者变成了 SMN2 等因素，造成 SMN1 基因不能产生 SMN 蛋白，体内只能依靠 SMN2 基因来提供 SMN 蛋白。

SMN1 与 SMN2 有一个碱基不同，这一个碱基影响了 mRNA 剪接，因此基因里的外显子 7 常被切掉，少了外显子 7 的蛋白功能弱且降解很快。mRNA 剪接时仅有 10% ~ 50% 是正常的，保留了外显子 7，这种蛋白是完整有效的。患者体内 SMN2 基因的拷贝数与病情的症状有关，拷贝数越多（因重排或 SMN1 转变造成 SMN2 数量可变），病情越轻。

基因治疗 SMA 的策略是以腺相关病毒为载体携带正常 SMN 基因导入患者体内，载体必需能够到达脊髓及脑干下部的病灶部位，自互补的 9 型腺相关病毒载体 sc – AAV9 可以突破血 – 脑屏障。已有的临床试验结果表明治疗效果良好。

Zolgensma

2019 年 5 月，Zolgensma（Onasemnogene abeparvovec – xioi）得到 FDA 批准，成为第一个用于 SMA 的 AAV 基因疗法。继美国之后，2020 年日本与欧洲批准该药上市。Zolgensma 是一种基于腺相关病毒载体悬浮液，用于静脉输液。其载体是自互补 AAV9，编码人 SMN 蛋白，由巨细胞病毒增强子/鸡 – β – 肌动蛋白杂合启动子驱动。

【药理作用】 本品是一种基于 AAV9 的重组基因疗法，可提供编码人 SMN 蛋白的基因。双等位 SMN1 基因突变引起 SMA。静脉给药后，本品可透过血 – 脑屏障，感染病灶部位细胞，表达 SMN 蛋白，使 SMA 症状得到缓解。

【临床应用】 该药用于 2 岁以下、SMN1 双等位基因突变的 SMA 患儿，一次性静脉注射给药，推荐剂量为每千克体重 1.1×10^{14} 病毒基因组（vg）。

【不良反应】 常见副作用是呕吐及肝酶升高，需要用皮质激素减少副作用。用药前需检测肝脏功能。

2. 杜兴氏肌营养不良 这是一种由 DMD 基因突变引起的，X 染色体连锁的进行性肌营养不良遗传病。DMD 基因产物肌营养不良蛋白是肌细胞骨架的成员，是肌动蛋白与肌细胞膜上蛋白之间的桥梁分子。该蛋白的丧失，会导致肌细胞膜脆性化，肌细胞坏死，坏死的肌细胞位置有时可以通过肌细胞再生补充，但是随年龄增长，再生能力变弱，坏死肌细胞位置则可能被成纤维或脂肪细胞替代。临床上表现为进行性的肌力减弱，造成患者幼年走路困难，少年时需要轮椅，并因为心肺功能下降而在 20 ~ 30 岁死亡。DMD 基因是人最长的基因之一，位于 Xp21，大概 2.3Mb，含 79 个外显子，这导致这个基因非常容易出错。双等位基因的突变造成 DMD 疾病，突变可以由父母遗传而来或者由基因突变造成。

目前，DMD 没有好的治疗手段，基因治疗技术有望带来突破。包括辉瑞在内，目前（2020 年）至少有三家公司在测试用 AAV 荷载 DMD 的基因治疗方法。AAV 载体的一个缺点是荷载能力有限，4.7kb 以内，而 DMD 基因成熟的 mRNA 有 14kb，因此三家采用不同的变短方案。辉瑞正在推进三期临床试验，我们希望在不久的将来，能有安全有效的基因疗法给 DMD 患儿带来福音。

（四）中枢神经系统疾病

阿尔茨海默病（alzheimer's disease，AD）是神经退行性疾病，是年龄关联痴呆的主要原因。基于对 AD 及其相关的神经病理学的深刻理解，衍生出了许多病毒介导的 AD 基因治疗方法。其中一种方法是输送神经生长因子（NGF），该因子据推测可促进胆碱能神经元的存活。一个针对中度 AD 痴呆的 1 期临床试验，采用在患者双侧脑内注射 AAV2 – NGF，显示出可喜的结果。该方法很安全且耐受良好，注射后两年内患者疾病稳定，没有继续发展。但是，在随后的随机对照 II 期临床试验中（n = 49）未达到疗效标准。尽管这一个试验失败了，但还有许多其他 AD 基因治疗策略在研发的过程中。

帕金森病（PD）是一种神经退行性运动障碍，其特征是运动迟缓，步态障碍，后期由于基底神经节中多巴胺能神经元的丧失而引起认知能力下降。有两种基因疗法，都显示了良好的安全性和有效性。一种方法是病毒介导谷氨酸脱羧酶（AAV2 – GAD），一种是氨基酸脱羧酶（AAV2 – hAADC），都已进行了早期临床试验。AAV2 – GAD 的第一阶段试验中，重组病毒采用单侧注入 12 名 PD 患者的丘脑下核。结果显示没有治疗相关的不良事件，所有受试者均表现出运动功能改善。在后续随机对照试验阶段，重组病毒双侧注入 22 名 PD 患者丘脑下核，对照组 23 例。结果再次显示患者耐受良好，治疗组患者表现出运动功能改善。这些改善至少维持了 12 个月。类似的 AAV2 – hAADC 临床试验，患者接受双侧纹状体内注入重组病毒，病毒携带的基因是芳香族氨基酸脱羧酶（AADC）基因，其产物参与多巴胺合成，结果显示 AADC 表达水平增加，患者运动功能得到改善。

转芳香族氨基酸脱羧酶基因在帕金森患者中的成功，促使人们将该策略用于治疗一种幼儿的神经系统罕见病，即芳香族 L - 氨基酸脱羧酶缺乏症，该疾病是由于多巴脱羧酶（DDC）双等位基因变异导致的罕见遗传性神经递质合成障碍。临床上 80% 患儿为重症患者，表现为生长迟缓、运动障碍、自主神经功能障碍、频繁出现严重的情绪烦躁，通常会在五岁前死亡。一个临床试验采用双侧腹腔内注射 AAV2 - hAADC，随后两年的时间里，参试者表现自主运动功能改善，情绪烦躁、异常肌张力等现象也有所改善。

（五）血友病

血友病是一种常见的遗传性出血性疾病，它是由于血液中缺乏某种凝血因子而导致患者的凝血功能出现障碍。根据患者所缺乏的凝血因子的种类不同，可以将常见的血友病分为不同的类型。缺乏凝血因子Ⅷ（基因为 F8）的为 A 型，缺乏凝血因子Ⅸ（基因为 F9）的为 B 型。血友病的共同特点是机体在受到轻微损伤时，就会出现出血不止的倾向。传统的治疗方法是患者输入新鲜的血液或注射含有上述凝血因子的血制品进行替代治疗。输血繁琐且昂贵，有时候要面临血源污染导致肝炎病毒或 HIV 感染的风险，并且替代疗法不能从根本上治愈此病。因此，人们一直在寻找新疗法替代血友病的传统疗法。基因治疗是将正常基因转入患者体内替代缺陷基因，从基因水平上纠正基因的缺陷，从而达到治疗的目的。

血友病临床症状完全归因于在血浆中循环的单一凝血因子不足。由于 F8 和 F9 基因表达的安全范围广，动物模型可以得到，许多不同类型的细胞都能合成凝血因子，治疗效果可以直接检测，所以以体细胞基因治疗有望成为血友病一种持续稳定而又安全有效的治疗手段。

目前（2020 年）虽然尚无相关疗法得到上市批准，但有些项目已经接近完成Ⅲ期临床试验，预计在随后几年里会有相关疗法获准上市。uniQure 使用 AAV5 载体，携带 F9 基因，通过血液输入患者体内，用于治疗血友病 B。另外一家公司 BioMarin 类似地采用 AAV5 载体，携带 F8 基因，采用一个肝特异性启动子，用于治疗血友病 A。

（六）囊性纤维化

囊性纤维化（cystic fibrosis，CF）是由于编码囊性纤维化跨膜电导调节蛋白基因（CFTR）缺陷导致的。CFTR 蛋白的功能是协助阴离子，特别是氯离子、碳酸氢根运输到细胞表面，离子吸附水分子降低细胞表面的黏度，CFTR 功能缺陷导致患者各种器官的上皮组织表面黏液变稠、变厚。在肺部，黏液会阻塞气道并捕获细菌，从而导致感染、炎症、呼吸衰竭和其他并发症。在胰腺中，黏液的堆积会阻止消化酶的释放，从而导致营养不良和生长不良。在肝脏中，浓稠的黏液会阻塞胆管，引起肝脏疾病。CF 是常染色体隐性遗传病，CFTR 基因有 2102 个已知的突变，其中 1850 个是致病突变，分成 Ⅰ ~ Ⅵ 六类，常见的有 F508del、G542X 和 N1303K。基因治疗通过将正常的 CFTR 基因转移到患者体内，适用于各种 CFTR 基因突变的形式，一个方案可以解决多种类型的 CF 疾病类型。但实践过程中，想把 CFTR 输送到全身各处的病患细胞则很难办到。

以前的研究重点是病毒方法，如腺病毒、腺相关病毒和仙台病毒，但由于 CFTR 基因的转导效率低，这些方法被证明是无效的。慢病毒载体容量大，可以荷载 CFTR 基因，转导细胞能力强，似乎更有希望。此外，与腺病毒载体相比，慢病毒载体显示出较低的免疫原性，易于重复给药。但是，天然的慢病毒感染呼吸道上皮细胞能力弱，为了解决这个问题，英国一研究组创建了一种猴免疫缺陷病毒（SIV），取仙台病毒的包膜蛋白构建伪型，以增强感染能力。

非病毒载体的介导方式也取得了进展。有研究利用阳离子脂质体（GL67A）包裹重组 CFTR 质粒（pGM169）的递送方案，该制剂是第一种进行临床试验的非病毒基因疗法，雾化 PGM169 / GL67A 给药，每月 12 次，显示有确切的疗效且耐受性良好。但是相对于其他新药，没有比较优势，因此还需要进一步探索。细小的纳米颗粒（NP）也许有望突破黏稠黏液的障碍，提高 DNA 到达靶标上皮细胞，增强基因治疗的效力。

一些新的治疗策略，例如直接雾化输送 mRNA、基于 CRISPR 的基因技术，也有初步的进展。

（七）脂蛋白脂酶缺乏症

脂蛋白脂酶缺乏症（lipoprotein lipase deficiency，LPLD）是一种常染色体隐性遗传病，患者脂蛋白脂肪酶基因（LPL）功能缺陷，导致严重的高乳糜血症、高甘油三酯，进而导致胃痛和皮肤下脂肪的沉积，并可能导致胰腺和肝脏疾病及糖尿病。这是一种罕见的单基因遗传病，可以通过基因治疗，将正常功能的 LPL 导入到患者体内，补偿患者的基因缺陷。

Glybera

2012 年 7 月，欧洲药品管理局（EMA）通过了 Glybera（Alipogene tiparvovec）的上市申请，这是欧洲的第一个基因治疗药物。由于患者稀少、定价昂贵等因素导致该产品于 2017 年退出了市场。一共有 31 位患者得到治疗，只有一位是商业治疗，接受治疗的患者受益良好。

【药理作用】野生型人脂蛋白脂酶（LPL）基因由腺相关病毒的一种（AAV1）携带，经肌内注射进入肌肉细胞中，之后该外源的正常 LPL 基因浮留在细胞核内而不整合到基因组中。基因表达产物代偿了患者体内缺失的脂蛋白脂酶，从而减轻了症状。

【临床应用】Glybera 用于治疗因 LPLD 引起的重症胰腺炎，临床数据表明注射后 3～12 周，几乎所有患者的血液里的脂肪浓度都开始下降。

基因疗法 Glybera 给了脂蛋白脂酶缺乏症患者在常规替代疗法之外的第二种选择，由于基因治疗是一次性治疗，长期有效，患者受益良多。

（八）地中海贫血

血红蛋白是人血液红细胞的重要成分，负责将氧分子由肺脏运输到全身各处组织。血红蛋白是四个球状蛋白亚基的复合体，婴儿期的血红蛋白分子由 2 条 α 链和 2 条 γ 链组成，成人的血红蛋白主要是血红蛋白 A（占97%），由 2 条 α 链和 2 条 β 组成，因此人在幼年成长过程中的，血红蛋白 β 亚基的量是逐渐增加的。血红蛋白 A 是由 HBA1、HBA2 和 HBB 基因编码，HBB 负责编码 β 亚基。β 地中海贫血是一类遗传性血液疾病。由于 HBB 基因缺陷引起血红蛋白中的 β 亚基合成减少或缺失，进而患者表现出严重贫血等临床症状，疾病的严重程度取决于突变的性质。全球年发病率估计为 100000 人，但是与地域有关，例如地中海沿岸地区高发，这也是该病名称的由来。HBB 基因突变由两种类型，一种是完全缺失，就是没有 β 亚基产生，一种是不完全缺失，可能是启动子区域突变或剪接突变造成某种形式的 β 亚基产量不足或者功能不足。人体细胞有两条等位基因，这使得突变有多种组合类型，对应不同的临床症状严重程度。杂合子病情较轻，一般不需要治疗，完全缺失纯合子的病情最重，患者依赖输血来维持体内血红蛋白水平，但通常活不过 20 岁。通过转移正常的 HBB 基因，治疗完全缺失的纯合子患者，可以使患者获得制造血红蛋白的能力。

Zynteglo

2019 年，欧洲批准了 Zynteglo（Betibeglogene autotemcel）离体疗法用于治疗 β 地中海贫血。严重性的 β 地中海贫血由于患者体内基因缺陷导致血红蛋白 β 亚基合成障碍，患者表现为严重贫血，需要不断地定期输血来保持体内的血红蛋白水平，但是过多的输血导致的严重铁堆积需要额外的治疗。通过转移基因来治疗严重型 β 地中海贫血，可以使患者只需一次性治疗就能使血红蛋白维持在正常水平。

【药理作用】β 地中海贫血是由 HBB 基因突变或缺失，引起血红蛋白 β 亚基合成减少或缺失，导致不同程度的贫血。LentiGlobin BB305 是一荷载了正常 HBB 基因的慢病毒载体，可将 HBB 基因插入患者的离体造血干细胞（HSC）中，然后将改造后的 HSC 重新输入患者体内。HSC 作为造血干细胞，可产生各种血细胞，携带的 HBB 基因提供有功能的血红蛋白 β 亚基，从而与原本正常的 α 亚基组成正常的血红蛋白复合体，发挥运输氧分子的功能，改善原来的贫血状态。Zynteglo 的作用有望在患者的一生中持续存在。

【临床应用】Zynteglo 离体疗法用于治疗 12 岁及 12 岁以上的严重型 β 地中海贫血患者，该类患者需要定期输血来维持体内血红蛋白水平，Zynteglo 适用对象是，患者可以进行 HSC 移植，但是没有匹配的

HSC 供体。Zynteglo 是从患者血液中采集干细胞制成的个体化工程细胞，临床以静脉滴注的方式给药，剂量取决于接受者的体重。在给药之前，患者将接受条件化学疗法治疗以清除其原来的骨髓干细胞。

【不良反应】迄今为止，已经有少数患者接受了 Zynteglo 的治疗，观察到的最严重的副作用是血小板减少症。

二、恶性肿瘤的基因疗法

单基因疾病是基因治疗的天然对象，虽然总体上中国约有 5700 万遗传疾病患者，但由于单个病种的患病人数少，使得每个疗法的患者人数不多，社会影响小。恶性肿瘤则不同，中国每年约有 400 万新增患者，因此恶性肿瘤治疗方法的进步对社会影响巨大，相关基因治疗也是人们研发的热点领域。基因治疗的临床试验中，大约有三分之二的目标是治疗各种类型的癌症。常用的癌症基因治疗策略有以下几种，这些策略可以单独使用或联合使用：输送肿瘤特异抗原基因到免疫细胞，修改抗原递呈细胞基因，体内基因编辑，输送 RNAi 载体进行基因干预，输送抑癌基因，利用溶瘤性病毒或细菌，以及反义寡核苷酸。目前全球获批上市的输送抑癌基因疗法有 2 种，溶瘤病毒疗法有 3 种，离体细胞疗法有 3 种，还有上百种疗法处于研发管道的不同阶段，下面我们分别介绍上市的肿瘤基因疗法产品。

（一）输送抑癌基因

抑癌基因是一类存在于正常细胞内可抑制细胞生长并具有潜在抑癌作用的基因，将荷载有抑癌基因的载体导入肿瘤患者体内，在肿瘤细胞内表达，有潜在抗肿瘤的作用。$p53$ 基因的产物是一在凝胶电泳上呈现为 53kDa 的蛋白，在人体内为 TP53（简称 $p53$）。$p53$ 是研究最为深入的基因之一，它通过防止基因组突变来维持细胞稳定，因此，$p53$ 归类为抑癌基因。将 $p53$ 基因导入患者体内用于对抗肿瘤是肿瘤治疗的一个方向，2003 年，中国率先批准了腺病毒重组野生型 $p53$ 基因用于肿瘤治疗，成为世界上第一个获批上市的基因治疗产品。类似的产品 Advexin，采用复制缺陷 5 型腺病毒载体荷载野生型的 $p53$ 基因，在美国经过多年临床研究后最终未能获批，FDA 于 2008 年拒绝了其上市申请。

今又生

今又生（Gendicine）是第一种经批准用于人类临床的基因治疗产品，用于治疗头颈部鳞状细胞癌。今又生是荷载野生型 $p53$ 基因的重组腺病毒，用于 $p53$ 基因突变的肿瘤患者。重组病毒可以通过受体介导的内吞作用进入肿瘤细胞，表达 P53 蛋白。今又生通过增加抑癌基因、免疫反应因子的表达水平，诱导细胞凋亡，从而发挥抗肿瘤作用。今又生可以与化放疗联合使用，发挥协同作用。

【体内过程】动物体内实验表明，局部或全身注射后 1 小时内，该重组腺病毒体进入肿瘤细胞。注射后 3 小时，$p53$ 基因开始表达，并生成 P53 蛋白质；12 小时时表达率为 47%，第 3 天达到高峰，第 5 天降至 30%，14 天内仍可检出。3 周后，进入细胞的重组腺病毒 DNA 即被降解。肿瘤局部注射主要分布在局部，在其他组织和器官的分布难以检出，未见从尿、粪、胆汁中排泄。

【药理作用】本品是由 5 型腺病毒载体与人 $p53$ 基因重组的肿瘤基因治疗制品。研究表明，$p53$ 基因指导合成 P53 蛋白，在正常组织中，P53 蛋白的表达量很低，在受到 DNA 损伤等刺激时，P53 蛋白表达量升高，发挥细胞增殖调控作用，抑制细胞分裂，诱导细胞凋亡；不同类型的肿瘤中，$p53$ 基因突变频率可达 50%～70%。本品瘤内注射，可通过腺病毒感染将 $p53$ 基因导入肿瘤细胞，表达 P53 蛋白，从而发挥抑制细胞分裂、诱导肿瘤细胞凋亡的作用，而对正常细胞无损伤。高表达的 P53 蛋白质能有效刺激机体的特异性抗肿瘤免疫反应，局部注射可吸引 T 淋巴细胞等肿瘤杀伤性细胞聚集在瘤组织。$p53$ 抑癌基因是细胞内关键的"看家基因"，具有上调多种抗癌基因和下调多种癌基因的活性，并有抑制血管内皮生长因子（VEGF）基因和药物多抗性（MDR）基因表达的作用。

【临床应用】本品与放射治疗联合试用于现有治疗方法无效的晚期鼻咽癌治疗。

【不良反应】部分患者用药后出现自限性发热。一些患者会出现寒战、注射部位疼痛、出血。偶见恶

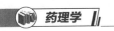

心、呕吐、腹泻、出血和应激性过敏反应。患者有全身感染、发热等中毒症状时禁用，过敏者禁用。

Rexin – G

菲律宾 2007 年批准了 Rexin – G（DeltaRex – G），其原理是利用反转录病毒载体，荷载抑制细胞周期蛋白 G1 基因（CCNG1），用于杀伤肿瘤细胞。该疗法用于治疗所有实体瘤。虽然该疗法没有获得广泛的认可，但 2019 年的报告显示，十年前接受治疗的八位癌症患者仍然活着，因此该药可能有更好的前景。

（二）溶瘤病毒疗法

溶瘤病毒免疫疗法是利用活病毒或热灭活病毒，这些病毒优先在肿瘤细胞中复制，进而诱导患者的免疫系统启动，使细胞死亡以对抗肿瘤。人们希望联合使用溶瘤病毒，增强肿瘤免疫疗法疗效。溶瘤病毒与其他免疫疗法的区别在于，溶瘤病毒可以在体内扩增（直到被宿主免疫系统中和），并具有可耐受的安全性。迄今为止，大多数给药途径是通过肿瘤内（intra – tumoral, IT）注射。尽管 IT 注射可以最大限度地将高滴度病毒传递给肿瘤，绕过全身中和并防止过早清除，但 IT 传递会引起环境安全问题，且对难触及的病灶施用困难。从理论上讲，通过静脉内（intravenous, IV）给药可以将病毒输送到任何部位的肿瘤里。IV 给药的缺点一是病毒进入全身循环中造成的稀释，二是血清免疫球蛋白中和病毒造成病毒失效，尤其是在多次输注之后。因此，在评估 IV 传递时，必须确保病毒有效传递至转移性病灶。

目前全球共有三种批准的溶瘤病毒用于肿瘤治疗。一种是在中国用于治疗晚期头颈癌的腺病毒"安柯瑞"，这是一种经过删除部分基因的改造病毒。一种是在拉脱维亚、亚美尼亚、格鲁吉亚等国用于治疗晚期黑素瘤的溶瘤性肠病毒（Rigvir），这是一种天然病毒。还有一种是在美国、欧洲和澳大利亚用于治疗晚期黑色素瘤的溶瘤单纯疱疹 1 型病毒（HSV – 1, Imlygic），这是一种经删除基因片段，并增加了外源基因的重组病毒。

安柯瑞

安柯瑞（Oncorine, H101）是 2005 年在中国获批上市的重组人 5 型腺病毒，主要用于治疗头颈部肿瘤、晚期鼻咽癌等。

【药理作用】通过对天然腺病毒的改造，删除了病毒的 E1B – 55kDa 和 E3 部分基因片段，使得腺病毒成为条件复制病毒，即在正常细胞里无复制能力，而在肿瘤细胞里具有复制能力，这样可用于溶瘤治疗。安柯瑞在 p53 功能缺陷的肿瘤细胞中选择性复制，具有复制依赖性细胞毒作用，在使用剂量范围内对 p53 功能缺陷的肿瘤具有明显的抗肿瘤活性，对正常细胞则无明显毒性作用。因此安柯瑞适用于 p53 突变的肿瘤，虽然这些病毒并非特异性感染癌细胞，但仍可优先杀死癌细胞。安柯瑞与化疗药物联合使用，治疗效果有显著提升。

【临床应用】本品临床上用于常规放疗或放疗加化疗治疗无效的晚期鼻咽癌患者，本品与化疗药物（5 – FU、顺铂）同步使用，直接瘤内注射，每日 1 次，连续 5 天，21 天为 1 个周期，最多不超过 5 个周期。

【不良反应】注射局部反应、非感染性发热、白细胞粒细胞减少和包括寒战、头痛、肌痛、乏力在内的流感样症状。

Rigvir

Rigvir（Echo – 7）是 2004 在拉脱维亚注册的一种天然的溶瘤病毒，该病毒属于小 RNA 病毒科、肠病毒属、回声病毒 7。该病毒选择性地感染肿瘤细胞，引发宿主对肿瘤细胞的免疫攻击。活病毒经肌内注射给药，用于治疗黑色素瘤。

Imlygic

Imlygic（OncoVEX，Talimogene laherparepvec）是 2015 年在美国获批上市的一种基因工程溶瘤性疱疹病毒（HSV-1）。通过删除两个基因使得该重组病毒丧失了在正常细胞里的复制增殖能力，但如果感染的是肿瘤细胞，则可以复制增殖，最终导致肿瘤细胞裂解，病毒释放并攻击附近的其他肿瘤细胞。Imlygic 除了删除了病毒原来的基因，还添加了人 GM-CSF 的正常基因，使得重组病毒可以表达粒细胞-巨噬细胞集落刺激因子，该因子可以吸引树突状细胞，从而吸收肿瘤抗原，对其进行加工，然后将其呈递给细胞毒性（杀伤性）T 细胞，从而引起细胞凋亡。已经证明，Imlygic 可显著延长黑色素瘤患者的生存期。

【药理作用】基因修饰使得本品可以在肿瘤内复制，同时产生免疫刺激性蛋白 GM-CSF。病毒增殖引起肿瘤溶解，释放的肿瘤抗原及 GM-CSF 一起促进抗肿瘤的免疫反应。

【临床应用】适用于黑色素瘤患者手术后，无法切除病变的局部治疗。临床上在可视、可触或超声引导下直接注射到病灶部位。

【不良反应】常见的药物不良反应是疲劳、畏寒、发热、恶心等流感样症状和注射部位疼痛。

（三）离体细胞转基因用于肿瘤免疫疗法

肿瘤免疫疗法是指利用或协助患者自身免疫系统功能来对抗肿瘤的方法，包括免疫功能调节制剂、肿瘤疫苗、抗肿瘤单克隆抗体、免疫检查点抑制剂以及工程 T 细胞疗法。在这些肿瘤免疫疗法中，工程 T 细胞可能涉及基因治疗。这种策略的一般过程是将基因转移到患者的离体 T 细胞中，经修改过的 T 细胞经体外培养增殖后回输给患者，这种 T 细胞特异性结合肿瘤细胞并释放细胞毒素，使得肿瘤细胞裂解死亡。代表性的基因构建是嵌合抗原受体（chimeric antigen receptor，CAR）。CAR 是人工构建的基因，当将这个基因转入 T 细胞则可以表达的 CAR 蛋白，CAR 蛋白是跨膜蛋白，由膜外结构区、跨膜区及膜内结构区组成。其膜外部分包括一个单链可变片段（scFv），膜内通常包含 CD3-zeta（CD3ζ）信号（第一代）以及 CD28、4-1BB 或者 OX40（第二、三代）等功能区，在膜外的 scFv 下部有一小段的铰链区，这是为了让 scFv 能够在膜外有一定的摆动幅度，从而更易于和抗原结合。目前离体细胞转基因疗法有 5 种方案获批，欧洲有两项分别用于腺苷脱氨酶-严重复合型免疫缺乏症和 β 地中海贫血，美国 FDA 批准了三项，这三项都是针对 CD19 的 CAR-T 肿瘤免疫疗法，它们分别是 Kymriah、Yescarta 和 Tecartus。

95kDa 的 CD 19 抗原是 B 细胞谱系淋巴细胞表达的细胞膜糖蛋白。虽然该抗原在 B 淋巴细胞谱系中普遍表达，但在 B 细胞分化为浆细胞过程中表达下调。在血液病中，B 谱系细胞瘤 CD19 表达保持不变。因此，CD19 在临床上用于诊断白血病和淋巴瘤，并作为免疫疗法的治疗靶标。

Kymriah

Kymriah（Tisagenlecleucel）是美国第一个上市的离体基因治疗方法，最初由美国于 2017 年 8 月批准。该疗法是针对 CD19 抗原的基因修饰自体 T 细胞免疫疗法。其实施过程是先从患者血液分离收集自体 T 细胞，然后用重组抗 CD19 嵌合抗原受体（CAR）的慢病毒载体转染，转入基因表达 CAR 蛋白，该蛋白特异性靶向 CD19 抗原。修改后的 T 细胞经静脉回输到患者体内。这些 CAR-T 细胞在体内进一步增殖并攻击杀死细胞表面表达 CD19 的白血病细胞以及正常细胞。

【药理作用】Kymriah 细胞疗法中的技术关键是 CAR 蛋白的结构和功能。该跨膜蛋白细胞外结构是一条对 CD19 特异的鼠抗体单链片段（scFv），这部分的功能是与抗原（CD19）相结合，其后是取自 CD8 蛋白的铰链区和跨膜区域，铰链位于膜外，功能是扩大 scFv 部位的活动范围。膜内区是 4-1BB（CD137）和 CD3-zeta 信号结构域，CD3-zeta 对于活化 T 细胞、增加抗肿瘤活性至关重要，4-1BB 则增强了 Kymriah 细胞的增殖和持久性。当与表达 CD19 的细胞结合后，CAR 传递信号，促进了 T 细胞扩增、活化、靶细胞消除和 Kymriah 细胞的长期存活。

【临床应用】Kymriah 细胞临床应用于 CD19 + 复发（其他疗法可缓解）或难治性的（其他疗法不能缓解）急性淋巴 B 细胞白血病（B – ALL），该疗法还用于难治性的或经 2 种其他疗法治疗无效的成人弥漫性大 B 细胞淋巴瘤（diffuse large B – cell lymphoma，DLBCL）。Kymriah 是针对 DLBCL 难治患者开发的，临床上约有 2/3 的 DLBCL 患者可以通过一线或二线及骨髓移植得到治疗，还有 1/3 的患者或因二线药无效或因移植后复发，这些患者没有有效的治疗药物，生存预期只有 3 ~ 4 个月。Kymriah 细胞疗法是一次性疗法，治疗后多数患者可长期生存，由于 DLBCL 是常见的淋巴瘤，患病人数多，该方法改变了淋巴瘤的治疗形态。虽然该方法很成功，但是由于其实施过程特殊，慢病毒载体需要在 CAR – T 细胞制备中心进行个体化的细胞制备，因此临床应用受到很大的地域因素限制。

【不良反应】Kymriah 可能会导致严重或危及生命的副作用，例如细胞因子释放综合征（cytokine release syndrome，CRS）和神经毒性。细胞因子释放综合征的临床表现有呼吸困难、发烧（38°C 或更高）、寒冷颤抖、严重恶心呕吐腹泻、严重的肌肉或关节痛、低血压、头晕等。神经毒性有意识改变或降低、谵妄、迷惑、激动、癫痫、说话及理解困难、丧失平衡等。其他副作用还有过敏反应，如呼吸困难、皮肤肿胀、皮疹。Kymriah 还可能降低一种或多种类型的血细胞，降低免疫球蛋白（抗体）水平，增加感染，以及产生继发性癌症。

Yescarta

Yescarta（Axicabtagene ciloleucel）是美国批准的第二个离体基因治疗方法。2017 年 10 月批准用于 DLBCL，非霍奇金淋巴瘤（non – hodgkin lymphoma，NHL）的一种。其治疗过程与 Kymriah 类似，需要先分离获取患者的 T 细胞，经重组反转录病毒转基因，再回输患者，用于杀伤肿瘤细胞。

【药理作用】Yescarta 的嵌合抗原受体针对的抗原是 CD19，与 Kymriah 一样，细胞膜外部分是抗原识别区，核心是一鼠抗 CD19 可变单链片段，Yescarta 的胞内信号区由 CD28 和 CD3 – zeta 组成。当 CAR – T 细胞识别 CD19 靶细胞，CD28 和 CD3 – zeta 共刺激结构域将激活下游信号传导级联反应，导致 T 细胞活化、增殖，分泌炎性细胞因子和趋化因子，进而消除靶细胞。

【体内过程】输注 Yescarta 后，抗 CD19 的 CAR – T 细胞经快速扩增，在 7 ~ 14 天内达到峰值，然后在 3 个月内下降至基线水平。

【临床应用】适用于经过两次或两次以上全身治疗的成年难治性或复发性大 B 细胞淋巴瘤，包括 DLBCL、原发性纵隔大 B 细胞淋巴瘤（primary mediastinal B – cell lymphoma，PMBCL）、高级别 B 细胞淋巴瘤（high grade B – cell lymphoma，HGBL）以及滤泡性淋巴瘤（transformed follicular lymphoma，TFL）。

【不良反应】常见的 Yescarta 不良反应与 Kymriah 类似，有 CRS 和神经毒性的风险。患者可能会有发烧、低血压、心动过速、疲劳、头痛、食欲不振、发冷、腹泻、发热性嗜中性白血球减少、不明感染、恶心、缺氧、震颤、咳嗽、呕吐、头晕、便秘和心律失常等。

Tecartus

Tecartus（Brexucabtagene autoleucel）是美国批准的第三种离体 CAR – T 细胞疗法，于 2020 年 7 月获批用于治疗成人的套细胞淋巴瘤（mantle cell lymphoma，MCL）。MCL 是罕见的一种 B 细胞非霍奇金淋巴瘤（约占 6%），通常发生于中年或老年人。

【药理作用】Tecartus 针对的肿瘤抗原是 CD19。其嵌合抗原受体结构与 Yescarta 类似，细胞内的细胞信号共刺激域是 CD28 和 CD3 – zeta。

【临床应用】Tecartus 适用于复发性或难治性套细胞淋巴瘤的成人患者。经化疗、靶向治疗后复发或对治疗试剂无反应的患者适用 Tecartus。治疗过程先是采集、分离、浓缩患者白细胞，患者白细胞送往制备中心制造个体化的 CAR – T 细胞，回输前三天需要用化疗药物进行准备性治疗，治疗医院将 CAR – T 细胞经静脉回输给患者，一次性的回输的细胞数为每公斤体重 2×10^6 个 CAR – T 细胞，细胞数最多不超过 2×10^8 个，体积约 68ml，回输在 30 分钟之内完成。

【不良反应】与 Yescarta 类似，Tecartus 严重的副作用包括 CRS 和神经系统毒性。CRS 是因 CAR – T 细胞活化和增殖引起的高烧和流感样症状的系统性反应。Tecartus 常见的副作用包括严重感染、血细胞计数低和免疫系统减弱。治疗后的副作用通常会在输注后的前 1~2 周内出现，但某些副作用可能会在以后发生。

三、基因治疗用于非基因疾病

基因治疗通常用于治疗单基因疾病或多基因疾病，但俄罗斯和日本的两个基因治疗药物将基因治疗扩展到了生活方式疾病。一些生活方式疾病例如动脉粥样硬化、糖尿病会引起闭塞性动脉硬化症，表现为严重肢体缺血，导致下肢坏死，甚至截肢。通过转移外源的促进血管生成生长的细胞因子基因，可以促使局部血管生成，改善缺血症状。俄罗斯和日本先后批准了血管内皮生长因子（VEGF）和肝细胞生长因子（HGF）用于肢体严重缺血治疗，这与转移基因物质希望改善基因缺陷疾病的通常做法是有明显差异的，该策略扩大了基因治疗的疾病范围。这两个药物是用质粒做载体的，质粒载体没有病毒载体的转染能力，但是也避免了病毒载体引起的副作用。

Neovasculgen

Neovasculgen（Cambiogenplasmid）是用于外周动脉疾病如严重肢体缺血的基因疗法，它提供了编码 VEGF 的基因，2011 年在俄罗斯获批上市。Neovasculgen 是高度纯化的超螺旋 pCMV – VEGF165 质粒，该重组质粒由启动子区（22 对核苷酸）、VEGF 小基因（表达 165 个氨基酸的 VEGF 亚型）以及质粒在生产菌株（大肠埃希菌）增殖所需的辅助序列组成。该质粒可以在启动子 CMV 驱动下表达 VEGF。

【药理作用】当质粒分子渗入人细胞时，就会产生 VEGF，刺激内皮细胞，导致注射部位血管的生长。VEGF 有两种不同但结构相似的受体。这些受体称为 VEGF 受体 1 型（Flt – 1）和 VEGF 受体 2 型（KDR／Flk – 1），促血管生成起关键作用的 2 型受体膜内区域有酪氨酸激酶活性，与 VEGF 配体结合后会被磷酸化。受体的激活后可导致许多细胞内信号的级联激活，从而触发血管生成。

【临床应用】适用于动脉粥样硬化引起的下肢缺血。每瓶制剂含超螺旋 pCMV – VEGF165 质粒 1.2mg，在缺血区域注射两次（每次 1.2mg），间隔 14 天。肌内注射后质粒通过渗透进入细胞。该产品可减少慢性肢体缺血患者的截肢率和死亡率，尤其是由于闭塞性外周动脉疾病而无法进行标准血运重建的患者。

【不良反应】可能会发生过敏反应。

Collategene

日本政府 2019 年批准了 Collategene，用于治疗严重肢体缺血疾病。Collategene 是重组了肝生长因子（HGF）的环状质粒，HGF 是一种帮助肝细胞生长的蛋白质，同时有促进血管生长的作用，通过基因转移的方法，将基因引入到患者体内，患者的缺血部位血管得以生长，从而改善症状。

HGF 是多种细胞的有效促分裂原，包括肝细胞、髓样前体细胞以及各种上皮和内皮细胞。HGF 还促进上皮和内皮细胞运动以及分支形态发生。HGF 可改善缺血性后支的侧支形成。将重组质粒注射到缺血部位的肌肉组织，质粒在细胞内可以表达 HGF，从而促进血管生成。

第五节　基因治疗的发展与问题

现代医学的发展使得人们对疾病的了解不断加深，揭示了一批疾病的根本原因是基因异常，这些基因性疾病可以分为单基因病、多基因病、染色体异常病和线粒体基因病。针对基因的治疗是针对病因的治疗，能够获得持续而有效地治疗效果，例如针对 RPE65 遗传性眼病的 Luxturna 疗法、β 地中海贫血症的 Zynteglo 疗法，都有治疗后患者获得长久健康的实例发生。除了对疾病病因的深入了解，基因治疗的发展另外一个因素是分子生物学技术的发展。20 世纪 50 年代揭示了 DNA 的结构，20 世纪 70~80 年代分子克隆技术不断进步，在 20 世纪 90 年代人们开始了基因治疗的探索。基因治疗的发展过程并不是一帆风顺的，随着 1990 年第一例的基因治疗在美国实施，其后的几年成为热点领域，但是 1999 年一个临床试验者的意外死亡，使得基因治疗进入了低谷。进入 21 世纪以后，随着载体的发展，基因治疗慢慢复苏，经过多年的发展，终于有数个药物得到了批准，进入市场。尽管有一些获批药物或疗法在进入市场后没有取得商业影响，例如 Glybera，由于对症患者太少，治疗价格昂贵，药厂无法取得利益，Glybera 终止了市场供应。但是也有一些非常成功的药物或疗法，例如 Luxturna、Zolgensma。

一、基因治疗是医学治疗方法的新发展

虽然现在已经可以获得基本的医疗技术来保障人们的身体健康，但是医学仍然在快速发展过程中。总体来看，基因治疗不同于以往的药物，代表了药物发展的新阶段。以往的药物多数是化学小分子，有一些是多肽或蛋白质（如胰岛素、白介素及抗体药物）。基因治疗明显有别于这些药物，经典的基因治疗是指提供功能基因序列进入人体以弥补缺失的或替换失活的基因，基因序列的组成是 DNA，也可以是RNA，它不仅是化学品的核酸分子，而且通过一定顺序来包含遗传信息。以往的药物本质上是转移化学物质，不管是化学小分子还是多肽，基因治疗里的药物本质上则是转移遗传信息。遗传信息转移的基本方法有物理或化学的方法，有利用各种载体的方法，还有先转基因到细胞内，再将细胞转移到体内的方法。如今，基因治疗的概念已不仅仅限于转基因，随着分子生物学技术的发展，人们操作基因的能力在增强，对有缺陷基因进行修改也成了可能。传统的药物体内过程都有一个吸收、分布、代谢、排泄的过程，而基因治疗药物的体内过程则有明显的不同，这些转基因或者改基因的药物的效应时间很久，有的可能是终身，甚至有遗传给后代的可能性。这对药物的有效性来说是个优点，但是如果产生危害性的副作用，也可能是非常持久的。

二、基因治疗的概念在丰富

单基因疾病是基因治疗最初的研发对象，通过添加外源具有完备功能的基因到患者体内，可以使患者缺失的基因功能得以补偿，从而治愈疾病。这是基因治疗的经典策略，常被称为转基因、基因转移或基因添加。近些年的发展，使得基因治疗的外延有所扩大，以至于需要根据治疗的精确性和直接效果来界定概念的边界。例如针对急性白血病（ALL）的疗法 Kymriah 就归入基因治疗，这种疗法是将人工CAR 基因转移到患者的 T 细胞，再将改造后的 T 细胞输注给患者以治疗血液肿瘤，这个过程涉及了基因转移。然而配型合适的异体间骨髓移植疗法也采用相似的输注方法，输注的细胞基因也与患者的不同，其过程也包含了异体的基因转移，但是骨髓移植不属于基因治疗，类似的还有各种器官移植。

除了给机体添加基因是基因治疗之外，对患者的基因进行操作也属于基因治疗。2013 年前后发展出来的 CRISPR-Cas9 基因编辑技术使得人们有了更加精细操作基因的能力，虽然现在还没有相关药物获得上市批准，但是有很多的前期研究在积极推进，有望未来几年有所突破。CRISPR（clustered regularly interspaced short palindromic repeats）是源于细菌基因组里的一种现象，其本质是细菌的获得性免疫系统。人们将其改造成精确高效切割 DNA 分子的工具，用来制造染色体断裂，断裂的染色体迫使细胞启动修复机

制，常见的修复机制有两种，一种是不依赖模板的偏错误倾向的非同源重组断端直连（NHEJ），一种是依赖模板的精确修复，即同源重组修复（HDR）。在没有模板的情况下，修复以 NHEJ 为主，这种修复很容易发生个别碱基的增减，从而造成基因的改变。如果正好是在外显子区，则有可能引起编码移位，这是一种使基因失活的简单方法。某机构临床试验就尝试用 CRISPR - Cas9 基因编辑技术体外失活肿瘤患者 T 细胞的 PD1 基因，激活患者免疫系统抑制肿瘤，这是世界首次类似的临床试验。而有关镰刀型贫血症的基因编辑疗法是进展较快的项目，镰刀型贫血症是由于患者的血红蛋白 β 链基因中的一个碱基突变，导致了 β 亚基一个氨基酸发生了改变，这使得患者的红细胞在氧分压下降时发生镰变呈镰刀状细胞，这种细胞容易引起微循环障碍，造成缺氧、疼痛等症状。人们发现，在胎儿血红蛋白 HbF 存在的情况下，患者的 β 基因突变不会引起严重的症状。正常情况下 HbF 在胎儿出生后就慢慢减少表达，血红蛋白向成人型转变。因此，研发的策略就成为如何找到一种方法使 HbF 基因保持长久表达。研究发现了 BCL11A 基因与 HbF 的关联性，通过基因编辑技术敲除 BCL11A 基因的增强子，使得 BCL11A 表达受阻，可以使胎儿血红蛋白 HbF 保持表达状态，从而改善镰刀型贫血症的症状。这种方法理论上也适用于 β 地中海贫血症的患者。基因编辑技术难度更高的挑战是基因修复，这需要利用细胞的 HDR。通过向细胞提供基因编辑工具，制造 DNA 断裂，同时提供修复模板，希望细胞按模板进行修复，从而改造患者的基因。这种策略的效率远低于 NHEJ 的修复效率，如果要达到临床应用还有很多困难需要克服。

有些针对基因的操作，如有些药物用于干扰基因活性，一般不把它们归入基因治疗，但也存在相反的观点，在本章节，我们没有包括这一类的药物。目前，干扰基因活性的药物有反义寡核苷酸（ASO）药物（Spinraza，Exondys 51，Vyondys 53 等已有 10 种左右获批上市），RNAi 药物（如 2018 年 FDA 批准的用于治疗 hATTR 淀粉样变性病的 Onpattro），以及利用 CRISPR 技术的基因抑制及基因激活技术的潜在药物。

三、基因治疗扩展了药物的生产分发路径

俄罗斯的 Neovasculgen 和日本的 Collategene 都是通过质粒载体，为患者细胞提供基因指令，来合成具有生理活性的蛋白分子，从而改善患者症状，这是单纯的基因治疗应用。美国的 Luxturna 通过转 RPE65 基因到视网膜细胞，Zolgensma 转基因到患者的中枢神经系统，来补充患者的基因缺陷。这些方案利用了病毒载体高效感染细胞传递基因的能力，实践中也获得巨大的成功。体内基因治疗，药物形式虽然可能是有生物活性的病毒，但是与常规药物的生产、储存、分发、使用的过程是相似的，不过可能会有更严苛的温度控制要求以免病毒失活。但是基因治疗的离体疗法则与传统药物的制造分发过程有较大差异，通常需要先采集分离患者的某一类血细胞，然后经基因转移，期间常有细胞增殖过程，然后回输给患者。显然，这个离体基因治疗过程结合了输血、骨髓移植、细胞分选等技术，这些过程需要较高的医疗设施配置，生产出的产品也是个体化的，不能用于别人。因此，离体治疗的所谓药物是只能回用于患者的经改造的自身细胞，而其生产施用过程也有别于传统药物，只能在指定的机构来完成。

四、基因治疗面临的问题

基因治疗开始于 20 世纪 90 年代，因为针对病因，有希望彻底治愈疾病，起初引起了热情的追捧，开展了大量以腺病毒、反转录病毒为载体的临床试验，人们也逐渐认识到这些病毒性载体可能带来的安全问题。在经历了 90 年代末试验者意外死亡、试验者意外患上肿瘤等事件以后，基因治疗进入了低谷时期。之后随着各种类型的腺相关病毒载体出现，载体的安全性有了一定的保障，使得基因治疗又进入新一轮的兴旺阶段，最新上市的 Zolgensma、Luxturna 以及 Glybera 都是基于腺相关病毒载体开发的。在肿瘤或者一些难治性的疾病（如 β 地中海贫血）的基因治疗中，需要平衡药物的安全性与有效性，我们看到在这种情况下，采用了慢病毒、反转录病毒载体，如 Kymriah 、Yescarta 等 CAR - T 细胞疗法。

基因治疗的疗效多数是确切、可信赖的，其主要问题是基因转移的效率问题。一些基因病的患者，他全身的细胞都是缺陷的，而想把外源基因输送到每一个细胞是很难办到的。还有一些神经性疾病主要的病源部位在中枢系统，而输送方法必须有一定的透过血 - 脑屏障能力。但是一旦基因治疗能够按设定

达到一定的部位，转染一定数量的细胞，其效果往往是长久而显著的。

基因治疗除了面临自身的安全性与有效性问题以外，还面临着社会伦理的问题。现代医学是在欧美国家先一步发展起来的，而欧美国家因其文化传统问题，使得当医学面临"人的创造"技术时，总是面临西方社会伦理的围攻。例如试管婴儿技术虽然目前已经获得广泛的认可，但在某些地方依然是不被接受的。克隆动物技术目前也比较成熟的，但克隆人没有获得任何一个政府的许可。当基因治疗发展到可以操作生殖细胞时，同样也遇到了类似的问题。2018 年 11 月，科学界惊讶地发现，世界首批基因编辑婴儿在中国深圳出生了，科学家使用 CRISPR - Cas9 技术对她们的胚胎进行了编辑，从而产生了在理论上对 HIV - 1 感染有免疫能力的个体。这虽然是技术应用上的一大进步，但该临床试验违反了生物伦理学原则和中国的有关规定。

基因治疗方法的出现对以往的药物审批制度也是一种挑战。一些罕见病的基因疗法，传统分期临床试验需要大量的患者数据来评价药物的安全性和有效性，这种监管模式面临着改进的问题。

尽管基因治疗面临着自身的有效性与安全性问题，也面临着与传统伦理学的冲突，但是基因治疗技术经过 30 年的曲折发展，目前已经在多种疾病如遗传病和肿瘤的治疗上获得了突破性进展，其发展也扩展了传统药物的概念，是现代医学发展最具代表性的方向之一。一些在十年前无法想象的技术，如核酸的安全递送，控制调节免疫系统以及对人类基因组的精确操作，目前已经有了坚实的基础，这也必将在未来十年内开辟新的医学领域。

本章小结

基因治疗是通过基因转移或者基因修改用于治疗疾病的方法。基因治疗可以从根本上治疗基因缺陷引起的遗传病，重塑患者的免疫功能对抗肿瘤，输送遗传信息指导蛋白合成改善生理功能。基因治疗利用转基因来替补缺陷基因，利用基因编辑来修改基因，再通过基因来表达蛋白或者干扰蛋白表达来纠正疾病。

基因治疗概念在 1972 年提出，1990 年开始临床测试，到 2020 年已经有多种药物或疗法获得上市批准。本章节里我们总结了 15 种上市产品，其中有多个药物除了在首先批准国获准上市以外，也获得了其他地区的批准。随着人类对生命基本过程的进一步了解，基因治疗将会取得进一步的发展。

表 50 - 1　基因治疗上市产品一览表（至 2020 年）

商品名	产品内容	荷载基因	目标疾病	首次上市时间	首次上市地区
今又生	重组腺病毒	TP53	肿瘤	2003 年	中国
Rigvir	天然回声病毒	–	黑色素瘤	2004 年	拉脱维亚
安柯瑞	工程腺病毒	部分删除	肿瘤	2005 年	中国
Rexin - G	重组反转录病毒	CCNG1	肿瘤	2007 年	菲律宾
Neovasculgen	重组质粒	VEGF	肢体缺血	2011 年	俄罗斯
Glybera	腺相关病毒 1 型	LPL	脂蛋白酯酶病	2012 年	欧洲
Imlygic	工程溶瘤性疱疹病毒	部分删除，增加 GM - CSF	黑色素瘤	2015 年	美国
Strimvelis	造血干细胞反转录病毒转导	ADA	严重复合型免疫缺乏症	2016 年	美国
Kymriah	CAR - T 细胞慢病毒转导	CAR	急性淋巴细胞白血病	2017 年	美国
Yescarta	CAR - T 细胞反转录病毒转导	CAR	大 B 细胞淋巴瘤	2017 年	美国
Luxturna	腺相关病毒 2 型	RPE65	莱伯氏黑蒙症	2017 年	美国

续表

商品名	产品内容	荷载基因	目标疾病	首次上市时间	首次上市地区
Collategene	重组质粒	HGF	肢体缺血	2019 年	日本
Zolgensma	自互补腺相关病毒 9 型	SMN1	脊髓性肌萎缩症	2019 年	美国
Zynteglo	造血干细胞 慢病毒转导	HBB	β 地中海贫血	2019 年	欧洲
Tecartus	CAR – T 细胞 反转录病毒转导	CAR	套细胞淋巴瘤	2020 年	美国

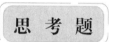

题库

1. 如何平衡基因治疗的风险与获益？
2. 从现有治疗方案所关切疾病能得到哪些启示？

（李吉学）

参 考 文 献

［1］张石革，毛节明，张继春. 国家执业药师考试指南药学专业知识（二）. 北京：中国医药科技出版社，2015.

［2］陈新谦，金有豫，汤光. 新编药物学［M］. 17 版. 北京：人民卫生出版社，2014.

［3］杨世杰，杨宝峰，颜光美，等. 药理学［M］. 2 版. 北京：人民卫生出版社，2010.

［4］钱之玉. 药理学［M］. 3 版. 北京：中国医药科技出版社，2009.

［5］刘耕陶. 当代药理学［M］. 2 版. 北京：中国协和医科大学出版社，2008.

［6］刘克辛，韩国柱. 临床药物代谢动力学［M］. 2 版. 北京：科学出版社，2009.

［7］印晓星，杨帆. 生物药剂学与药物动力学［M］. 2 版. 北京：科学出版社，2009.

［8］曾苏. 临床药物代谢动力学［M］. 北京：人民卫生出版社，2007.

［9］刘力生. 中国高血压防治指南 2010［J］. 中华高血压杂志. 2011，19（8）：701 – 743.

［10］房良华. 现代肿瘤免疫靶向治疗［M］. 南京：东南大学出版社，2010.

［11］邹促敏，程晋，叶枫，等. 美国氰化物中毒救治药物研发项目及其进展［J］. 军事医学，2012，36（6）：465 – 470.

［12］杨宝峰. 药理学［M］. 9 版. 北京：人民卫生出版社，2018.

［13］朱依谆，殷明. 药理学. 8 版［M］. 北京：人民卫生出版社，2016.

［14］中华医学会呼吸病分会哮喘组. 支气管哮喘防治指南（2020 版）［J］. 中华结核和呼吸杂志，2020. 43（12）：1023 – 1048.

［15］李俊，临床药理学. 6 版［M］. 北京：人民卫生出版社，2018.

［16］Bertram G. Katzung. Basic & Clinical Pharmacology［M］. 12thed. New York：McGraw – Hill Medical. 2011.

［17］Laurence Brunton. Goodman & Gilman's The Pharmacological Basis of Therapeutics［M］. 12thed. New York：McGraw – Hill Medical，2010.

［18］Monette MY, Somasekharan S, Forbush B. Molecular motions involved in Na – K – Cl cotransporter – mediated ion transport and transporter activation revealed by internal cross – linking between transmembrane domains 10 and 11/12［J］. J Biol Chem, 2014, 289（11）：7569 – 7579.

［19］Elward KS, Pollart SM. Medical Therapy for Asthma：Updates from the NAEPP Guidelines［J］. Am Fam Physician, 2010, 82（10）：1242 – 1251.

［20］Zoratti EM, O'Connor GT. New Therapeutic Strategies for Asthma［J］. JAMA. 2020，323（6）：517 – 518.

［21］Schoettler N, Strek ME. Recent Advances in Severe Asthma：From Phenotypes to Personalized Medicine［J］. Chest. 2020，157（3）：516 – 528.